J. Petres · R. Rompel   Operative Dermatologie

Springer
Berlin
Heidelberg
New York
Barcelona
Budapest
Hongkong
London
Mailand
Paris
Santa Clara
Singapur
Tokio

J. Petres R. Rompel

Operative Dermatologie

Lehrbuch und Atlas

Photographische Dokumentation: C. van Velzen

Graphiken: R. Darroll

Mit 454 Farbabbildungen in 2211 Einzeldarstellungen

Springer

Prof. Dr. med. Johannes Petres
Hautklinik der Städtischen Kliniken Kassel
Mönchebergstraße 41–43

34125 Kassel

Dr. med. Rainer Rompel
Hautklinik der Städtischen Kliniken Kassel
Mönchebergstraße 41–43

34125 Kassel

ISBN 3-540-58870-1 Springer-Verlag Berlin Heidelberg New York

Die Deutsche Bibliothek – CIP-Einheitsaufnahme
Petres, Johannes: Operative Dermatologie : Lehrbuch und Atlas / J. Petres ; R. Rompel. Photogr. Dokumentation: C. van Velzen. Graph.: R. Darroll. – Berlin ; Heidelberg ; New York ; Barcelona ; Budapest ; Hongkong ; London ; Mailand ; Paris ; Santa Clara ; Singapur ; Tokio : Springer 1996
ISBN 3-540-58870-1
NE: Rompel, Rainer: Operative Dermatologie

Layout und Herstellung: W. Bischoff, Heidelberg
Einbandgestaltung: Design & Production, Heidelberg
Satzarbeiten: RTS, Wiesenbach
Reproduktion der Abbildungen: HBM Print Ltd, Singapur und Schneider Repro GmbH, Heidelberg
Druck- und Bindearbeiten: Universitätsdruckerei H. Stürtz AG, Würzburg

SPIN 10076786 23/3134 – 5 4 3 2 1 0 – Gedruckt auf säurefreiem Papier

Vorwort

„Die Geschichte der Heilkunst zwingt uns zur Bescheidenheit. Es gibt keine absoluten Wahrheiten und keine immerwährenden Gesetze.
Eine neue Zeit wird kommen mit neuen Lehren und neuen Ideen. Sorgen wir, daß wir aufnahmebereit sind und ihr Verständnis entgegenbringen."

Ferdinand Sauerbruch

(Das war mein Leben. Kindler Verlag, München, 1951)

Der an uns zahlreich herangetragene Wunsch, insbesondere junger Kollegen, unsere operativen Erfahrungen weiter zu vermitteln, hat uns Mut gemacht, dieses Buch zu verfassen. Durch die Darstellung des facettenreichen Spektrums operativer Behandlungsmaßnahmen in der Dermatologie und deren Grenzen glauben wir, diesem Anliegen gerecht werden zu können. Darüber hinaus möchten wir dem Kliniker und dem in freier Praxis tätigen Arzt eine orientierende Unterstützung bei seinen therapeutischen Überlegungen anbieten.

Jede Operation erfordert Mut, Verantwortungsfreudigkeit, Geduld und Phantasie. Dabei zeigt sich die wahre Größe des Operateurs nicht unbedingt in überdimensionierten Operationstechniken, sondern in der Stärke seiner Persönlichkeit und seiner menschlichen Güte.

Sollte der eine oder andere kritische Leser bestimmte Techniken oder Behandlungsverfahren vermissen, so möge er Nachsicht üben. Wir sind uns bewußt, daß wir mit diesem Buch vor allem das eigene Wissen aus langjähriger operativer Tätigkeit weitergeben.

Unser ganz besonderer Dank gebührt Herrn C. van Velzen, dem wissenschaftlichen Fotografen der Hautklinik Kassel, der nahezu sämtliche klinischen Abbildungen anfertigte, und Herrn R. Darroll (Hamburg), der die Graphiken erstellte. Sehr herzlich danken wir Herrn Prof. Dr. F. Härle (Klinik für Mund-, Kiefer- und Gesichtschirurgie der Universität Kiel) für die Überlassung der Abbildungen zur CO_2-Laserchirurgie und Herrn Dr. B. Konz (Dermatologische Klinik und Poliklinik der Universität München) für die klinische Dokumentation der Hautexpandertechnik. Die klinischen Abbildungen zur Mohs Surgery verdanken wir Herrn Dr. P. Robins (Department of Mohs Micrographic Surgery, University Hospital, New York, USA). Herrn Dr. jur. G. Krieger (Freiburg) sind wir zu Dank verpflichtet für die juristische Beratung bei den haftungsrechtlichen Aussagen sowie Herrn P. Asmussen (Beiersdorf AG, Hamburg) für die großzügige Unterstützung der graphischen Gestaltung.

Ferner gilt unser Dank den Mitarbeiterinnen und Mitarbeitern unserer Klinik, insbesondere denen des operativen Bereichs, für ihr Verständnis und die bereitwillige Übernahme zusätzlicher Aufgaben, die bei der Realisierung dieses Buchprojekts notwendig wurden.

Unseren Familien danken wir für ihre langmütige Geduld während der Arbeit an diesem Buch und Frau W. Petres für die kritische Durchsicht des Manuskripts.

Herzlichen Dank sagen wir dem Springer Verlag, vor allem Herrn Dr. J. Wieczorek, Herrn Dr. V. Gebhardt und Herrn Dr. W. Wiegers für die exzellente verlegerische Betreuung dieses Werks und Herrn W. Bischoff für dessen beispielhafte Gestaltung.

Johannes Petres
Rainer Rompel

Inhaltsverzeichnis

Einleitung

Die Zugehörigkeit operativer Behandlungsverfahren zum Berufsbild des Dermatologen ist seit der Etablierung des Gesamtfachs „Dermatologie und Venerologie“ im vergangenen Jahrhundert traditionell vorgegeben. Dazu haben im deutschsprachigen Raum jene dermatologischen Fachvertreter der ersten Stunde beigetragen, die der Chirurgie entstammten, wie z. B. Eduard Lang (1841–1916), einem Schüler von Theodor Billroth, der als erster plastisch-operative Techniken in die Behandlung Lupuskranker einführte. Unermüdlich setzten sich auch Kromeyer (Halle), Doutrelepont (Bonn), von Düring (Kiel), Linser (Tübingen) sowie später Richter (Greifswald), Moncorps (Münster), Schreus (Düsseldorf), Kleine-Natrop (Dresden), Friederich (Marburg), Landes (Darmstadt), Salfeld (Minden) und zahlreiche andere für die Anerkennung und die Entwicklung der operativen Dermatologie ein. In ihren Arbeiten haben sie diesen essentiellen Teilbereich der Dermatologie klinisch und wissenschaftlich hervorragend vertreten.

Durch die Gründung internationaler und nationaler dermatologischer Gesellschaften mit operativer Ausrichtung, wie der *International Society of Dermatologic Surgery* oder der *Vereinigung für operative und onkologische Dermatologie*, wurden Foren geschaffen, die einen kontinuierlichen intensiven Erfahrungsaustausch zwischen den engagierten operativen Dermatologen erst möglich machten. Ohne diese Zusammenschlüsse wären auch Fortschritte, wie sie in den vergangenen zwei Jahrzehnten eingetreten sind, in bezug auf die äußere Anerkennung der Subspezialität „Operative Dermatologie“ kaum vorstellbar gewesen, ebenso wie die Akzeptanz deren Vertreter als kompetente Gesprächspartner.

Nach der historisch gewachsenen Gebietsdefinition, wie sie auch in der deutschen Weiterbildungsordnung exemplarisch niedergelegt ist, umfaßt die Dermatologie und Venerologie die "Erkennung, Behandlung, Prävention und Rehabilitation von Erkrankungen des Hautorgans". Wie in jedem Organfach ist auch die operative Therapie des Dermatologen in dieses Spektrum eingeordnet. Diese wird an den dermatologischen Weiterbildungsstätten gelehrt, so daß diesbezüglich eingehende Kenntnisse und Fähigkeiten bei jedem Hautarzt vorausgesetzt werden können und müssen.

Grundsätzlich ist festzuhalten, daß die operative Dermatologie Eingriffe an Epidermis, Kutis, Subkutis einschließlich der darin enthaltenen Strukturen sowie an den hautnahen Schleimhäuten beinhaltet. Grenzbereiche stellen die unmittelbar unter der Haut liegenden knorpeligen Anteile von Nase und Ohr sowie die Lider, Konjunktiven und die Schleimhäute der Genitoanalregion dar, teilweise auch Faszien und Muskulatur. Hier sei auf die Muskelbiopsie, die z. B. für die Diagnostik der Dermatomyositis unerläßlich ist, hingewiesen.

Die operative Dermatologie umfaßt demnach:
- diagnostische Eingriffe,
- therapeutische Eingriffe bei benignen und malignen Neoplasien der Haut,
- operative Behandlung von angeborenen oder erworbenen Fehlbildungen der Haut,
- operative Korrektur von narbigen, inflammatorischen sowie postinflammatorischen Zuständen der Haut,
- operative Proktologie,
- operative Phlebologie,
- korrektiv-ästhetische Eingriffe.

Überlappungen mit anderen am Hautorgan operativ tätigen Gebieten, wie der Otorhinolaryngologie, der Ophthalmologie, der Kiefer-Gesichts-Chirurgie und der plastischen Chirurgie sind unumgänglich. Diese Aussage beinhaltet gleichsam die Notwendigkeit einer kollegialen interdisziplinären Kooperation, die von uns angestrebt wird und für die betroffenen Patienten nur von Vorteil sein kann.

Die notwendige Kompetenz des Hautarztes für die operative Behandlung dermatologischer Erkrankungen wird durch die wachsende Anzahl der operativen Maßnahmen, insbesondere bei malignen Neoplasien, sowohl in der Klinik als auch in der Praxis deutlich. Die Zunahme der onkologischen Operationsindikationen ist zu einem großen Teil durch die veränderten Lebensgewohnheiten und die sich wandelnde Altersstruktur unserer Bevölkerung bedingt.

Als einziges Organ ist die Haut in ihrer gesamten Ausdehnung sichtbar und erlaubt eine Früherkennung tumoröser Veränderungen. Rechtzeitige kleine Operationen machen dann oft spätere größere Eingriffe unnötig. Diese erfordern nicht selten die personelle und apparative Infrastruktur, wie sie in allen dermatologischen Kliniken vorgehalten werden sollte.

Teil A
Allgemeine operative Dermatologie

1 Präoperative Maßnahmen

1.1 Patientenauswahl

Operative Eingriffe am Integument unterliegen den gleichen Regeln ärztlicher Kunst, sowohl prä-, intra- und postoperativ, wie sie auch in jeder anderen chirurgischen Disziplin selbstverständlich sind. Grundsätzlich hängt dabei die Entscheidung zur Durchführung eines operativen Eingriffs von dem Allgemeinzustand des zu operierenden Patienten ab. Da in der operativen Dermatologie Wahleingriffe die Regel sind, d. h. die Operation nur in den wenigsten Fällen wegen einer akut lebensbedrohlichen Indikation erfolgt, wird bei eingeschränkter Operabilität anderen in dem Fach etablierten Behandlungsverfahren nach Möglichkeit der Vorzug zu geben sein. Besonders kritisch muß die Entscheidung für oder wider einen Eingriff überdacht werden, wenn dieser vorwiegend aus kosmetisch-ästhetischen Gründen erfolgen soll und bei dem Patienten potentielle Risikofaktoren bekannt sind.

1.2 Arzt-Patienten-Gespräch

1.2.1 Anamnese

Im Rahmen des präoperativen eingehenden Arzt-Patienten-Gesprächs ist neben der speziellen dermatologisch-allergologischen Anamnese (s. Übersicht) die allgemeine Krankheitsvorgeschichte (s. Übersicht) zu erfragen. Dazu zählen insbesondere Angaben über relevante Infektionskrankheiten wie z. B. Hepatitis und HIV-Infektion, zentralnervöse Störungen, kardiovaskuläre und endokrinologische Erkrankungen. Festzuhalten ist ferner die regelmäßige Einnahme von Medikamenten, insbesondere von Antikoagulantien. Kumarine müssen abgesetzt und, wenn erforderlich, durch Heparine ersetzt werden. Auch auf die Gabe von Thrombozytenaggregationshemmern wie Acetylsalicylsäure ist wenigstens 10 Tage vor dem Eingriff zu verzichten, um Probleme bei der intraoperativen Blutstillung und bedrohliche postoperative Nachblutungen zu vermeiden. Unverzichtbar ist in diesen Fällen die Bestimmung der Blutgerinnungsparameter, die im Rahmen der präoperativen Labordiagnostik auch bei blutungsgefährdeten Eingriffen selbstverständlich sein sollte.

Dermatologisch-allergologische Anamnese

- Bekannte Wundheilungsstörungen
- Atopische Erkrankungen
  Neurodermitis
  Rhinitis allergica
  Asthma bronchiale
- Allergien (systemisch)
  Lokalanästhetika
  Kontrastmittel
  Antibiotika
  Antiphlogistika
  Analgetika
- Allergien (lokal)
  Pflaster
  Latex
  Antibiotika
  Antiphlogistika
  Desinfizienzien
- Hypertrophe Narbenbildung
- Keloidneigung
- Neigung zu dehiszenten Narben

Allgemeine Anamnese

- Infektionskrankheiten
  HIV
  Hepatitis
- Erhöhte Blutungsneigung
  Koagulopathie
  Hämophilie
- Herz-Kreislauf-Erkrankungen
  Herzrhythmusstörungen
  Hypertonie
  Schrittmacher-Patient
  koronare Herzkrankheit
  Herzklappenfehler
  arterielle Verschlußkrankheit
- Rheumatischer Formenkreis
  rheumatisches Fieber
  primär chronische Polyarthritis
  Endangiitis obliterans
- Zentralnervöse Störungen
  posttraumatische Enzephalopathie
  Epilepsie
- Endokrinologische Erkrankungen
  Diabetes mellitus
  Hyper-, Hypothyreose
- Medikamentenanamnese
  Antikoagulanzien (z. B Cumarine, Aggregationshemmer)
  Salicylate
  Kortikosteroide
  Immunsuppressiva
  nichtsteroidale Antirheumatika
  Antiphlogistika
  Antibiotika
  Tranquilizer
- Genußmittelabusus
  Drogen
  Alkohol
  Nikotin
- Glaukom
- Schwangerschaft

1.2.2 Aufklärungsgespräch

Neben der Anamneseerhebung dient das vor jeder Operation zwischen Arzt und Patient zu führende Gespräch der ausführlichen Aufklärung des Kranken über den geplanten Eingriff. Dabei wird die zugrundeliegende Operationsindikation und das vorgeschlagene Therapieverfahren mit dem zu erwartenden Operationsergebnis allgemeinverständlich erläutert. Ausführlichst sollte dabei auf möglicherweise auftretende Komplikationen eingegangen werden.

Komplikationsmöglichkeiten bei dermatochirurgischen Eingriffen

- Intraoperativer Blutverlust
- Nachblutung
- Wundinfektion
- Nahtdehiszenz
- Schädigung motorischer und/oder sensibler Nerven
- Atypische Narbenbildung (z. B. Keloid)
- Rezidiv

Risiken, Nebeneffekte und Konsequenzen des operativen Eingriffs sowie mögliche intraoperativ notwendige Abweichungen vom geplanten Vorgehen gehören ebenfalls zum Inhalt des Aufklärungsgespräches. Letztlich muß der Patient über die Konsequenzen einer Ablehnung des Eingriffes seinerseits informiert werden. Auch Komplikationen, die nur selten auftreten, sowie Vor- und Nachteile eventueller alternativer Behandlungsverfahren müssen aufgezeigt werden. Diese Aussage gilt im besonderen Maße für Eingriffe, die zu einer kosmetisch-ästhetischen Verbesserung des äußeren Erscheinungsbildes führen sollen.

Nicht selten wird von den Patienten das postoperative Narbenbild beanstandet. Es empfiehlt sich deshalb, bereits prätherapeutisch darauf hinzuweisen, daß Operationsnarben erst nach 6–12 Monaten ihre definitive und damit optimale Struktur erreichen. Der Patient ist von dem Operateur ebenfalls darüber zu informieren, daß im Falle intraoperativ unerwartet auftretender Situationen die medizinisch erforderliche Erweiterung bzw. Abänderung des Operationsplans vorgenommen werden darf.

Aus forensischen Gründen ist es unerläßlich, daß die in dem Aufklärungsgespräch diskutierten Fakten schriftlich dokumentiert, von dem Patienten bzw. dessen gesetzlichem Vertreter und dem aufklärenden Arzt gemeinsam unterzeichnet zu den Akten genommen werden. Vorformulierte Standardeinwilligunserklärungen, wie sie für zahlreiche Operationen vorliegen, sind kein juristisch relevanter Ersatz für das Aufklärungsgespräch.

Die Möglichkeit zur Eigenblutspende ist jedem Patienten zu geben, bei dem ein entsprechend hoher Blutverlust nicht eindeutig auszuschließen ist. Sie erfolgt in der Regel in Form von mehreren Spenden in einem Zeitintervall von 2–6 Wochen vor dem Eingriff. Bei einem gesunden Menschen kann dabei eine präoperative Eigenblutspende von bis zu 3mal 500 ml Vollblut zur Gewinnung von 3 Erythrozytenkonzentraten problemlos durchgeführt werden.

Nach größeren plastischen und onkologischen Operationen ist auch von seiten des Therapeuten eine persönliche Nachsorge anzustreben, z. B. durch eine feste Terminabsprache 3 und 6 Monate post operationem. Damit wird das in dem präoperativen Arzt-Patienten-Gespräch aufgebaute Vertrauensverhältnis gefestigt und dem Patienten verdeutlicht, daß der Operateur auch persönlich an seinen latent weiterbestehenden Ängsten teil hat und bestrebt ist, diese zu minimieren.

1.2.3 Operationsfähigkeit

Generell sollte bei größeren Eingriffen in enger Kooperation mit dem Anästhesiologen und dem Internisten die allgemeine Operabilität des Kranken abgeklärt und dessen Narkosefähigkeit attestiert werden. Präoperativ genügt bei klinisch gesunden Patienten eine Basisdiagnostik. Im Einzelfall ist bei Vorliegen von Grunderkrankungen sowie je nach Schwere und Ausdehnung des Eingriffes die präoperative Diagnostik entsprechend zu erweitern (s. Übersichten unten). Die Entscheidung, ob dieser dann in Lokal- oder Allgemeinanästhesie durchgeführt wird, fällen Operateur und Anästhesist gemeinsam. Nach Möglichkeit ist der lokalen Anästhesie der Vorzug zu geben. Dabei muß präoperativ eine mögliche Allergie auf das zu verwendende Lokalanästhetikum anamnestisch ausgeschlossen sein. Im Zweifelsfall ist eine entsprechende Substrattestung durchzuführen.

Präoperative Diagnostik (Basisparameter)
- Blutbild inkl. Thrombozytenzahl
- Transaminasen, alkalische Phosphatase
- Serumkreatinin
- Elektrolyte
- Blutzucker
- Elektrokardiogramm

Präoperative Diagnostik (zusätzliche Parameter bei speziellen Indikationen)
- Gerinnungsstatus
- Blutgruppen-Bestimmung
- HIV I+II
- Hepatitis-Serologie
- T3, T4, TSH
- TPHA
- Thorax-Röntgenaufnahme
- Periphere Gefäßdiagnostik

1.3 Indikationsstellung

Wesentlicher Bestandteil der operativen Dermatologie ist die chirurgische Therapie maligner und prämaligner Hauttumoren. Hinzu kommt die Behandlung benigner Neoplasien sowie angeborener und erworbener Fehlbildungen, die zum einen aus prophylaktischen, zum anderen aus ästhetischen Gründen operativ entfernt werden. Entzündliche und funktionelle Hautveränderungen wie beispielsweise schwere Akneformen, die Hyperhidrose, entstellende Narben etc. können ebenso einer operativen Intervention bedürfen.

In der onkologischen Tumortherapie sprechen vor allem folgende Überlegungen für das chirurgische Vorgehen:

- Die Kürze der Behandlungsdauer und des Heilungsverlaufes.
- Vermeidung der Manifestation invasiv wachsender maligner Neoplasien auf dem Boden von Präkanzerosen und in-situ-Karzinomen (z. B. M. Bowen, Lentigo maligna, aktinische Keratosen, Röntgenspätschäden u. a.).
- Die Möglichkeit zur dreidimensionalen histologischen Untersuchung der Exzidate im Sinne der histographisch kontrollierten Chirurgie.

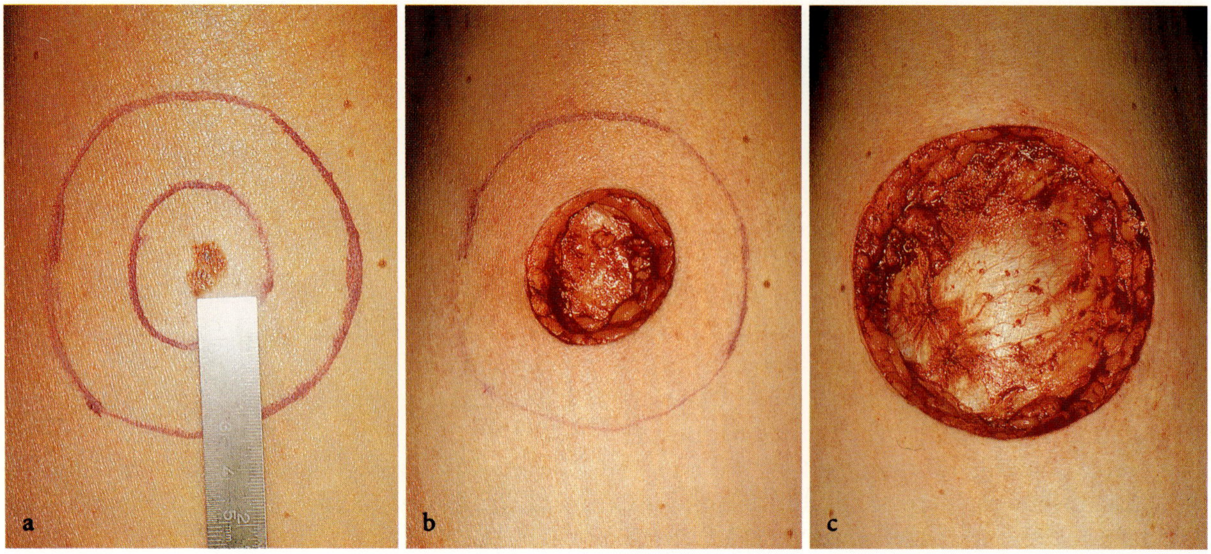

Abb. 1. Zweizeitiges operatives Vorgehen am Beispiel der lokalen Exzision eines malignen Melanoms:
a Operationsplanung zur initialen diagnostischen Exzision mit 1,0 cm Sicherheitsabstand,
b bis zur Vorlage des histologischen Befundes - wenn möglich Schnellschnittbefund - wird der Exzisionsdefekt passager offen gelassen und mit Polyurethanfolie abgedeckt,
c nach Vorlage des histologischen Befundes erfolgt die weite lokale Exzision bis zum Gesamtsicherheitsabstand (hier 3,0 cm)

- Die Vermeidung von Knorpel- oder Knochennekrosen als Folge alternativer dermatologischer Behandlungsverfahren wie der Röntgen- und Kryotherapie in Knochen-Knorpel-Nähe (Nasenspitze, Ohrmuschel, Schläfen-Region, Phalangen usw.).
- Das relativ schlechte Ansprechen einzelner Tumortypen auf ionisierende Strahlen, wie z. B. dem sklerodermiform-wachsenden Basaliom oder dem hochdifferenzierten Plattenepithelkarzinom.
- Lokalisationsbedingt unbefriedigende kurative Ergebnisse der Röntgentherapie, z. B. in der Temporal-und Parietalregion wegen der dort vorhandenen trägen Gefäßreaktion.
- Die Gefahr häufig nicht zu vermeidender radiogener Epilationen bei Neubildungen am behaarten Kopf.

Jede suspekte Veränderung, die auf eine ein- bis zweimonatige konservative Behandlung nicht angesprochen hat, sollte prinzipiell exzidiert bzw. bioptiert und histologisch untersucht werden. Dadurch wird die Diagnose in der Regel gesichert und bei dem Vorliegen einer malignen Neoplasie deren vollständige Entfernung umgehend angeschlossen.

Bei benignen Neubildungen und nicht-tumorösen Hautveränderungen genügt deren Entfernung knapp im Gesunden. Maligne Neubildungen, insbesondere jene mit einer hohen lokalen Rezidivrate, erfordern dagegen in Abhängigkeit vom Tumortyp (z. B. Lentigo-maligna-Melanom, sklerodermiform-wachsendes Basaliom, Dermatofibrosarcoma protuberans) die Mitentfernung histologisch tumorfreier benachbarter Gewebeareale zur Seite und zur Tiefe hin, um einer Neuentstehung des Tumors in loco wirksam vorzubeugen. Diese Forderung gilt verstärkt für Rezidiv-Operationen. Dabei sind mehrzeitige Operationen im Sinne der histographisch kontrollierten Chirurgie primär bereits vorzusehen, da sie für die Beantwortung der makroskopisch schwierig zu beurteilenden Frage der Exzision in toto heute nahezu unverzichtbar sind. Alternativ kommt in diesen Fällen auch eine intraoperative Schnellschnittbeurteilung der Exzidatränder in Frage.

Bei inkompletter Exzision eines malignen Tumors ist die umgehende gezielte Nachresektion – wenn erforderlich auch mehrmals – vorzunehmen, bis histologisch die komplette Tumorexzision sichergestellt ist.

Basaliome mit knotigen Wachstumsformen erfordern in der Regel Sicherheitsabstände von wenigen Millimetern, solche vom Typ des Ulcus rodens oder des Ulcus terebrans größere, und letztlich sklerodermiform-wachsende Tumortypen ausgedehnte Exzisionen, die sich bis zu mehreren Zentimetern von dem makroskopisch sichtbaren Tumorrand erstrecken können.

Sofern Plattenepithelkarzinome klinisch gut abgrenzbar sind, dürften Sicherheitsabstände von 0,5–1,0 cm im allgemeinen ausreichend sein.

Die Größe der zu entfernenden "Sicherheitszone" ist bei der Primärexzision von malignen Melanomen in Abhängigkeit von den wichtigsten prognostischen Faktoren wie Tumordicke, Invasionslevel, Ulzeration etc. festzulegen, wenngleich die Empfehlungen zum Sicherheitsabstand hier z. T. variieren und die Diskussion diesbezüglich noch nicht abgeschlossen ist (s.Übersicht). Die operative Entfernung kann bei Melanomverdacht auch zweizeitig vorgenommen werden. Zunächst erfolgt die diagnostische Exzision nach Möglichkeit mit einem Sicherheitsabstand von ca. 1 cm und nach histologischer Sicherung und Mikrostaging die umgehende Nachexzision bis zum definitiven Sicherheitsabstand (Abb. 1).

Grundsätzlich hat in der onkologischen operativen Dermatologie stets die radikale Tumorausrottung zu erfolgen. In diesem Zusammenhang notwendige plastische Defektdeckungsverfahren müssen beherrscht werden. Eine "erzwungene" primäre Wundnaht nach histologisch nicht gesicherter oder inkompletter Tumorentfernung ist mit den heutigen therapeutischen Maßstäben nicht vereinbar. Deshalb ist eine exakte präoperative Rekonstruktionsplanung, insbesondere in Körperregionen, wo relativ wenig umgebende Haut für einen primären Wundverschluß vorhanden ist (z. B. Kopf-Hals-Region und Extremitäten), auch für das spätere ästhetische Operationsergebnis von ausschlaggebender Bedeutung.

Sicherheitsabstände in der Primärtherapie des malignen Melanoms

A) Eigenes Vorgehen (Berücksichtigung von Clark-Level und Tumordicke nach Breslow)

Mikrostaging	Sicherheitsabstand
Level I-II und/oder Dicke ≤ 0,75 mm	1,0 cm
Level III und/oder Dicke 0,76–1,50 mm	3,0 cm
Level IV-V und/oder Dicke ≥ 1,51 mm	3,0–4,0 cm

B) Empfehlungen der Kommission Malignes Melanom der Deutschen Dermatologischen Gesellschaft

Tumordicke nach Breslow	Sicherheitsabstand
≤ 1,0 mm	1,0 cm
> 1,0 mm	3,0 cm

C) Empfehlungen der NIH Consensus Conference

Tumordicke nach Breslow	Sicherheitsabstand
Melanoma in situ	0,5 cm
≤ 1,0 mm	1,0 cm
≥ 1,0 mm	2,0–3,0 cm

1.4 Operationsplanung

Bei einer Skalpell-Exzision sollte die Schnittlinie nach Möglichkeit so gelegt werden, daß die Operationsnaht in eine oder parallel zu einer der "relaxed skin tension lines", die nicht immer mit den Spaltlinien der Haut übereinstimmen, zu liegen kommt. Dieser Forderung kann vor allem dann entsprochen werden, wenn die Operationsplanung einen Wundverschluß durch eine primäre Wundnaht oder eine Dehnungsplastik erlaubt (Abb. 2–5).

Bei plastischen Operationen (z. B. Verschiebe-, Transpositionslappenplastik) sind die durch den Eingriff bedingten zusätzlichen Narben diesen Vorgaben entsprechend zu plazieren und gefährdete tiefer liegende Strukturen, wie z. B. die mimische Muskulatur sowie versorgende Gefäße und Nerven möglichst zu schonen.

Bei lokalen und regionalen Lappenplastiken ist auf eine ausreichende Gefäßversorgung zu

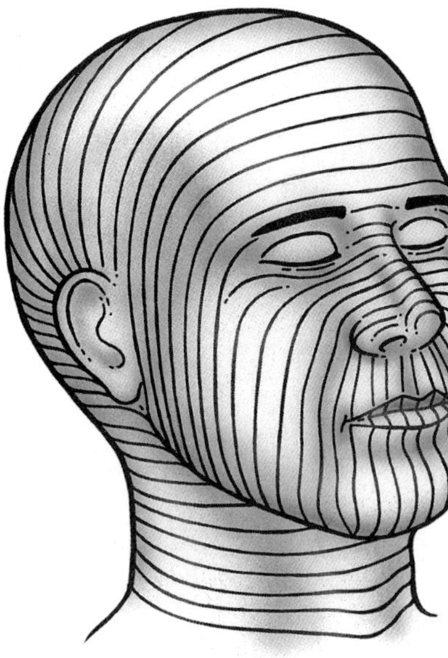

2

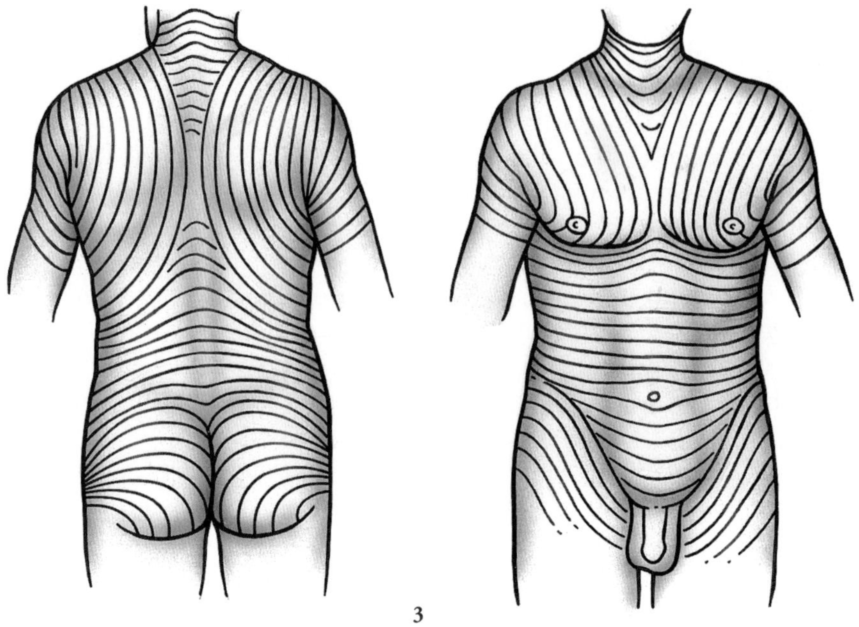

3

Abb. 2. Spannungslinien der Haut ("relaxed skin tension lines") im Kopf-Hals-Bereich

Abb. 3. Spannungslinien der Haut am Stamm

achten, die von zahlreichen auch individuell unterschiedlichen Faktoren abhängt. Dazu zählen Alter und Allgemeinzustand des Patienten, kardiovaskuläre oder neurologische Grunderkrankungen und lokalisationsabhängige Besonderheiten (z. B. Endarterien!). Art, Größe und Ausrichtung der Lappenplastiken sind mit den gegebenen lokalen Verhältnissen abzustimmen. Die Mehrzahl der angewandten lokoregionären Lappenplastiken weist eine randomisierte Gefäßversorgung ("random-pattern flap") auf, d. h. die Versorgung erfolgt im wesentlichen "zufällig" über den dermal-subdermalen Gefäßplexus. Lappenbasis und -länge sollten dementsprechend ausgerichtet sein und im Gesicht maximal 1:3 bis 1:4, an anderen Lokalisationen maximal 1:2 bis 1:3 betragen. Im Gegensatz dazu erfolgt beim axialen Lappen ("axial-pattern flap") die Versorgung über ein in Längsrichtung des Lappens verlaufendes Gefäß, das bei der intraoperativen Präparation sorgfältig geschont werden muß. Das Länge-Breite-Verhältnis bei axialen Lappen kann im allgemeinen großzügiger angelegt werden.

Bei der Deckung von Operationsdefekten mit freien autologen Hauttransplantaten sind diese von ähnlich strukturierten Spenderstellen zu entnehmen. Transplantate vom Oberlid sowie von retroaurikulär und supraklavikulär eignen sich besonders für zentrofaziale Regionen. Zur Vermeidung störender Muldenbildungen ist es sinnvoll, vor der Transplantation den Wundgrund mittels Polyurethanschaumfolien zu konditionieren. Durch den täglichen Wechsel der Folie ist es möglich, innerhalb von 10–14 Tagen das Wachstum eines festen und gut vaskularisierten Granulationsgewebes zu induzieren, das den primären Operationsdefekt mit den Wundrändern niveaugleich auffüllt. Erst wenn dies erreicht ist, erfolgt die definitive Versorgung des Defektes mit dem freien Hauttransplantat.

1.5 Operationsvorbereitung

Vor Eingriffen in Allgemeinanästhesie muß der Patient wenigstens 6 Stunden nüchtern sein. Er ist darauf aufmerksam zu machen, daß er in diesem Zeitraum weder Nahrung noch Getränke zu sich nehmen darf. Auch Nikotingenuß ist verboten! Der ausdrückliche Hinweis auf eine eventuelle Erstickungsgefahr bei Zuwiderhandlung ist

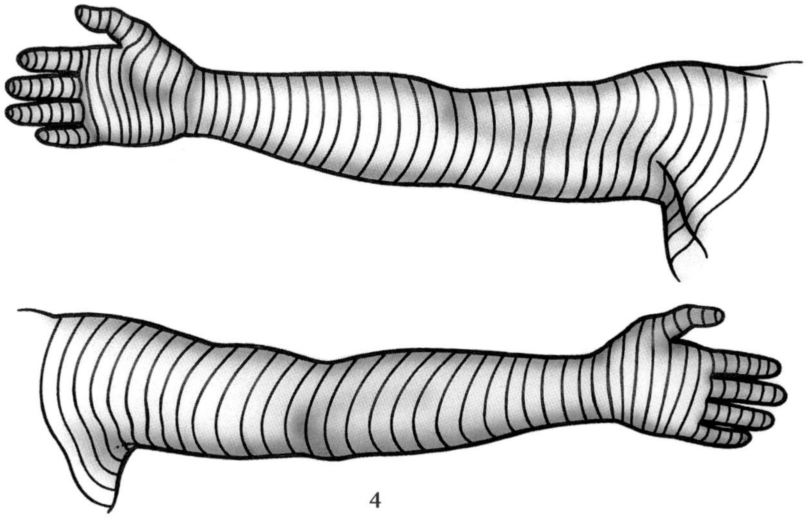

4

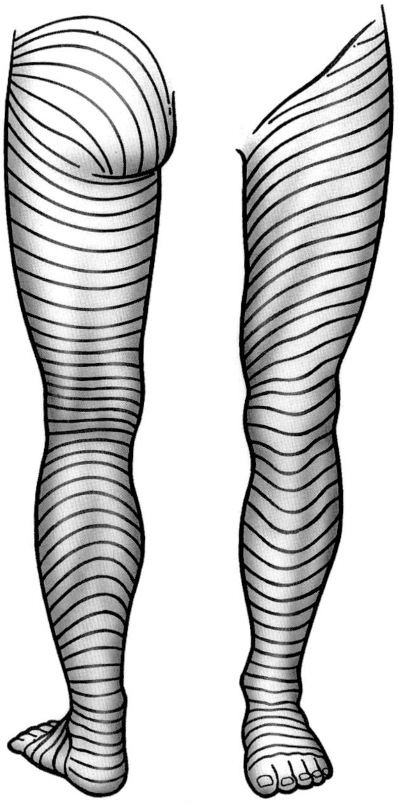

5

Abb. 4. Spannungslinien der Haut an der oberen Extremität

Abb. 5. Spannungslinien der Haut an der unteren Extremität

wichtig, um Regressansprüche bei einem dadurch bedingten Narkosezwischenfall zu vermeiden. Es sollte auch angestrebt werden, Eingriffe in Lokalanästhesie unter den gleichen Kautelen durchzuführen, um in möglichen Schockzuständen das Risiko bei einer erforderlichen Notintubation zu verringern.

Die Gabe eines Sedativums präoperativ ist nicht obligat, vor allem wenn der Kranke in Lokalanästhesie operiert wird. Bei sehr ängstlichen Patienten und solchen, die in Allgemeinanästhesie operiert werden, injizieren wir allerdings 1/2 Stunde präoperativ bei Erwachsenen 1 Amp. Psyquil comp. sowie jeweils 0,25 bis 0,5 mg Atropin als Vagolytikum intramuskulär. Die Prämedikation wird den Patienten auf Station verabreicht, wobei sie eingehend darauf hingewiesen werden, wegen der möglichen Gefahr eines orthostatischen Kollapses das Bett nicht mehr zu verlassen. Gleichzeitig sollte ein intravenöser Zugang gelegt werden.

Das Anschnallen auf dem Operationstisch ist trotz des bei modernen Narkoseverfahren geringen Exzitationsstadiums empfehlenswert, besonders bei Kindern und Säuglingen. Ferner besteht beim Aufwachen aus der Narkose die Gefahr, daß sich Kranke unkontrolliert bewegen und vom Operationstisch fallen. Ein weich gepolsterter Gurt, der über Bauch und Hüften fixiert wird, hilft, solche Zwischenfälle zu vermeiden. Bei der Lagerung ist ferner darauf zu achten, daß Gelenke nicht überstreckt und Nervenläsionen vermieden werden. Besonders Äste des Plexus brachialis können bei fehlerhafter Lagerung überdehnt und paretisch werden. Der Arm sollte daher nicht zu sehr nach außen rotiert und nicht über 90 Grad vom Körper abduziert werden. Nach völliger Relaxierung darf kein Körperteil über einer Metallkante des Operationstisches liegen! Bei Operationen am Kopf soll die Halswirbelsäule nicht überstreckt werden. Gerade ältere Patienten sind hierbei besonders gefährdet, da sie nahezu regelmäßig spondylarthrotische Veränderungen aufweisen und somit bei unsachgemäßer Lagerung die Gefahr von Halswirbel-Frakturen besteht, wie in Einzelfällen beschrieben wurde. Das Umlagern Narkotisierter ist mit besonderer Aufmerksamkeit vorzunehmen, da Schutzreflexe und die reflektorische Muskelspannung fehlen.

Präoperativ wird das Operationsgebiet, wenn notwendig, ausreichend rasiert und mit desinfizierenden Lösungen großzügig gereinigt (z. B. Softasept, Merfen etc). Eventuell vorhandene Überschüsse der Desinfizienzien, vor allem im Bereich von Körperöffnungen (weibliches Genitale, Gehörgang), sind wegen der Gefahr toxischer Reaktionen umgehend zu entfernen. Besteht die Möglichkeit, daß Desinfektionsmittel auf die Lider oder in den Bindehautsack gelangen, sollten diese durch Auftragen oder Einbringen einer Salbe (z. B. Bepanthen-Augensalbe) geschützt werden. Auch ein Verkleben des Lidspaltes mit einem schmalen nicht reizenden Heftpflaster kann helfen, einer schmerzhaften und langdauernden Konjunktivitis oder Keratokonjunktivitis vorzubeugen. Bei Eingriffen, die eine Desinfektion der Ohrregion erforderlich machen, empfiehlt es sich den Gehörgang mit einer Fettgaze zu tamponieren.

Nach der Oberflächendesinfektion des Operationsgebietes erfolgt dessen Abdeckung mit sterilen Tüchern, wobei wir resterilisierbaren Leinentüchern den Vorzug vor zahlreich angebotenen Einmalartikeln geben. Unter der Operationsleuchte werden dann die Grenzen der zu exzidierenden Läsion mit den gebräuchlichen Farbstofflösungen (z. B. Solutio Castellani cum colore, Solutio Pyoktanini 1%) markiert. Als Stift dient ein steriler hölzerner Griffel. Um die Grenzen des Tumors besser erkennen zu können, ist es sinnvoll, die Haut straff zu spannen. Auf diese Weise wird auch die Hautelastizität geprüft und die Richtung der "relaxed skin tension lines" vor der eventuellen Plazierung eines Lokalanästhetikums bestimmt, wodurch wiederum eine Optimierung der Operationsplanung erreicht wird. Ratsam ist es auch, gleichzeitig einen vorläufigen Plan für den Defektverschluß mitaufzuzeichnen.

Bei Anwendung elektrochirurgischer Verfahren muß die Erdungselektrode möglichst breitflächig auf der *trockenen* Haut aufliegen. Um Verbrennungen bei narkotisierten Patienten zu vermeiden, dürfen keine Metallteile der Anschlußstücke mit dessen Haut in Berührung kommen. Elektrokaustische Techniken bei Herzschrittmacher-Patienten und im Bereich implantierter Metallteile sind zu vermeiden.

1.5.1 Operationsinstrumentarium

Die richtige Auswahl von Operationsbesteck und Nahtmaterial ist mitentscheidend für den Heilungsverlauf und das ästhetische Spätresultat bei operativen Eingriffen am Integument. Grobe traumatisierende Pinzetten, unhandliche Nadelhalter und Scheren sowie große Nadeln verletzen die Wundränder und verursachen so Mikrothromben und oberflächliche Wundrandnekrosen, die breite Narben zur Folge haben können. Deshalb ist ein spezielles dermatochirurgisches Instrumentarium unverzichtbar (Abb. 6). Zur Grundausstattung gehören Skalpelle (z. B. 11er und 15er Klingen), Hautstanzen, scharfe Löffel, Nadelhalter, Pinzetten, Klemmen, Scheren, Wundhaken und Nagelextraktionszangen.

Das in der operativen Dermatologie gewöhnlich verwendete feine atraumatische Nahtmaterial mit kleinen Rundnadeln erfordert Nadelhalter mit möglichst schmalen Branchen, um ein Verbiegen der Nadeln und die Gefahr ihres Abbrechens im Gewebe zu minimieren. Kleine, an der Spitze abgerundete, leicht gebogene Präparierscheren sind unerläßlich, um eine schonende subkutane Lappen- und Wundrandmobilisation bewerkstelligen zu können. Essentiell sind ferner handliche anatomische und chirurgische Pinzetten, z. B. nach Braun-Adson, sowie zum Abklemmen von Blutungsquellen gerade und gebogene Mosquito-Klemmen. Die Adaptation der Wundränder, speziell bei Lappenplastiken bzw. deren Elevation, erfolgt problemlos mit Ein- oder Zwei-Zinker-Häkchen – *ohne* Verwendung chirurgischer Pinzetten. Diese benutzen wir in erster Linie zur Hilfe bei der subkutanen Naht, wobei die Epidermis nicht mitgefaßt werden sollte, sowie zur elektrokaustischen Blutstillung. Die anatomische Pinzette unterstützt wiederum den Operateur bei der exakten Wundrandadaptation der Hautnaht. Ein arretierbarer Zirkel erleichtert die exakte Planung von Lappenplastiken ent-

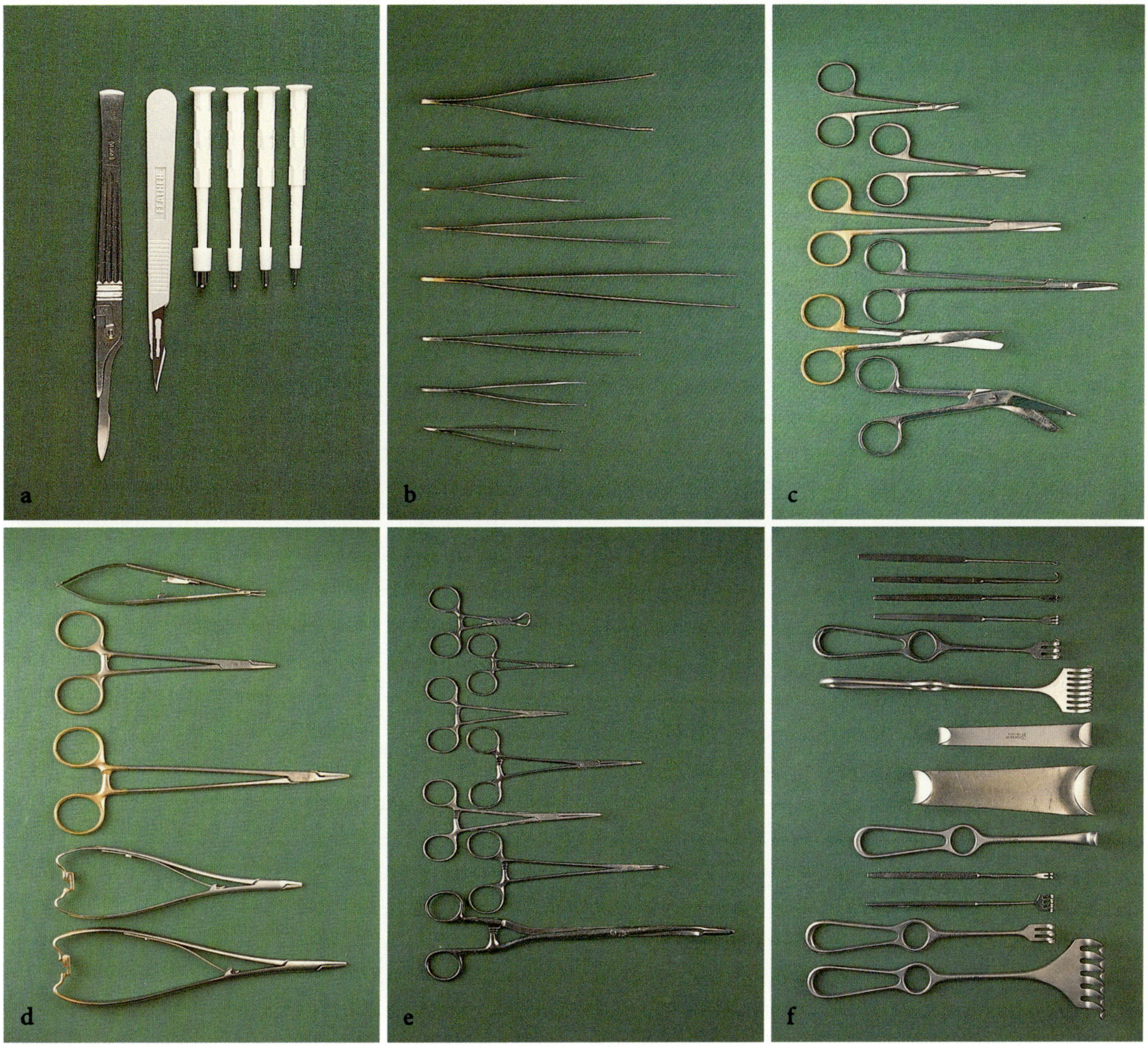

Abb. 6. Operationsinstrumentarium:
a Einmalstanzen in verschiedenen Größen, Einmalskalpell, Skalpell mit austauschbarer Klinge,
b verschiedene Pinzetten (von oben nach unten): Pinzette für Hautklammerung, Splitterpinzette, anatomische Pinzetten, chirurgische Pinzetten,
c verschiedene Scheren (von oben nach unten): Transplantatschere, kleine und große Präparierschere, gerade Schere, Fadenschere, Verbandsschere,
d verschiedene Nadelhalter (von oben nach unten): feiner Nadelhalter "Yasargil", kleiner und großer Nadelhalter "Hegar", kleiner und großer Nadelhalter "Mathieu",
e verschiedene Klemmen (von oben nach unten): Tuchklemme "Backhaus", gebogene und gerade Gefäßklemme "Halsted-Mosquito", gebogene und gerade "Péan"-Klemme, Ligaturklemme "Overholt", Kornzange "Sims-Maier",
f verschiedene Haken (von oben nach unten): feine Wundhäkchen "Gillies" und "Joseph", scharfe Zwei-, Drei- und Mehrzinkerhaken "Volkmann", kleiner und großer "Roux", "Langenbeck"-Haken, stumpfe Zwei-, Drei- und Mehrzinkerhaken "Kocher", großer Wundhaken "Israel"

Tabelle 1. Resorbierbare Nahtmaterialien

Material	Bestandteile
Catgut (aus der Submukosa des Schafes)	hochgereinigtes tierisches Kollagen
Vicryl	Co-Polymer von 1 Lactid und Glycosid
Dexon	Polyglycolsäure
PDS	p-Dioxan-Polyester

Tabelle 2. Nicht-resorbierbare Nahtmaterialien

Material	Bestandteile
Chirurgische Seide	Rohseide
Nylon, Perlon (z.B. Ethilon, Supramid)	Polyamid-Polymer
Polypropylen (z.B. Prolene)	Propylen-Polymer
Polyester (z.B. Ethibond, Mersilene)	Derivate von Ethylenglycol und Terephthalsäure

sprechend der Größe des zu deckenden Weichteildefekts.

Art und Größe der zu verwendenden chirurgischen Instrumente variieren je nach Lokalisation, Umfang und Zielsetzung des Eingriffs. So wird bei plastisch-rekonstruktiven Eingriffen im Gesicht-Hals-Bereich sowie bei Eingriffen aus rein ästhetischer Indikation sinnvollerweise ein anderes Instrumentarium verwendet als z. B. bei radikalen Lymphknotendissektionen oder in der Phlebochirurgie.

1.5.2 Nahtmaterial

Prinzipiell wird zwischen resorbierbaren Materialien für die in situ zu belassenden Subkutannähte oder Ligaturen (Tabelle 1) und nicht-resorbierbaren Materialien (Tabelle 2) unterschieden. Resorbierbares Nahtmaterial wird im Körpergewebe durch Enzyme und/oder Hydrolyse abgebaut. Im Vergleich zu dem klassischen resorbierbaren Catgut haben die synthetischen resorbierbaren Fäden eine höhere Ausgangsreißkraft. In dem Maße, wie die Festigkeit einer Wunde zunimmt, darf die Reißkraft eines resorbierbaren Fadens abnehmen. Dementsprechend erfolgt die Wahl des in situ verbleibenden Nahtmaterials.

Zu beachten sind auch die speziellen Eigenschaften monophiler und geflochtener Fäden im Gewebe. Monophiles Fadenmaterial ist gut zu handhaben und gewebeschonend, wobei allerdings die Knotensicherheit zu wünschen übrig läßt. Der Vorteil geflochtener Fäden liegt generell in deren Reißfestigkeit und Knotensicherheit. Nachteilig ist allerdings deren Sägewirkung im Gewebe. Durch eine dünne Beschichtung mit Polyglactin 370 wird bei modernen Fäden dieser Nachteil ausgeglichen (vgl. auch Tabelle 3).

Die Auswahl des Nahtmaterials wird individuell unterschiedlich gefällt, je nachdem welche

Tabelle 3. Gewebeverträglichkeit chirurgischer Nahtmaterialien

Material	Handhabung	Reißfestigkeit	Knotensicherheit	Gewebeverträglichkeit	Resorptionsdauer[a]
Chirurgische Seide	+	+	++	–/(+)	Nicht-resorbierbar
Nylon, Perlon	+	++	–	++	Nicht-resorbierbar
Polypropylen	(+)	++	–	++	Nicht-resorbierbar
Polyester	+	++	+	(+)	Nicht-resorbierbar
Catgut	–	–	+	(+)	70–90 Tage
Vicryl	(+)	+	+	+/++	75–90 Tage
Dexon	+	+	(+)/+	+/++	90–120 Tage
PDS	+	++	–	++	150–180 Tage

++ sehr gut, + gut, (+) mäßig, – mangelhaft; [a] Zeit bis zum völligen Abbau des Materials

Tabelle 4. Fadenstärken in Abhängigkeit von der Lokalisation

Lokalisation	Subkutannaht	Hautnaht
Gesichtsschädel	4–0 bis 5–0	5–0 bis 7–0
Hals, Nacken	3–0 bis 5–0	4–0 bis 6–0
behaarter Kopf	2–0 bis 4–0	2–0 bis 4–0
Stamm	1–0 bis 4–0	2–0 bis 5–0
Arme, Beine	2–0 bis 4–0	3–0 bis 5–0
Dorsum manuum et pedum	3–0 bis 4–0	3–0 bis 4–0
Palmae et Plantae	3–0 bis 4–0	3–0 bis 4–0
Genitale	4–0 bis 5–0	4–0 bis 5–0

spezielle Eigenschaft der einzelnen Fäden bevorzugt wird. Dabei sollte aber auch berücksichtigt werden, daß nicht nur Catgut, sondern auch die anderen resorbierbaren Nahtmaterialien bis zu deren vollständigem Abbau Fremdkörperreaktionen mit der Bildung von Fadengranulomen induzieren können.

Bei dermatochirurgischen Eingriffen ist für die Ästhetik der späteren Narbe die Verwendung von atraumatischem Nahtmaterial von entscheidender Bedeutung. Bei diesem ist der Faden in die Nadel bereits eingeschweißt, wodurch die Traumatisierung der Ein- und Ausstichpunkte deutlich vermindert wird.

Grundsätzlich sollten die Nadeln für die Hautnaht scharf und schneidend sein. Für die Subkutannaht können sie schneidend oder rund sein, während für die Schleimhautnaht Rundnadeln günstiger sind. Typ und Stärke der Nadel orientieren sich in erster Linie an dem Kaliber des Fadens und letztlich an der persönlichen Nahttechnik des Operateurs (Tabelle 4).

2 Postoperative Maßnahmen

Die Möglichkeiten zur Abdeckung einer Wunde sind vielfältig und die diesbezüglichen Empfehlungen in der Literatur verwirrend. Unter Berücksichtigung der physikalischen und chemischen Eigenschaften der Verbandmaterialien sollte es dem Operateur allerdings gelingen, für die verschiedenen Wundtypen eigene standardisierte Techniken zu erarbeiten. Dazu zählt auch die Berücksichtigung der jeweils erforderlichen Funktion des Verbandes, wie z. B. Sekretaufnahme, Okklusion und Immobilisation.

Die "trockene" Wundbehandlung empfiehlt sich nur bei einfachen nicht kontaminierten Wunden, z. B. nach primärer Wundnaht und bei Dehnungsplastiken, wobei die Wundabdeckung mittels einer Mullkompresse und deren Fixierung durch ein nicht-irritierendes Heftpflaster erfolgt. Um den Heilungsverlauf zu kontrollieren, ist ein Verbandwechsel jeden 2. Tag angezeigt. Der therapeutische Wert einer prophylaktischen Applikation antimikrobieller Salben und Puder auf die Wunde ist umstritten. Werden Puder aufgebracht, dürfen diese wegen der potentiellen Gefahr der Induktion von Fremdkörpergranulomen oder Keloiden kein Talkum enthalten.

Bei sämtlichen anderen Wunden, die üblicherweise in der operativen Dermatologie vorkommen, ist die "feuchte" Wundbehandlung (Tabelle 5) vorzuziehen. Dies gilt z. B. nach Lappenplastiken, Dermabrasionen und freien Hauttransplantationen. Dadurch wird die Gefahr von Lappen- und Transplantatnekrosen minimiert und der Heilungsverlauf beschleunigt. Bei Hauttransplantationen, Hautverschiebungen und Dermabrasionen führen wir eine Wundabdeckung mit einer Kombination aus Paraffin-Gaze und enzymatischer Wundsalbe (z. B. Jelonet-Gaze, Leukase-Salbe) durch und wechseln bei Lappenplastiken und nach Dermabrasionen den Verband erstmals nach 24 oder 48 Stunden, anschließend täglich bis zur vollständigen Abheilung. Durch dieses Vorgehen wird eine Stauung von Wundsekret vermieden und das Abheben der zur Polsterung zusätzlich aufgebrachten Mullkompressen verhindert. Diese werden mit halbelastischen Binden über dem Operationsgebiet fixiert. Die Verbandwechsel sind weitgehend schmerzfrei.

Um ein sicheres Einheilen freier Hauttransplantate zu gewährleisten, sollte der Verband die zusätzliche Funktion der Ruhigstellung erfüllen. Die Gefahr eines artefiziellen Lösens des Transplantats wird minimiert, wenn der erste Verbandwechsel erst nach 8–10 Tagen erfolgt. Im Bereich der Extremitäten kann die Immobilisation durch einen Gipsverband über 8–10 Tage sichergestellt werden.

Spalthautentnahmestellen werden von uns in der Regel mit Polyurethanfolien, Alginaten oder Hydrogelen versorgt, wobei die Wundabdeckung nach Möglichkeit bis zur völligen Reepithelisierung belassen bleibt. Bei starker Exsudatbildung ist allerdings ein vorzeitiger Wechsel nicht zu umgehen. Eine optimale Verbandstechnik hilft, Nekrosen und Sekundärheilungen zu vermeiden!

Bei mehrzeitigen operativen Eingriffen, z. B. in der Melanom-Chirurgie, zur Wundgrundkonditionierung und nach Exzision schwer abgrenzbarer maligner und semimaligner Hauttumoren bis zur histologischen Sicherstellung der In-toto-Exzision, ist es sinnvoll, die Operationswunden mit synthetischem Hautmaterial (z. B. Polyurethan-Folien) abzudecken.

Zur Verminderung des postoperativen Ödems können prophylaktisch Antiphlogistika verordnet werden. In Anbetracht der bei aller

Tabelle 5. Materialien zur feuchten Wundbehandlung

Material	Okklusion	Potentieller Nachteil
Fettgaze	(+)	Verkleben mit der Wunde
Fettgaze monofil	(+)	Verkleben mit der Wunde
Polyurethanfolie	++	"stille" Sekundärinfektion(?)
Polyurethanschaum	+	Verkleben mit der Wunde
Hydrokolloide	++	"stille" Sekundärinfektion(?)
Hydrogele	+	Anwendung gewöhnungsbedürftig
Alginate	+	Verkleben mit der Wunde

Sorgfalt nur bedingt erreichbaren Asepsis der Hautoberfläche, ist bei ausgedehnteren dermatochirurgischen Eingriffen die zusätzliche Gabe von Breitbandantibiotika zu überlegen. Bei plastischen Operationen, die mit mittleren bis größeren Wundhöhlen einhergehen, sollten Saugdrainagen angelegt werden, um der Bildung von Hämatomen und Seromen vorzubeugen.

Bei hospitalisierten und vor allem bei postoperativ immobilisierten Patienten ist stets eine ausreichende Thromboembolieprophylaxe sicherzustellen. Diese schließt sowohl konservative Methoden wie Anti-Thrombose-Strümpfe und Krankengymnastik als auch medikamentöse Maßnahmen wie z. B. Heparinisierung oder die Gabe von Thrombozytenaggregationshemmern ein.

3 Anästhesie

Die Befähigung zur Notfall-Intubation, zur extrathorakalen Herzmassage und zur Venae sectio sollte jeder operativ tätige Arzt besitzen, um akut auftretenden Schockzuständen begegnen und Patienten ggf. reanimieren zu können. Voraussetzung dafür ist eine entsprechende Ausstattung des Operationsraums. Dazu zählen insbesondere Laryngoskop, Endotrachealtubus, Tracheotomiebesteck sowie Absaug- und Beatmungsgerät (s. Übersicht). Darüber hinaus müssen wichtige Notfallmedikamente wie Adrenalin, Atropin, wasserlösliche Kortikoide sowie Blutersatzmittel stets griffbereit sein (s. Übersicht). Bei bekannt kreislauflabilen Patienten ist präoperativ stets ein venöser Zugang zu legen.

OP-Notfallinstrumentarium
- Endotrachealtuben
- Laryngoskop
- Tracheotomie-Besteck
- Beatmungsmasken für Erwachsene und Kinder
- Beatmungsgerät
- Absauggerät
- EKG-Monitor
- Defibrillator

OP-Notfallmedikamente zur intravasalen Applikation
- Atropin
- Adrenalin (1:1000 und 1:10000)
- Methylprednisolon (250 mg, 500 mg, 1000 mg)
- Dextrose (z. B. 50%)
- Blutersatzmittel
- Physiologische Kochsalzlösung
- Bronchospasmolytika

Die Entscheidung, welches Anästhesieverfahren bei einem dermatochirurgischen Eingriff zu wählen ist, muß individuell gefällt werden. Dabei ist neben Ausdehnung und Lokalisation der chirurgischen Intervention die psychische Situation des Kranken unbedingt zu berücksichtigen. Aus Gründen der technisch einfacheren Durchführbarkeit sowie zur Vermeidung des Narkoserisikos insbesondere bei Patienten mit kardiovaskulären oder respiratorischen Erkrankungen ist nach Möglichkeit den lokalen oder regionalen Anästhesieverfahren der Vorzug zu geben.

3.1 Lokale Anästhesien

Ein wesentlicher Vorteil der Lokalanästhesie ist die Möglichkeit der Kommunikation mit dem Patienten während des Eingriffs. Dies ist besonders bei Operationen in kritischen Gebieten, z. B. in der Umgebung von Gesichts- und Extremitätennerven von großer Bedeutung, da nur der ansprechbare Patient eine aktive Funktionskontrolle durchführen kann. Nachteilig ist allerdings, daß durch die Injektion des Anästhetikums ein Ödem der Wundränder verursacht wird, das die exakte Wundrandadaptation erschwert. Dieses kann vor allem im zentrofazialen Bereich, z. B. an den Lippen, Lidern und Augenbrauen zu einer nicht unerheblichen Gefährdung des späteren ästhetischen Ergebnisses führen. Dieser Gefahr ist dadurch zu begegnen, daß das Einzeichnen des Operationsplans bereits vor der Applikation des Lokalanästhetikums erfolgt.

Gute Lokalanästhetika sind durch schnellen Wirkungseintritt, lange Wirkungsdauer sowie geringe sensibilisierende und toxische Nebenwirkungen gekennzeichnet. Diesen Vorgaben entsprechen die Lokalanästhetika vom Amid-Typ weitgehend (Tabelle 6). Wegen der besonders günstigen Relation zwischen Dosis und Wirkungsdauer werden in der operativen Der-

Tabelle 6. Klassifikation und Pharmakologie gebräuchlicher Lokalanästhetika

Substanz	Typ[a]	Wirkungseintritt	Maximaldosis[b]	Wirkungsdauer
Procain (z.B. Novocain)	E	langsam	500 mg, bei Kindern 2 mg/kg KG	15–30 min
Mepivacain (z.B. Meaverin)	A	3–5 min	300 mg, bei Kindern 4 mg/kg KG	30–120 min
Lidocain (z.B. Xylocain)	A	3–5 min	300 mg, bei Kindern 7 mg/kg KG	45–120 min
Prilocain (z.B. Xylonest)	A	< 3 min	400 mg, bei Kindern 5,7 mg/kg KG	30–120 min
Etidocain (z.B. Duranest)	A	3–5 min	300 mg, bei Kindern 4,2 mg/kg KG	120–180 min
Bupivacain (z.B. Carbostesin)	A	3–5 min	175 mg, bei Kindern 2 mg/kg KG	120–180 min

[a] *E* Ester, *A* Amid. [b] Einmalige Applikation bei Erwachsenen (70 kg KG)

matologie beispielsweise Lidocain, Mepivacain und Prilocain bevorzugt eingesetzt. Die Maximaldosen dürfen bei einmaliger Applikation nicht überschritten werden, jedoch besteht die Möglichkeit, bei Bedarf nach einer halben Stunde bis zu 25 % der Höchstdosis nachzuinjizieren.

Durch den Zusatz vasokonstriktorischer Substanzen (z. B. Adrenalin) wird eine passagere Gefäßverengung induziert und so die intraoperative Blutungsneigung verringert. Weitere Vorteile der lokalen Vasokonstriktion sind eine verlängerte Wirkungsdauer und ein beschleunigter Wirkungseintritt. Ferner können insgesamt höhere Dosen des Lokalanästhetikums appliziert werden, da es langsamer abtransportiert wird. Nachteilig ist allerdings, daß mit Abklingen der Adrenalinwirkung eine Vasodilatation mit der Gefahr von Nachblutungen eintritt.

Ein weiteres nicht unbedeutendes Risiko besteht bei der Verwendung von vasokonstriktiven Additiva in Regionen, die durch Endarterien versorgt werden (Phalangen und Penis) sowie generell in Gebieten mit verminderter Durchblutung, z. B. bei einer diabetischen Mikroangiopathie oder in Narbenfeldern. Verwiesen sei auch auf die durch Adrenalin hervorgerufene Beeinflussung des Herz-Kreislauf-Systems, als deren Folge Tachykardien, hypertone Krisen und Angina-pektoris-ähnliche Anfälle auftreten können. Adrenalinhaltige Lokalanästhetika sind ebenfalls kontraindiziert bei Glaukom-Patienten und in der Schwangerschaft.

Aus dieser Auflistung und möglichen Interaktionen von Adrenalin mit anderen Pharmaka (z. B. Antihypertensiva, Antidepressiva, Amphetamine, Hydantoine) wird deutlich, daß die Verwendung Adrenalin-enthaltender Lokalanästhetika, insbesondere bei älteren Patienten mit nicht unerheblichen Risiken behaftet ist.

Die Gefahr traumatischer Läsionen peripherer Gefäße und Nerven sowie eines iatrogenen Pneumothorax sollte bei sorgfältiger Durchführung der lokalen bzw. regionalen Anästhesien minimal sein.

Allergische Reaktionen auf Lokalanästhetika werden seit Einführung der Substanzen vom Amid-Typ extrem selten beobachtet. Treten sie bei deren Verwendung trotzdem auf, dürfte es sich dabei in der Regel um eine Unverträglichkeit gegen das in den Durchstechflaschen enthaltene Konservierungsmittel (meist Parabene) handeln. Bei entsprechendem Verdacht sollte auf die meist parabenfreien Ampullen ausgewichen werden.

Toxische Allgemeinreaktionen werden sowohl bei Überschreiten der Maximaldosierung, bei versehentlicher intravasaler Injektion als auch bei beschleunigter Resorption oder verzögerter Metabolisation, z. B. bei Hepatosen, beobachtet (s. Übersicht). Neben relativ leichten Symptomen wie Hypermotorik, erhöhte Lichtempfindlichkeit, verwaschene Sprache und Parästhesien, kann es dabei seitens des Nervensystems zu einem plötzlichen Auftreten von Ateminsuffizienz und Krämpfen sowie seitens des kardiovaskulären Systems zu Blutdruckabfall und Herzrhythmusstörungen bis hin zum Herzstillstand kommen. Deshalb ist die für das jeweilige Lokalanästhetikum gültige Grenzdosis stets einzuhalten!

Unerwünschte Reaktionen bei Infiltrations- und Leitungsanästhesien

- Nervenläsionen (toxisch oder traumatisch)
- allergische Reaktionen (bei Amiden seltener)
- Gefäßläsionen
- Pneumothorax (z. B. bei Plexusanästhesie)
- Abszedierung im Injektionsgebiet
- versehentliche intravasale Injektion
- Nekrosen (bei Zusatz eines Vasokonstriktors)
- toxische Allgemeinreaktionen
- Krampfanfälle
- Atemdepression
- Herz-Rhythmusstörungen
- Blutdruckabfall
- psychovegetative Dysregulation
- Hyperventilation

Tabelle 7. Mögliche Additiva zu Lokalanästhetika

Substanz	Dosierung	Kommentar
Adrenalin	1:100000 oder weniger	Verlängerung der Wirkungsdauer. Verringerung der Blutungsneigung durch Vasokonstriktion. Erhöhung der Maximaldosis durch Reduzierung der systemischen Toxizität.
Natrium-bicarbonat	1 ml (1mEq/ml) pro 10 ml Lokal-anästhetikum	Verminderung der lokalen Schmerzhaftigkeit durch Anhebung des pH-Wertes.
Hyaluroni-dase	50 E pro 10 ml	Beschleunigung des Wirkungseintritts. Verminderung des injektionsbedingten Oedems.

Durch die Zugabe von Natriumbikarbonat kann die Schmerzhaftigkeit bei der Infiltration der Anästhetika reduziert werden, was auf die Anhebung des pH-Wertes zurückzuführen ist (Tabelle 7). Hyaluronidase als Zusatzstoff vermindert zum einen das injektionsbedingte Ödem und erleichtert zum anderen die Gewebediffusion des Lokalanästhetikums. Der Zusatz von Hyaluronidase wird häufig in der periorbitalen Region eingesetzt, um das Lidödem infolge der Infiltrationsanästhesie zu minimieren. Ferner bietet sich Hyaluronidase zum Einsatz bei Nervenblockaden an, wo eine breite Gewebediffusion erwünscht ist. Die Dosierung beträgt 150 IE pro 30 ml Lokalanästhetikum.

3.1.1 Kryoanästhesie

Kryosprays bewirken bei einer Einwirkungsdauer von etwa 5–10 s eine ausreichende Oberflächenanästhesie von ca. 1 min. Diese ist ausreichend für Minimaleingriffe wie Probebiopsien, tangentiale Abtragungen und Exkochleationen. Unter den neueren Produkten sei wegen der geringen Toxizität insbesondere das Dichlortetrafluorethan (= Freon 114 = Frigiderm) genannt.

Chloräthyl als erstes Kryotherapeutikum dürfte heute schon wegen seiner Hepatotoxizität und seiner systemisch anästhesierenden Wirkung kaum mehr eingesetzt werden. Hinzu kommt die von dem Gemisch Chloräthyl-Luft ausgehende nicht zu unterschätzende Explosionsgefahr. Neben den Kryosprays können auch Kryogele aufgetragen werden, die nach entsprechender Einwirkungsdauer die Schmerzhaftigkeit einer Injektion vermindern.

3.1.2 Topische Oberflächenanästhesie

Zur topischen Anwendung steht ein kommerzielles Lidocain-Prilocain-Gemisch in einer Öl/Wasser-Emulsion zur Verfügung (EMLA: 2,5% Lidocain und 2,5% Prilocain). Unter Okklusion wird nach einer Einwirkungszeit von 45–60 min eine für kleine oberflächliche Eingriffe ausreichende Anästhesie erreicht. Das Verfahren eignet sich vor allem bei Kindern zur Abtragung von Mollusca contagiosa und bei Erwachsenen zur Exkochleation von seborrhoischen Keratosen oder zur Anästhesie in der Laser-Therapie.

Da bei Kindern in Einzelfällen nach großflächiger Anwendung von EMLA-Creme eine Methämoglobinbildung beobachtet wurde, ist von einer wiederholten großflächigen Applikation abzusehen.

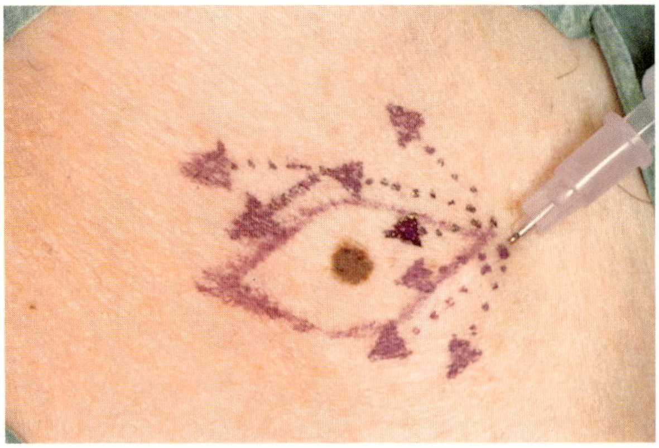

Abb. 7. Infiltrationsanästhesie (Umgebungsanästhesie). Fächerförmige Injektion des Lokalanästhetikums

3.1.3 Infiltrationsanästhesie

Die Infiltrationsanästhesie findet bei der überwiegenden Mehrzahl dermatochirurgischer Eingriffe ihre Anwendung. Durch Infiltration des Operationsfeldes wird eine schnelle Anästhesie erreicht. In der Regel wird das Lokalanästhetikum nicht direkt in den zu exzidierenden Herd injiziert, sondern je nach dessen Größe ausgehend von zwei oder mehreren Einstichen fächerartig und ringförmig um den Krankheitsherd verteilt (Umgebungsanästhesie bzw. Ringwallanästhesie, Abb. 7). Dieses Vorgehen minimiert auch die Gefahr einer theoretisch möglichen Zellverschleppung bei malignen Tumoren. Wichtig erscheint ebenfalls der Hinweis, daß das feingewebliche Bild im Exzidat durch ein injektionsbedingtes Ödem nicht beeinträchtigt wird und daß durch wiederholtes Aspirieren bei der Nadelvorbewegung einer versehentlichen intravasalen Injektion des Lokalanästhetikums weitgehend vorgebeugt werden kann.

3.2 Leitungsanästhesie

3.2.1 Allgemeine Methoden der Leitungsanästhesie

Hierbei wird ein Lokalanästhetikum mit langer Wirkungsdauer proximal des Operationsfeldes in die unmittelbare Umgebung des versorgenden sensiblen Nerven als Depot (ca. 1–2 ml) injiziert. Diese Methode wird vorzugsweise bei Eingriffen im Gesicht, an den Phalangen sowie am männlichen Genitale angewendet. Die Blockade der sensiblen Gesichtsnerven erfolgt durch die Injektion des Lokalanästhetikums über eine 0,5 mm-Kanüle direkt in die Umgebung der Nervenaustrittspunkte in Knochennähe. Durch Blockade der sensiblen Äste des N. trigeminus läßt sich für weite Areale im Gesichtsbereich eine Anästhesie erreichen (Abb. 9).

Bei der Leitungsanästhesie nach Oberst wird an den Zehen und Fingern die Injektion medial und lateral vom Grundgelenk und anschließend dorsal davon plaziert. Dadurch erfolgt eine Blockade der Nn. digitalis dorsalis proprium et digitalis palmaris proprium resp. plantaris (Abb. 8).

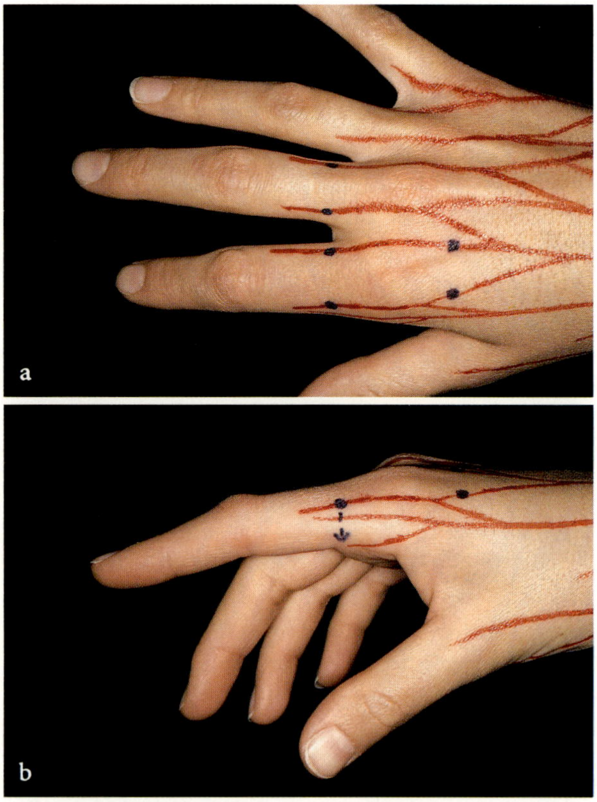

Abb. 8. Leitungsanästhesie nach Oberst:
a Injektionsstellen an der Fingerwurzel und ggf. auch im Metacarpalbereich,
b Schematische Darstellung der Führung der Injektion von dorsal nach palmar

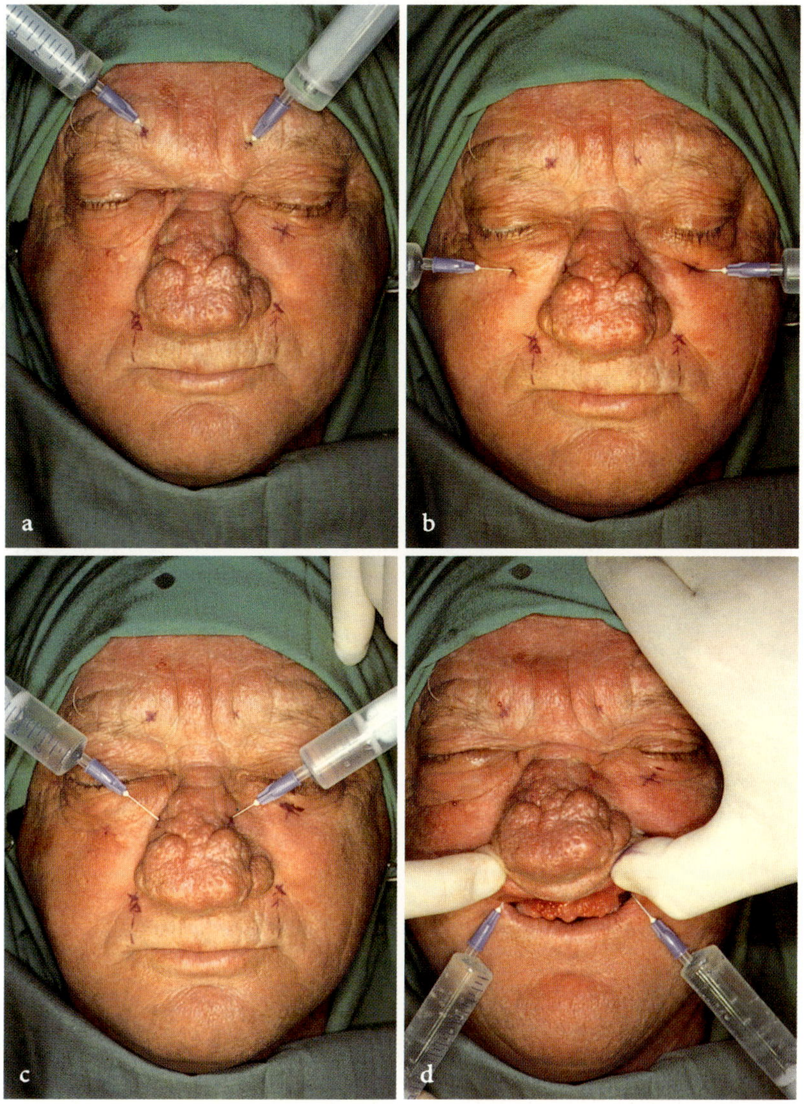

Abb. 9. Injektionsstellen zur Blockade der Äste des N. trigeminus im Nasenbereich vor operativer Rhinophym-Therapie:
a Rr. mediales et laterales des N. supraorbitalis (V1),
b N. infraorbitalis (V2),
c R. nasalis externus des N. ethmoidalis anterior,
d Rr. alveolares

Das Vorgehen am Penis ist entsprechend. Die Injektion erfolgt beiderseits dorsal an der Peniswurzel in die Umgebung des Nervus dorsalis penis. Von der Einstichstelle aus wird die Nadel extrafaszial unter der lockeren verschieblichen Haut vorgeschoben und das Anästhetikum über die gesamte Zirkumferenz verteilt. Zusätzlich kann durch die Injektion eines Depots in die Umgebung des Leistenkanals der Ramus genitalis des Nervus genitofemoralis betäubt werden (Abb. 10).

3.2.2 Spezielle Methoden der Leitungsanästhesie

Hand- und Fußblockaden sind elegante Methoden der Leitungsanästhesie, kommen jedoch im Rahmen der operativen Dermatologie im allgemeinen nur selten zur Anwendung. Ihre perfekte Beherrschung kann allerdings hilfreich sein, eine Allgemeinanästhesie, z. B. bei der Entfernung multipler vulgärer Warzen mit digitalem sowie

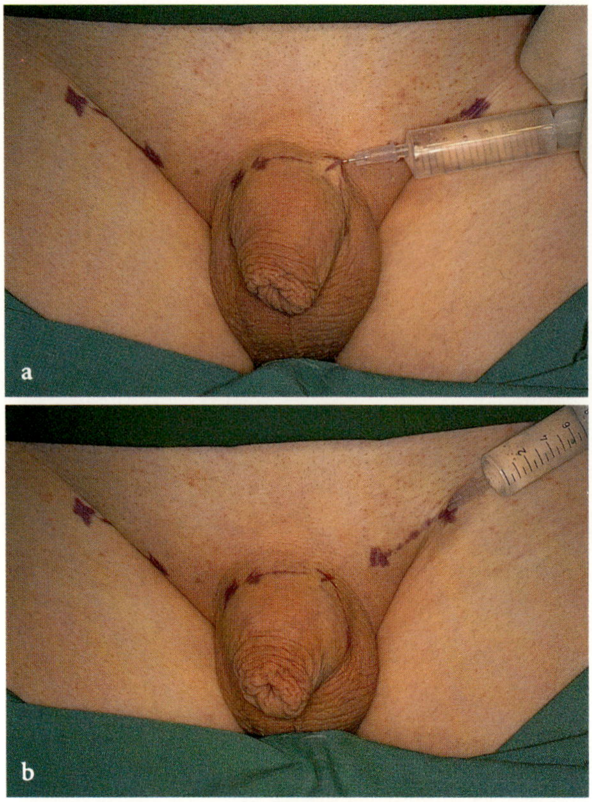

Abb. 10. Peniswurzelanästhesie:
- a Ringförmige Injektion im Bereich der Peniswurzel zur Blockade der Äste des N. dorsalis penis und des N. ilioinguinalis
- b Blockade des R. genitalis des N. genitofemoralis

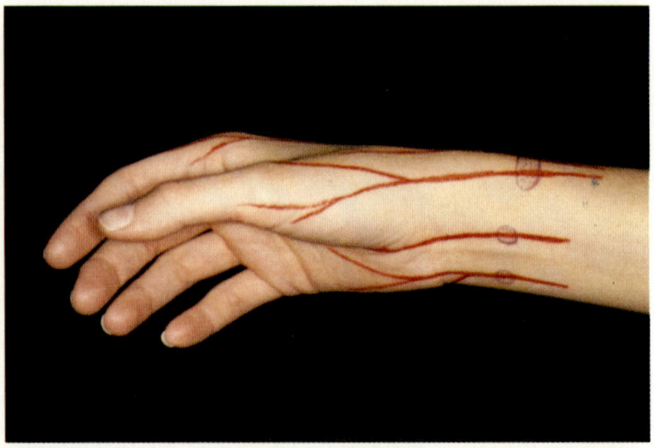

Abb. 11. Handwurzelblock: Infiltration im Bereich der Rr. superficiales des N. radialis am Processus styloideus radii, des N. medianus zwischen den Sehnen des M. flexor carpi radialis und M. palmaris longus, des N. ulnaris neben dem M. flexor carpi ulnaris

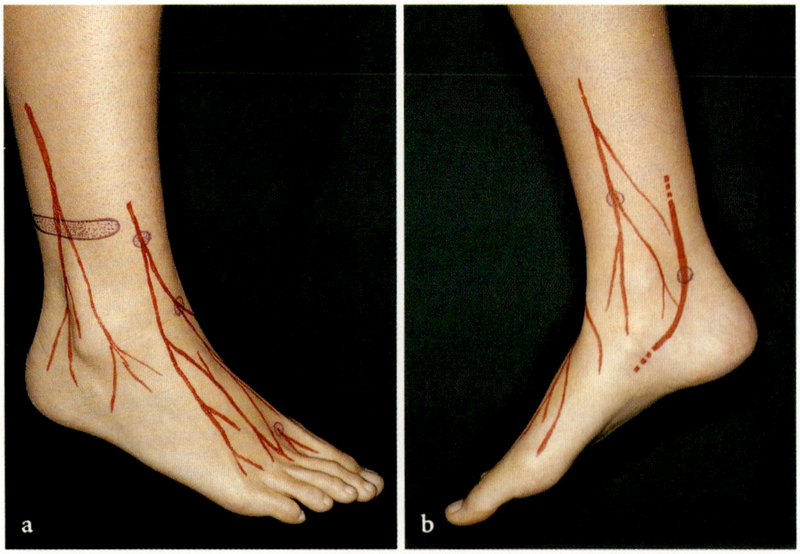

Abb. 12. Fußwurzelblock:
- a laterales Depot zur Blockade der Äste des N. suralis, dorsale Depots zur Blockade des N. peronaeus superficialis (proximal), des N. cutaneaus dorsalis (Mitte), des N. peronaeus profundus (distal zwischen 1. und 2. Strahl,
- b mediale Depots zur Blockade des N. saphenus vor dem Innenknöchel und des N. tibialis hinter dem Innenknöchel

palmarem oder plantarem Sitz, zu umgehen. Bei der Handblockade erfolgt die Injektion des Lokalanästhetikums zum Bereich des Handgelenks zum Verlauf der sensiblen Äste des N. radialis, N. medianus und N. ulnaris. Dabei wird der Ramus superficialis n. radialis lateral der A. radialis geblockt. Die Einstichstelle für den N. medianus liegt zwischen den Sehnen des M. palmaris longus und des M. flexor carpi radialis, während der N. ulnaris neben der Sehne des M. flexor carpi ulnaris geblockt wird (Abb. 11).

Die Fußblockade sieht die Injektion des Lokalanästhetikums im Bereich des medialen und lateralen Knöchels sowie am Fußrücken vor. Ferner wird eine Handbreit oberhalb des Außenknöchels, von der Tibiakante ausgehend nach lateral bis zur Achillessehne, eine bandförmige subkutane Infiltration angelegt (Abb. 12). Eine komplette Fußblockade umfaßt somit folgende Nerven: N. tibialis, N. fibularis profundus, N. fibularis superficialis, N. suralis, N. saphenus.

Weitergehende Verfahren der Leitungsanästhesie sind technisch anspruchsvoll und gehören in die Hände des Anästhesisten. Dazu zählen die Plexusblockade durch Injektion in den Plexus brachialis, die Spinalanästhesie durch Injektion in den subarachnoidalen Raum des Rückenmarks, die Epiduralanästhesie durch Injektion zwischen die Wirbelfortsätze nahe dem Ligamentum flavum in den epiduralen Raum sowie die Sakralanästhesie durch Injektion in den extraduralen Raum des Sakralkanals.

3.3 Allgemeinanästhesie

Die Allgemeinanästhesie bleibt dem Facharzt für Anästhesie vorbehalten. Grundsätzlich sollte bei operativen Eingriffen im Gesicht, die von der Oberlippe an aufwärts geplant sind, orotracheal und bei Operationen an der Unterlippe nasotracheal intubiert werden. Mit diesem Vorgehen ist in der Regel ein ausreichend großes Operationsfeld, ohne intubationsbedingte Verziehungen oder Verformungen der später zu rekonstruierenden Gesichtsstrukturen sicherzustellen.

Das Einheilen von Hauttransplantaten oder die Perfusion von lokalen Lappenplastiken werden durch die Verwendung von Narkotika (z.B. Halothan) bei Inhalationsanästhesien nicht beeinträchtigt.

Postoperativ müssen in Vollnarkose operierte Patienten bis zu dem Zeitpunkt, da sie völlig wieder ansprechbar sind, pflegerisch überwacht werden.

Da die Intubationsanästhesie den apparativen und personellen Aufwand einer dermatologischen Praxis in der Regel überschreitet, bleiben entsprechende Eingriffe im allgemeinen auf die Klinik oder ambulante operative Zentren beschränkt.

4 Schnitt- und Nahttechniken

4.1 Schnittechnik

In der Skalpellchirurgie ist es für die spätere Kosmetik einer Operationsnarbe von besonderer Wichtigkeit, daß der Hautschnitt möglichst senkrecht zur Hautoberfläche erfolgt (Abb. 13). Dieses Vorgehen wird durch eine gleichmäßige artefizielle Spannung des Operationsgebietes während des Schnittvorgangs erleichtert. Nach der Einzeichnung des Operationsplans beginnt der Hautschnitt an jener Stelle, die die größte Präzision erfordert (z. B. Gehörgang, Tränenpünktchen etc.) und wird nach Möglichkeit in einem Zug vollendet. Dadurch wird ein Verwischen der präoperativen Farbstoffmarkierung durch die operationsbedingte Blutung weitgehend vermieden. Die umschnittene Läsion kann anschließend an einer Stelle mittels eines Hauthäkchens oder einer feinen Pinzette angehoben und die tieferliegenden Strukturen mit dem Skalpell oder der Präparierschere durchtrennt werden. Eine exakte Blutstillung ist dabei unerläßlich. Blutende Gefäße werden einzeln abgeklemmt und mit atraumatischem resorbierbaren Nahtmaterial (Stärke 3–0 bis 5–0) umstochen, ligiert oder mit dem Elektrokauter verschorft.

Bei malignen Hauttumoren ist es entscheidend, daß diese auch zur Tiefe hin mit einem ausreichenden Sicherheitsabstand entfernt werden. Dabei ist zu beachten, daß sich Dicke und Struktur der Hautschichten an den einzelnen Körperregionen nicht unerheblich unterscheiden. Während bei gleicher Dicke eines Tumors, z. B. im Wangenbereich das subkutane Fett erreicht wird, infiltriert dieser an den Lidern bereits den M. orbicularis oculi oder beispielsweise an der Nasenspitze die knorpeligen Strukturen. Besteht intraoperativ der Verdacht, daß eine Neubildung zur Tiefe hin unvollständig entfernt wurde, sollte der suspekte Bezirk umgehend nachexzidiert werden. Dies beinhaltet auch die Resektion involvierter Knorpel- und/oder Muskelanteile, um die In-toto-Exzision sicherzustellen. Von verschiedenen Autoren wird auch gefordert, nach der Exzision maligner Neubildungen das Skalpell zu wechseln, um einer theoretischen Tumorzellverschleppung in das gesunde Gewebe vorzubeugen.

Bei malignen Neubildungen sind die Exzisionspräparate so zu markieren, daß es dem Histopathologen ermöglicht wird, deren komplette Entfernung dreidimensional zu verifizieren. Dank dieser Kennzeichnung besteht für den Operateur wiederum die Möglichkeit, sofern erforderlich, gezielt an jenen Punkten nachzuexzidieren, die den Schnitträndern mit einer Tumorinfiltration entsprechen. Der Defektverschluß darf erst dann erfolgen, wenn die vollständige Entfernung der Neoplasie auch feingeweblich zur Seite und zur Tiefe hin sichergestellt ist (histographisch-kontrollierte Chirurgie).

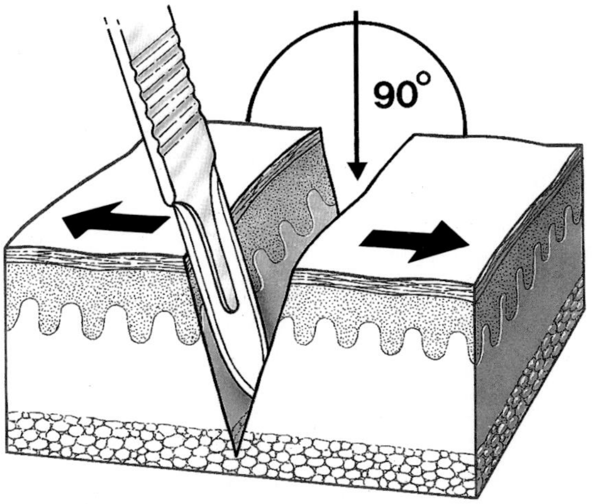

Abb. 13. Korrekte Inzision der Haut durch Positionierung des Skalpells senkrecht zur Hautoberfläche

4.2 Nahttechniken

Neben der Operationsplanung, die sich an den "relaxed skin tension lines", an natürlichen Hautfalten sowie an ästhetischen Regionen orientiert, ist eine subtile und gewebeschonende Nahttechnik essentiell für das spätere kosmetische Operationsergebnis.

Die Berücksichtigung folgender Überlegungen können zu einer Optimierung des späteren Narbenbildes entscheidend beitragen:

- Da die Subkutannaht bei dem Defektverschluß den wesentlichen Teil der Spannung auf die Wundränder auszugleichen hat, ist sie besonders sorgfältig "adaptierend" zu plazieren. Die Hautnaht dient lediglich der Feinadaptation.
- Bei starker Spannung auf die Wundränder sollte versucht werden, diese durch feste Subkutannähte und nicht durch dicke Hautnähte auszugleichen.
- Knoten der transkutanen Naht dürfen zu keiner Einschnürung des umstochenen Gewebes führen, da sonst die Gefahr einer störenden "Strickleiternarbe" droht.
- Das dauerhafte Belassen von resorbierbarem Nahtmaterial, das zur Hautnaht verwendet wird, ist nicht unproblematisch, da dessen Auflösung zu lange dauert und deshalb zu einer kosmetisch störenden partiellen Epithelisierung des Stichkanals führen kann.
- Die Stärke des für die Hautnaht verwendeten Nahtmaterials sollte bei Eingriffen in der operativen Dermatologie zwischen 7-0 (Lider) und 0-0 (Stamm, Extremitäten) variieren, wobei Hautdicke und Wundrandspannung stets mit zu berücksichtigen sind (s. Tabelle 4).

4.2.1 Subkutannaht

Grundsätzlich ist es selbst bei einer nur geringen Wundspannung von Vorteil, Subkutannähte zu plazieren. Sie sollten allerdings möglichst sparsam angebracht werden, wobei sich als Nahtmaterial insbesondere Vicryl- und PDS-Fäden anbieten. PDS besitzt aufgrund seiner wesentlich längeren Resorptionsphase vor allem bei einer stärkeren Wundrandspannung Vorteile, womit auch der Gefahr einer Nahtdehiszenz vorgebeugt wird. Es ist zu beachten, daß bei gestörter Resorption des Nahtmaterials stets die Möglichkeit der Entwicklung von Fremdkörpergranulomen besteht!

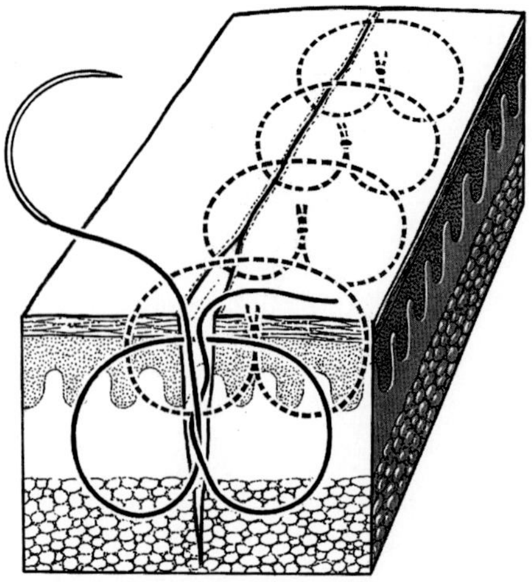

Abb. 14. Plazierung der Subkutannaht. Der Knoten liegt bei der Subkutannaht in der Tiefe (Subkutis), wodurch Verzerrungen im Bereiche der Kutis vermieden werden und eine optimale Adaptation erreicht werden kann

Auch bei der Subkutannaht orientiert sich die Stärke des Nahtmaterials an der Hautdicke und der zu überwindenden Wundrandspannung (Stärke 3-0 bis 6-0). Obwohl prinzipiell die Möglichkeit zu einer fortlaufenden Subkutannaht besteht, bevorzugen wir versenkte Einzelknopfnähte, wobei der Einstich im Bereich der Subkutis und der Ausstich im Bereich der Dermis auf der einen und auf der anderen Seite wiederum auf gleicher Höhe der Einstich in der Dermis und der Ausstich in der Subkutis erfolgt. Durch dieses Vorgehen werden die Knoten in der Tiefe der Subkutis plaziert, und die Gefahr von unerwünschten Gewebereaktionen wird vermindert (Abb. 14).

4.2.2 Hautnaht

Einzelknopfnaht

Die Einzelknopfnaht sollte so fein wie möglich mit synthetischem monophilen oder beschichteten gezwirnten Nahtmaterial (Polyester, Polypropylen) geknüpft werden. Auch chirurgische

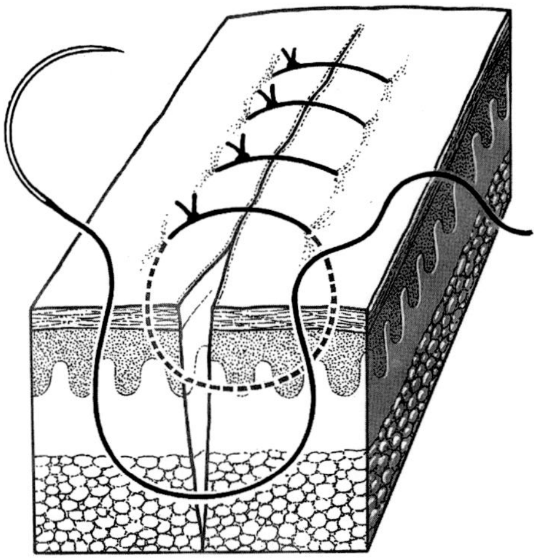

Abb. 15. Plazierung der Einzelknopfnaht. Ein- und Ausstich müssen jeweils dreidimensional korrespondierend plaziert werden

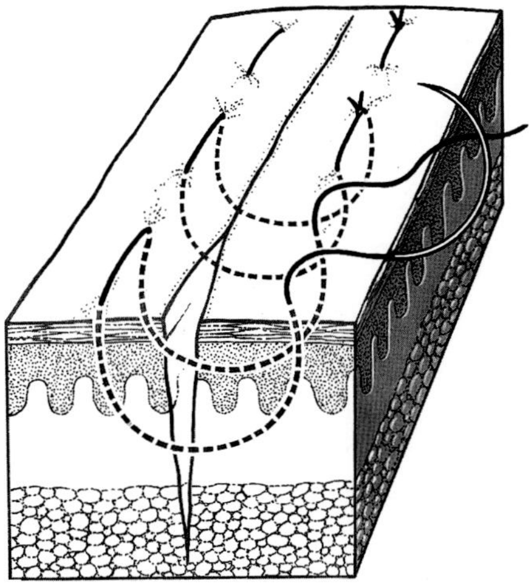

Abb. 16. Parallele Rückstichnaht (U-Naht). Mittels U-Naht können Wundränder, die unter starker Spannung stehen adaptiert werden

Seide und PDS-Fäden können verwendet werden. Diese Materialien sind besonders gewebefreundlich. Der Vorteil von Polyester liegt in seiner Reißfestigkeit und mühelosen Handhabung. Durch eine Beschichtung mit Teflon oder Silikon wird die Sägewirkung und das Durchschneiden der Haut (Strickleitereffekt) verringert. Gezwirntes Nahtmaterial, wie z. B. chirurgische Seide, steht in diesen Eigenschaften dem modernen synthetischen monophilen Nahtmaterial zwar nach, erlaubt aber exakte Knoten zu legen, ohne das Gewebe einzuschnüren. An sichtbaren Körperstellen sollten Ein- und Ausstich in einem Abstand von etwa 1–2 mm vom Wundrand erfolgen. Dabei ist es nicht notwendig, die Operationswunde durch die Naht zusammenzuziehen, es genügt vielmehr, die Wundränder locker zu adaptieren. Der Gefahr, daß sich ein Wundrand über den anderen schiebt und damit eine Stufenbildung erfolgt, wird zum einen durch die senkrechte Schnittführung begegnet und zum anderen durch eine exakte niveaugleiche Plazierung der Hautnaht im Bereich beider Wundränder. Optimal ist also eine dreidimensionale Korrelation von Ein- und Ausstich (Abb. 15).

Horizontale Rückstichnaht (U-Naht)

Sowohl Ein- als auch Ausstich werden wie bei der Einzelknopfnaht durchgeführt. Anschließend erfolgt der Rückstich parallel zum Wundrand auf gleicher Höhe des Ausstichs, und der Faden wird wieder neben dem primären Einstich herausgeführt und geknotet (Abstand zwischen Ein- und Ausstich ~2 mm). Dieses Verfahren eignet sich sehr gut als Haltenaht, wobei das Fadenkaliber je nach Körperregion und Wundrandspannung variiert (Abb. 16).

Vertikale Rückstichnaht (nach Donati)

Im Unterschied zur U-Naht erfolgt bei dieser Technik der Rückstich zwischen Wundrand und primärem Ausstich, wobei der Faden wiederum

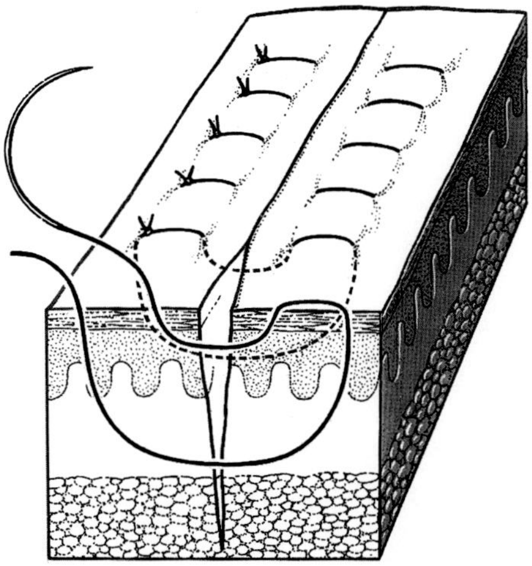

Abb 17. Rückstichnaht nach Donati. Überbrückung starker Wundspannung und Feinadaptation einschließlich Niveauausgleich durch transkutanen Rückstich

zwischen dem gegenüberliegenden Wundrand und dem primären Einstich herausgeführt und geknotet wird (Abb. 17).

Diese Technik erlaubt eine Elevation der Wundränder und sichert bei guter Durchführung deren exakte Adaptation.

Vertikale Rückstichnaht (nach Allgöwer)

Hierbei handelt es sich um eine Modifikation der Donati-Naht als inkomplette Intrakutannaht. Der Faden wird dabei an dem der Einstichstelle gegenüberliegenden Wundrand nicht durch die Epidermis sondern nur durch die Dermis wieder zurückgeleitet. Der Ausstichpunkt entspricht wiederum dem der Donati-Naht (Abb. 18).

Das Verfahren ist nicht unproblematisch, insbesondere bei wenig geübten Operateuren. Bei inkorrekter Durchführung können dadurch störende Stichkanalnarben und Aufwerfungen der Wundränder mit einem später insgesamt ungenügenden Narbenbild resultieren.

Fortlaufende Hautnaht

Sowohl die fortlaufende überwendliche als auch die fortlaufende U-Naht sind zwar weniger zeitaufwendig als die Einzelknopfnaht, besitzen aber den Nachteil einer ungünstigeren Kosmetik, da ein Verziehen der Wundränder und damit Stufenbildungen in der späteren Narbe nahezu unvermeidbar sind (Abb. 19).

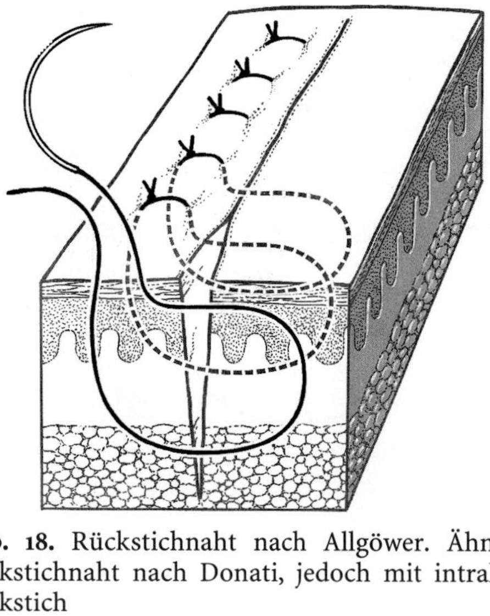

Abb. 18. Rückstichnaht nach Allgöwer. Ähnlich der Rückstichnaht nach Donati, jedoch mit intrakutanem Rückstich

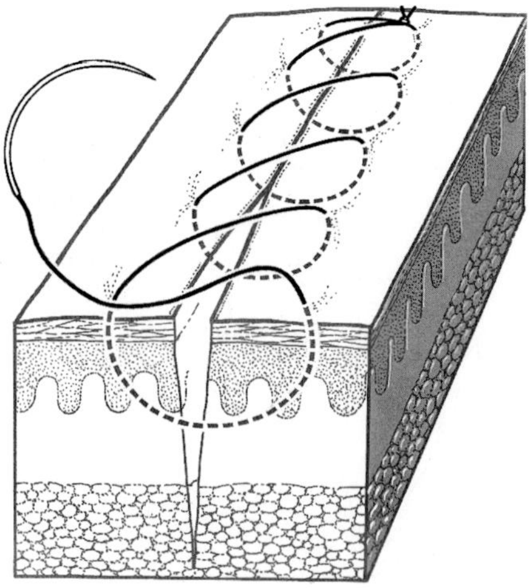

Abb. 19. Fortlaufende transkutane Hautnaht

Fortlaufende Intrakutannaht

Nach guter Adaptation der Wundränder mittels versenkter Subkutannähte wird im Bereich eines Wundendes ein Einzinkerhäkchen zur Straffung der gesamten Wunde eingesetzt. Anschließend erfolgt der Einstich durch die Epidermis in der Nähe des Häkchens und der Ausstich in der Dermis unmittelbar am Beginn der Wunde. Auf gleicher Höhe erfolgt wiederum der Einstich auf dem gegenüberliegenden Wundrand, wobei dieser zwar in gleicher Höhe aber etwas zurückgesetzt zu dem Ausstich, erfolgt. Ebenso "springt" im folgenden der Ein- und Ausstich von Wundrand zu Wundrand, bis die Wunde verschlossen ist und der Faden etwa 0,5 cm distal des kontralateralen Wundendes aus der Epidermis herausgeleitet wird (Abb. 20). Durch die Straffung der Wunde mittels eines Hauthäkchens gelingt es, einer Verziehung der Wundränder vorzubeugen und die Naht nahezu parallel zur Hautoberfläche zu plazieren. Damit sind auch Verwerfungen am Nahtende zu vermeiden ("dog-ears", s. S. 54). Nach abschließendem straffen Spannen des Fadens werden die Fadenenden und die Wundränder mit sterilen Klebepflastern fixiert. Durch den Verzicht auf ein Verknoten der Fadenenden werden die spätere Fadenentfernung erleichtert und Einschnürungen durch die Knoten verhindert.

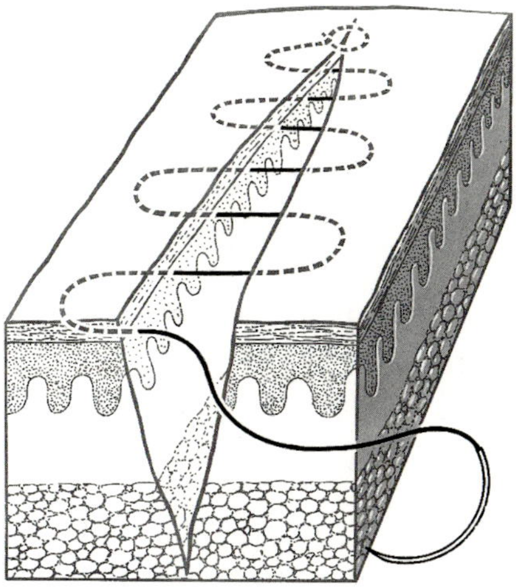

Abb. 20. Fortlaufende Intrakutannaht. Durchgehend intrakutane und korrespondierende Führung des Fadens

Ein Problem dieser Nahttechnik besteht darin, daß bei der Fadenentfernung vor allem bei größeren Wunden gelegentlich Fadenabrisse auftreten. Beläßt man aber den Restfaden im Gewebe, können Fremdkörpergranulome und Keloide die Folge sein. Diesem Problem wird durch die Verwendung langsam resorbierbaren synthetischen Nahtmaterials, wie dem PDS-Faden, begegnet. Die erforderliche Fadenstärke variiert wiederum je nach Hautdicke und Wundrandspannung (5–0 bis 3–0).

Liegt erkennbar eine zu starke Spannung auf der Intrakutannaht, ist es sinnvoll, diese durch eine oder mehrere Einzelknopf- oder U-Nähte zu stabilisieren.

Die fortlaufende Intrakutannaht beschleunigt im Vergleich zu den transkutan geknüpften Nähten den Wundverschluß und verteilt die nahtbedingte Spannung auf die Wundränder gleichmäßiger. Sie vermeidet außerdem die bei der Einzelknopfnaht insbesondere bei Verwendung dickeren Nahtmaterials häufig auftretenden "Knotenmarken" (Strickleitereffekt).

Hautklammern

Bei größeren Defekten kann der Wundverschluß durch die Verwendung von Metallklammern beschleunigt werden. Entsprechende Sets, wobei die Klammern in ein zangenähnliches Plazierungsgerät ("Tacker") eingebaut sind oder auch getrennt von diesem geliefert werden, sind kommerziell im Handel erhältlich. Nachdem die Wundränder durch Subkutannähte und mit Hilfe einer chirurgischen Pinzette exakt adaptiert worden sind, können die Klammern im Abstand von ca. 0,7 bis 1,0 cm transkutan plaziert werden (Abb. 21). Das kosmetische Ergebnis dieser Wundverschlußtechnik ist allerdings in den meisten Fällen den konventionellen Nahtverfahren unterlegen.

Entfernung des Nahtmaterials

Prinzipiell sollten Materialien die zum Wundverschluß transkutan plaziert wurden, seien es Fäden oder Klammern, so frühzeitig wie möglich entfernt werden, um das Risiko des Einschneidens und einer narbigen Stichkanalbildung zu minimieren.

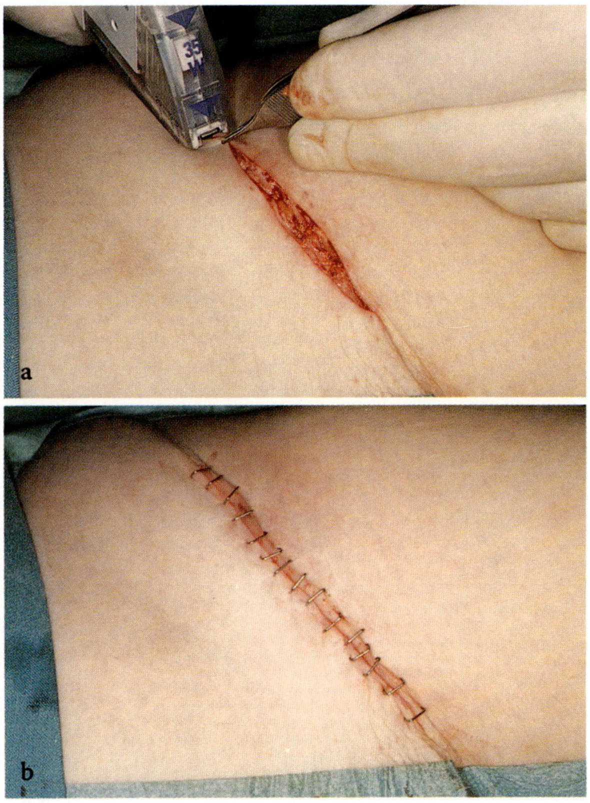

Abb. 21. Technik der Hautklammerung:
a senkrechte Plazierung mit dem Klammergerät
b Situation nach Abschluß der Hautklammmerung

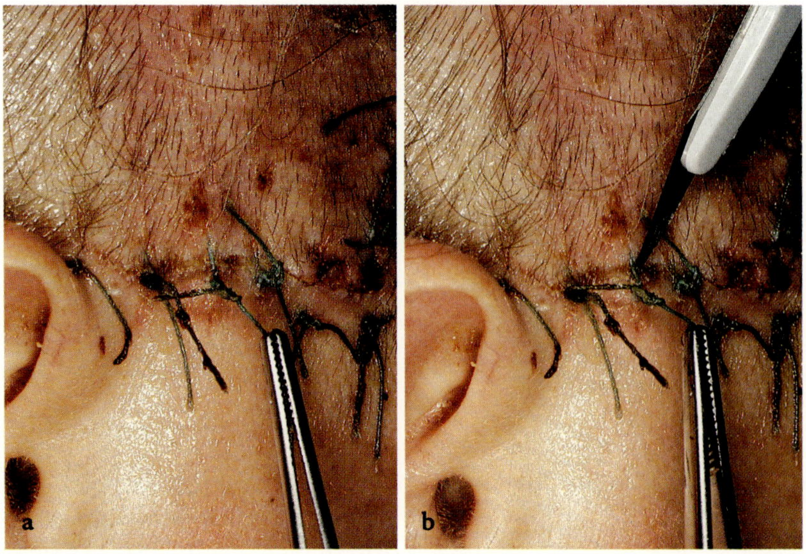

Abb. 22. Entfernung der Hautfäden:
a Anheben des Fadens mit der Pinzette,
b Durchtrennen des Fadens mit dem Skalpell unterhalb des Knotens

Bei geknoteten transkutanen Hautnähten wird der Faden unterhalb des Knotens, unmittelbar an der Hautoberfläche, mit einer spitzen feinen Schere oder einem Skalpell durchtrennt, um ein Durchziehen kontaminierter Fadenanteile durch das Gewebe zu vermeiden und so einer Stichkanalinfektion vorzubeugen (Abb. 22). Der Zeitpunkt der Fadenentfernung ist zum einen lokalisationsabhängig und wird zum anderen von der primären Wundrandspannung entscheidend mitbestimmt. Die in der Tabelle gegebene Auflistung bietet lediglich einen approximativen Anhalt für den optimalen Zeitpunkt (Tabelle 8). Müssen die Fäden aufgrund spezieller Gegebenheiten länger belassen bleiben, so sollten sie sukzessive an mehreren aufeinander folgenden Tagen gezogen werden. Gleiches gilt für die Entfernung von Metallklammern.

Tabelle 8. Optimaler Zeitpunkt der Nahtentfernung

Lokalisation	Tage postoperativ
Gesichtsschädel	3–7
Hals, Nacken	5–7
Behaarter Kopf	7–14
Stamm	7–14
Arme, Beine	7–14
Dorsum manum et pedum	10–14
Palmae et Plantae	10–20
Genitale	7–10

Fortlaufende Intrakutannähte können in der Regel nach 10–14 Tagen gezogen werden, wobei ein Fadenende nach leichtem Zug unmittelbar an der Hautoberfläche zur Vermeidung einer Wundkanalinfektion durchschnitten wird.

Nach Entfernung des Nahtmaterials ist es erforderlich, insbesondere bei größeren Wunden und an Körperstellen, an denen bei Bewegung ein stärkerer Zug auf die frische Narbe zu erwarten ist (z. B. Gelenke), diese mittels Klammerpflaster zu sichern. Darüber hinaus sind Traumatisierungen von frischen Narben zu vermeiden, da sich in ihrem Gefolge nicht selten Wunddehiszenzen und -infektionen entwickeln können. Ein schlechtes kosmetisches Ergebnis ist dann die Folge.

5 Diagnostische Gewebeentnahme

5.1 Hautbiopsie

In der Dermatologie kommt der diagnostischen Gewebeentnahme eine besondere Bedeutung zu, da sie für die Diagnosefindung und -bestätigung zahlreicher Dermatosen nahezu unerläßlich ist. Auch für die Operationsplanung in der onkologischen Tumorchirurgie der Haut ist dieser Eingriff von großem Nutzen, vor allem dann, wenn er zum Ausschluß einer malignen Neubildung beiträgt und so dem Patienten einen ausgedehnten plastisch-operativen Eingriff erspart. Mit Hilfe der Probeexzision ist es jedoch nicht möglich, die horizontale und vertikale Ausdehnung eines Tumors zu bestimmen, da häufig nur ein Teil der Neubildung auf der Hautoberfläche sichtbar ist und dessen Tiefenausläufer das Gewebe unterschiedlich penetrieren.

Grundsätzlich sind Probebiopsien bei klinischem Verdacht auf das Vorliegen einer malignen Neubildung des Integuments erlaubt. Die vollständige Exzision ist allerdings vorzuziehen, wenn diese nicht wesentlich ausgedehnter ist als die zur Verifizierung der Diagnose dienende Probebiopsie. Wegen der möglichen Verschleppung von Tumorzellen in Blut- und Lymphgefäße gilt die Probebiopsie bei Verdacht auf das Bestehen eines malignen Melanoms bei uns als kontraindiziert.

Die Probebiopsie sollte zur Seite ausreichend und zur Tiefe hin bis in das subkutane Gewebe erfolgen, um eine fundierte histologische Diagnose zu ermöglichen. Prinzipiell bestehen zwei Alternativen zur diagnostischen Biopsie:

- Die spindelförmige oder elliptoide Exzision mit dem Skalpell und anschließendem Wundverschluß mittels 1–2 Hautnähten (Abb. 23).
- Die Stanzbiopsie, für die rotierende Stanzmesser (Durchmesser 5–8 mm) und handelsübliche Einmalstanzen (Durchmesser 2–8 mm, Gewebetiefe ca. 8 mm) zur Verfügung stehen (Abb. 24).

Bei der Verwendung rotierender Stanzen (heute nur noch selten verwendet) ist unbedingt darauf zu achten, diese rasch durch die Haut zu führen, um eine Verkochung des Exzidatrandes zu vermeiden. Die heute handelsüblichen Einmalstan-

Abb. 23. Hautbiopsie in Form einer Exzisionsbiopsie:
a Exzision in Hautspaltrichtung
b Readaptation des Defektes durch Hautnaht

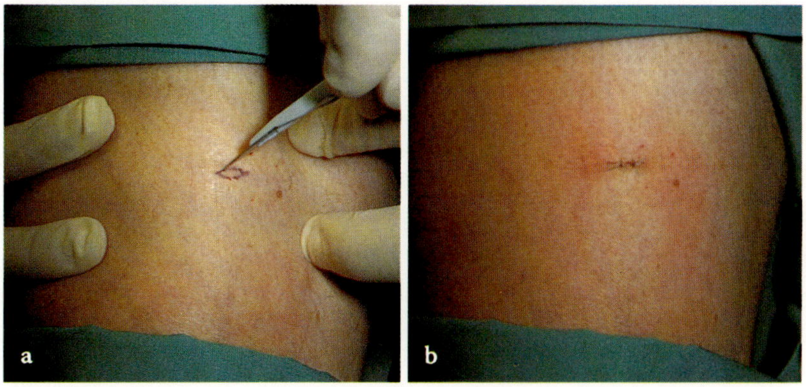

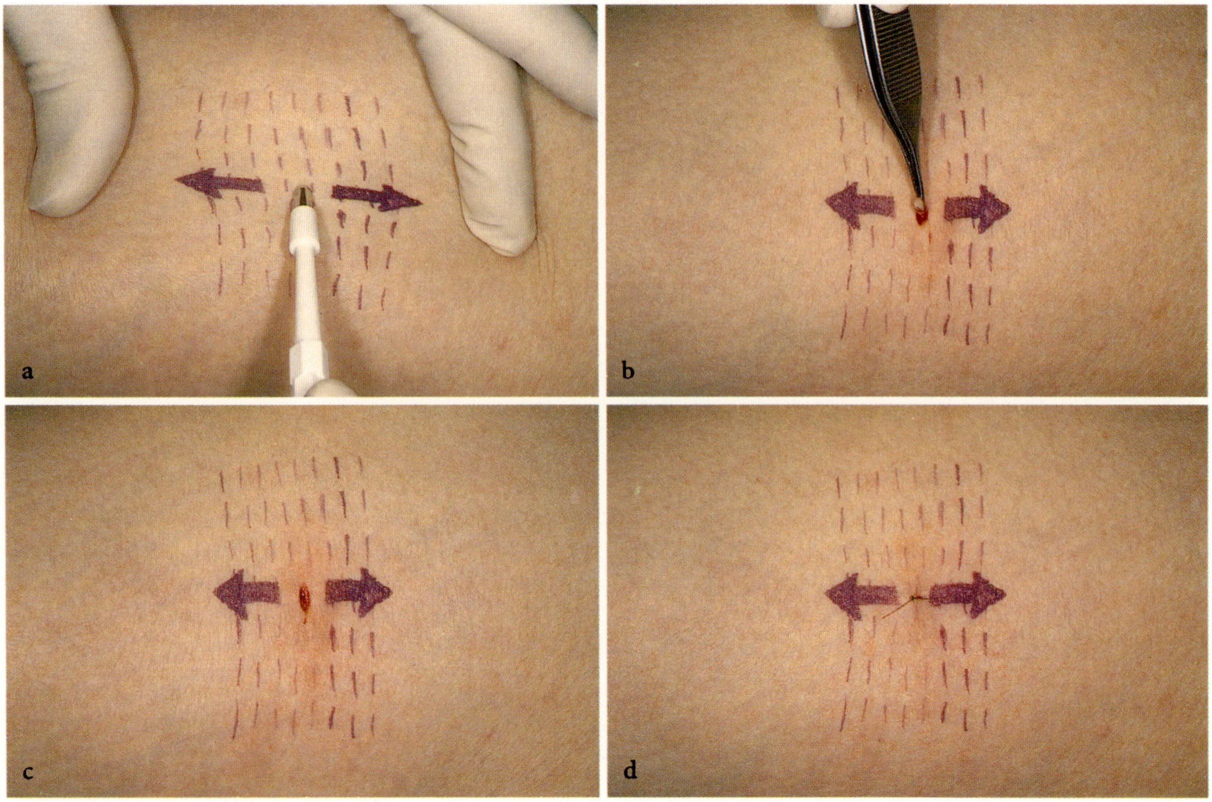

Abb. 24. Hautbiopsie in Form einer Stanzbiopsie mittels Einmalstanze:
a Spannen der Haut senkrecht zur Hautspaltrichtung und rotierendes Ansetzen der Stanze,
b Entnahme des Stanzzylinders,
c ovalärer Stanzdefekt,
d Hautnaht

zen sind demgegenüber einfach und schnell zu handhaben und mit wenig Aufwand zu beherrschen. Der durch die Stanzbiopsie gewonnene Gewebezylinder wird mit einer atraumatischen Pinzette angehoben und seine Verbindung mit der Subkutis mitttels Scherenschlag durchtrennt. Die Entnahmestelle wird durch 1–2 Hautnähte versorgt. Die Sekundärheilung von Stanzwunden ohne Hautnaht, wie von amerikanischen Autoren propagiert, wird von uns aufgrund der kosmetisch ungünstigeren Narbenbildung abgelehnt. Die Bezeichnung der alleinigen Stanztechnik als "narbenloses" Operationsverfahren entspricht nicht den modernen ästhetischen Ansprüchen. Stanzbiopsien sind in Körperregionen, wo das subkutane Gewebe nur gering ausgebildet ist, nicht unproblematisch, da die Gefahr einer Verletzung tieferer Gewebeschichten (z. B. Periost und Knorpel) besteht.

5.2 Muskelbiopsie

Insbesondere bei dem Verdacht auf Vorliegen einer Dermatomyositis ist in unserem Fachgebiet zur Diagnosesicherung eine diagnostische Gewebeentnahme aus suspektem Muskelgewebe erforderlich. Die gewünschte Lokalisation der Biopsie wird dem klinischen Bild entsprechend sowie elektromyographisch festgelegt (häufig M. quadriceps femoris, M. deltoides u. a.).

In Lokalanästhesie *ohne* Infiltration des Muskels erfolgt über einen ca. 5 cm langen Hautschnitt die stumpfe Präparation der Muskelfaszie, die mit dem Skalpell längs durchtrennt wird. Nach anschließender sorgfältiger Freilegung der suspekten Muskelpartie wird mittels eines Overholt- oder eines Deschamps-Hakens ein Muskelfaserzylinder (Größe ca. 2–3 cm · 0,5 cm · 0,5 cm) mit einem Faden umfahren und nach proximaler und distaler Ligatur der Muskelfasern vorsichtig exzidiert (Abb. 25). Das gewonnene Material sollte umgehend als Frischpräparat zur feingeweblichen Untersuchung gegeben werden. Jede zusätzliche Traumatisation des Bioptats ist zu vermeiden! Nach einer eventuell erforderlichen Blutstillung wird die Wunde schichtweise durch Faszien-, Subkutan- und Hautnaht verschlossen.

5.3 Nervenbiopsie

Die Biopsie oberflächlicher Hautnerven kann bei verschiedenen neurologischen Grunderkrankungen, gleich ob sie mit oder ohne begleitende Hauterscheinungen auftreten, indiziert sein und wegweisend zu Diagnose und einzuschlagender Therapie der zugrundeliegenden Störung beitragen. Häufig wird dazu eine Biopsie des N. suralis am distalen Unterschenkel entnommen, dessen Verlauf präoperativ durch elektroneurographische Methoden dargestellt und markiert wird.

Der Eingriff kann problemlos in Lokalanästhesie durchgeführt werden. In Längsrichtung des markierten Verlaufs des N. suralis wird die Haut inzidiert und das Subkutangewebe bis zur Faszie freipräpariert (Abb. 26). Der N. suralis durchbricht die Faszia cruris unterhalb des M. gastrocnemius. Je nach Höhe des gewählten Zugangs und in Abhängigkeit von der individuellen anatomischen Variation findet sich daher der Nerv epi- oder subfaszial. Bei subfaszialem Verlauf wird die Faszie durchtrennt und das Nervenbioptat auf einer Länge von etwa 4–5 cm entnommen. Nach sorgfältiger Blutstillung erfolgt der schichtweise Wundverschluß einschließlich Fasziennaht.

5.4 Hodenbiopsie

Dieser für Diagnose und Prognose andrologischer Erkrankungen bedeutende Eingriff kann in Lokalanästhesie erfolgen und sollte stets beidseitig durchgeführt werden. Die periphere Ausbreitung der Hodenarterien bedingt eine erhöhte Gefahr der Verletzung größerer Gefäße mit sekundären Parenchymzerstörungen bei zu weit kaudal oder medial gelegener Entnahmestelle des Biopsiematerials. Während des Eingriffs ist die Skrotalhaut straff über den Testes zu spannen. Nach einem etwa 2 cm langen Hautschnitt über dem lateralen Hodendrittel wird die Tunica vaginalis mit der Präparierschere von der Skrotalhaut abgelöst und dargestellt. Nach Spalten der Tunica wird ein selbsthaltender Lidspreitzer eingesetzt und die Hodenoberfläche auf makroskopische Veränderungen und Synechien inspiziert. Nach Aufsuchen der am wenigsten vaskularisierten Stelle der Tunica albuginea erfolgt dort neben einem Haltefaden die Inzision, die nicht länger als 0,5 cm sein sollte. Spontan quillt gelbliches Hodengewebe aus dem Schnitt hervor und kann mit einer kleinen gebogenen spitzen Schere abgetragen werden (Abb. 27). Anschließend werden schichtweise Tunica albuginea, Tunica vaginalis und die Skrotalhaut mit atraumatischem resorbierbaren Nahtmaterial verschlossen. Für die Tunica albuginea empfiehlt sich Fadenstärke 5–0, für Tunica vaginalis und Haut Stärke 3–0 bis 4–0.

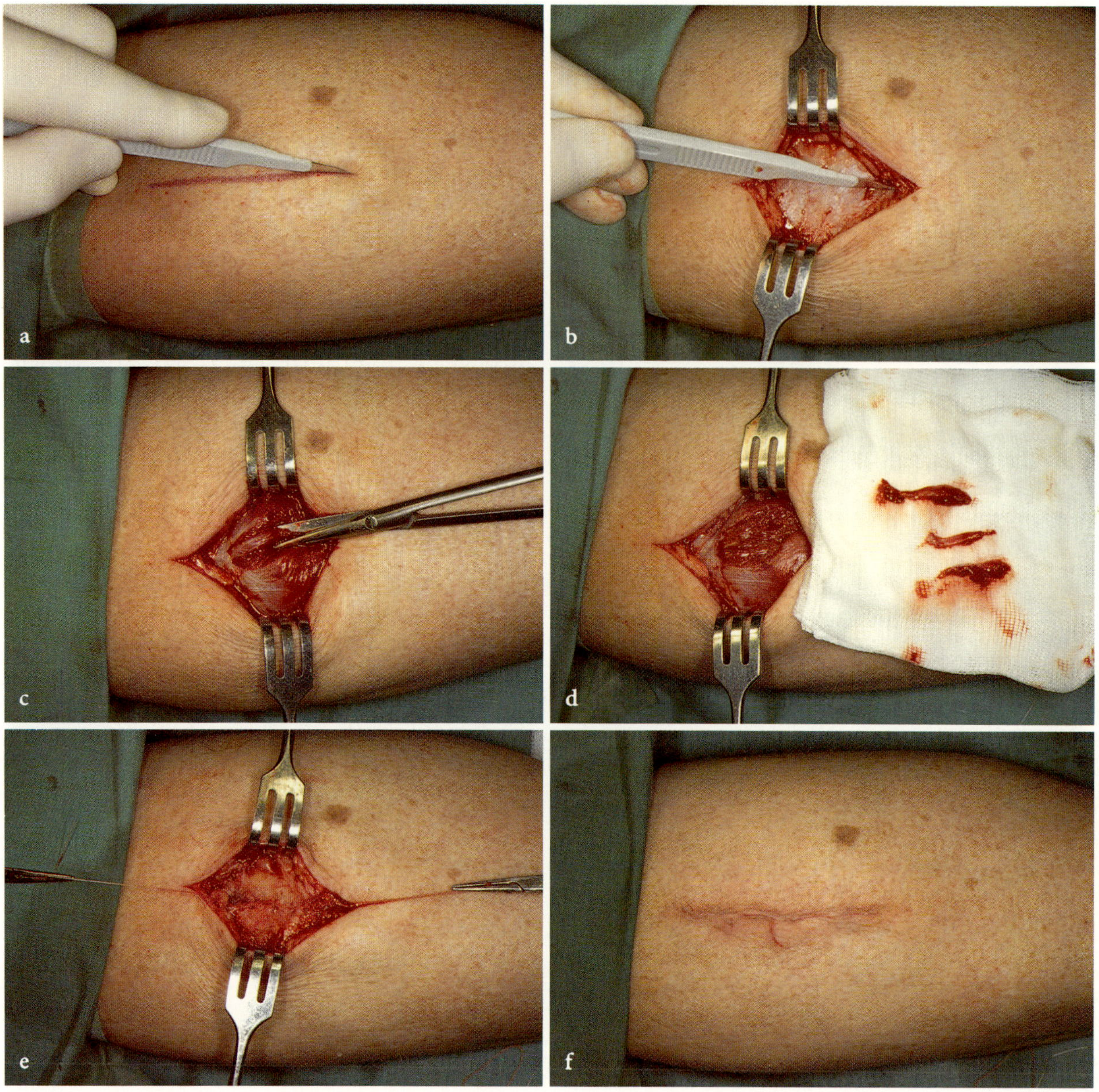

Abb. 25. Muskelbiopsie:
a Hautschnitt in Längsrichtung,
b Darstellung und Durchtrennung der Faszie,
c Entnahme eines Muskelzylinders in Faserrichtung unter Schonung des Bioptats,
d für die histologische Untersuchung sollten die Bioptate eine Länge von 2–3 cm aufweisen,
e Fasziennaht,
f Wunderverschluß durch fortlaufende Intrakutannaht

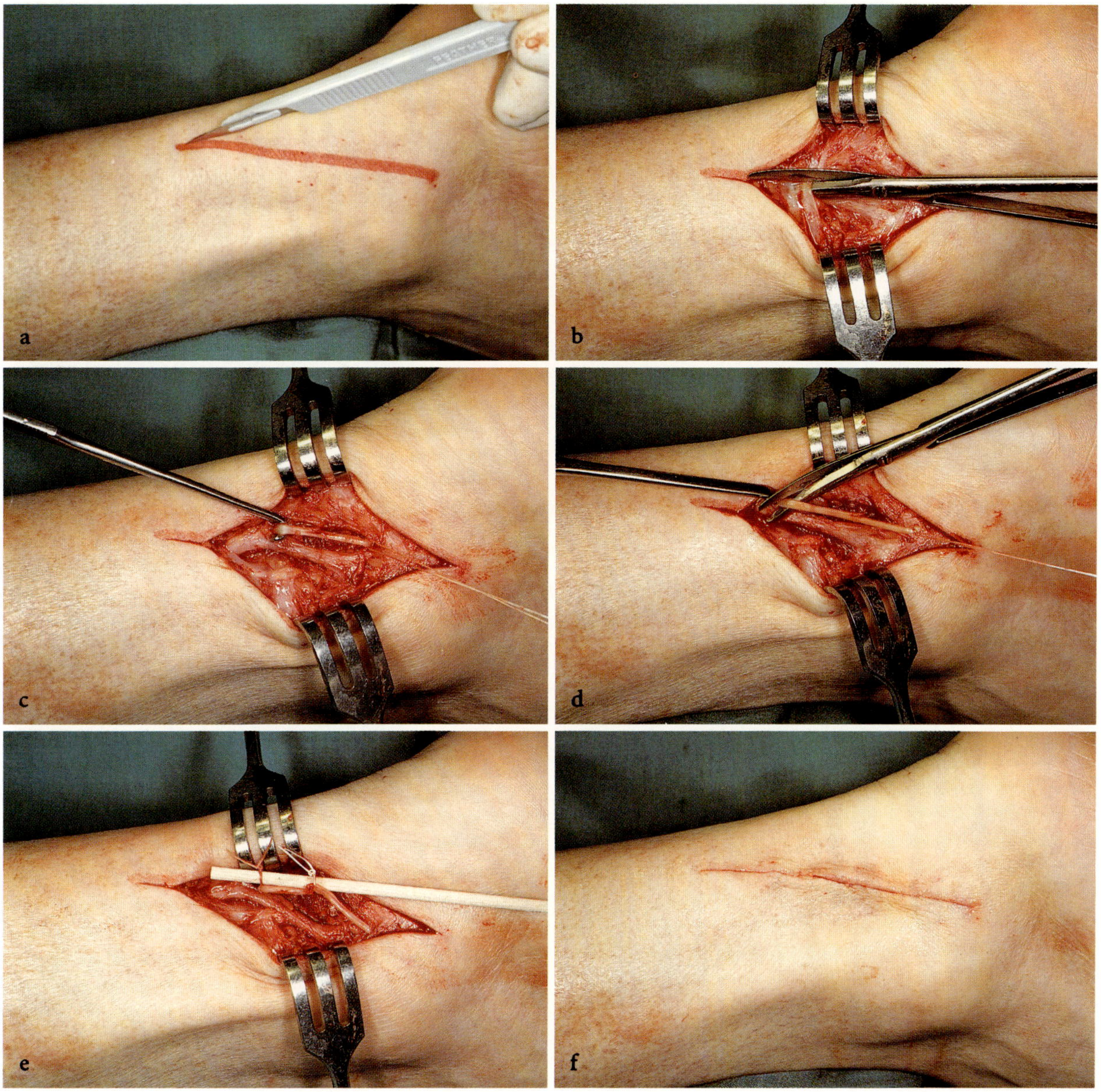

Abb. 26. Nervenbiopsie:
a Hautschnitt im Verlauf des N. suralis nach neurographischer Markierung,
b Durchtrennung der Faszie,
c Anschlingen und sorgfältige Präparation des Nerven,
d Durchtrennung des Nerven,
e Entnahme des Nervenbioptates,
f Wundverschluß durch fortlaufende Intrakutannaht

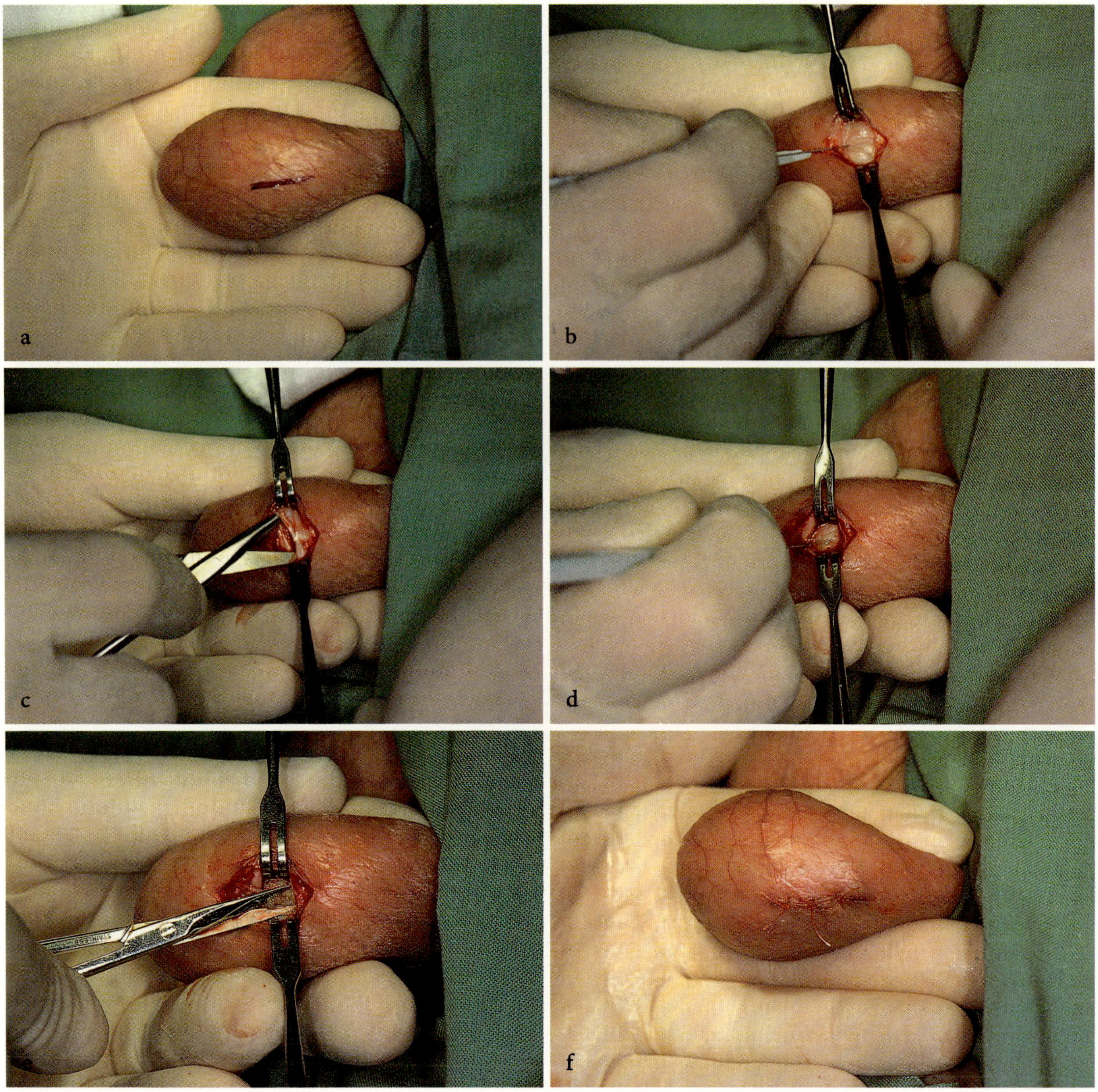

Abb. 27. Hodenbiopsie:
a manuelle Fixierung und Schnittführung,
b Durchtrennung der Skrotalhüllen,
c Durchtrennung der Tunica vaginalis,
d Darstellung und Durchtrennung der Tunica albuginea auf einer Länge von ca. 5 mm,
e Entnahme des hervortretenden Hodengewebes mit der Präparierschere,
f Abschluß der Operation nach mehrschichtiger Naht

6 Methoden der oberflächlichen Gewebeabtragung

6.1 Kürettage

Die Kürettage (Exkochleation) beinhaltet die tangentiale Entfernung von oberflächlichen Hautveränderungen mit Hilfe einer scharfen Kürette oder eines scharfen Löffels (Abb. 28, 29).

Indikationen zur Kürettage sind meist verruköse epidermale Hautveränderungen wie z. B. seborrhoische Keratosen, vulgäre und plane Warzen, Mollusca contagiosa, Condylomata acuminata, hypertrophe aktinische Keratosen, epidermale Nävi u. a. Grundsätzlich ist auch hier die histologische Diagnosebestätigung zu fordern. Seltene Indikationen sind nur palliativ zu operierende Fälle von multiplen Rumpfhautbasaliomen wobei die alleinige Kürettage oder auch die Kürettage in Verbindung mit der Elektrodesikkation zur Anwendung kommen.

Sofern mit dieser Technik nur epidermale Strukturen oder obere Koriumanteile abgetragen werden, ist die Wundheilung in der Regel narbenfrei. Eine aktive Blutstillung ist aus gleichem Grunde nicht erforderlich. Entscheidend ist das straffe intraoperative Spannen der Haut, wodurch gewährleistet wird, daß die Kürettage möglichst plan und in der richtigen Schicht erfolgt. Die gewonnenen Gewebepartikel sind in der Regel für eine histologische Untersuchung geeignet. Ist dieses aufgrund des klinischen Bildes allerdings zweifelhaft, so sollte eine Stanzbiopsie der Kürettage vorausgehen.

6.2 Tangentiale Exzision

Unter tangentialer Exzision verstehen wir das horizontale Abtragen exophytischer epidermaler Hautveränderungen oder auch die Gewinnung einer oberflächlichen Biopsie mit dem Skalpell (Abb. 30). Die Defekte werden wie bei der Kürettage der Sekundärheilung überlassen und heilen unter minimaler oder auch ohne Narbenbildung ab.

Im Rahmen der operativen Therapie des Rhinophyms stellt die tangentiale Exzision den ersten Schritt in der Rekonturierung der Nase vor der nachfolgenden Dermabrasion dar. Neben dem Skalpel verwenden wir hier häufig auch sterile Einmalrasierer.

Ein weiteres Instrument zur tangentialen Exzision ist das Dermatom. Größere Areale können hiermit gleichmäßig unter definierter Einstellung der gewünschten Gewebedicke abgetragen werden. Als besondere Indikationen sind Schmucktätowierungen oder großflächige hyperkeratotische Areale wie z. B. bei M. Darier zu nennen.

6.3 Scherenschlag

Bei der oberflächlichen Abtragung durch Scherenschlag wird die zu entfernende Hautveränderung mit der Pinzette angehoben und an ihrer Basis in Hautniveau mit der Schere durchtrennt (Abb. 31). Der geringfügige Defekt kann genäht oder der Sekundärheilung überlassen werden. Die häufigsten Indikationen stellen gestielte Fibrome dar, seltener auch schmalbasige papillomatöse Nävuszellnävi (Histologie!).

6.4 Dermabrasion

Die von Schreus etablierte Methode der hochtourigen Dermabrasion, bei der Rotationsinstrumente mit Umdrehungszahlen bis zu 60 000 pro

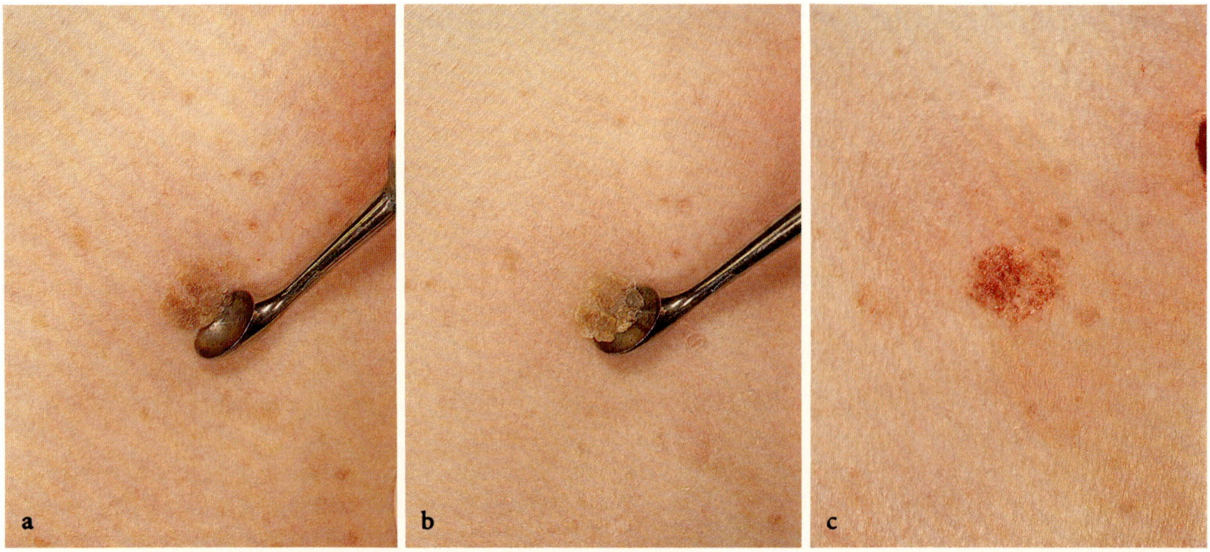

28

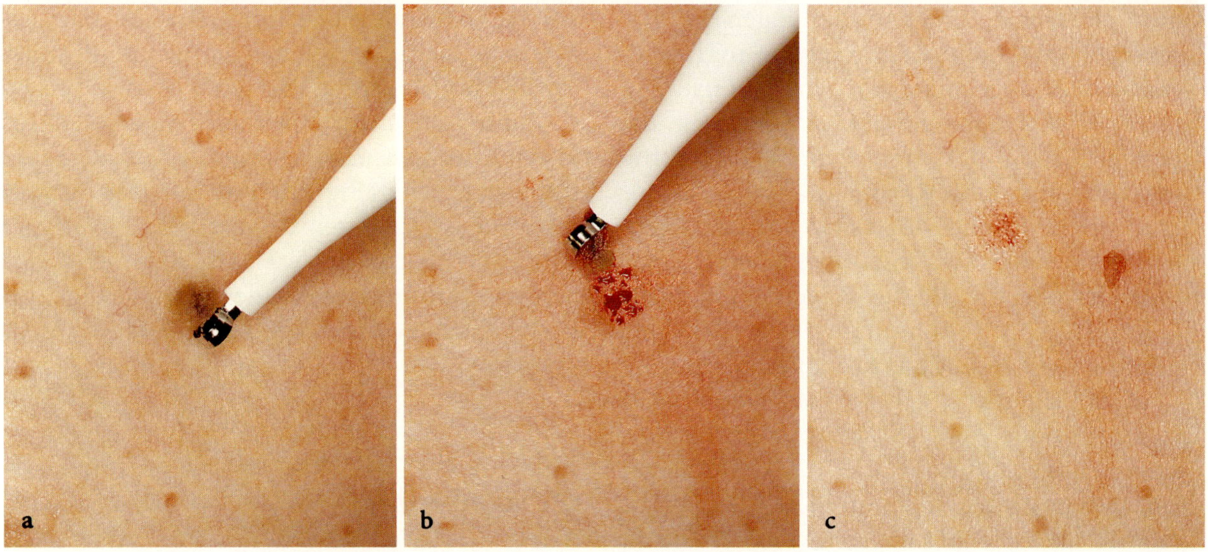

29

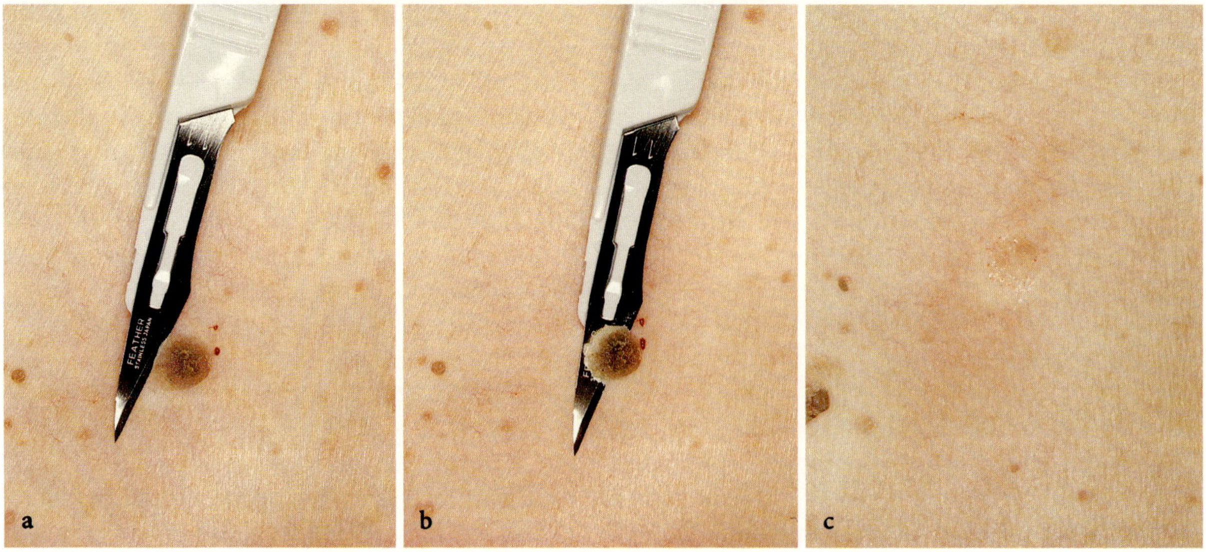

30

31
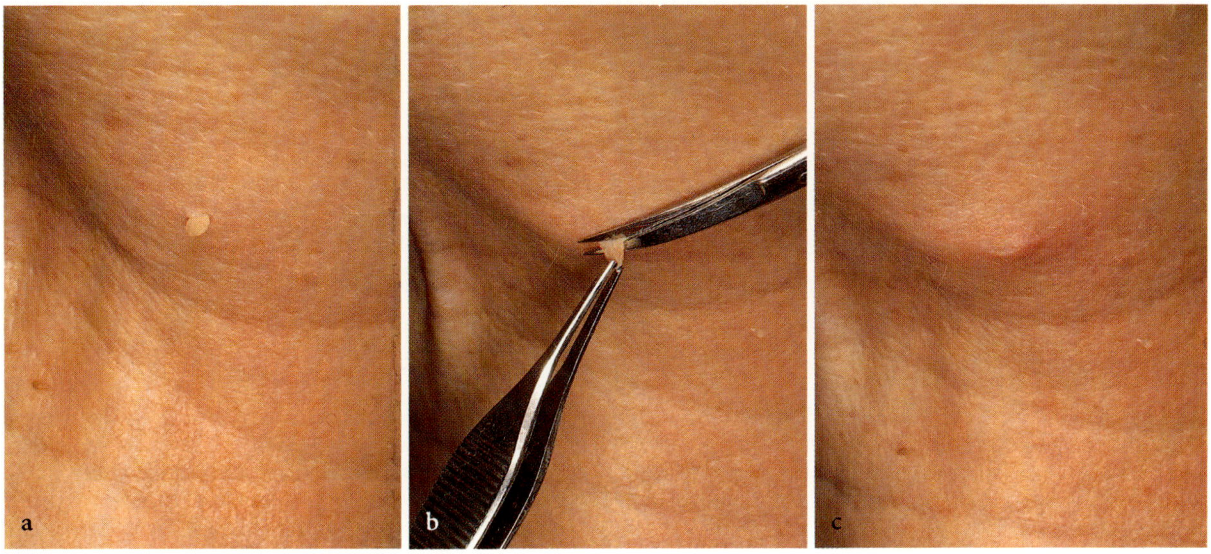

Abb. 28. Exkochleation mit dem scharfen Löffel:
a seborrhoische Keratose,
b Phasenaufnahme,
c Abschluß der Operation

Abb. 29. Abtragung mit der Einmalkürette:
a Seborrhoische Keratose,
b Phasenaufnahme,
c Abschluß der Operation

Abb. 30. Tangentiale Exzision:
a Seborrhoische Keratose,
b Phasenaufnahme,
c Abschluß der Operation

Abb. 31. Entfernung durch Scherenschlag:
a gestieltes Fibrom,
b Anheben des Fibroms und basale Durchtrennung mit der Präparierschere,
c eine Hautnaht erübrigt sich in der Regel

min, ist eine konsequente Weiterentwicklung des von Kromeyer inaugurierten Fräsens kosmetisch störender Krankheitsbilder. Das Verfahren ist heute eine Standardmethode in der operativen Dermatologie und besitzt eine breite Indikationspalette (s. Übersicht)

Indikationen zur hochtourigen Dermabrasion
- Ausgebrannte Akne (Gesicht)
- Rhinophym
- Konnatale Pigmentnävi (im Säuglingsalter)
- systematisierte epidermale Nävi
- Adenoma sebaceum
- Syringome
- flächenhafte Lentigines simplices
- seborrhoische Keratosen
- Teleangiektasien
- Morbus Favre-Racouchot
- Unfallnarben
- Fremdkörpereinsprengungen
- Schmucktätowierungen
- periorale Fältchen
- Hautamyloidose

Wir verwenden in erster Linie die Geräte von Aesculap (bis 22 000 U/min) und von Schumann (bis 60 000 U/min), deren Rotationsgeschwindigkeit durch ein Fußpedal stufenlos verstellbar ist. Zum Schleifen werden in erster Linie Diamant-Fräsen verwendet. Ferner stehen Karborund-Fräsen sowie Metall- und Nylon-Bürsten für spezielle Indikationen und Lokalisationen zur Verfügung. Diese Zubehörteile liegen in verschiedenen Größen, den Körperregionen entsprechend adaptiert, vor (Abb. 32).

Die vorzugsweise in Allgemeinanästhesie durchzuführende hochtourige Dermabrasion großflächiger Hautbezirke stellt einen diffizilen

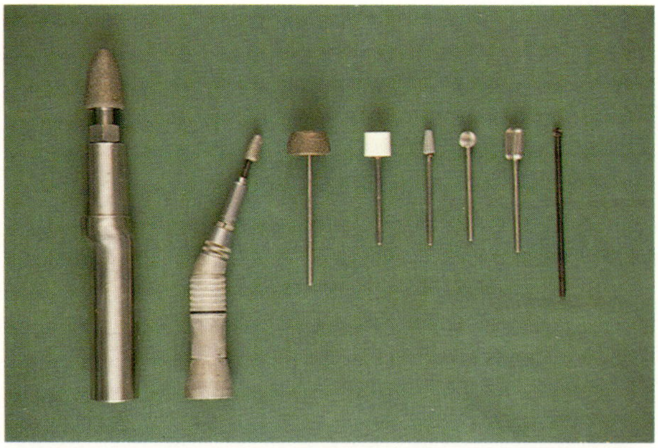

Abb. 32. Handstücke zur Dermabrasion. Verschiedene Diamant- und Karborund-Schleifköpfe sowie Metallfräsen, die auch zur Abtragung von Knochengewebe und zum Anbringen von Bohrlöchern z.B. der Tabula externa des Schädelknochens geeignet sind

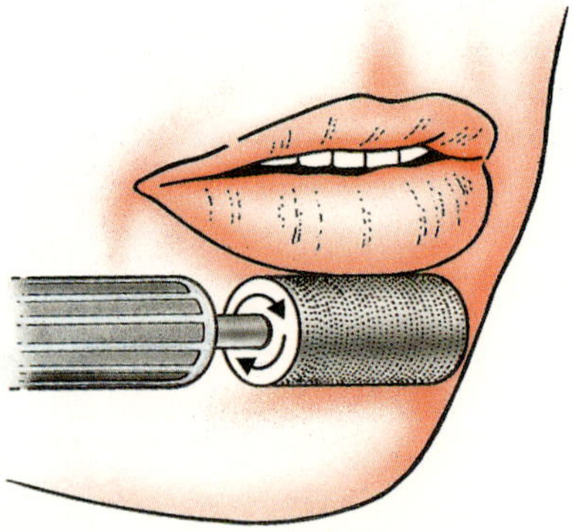

Abb. 34. Beachtung der Schleifrichtung in der Umgebung von Orifizien. Die Rotationsrichtung des Schleifkopfes sollte so plaziert werden, daß Verletzungen durch „Einrollen" beweglicher Weichteile verhindert werden. Dies bedeutet, daß die Drehrichtung, wie dargestellt, immer vom beweglichen Weichteilgewebe abgewandt gerichtet sein sollte

Eingriff dar und fordert vom Operateur eine spezielle Erfahrung. Um einen gleichmäßigen Gewebeabrieb zu sichern, sollte die Haut prinzipiell von dem Assistenten straff gespannt werden (Abb. 33). Kaufmann und Landes schlagen dazu das Tragen von Baumwollhandschuhen vor. Die Drehrichtung des Schleifkopfes muß so orientiert werden, daß ein Einrollen beweglicher Weichteile, wie z. B. Unterlippe oder Augenlider, verhindert wird (Abb. 34). Empfehlenswert ist es, während der Dermabrasion die behandelte

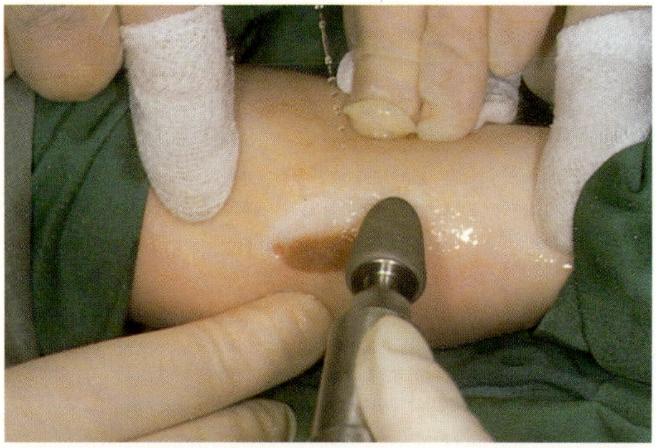

Abb. 33. Technik der Dermabrasion: Positionierung des Schleifkopfes und straffe Hautspannung des Operationsgebietes. Kontinuierliche Benetzung der Hautoberfläche mitels physiologischer Kochsalzlösung zur Vermeidung einer thermischen Schädigung

Hautoberfläche mit physiologischer Kochsalzlösung zu kühlen, um eine thermische Schädigung durch die entstehende Reibungswärme zu vermeiden. Um störenden Narben vorzubeugen, muß darauf verzichtet werden, über die Epidermis-Kutis-Grenze hinweg zu schleifen, es sei denn, man nimmt die Narbenbildung bewußt in Kauf, wie z B. bei der Entfernung von Tätowierungen. Die Intensität des Schleifvorgangs kann sowohl durch den Druck der Fräse auf die Haut als auch über die Rotationsgeschwindigkeit gesteuert werden. So empfiehlt es sich, Problemlokalisationen beim Erwachsenen, wie Lider, Nase und Lippen, sowie die dünne Säuglingshaut generell (z. B. bei der Entfernung konnataler Nävi) sehr niedertourig und mit wenig Druck zu schleifen, um so den Abrieb besser kontrollieren zu können (Abb. 35).

Bei "alten" Fremdkörpereinsprengungen, wenn diese teilweise in den unteren Koriumschichten oder in der Subkutis liegen, kann eine Kombination von hochtourigem Fräsen (zur Beseitigung der oberflächlichen Läsionen) und dem Ausstanzen der Tiefeneinlagerungen mit anschließender primärer Wundnaht der Stanzwunden gute kosmetische Ergebnisse erbringen.

Nach Beendigung des Eingriffs wird die dermabradierte Haut mit physiologischer Kochsalzlö-

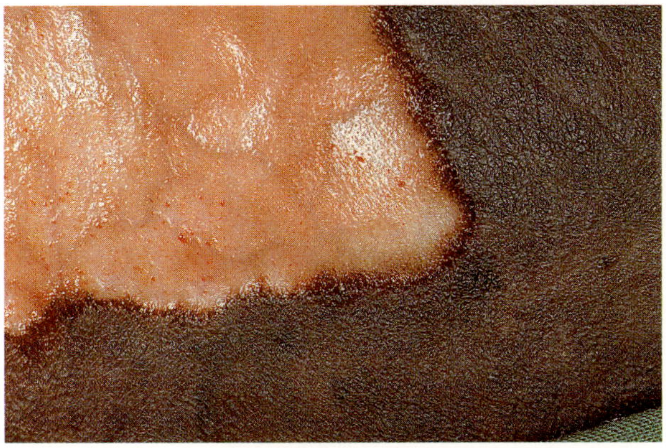

Abb. 35. Vertikale Ausdehnung der Dermabrasion: Detailaufnahme am Beispiel eines konnatalen Riesennävus

sung gereinigt und ein Fettgaze-Verband angelegt, der zunächst für 2–3 Tage belassen bleibt, um anschließend bis zur völligen Reepithelisierung der Wundflächen täglich gewechselt zu werden.

Für den Therapieerfolg ist die richtige Auswahl der Schleifköpfe von großer Bedeutung. Im Gesicht sollten grundsätzlich nur Diamant- oder Karborundfräsen verwendet werden, da Metallfräsen sowie Nylon- und Drahtbürsten aggressive Hilfen darstellen und nur für tiefes Fräsen, wie z. B. zur Entfernung von Tätowierungen brauchbar sind.

Die ausführliche präoperative Aufklärung des Patienten ebenso wie die postoperative Nachsorge sind bei Dermabrasionen unerläßlich. Dies gilt vor allem für Eingriffe aus kosmetisch-ästhetischen Gründen, wie z.B. bei ausgeprägten Aknenarben im Gesicht, wo seitens des Patienten häufig stark überzogene Vorstellungen über das zu erwartende Behandlungsergebnis bestehen. Die Aufklärung muß deutliche Hinweise sowohl auf häufige als auch seltene unerwünschte Nebenwirkungen der Dermabrasion enthalten (s. Übersicht). Vor allem Patienten mit Aknenarben sollten eindringlich darauf hingewiesen werden, daß eine Verbesserung des Ausgangsbefundes durch den Eingriff nicht garantiert werden kann. Postoperativ sind die Patienten allerdings mit dem Behandlungsergebnis in der Regel zufriedener als der Arzt selbst!

Unerwünschte Wirkungen der hochtourigen Dermabrasion
- Milien
- persistierende Erytheme
- Hyperpigmentierung
- Hypopigmentierung
- Narben
- Herpes simplex-Exazerbation
- bakterielle Superinfektion
- Hypertrichose

Um die Gefahr von Pigmentverschiebungen nach hochtouriger Dermabrasion der Haut unter Sonneneinwirkung zu vermindern, empfiehlt es sich die Eingriffe nur in den Herbst- und Wintermonaten durchzuführen. Postoperativ ist auf einen intensiven Sonnenschutz für die Dauer von 6 Monaten (externe Lichtschutzmittel mit hohem Lichtschutzfaktor, ggf. systemisch Beta-Carotin) zu achten.

6.5 Salzabrasion

Bei der Salzabrasion von Schmucktätowierungen handelt es sich um eine Modifikation der hochtourigen Dermabrasion dahingehend, daß nach Beendigung des Schleifvorganges handelsübliches Kochsalz intensiv und reichlich in die Wunde eingerieben und diese anschließend trocken verbunden wird (Abb. 36). Unter einem täglichen Verbandwechsel kommt es zwar zu einer verzögerten Wundheilung, man erreicht damit jedoch ein besseres Herauslösen der Farbstoffpartikel aus dem Gewebe.

6.6 Ausbürsten oberflächlicher Fremdkörpereinsprengungen

In der dermatochirurgischen Akutversorgung stellt die erfolgreiche Entfernung von eingesprengten Fremdkörperpartikeln eine ästhetisch lohnende und befriedigende Aufgabe dar. Pulver-, Schmutz- und Explosionspartikel können innerhalb der ersten 48 Stunden nach dem Ereignis weitgehend narbenfrei durch kräftiges Ausbürsten ("dermabrush") mit sterilen weichen

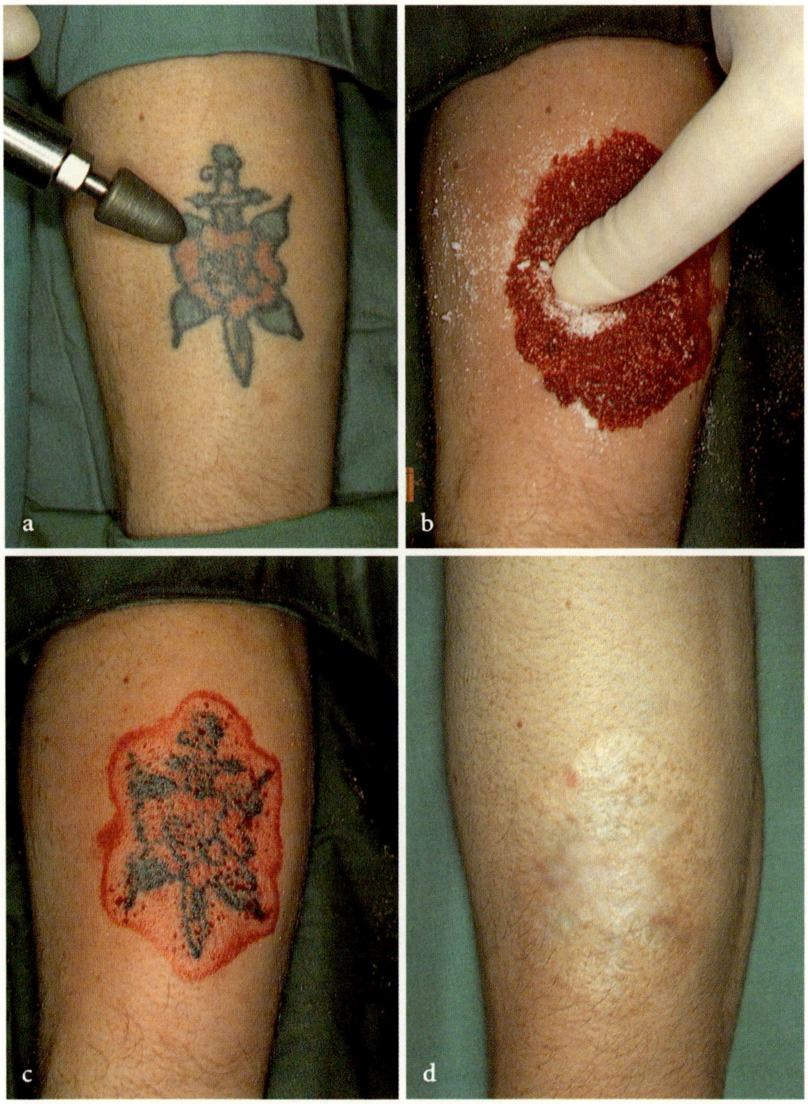

Abb. 36. Salzabrasion:
a Schmucktätowierung,
b Einreiben von Kochsalz nach der Dermabrasion,
c Typisches Reizerythem nach Kochsalzapplikation,
d 1 1/2 Jahre postoperativ

und festen Hand- bzw. Zahnbürsten eliminiert werden (Abb. 37). Die Bürstenborsten sollten aus Kunststoff (Nylon) bestehen und kein Naturprodukt sein! Tiefliegende Einsprengungen können mit einer Splitterpinzette extrahiert oder durch eine Stanze (Durchmesser 2 mm) exzidiert werden, mit nachfolgender primärer Wundnaht. Als Spülflüssigkeit während der Operation ist physiologische Kochsalzlösung ausreichend. Eine aktive Blutstillung ist in der Regel nicht erforderlich. Die "feuchte" Verbandstechnik entspricht der, die wir auch bei der Dermabrasion bevorzugen.

Der Eingriff sollte in Allgemeinanästhesie durchgeführt werden, nur wenn relativ kleine Hautbezirke betroffen sind, ist eine Infiltrations- oder Leitungsanästhesie ausreichend.

Bei Gesichtsverletzten sollte eine vorhergehende ophthalmologische Untersuchung erfolgen, um Hornhautverletzungen auszuschließen. Für eine ausreichende Tetanusprophylaxe muß gesorgt werden!

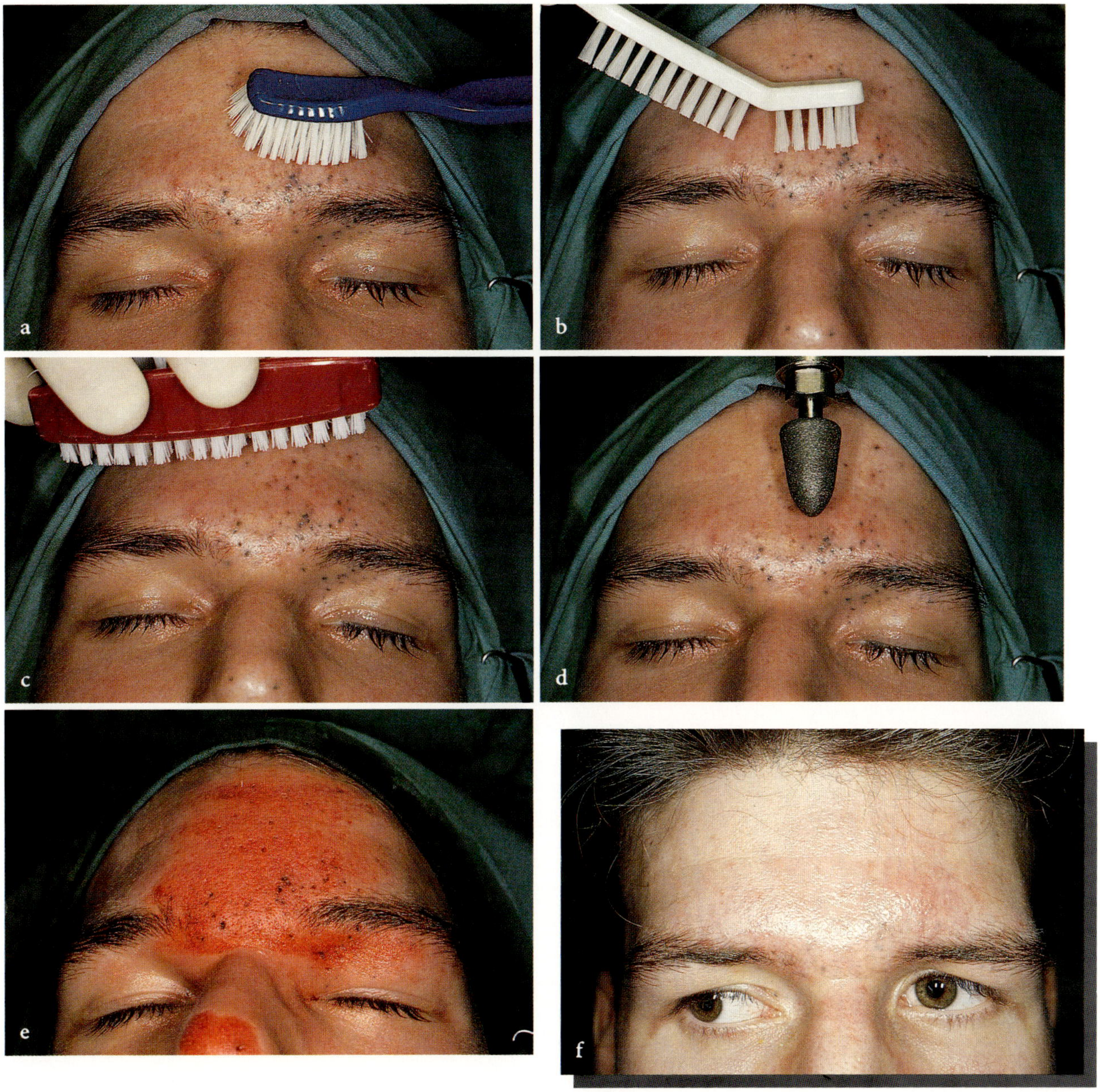

Abb. 37. Dermabrush bei oberflächlichen Fremdkörpereinsprengungen:
a-c Ausbürsten mit verschiedenen Bürsten,
d ggf. zusätzlich Dermabrasion,
e Abschluß der Operation,
f 2 Wochen postoperativ

7 Mikrographische Chirurgie

7.1 Prinzipien und Indikationen

Grundlegendes Prinzip der verschiedenen Modalitäten und Modifikationen der mikrographischen Chirurgie ist die dreidimensionale histologische Aufarbeitung und Untersuchung der Schnittränder des markierten Operationspräparats, wodurch die Möglichkeit besteht, in situ verbliebene Tumorausläufer exakt zu lokalisieren und in einer weiteren Operationssitzung zu exzidieren. Die mikrographische Chirurgie gewährleistet eine maximale Tumoreliminierung bei weitgehender Erhaltung der umgebenden gesunden Strukturen.

Die mikrographische Chirurgie ist von besonderer Bedeutung in der Behandlung von Problem- und Rezidivbasaliomen, jeglicher epithelialer Tumoren mit unklarer subklinischer Ausdehnung und multizentrisch wachsender Tumoren. Zu den Problembasaliomen gehören einerseits aggressive histologische Subtypen wie z.B. das sklerodermiforme oder das metatypische Basaliom, andererseits aber auch Basaliome in Lokalisationen wie der periorbitalen, der aurikulären und der zentrofazialen Region, die durch eine besondere Rezidivfreudigkeit gekennzeichnet sind.

Maligne epitheliale Tumoren, insbesondere Basaliome, neigen zu einer ausgesprochen unregelmäßigen und z.T. klinisch nicht erkennbaren Ausbreitung. Wenngleich der Knorpel von Nase und Ohr nur relativ selten befallen wird, kann sich der Tumor gerade hier über weite Areale auf Ebene der Subkutis ausdehnen. Hypothetisch wird die höhere Rezidivneigung dieser Regionen durch deren Embryogenese erklärt, da sich hier verschiedene Fusionsebenen überschneiden, in deren Spalträumen eine weite subklinische Tumorausdehnung möglich ist.

Die Heilungsraten beziffern sich auf über 98% bei Primärbasaliomen bzw. etwa 96% bei Rezidivbasaliomen. Dies unterstreicht die Stellung der mikrographischen Chirurgie bei den genannten Indikationen als Methode der ersten Wahl. Die Verfahren besitzen gleichartige Effektivität in der Behandlung des Morbus Bowen, der Erythroplasie Queyrat, des Plattenepithelkarzinoms der Haut und der Übergangsschleimhäute sowie auch seltenerer Tumoren wie des Dermatofibrosarcoma protuberans, der Adnexkarzinome der Haut und des extramammären Morbus Paget.

Die mikrographische Chirurgie bietet weiterhin den Vorteil, daß sich im Vergleich zu anderen Methoden, für den Patienten keine erhöhte Belastung durch die Operation ergibt, und nur in Ausnahmefällen wird eine Allgemeinanästhesie erforderlich.

7.2 Chemochirurgie

Die klassische Chemochirurgie, die auch als "Mohs fixed tissue technique" oder klassische "Mohs Surgery" bezeichnet wird, wie sie von Mohs 1941 inauguriert wurde, wird heute nur noch selten angewandt. Sie stellt eine Weiterentwicklung der Schreus'schen Zinkchloridätzung bei Epitheliomen dar. Die Chemochirurgie beinhaltet eine Gewebefixierung in situ, wobei in Lokalanästhesie nach Kürettage bzw. Exzision des exophytisch wachsenden Tumors konzentrierte Dichloressigsäure oder 50%ige Trichloressigsäure zur Permeabilitätssteigerung und anschließend Zinkchloridpaste als Fixativ in das Tumorbett aufgetragen wird. Nach 24 Stunden kann das so fixierte Gewebe schmerzlos tangential exzidiert werden und steht nach exakter Markierung für die

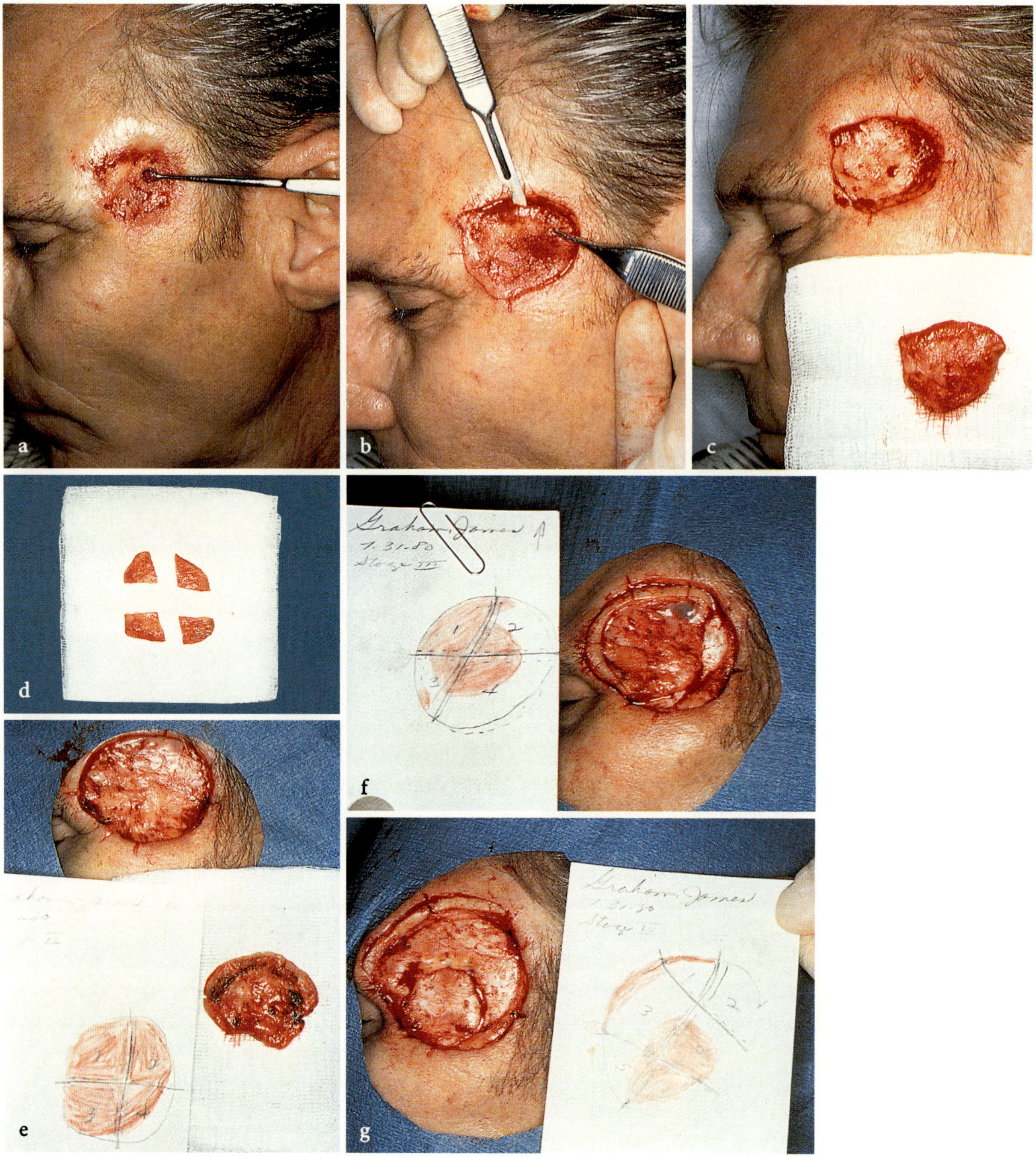
a
b
c
d
e
f
g

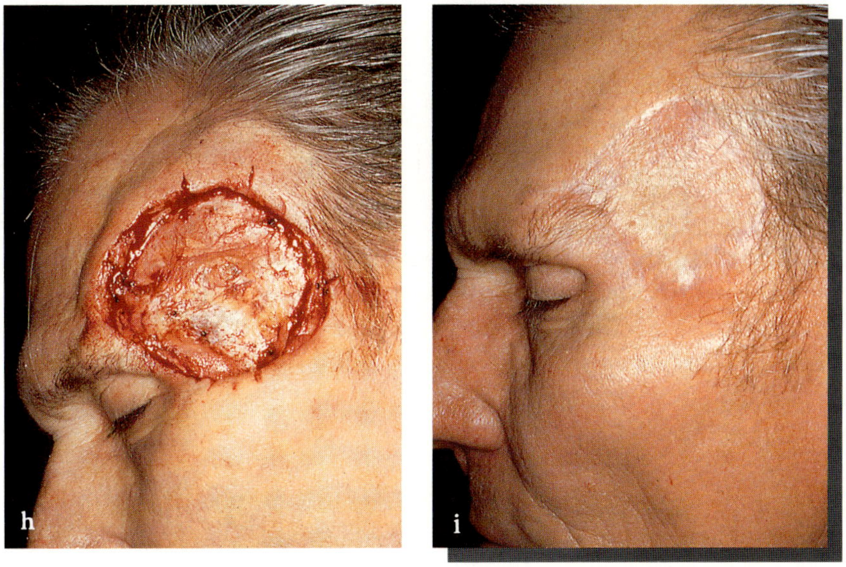

Abb. 38. Mohs Surgery:

a Basaliomrezidiv an der Schläfe. Kürettage des äußeren Tumoranteils,
b scheibenförmige Exzision der Tumorbasis,
c Vorbereitung des Präparats zum "mapping",
d das Präparat wird in Segmente unterteilt und farbkodiert, die Skizze dient der topographischen Zuordnung,
e in der histologischen Kryostatschnittuntersuchung fanden sich Tumorausläufer in den markierten Arealen, dementsprechend erfolgte die gezielte Nachexzision,
f-g weitere gezielte Exzision entsprechend dem positiven Tumornachweis,
h Defekt nach kompletter Exzision,
i Endergebnis 6 Monate nach Defektrekonstruktion durch Vollhauttransplantation

histologische Untersuchung zur Verfügung. Ist noch Turmorrestgewebe nachweisbar, wird das Verfahren so lange wiederholt bis die In-toto-Exzision auch feingeweblich bestätigt ist. Die histologische Untersuchung kann sowohl im Kryostat- als auch im Paraffinschnittverfahren erfolgen.

Mohs propagierte ursprünglich, die entstandenen Operationsdefekte per secundam abheilen zu lassen, wie zum Teil noch von einzelnen Autoren favorisiert, um gerade bei Risikotumoren ein mögliches Rezidiv nicht durch eine lokale Lappenplastik zu verbergen. Aus heutiger Sicht ist jedoch die umgehende plastisch-rekonstruktive Defektdeckung anzustreben, da sie den Heilungprozeß nicht nur erheblich beschleunigt, sondern auch zu befriedigenderen kosmetischen Ergebnissen führt.

7.3 Mohs Surgery – Frischgewebstechnik

Im angloamerikanischen Sprachraum wird Mohs Surgery heute fast ausschließlich als Frischgewebstechnik angewendet. Diese erspart dem Patienten die schmerzhafte Zinkchlorid-Fixierung und erlaubt ggf. mehrere Nachexzisionen an einem Tag, bei nur geringer Gewebetraumatisierung. Der Tumor wird hier ohne chemische In-situ-Fixierung in Lokalanästhesie exzidiert. Der Operateur erfüllt dabei gleichzeitig die Funktion des Histopathologen und beurteilt direkt im Anschluß an die Exzision die histologischen Schnitte.

In der Regel wird vor Anwendung des Mohs Surgery der exophytische oder nekrotische Tumoranteil durch Kürettage oder tangentiale Exzision entfernt. Das besondere Kennzeichnen dieser Methode ist die weitere scheibenförmige Exzision des Tumorgewebes. Das Skalpell wird für die Exzision in einem Winkel von etwa 45° zur Hautoberfläche angesetzt (Abb. 38a-i). Dabei müssen ein oder mehrere möglichst flache Präparate entstehen, die zur weiteren histologischen Bearbeitung verwendet werden. Die exzidierten "Scheiben" werden sorgfältig markiert ("mapping") und in einzelne Segmente unterteilt. Bei der Einbettung der Segmente werden basale und laterale Areale in eine Ebene gebracht, um die gesamte Fläche in einem einzigen Schnitt beurteilen zu können. Die histologische Beurteilung erfolgt am Kryostatschnitt. Im Falle eines positiven Tumornachweises in der Schnittebene wird entsprechend der vorherigen Markierung eine weitere scheibenförmige Exzision im betreffenden Areal durchgeführt, mit wiederum gleichartiger histologischer Aufarbeitung. Das Verfahren wiederholt sich bis zur endgültigen Bestätigung durch tumorfreie Schnittebenen.

7.4 Histographisch kontrollierte Chirurgie

Im Gegensatz zur Mohs Surgery wird in den europäischen Ländern vornehmlich die histographisch kontrollierte Chirurgie angewendet. Diese ist eine Modifikation der Mohs'schen Technik und entspricht ihr in deren Zielen und Prinzipien.

Im Gegensatz zur Mohs'schen Technik wird der Tumor als Ganzes exzidiert. Die Exzision des Präparats erfolgt dabei rechtwinklig zur Hautoberfläche und bietet so einen nicht unerheblichen Vorteil für die Rekonstruktion des Defekts. Bereits intraoperativ wird eine Fadenmarkierung zur topografischen Orientierung vorgenommen (Abb. 39a-h). Das Tumorpräparat kann anschließend formalinfixiert werden, und erst dann werden, entsprechend der Fadenmarkierung,

Abb. 39. Prinzip der histographisch kontrollierten Chirurgie: ▷
a Variante 1: Markierung des Präparats bei 12 Uhr,
b zirkulärer Randschnitt sowie basaler Schnitt zur jeweiligen histologischen Beurteilung.
c Variante 2: mehrere laterale Markierungen des Präparats,
d Randschnitte der markierten Segmente sowie basaler Schnitt zur jeweiligen histologischen Beurteilung,
e Anwendung der Methode am Beispiel eines multilokulären Basalioms auf einem Naevus sebaceus,
f Planung der Schnittführung,
g fadenmarkiertes Präparat,
h Exzisionsdefekt. Im Falle eines positiven Tumornachweises basaler oder lateraler Randschnitte erfolgt die gezielte Nachexzision.

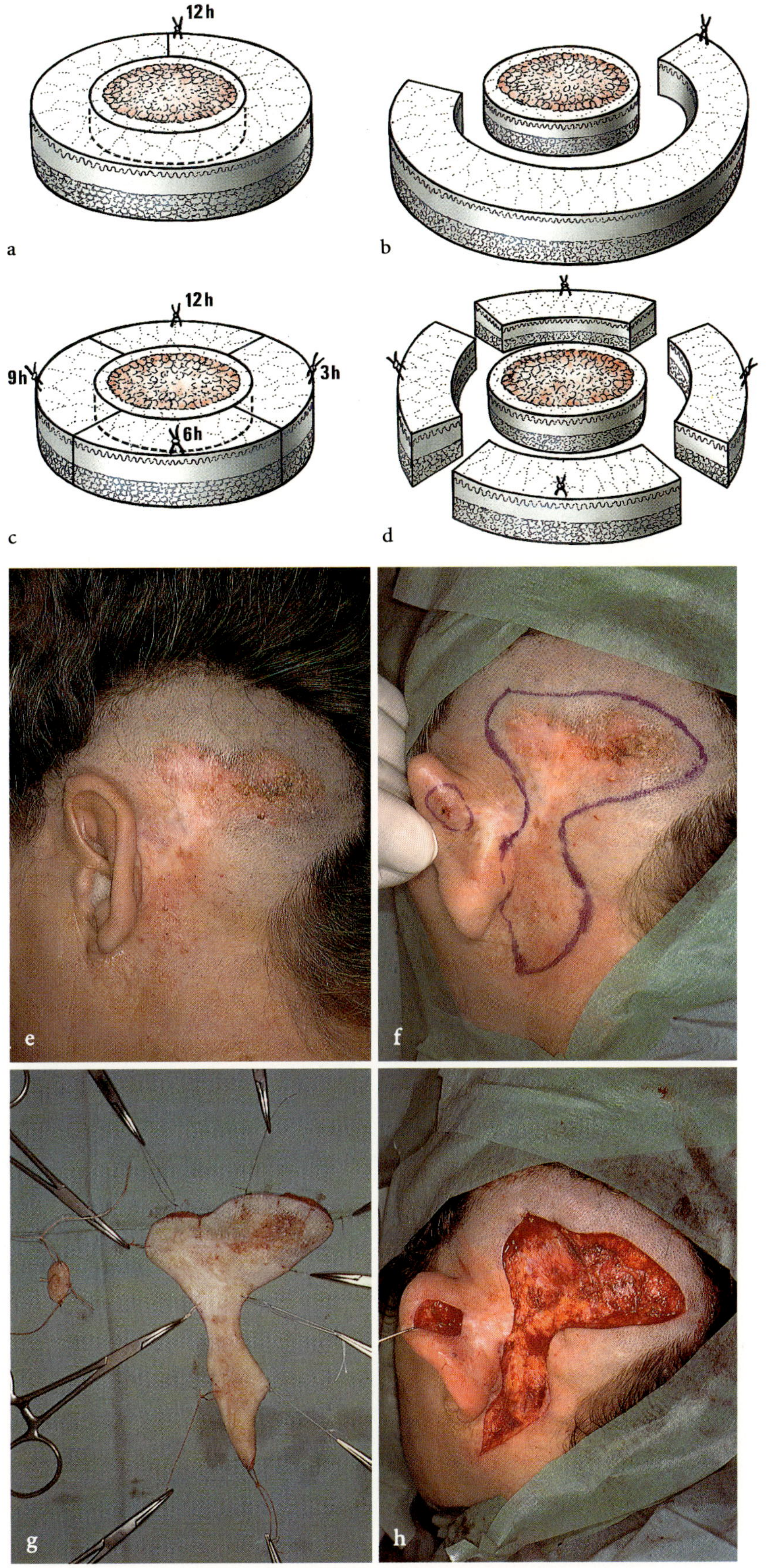
12h
a
b
12h
9h
3h
6h
c
d
e
f
g
h

Randschnitte zur Seite und zur Tiefe angefertigt, die gesondert untersucht werden. Durch Formalinfixierung und nachfolgende histopathologische Untersuchung am Paraffinschnitt ergibt sich eine günstigere Beurteilbarkeit des Präparats, so daß auch feinste Tumorausläufer erkannt werden können. Einige spezialisierte Zentren führen die histopathologische Untersuchung auch am Kryostatschnitt durch.

Der Exzisionsdefekt wird bis zum Vorliegen des histologischen Ergebnisses passager durch Polyurethanschaumfolie oder andere inerte Hautersatzmaterialien gedeckt. Tumorausläufer in den Randschnitten erlauben eine genaue Nachexzision in einer weiteren Operationssitzung, woraufhin erneut entsprechend einer Fadenmarkierung die histopathologische Randschnittbeurteilung erfolgt. Die einzelnen Schritte werden so lange wiederholt bis die vollständige Tumorfreiheit gegeben ist.

Ebenso wie die Mohs'sche Technik erlaubt dieses Verfahren eine genaue Erkennung der Tumorausdehnung und damit die vollständige Entfernung der Neubildung bei größtmöglicher Schonung des umgebenden gesunden Gewebes. Zur Defektrekonstruktion dienen vor allem lokale und regionale Lappenplastiken sowie freie Hauttransplantate.

8 Einfache Exzisions- und Rekonstruktionstechniken

8.1 Primäre Wundrandadaptation

Nach spindelförmiger bzw. elliptoider Exzision eines Krankheitsherdes erfolgt der Wundverschluß durch Adaptation der Wundränder mittels Einzelknopf- oder fortlaufender Naht (Abb. 40a). Zur besseren Wundrandadaptation kann es erforderlich sein, insbesondere bei tief subkutan reichenden Inzisionen, einige Subkutannähte zu plazieren.

Bei günstiger Lokalisation und optimaler spannungsfreier Adaptation durch versenkte Subkutannähte kann auf die Hautnaht verzichtet und die Feinadaptierung der Wundränder durch sterile Klebepflaster vorgenommen werden.

Erfolgt die Exzision in ovaler Form, sind Aufwerfungen an beiden Wundrändern in Form von "dog-ears" nicht zu vermeiden. Daher sind auch bereits kleine Exzisionen stets spindelförmig unter Berücksichtigung der Hautspaltlinien zu planen und auszuführen.

Abb. 40a. Einfache Exzision mit primärer Wundrandadaptation. Wundverschluß durch Einzelkopfnähte

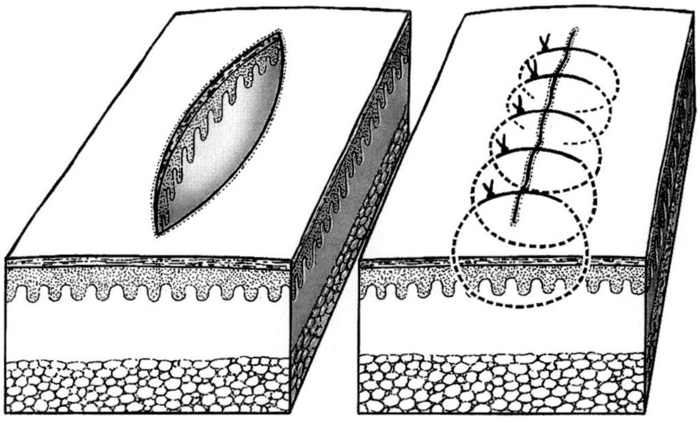

8.2 Dehnungsplastik

Bei größeren elliptoiden Operationsdefekten werden die umliegenden Hautpartien mit der Präparierschere subkutan unterminiert (Cave: Gefäß- und Nervenläsionen!). Durch diese Manipulation ist es möglich die Haut zu dehnen und den vorher nicht möglichen primären Wundverschluß zu erreichen. Zur bessseren Wundrandadaptation werden Subkutannähte gelegt, um anschließend die Wunde mittels Einzelknopfnähten oder einer fortlaufenden Intrakutannaht spannungsfrei zu versorgen.

Grundsätzlich ist festzustellen, daß durch eine Dehnungsplastik ästhetisch gute Ergebnisse erzielt werden können, wenn die Operationsplanung richtig erfolgt ist, d. h., daß die Ellipse ausreichend lang und entlang der Hautspannungslinien geplant wurde und eine ausreichende Unterminierung der Wundränder erfolgt ist. Als Faustregel gilt, daß im mittleren Bereich der Wunde 3–4 mal weiter unterminiert wird als im Bereich der Enden des Operationsdefekts (Abb. 40b). Bei optimaler Ausnutzung und Beherrschung dieser einfachen Technik sind damit

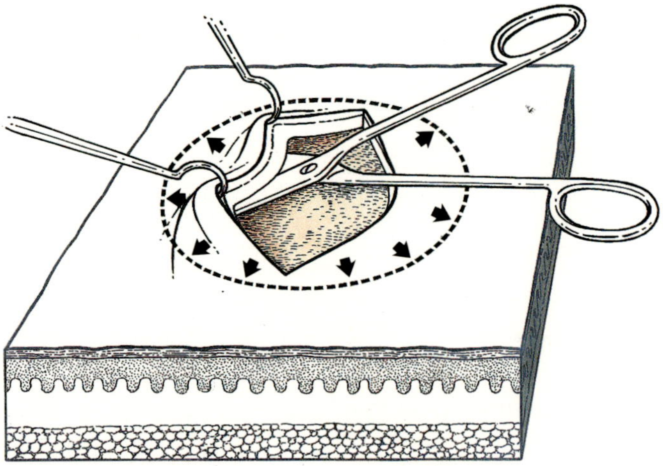

Abb. 40b. Dehnungsplastik. Atraumatische Wundrandunterminierung mit der Präparierschere zum Erreichen eines spannungsfreien primären Wundverschlusses

bereits relativ große Defekte zu verschließen. Zum Teil lassen sich sogar günstigere Ergebnisse mit minimaler Traumatisierung erreichen im Vergleich zu ausgedehnten lokalen Lappenplastiken mit entsprechend höherer Traumatisierung. Andererseits sollte jedoch nie versucht werden eine Dehnungsplastik gegen eine zu starken Wundspannung durchzuführen, da dehiszente Narbenbilder die Folge sind.

8.3 Serienexzision

Gutartige Hautveränderungen, deren Durchmesser eine vollständige Entfernung in einer einzeitigen Sitzung ohne weitergehende Operationsverfahren unmöglich macht, können bei entsprechender Indikation auch seriell exzidiert werden. In den meisten Fällen erfolgt dann der Defektverschluß nach Wundrandunterminierung jeweils durch eine Dehnungsplastik oder eine einfache lokale Lappenplastik (z. B. VY-Plastik). Dieses Vorgehen wird im Abstand von 9–12 Monaten so oft wiederholt, bis Dank der Dehnungsfähigkeit des Integuments die gesamte Veränderung entfernt ist. Bei jedem Eingriff wird dabei die alte Narbe mitentfernt (Abb. 41). Der Wundverschluß muß schichtweise mittels stabiler Subkutan- und Hautnähten erfolgen. Das Verfahren ist insbesondere bei größeren konnatalen Nävi und Schmucktätowierungen indiziert.

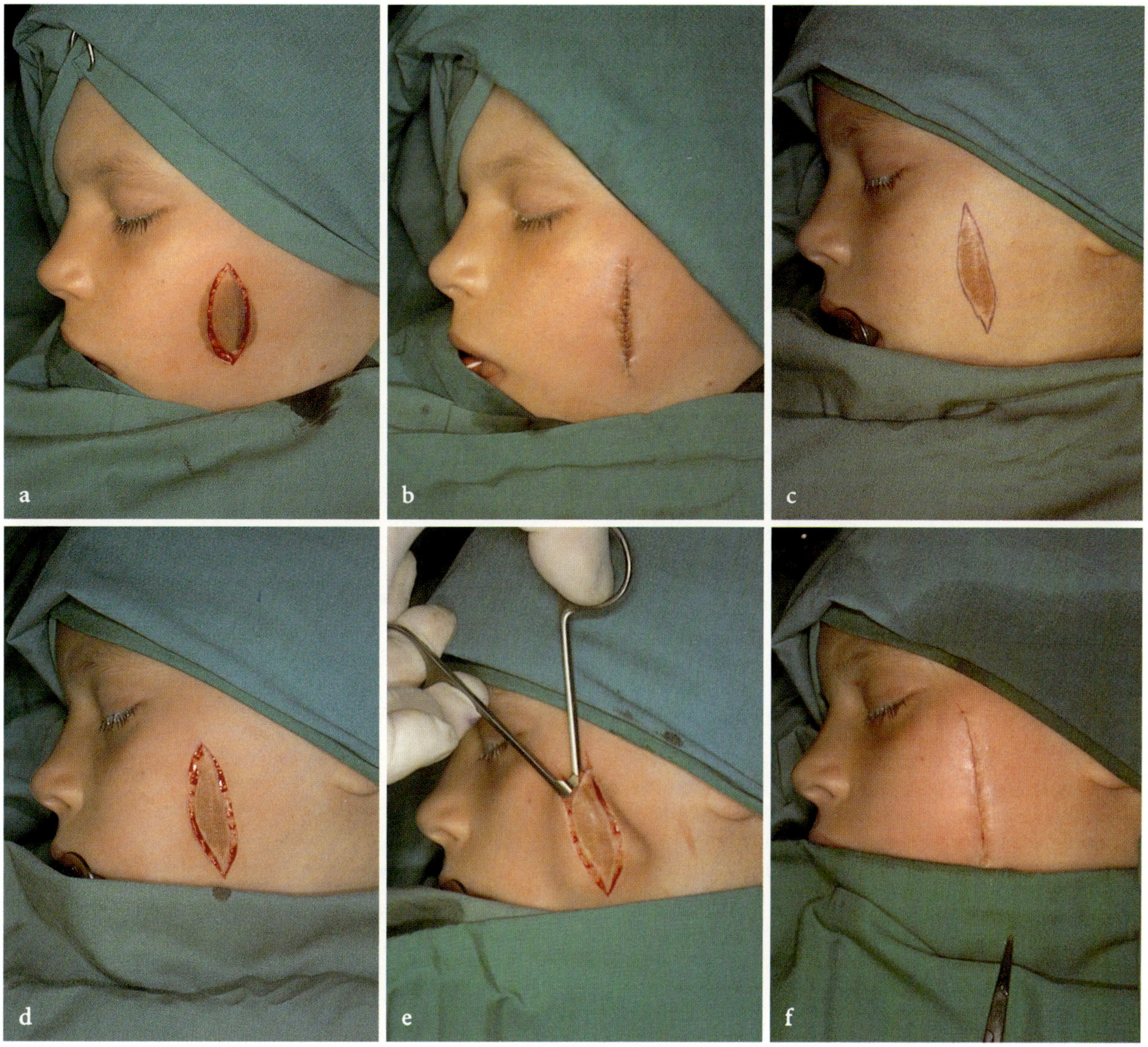

Abb. 41. Serienexzision bei einem konnatalen Nävuszellnävus an der Wange:
a, b erste Exzision und Wundverschluß durch Dehnungsplastik,
c-f Restexzision ein Jahr nach dem ersten Eingriff, erneut Dehnungsplastik

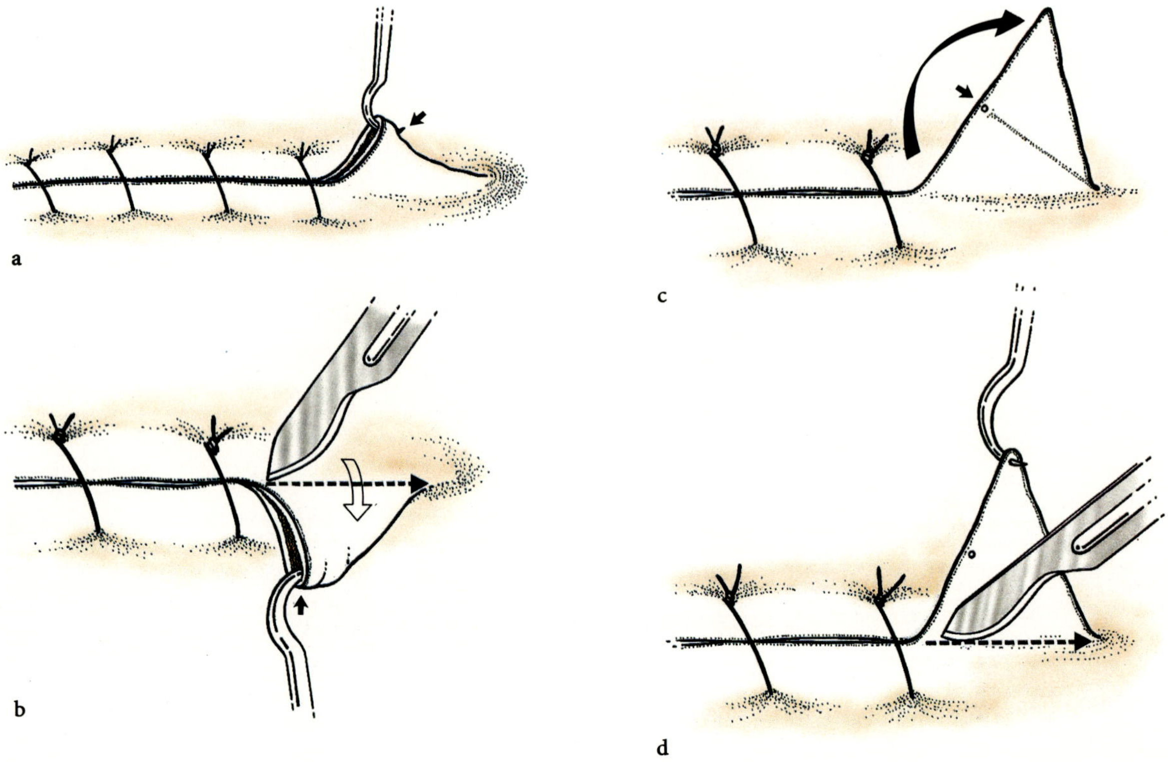

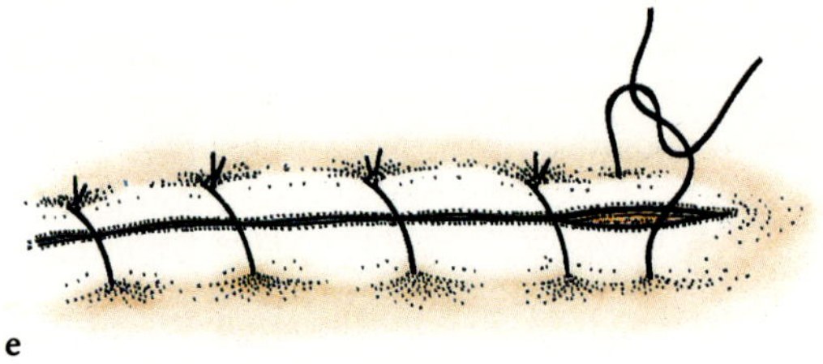

Abb. 42. Dog-ear-repair (modifiziert nach Robertson 1994):
a Elevation des Dog-ear mit einem Wundhaken,
b einseitig basaler Hautschnitt in Längsrichtung der Naht,
c Aufklappen und Anpassen des zweiten Schnittes,
d erneuter basaler Hautschnitt zur Entfernung des überstehenden Dog-ear,
e Hautnaht

8.4 Dog-ear-repair

Gelegentlich verbleiben nach Plazierung der Subkutannähte Aufwerfungen bzw. Falten an den Seiten oder Enden der Operationswunde ("dog-ear"). Diese können ihre Ursache darin haben, daß nicht nur die Wundbreite im Verhältnis zur Wundlänge zu groß ist, sondern auch die Längen der beiden Wundränder nicht übereinstimmen. Nach Anheben der Aufwerfung mit einem Einzinkerhäkchen wird durch eine elliptoide Exzision des Dog-ear die Wunde verlängert und eine Korrektur erreicht (Abb. 42). Andererseits können an einer oder beiden Seiten der Naht kleine Ausgleichsdreiecke (Burowsche Dreiecke) exzidiert werden (Abb. 43). Ist eine Naht über einer konvexen Körperstelle, z. B. im Bereich der Extremitäten lokalisiert, kann es selbst bei "optimaler" elliptischer Exzisionsplanung zu Aufwerfungen der Nahtenden kommen. Diese sind durch eine bogenförmige oder S-förmige Konfiguration der Hautnaht zu vermeiden.

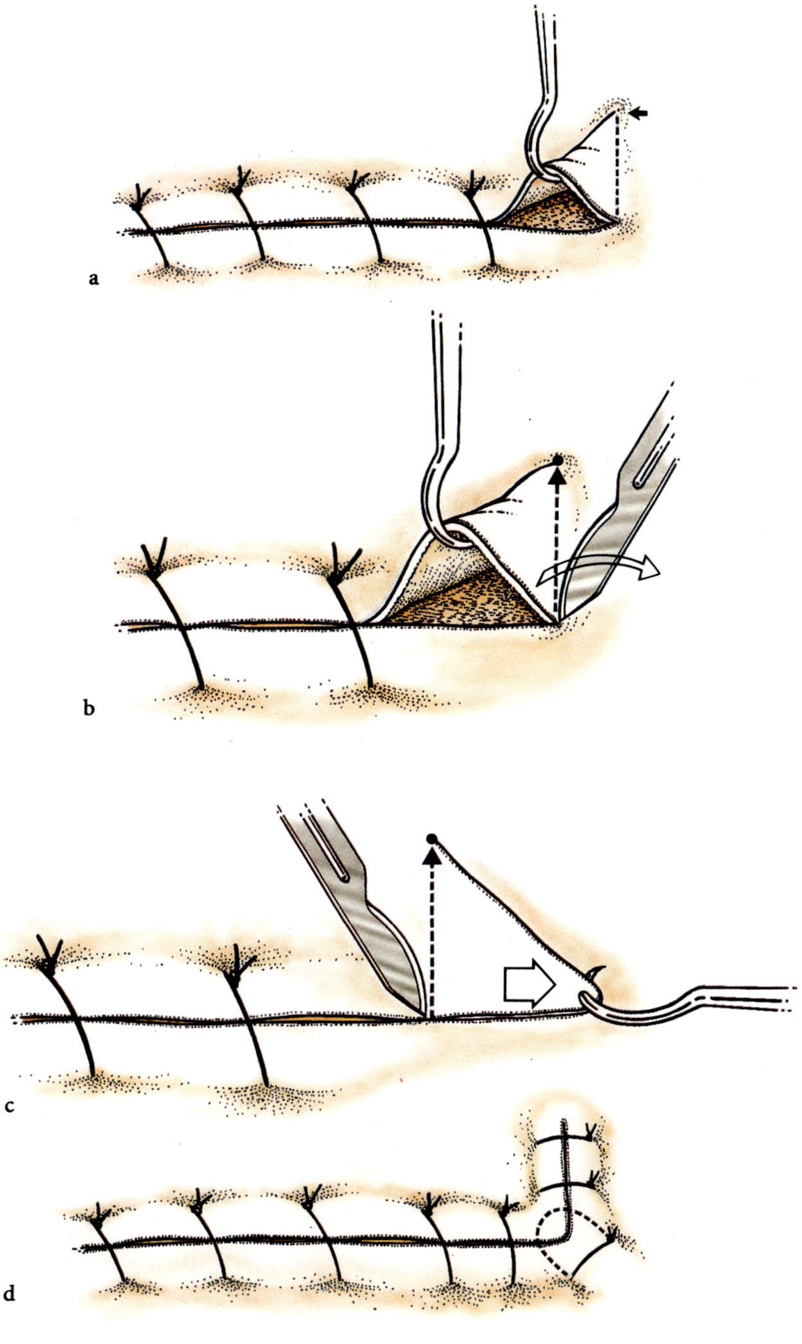

a b c d

Abb. 43. Dog-ear-repair mit lateralem Ausgleich (modifiziert nach Robertson 1994):

a Elevation des einseitigen Dog-ear mit einem Wundhaken,

b Hautschnitt senkrecht zum Verlauf der Naht,

c Aufklappen und Strecken des Dog-ear und Exzision korrespondierend zum ersten Schnitt,

d Hautnaht

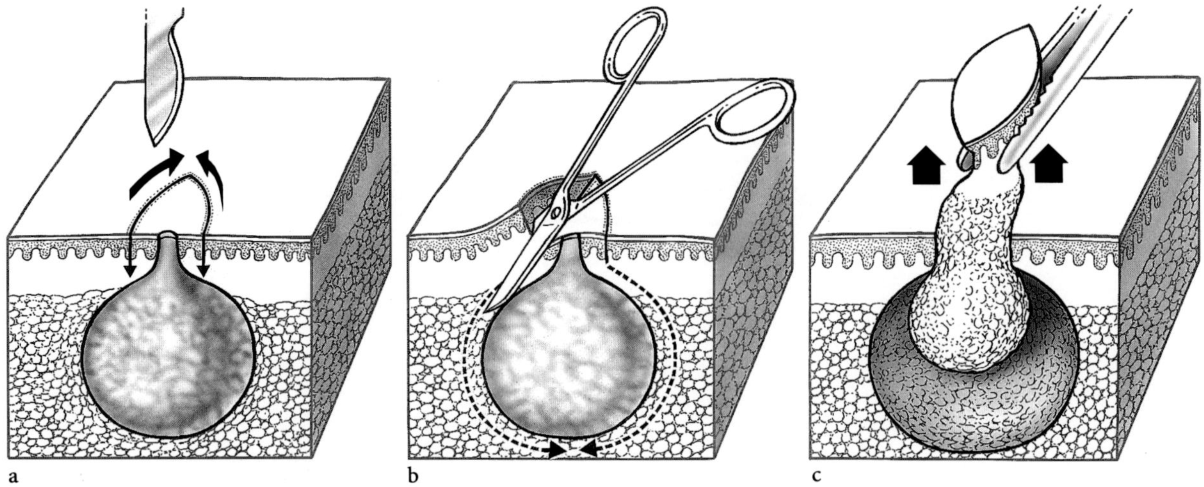

Abb. 44. Prinzip der Zystenexstirpation:
a Hautschnitt unter Einschluß des Porus der Zyste,
b Lösen des Zystensackes mit der Präparierschere,
c Exstirpation der Zyste in toto

8.5 Zystenexstirpation

Durch oberflächliches Schlitzen der Hautoberfläche mit einem spitzen Skalpell und Exprimieren können Milien problemlos entfernt werden. Eine Wundnaht erübrigt sich in der Regel.

Bei subkutanen Talgretentionszysten und Trichilemmalzysten wird nach Möglichkeit der meist zentral über der Zyste liegende Porus elliptisch umschnitten. Dabei muß das Korium durchtrennt werden ohne die Zyste dabei zu eröffnen. Mit einer gebogenen Schere wird die Zyste stumpf freipräpariert und dann extrahiert. Die im Vergleich zum Zystenbalg deutlich kleinere Exzisionswunde kann nach Adaptation des subkutanen Gewebes mittels resorbierbarem Nahtmaterial durch eine oder mehrere Einzelknopfnähte verschlossen werden (Abb. 44). Kleinere nicht entzündliche Retentionszysten können auch mit einer Einmalstanze (Durchmesser: 3–5 mm) entfernt werden. Dabei wird die Stanze über dem Porus plaziert und die Zyste unter kompletter Entfernung des Zystensackes exprimiert (Abb. 45)

Nach einer Entzündung kann die Zyste auch narbig mit der Umgebung verbacken sein, so daß zur vollständigen Entfernung über einen größeren Schnitt die scharfe Präparation erforderlich wird. Der Wundverschluß erfolgt wiederum durch Subkutan- und Hautnaht. Die operative Versorgung des Ganglions als Sonderform der subkutanen Zysten erfordert die komplette Exzision des Zystensackes einschließlich all seiner Verbindungen zur Gelenkkapsel hin. Zur Vermeidung von Rezidiven lassen wir die Hauptverbindung der Gelenkkapsel zur Subkutis offen, um so der erneuten Bildung einer Gelenkkapselausstülpung vorzubeugen.

Werden Zysten, gleich welcher Art, nicht komplett exzidiert sondern lediglich inzidiert, sind Vernarbungen und schwieriger zu behandelnde Rezidive nicht zu umgehen.

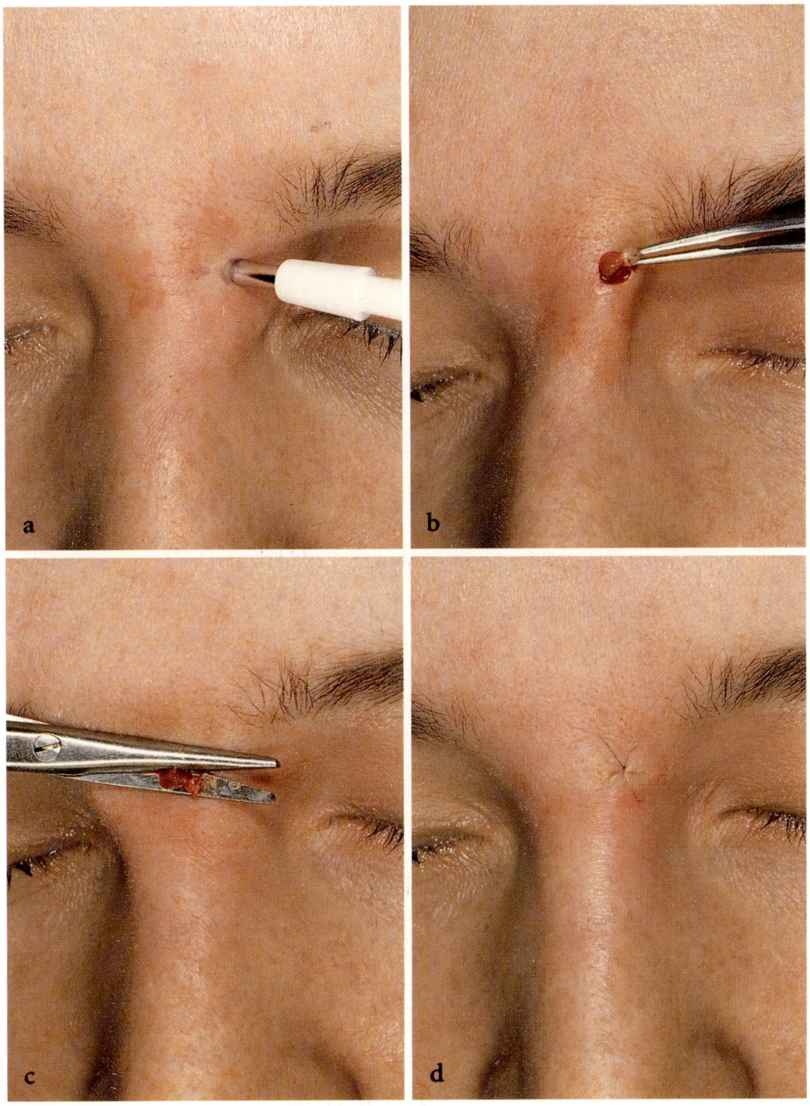

Abb. 45. Kleinere Zysten sind auch vereinfachend nach Hautschnitt mittels Stanze zu exstirpieren:

a Hautschnitt mittels Stanze ohne Verletzung des Zystensackes,
b Exstirpation der Zyste,
c Durchtrennen des Bindegewebsstiels,
d Hautnaht

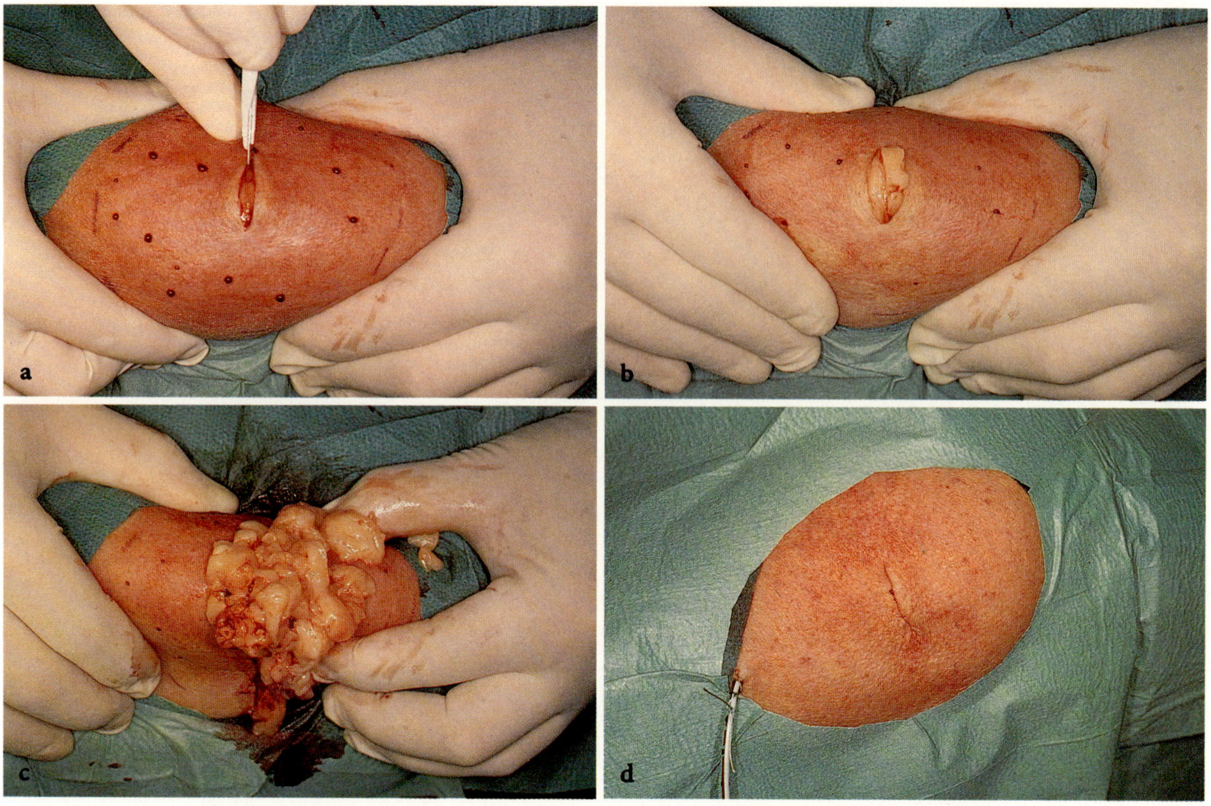

Abb. 46. Einfache Exstirpation subkutaner Lipome:
a Hautschnitt,
b Darstellung des Lipoms,
c manuelles Exprimieren des Lipoms über den kleinen Zugang,
d Einlegen einer Saugdrainage und adaptierende Subkutannaht

8.6 Exstirpation subkutaner Lipome

Die chirurgische Entfernung oberflächlich gelegener Lipome ist relativ problemlos zu erreichen. In Lokalanästhesie wird der Tumor seitlich fest komprimiert und dessen Zentrum über einem kleinen Hautschnitt inzidiert. Anschließend kann der Tumor mit festem Druck exprimiert werden (Abb. 46). Die Gefahr einer revisionsbedürftigen Nachblutung ist gering. Der Wundverschluß gelingt in der Regel durch versenkte resorbierbare Subkutannähte, während die Adaptation der Wundränder durch sterile Klammerpflaster erreicht wird.

Das Vorgehen bei tieferliegenden und großen Fettgewebsgeschwülsten ist analog, lediglich die Größe der Inzisionswunde muß den jeweiligen Gegebenheiten angepaßt werden.

8.7 Exstirpation sub- bzw. intramuskulärer Lipome

Lipome können in seltenen Fällen auch sub- oder intramuskulär gelegen sein. Auch bei klinisch subkutan erscheinenden Lipomen kann sich diese tiefere Variante intraoperativ präsentieren. Nach dem Hautschnitt erfolgt die Präparation bis zur Muskelfaszie. Diese wird im Verlauf der Muskelfasern durchtrennt. Die Muskelfasern sollten möglichst durch stumpfe Präparation in der Richtung ihres Verlaufes gespreizt werden, bis das Lipom zum Vorschein kommt. Dieses wird freipräpariert und nach Ligatur der Basis entfernt. Muskulatur und Faszie werden schichtweise vernäht, um Muskelhernien zu vermeiden.

9 Plastische Operationsverfahren – Nah- und Regionalplastiken

Ist ein Defektverschluß durch eine primäre Wundnaht oder Dehnungsplastik nicht möglich, müssen weitergehende plastische Operationsmethoden Anwendung finden. Ihre Beherrschung ist besonders bei onkologischen Indikationen essentiell, da nach der histologisch gesicherten Intoto-Exzision maligner Hauttumoren häufig größere Defekte resultieren, die nur mittels plastisch-rekonstruktiver Operationsverfahren zu versorgen sind. Grundsätzlich sind die Methoden der Nah- bzw. Regionalplastiken und die der Fernplastiken zu unterscheiden.
Die zu den Nah- und Regionalplastiken zählenden Techniken bieten in der Regel optimale Lösungen für die Mehrzahl der im Rahmen der operativen Dermatologie erforderlichen Defektdeckungen, insbesondere im Kopf-Hals-Bereich. Unter Berücksichtigung der unterschiedlichen anatomischen und ästhetischen Regionen entsprechen dabei Qualität und Struktur der Donorareale weitgehend denen der Rezeptorstellen. Damit ist eine wichtige Voraussetzung für günstige kosmetische Resultate erfüllt.

Lokale Lappenplastiken lassen sich nach verschiedenen Kriterien klassifizieren. Eine Möglichkeit bietet die Differenzierung entsprechend der Gefäßversorgung in randomisierte Lappen und axiale Lappen (vgl. S. 8). Zum anderen lassen sich die meisten Nahplastiken auch aufgrund ihrer wesentlichen Verlagerungstechnik charakterisieren:

- Verschiebung,
- Rotation,
- Transposition.

Viele individuelle Techniken stellen Modifikationen bzw. Kombinationen dieser grundlegenden Verfahren dar. Zu beachten ist, daß bei sämtlichen Lappenplastiken die längsten Schnitte nach Möglichkeit in oder parallel zu den "relaxed skin tension lines" geplant und ausgeführt werden.

Bei der Entscheidung, welche Technik aus den zahlreichen zur Verfügung stehenden plastischen Hautersatzverfahren gewählt wird, sollten folgende Punkte berücksichtigt werden:

- Die Form des Operationsdefekts und die Richtung der Hautlinien. Je nach Alter des Patienten sollte die Orientierung an den Faltenlinien oder an den Spannungslinien der Haut erfolgen.
- Es sollte jenem Verfahren der Vorzug gegeben werden, das die Gewähr bietet, strukturell dem exzidierten Hautareal am ähnlichsten zu sein (ästhetische Regionen).
- Sorgfältige Berücksichtigung der Gefäßversorgung von zu transponierenden Hautbezirken, um unnötige Lappenspitzennekrosen zu vermeiden.
- Bei der Transposition behaarter Hautanteile müssen die Behaarungsgrenze und Haarwachstumsrichtung nach Möglichkeit berücksichtigt werden.
- Gegebene anatomische Leitstrukturen (z. B. Nasolabialfalte, Lidfalten) können in die Naht miteinbezogen werden und somit Narben kaschieren.

9.1 Z-Plastik

Nach Präparation zweier sich gegenüberliegender zipfelförmiger Hautlappen und Unterminierung der umliegenden Hautpartien können die Lappen gegenseitig ausgetauscht und so eine Gewebeverkürzung erfolgreich behoben werden. Damit gelingt z. B. die Korrektur einer straffen

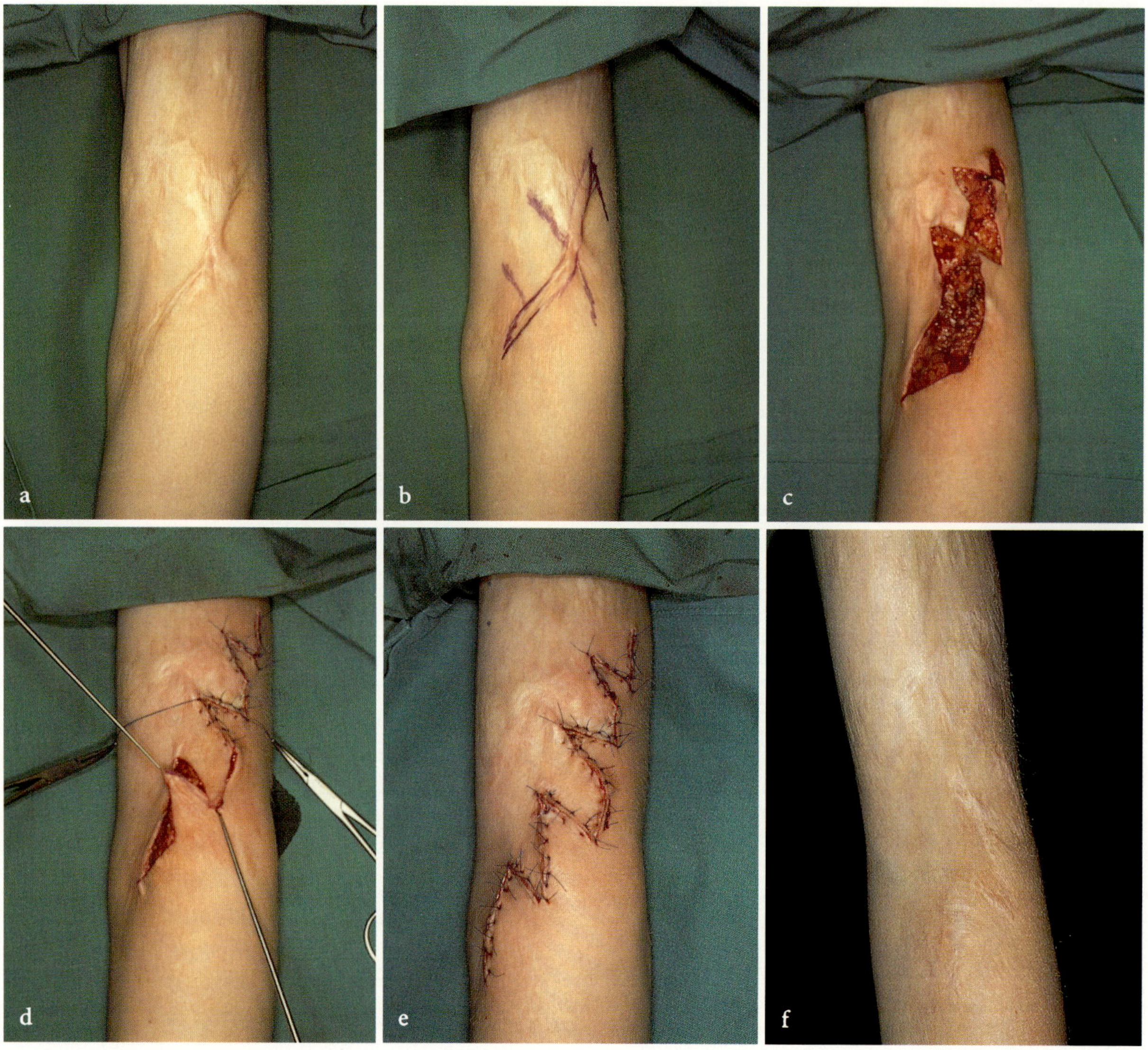

Abb. 47. Multiple Z-Plastiken:
a Narbenkontraktur nach Verbrennung,
b Operationsplanung der mehrfachen Z-Plastik,
c Exzision des Narbenstrangs und Präparation der Z-Plastik,
d Verlagerung der "Zipfel",
e Abschluß der Operation,
f Zustand nach zwei Jahren

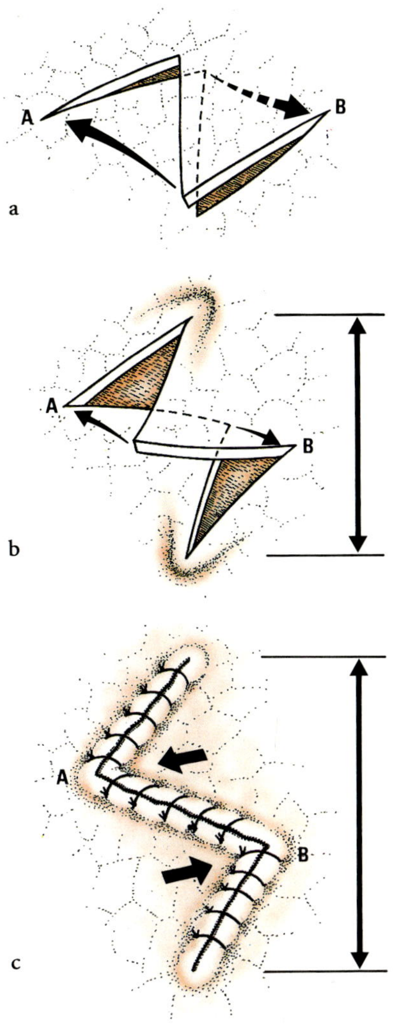

Abb. 48. Prinzip der Z-Plastik:
- **a** Ausgleich der longitudinal gerichteten Spannung durch laterale ca. 45° gerichtete Schnitte zur Bildung zweier dreiecksförmiger Lappen,
- **b** nach Mobilisierung fügen sich die Lappen entsprechend der longitudinalen Spannung in ihre neue Position,
- **c** Darstellung des Längengewinns durch die Z-Plastik

geraden Narbe, wenn diese quer zu den Spannungs- bzw. Faltenlinien der Haut verläuft (Abb. 47). Der Winkel an der Spitze der beiden Zipfel sollte identisch sein und kann zwischen 30 und 60° betragen, wodurch eine Verlängerung der zentralen Achse um 25–75% erzielt werden kann (Abb. 48). Diese Methode ist besonders empfehlenswert im Gesicht, am Hals und an den Extremitäten.

Multiple Z-Plastiken sind die Methode der Wahl bei der Korrektur unfallbedingter Narben und Narbenkontrakturen über Gelenken. Bei der Operationsplanung kann – wenn möglich – die Orientierung an den Spannungslinien der Haut hilfreich sein, um neben der funktionellen auch eine ästhetische Verbesserung zu erreichen.

9.2 VY-Plastik

Die klassische VY-Plastik dient einer Gewebeverlängerung und damit dem longitudinalen Spannungsausgleich. Dabei wird nach einem V-förmigen Schnitt das umliegende Gewebe unterminiert und der Defekt Y-förmig verschlossen (Abb. 49). Diese Technik eignet sich, wie die Z-Plastik, zur Korrektur von Hautspannungen, Verziehungen und Narben.

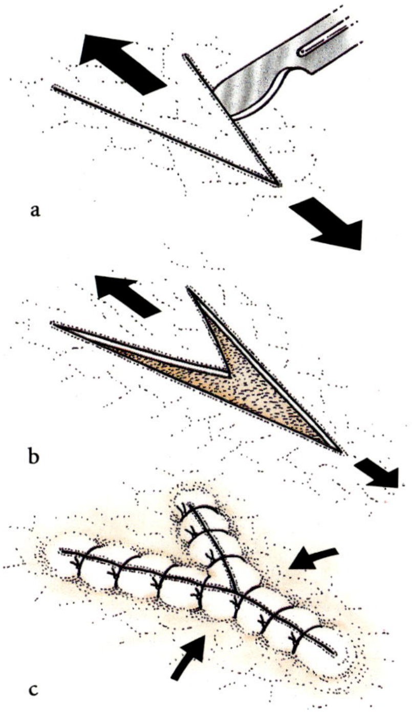

Abb. 49. Prinzip der klassischen VY-Plastik zum Spannungsausgleich:
- **a** V-förmige Inzision bei longitudinaler Spannung,
- **b** durch die Spannung fügen sich die Wundränder neu,
- **c** Y-förmiger spannungsfreier Wundverschluß

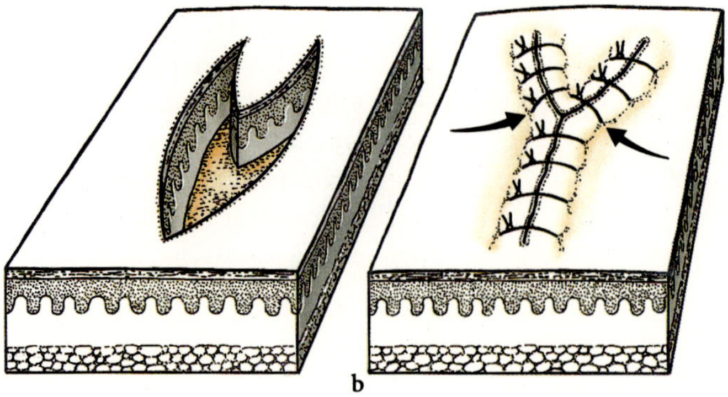

Abb. 50. VY-Plastik:
a V-förmige Exzision,
b Y-förmiger Wundverschluß

Ebenso sind Defekte in Form einer Pfeilspitze ("V-förmig") nach lateraler Wundrandmobilisation primär in Form eines Y zu verschließen (Abb. 50). Günstige Anwendung findet diese Technik im Bereich von Körperöffnungen, wie z. B. Lippen, periorbitale Region, weibliches Genitale.

9.3 WY-Plastik

Da der primäre Wundverschluß nach keilförmiger Exzision von größeren Krankheitsherden, z. B. im Lippenbereich, in der Regel eine lange und unschöne senkrechte Narbe zur Folge hat, ist es sinnvoll, solche Prozesse W- bzw. M-förmig zu exzidieren, da die nach dem schichtweisen Wundverschluß resultierende Y-förmige Narbe kosmetisch befriedigender ist. Dieses Prinzip kann auch in Kombination mit anderen Lappenplastiken angewandt werden, einerseits zur Verkürzung langer Ausgleichsschnitte, andererseits zur Verminderung der Größe des Primärdefektes.

An der Unterlippe wird dieses Verfahren am häufigsten angewandt. Die beiden Schenkel des Y kommen in der Kinnfalte zu liegen. Ferner bleibt die bogenförmige Kontur der Lippen-Kinn-Region in kosmetisch günstiger Weise erhalten (Abb. 51).

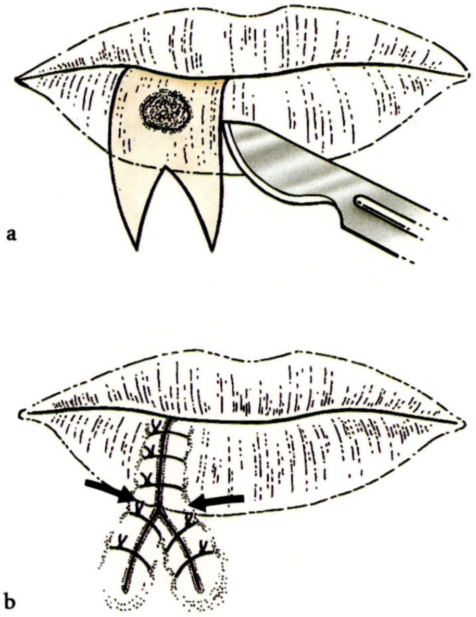

Abb. 51. WY-Plastik an der Unterlippe:
a W-förmige Exzision,
b Y-förmiger Wundverschluß unter Beachtung der Lippenrotgrenze

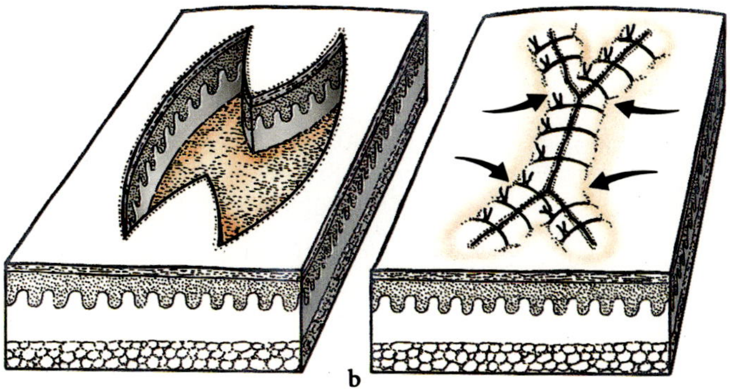

Abb. 52. Doppelte WY-Plastik (doppelte MY-Plastik):
a beidseitig W-förmiger Schnittverlauf,
b doppelt-Y-förmiger Wundverschluß

9.4 Doppelte WY-Plastik

Die doppelte WY-Plastik stellt die beidseitige Anwendung des Prinzips der VY-Plastik dar. Dabei ergibt sich an beiden Enden der Exzision ein W-förmiger Defekt, der Y-förmig verschlossen wird (Abb. 52).

Diese Technik eignet sich zum primären Verschluß größerer Defekte vor allem am Rumpf oder an Hals und Nacken.

9.5 Verschiebeplastik (von Burow)

Entsprechend der Erstbeschreibung durch von Burow wird ein Krankheitsherd in Form eines gleichschenkligen Dreiecks "keilförmig" exzidiert und anschließend die Basis des Dreiecks nach lateral, kranial oder kaudal verlängert, wobei zusätzlich ein kleineres Ausgleichsdreieck (Burow-Dreieck) auf der kontralateralen Seite dieser Schnittverlängerung entfernt wird. Nach Unterminierung der zwischen primärem Operationsdefekt und Burow-Dreieck liegenden Hautpartie kann diese verschoben und der Operationsdefekt spannungsfrei geschlossen werden (Abb. 53).

Bei einer bidirektionalen Verschiebeplastik erfolgt die Schnittverlängerung im Bereich der Basis des primären Operationsdefekts nicht nur einseitig sondern beidseitig. Der weitere Operationsverlauf im Bereich der so geschaffenen zwei Verschiebelappen entspricht dem oben beschriebenen Vorgehen.

Diese Lappenformen werden besonders im Kopf-Hals-Bereich und am Stamm angewandt, wenn die Schnitte in die Spannungs- bzw. Faltenlinien oder entlang der natürlichen anatomischen Grenzen der einzelnen Regionen gelegt werden können.

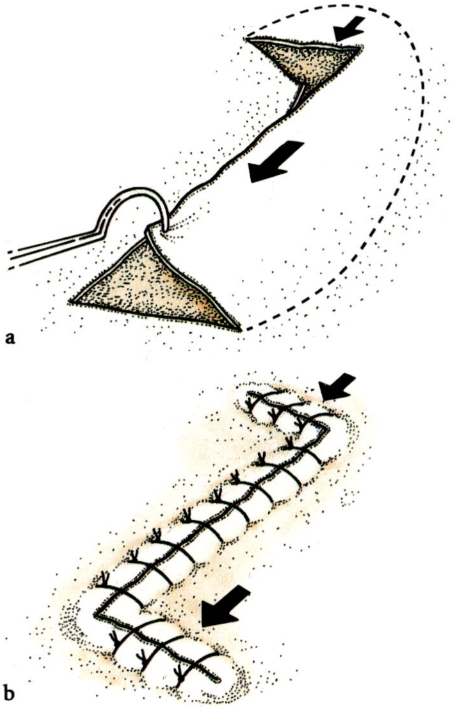

Abb. 53. Verschiebeplastik nach von Burow:
a lateraler Schnitt mit Exzision des Burowschen Dreiecks, Unterminierung des Verschiebelappens zur Verlagerung in Pfeilrichtung,
b Wundverschluß nach Verlagerung des Lappens

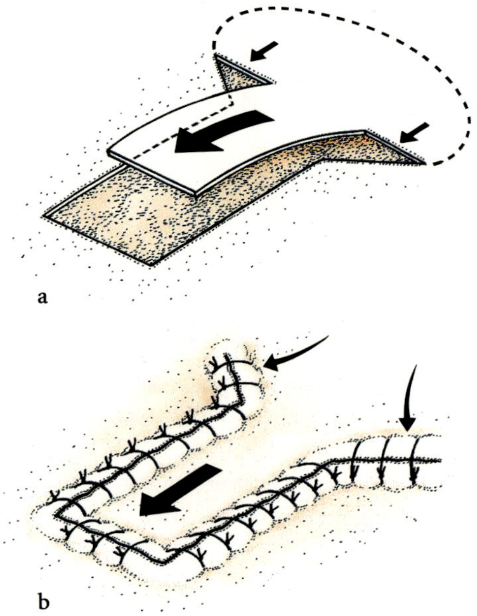

a

b

Abb. 54. U-Plastik:
a parallele Schnittführung mit Exzision der Ausgleichsdreiecke, Darstellung der Mobilisierungsgrenzen,
b Wundverschluß nach Verlagerung des Lappens in Pfeilrichtung

Abb. 55. H-Plastik:
a beidseitig zueinander gerichtete U-Lappen, Darstellung der Mobilisierungsgrenzen,
b Wundverschluß nach Adaptation der Lappen in Pfeilrichtung

9.6 U-Plastik (Schimanowski)

Die U-Plastik nach Schimanowski ist eine Variation der klassischen Verschiebeplastik nach von Burow. Dabei wird ein Krankheitsherd quadratisch bis rechteckig exzidiert und die Schnitte an den beiden sich gegenüberliegenden Seiten des Vierecks parallel unilateral verlängert, wobei am Ende der Verlängerungsschnitte jeweils ein Ausgleichsdreieck entfernt wird. Nach Freipräparation des umschnittenen U-förmigen Lappens und nach Unterminierung der umgebenen Hautpartien, insbesondere proximal des Lappenstiels, kann der Lappen in den primären Operationsdefekt verlagert und dieser spannungsfrei verschlossen werden (Abb. 54). Optimale Anwendungsmöglichkeiten ergeben sich für diese Lappenform im Nasen-, Augenbrauen- und Lippenbereich.

9.7 H-Plastik

Bei der sogenannten H-Plastik handelt es sich im Prinzip um eine doppelte U-Lappenplastik, die besonders effektiv bei Stirn- und Augenbrauendefekten Anwendung findet. Die Technik entspricht der U-Plastik, wobei die beiden U-Lappen spiegelbildlich aufeinander zugerichtet sind (Abb. 55). Eine sorgfältige und wundrandschonende Präparation ist hier essentiell, da in der

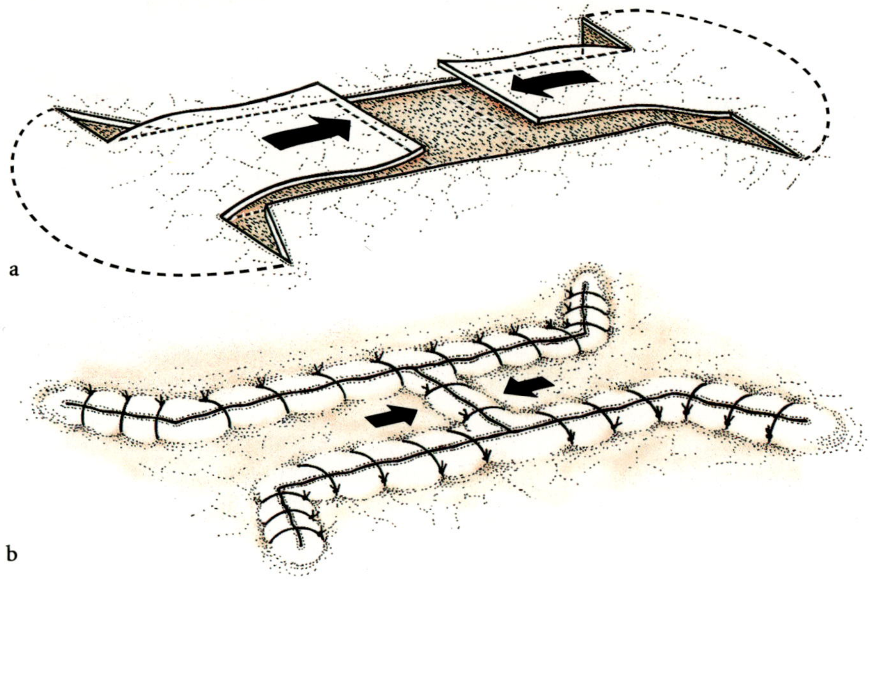

a

b

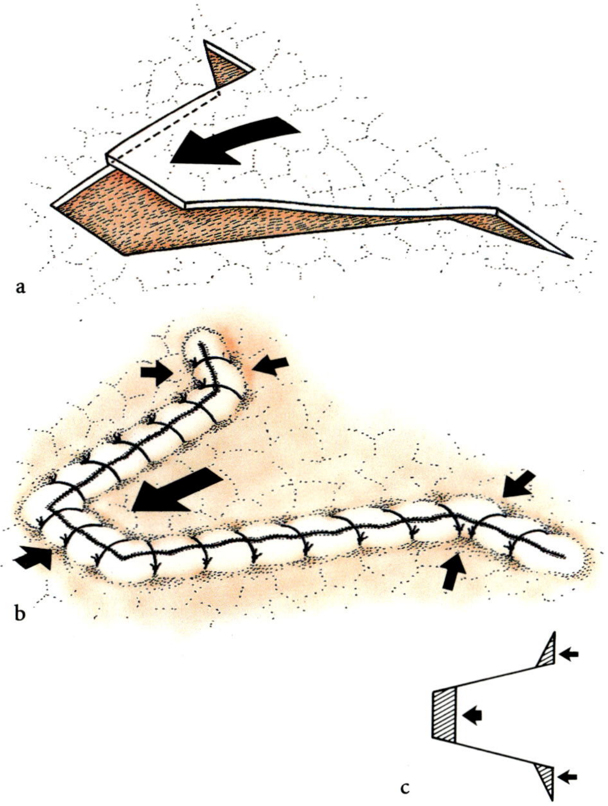

Abb. 56. Trapez-Plastik:
a Schnittführung ähnlich der U-Plastik jedoch mit divergierendem Schnittverlauf,
b Wundverschluß nach Adaptation in Pfeilrichtung,
c schematische Darstellung in der Aufsicht

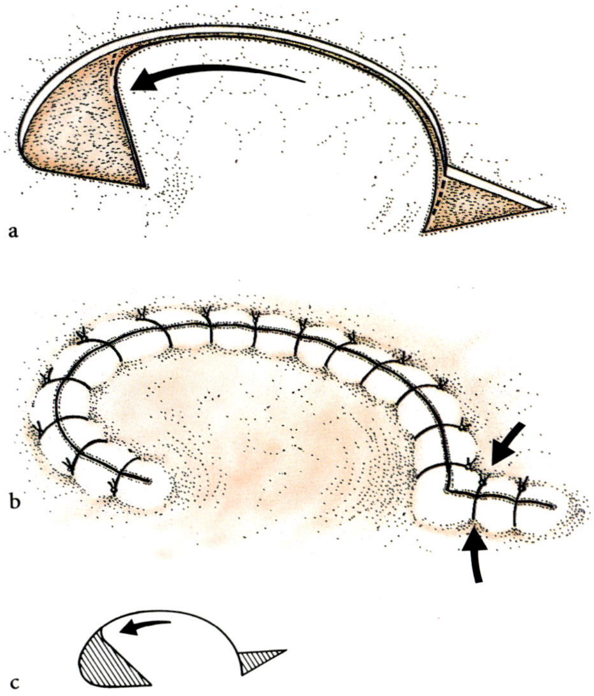

Abb. 57. Einfache Rotationsplastik:
a bogenförmige Schnittführung mit lateralem Ausgleichsdreieck,
b Wundverschluß nach Verlagerung des Lappens,
c schematische Darstellung in der Aufsicht

Mitte die beiden Lappenenden mit problematischer Blutversorgung unter Spannung aneinander zu liegen kommen.

9.8 Trapez-Plastik

Der Trapez-Lappen ist wiederum eine Modifikation des U-Lappens, bei dessen Planung die Schnittverlängerung der beiden sich gegenüberliegenden Seiten eines viereckigen Hautdefekts nicht parallel sondern divergierend erfolgt (Abb. 56). Diese Technik eignet sich vor allem zum Verschluß größerer und tiefer Defekte im Bereich der lateralen Nasenwand und der Wange.

9.9 Rotationsplastik (Imre)

Die Rotationsplastik nach Imre ist eine modifizierte Form der Verschiebeplastik nach von Burow. Die Schnittverlängerung im Bereich der kurzen Seite des keilförmigen Operationsdefekts erfolgt nicht gerade sondern bogenförmig. Auch hier werden auf der kontralateralen Seite dieses Schnittes ein oder mehrere Burow-Dreiecke (Kompensationsdreiecke) exzidiert. Nach Unterminierung und Mobilisierung des gesamten Lappens erfolgt die Rotation in den primären Operationsdefekt, so daß dieser spannungsfrei verschlossen werden kann (Abb. 57).

Günstige Anwendungsbereiche dieser Technik sind der behaarte Kopf, das Gesicht, die laterale Halsregion und der Stamm.

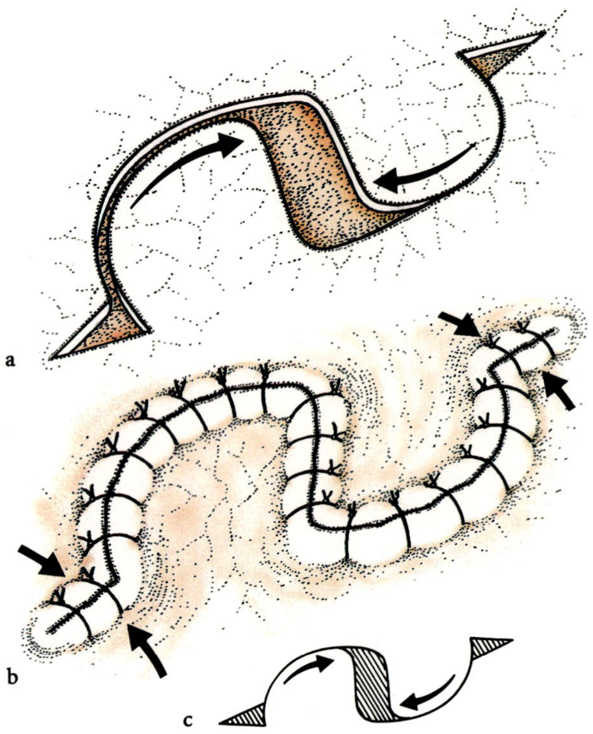

Abb. 58. Doppelte Rotationsplastik (nach Webster):
a gegensinnige Rotationsrichtung,
b Wundverschluß nach Verlagerung,
c schematische Darstellung in der Aufsicht

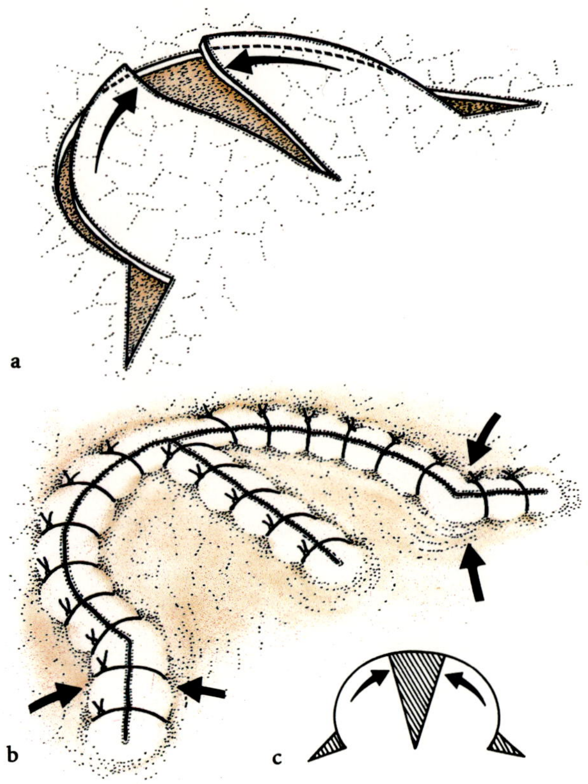

Abb. 59. Doppelte Rotationsplastik, gleichsinnig gerichtet:
a gleichsinnige Rotationsrichtung,
b Wundverschluß nach Verlagerung,
c schematische Darstellung in der Aufsicht

9.10 Doppelte Rotationsplastik (Webster)

Größere runde bis ovale Operationsdefekte können mit diesem modifizierten Rotationsverfahren versorgt werden. Dabei wird von zwei gegenüberliegenden Punkten ("kontralaterale Rotation") jeweils ein bogenförmiger Schnitt angelegt, wobei die Schnittführung gegensinnig verläuft. Nach subkutaner Freipräparation der beiden Lappen können diese zueinander verschoben und der Defekt spannungsfrei verschlossen werden (Abb. 58). Die Exzision eines oder mehrerer Ausgleichsdreiecke zur besseren Wundrandadaptation ist in der Regel notwendig. Bevorzugte Anwendungsbereiche sind der behaarte Kopf und der Stamm.

In besonderen Körperregionen, wie dem Kinn oder der Stirn, sind trianguläre bzw. keilförmige Defekte, die durch eine einfache Rotationsplastik nicht zu versorgen sind, mit gutem ästhetischen Erfolg durch das bilaterale Anlegen zweier Rotationslappen in Fortsetzung der Keilbasis ("bilaterale Rotation") zu decken. Unterminierung und Wundrandadaptation entspricht wiederum dem der einfachen Roationsplastik (Abb. 59).

9.11 Verschiebe- bzw. Rotationsplastik mit rückläufigem Ausgleichsschnitt

Durch eine "hakenförmige" Schnittführung (Synonyme: "rotation flap with back-cut", Axt-Lappen, J-Rotationslappen) am Ende einer Verschiebe- bzw. Rotationsplastik kann auf ein Burow-Ausgleichsdreieck verzichtet werden. Dadurch ergibt sich einerseits eine nicht unwesentliche Gewebeeinsparung, andererseits ist bei dieser Schnittführung der Lappen wesentlich mobiler, da der rückläufige Schnitt in Richtung des

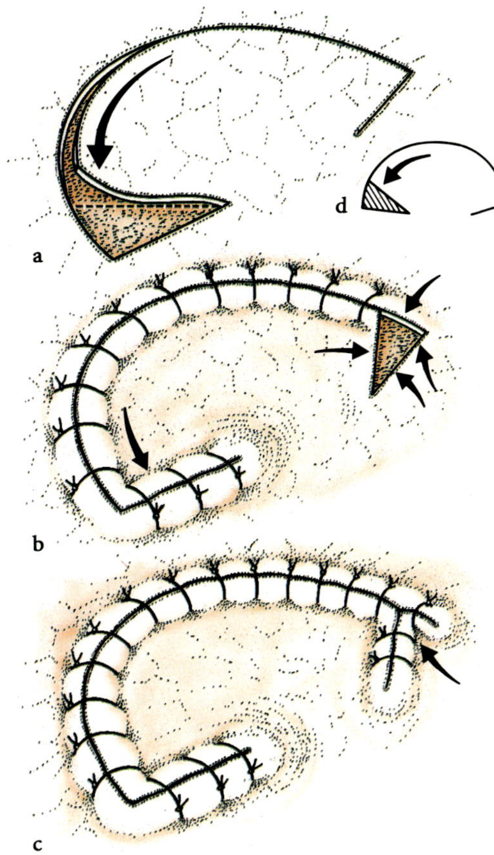

Abb. 60. Rotationsplastik mit rückläufigem Ausgleichsschnitt ("back-cut"):
a nach bogenförmigem Schnitt wird statt einem Ausgleichsdreieck ein rückläufiger Schnitt angelegt,
b nach Lappenverlagerung bleibt ein kleiner Sekundärdefekt, der approximiert werden kann,
c kompletter Wundverschluß
d Schematische Darstellung in der Aufsicht

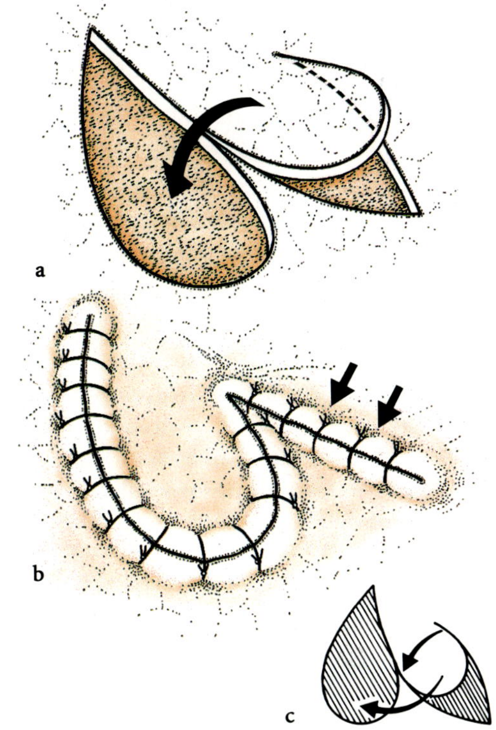

Abb. 61. Schwenklappenplastik:
a Präparation und Einschwenken des Lappens,
b Einpassen des Schwenklappens und Naht des Sekundärdefektes,
c schematische Darstellung in der Aufsicht

Drehpunktes des Lappens ausgerichtet ist (Abb. 60). Der Defektverschluß des "hakenförmigen" Spannungsausgleichs erfolgt im Sinne eines VY-Verschlusses. Bei der Planung dieser Lappenplastik muß darauf geachtet werden, daß durch den rückläufigen Schnitt die gefäßversorgende Basis des Lappens nicht zu schmal wird.

9.12 Schwenklappenplastik

Das Prinzip der Schwenklappenplastik (Synonyme: Transpositionslappenplastik, Sichellappenplastik) besteht darin, daß nach "tropfenförmiger" Exzision eines Krankheitsherdes aus der Umgebung ein gestielter Lappen über eine dazwischenliegende Zone von normaler Haut in den Operationsdefekt eingeschwenkt und eingepaßt wird (Abb. 61). Die Lappenentnahmestelle kann nach lateraler Unterminierung wiederum primär verschlossen werden. Eine in der Regel nicht zu vermeidende Aufwerfung der Haut ("dog-ear") im Bereich der Lappenwurzel, ist zu berücksichtigen und ggf. zu beseitigen. Bei der Operationsplanung sind insbesondere die Spannungslinien der Haut zu beachten. Bei diesem Verfahren handelt es sich um eine relativ einfache Operationstechnik. Als Faustregel sollte gelten, daß das Verhältnis Breite der Lappenbasis zur Lappenlänge den Faktor 1:4 nicht überschreiten sollte.

Diese Technik ermöglicht günstige postoperative Ergebnisse im zentrofazialen Bereich, in der Ohr-Region sowie an Hals und Stamm. Bei deren häufigster Anwendung im Bereich des Nasenflügels ist es erforderlich, den Schwenklappen auszudünnen, d. h. das subkutane Fett zu entfernen. Aus Furcht vor Lappennekrosen wird der ungeübte Operateur dies zunächst nicht in ausreichendem Maße tun, mit der Folge einer ästhetisch ungünstigen Wulstbildung des Lappens.

9.13 Doppelte Schwenklappenplastik (bi-lobed flap)

Bei dieser Technik wird ein "tropfenförmiger" Defekt durch Transposition eines Lappens aus der unmittelbaren Umgebung versorgt, dessen Entnahmestelle wiederum durch einen zweiten Schwenklappen aus der weiteren Umgebung bei primärem Verschluß dessen Entnahmestelle gedeckt wird. Beide Lappen besitzen einen gemeinsamen versorgenden Lappenstiel (Abb. 62).

Zwei Voraussetzungen für den ästhetischen Erfolg dieses Verfahrens müssen allerdings erfüllt werden:

- Da die Lappenbasis im Einzelfall bis zu 180° gedreht werden muß, ist ein hohes Maß an Dehnbarkeit und eine gute Gefäßversorgung unverzichtbar.
- Bei der Operationsplanung sollte die Lokalisation des 2. Lappens so gewählt werden, daß die daraus resultierende zusätzliche Narbe in eine bereits präformierte Falte (relaxed-skin-tension lines) zu liegen kommt.

Gelegentlich wird eine Korrektur-Operation an der Lappenbasis nicht zu umgehen sein. Diese ist problemlos vorzunehmen und sichert ein optimales Ergebnis.

Der "bi-lobed flap" ist ein etabliertes Verfahren, das praktisch in jeder Körperregion einsetzbar ist.

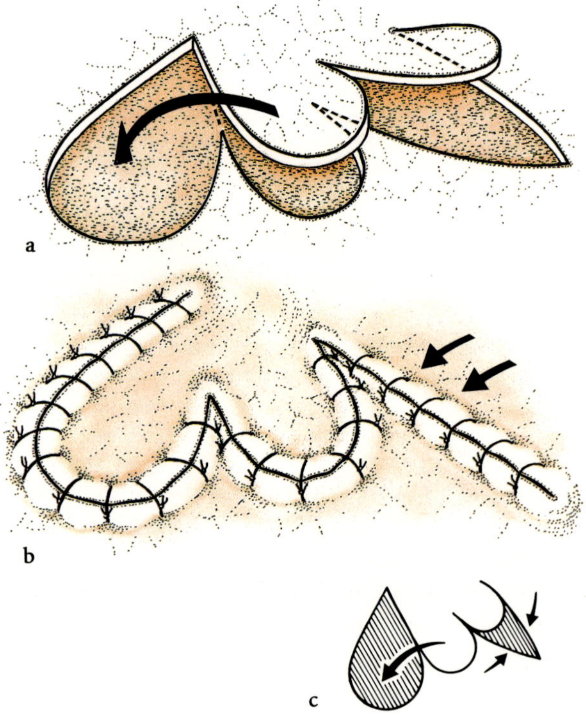

Abb. 62. Doppelte Schwenklappenplastik ("bi-lobed flap"):
a zur Deckung des Sekundärdefektes des ersten Schwenklappens wird ein zweiter Schwenklappen herangezogen,
b Einpassen beider Schwenklappen und Naht des Tertiärdefektes im Sinne einer Dehnungsplastik,
c schematische Darstellung in der Aufsicht

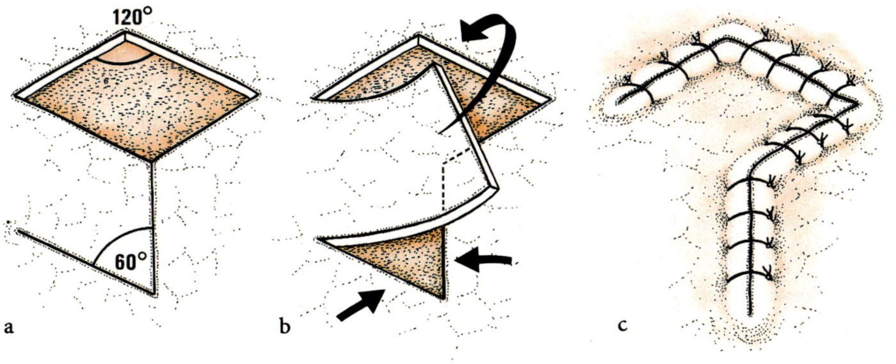

△
Abb. 63. Transpositionslappenplastik nach Limberg:
a rautenförmiger Defekt und Schnittführung des lateral gerichteten kongruenten Lappens,
b Verlagerung in Pfeilrichtung,
c Wundverschluß

Abb. 64. Transpositionslappenplastik nach Dufourmentel:
a rautenförmiger Defekt und Schnittführung lateral leicht ansteigend,
b Verlagerung in Pfeilrichtung,
c Wundverschluß
▽

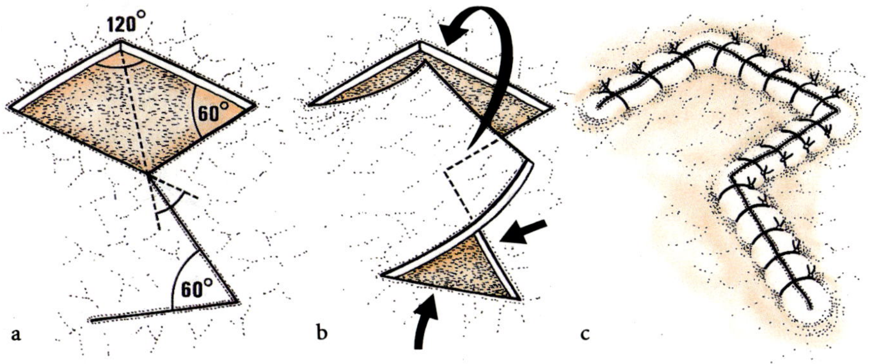

9.14 Transpositionslappenplastiken nach Limberg und nach Dufourmentel

Die von den beiden Autoren beschriebenen Techniken unterscheiden sich nur graduell. Dabei wird bei einem runden bis ovalen primären Operationsdefekt ein dreieckiger Hautlappen in der Umgebung umschnitten, wobei die Lappenspitze des Limberg-Lappens einen Winkel von etwa 50 – 60° aufweisen sollte. Nach Unterminierung, sowohl der umschnittenen Hautpartie als auch der umgebenden Haut, wird der Lappen in den primären Operationsdefekt transponiert bei primärer Wundnaht der Entnahmestelle (Abb. 63, 64). Die bei diesem Vorgehen stets zu beobachtende Aufwerfung der Haut im Bereich der Lappenbasis muß exzidiert und planiert werden.

Sowohl bei kleinen als auch bei größeren Defekten sind diese Methoden im Prinzip am gesamten Integument anwendbar und versprechen zufriedenstellende Operationsresultate.

9.15 Gleitlappen (subkutan gestielte Lappenplastik)

Diese Technik zählt zu der neueren Generation plastischer Operationsverfahren, wobei es sich prinzipiell um einen subkutan gestielten Verschiebelappen handelt, der von der umgebenden Kutis vollständig durchtrennt und lediglich an seinem subkutanen Lappenstiel verankert ist. Die Ernährung des Lappens erfolgt ausschließlich über das intakt erhaltene subkutane Gewebe. Die Präparation des subkutanen Gefäßstiels ist eine Gratwanderung, da bei zu geringer Präparation keine ausreichende Verschieblichkeit resultiert, andererseits bei zu forscher Mobilisierung der Gefäßstiel zu klein wird und die Gefahr einer vaskulären Minderversorgung droht. Ein “Trick” besteht darin, den Lappenstiel lateral bzw. medial in Richtung der Gefäßversorgung zu präparieren und letztlich eine gewisse Rotation um den Gefäßstiel durchzuführen. Die so präparierte “Hautinsel” kann dann spannungsfrei in den primären Operationsdefekt verlagert werden (Abb. 65). Eine laterale Unterminierung erleichtert letztendlich den primären Wundverschluß der Lappenentnahmestelle im Sinne einer Dehnungsplastik. Bei der Operationsplanung sind im besonderen Gewebedehnfähigkeit und Hautspannungslinien zu berücksichtigen.

Der Lappen kann in individuell notwendiger Größe angelegt werden und führt zu sehr guten ästhetischen Ergebnissen, sowohl im zentralen Gesichtsbereich als auch an Stamm und Extremitäten. Zur Deckung größerer Defekte können auch zwei Gleitlappen herangezogen werden, indem diese aufeinander zugerichtet verschoben werden.

9.16 Insellappenplastik

Die Insellappenplastik sieht die Versorgung eines Gewebedefekts mittels einer Hautinsel vor, die durch einen subkutanen Gefäßstiel ernährt wird. Über einen zwischen Gefäßstiel und primärem Operationsdefekt zu präparierenden Tunnel (“Tunnelplastik”) kann die Hautinsel ein-

Abb. 65. Prinzip der subkutan gestielten Lappenplastik (Gleitlappen):
a runder oder viereckiger Defekt und Schnittführung des keilförmigen subkutan gestielten Lappens,
b Verlagerung des Lappens unter Erhaltung des subkutanen Gefäßstiels,
c Wundverschluß,
d Prinzip der subkutan gestielten Lappenplastik im Sagittalschnitt

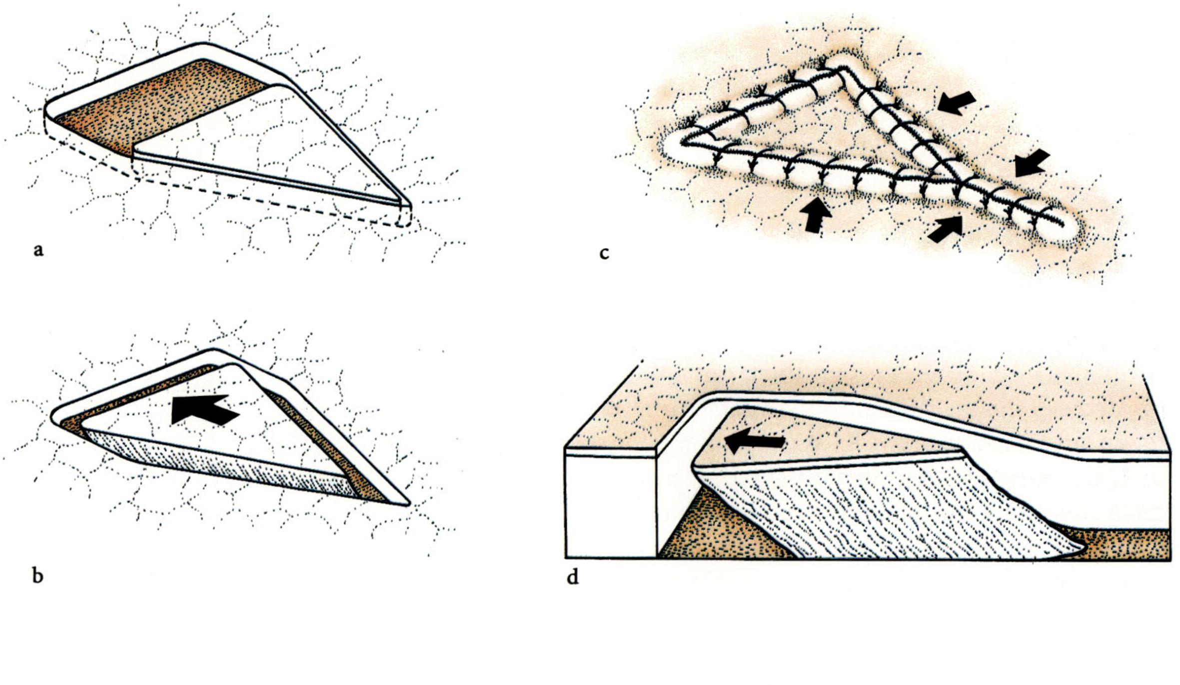

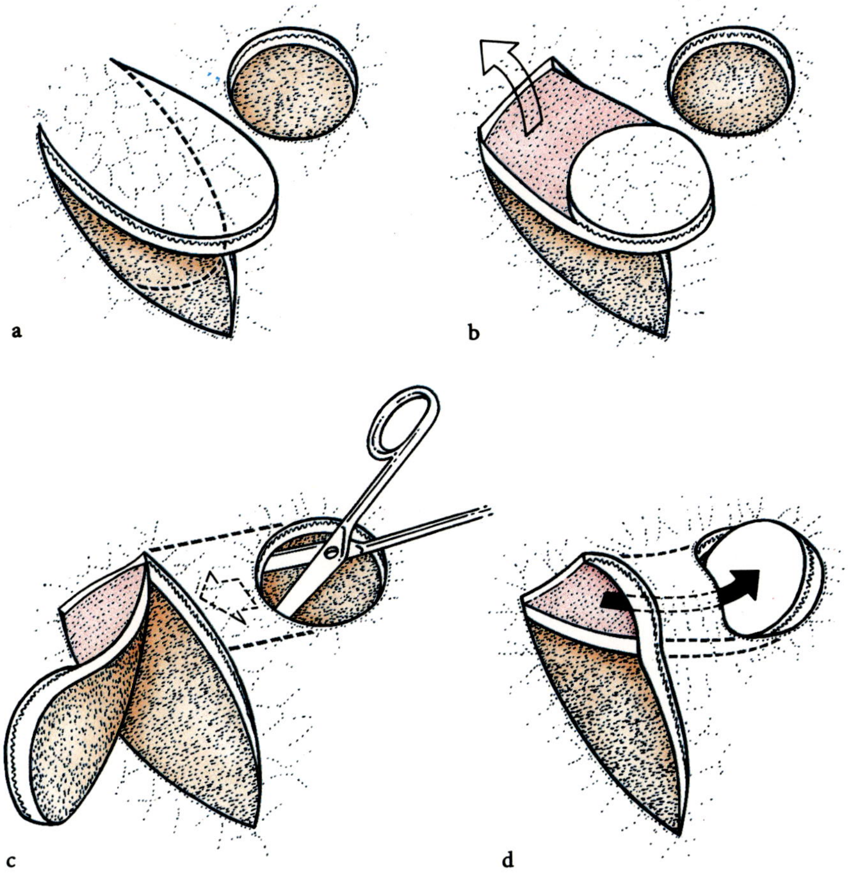

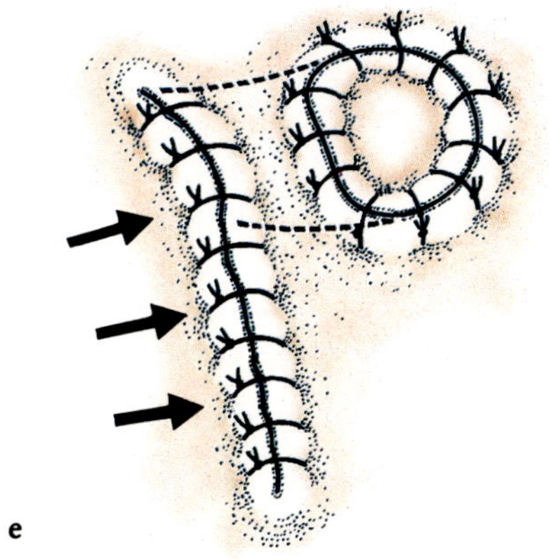

Abb. 66. Prinzip der Insellappenplastik (Tunnelplastik):
a Präparation eines Schwenklappens,
b De-Epithelisierung des Lappenstiels,
c subkutane Tunnelung zum Defekt,
d subkutane Transposition,
e Einpassen der Lappenspitze und Naht der Entnahmestelle. Der de-epithelisierte Lappenstiel bleibt in situ

schließlich ihrer vaskulären Versorgung in den Operationsdefekt geführt und dort eingepaßt werden (Abb. 66). Bei sorgfältiger Präparationstechnik kann der Gefäß- bzw. Lappenstiel bis zu 180° gedreht werden, ohne daß eine Lappennekrose resultiert.

Bevorzugter Anwendungsbereich dieser Technik ist die Nasenregion, wobei der Insellappen entweder von der Stirn oder von nasolabial entnommen wird.

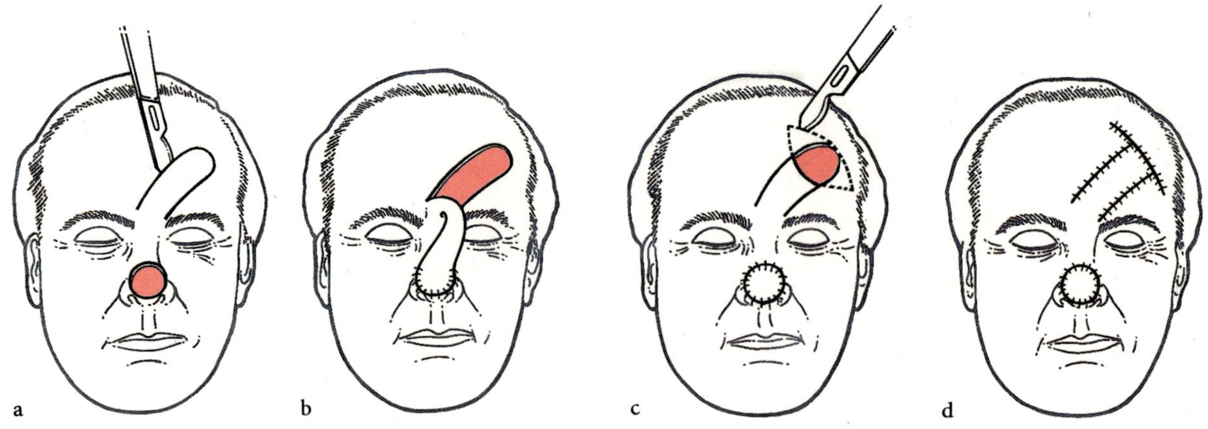

Abb. 67. Axial gestielte regionale Lappenplastik (mediolateraler Stirnlappen):
a Defekt der Nasenspitze und Schnittführung des mediolateralen Stirnlappens,
b Verlagerung der Lappenspitze in den Defekt an der Nasenspitze,
c nach 2–3 Wochen Rückverlagerung des Lappenstiels,
d Verschluß des Sekundärdefekts z. B. durch Dehnungsplastik

9.17 Gefäßgestielter Stirnlappen

Hierbei handelt es sich im Prinzip um einen Transpositionslappen, der zur Deckung größerer Defekte im zentrofazialen Bereich herangezogen werden kann. Der Stirnlappen kann median bis mediolateral mit Basis in der Glabellaregion angelegt werden (Abb. 67). Das gleiche Prinzip wird auch mit lateraler Basis als Temporallappen sowie temporal bilateral gestielt als sogenannter Visierlappen angewandt. Präoperativ empfiehlt sich die Einzeichung der Gefäßversorgung mit Hilfe des Ultraschall-Dopplers. Der Lappen kann aufgrund seiner axialen Gefäßversorgung bis zu 180° gedreht werden. In einer ersten Sitzung erfolgt die Einpassung des Stirnlappens in den primären Operationsdefekt und in einer weiteren Sitzung nach 2–3 Wochen die Durchtrennung des Lappenstiels sowie dessen Rückverlagerung oder Exzision. Die Versorgung der Lappenentnahmestelle erfolgt entweder durch eine Dehnungsplastik, lokale Lappenplastik oder ein freies Hauttransplantat. Gleichzeitig wird durch ein Ausdünnen des eingeheilten distalen Lappenendes eine Feinmodellierung vorgenommen. Sollte eine optimale Ausdünnung zu diesem Zeitpunkt noch nicht möglich sein (evtl. mangelhafte Vaskularisation!), so kann diese nach ca. 6 Monaten nachgeholt werden.

9.18 Temporallappenplastik

Bei diesem Vorgehen wird Stirnhaut über einen breiten temporalen Stiel, der die Arteria und Vena temporalis enthält, in einen zentrofazialen Defekt verbracht. Nach Einheilen des Lappens erfolgt nach 2–3 Wochen die Lappendurchtrennung und die Rückverlagerung des Lappenstiels (Abb. 68). Die Nivellierung des Lappens an die umgebende Empfängerregion durch vorsichtige gezielte Resektion subkutanen Gewebes und der Verschluß des Restdefekts im Stirnbereich durch ein freies Transplantat oder eine lokale Lappenstielplastik werden in der gleichen Operationssitzung vorgenommen. Dies entspricht weitgehend dem Vorgehen bei dem gefäßgestielten Stirnlappen.

9.19 Sonstige zweizeitige Transpositionslappenplastiken

Gestielte Transpositionslappen können, der Stirnlappen- und Temporallappentechnik entsprechend, auch an anderen Körperstellen verwendet werden, z. B. von nasolabial zur Versorgung von Nasenflügeldefekten sowie prä- und retroaurikulär bei Concha- und Helixdefekten. Die Lappenstiele werden nach 14 Tagen in einer

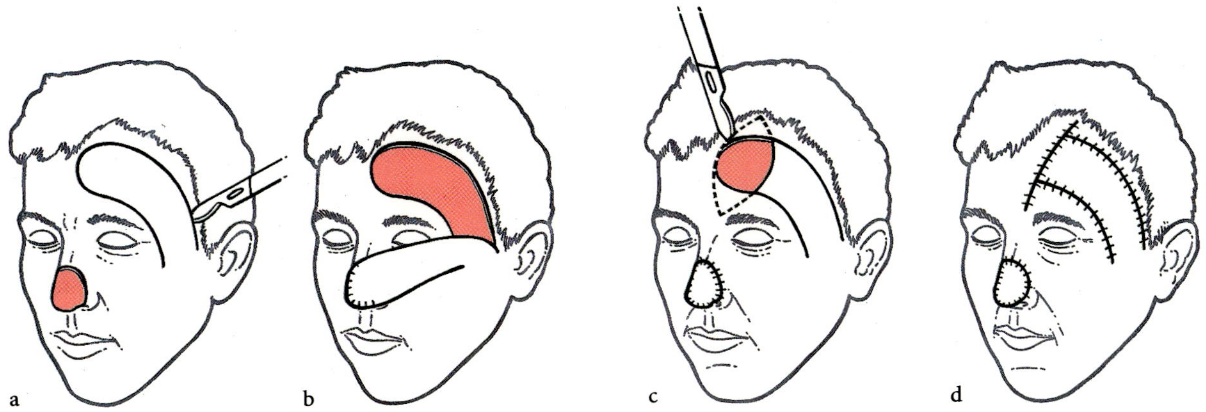

Abb. 68. Temporallappenplastik:
a lateral gestielte Lappenplastik zum Verschluß eines Defekts z. B. an der Nasenspitze,
b Verlagerung der Lappenspitze,
c nach 2–3 Wochen Rückverlagerung des Lappenstiels,
d Verschluß des Sekundärdefekts z. B. durch Dehnungsplastik

zweiten Operationssitzung wiederum entweder verworfen oder rückverlagert.

9.20 Hautexpander-Technik

Epifaszial wird ein aus gewebefreundlichem Silikon bestehender Beutel in die unmittelbare Nähe einer zu exzidierenden Hautveränderung als sogenannter Expander implantiert (Abb. 69). Über ein Einweg-Ventil wird der Expander mit physiologischer Kochsalzlösung bis zur beginnenden Ischämie der darüberliegenden Hautpartie gefüllt. Im Verlauf von 4–6 Wochen, gelegentlich auch länger, kann dann in mehrtägigen Abständen weitere Male physiologische Kochsalzlösung unter den gleichen Kautelen in den sich ausdehnenden Beutel installiert werden, wodurch die darüberliegende Haut allmählich gedehnt wird. Das auf diese Weise zusätzlich gewonnene Hautareal dient nach der operativen Entfernung einer Hautveränderung zur primären Defektdeckung mittels einer Dehnungsplastik oder einer lokalen Lappenplastik (Abb. 70). Durch dieses Verfahren besteht die Möglichkeit, in bestimmten Fällen freie Hauttransplantate, mit ihren im Vergleich zu lokalen Lappenplastiken ungünstigeren kosmetischen Ergebnissen, zu vermeiden.

Indiziert ist diese Methode der artefiziellen Hautdehnung zur Defektversorgung nach Entfernung benigner Läsionen (z. B. Riesennävi, Narbenfelder) und von Röntgenodermen (Abb. 71). Problematisch ist die Anwendung im Kleinkindes- und Kindesalter (Impression knöcherner Skelettanteile!) und bei dem Vorliegen von malignen Hauttumoren, bei denen Exzision und Defektverschluß möglichst umgehend nach der klinischen Diagnosestellung erfolgen sollte.

Beim Auffüllen des Expanders muß eine Überdehnung der Haut (persistierende Ischämie über dem Implantat) unbedingt vermieden werden, da sonst die Gefahr von Hautnekrosen und Implantatverlust droht.

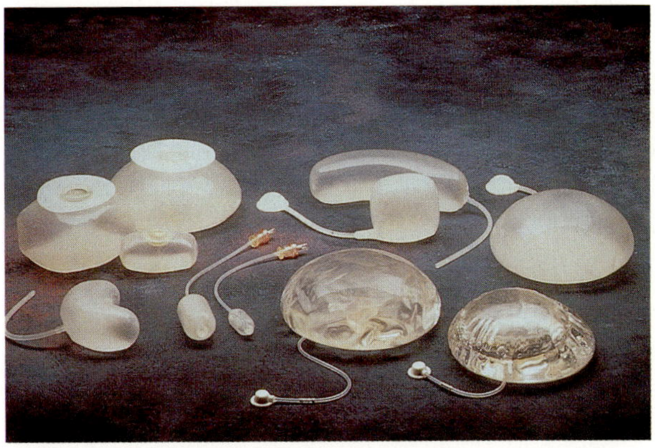

Abb. 69. Verschiedene Hautexpander unterschiedlicher Größe und Form, z.T. mit integriertem oder externem Ventil

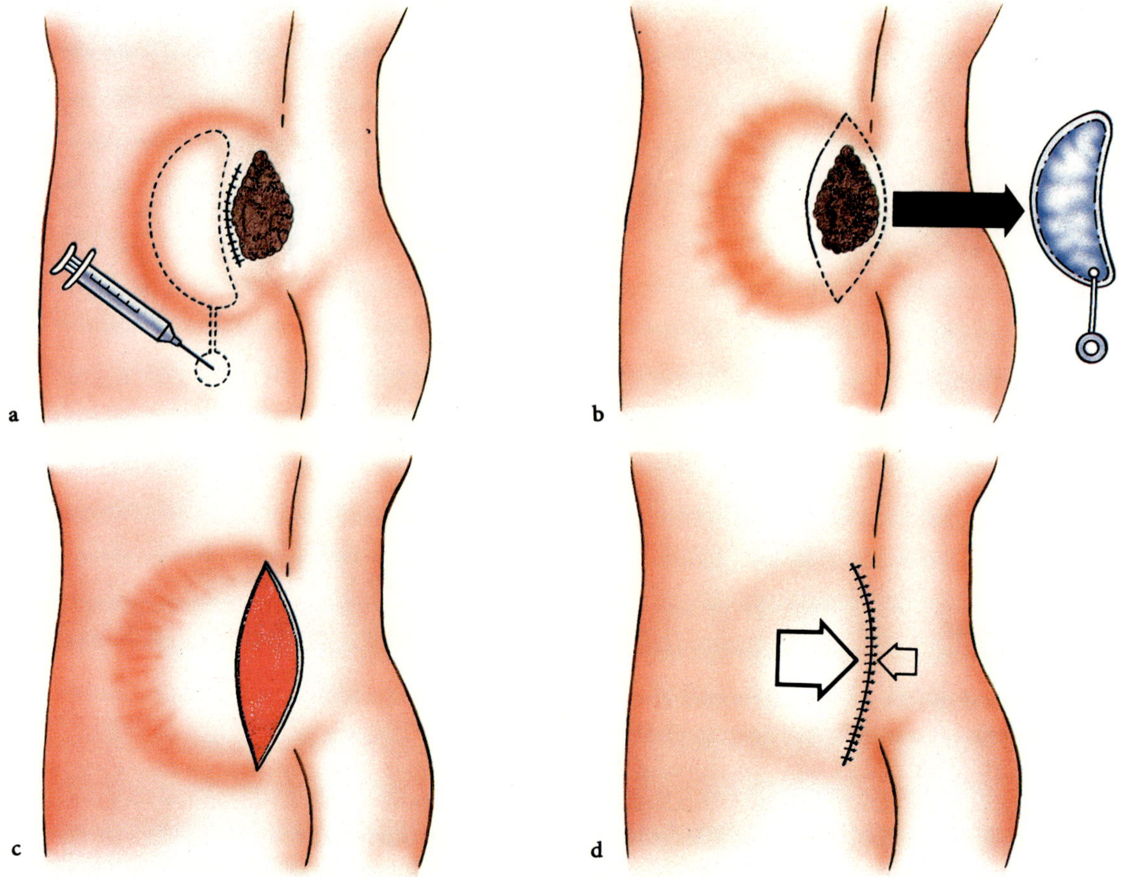

Abb. 70. Prinzip der Hautexpander-Technik:
- **a** der Hautexpander wird neben der später zu exzidierenden Struktur (hier z. B. konnataler Nävuszellnävus) plaziert,
- **b** nach zwischenzeitlicher Dehnung durch wiederholte Instillationen des Expanders über das subkutane Ventil erfolgt in gleicher Sitzung die Exzision des Nävus und die Entfernung des Expanders,
- **c** nach Entfernung des Expanders ergibt sich ein laterales Gewebereservoir, das zur Defektrekonstruktion herangezogen werden kann,
- **d** Endzustand nach Wundverschluß

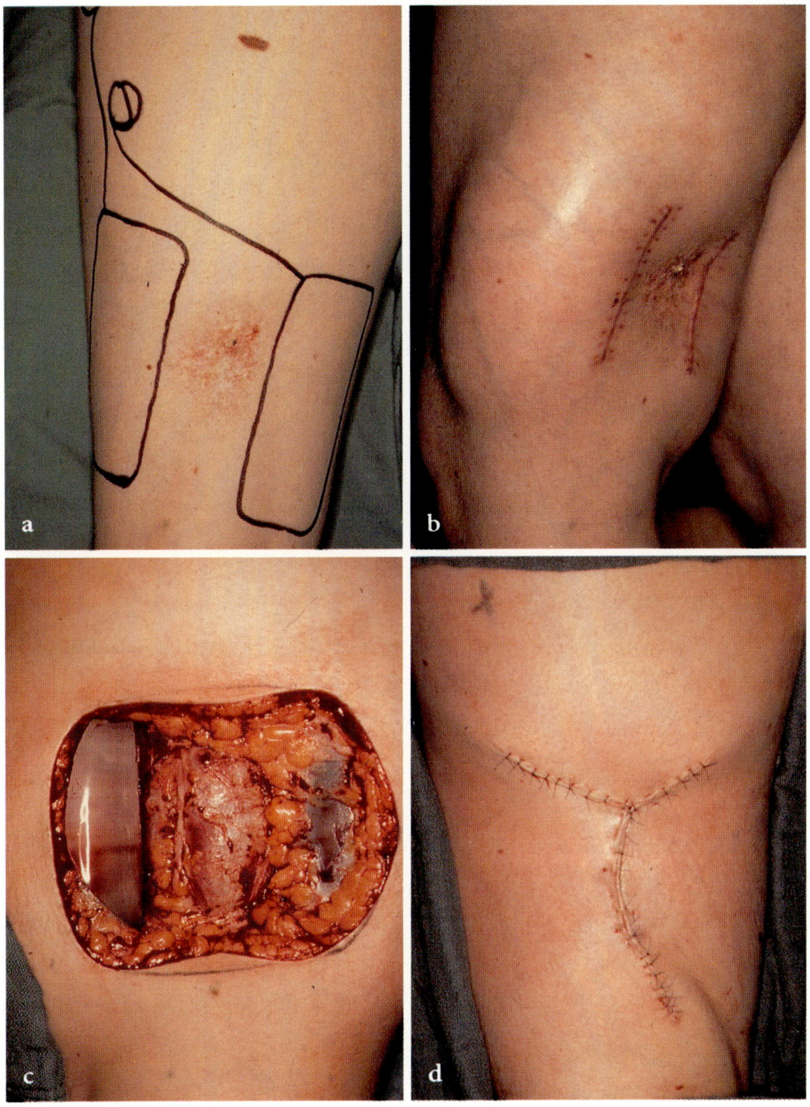

Abb. 71. Anwendung der Hautexpander:
a Radioderm am Oberschenkel, Planung der Plazierung zweier rechteckiger Hautexpander,
b Zustand nach Implantation und kontinuierlicher Expansion im Verlauf von 7 Wochen unter wöchentlicher Instillation von physiologischer Kochsalzlösung über die externen Ventile,
c Exzision des Radioderms und Explantation der Expander,
d Zustand nach Wundverschluß durch VY-Plastik unter Einbeziehung der expandierten Gewebeareale

10 Plastische Operationsverfahren – Fernplastiken

Die zu den Fernplastiken zählenden freien Hauttransplantate und gestielte Fernlappen sind dann indiziert, wenn aufgrund der Größe eines Operationsdefekts dieser durch primären Wundverschluß oder eine lokale bzw. regionale Lappenplastik nicht oder nicht optimal zu versorgen ist.

10.1 Freie Hauttransplantate

Wesentliche Voraussetzungen für das Einheilen freier autologer Hauttransplantate sind neben einem ausreichend durchbluteten glatten Wundbett das Vermeiden grober Ligaturen und der Verzicht auf eine elektrokaustische Blutstillung. Eine Verbesserung des Wundgrundes und damit eine günstigere Einheilrate von Transplantaten wird durch eine Konditionierung des Wundgrundes mittels Polyurethanschaum-Folien erzielt. Bei 1–2tägigem Wechsel der Folien liegt nach 8–14 Tagen ein fester und gut vaskularisierter gleichmäßiger Granulationsrasen vor. Eine gute postoperative Verbandstechnik sollte einen sanften und gleichmäßigen Druck ausüben und somit den unmittelbaren Kontakt zwischen Transplantat und dessen ernährender Unterlage sicherstellen. Liegen an den Extremitäten freie Transplantate in der Nähe von Gelenken, ist deren Ruhigstellung mittels Schiene oder Gipsverband für die Dauer von 7–10 Tagen empfehlenswert.

10.1.1 Spalthauttransplantate

Spalthauttransplantate bestehen aus Epidermis und den oberflächlichen Anteilen der Dermis und enthalten somit keine Hautanhangsgebilde (Abb. 72). Sie werden unterteilt in dünne (bis 0,3 mm), mitteldicke (~ 0,4–0,5 mm) und dicke (~ 0,6 mm) Transplantate. Zur Entnahme der Haut stehen neben manuellen Geräten moderne motorgetriebene Dermatome zur Verfügung. Letztere sind zu bevorzugen, da sie bei exakter Durchführung der Entnahme eine gleichmäßige Dicke der Transplantate gewährleisten.

Bei dem von uns verwendeten Aesculap-Dermatom ist die Dicke des Transplantats mit 1/20 mm Genauigkeit fest einstellbar, ebenso die Breite variabel bis 8 cm (Abb. 73). Bei der Gewinnung des Transplantats wird nach Einfetten von Operationsfeld und Dermatom die Entnahmestelle durch den Assistenten straff gespannt, wodurch die niveaugleiche Transplantatentnahme erleichtert wird. Um zu verhindern, daß die Spalthaut in das Dermatom wieder zurückgezogen und dort von der scharfen Klinge zerfetzt wird, sollte die entnommene Haut umgehend von der Operationsschwester gefaßt und mit leichtem Zug gehalten werden. Bei dem Entnah-

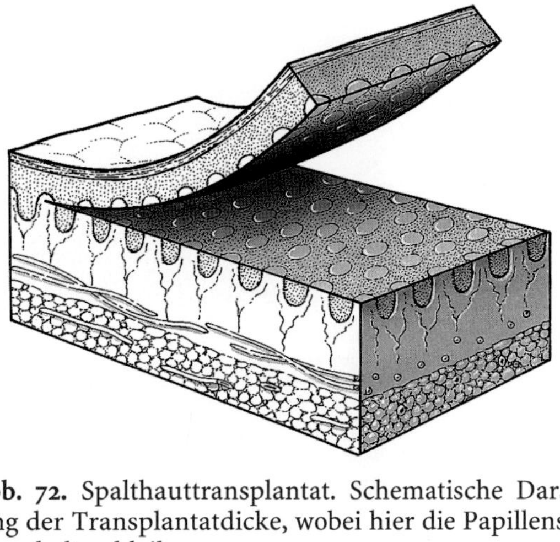

Abb. 72. Spalthauttransplantat. Schematische Darstellung der Transplantatdicke, wobei hier die Papillenspitzen erhalten bleiben.

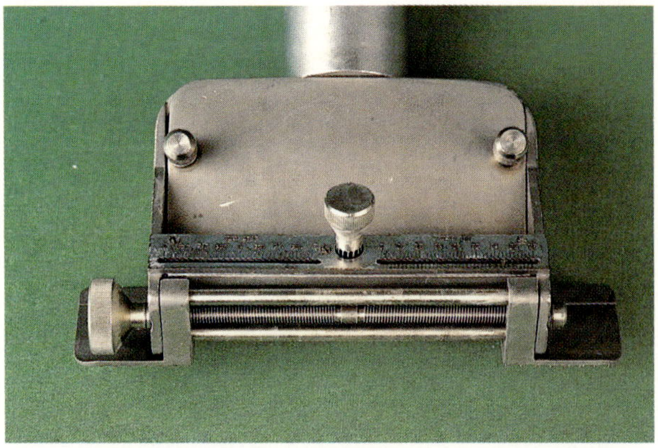

Abb. 73. Motorgetriebenes Dermatom mit Möglichkeit zur Einstellung von Dicke und Breite des Transplantats

mevorgang sollte das Dermatom selbst mit leichtem Druck gleichmäßig nach vorne geschoben werden (Abb. 74).

Zu beachten ist, daß jedes Spalthauttransplantat während der Entnahme bereits einer Spontanschrumpfung unterliegt, die bei der Operationsplanung ausreichend berücksichtigt werden sollte. Entsprechend der Form des Empfängerbetts wird das Transplantat zugeschnitten und unter leichter Spannung mit resorbierbarem Nahtmaterial fixiert (Abb. 75), alternativ auch durch Metallklammern oder Gewebekleber.

Optimale Entnahmestellen für Spalthauttransplantate sind Oberschenkel, Gesäß und Oberarminnenseite. Nach der Entnahme reepithelisieren die Spenderstellen in der Regel spontan.

Die postoperative Versorgung sowohl von Transplantat als auch von Entnahmestelle erfolgt entsprechend den bekannten Regeln der feuchten Wundbehandlung. Durch die optimale Plazierung des Wundverbands sollte zusätzlich ein gleichmäßiger leichter Druck auf das Transplantat sichergestellt werden.

Der große Vorteil von Spalthauttransplantaten besteht darin, daß sie im Vergleich zu Vollhauttransplantaten deutlich weniger nekrosegefährdet sind. Ungünstig ist allerdings neben der stärkeren Schrumpfungsneigung (bis zu 20% der Gesamttransplantatfläche), die selbst nach exakter postoperativer Ruhigstellung beobachtet wird, eine nur ungenügende Belastbarkeit in Körperregionen wie Palmae und Plantae. Berücksichtigt werden muß ferner das ästhetisch unbefriedigende Ergebnis an sichtbar getragenen Körperstellen, da Spalthauttransplantate, aufgrund der häufig unvermeidlichen unterschiedlichen ästhetischen Regionen von Entnahmestelle und Empfängerstelle hinsichtlich Oberflächenstruktur und Pigmentierung, gegenüber der

Abb. 74. Entnahme des Spalthauttransplantats z. B. vom Oberschenkel:
a der Operateur führt das Dermatom unter gleichmäßigem Druck während der Assistent das Transplantat unter leichter Spannung entgegennimmt,
b Deckung der Entnahmestelle mittels Polyurethanschaumfolien

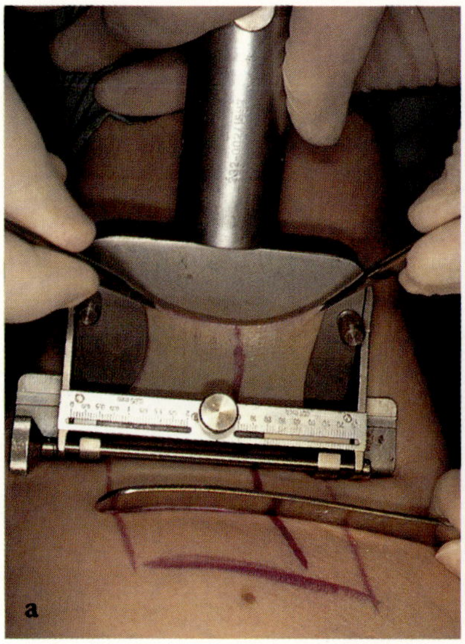

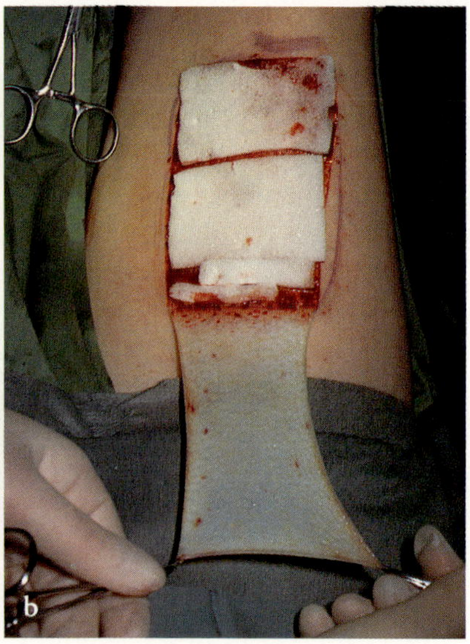

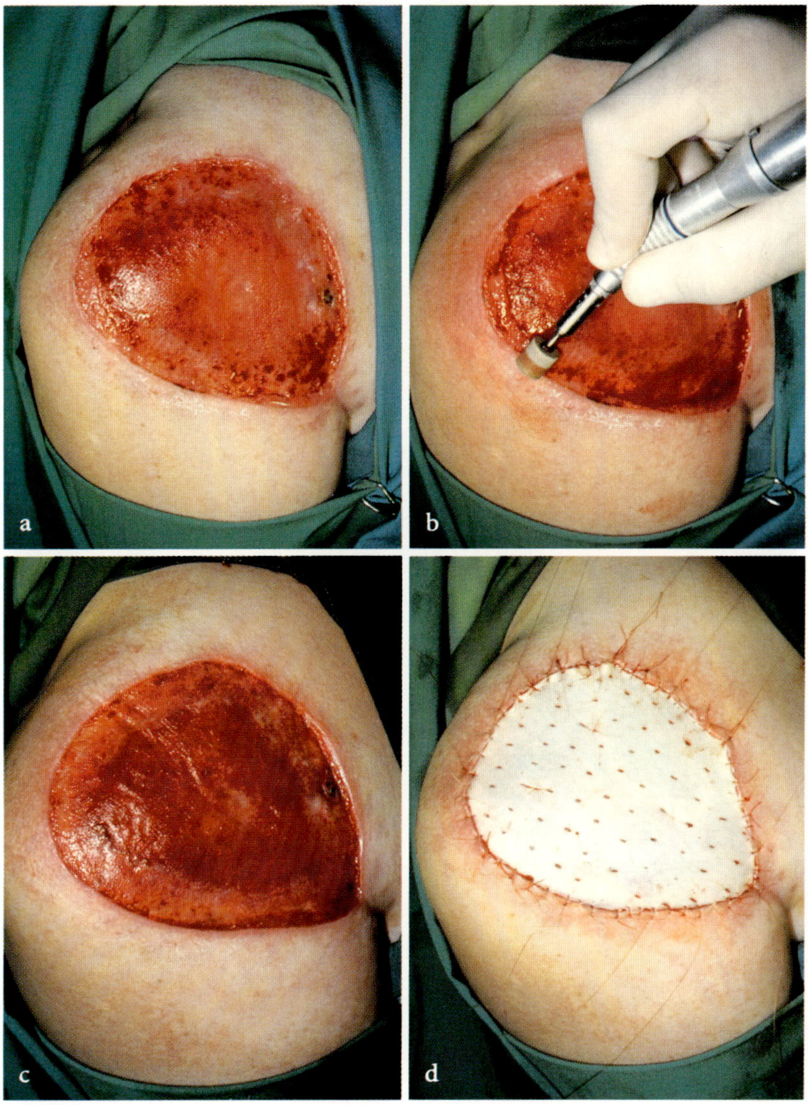

Umgebung zum Teil deutlich differieren. Deshalb sollten Spalthauttransplantate zur Versorgung von Gesichtsdefekten nur dann herangezogen werden, wenn alternativ Lappenplastiken unmöglich sind oder es sich um ältere Patienten in reduziertem Allgemeinzustand handelt, bei denen weitergehende Operationstechniken eine zu große Belastung darstellen würden. Indiziert sind Spalthauttransplantate im Gesichtsbereich auch dann, wenn eine spätere epithetische Ergänzung vorgesehen ist.

Das Verfahren ist aber ideal bei der Deckung von Ulcera crurum und von großen Defekten an Stamm und Extremitäten, insbesondere nach Wundgrundkonditionierung.

Abb. 75. Spalthauttransplantation:
a Konditionierter Granulationsdefekt nach weiter lokaler Exzision eines malignen Melanoms,
b gleichmäßiges Planieren und Anfrischen des Wundgrundes und Wundrandes mittels Karborund-Fräse,
c optimaler Wundgrund vor Transplantation,
d Einpassen des Transplantats. Schlitzung mit dem Skalpell zur Prophylaxe bei möglicher Serom- bzw. Hämatombildung. Der Verband kann über die lang gelassenen Fäden eingeknotet werden

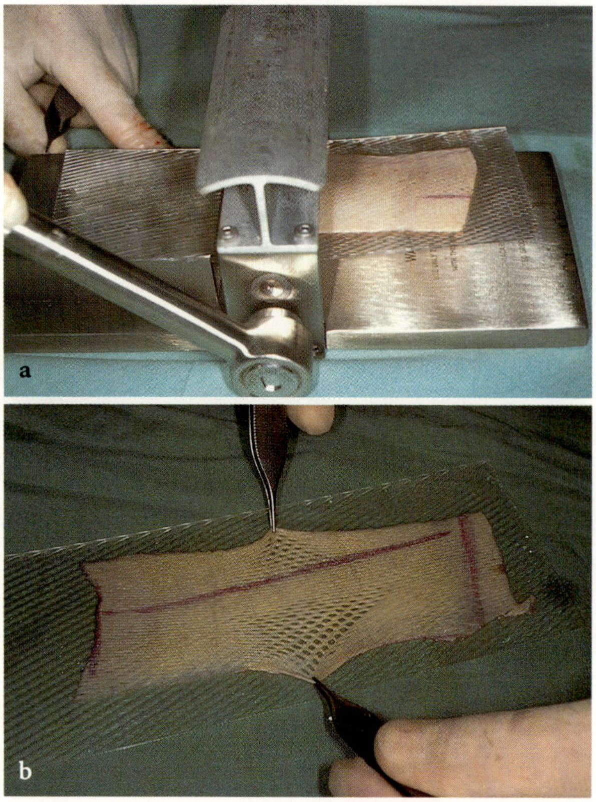

Abb. 76. Gittertransplantat ("mesh graft"):
a artefizielle Schlitzung eines Spalthauttransplantats über einer Schneidewalze,
b gleichmäßig gefertigtes Gittertransplantat

10.1.2 Gittertransplantate

Gittertransplantate (Meshgraft-Transplantate) werden durch artefizielle gleichmäßige Schlitzung von Spalthauttransplantaten gewonnen, wobei ein maschenähnliches Gitter erzeugt wird. Mit Hilfe dieses Verfahrens können größere Hautdefekte mit relativ kleinen Transplantaten erfolgreich gedeckt werden. Die Epithelisierung der primär nicht mitgedeckten Wundanteile erfolgt von dem transplantierten Epidermis-Kutis-Gitter aus.

Wir verwenden zur Herstellung der Gittertransplantate ein Maschendermatom. Nach exaktem Ausbreiten eines Spalthauttransplantats auf einer harten Plastikfolie mit einem Gitterschnittmuster werden beide durch die Schneidewalze gedreht (Abb. 76). Das entsprechend geschlitzte Spalthauttransplantat kann nun gedehnt werden und ermöglicht die Deckung größerer Defekte. Es stehen Schablonen mit verschiedenen Rastern zur Verfügung, so daß die definitive Größe des Transplantats (1:1,5, 1:3, 1:6) unterschiedlich gewählt werden kann (Abb. 77). Einpassen, fixieren und postoperative Versorgung der Gittertransplantate erfolgen entsprechend denen der Spalthauttransplantate.

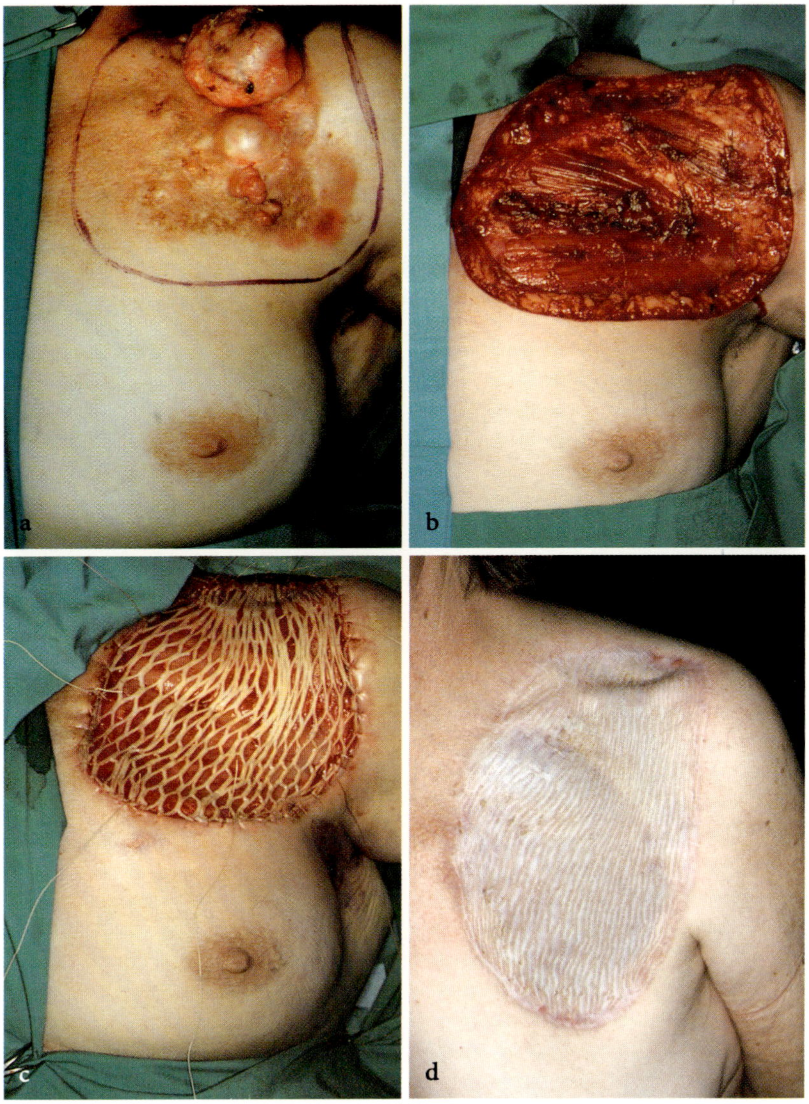

Abb. 77. Gittertransplantation:
a Operationsplanung zur Exzision eines Dermatofibrosarcoma protuberans,
b Exzisionsdefekt unter Mitnahme der Faszie,
c nach Wundkonditionierung Einpassen des Gittertransplantats,
d Lokalbefund nach einem Jahr

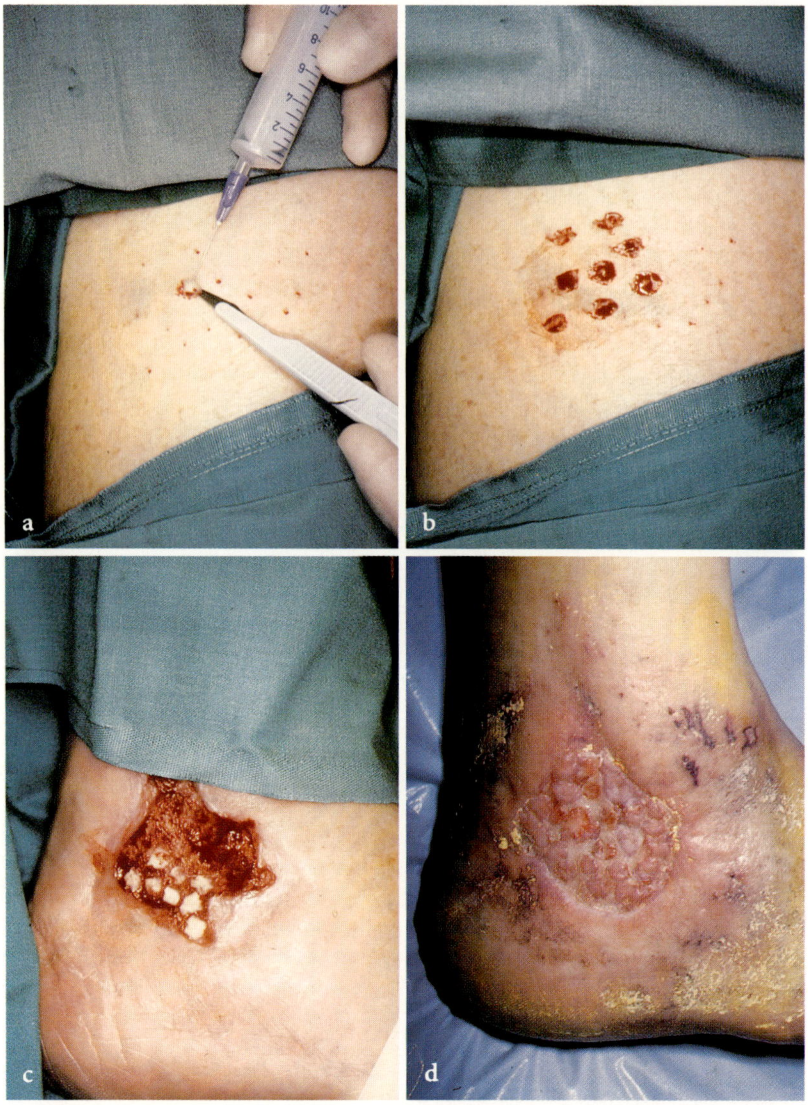

Abb. 78. Läppchenplastik nach Reverdin:
a Entnahme der Läppchen durch tangentiale Exzision wobei die Haut durch eine Kanüle angehoben wird,
b die Entnahmestelle kann der Sekundärheilung überlassen oder durch spindelförmige Exzision und primäre Naht verschlossen werden,
c Einpassen der Läppchen in das Ulkus,
d Lokalbefund nach 3 Monaten

10.1.3 Läppchenplastik nach Reverdin

Unter dieser Technik versteht man die Transplantation von bis zu 1 cm großen Spalthautläppchen. Nach Anheben der Haut mit einer Nadel erfolgt deren tangentiale Präparation mit dem Skalpell. Die entnommenen Läppchen werden gleichmäßig inselartig auf den Defekt verteilt (Abb. 78). Die Entnahmestellen können der Spontanheilung überlassen oder durch primäre Wundnaht versorgt werden.

Wegen der ungenügenden Kosmetik ist die Anwendung dieses Verfahrens im Rahmen der operativen Dermatologie nur noch bei der Defektdeckung von Ulcera crurum vertretbar.

10.1.4 Vollhauttransplantate

Vollhauttransplantate enthalten neben der Epidermis die gesamte Dicke der Dermis, einschließlich der darin enthaltenen Hautanhangsgebilde (Abb. 79). Deshalb findet eine spontane Reepithelisierung im Bereich der Entnahmestelle nicht statt. Diese muß entweder primär verschlossen oder durch ein Spalthauttransplantat gedeckt werden.

Von Vorteil ist die geringe Schrumpfungsneigung und die gute Belastbarkeit der Vollhauttransplantate. Nachteilig ist allerdings, daß bei Sickerblutungen im Wundbett teilweise oder vollständige Transplantatnekrosen möglich sind. Vollhauttransplantate heilen jedoch bei entsprechender Vorbereitung des Wundgrundes (Wundgrundkonditionierung) relativ gut ein, vor allem in Gebieten über platten Knochen und auf fester nicht zu stark gekrümmter Unterlage (Gesichtsschädel, behaarter Kopf, Extremitäten).

Vollhauttransplantate erfordern eine sehr sorgfältige Operationstechnik. Die Empfängerstelle muß gut vaskularisiert und die Blutstillung vollständig sein. Die Entnahme der Vollhauttransplantate wird am günstigsten "maßgerecht" mit dem Skalpell vorgenommen, nur ausnahmsweise bei großflächigen Donorarealen mit dem Dermatom. Das Transplantat selbst wird mit leichter Spannung in den Defekt fixiert, wozu wir als Nahtmaterial Vicryl mit der Stärke 5–0 bzw. 6–0 bevorzugen (Abb. 80). Da die Haftung des Transplantates auf dem Empfängerbett essentiell ist, kann es sinnvoll sein, eine oder mehrere Fixationsnähte im Zentrum des Transplantates zu plazieren. Dabei ist allerdings zu berücksichtigen, daß eventuelle Blutungen unter das Transplantat dessen vollständige Einheilung verhindern können. Fibrinkleber können die Fixierung prinzipiell erleichtern, theoretisch aber auch die Ernährung durch Diffusion passager erschweren.

Bei Vollhauttransplantaten kommt der Verbandstechnik ("feuchte Wundbehandlung") eine noch größere Bedeutung zu als bei den Spalthauttransplantaten. Der Verband muß einen gleichmäßigen leichten Druck ausüben und nach Möglichkeit auch die vollständige Ruhigstellung der transplantierten Körperregion während der ersten 5 Tage post operationem sicherstellen. Besteht klinisch kein Anhalt für eine Wundinfektion, kann der erste Verband bis zum 10. postoperativen Tag belassen bleiben.

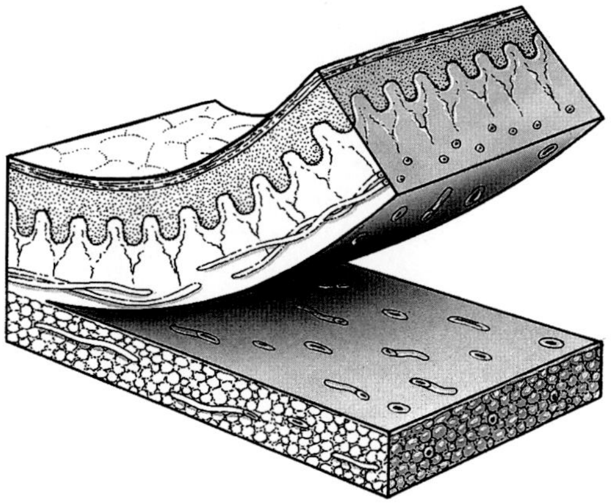

Abb. 79. Vollhauttransplantat. Schematische Darstellung der Transplantatdicke. Das Transplantat umfaßt Epidermis und Korium

Generell ist festzuhalten, daß über das postoperative ästhetische Ergebnis von Vollhauttransplantaten keine Voraussage gemacht werden kann. Auch unsere Langzeitergebnisse, die von sehr gut (nahezu unsichtbar) bis störend reichen, unterstreichen diese Feststellung.

10.1.5 Segmenttransplantate (composite grafts)

Darunter versteht man freie Transplantate, die mehrere Gewebeschichten enthalten. In unserem Fachgebiet sind dies in der Regel Haut und Knorpel. Composite grafts werden im Rahmen der Rekonstruktion von Nasenflügel- oder Nasenspitzendefekten, Ohrmuscheldefekten sowie zum Neuaufbau bei teilweisem Lidverlust eingesetzt. Entnahmestellen sind die Ohrmuschel bei Defekten der Nase und der kontralateralen Ohrmuschel sowie das gesunde Lid bei Liddefekten. Werden Composite grafts keilförmig entnommen, können die Entnahmestellen in der Regel jeweils primär verschlossen werden, ohne daß eine Deformität zurückbleibt (Abb. 81).

Segmenttransplantate dürfen sowohl bei der Entnahme als auch bei der Implantation nicht

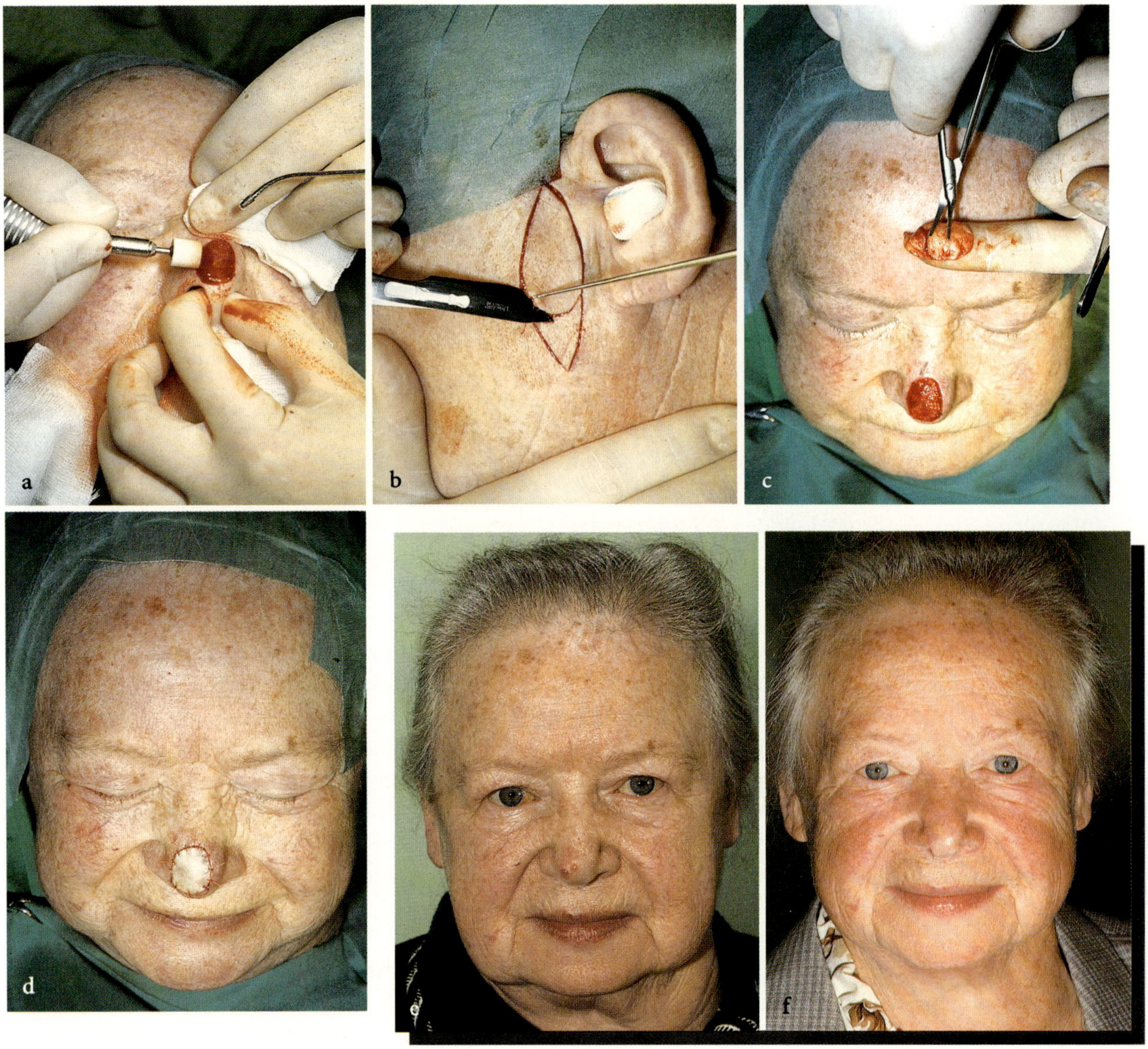

Abb. 80. Vollhauttransplantation:
a Planieren und Anfrischen des Wundgrundes vor der Transplantation,
b Entnahme des Vollhauttransplantats aus der präaurikulären Region,
c "Entfettung" des Vollhauttransplantats mit der Transplantatschere,
d optimal eingepaßtes Transplant,
e präoperativer Lokalbefund,
f Zustand zwei Jahre postoperativ

Abb. 81. Segmenttransplantat ("composite graft"): ▷
a Defekt nach Exzision eines Basalioms im Bereich der kaudalen Helix,
b Entnahme eines keilförmigen Segmenttransplantats (einschließlich Knorpel) vom kontralateralen Ohr,
c optimal eingepaßtes Segmenttransplantat,
d primäre Naht der Entnahmestelle am kontralateralen Ohr,
e präoperativer Lokalbefund,
f Zustand vier Jahre postoperativ

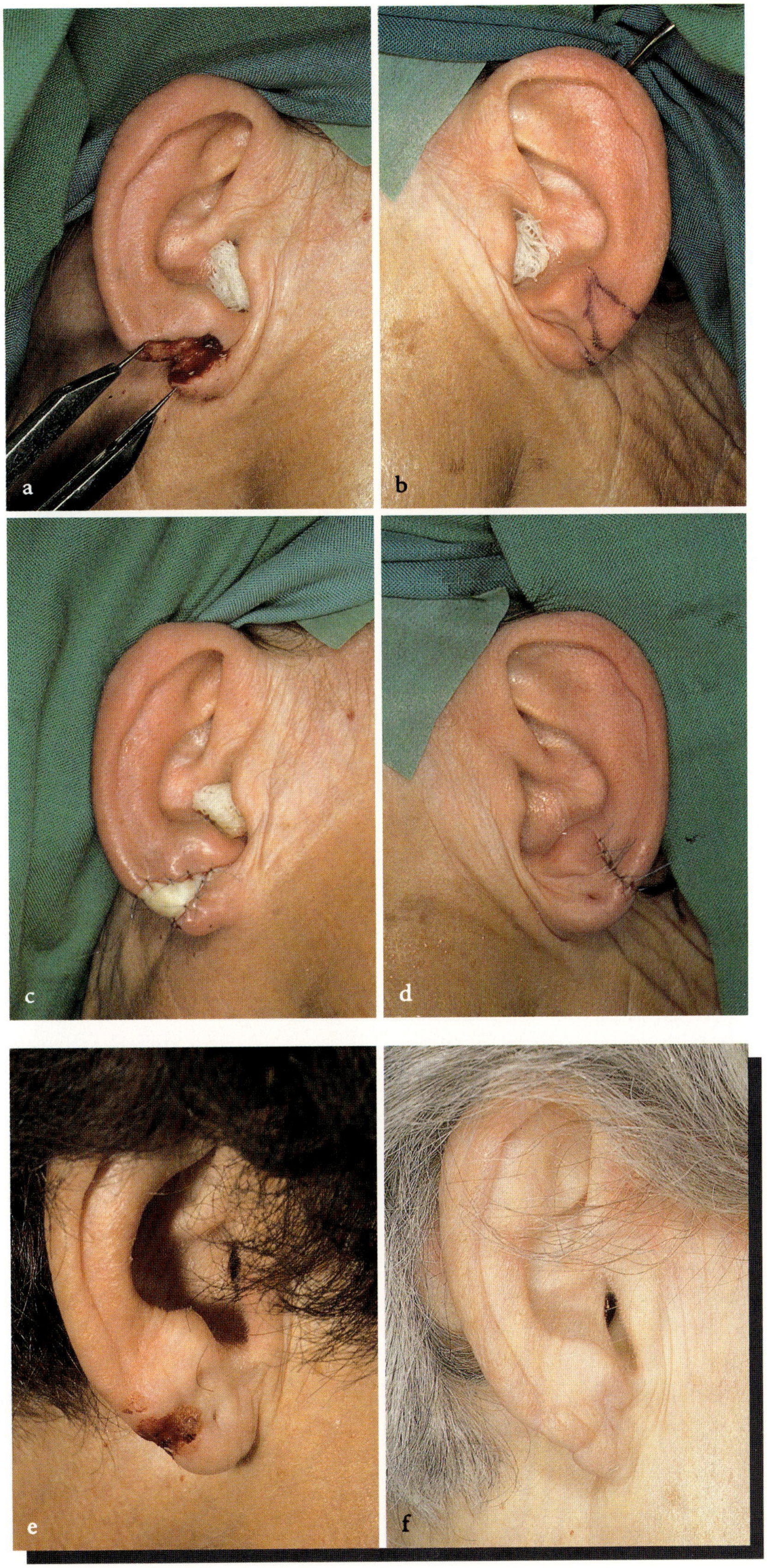
a
b
c
d
e
f

oder nur minimal traumatisiert werden. Sie sind in bezug auf die Qualität der Empfängerstelle noch weit anspruchsvoller als Vollhauttransplantate. Da ihre Versorgung bis zum Einsprossen von Kapillaren aus dem Empfängerbett nur durch Diffusion erfolgt, können bereits minimale Sickerblutungen diese unterbrechen und damit einen partiellen bis kompletten Transplantatuntergang bewirken.

10.1.6 Freie Fettgewebstransplantation

Die freie Fettgewebstransplantation ist eine Methode zum Ausgleich von Volumendefiziten des Weichteilgewebes, wie z. B. bei Hemiatrophia faciei, bei Zustand nach Frakturen mit Einsenkung der Weichteile u. ä. Dabei kann das Gewebe durch Liposuction oder durch einfache Exzision entnommen werden. Als Donorstelle bietet sich die Glutäalregion an.

10.2 Gestielte Fernlappen

Funktionelle und ästhetisch befriedigende Ergebnisse sind mit diesen Techniken möglich. Sie umfassen neben den klassischen Wanderlappen, myokutane Lappen und freie mikroanastomosierte Lappen. Größere und tiefe Defekte werden dabei mit Gewebe einer entfernten Donorstelle versorgt.

In der Regel übersteigen allerdings Fernlappen die möglichen Indikationsstellungen im Rahmen der operativen Dermatologie sowie deren Spektrum generell. Sie sollten deshalb der Plastischen Chirurgie, der Kiefer-Gesichts-Chirurgie und der Oto-Rhino-Laryngologie vorbehalten bleiben.

10.2.1 Wanderlappen

Hierbei wird von einer entfernten Körperstelle ein aus Epidermis, Kutis und Subkutis bestehender gestielter Lappen entweder direkt oder in mehreren Schritten (Wanderlappen) in einen Operationsdefekt verlagert. Nach Einheilen des Lappens kann dieser nach etwa 2–3 Wochen niveaugerecht modelliert und der Lappenstiel entweder in das Entnahmegebiet zurückverlagert oder verworfen werden.

10.2.2 Myokutane Lappen

Myokutane Lappen enthalten zusätzlich noch Muskelanteile, wobei die Blutversorgung des Lappens über das musculocutane Gefäßsystem erfolgt. Beispielhaft seien hier der Platysma-Lappen und der Deltopektoral-Lappen erwähnt. Beide können zur Versorgung ausgedehnter Gesichtsdefekte herangezogen werden, wobei aus ästhetischen Gründen eine Korrekturoperation im Bereich des Lappenstiels häufig nicht zu umgehen ist.

10.2.3 Freie mikroanastomisierte Lappen

Freie mikroanastomisierte Lappen sind nur selten zur Deckung extrem großer und tiefer Defekte am Integument erforderlich. Ihr erfolgreicher Einsatz ist von der Erfahrung des Operateurs und einer speziellen klinischen Infrastruktur abhängig.

11 Elektrochirurgie

Das Grundprinzip der Elektrochirurgie besteht darin, daß ein hochfrequenter Strom von einer großflächigen "Neutralelektrode" über den Körper des Patienten zu einer kleinflächigen "Aktivelektrode" geleitet wird. Dabei wird an der Aktivelektrode eine sehr hohe Stromdichte erreicht, die bei Überschreiten von Mindestwerten die zur Koagulation oder zum Schneiden erforderliche Gewebeerwärmung verursacht. Hochfrequenzströme mit Frequenzen von 500 kHz sind erforderlich, um nicht durch den Stromfluß eine Faraday-Reizung von Nerven und Muskulatur zu verursachen.

Präoperativ muß sorgfältig auf die Lagerung des Patienten geachtet werden, da bei Metallkontakt mit dem Operationstisch oder Anästhesiegerät Gefahren durch den Stromfluß drohen (Abb. 82).

Für die einzelnen Modalitäten der Elektrochirurgie steht eine breite Palette von individuell unterschiedlichem Instrumentarium zur Verfügung (Abb. 83).

11.1 Elektrotomie

Bei der Elektrotomie handelt es sich um eine elektrokaustische Gewebedurchtrennung (Abb. 84a). Um einen feinen Schnitt ohne wesentliche Oberflächenkoagulation zu erhalten, sind Nadel- oder Lanzettelektroden mit möglichst dünnem Querschnitt zu verwenden. Da durch elektrischen Strom verursachte Wunden generell eine verzögerte Heilungstendenz besitzen, ist es in der Tumorchirurgie empfehlenswert, den Hautschnitt zunächst mit dem Skalpell durchzuführen und erst dann den Eingriff mit dem Elektrokauter fortzusetzen.

Bei der tangentialen elektrokaustischen Entfernung von seborrhoischen oder vulgären Warzen ist darauf zu achten, daß die Exzision nicht bis in das tiefere Korium erfolgt, da daraus eine ästhetisch-störende Narbenbildung resultieren kann.

11.2 Elektrokoagulation

Unter Elektrokoagulation versteht man die elektrokaustische Verschorfung von Gewebe, wozu im Prinzip ein bipolarer Strom erforderlich ist. Zur Gefäßkoagulation empfiehlt es sich deshalb, bipolare Pinzetten zu verwenden (Abb. 85). In praxi können allerdings alle Formen von Aktivelektroden genutzt werden, z. B. feine Nadelelektroden zur Epilation, Kugel- und Plattenelektroden zum Verschweißen blutender Gefäße und von Sickerblutungen (Abb. 84b). Wichtig ist, daß die Oberfläche der Elektroden stets sauber gehalten wird, da eine Kruste aus verbrannten Gewebe- und Blutresten die Elektrodenoberfläche isoliert und zur Funkenbildung und Verkohlung der Kontaktflächen führen kann.

Die elektrokaustische Abtragung mit der Schlinge stellt ein häufig angewandtes Verfahren zur Behandlung von Condylomata acuminata dar (Abb. 86). Die Kondylome werden dabei an ihrer Basis abgetragen; im Falle einer notwendigen Blutstillung kann diese nachfolgend mit der elektrischen Kugel durchgeführt werden.

11.3 Elektrodesikkation

Die Elektrodesikkation ist eine durch Koagulation verursachte Gewebeaustrocknung (Desikkation) in der engeren Umgebung einer im Gewebe plazierten Aktivelektrode (Abb. 84c). Das

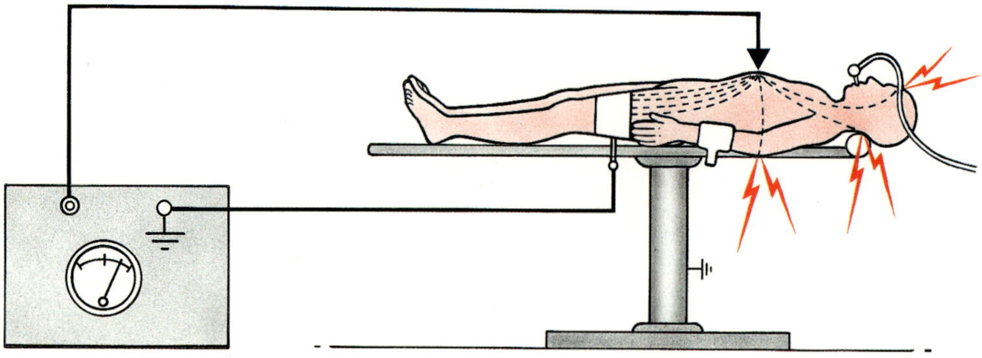

△

Abb. 82. Gefahrenquellen durch Elektrochirurgie bei unkorrekter Lagerung des Patienten. Ungesicherter Metallkontakt z. B. mit dem OP-Tisch oder Narkoseinstrumentarium

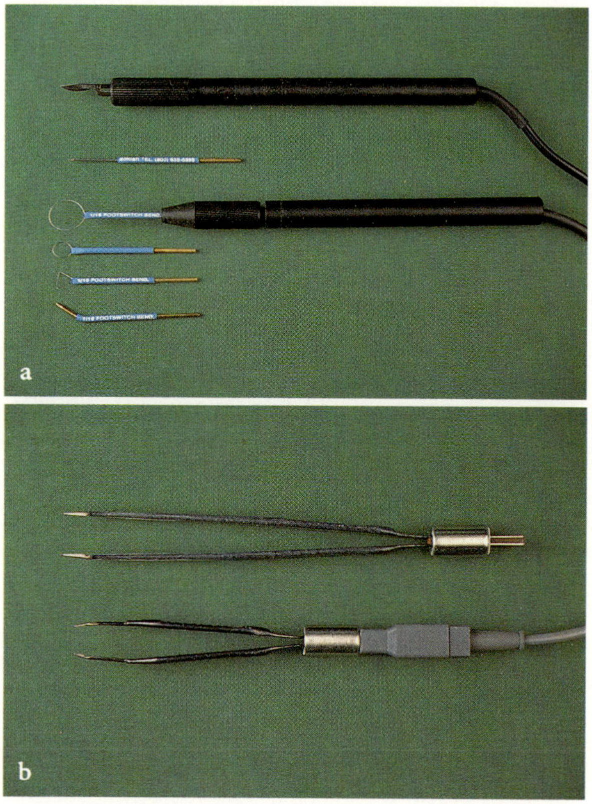

Abb. 83. Instrumentarium zur Elektrochirurgie:
a Handstücke und verschiedene Ansätze zur Elektrotomie und Elektrokaustik,
b bipolare Pinzetten

Abb. 84. Elektrochirurgische Verfahren:
a Elektrotomie,
b Elektrokoagulation/Elektrokaustik,
c Elektrodesikkation,
d Fulguration
▽

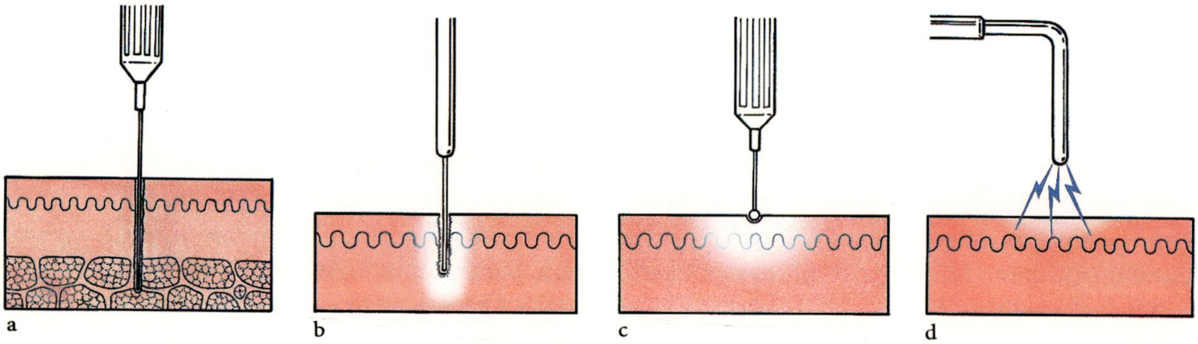

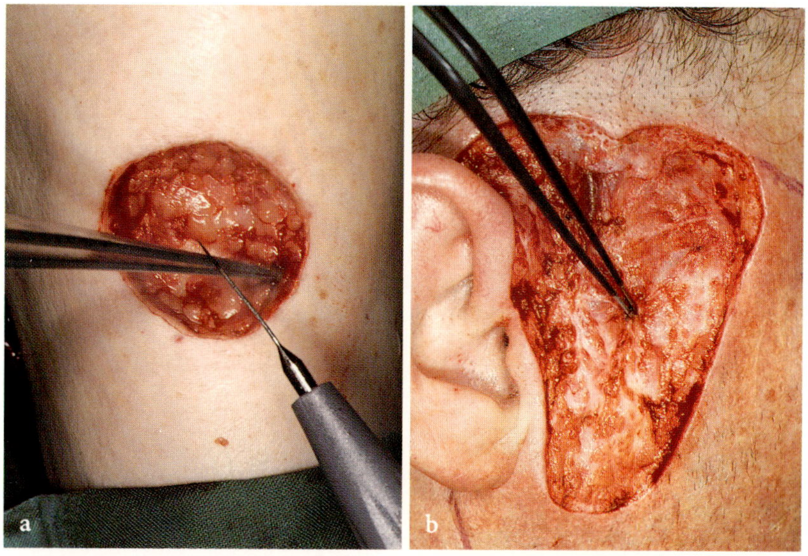

Abb. 85. Elektrokoagulation:
a Elektrokoagulation über die chirurgische Pinzette,
b Elektrokoagulation mittels bipolarer Pinzette

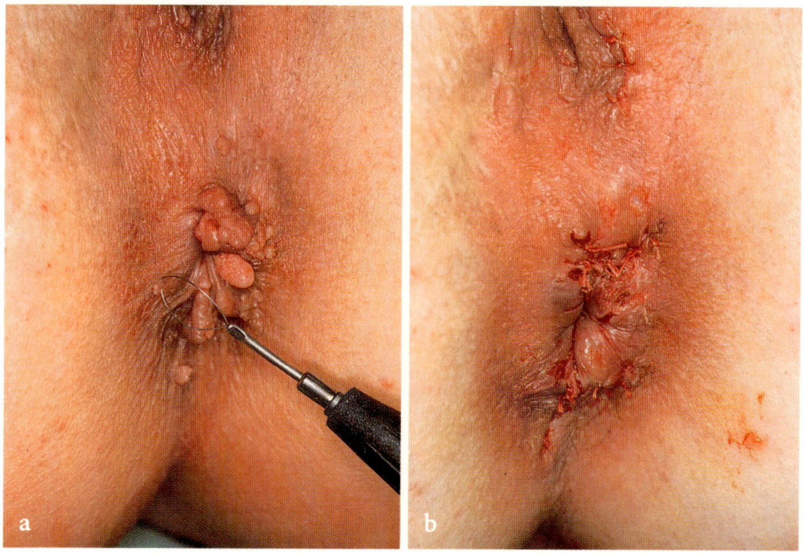

Abb. 86. Elektrokaustische Abtragung mit der Schlinge:
a Perianale Condylomata acuminata,
b Zustand nach elektrokaustischer Abtragung mit der Schlinge, Blutstillung durch Elektrokoagulation als auch durch Situationsnähte

genaue Ausmaß der Gewebezerstörung kann visuell nicht überwacht werden, so daß die Gefahr besteht, daß unerwünscht große Gewebenekrosen auftreten.

Dieses Verfahren ist auch in Kombination mit einer Kürettage, die vor der Elektrodesikkation durchgeführt wird, vor allem in den amerikanischen Staaten auch zur Behandlung von Keratoakanthomen und Basaliomen relativ weit verbreitet. Dabei muß allerdings warnend darauf hingewiesen werden, daß die feingewebliche Sicherstellung der vollständigen Tumorentfernung hier unmöglich ist.

11.4 Fulguration

Von einer unter sehr hoher Spannung stehenden Aktivelektrode springen Funken auf das Gewebe über und verursachen so auf der Oberfläche eine Verbrennung (Abb. 84d). Verkohlungen und schlecht heilende Nekrosen sind nach diesem Verfahren die Regel. Es wird deshalb logischerweise nur noch sehr selten angewendet.

12 Lasertherapie

Der Laser ist heute fester Bestandteil der Dermatotherapie, mit einem breiten Einsatzspektrum für zahlreiche Hautveränderungen. Der erste industriell genutzte Laser wurde im Jahre 1960 entwickelt, während die erste therapeutische Anwendung durch den Dermatologen Goldman im Jahre 1967 erfolgte. Bei richtiger Indikationsstellung und Auswahl des geeigneten Lasertyps gelingt eine maximale Erhaltung gesunden Gewebes mit ästhetisch hervorragenden Ergebnissen.

12.1 Prinzip und physikalische Grundlagen

Alle Laser basieren letztlich auf dem Prinzip der stimulierten Emission elektromagnetischer Strahlung (LASER = "*l*ight *a*mplification by *s*timulated *e*mission of *r*adiation"). Dabei kommt jeder der erforderlichen Einzelkomponenten des Lasers eine besondere Rolle zu:

- Das *Lasermedium* (z. B. Argonionen, Nd3+-Ionen, Farbstoffmoleküle) wird durch die zugeführte Energie angeregt, wobei Elektronen auf ein energetisch höheres Niveau angehoben werden. Beim Rücktritt auf das Grundniveau werden Photonen gleicher Energie freigesetzt, die bei fortdauernder Energiezufuhr eine Kettenreaktion auslösen. Das Lasermedium bestimmt die Wellenlänge des jeweiligen Lasers.
- Durch eine *Energiequelle* (elektrische Gasentladungen oder optische Strahlungsquellen) erfolgt eine selektive Energiezufuhr, so daß eine ständige stärkere Besetzung des oberen Energieniveaus gegeben ist. Diesen Vorgang nennt man in der Lasertechnik “Pumpen”.
- Ein *optischer Resonator* (zwei entsprechend der Resonanzfrequenz ausgerichtete koaxiale Spiegel) bewirkt eine kaskadenartige Lichtverstärkung sowie die parallele Ausrichtung des Photonenstrahls.

Dies beinhaltet die folgenden Charakteristika des Laserstrahls:
- monochromatisch (nur aus einer Wellenlänge bestehend),
- von hoher Leistungsdichte,
- kollimiert (gerichtetes Parallelstrahlenbündel),
- kohärent (phasengleiche Schwingung der austretenden Strahlung).

Entsprechend der zeitlichen Applikation des Laserstrahls unterscheidet man den Dauerstrichlaser, den gepulsten Laser, den Q-switched Laser und den Superpulslaser. Beim Dauerstrichlaser (CW = "*c*ontinuous *w*ave laser") wird durch kontinuierliche Energiezufuhr eine andauernde Laseremission induziert, die durch eine regelbare Intervallsteuerung “getaktet” werden kann. Beim gepulsten Laser werden kurzzeitig hohe Pumpleistungen zugeführt, so daß Impulse mit sehr hohen Spitzenleistungen erzeugt werden. Durch eine sogenannte Güteschaltung (Q-switched-Laser; Q:Quality/Güte) wird die Pumpenergie für ca. eine Millisekunde im Lasermedium angesammelt, um dann in einem Riesenimpuls innerhalb einiger Nanosekunden emittiert zu werden. Beim Superpulslaser werden zahlreiche kurze Riesenimpulse eng aneinander gereiht und ähnlich dem getakteten Dauerstrichlaser in Intervallen abgegeben.

Der Laserstrahl verursacht im Gewebe in Abhängigkeit von der Leistungsdichte (W/c2) und der zeitlichen Applikation eine unterschiedlich starke thermische Schädigung, die von einem reversiblen Ödem, über eine Gewebekoagulation (= 60°C) und eine Karbonisation (= 150°C) bis hin zur Vaporisation (= 300°C) reicht. Letztere kann je nach Fokussierung zum Schneiden oder zur breiten oberflächlichen Gewebeabtragung

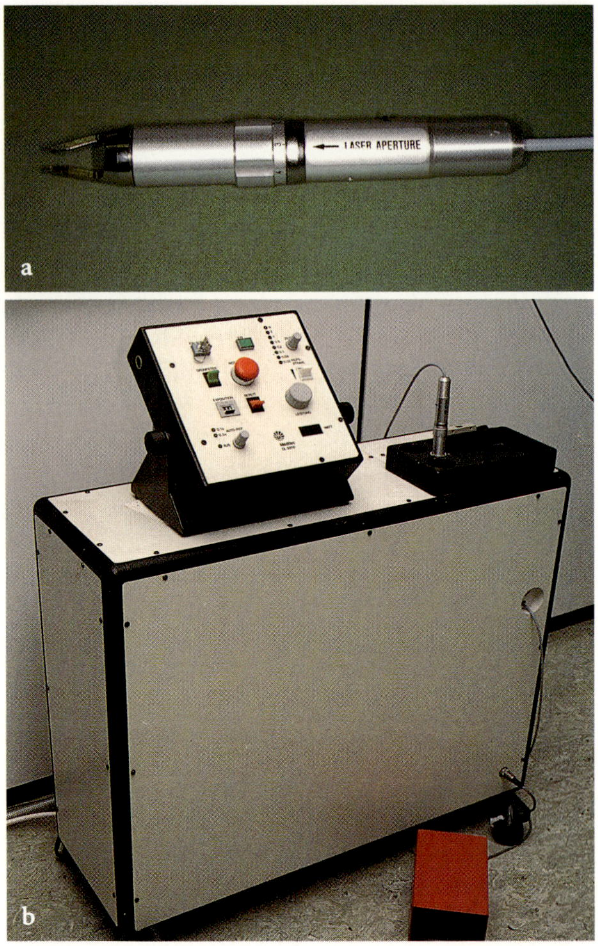

Abb. 87. Argonlaser:
a Handstück mit Fokuseinstellung,
b komplette Einheit mit Bedienungspult und Fußschalter

eingesetzt werden. Laserimpulse im Bereich von Millisekunden (gepulste Laser) oder Nanosekunden (Q-switched-Laser) verursachen primär mechanisch-destruktive Gewebeeffekte ohne nennenswerte thermische Schädigung.

Letztlich ist die Wellenlänge des emittierten Laserstrahls entscheidend für die unterschiedliche Absorption im Gewebe. Die Wellenlänge ist abhängig von dem zugrundeliegenden Lasermedium.

12.2 Argonlaser

Der Argonlaser (Abb. 87) ist ein Ionengaslaser im Dauerstrich- bzw. getakteten Dauerstrich-Verfahren. Sein emittiertes Licht der Wellenlängen 514 nm (grün) und 488 nm (blau) wird relativ stark von Melanin und Hämoglobin absorbiert. Daher eignet er sich besonders zur Behandlung von oberflächlichen pigmentierten und vaskulären Veränderungen (Abb. 88). Die Koagulationstiefe beträgt normalerweise einen Millimeter, läßt sich jedoch bei höheren Leistungsdichten unter Kühlung der Hautoberfläche auf 3–4 Millimeter steigern. Hauptindikationen sind Naevi flammei, Teleangiektasien, Naevi aranei, kapilläre oder kavernöse Hämangiome sowie Lippenangiome (Abb. 89–91). Seltenere Indikationen sind Hämatolymphangiome, eruptive Angiome, Angiofibrome, Angiokeratome, tuberöse Angiome und andere. Die Behandlung erfolgt meist in mehreren Sitzungen, wobei das betroffene Areal mit einer "zufälligen" Applikation von Laserimpulsen komplett durchgemustert wird. Dabei ist es wichtig die einzelnen Impulse in gewissem räumlichen Abstand von einander zu setzen um eine Akkumulation thermischer Schädigungen zu vermeiden.
Im defokussierten Modus lassen sich prinzipiell zahlreiche oberflächliche benigne oder prämaligne Tumoren abtragen, wobei mit entsprechend hoher Leistungsdichte eine Vaporisation erfolgt. Indikationen hierfür sind z. B. seborrhoische Keratosen, vulgäre Warzen, wenngleich anderen Methoden hier der Vorzug zu geben ist.

Die häufigsten Nebenwirkungen der Argonlasertherapie sind Hyper- und Hypopigmentierungen, die in ca. 10–15% beobachtet werden. Im Laufe der Zeit kommt es jedoch nachfolgend zu einer spontanen Besserung. Seltener treten hypertrophe oder auch eingesunkene Narben auf. Die nach dem jeweiligen Lasereingriff möglichen krustigen Veränderungen infolge der thermischen Schädigung der Hautoberfläche sind innerhalb weniger Tage komplett reversibel. Mechanische Irritationen können in dieser Zeit zu Blutungen führen.

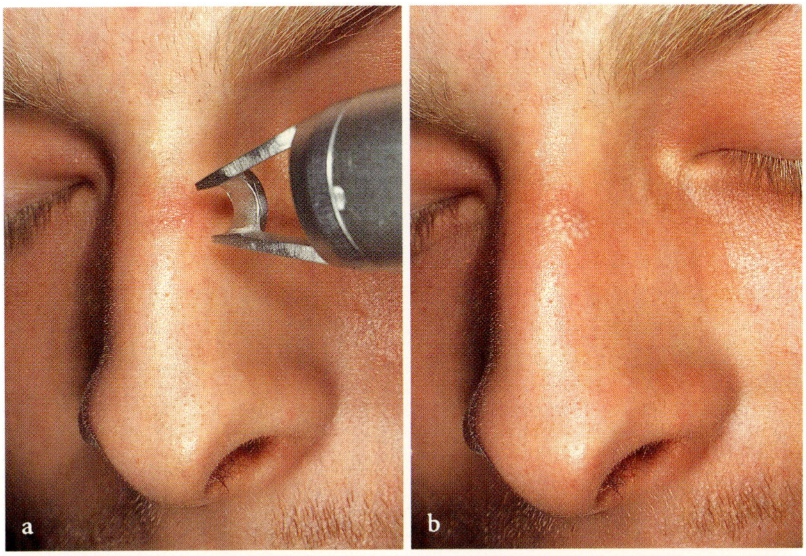

Abb. 88. Koagulation mit dem Argonlaser:
a Technik der Applikation,
b Blanche-Effekt

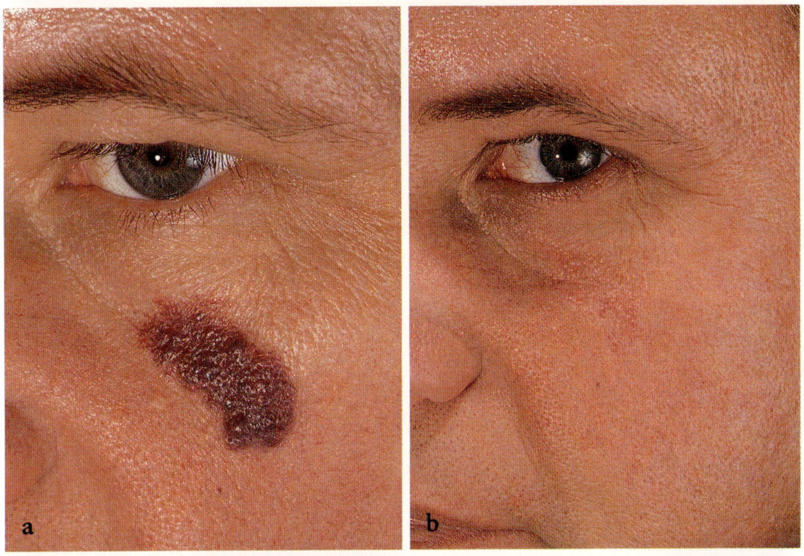

Abb. 89. Naevus flammeus: Behandlung mit dem Argonlaser:
a prätherapeutischer Lokalbefund,
b Zustand nach mehreren Sitzungen

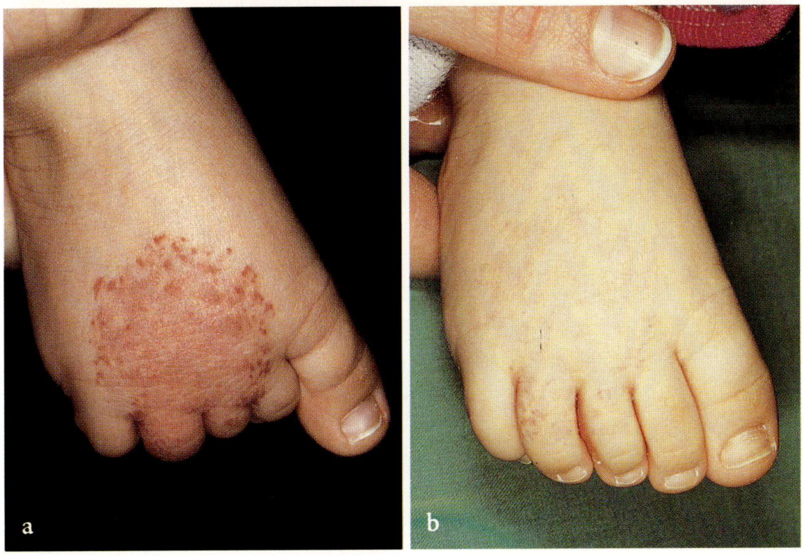

Abb. 90. Kapilläres Angiom: Behandlung mit dem Argonlaser:
a prätherapeutischer Lokalbefund,
b Zustand nach mehreren Sitzungen

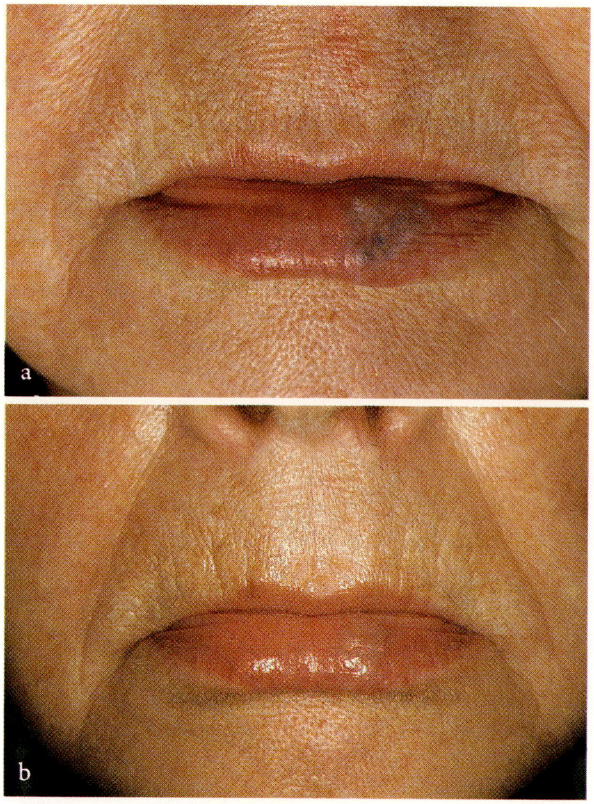

Abb. 91. Unterlippenangiom.
Behandlung mit dem Argonlaser:
a prätherapeutischer Lokalbefund,
b Zustand nach zwei Sitzungen

12.3 Neodym-YAG-Laser

Der Neodym-YAG-Laser (Abb. 92) gehört zur Gruppe der Festkörper-Laser, bei denen innerhalb eines Kristalls (hier: YAG = *Y*ttrium-*A*luminium-*G*ranat) in geringer Konzentration Metallionen (hier: Nd3+-Ionen) als aktives Lasermedium eingelagert sind. Die Wellenlänge liegt beim Neodym-YAG-Laser bei 1060 nm, das heißt also im unsichtbaren nahen Infrarot-Bereich. Im Gegensatz zum Argonlaser dringt er relativ tief in die Haut ein und eignet sich daher besonders zur tiefen Koagulation bis zu 5–6 mm. Die starke thermische Wirkung erfordert meist die Kühlung der Hautoberfläche, um Schäden zu vermeiden (Abb. 93).

Indikationen für den Neodym-YAG-Laser sind meist dickere vaskuläre Fehlbildungen, wie z. B. kavernöse Hämangiome, Lippenangiome oder noduläre Anteile von Naevi flammei (Abb. 94).

Bei höherer Leistungsdichte kann der Neodym-YAG-Laser zur Vaporisation verruköser oder tumoröser Hautveränderungen eingesetzt werden (Abb. 95).

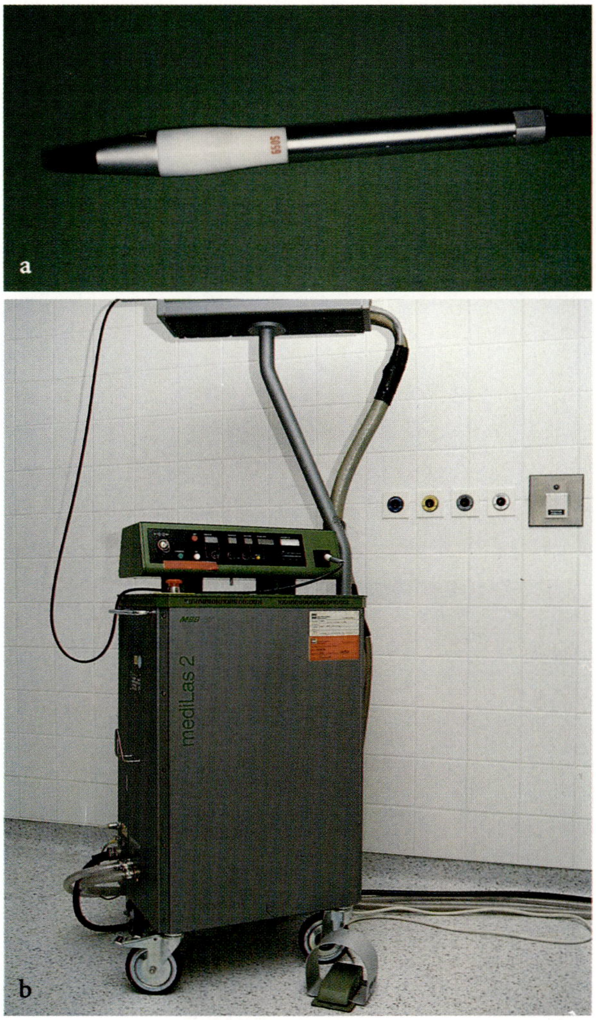

Abb. 92. Neodym-YAG-Laser:
a Handstück,
b komplette Einheit des Neodym-YAG-Lasers

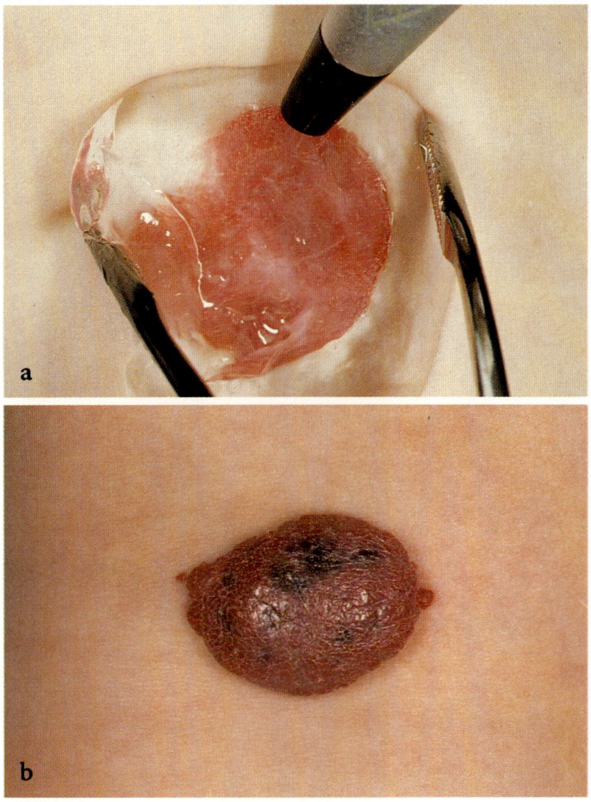

Abb. 93. Anwendung des Neodym-YAG-Lasers unter Kühlung der Hautoberfläche:
a Führung des Laserstrahls durch einen Eiswürfel,
b Areale der tiefen Koagulation innerhalb des kavernösen Hämangioms

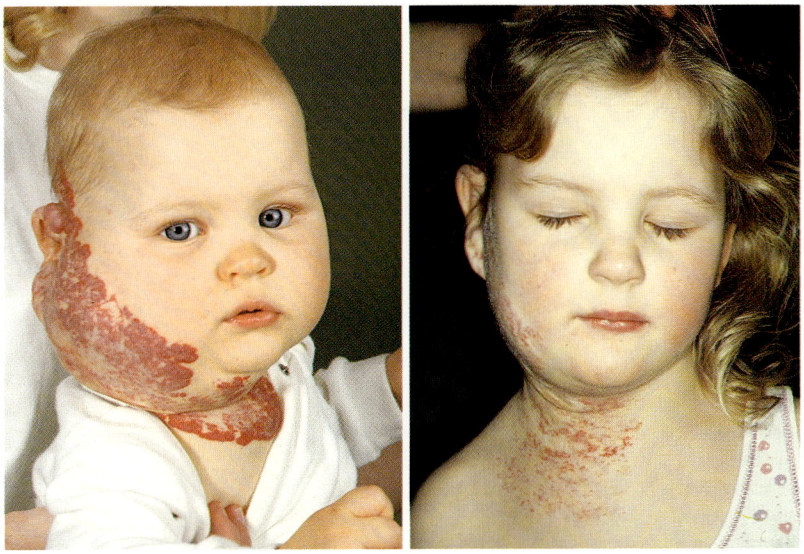

Abb. 94. Kavernöses Hämangiom. Behandlung mit dem Neodym-YAG-Laser:
a prätherapeutischer Lokalbefund,
b deutliche Rückbildung nach mehrjähriger Therapie

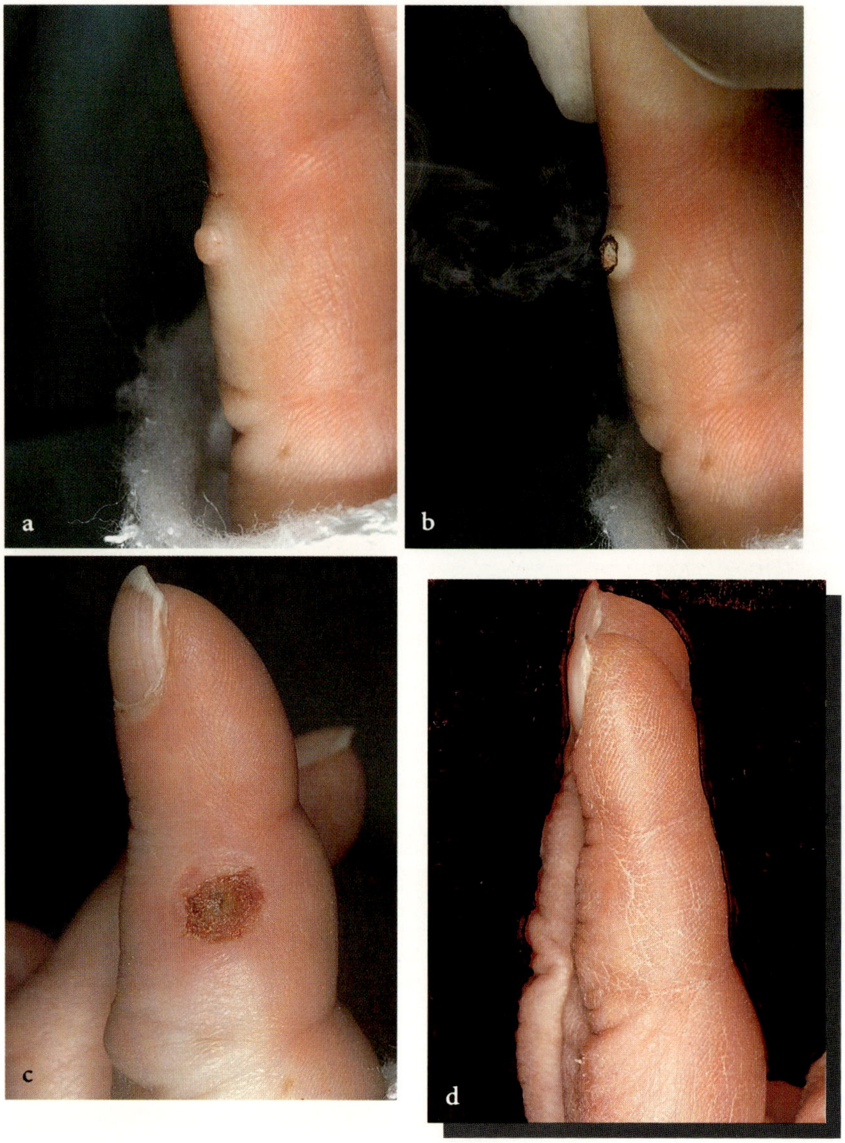

Abb. 95. Verruca vulgaris. Vaporisation mit dem Neodym-YAG-Laser:
a prätherapeutischer Lokalbefund,
b Zustand nach der Vaporisation,
c 7 Tage nach dem Eingriff,
d narbenfreie Abheilung

12.4 CO_2-Laser

Das aktive Lasermedium des CO_2-Lasers (Abb. 96) ist das CO_2-Molekül, wobei sich im Gegensatz zum Argonlaser und zum Neodym-YAG-Laser verschiedene Energieniveaus und Schwingungszustände des Moleküls ergeben. Üblicherweise wird der stärkste Übergang mit einer Wellenlänge von 10 600 nm genutzt. Diese Strahlung wird sehr stark von Wasser absorbiert, so daß unabhängig vom Pigmentgehalt und Pigmentart das Gewebe verdampft wird.

Mit dem fokussierten Laserstrahl (Durchmesser: ca. 0,2 mm) und der hohen Leistungsdichte ist es möglich, die Haut oder anderes Gewebe scharf zu durchtrennen, wobei die thermische Umgebungsschädigung nur gering ist. Dies beinhaltet eine präzise Handhabung und ein vermindertes Blutungsrisiko unter weitgehender Schonung gesunden Gewebes (Abb. 97). Im defokussierten Modus (Durchmesser: ca. 2–3 mm) können oberflächliche Areale der Haut abgetragen werden.

Die Indikationen für den CO_2-Laser sind vor allem nicht-vaskuläre Veränderungen wie z. B. Viruspapillome, epidermale Nävi, das Rhinophym sowie oberflächliche Tätowierungen. Bei letzteren gelingt jedoch keine narbenfreie Entfernung.

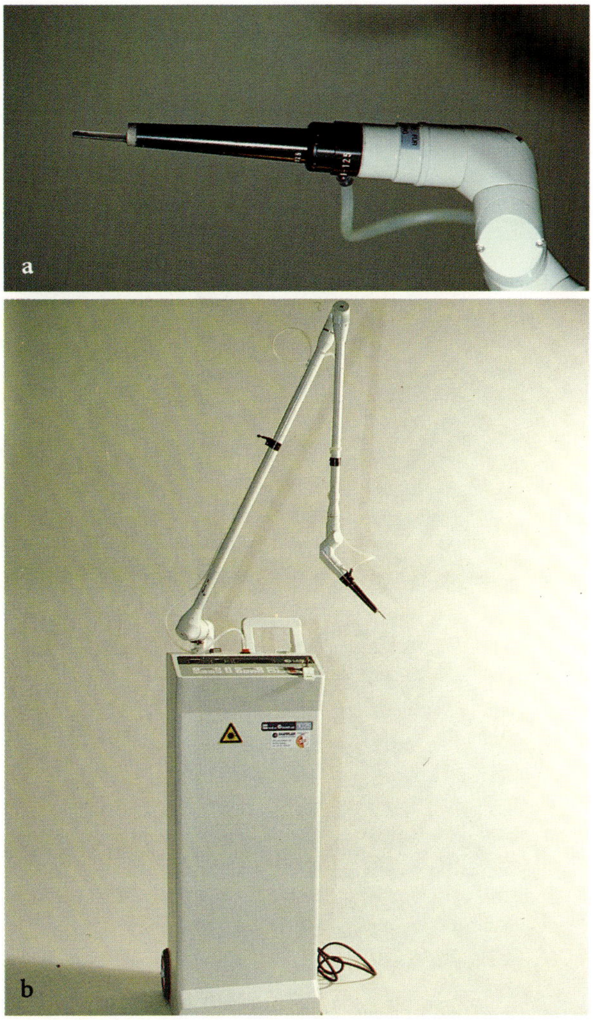

Abb. 96. CO_2-Laser:
a Handstück,
b komplette Einheit

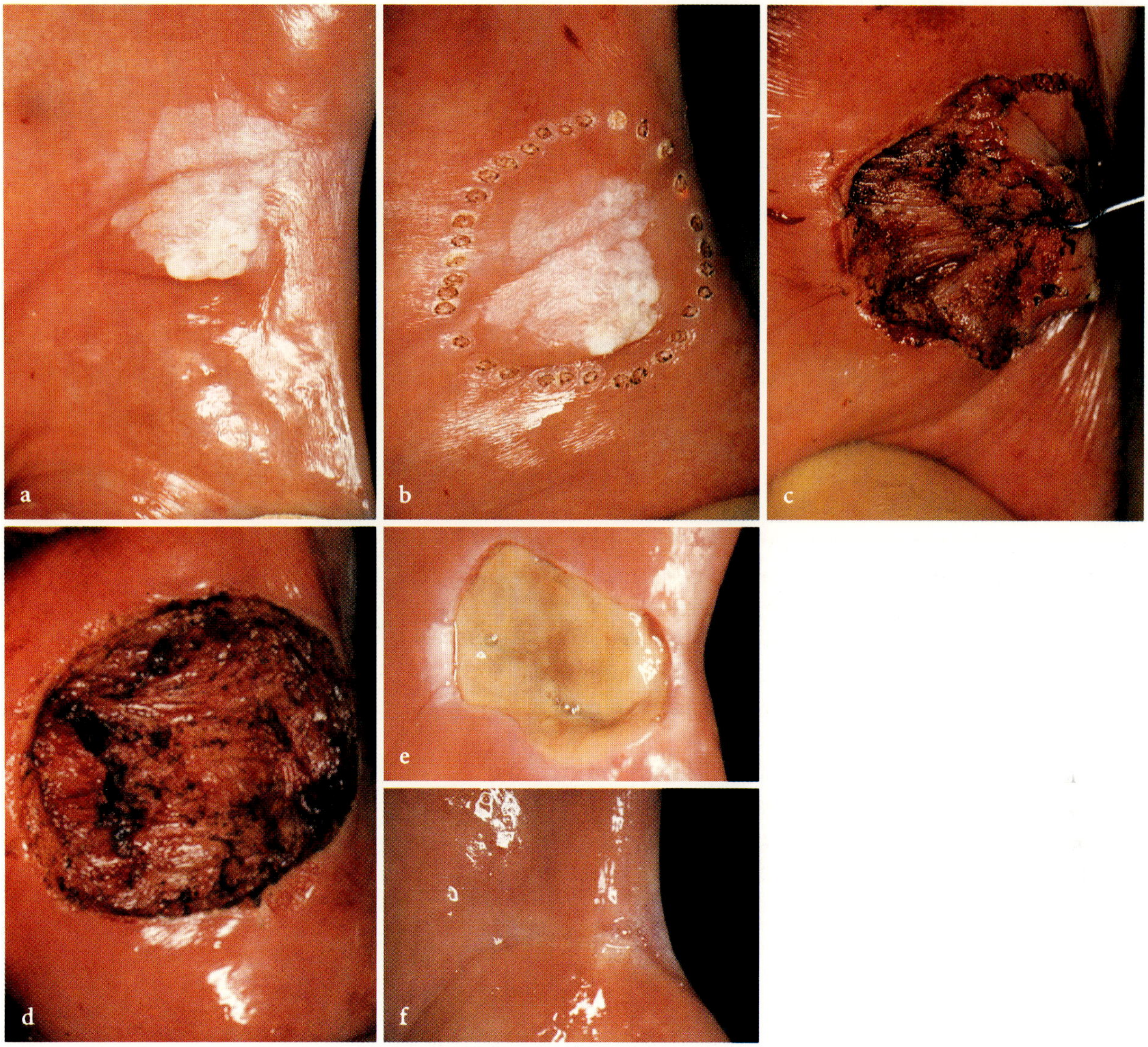

Abb. 97. Exzision mit dem CO_2-Laser:
a Leukoplakie der bukkalen Mundschleimhaut,
b Exzisionsgrenzen,
c blutungsarme Exzision,
d Exzisionsdefekt,
e Heilung per secundam am 12. postoperativen Tag,
f Zustand zwei Monate postoperativ

12.5 Farbstofflaser

Die aktiven Lasermedien des Farbstofflasers (tunable dye laser) sind große Farbstoffmoleküle, die in einer geeigneten Flüssigkeit gelöst sind. Aufgrund des komplexen Aufbaus der Moleküle bestehen eine Vielzahl von Anregungszuständen, die energetisch dicht beieinander liegen. Dies ergibt bei der Laseremission eine breite, praktisch kontinuierliche Luminiszenzbande. Durch ein Prisma im Laserresonator wird eine Wellenlänge bevorzugt, so daß nur diese anschwingt. Durch Positionierung des Prismas kann ein Wellenlängenbereich von 50 nm kontinuierlich durchgestimmt (stimmbar = tunable) werden. Der Einsatz verschiedener Farbstoffe erlaubt es, einen weiten Spektralbereich von ca. 380–1000 nm abzudecken und darin auf den gewünschten Wellenlängenbereich einzustimmen. Die gepulsten Farbstofflaser erlauben ferner eine Minimierung der thermischen Gewebeschädigung.

Die Einstimmung auf die Wellenlängen von 577 nm und 585 nm ist für die Behandlung von vaskulären Malformationen von besonderem Interesse. Die Absorption in Hämoglobin weist in diesem Bereich einen Gipfel auf, während die Absorption in Melanin abgefallen ist. Dies erklärt das gute Ansprechen von hellen und z. T. rosafarbenen Naevi flammei, die weniger gut mit dem Argonlaser zu therapieren sind. Ferner zeigen Farbstofflaser besonders gute Ergebnisse in der Behandlung von Naevi flammei im Kindesalter sowie bei perioral lokalisierten Naevi flammei. Die gerätetechnisch aufwendigen Konstruktionen der Farbstofflaser sind mit einer hohen finanziellen Belastung verbunden, wodurch deren Verbreitung bislang limitiert ist.

12.6 Andere Laser

In der Industrie kommen eine Vielzahl anderer Lasertypen zum Einsatz. Unter Verwendung neuer Lasermedien werden ständig neue Laser entwickelt, die z. T. experimentell in der Dermatologie eingesetzt werden. Hier sei beispielhaft nur auf den Rubinlaser, den Kupferdampflaser und auf den Erbium-YAG-Laser verwiesen.

Das Licht des Rubinlasers mit einer Wellenlänge von 694 nm wird von Melanin und auch von exogenen Tätowierungsfarbstoffen absorbiert. Dabei gelingt die Elimination von Schmutz- und Schmucktätowierungen weitgehend problemlos, während die Entfernung dermaler melanozytärer Veränderungen aus onkologischer Sicht kritisch zu werten ist.

Kupferdampflaser mit einer Wellenlänge von 510 nm und 578 nm sind gepulste Laser mit einer hohen Repetitionsrate, die einem CW-Laser nahe kommen. Die Absorption zeigt einen Gipfel für Hämoglobin bei relativ niedriger Absorption für Melanin, so daß hier vaskuläre Veränderungen die Hauptindikationen darstellen.

Der Erbium-YAG-Laser besitzt eine starke Absorption in Wasser und eignet sich daher zu einer sehr gezielten Ablation von Gewebe, da die thermische Schädigung nur gering ist. Gute Ergebnisse wurden in der Behandlung von epidermalen Nävi und Tätowierungen beobachtet.

13 Kryochirurgie

Die Kryochirurgie stellt eine Ergänzung des operativen Therapiespektrums dar, mit einem weiten Indikationsbereich benigner, präkanzeröser und maligner Tumoren (s. Übersicht). Dennoch ist die Kryochirurgie der chirurgischen Entfernung unterlegen, da letztere den entscheidenden Vorteil der kompletten histologischen Beurteilbarkeit einschließlich dreidimensionaler Kontrolle der Tumorradikalität beinhaltet.

Indikationen zur Kryochirurgie (z. T. Methode der 2. Wahl)

- Keloide
- Granuloma anulare
- Verrucae vulgares
- Kavernöse Angiome
- Aktinische Keratosen
- Keratoakanthome
- Morbus Bowen
- Basaliome
- Plattenepithelkarzinome
- Kutane Metastasen bei malignem Melanom (palliativ)

13.1 Kryobiologische Grundlagen

Die Gewebezerstörung durch Kälte ist ein bis heute noch nicht gänzlich aufgeklärtes, multifaktorielles Geschehen, in dem Wasser eine zentrale Rolle spielt. Mit der Bildung von Eiskristallen ändern sich sowohl die Elektrolytkonzentrationen als auch die Struktur der Membranlipoproteine. Die Gefriergeschwindigkeit sowie die Auftaugeschwindigkeit sind entscheidende Einflußgrößen auf die Zellzerstörung. Schnelles Gefrieren führt gleichzeitig zur Bildung von Eiskristallen intra- und extrazellulär ("homogene Nukleation"). Es kommt zur Dehydrierung der Zelle und zum Zellkollaps mit toxischen Elektrolytkonzentrationen. Taut man danach langsam auf, so werden Um- und Rekristallisationsvorgänge und weitere Elektrolytverschiebungen induziert, die zum Zelltod führen. Nicht alle Zellen sterben nach einmaligem Gefrieren ab, so daß die Wiederholung des Vereisungszyklus erforderlich ist.

Daraus ergeben sich die für die praktische Anwendung wichtigen Parameter, die jeder kryochirurgisch Tätige beachten muß:

- schnelles Gefrieren: Gefriergeschwindigkeit = 100°C/min,
- Temperaturminimum im Gewebe deutlich unter -25°C,
- langsames Auftauen (ca. 10°C/min),
- mindestens zwei Vereisungszyklen.

13.2 Methodik der Kryochirurgie

Die früher angewandten Kältemittel Kohlensäureschnee (-78,9°C) und flüssiges Stickoxydul (-89,7°C) erfüllen nicht die geforderte Gefriergeschwindigkeit von -100°C/min. Die Anwendung flüssiger Luft sowie flüssigen Sauerstoffs (-182,9°C) verbieten sich aufgrund der bestehenden Explosionsgefahr. Flüssiger Stickstoff mit einer Temperatur von -195,8°C ist das geeignete Kältemittel und wird weltweit in der Kryochirurgie eingesetzt.

Gegenwärtig gibt es auf dem Markt eine Vielzahl von Kryogeräten mit z. T. aufwendigen und teuren elektronischen Zusatzeinrichtungen, die jedoch bei den gebräuchlichen Indikationen keine wesentlichen Vorteile bieten. Man unterschei-

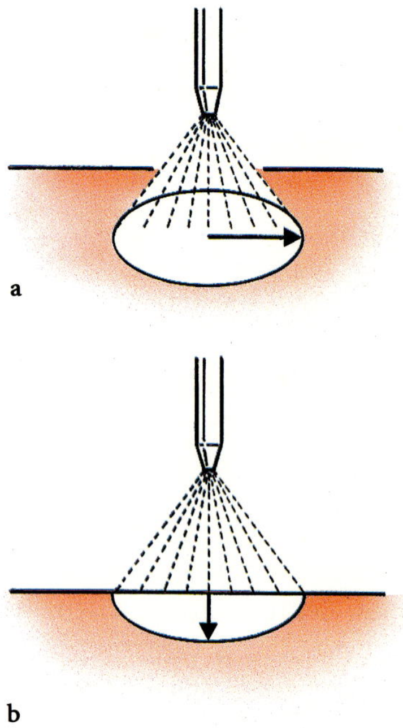

Abb. 98. Kryochirurgie im offenen Sprühverfahren:
a kegelförmiger Austritt des Kryomediums,
b Tiefenwirkung in Ausbreitung des halben Radius

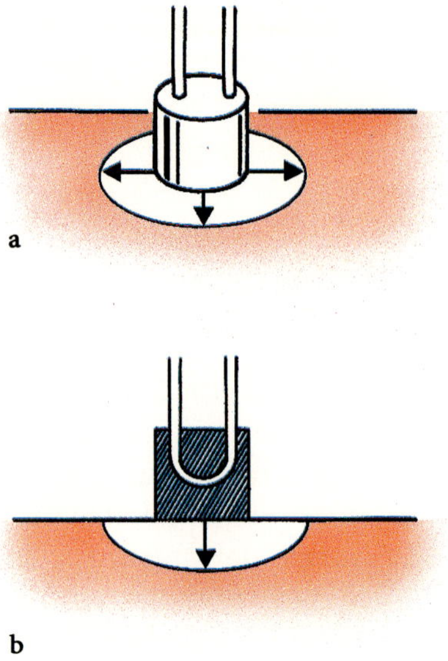

Abb. 99. Kryochirurgie mittels Kryosonde:
a Applikation der Krysonde,
b Tiefenwirkung

det das offene Sprayverfahren (Abb. 98) und das Kontaktverfahren mittels Kryosonde (Abb. 99). Im allgemeinen ist das Sprayverfahren vorzuziehen, um ein schnelles und tiefwirkendes Gefrieren zu erreichen. Da ferner die meisten Tumoren keine glatte Oberfläche aufweisen, ist das Kontaktverfahren häufig technisch nicht anwendbar. Andererseits ist das Kontaktverfahren günstig bei Anwendungen im Schleimhautbereich wie z. B. Mundhöhle oder Vagina.

Vorraussetzung zur Kryochirurgie ist das Vorliegen der histologischen Diagnose, wünschenswert mit Angaben zur Tiefenausdehnung. Ferner empfiehlt sich eine feingewebliche Kontrolle nach Abschluß der Behandlung.

Subtumoral eingesetzte Temperaturfühler können eine Hilfe bei der Steuerung der Tiefenwirkung sein, wobei jedoch die Plazierung der Meßsonden nicht standardisierbar ist. Im allgemeinen lassen sich mit dem Kontaktverfahren -40°C in 4 mm Tiefe erreichen, während mit dem Sprayverfahren -40°C in bis zu 12 mm Tiefe erreichbar sind.

Die Gefriergeschwindigkeit von -100°C/min ist am sichersten im offenen Sprayverfahren zu erreichen. Initial muß so lange kontinuierlich gesprüht werden bis sich ein homogener weißer perliger Vereisungsbezirk bildet. Danach genügt es intermittierend nachzusprühen um den initialen Effekt für die Dauer der Vereisungszeit aufrechtzuerhalten. Die Vereisungszeiten betragen z. B. bei aktinischen Keratosen ca. 2mal 20 sec, bei Basaliomen ca. 2mal 40–60 sec. Sie sind jedoch nicht allgemein gültig, sondern müssen in Abhängigkeit von der Tumorgröße, -dicke und vor allem von der biologischen Reaktion gestellt werden. Gegebenenfalls müssen weitere Vereisungszyklen angeschlossen werden.

Die Umgebung kann beim Sprayverfahren mit Moulagen abgedeckt werden. Sofern jedoch in der Nachbarschaft keine gefährdeten Strukturen lokalisiert sind, genügt es, bis zum markierten Sicherheitsrand zu sprühen, ohne zusätzliche Abdeckung durch Moulagen. Dadurch wird die Kryonarbe nicht scharf begrenzt, sondern zerfließt in ästhetisch günstigerer Weise mit dem umgebenden gesunden Gewebe. Unabdingbar ist

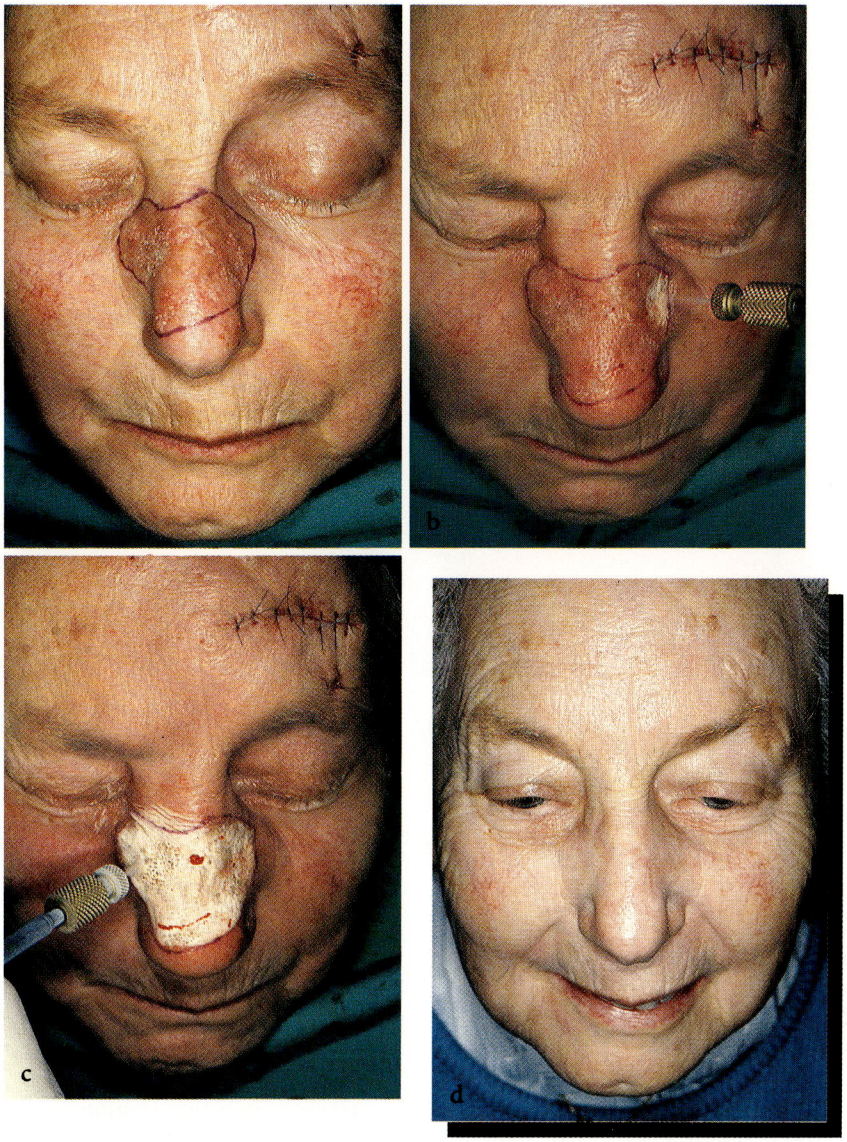

Abb. 100. Kryochirurgische Behandlung einer ausgedehnten aktinischen Keratose:
a Markierung der Ausdehnung der aktinischen Keratose,
b Applikation des flüssigen Stickstoffs im Sprühverfahren,
c therapeutisch erforderlicher Vereisungseffekt einschließlich einer peritumoralen Sicherheitszone,
d kosmetisch günstiger Lokalbefund nach einem Jahr

die Moulagenabdeckung aber in Problemlokalisationen, wie z. B. in Augennähe.

13.3 Gewebereaktion infolge der Kryochirurgie

Die jeweiligen Methoden ermöglichen eine mehr oder weniger genaue Dosierung der Kälteapplikation mit entsprechender Steuerung der Tiefenwirkung, die von der blasigen Abhebung mit narbenfreier Abheilung bis hin zur tiefen und kompletten Gewebezerstörung von Tumoren reicht.

Bei kurzer Einwirkung kommt es zur Bildung einer subepidermalen Blase. Damit können epidermale Präkanzerosen und z. B. auch kindliche Hämangiome unter weitgehend narbenfreier

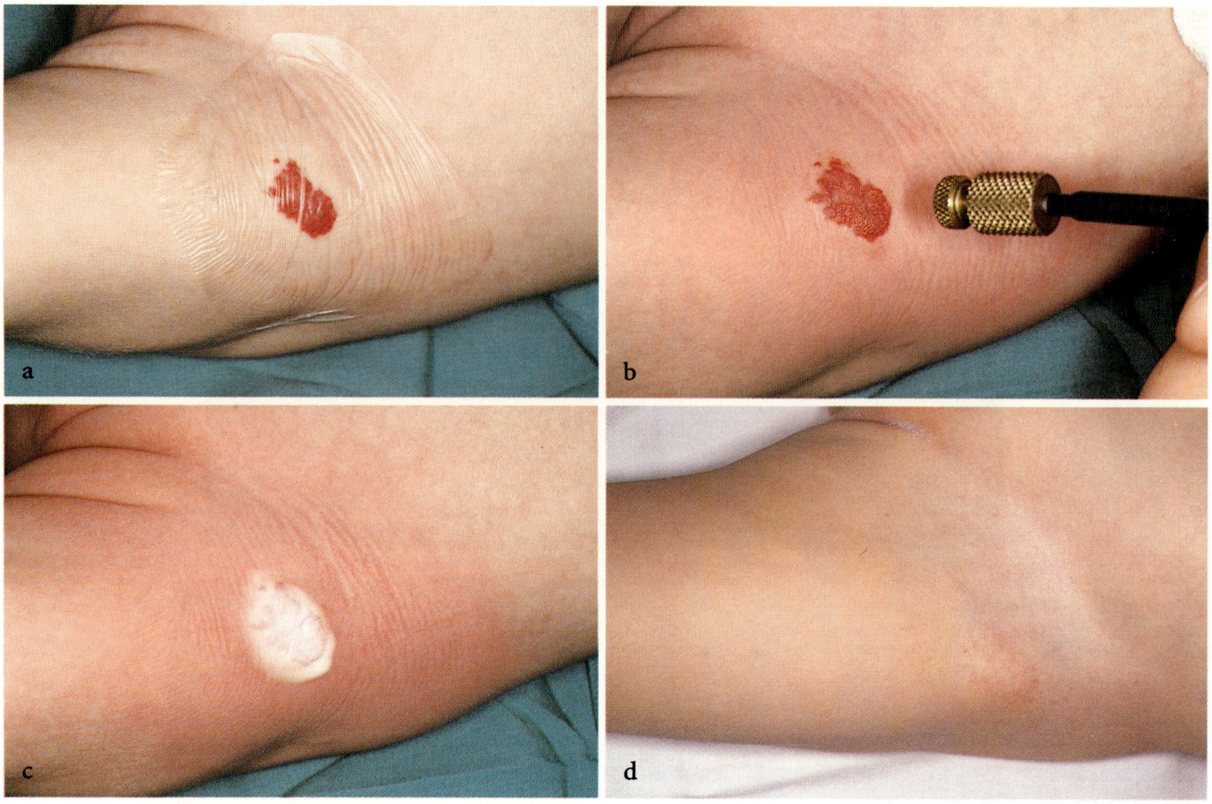

△

Abb. 101. Kryochirurgische Behandlung eines kindlichen Hämangioms:
a vorherige Oberflächenanästhesie (EMLA) unter Folie,
b Kryoapplikation im Sprühverfahren,
c komplette Vereisung des Areals,
d 6 Monate nach dem Eingriff

Abb. 102. Kryochirurgische Behandlung eines soliden Basalioms:
a tiefe Einwirkung mit verzögerter Auftauphase,
b Abheilung unter Hinterlassung einer hypopigmentierten eingesunkenen Narbe, drei Monate postoperativ

▽

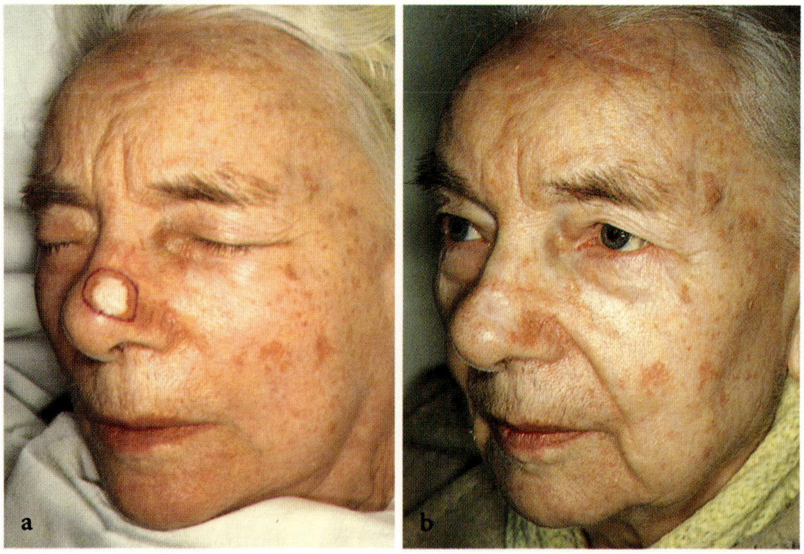

Abheilung beseitigt werden (Abb. 100, 101). Nekrose und Abstoßung von Tumorgewebe werden z. B. in der Kryotherapie von Basaliomen angestrebt (Abb. 102). Eine Narbenbildung ist hier die Regel. Zu deren Minimierung und zur Vermeidung der Schädigung tieferer Strukturen können mehrere kürzere Vereisungszyklen beitragen.

Bei granulomatösen Hautkrankheiten, Pseudolymphomen und Keloiden soll die Kryochirurgie Umbau- und Abbauvorgänge ohne wesentliche Nekrotisierung induzieren. Die genauen Wirkmechanismen bei diesen Anwendungsgebieten sind noch unklar. Umfang der Nekrosen und die davon betroffenen Gewebekomponenten hängen wiederum ab von Intensität, Dauer und Wiederholung der Vereisungszyklen.

Die Behandlung von Keloiden kann allein durch die Kryochirurgie oder in Kombination mit anderen Behandlungsmethoden erfolgen. Eine möglichst frühzeitige Therapie ist ratsam, da sich bei jungen und gefäßreichen Keloiden wesentlich günstigere Behandlungsergebnisse erzielen lassen.

13.4 Klinische Wirkungen und Nebenwirkungen

Nach dem kryochirurgischen Eingriff lassen sich klinisch in der Regel fünf Phasen unterscheiden, mit individuellen Schwankungen in ihrer zeitlichen Abfolge: Rötung, Ödem, Blase/Exsudation, Verkrustung/Verschorfung, Narbe.

Unmittelbar nach der Kryoapplikation kommt es zur Rötung und innerhalb von wenigen Minuten zum beginnenden Ödem. Nach 24–36 Stunden tritt Blasenbildung auf und je nach Lokalisation eine mehr oder weniger ausgeprägte ödematöse Umgebungsreaktion, die besonders in der periorbitalen Region mit erheblichen Lidödemen verbunden ist (Abb. 103). Die Exsudation setzt nach 1–2 Tagen ein und kann 2–3 Wochen anhalten bis die Läsion schließlich verkrustet. Nach weiteren 1–2 Wochen löst sich die festhaftende Kruste unter Hinterlassung einer Narbe ab.

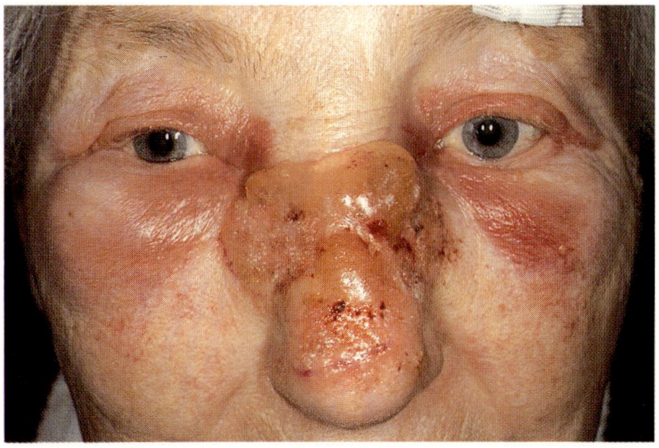

Abb. 103. Nebenerscheinungen nach Kryotherapie: Bildung einer subepidermalen Blase, begleitendes Lidoedem

Die Kryoapplikation ist mit mittelstarken bis starken Schmerzempfindungen verbunden, so daß sich der Eingriff in lokaler Anästhesie empfiehlt. Postoperativ fühlt sich der Patient am stärksten durch die Exsudation beeinträchtigt. Die Kryonarbe ist in der Regel hypopigmentiert, selten kann es auch zu fleckigen Hyperpigmentierungen kommen.

Die Kontraindikationen der Kryochirurgie sind zu beachten, insbesondere Begleiterkrankungen wie Kälteurtikaria, Kryoglobulinämie u. ä.

Kontraindikationen der Kryochirurgie
- Ausgedehnte sklerodermiforme Basaliome
- Tumoren am behaarten Kopf
- Tumoren an Ala nasi und nasolabial bei jüngeren Patienten
- Kollagenosen
- Morbus Raynaud
- Kälteurtikaria
- Kryoglobulinämie
- Invasive und größere Tumoren in Augennähe
- Invasive Tumoren in Gehörgangsnähe

14 Operative Therapie der primären Varikosis

Eine Sonderstellung im Rahmen der operativen Eingriffe an den unteren Extremitäten nimmt die Behandlung der primären Varikosis ein. Das moderne Therapiekonzept sieht vor, daß die selektive, stadiengerechte und dem jeweiligen individuellen Befund angepaßte Varizenchirurgie den radikalen schematisierenden Verfahren unbedingt vorzuziehen ist.

14.1 Anatomie

Das epifasziale Venensystem umfaßt im wesentlichen die beiden Stammvenen V. saphena magna et parva mit deren Seitenästen. Über die Mündungsstellen der Stammvenen (Magna-Krosse bzw. Parva-Krosse) sowie über die Vv. communicantes (Perforansvenen) besteht Anschluß und somit physiologischerweise der Abfluß zum tiefen Venensystem.

Die V. saphena magna beginnt am Innenknöchel antemalleolär und verläuft entlang der Medialseite des Unterschenkels und des Kniegelenks sowie am Oberschenkel leicht nach anterior gerichtet, um schließlich im Hiatus saphenus unterhalb des Leistenbandes in die V. femoralis zu münden. Als wichtigste zufließende Seitenäste sind am Unterschenkel die Vv. arcuatae crures anterior et posterior (vordere und hintere Bogenvene) sowie am Oberschenkel die Vv. accessoriae laterales et mediales zu nennen. Die distalen Perforansvenen (Cockett I-III, Sherman) gehen von der hinteren Bogenvene aus. Zusammen mit der vom Saphenastamm ausgehenden Boyd-Perforansvene auf Höhe des Kniegelenks bilden sie die sogenannte Linton-Linie. Im Oberschenkelbereich bestehen über die Dodd- und Hunter- Perforansvenen Anschlüsse des Saphenastamms zur V. femoralis. Die Magna-Krosse stellt nach Zusammenfluß weiterer Seitenäste des sog. Venensterns im Hiatus saphenus die Mündungsstelle des Hauptstamms zur V. femoralis dar (Abb. 104).

Die V. saphena parva beginnt dorsal des Außenknöchels und verläuft median über die Unterschenkelbeugeseite bis in die laterale Kniekehlenregion. Im oberen Drittel ist sie bereits subfaszial gelegen. Distal bestehen über die Bassi- und May-Perforansvenen Verbindungen zum tiefen Venensystem. Die Parva-Krosse ist in der Poplitea im lateralen Bereich und in variabler Höhe oberhalb der Beugefalte lokalisiert (Abb. 105).

14.2 Anästhesie

Die alleinige Krossektomie und andere lokalisierte phlebochirurgische Eingriffe können in lokaler Infiltrationsanästhesie durchgeführt werden. Ausgedehnte Varizenexhairesen bedürfen der Allgemein- oder Spinalanästhesie.

14.3 Operationsplanung

Das optimale selektive operative Vorgehen orientiert sich gezielt an dem individuellen Funktionszustand des Venensystems. Dieses wird durch eine eingehende Anamnese-Erhebung, klinische Funktionstests (Perthes, Trendelenburg etc.), dopplersonographische Untersuchungen, der Phlebodynamometrie, Lichtreflexionsrheographie u.a. bestimmt. Ergeben diese keinen eindeutigen Befund, ist die radiologische Methode der aszendierenden Preßphlebographie (s. Übersicht) heranzuziehen, um die Diagnose

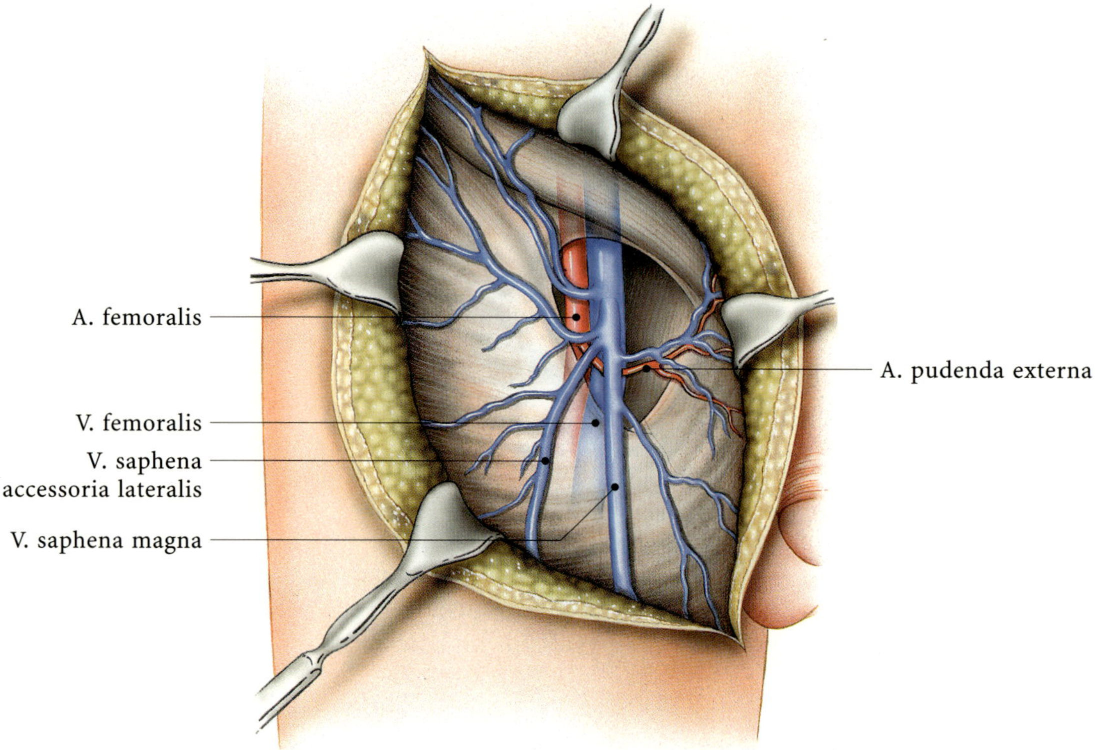

Abb. 104. Topographie der Magna-Krosse

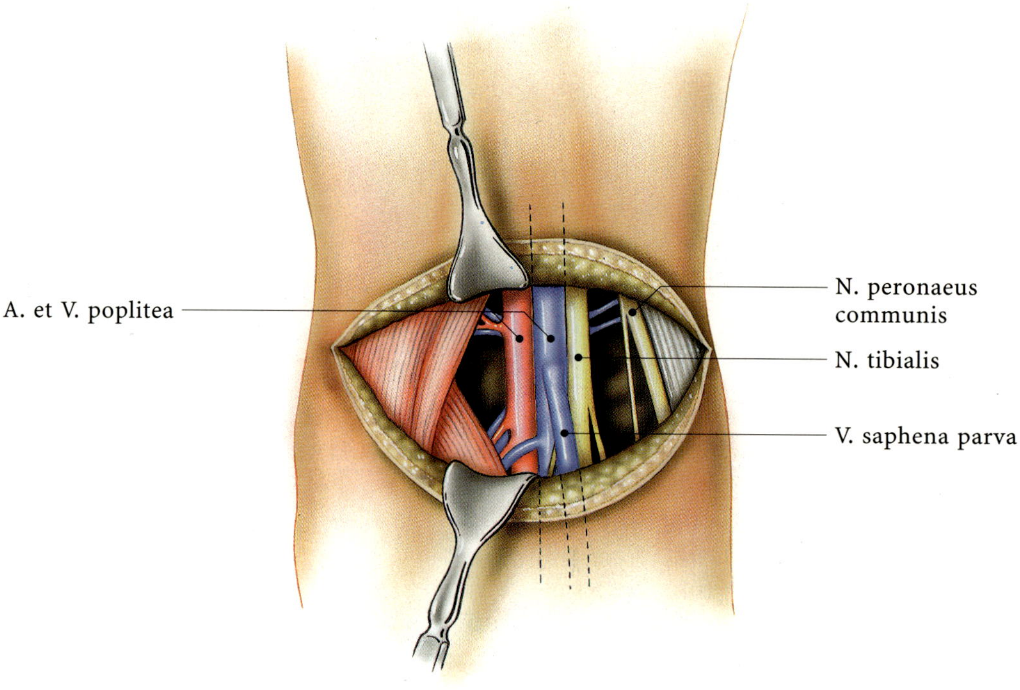

Abb. 105. Topographie der Parva-Krosse

einer primären Varikosis zu sichern und ein postthrombotisches Syndrom auszuschließen.

Indikationen zur Preßphlebographie
- Verdacht auf postthrombotisches Syndrom
- Ausschluß von Anomalien im subfaszialen Venensystem
- Verdacht auf Anomalien im Krossenbereich (z. B. sapheno-femorale und/oder sapheno-popliteale Einmündung)
- Reflux bei inkompletter Stammvarikosis
- "Pseudo-Rezidivvarikosis"

Durch die präoperative dopplersonographische Bestimmung relevanter insuffizienter Verbindungen zwischen dem epi- und subfaszialen Venensystem sowie der Markierung insuffizienter epifaszialer Venenanteile gelingt es, einen auf den einzelnen Patienten zugeschnittenen Behandlungsplan aufzustellen. Dieser stellt sicher, daß jene Venenanteile, die funktionsfähig sind, bei der Operation erhalten bleiben können.

Die moderne Einteilung der primären Varikosis nach Hach (Tabelle 9, 10) orientiert sich an den Insuffizienzpunkten (s. Übersicht), dem Ausmaß des venösen Refluxes und dem sichtbaren Verlauf der Varizen (s. Übersicht). Liegt die Insuffizienz im Bereich der Stammvenen, so handelt es sich entweder um eine Stammvarikosis der V. saphena magna oder der V. saphena parva (Abb. 106, 107). Ist bereits ein venöser Reflux im Bereich der saphenofemoralen (Magna-Krosse) oder der saphenopoplitealen Einmündung (Parva-Krosse) vorhanden, besteht per definitionem eine sogenannte komplette Stammvarikosis, während bei weiter distal gelegenenen

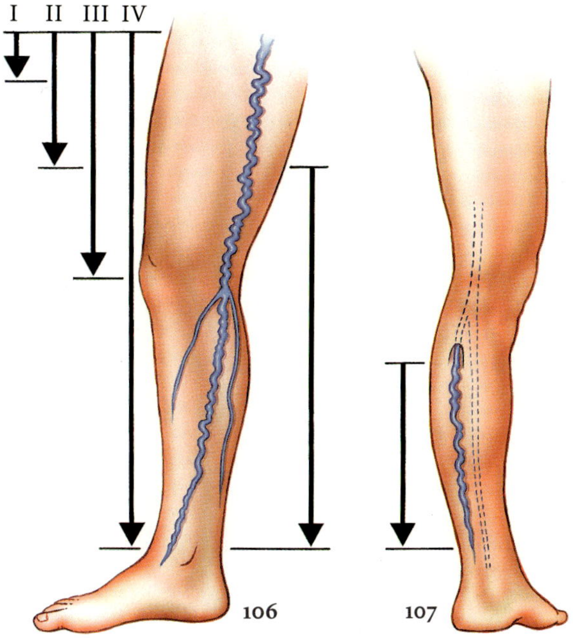

Abb. 106. Stammvarikosis der V. saphena magna I°-IV° und inkomplette Stammvarikosis

Abb. 107. Stammvarikosis der V. saphena parva: subfaszialer Verlauf im proximalen Anteil und epifaszialer Verlauf im distalen Anteil des Unterschenkels

proximalen Insuffizienzpunkten (z. B. Dodd- oder Hunter-Perforansvene) die Stammvarikosis als inkomplett bezeichnet wird. Sind die Stammvenen bzw. deren Klappen suffizient, so können unabhängig davon oder begleitend weitere Bereiche des epifaszialen Venensystems varikös verändert und therapiebedürftig sein (z. B. retikuläre Varizen, Seitenastvarikosis).

Tabelle 9. Einteilung der Stammvarikosis

	Proximaler Insuffizienzpunkt	Typ
V. saphena magna	saphenofemorale Einmündung	komplett
V. saphena magna	Boyd- oder Hunter-Perforansvene	inkomplett
V. saphena parva	saphenopopliteale Einmündung	komplett
V. saphena parva	May-Perforansvene	inkomplett

Tabelle 10. Stadien der kompletten V. saphena magna-Stammvarikosis (nach Hach et al.)

Stadium	Von saphenofemoraler Einmündung ausgehender Reflux bis
Stadium I	Nur saphenofemorale Einmündung
Stadium II	Mittlerer Oberschenkel
Stadium III	Knie
Stadium IV	Distaler Unterschenkel

Markante Insuffizienzpunkte bei der Stammvarikosis

- Vena saphena magna
  saphenofemorale Einmündung (Magna-Krosse)
  Hunter-Perforansvene
  Dodd-Perforansvene
  Boyd-Perforansvene
  Sherman-Perforansvene (24-cm-Perforansvene)
  Cockett I-III - Perforansvenen
- Vena saphena parva
  saphenopopliteale Einmündung (Parva-Krosse)
  May-Perforansvene
- Oberschenkelrückseite
  Profunda-Perforansvene

Formen der primären Varikosis

- Stammvarikosis
  (V. saphena magna, V. saphena parva)
- Isolierte Seitenastvarikosis
  (z. B. V. saphena accessoria lateralis, V. saphena accessoria medialis)
- Isolierte Perforansvenenvarikosis
  (z. B. Hach-Profunda-Perforansvene)
- Retikuläre Varikosis
- Besenreiservarikosis

Da die moderne Varizenchirurgie neben der Ausschaltung insuffizienter Venenanteile auch den möglichst weitgehenden Erhalt der funktionsfähigen Bereiche beinhaltet, ist ein adäquates operatives Vorgehen nur dann gewährleistet, wenn aufgrund der vorgegebenen Befunde ein bei jedem Patienten individuell bestimmtes situations- und stadiengerechtes Vorgehen gewählt wird.

Durch den variablen und kombinierten Einsatz vorgegebener Standardoperationen (Tabelle 11) ist es möglich, der primären Forderung nach einer selektiven Ausschaltung nur hämodynamisch relevanter Insuffizienzpunkte, einschließlich der Magna- und Parvakrosse, sowie der Eliminierung von dopplersonografisch bestimmten defekten Stammvenenbereichen nachzukommen und mit einem guten ästhetischen Ergebnis Seitenast- und retikuläre Varizen zu entfernen.

Tabelle 11. Operationstaktisches Vorgehen bei primärer Varikosis (selektive Varizenchirurgie)

Varikosis (Typ)	Operatives Verfahren
Stammvarikosis Typ I und II nach Hach	Magna-Krossektomie
Stammvarikosis Typ II und IV nach Hach	Magna-Krossektomie und Magna-Stripping bis zum distalen Insuffizienzpunkt
Inkomplette Stammvarikosis der V. saphena magna	Magna-Stripping bis zum proximalen Insuffizienzpunkt (Dodd- bzw. Hunter-Perforansvene) Perforansvenenligatur
Komplette Stammvarikosis der V. saphena parva	Parva-Krossektomie (hohe Ligatur der V. saphena parva), Parva-Stripping
Inkomplette Stammvarikosis der V. saphena parva	Parva-Stripping bis zum proximalen Insuffizienzpunkt (Sherman-Perforansvene), Perforansligatur
Isolierte Seitenastvarikosis (z.B. V. saph. acc. lat.)	Magna-Krossektomie (bei supravalvulärer Einmündung mit zusätzlicher Ligatur), Seitenast-Stripping, Phlebektomie
(Isolierte) Perforansinsuffizienz	Perforansvenenligatur, Phlebektomie
Retikuläre Varikosis	Phlebektomie, evtl. Sklerosierung
Besenreiservarikosis	Sklerosierung

14.4 Operationstechniken

Bei allen phlebochirurgischen Eingriffen ist die präoperative Markierung der Varizenverläufe und der Insuffizienzpunkte mit nicht abwaschbarer Farbe am stehenden Patienten und unter dopplersonographischer Kontrolle unerläßlich.

Während sämtliche Eingriffe im Gebiet der V. saphena magna in Rückenlage bei leicht elevierten unteren Extremitäten durchgeführt werden, hat sich bei Operationen im V. saphena parva-Bereich die Bauchlage bewährt. Da chirurgische Eingriffe am peripheren Venensystem auch mit einem erhöhten Blutverlust einhergehen können, sollte prinzipiell präoperativ eine Blutgruppenbestimmung stattgefunden haben und dem Patienten die Möglichkeit zur Eigenblutspende gegeben worden sein.

Die bei phlebologischen Operationen häufig zu beobachtenden atypischen vaskulären Verläufe erfordern von dem Operateur ein hohes Maß an Erfahrung, um diesen Situationen gerecht werden zu können. Voraussetzung dafür ist, neben der genauen Kenntnis der normalen topographischen Anatomie (Abb. 105, 106), das Wissen um mögliche Anomalien im Mündungsbereich der V. saphena magna und V. saphena parva in das tiefe Venensystem. Ferner können ungewöhnliche Abgänge der Seitenäste der Vv. saphena magna et parva sowie die sogenannte "Pseudo-Rezidivvarikosis" nach inkompletter Krossektomie (belassene Seitenäste bei der Erstoperation!), große operationstechnische Schwierigkeiten bereiten und zu einer Änderung des ursprünglichen Operationsplans zwingen. Im folgenden sollen jedoch, von der zunächst zu erwartenden normalen topographischen Anatomie ausgehend, die gebräuchlichen Operationstechniken aufgezeigt werden.

14.4.1 Magna-Krossektomie

Nach einem ca. 4–6 cm langen Hautschnitt über der Krosse, ca. 1 cm oberhalb der Leistenfalte (laterale Schnittbegrenzung auf Höhe des Femoralispulses), wird die varikös veränderte Saphena magna durch stumpfe Präparation dargestellt. Schrittweise erfolgt nun das Abklemmen und Ligieren der Seitenäste der Vena saphena magna bis zu ihrer Einmündungsstelle in die Vena femoralis (Abb. 108). Erleichtert wird dieses Vorgehen durch das Anschlingen der Vene und deren Anheben, um auch die für eine Pseudo-Varikosis gelegentlich verantwortlichen sogenannten Dorsalvenen unterbinden zu können. Die nun gut einsehbare und deutlich erkennbare saphenofemorale Einmündung wird nach distalem Abklemmen der V. saphena magna mittels einer Péan-Klemme auf dem Niveau ihrer Einmündung zweifach unterbunden. Erst jetzt erfolgt die Durchtrennung der Vena saphena magna zwischen Ligatur und Klemme. Die Plazierung einer Durchstichligatur durch den Saphena-Stumpf soll ein Lockern der Primärligaturen verhindern. Nach Einlegen einer kurzen Saug-Drainage (CH 10–12) erfolgt anschließend der schichtweise Wundverschluß. Die Hautnaht wird als fortlaufende Intrakutannaht plaziert, die Drainage am 2.-3. Tag und die Hautnaht selbst am 7. postoperativen Tag entfernt. Der Patient sollte bereits am Operationstag mobilisiert werden.

Bei dem Eingriff ist sorgfältig darauf zu achten, daß die Ligatur im Einmündungsbereich der V. saphena magna zu keiner Einengung der V. femoralis oder zu einer Aussackung (zu langer Saphena-Stumpf) führt, da die Hämodynamik beeinträchtigt wird und die Gefahr von Thrombenbildungen besteht. Eine besonders vorsichtige Präparation der Krosse ist bei ballonartigen pseudoaneurysmatischen Veränderungen der V. saphena magna unmittelbar über der Einmündung in die V. femoralis erforderlich, da ein Gefäßeinriß in diesem Bereich einer aufwendigen Versorgung bedarf.

Werden Magna-Krossektomie und Stripping der V. saphena magna in einer Sitzung vorgenommen, sollte die Krosssektomie der von distal nach proximal erfolgenden Gefäßsondierung vorausgehen.

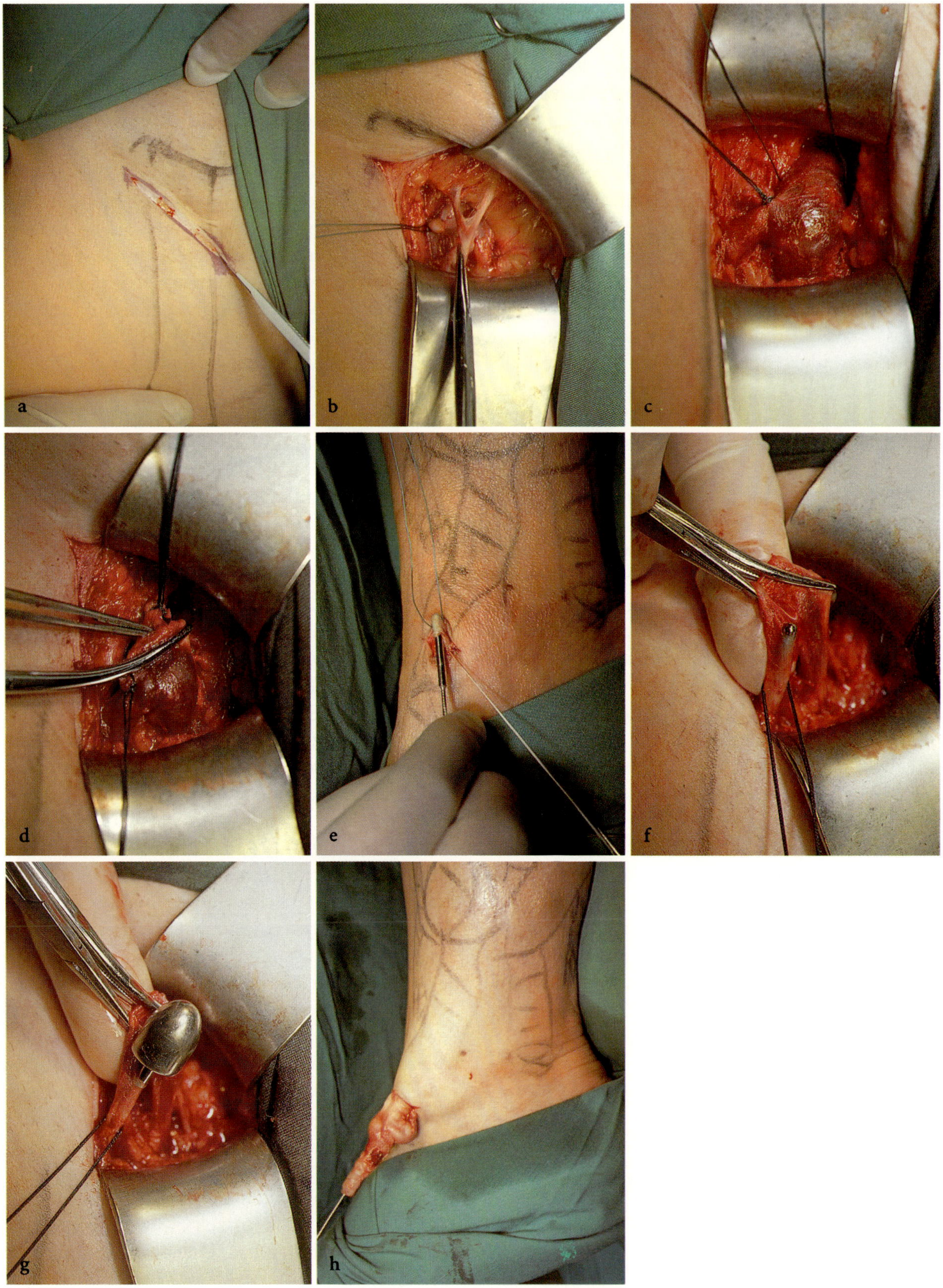
a
b
c
d
e
f
g
h

14.4.2 Parva-Krossektomie

Nach May mündet die V. saphena parva nur in einem verschwindend geringen Prozentsatz in der Kniekehle in die V. poplitea, dagegen in nahezu 80% der Fälle ca. 2–5 cm darüber. Insgesamt sind mehr als 10 Mündungsvarianten mit zahlreichen unterschiedlichen Seitenastabgängen beschrieben.

Um einen problemlosen Operationsverlauf sicherzustellen, ist deshalb präoperativ eine möglichst exakte Bestimmung der individuellen Topographie dopplersonographisch oder phlebographisch unerläßlich. Die V. saphena parva verläuft in den unteren 2/3 der Wade epifaszial und im proximalen Drittel subfaszial.

Der Zugang zur Kniekehle erfolgt über einen ca. 5–7 cm langen horizontalen Hautschnitt, wobei zur besseren Übersichtlichkeit dieser nicht zu sparsam dimensioniert sein sollte. Nach Spaltung der Faszie (in der Regel horizontal) sowie stumpfer Präparation und Darstellung der V. saphena parva wird diese zwischen einer proximalen und distalen Ligatur durchtrennt (Abb. 109). Anschließend kann das Gefäß durch vorsichtigen Zug und Anlegen mehrerer übereinanderliegender Ligaturen ("Kletter-Ligaturen") weiter nach proximal und nach Möglichkeit bis zur saphenopoplitealen Einmündung dargestellt werden. Dabei werden abgehende Seitenäste ebenfalls ligiert und durchtrennt.

◁ **Abb. 108.** Magna-Krossektomie und Stripping der V. saphena magna:
a ca. 4 cm langer Hautschnitt,
b Unterbindung der mündungsnahen Seitenäste,
c Anschlingen der V. saphena magna und Darstellung der Mündung zur V. femoralis,
d niveaugleiche Unterbindung der V. saphena magna und Anklemmen des Magna-Stammes,
e Einführen des Strippers in die V. saphena magna von distal (medial prämalleolär),
f Austreten des Strippers am proximalen Saphenastumpf,
g Aufschrauben der Olive auf den Stripper und festes Verknoten der Vene unterhalb der Olive,
h Stripping der kompletten V. saphena magna nach distal, Ausführen des Venenkonvoluts

Durch eine zweifache Ligatur wird die kraniale Präparation der V. saphena parva abgeschlossen und der distale Gefäßanteil abgetrennt, wobei sich der Stumpf unter die Faszie nach kranial retrahiert. Das subfasziale Vorgehen muß besonders schonend erfolgen, um eine Verletzung des dem Gefäß eng benachbarten N. suralis zu vermeiden!

Nach Einlegen einer Saug-Drainage wird die Faszie mit einer fortlaufenden langsam resorbierbaren Naht versorgt, gefolgt von der konventionellen Subkutan- und Hautnaht.

Bei gleichzeitigem Parva-Stripping sollte die Sondierung der V. saphena parva der Krossektomie vorausgehen.

14.4.3 Perforansvenen-Operationen

Die gezielte Ausschaltung insuffizienter Perforansvenen ist prinzipiell der ungezielten überlegen, da durch dieses selektive Vorgehen die Beseitigung der Insuffizienz gut kontrollierbar und der Therapieerfolg auch dauerhafter sein dürfte als bei alleinigem ungezieltem Venenabriß an Insuffizienzpunkten.

Bei der primären Varikosis sind diese Verfahren sowohl bei dopplersonographisch nachgewiesenen isolierten als auch multiplen funktionseingeschränkten Perforansvenen anzuwenden. Diese finden sich nicht nur bei alleiniger perforansvenenabhängiger Varikosis, sondern auch begleitend zur Stamm- und Seitenastvarikosis, bei retikulären Varizen sowie bei der Pseudorezidiv- Varikosis. Entsprechend werden Eingriffe an den Perforansvenen ergänzend zu den sonstigen Varizenexhairese-Verfahren vorgenommen.

Selektive Perforansvenenligatur

Über einen ca. 1 cm langen Hautschnitt wird die suspekte Perforansvene bis zu ihrer Einmündungsstelle in das tiefe Venensystem vorsichtig dargestellt und mit einer Klemme eleviert. Subfaszial erfolgt dann die Ligatur sowie die Durchtrennung der Vene und anschließend der Verschluß der Faszienlücke mittels langsam resor-

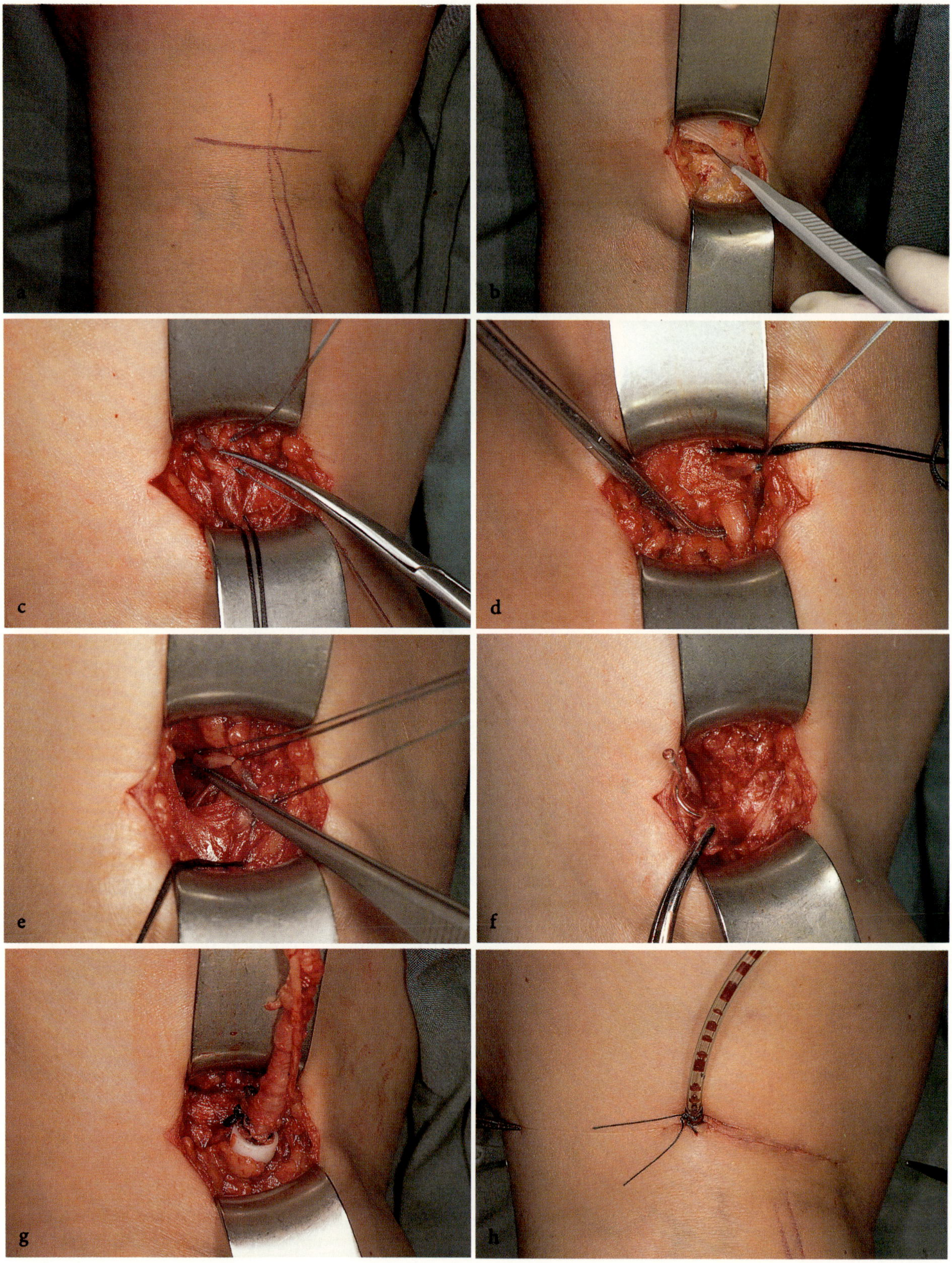
a
b
c
d
e
f
g
h

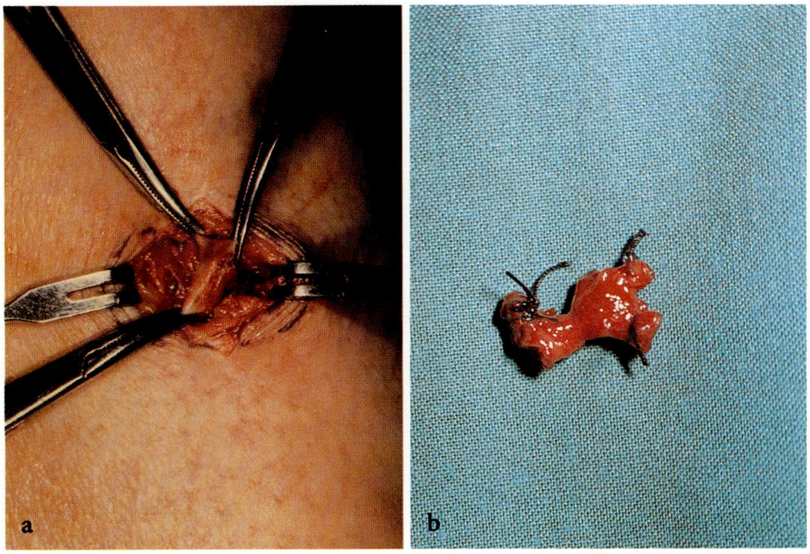

Abb. 110. Perforansvenenligatur:
a Darstellung und Ligatur einer insuffizienten Perforansvene,
b exzidiertes „T-Stück"

bierbarem Nahtmaterial. Durch Phlebektomie oder Exhairese der zu dem Perforansvenenstumpf gehörenden epifaszialen Varizen wird das typische sogenannte "Venen-T-Stück" gewonnen (Abb. 110), wie z. B. bei einer inkompletten Stammvarikosis nach Ligatur der Dodd- oder Hunter -Perforansvene.

◁ **Abb. 109.** Parva-Krossektomie:
a markierter Verlauf der V. saphena parva, Hautschnitt oberhalb der Poplitealfalte,
b horizontale Durchtrennung der Faszie,
c Anschlingen der V. saphena parva und Ligatur der mündungsnahen Seitenäste,
d sorgfältige Schonung des N. tibialis,
e Kletterligaturen und und letztlich mündungsnahe Ligatur der V. saphena parva,
f bei gleichzeitigem Parva-Stripping wird der Stripper von distal (lateral retromalleolär) eingeführt und tritt am proximalen Stumpf der V. saphena parva aus,
g Stripping der V. saphena parva,
h Abschluß der Operation nach Einlegen einer Saugdrainage, Subkutan- und Intrakutannaht

Perforansvenendiszision (nach Bassi und Feuerstein)

Über einem kleinen Hautschnitt wird die insuffiziente Perforansvene dargestellt und mit einem stumpfen harten Haken angehoben ("Haken-Methode") oder mit einer Gefäßklemme gefaßt. Nach Lockerung kann die Vene in Faszienhöhe abgerissen werden, desgleichen die anschließenden Teile der dazugehörenden epifaszialen Varize. Trotz der teilweise nicht unerheblichen Blutung erübrigt sich in der Regel eine aktive Blutstillung. Nach schichtweisem Wundverschluß und Anlegen eines Kompressionsverbandes sollte der Patient umgehend mobilisiert werden.

Indiziert ist das Verfahren insbesondere bei Insuffizienzen der Boyd- und Cockett-Perforansvenen.

Endoskopische Perforansvenendissektion

Bei diesem in artifizieller Blutleere durchzuführenden Verfahren handelt es sich noch nicht um eine Routine-Operation. Ihre Durchführung ist bisher auf einzelne Zentren beschränkt.

14.4.4 Venenexhairese-Verfahren

Stripping

Bei diesem Verfahren der Venenexhairese wird das Gefäß mittels eines flexiblen Führungsdrahtes sondiert und anschließend über diesen komplett extrahiert.

Nach dem Hautschnitt wird die varikös veränderte Vene entweder an ihrem proximalen oder distalen Insuffizienzpunkt aufgesucht und stumpf freipräpariert. Nachdem sie nach der einen Richtung (z. B. distal) ligiert oder mit einer Klemme fixiert oder zur anderen Richtung hin mit einem dicken Faden umschlungen und angehoben wurde, kann über eine Längs- oder Querinzision der Venenwand der sogenannte "Stripper" in die Vene eingeführt und diese dem Operationsplan entsprechend sondiert werden. Bei den modernen Strippern handelt es sich um flexible geflochtene chirurgische Stahldrähte, in der Regel von 150 cm Länge. Der Stripperkopf ist entweder korkenzieherförmig oder besitzt die Gestalt einer Olive und ist kunststoffbeschichtet. Dank der durch Form und Material bedingten hohen Gleitfähigkeit und Flexibilität können lange Strecken der am Stripperkopf festgeknoteten pathologisch veränderten Venenanteile extrahiert werden. Der zweite Hautschnitt liegt entweder über einem Insuffizienzpunkt oder an der Stelle, über die hinaus ein weiteres Vorschieben des Strippers nicht mehr möglich ist. Nach Anklemmen und Anheben der Vene wird der Stripperkopf zwischen zwei Ligaturen herausgeleitet und der sondierte Venenanteil hinter dem Stripperkopf fest verknotet, so daß sich beim Zurückziehen der Strippersonde die Extraktion der Vene meist problemlos bewerkstelligen läßt.

Da teilweise lange Wundkanäle entstehen, ist das Einlegen von Saugdrainagen zur Vermeidung ausgedehnter Hämatome zu empfehlen. Die Inzisionswunden werden primär durch subkutan versenkte Nähte verschlossen.

Bei einer kompletten Stammvarikosis wird die erforderliche Krossektomie gemeinsam mit der Varizenexhairese durchgeführt.

Stripping der V. saphena magna

Klassischerweise wird beim Stripping nach Babcock die V. saphena magna bei einer Stammvarikosis von der saphenofemoralen Einmündung bis supramalleolär und bei der Methode nach Mayo lediglich bis zur Boyd-Perforansvene extrahiert.

Nach vorausgegangener Krossektomie wird über einen ca. 2 cm langen Hautschnitt supramalleolär (Babcock) die V. saphena magna aufgesucht, stumpf freipräpariert und mit einem dicken Faden umschlungen. Nach distal erfolgt die Ligatur des Gefäßes. Über eine Inzision der Venenwand zwischen Ligatur und Haltefaden kann der Stripper in die Vene eingeführt und unter Palpationskontrolle nach kranial bis zu dem bereits durch die Krossektomie freigelegten und ligierten proximalen Gefäßende vorgeschoben werden (Abb. 109e-h). Dadurch wird sichergestellt, daß ein Abtauchen der Sonde in das subfasziale Venensystem rechtzeitig erkannt wird und ein fatales Strippen der V. femoralis ausgeschlossen ist. Im Bereich der Leiste wird der Stripper nach Inzision des dort bereits ligierten Saphenastumpfes (s. Magna-Krossektomie) herausgeleitet und das Gefäß unmittelbar hinter dem Stripperkopf mit der Sonde fest verknotet. Anschließend erfolgt die Extraktion des Strippers mit der anhängenden Vene durch die distale Inzisionswunde nach Durchtrennung der distalen Saphena-Ligatur.

Alternativ können Stripperkopf und anhängendes Venenkonvolut anstelle des Durchtritts durch die supramalleoläre Inzisionsstelle auch retrograd vorsichtig wieder ausgeleitet und in der Leiste entnommen werden. Die Gefahr einer eventuellen druckbedingten Nervenläsion im Knöchelbereich (N. saphenus) wird dadurch vermindert.

Bei einer Unterbrechung der Stripperpassage im Verlauf der Sondierung der Vena saphena magna oder einer versehentlichen Gefäßperforation wird der Stripper an dieser Stelle über einen Hautschnitt herausgeleitet und in die Vene ein zweiter Stripper nach proximal eingelegt und weitergeführt. Auf diese Weise sollte es gelingen, die V. saphena magna in mehreren Abschnitten komplett zu extrahieren.

Bei angehobener Extremität werden anschließend die nicht unerheblichen Blutkoagel aus dem Wundkanal von distal nach proximal exprimiert und die Operationswunden nach Einlegen einer langen Saugdrainage umgehend verschlossen. Abschließend wird ein festsitzender Kompressionsverband angelegt.

Bei uns hat sich ein Stripping-System bewährt, bei dem an dem Stripperkopf eine lange Saugdrainage angeschlossen werden kann. Diese wird mit der Venenextraktion in dem Wundkanal plaziert.

Auch bei dem Vorgehen nach Mayo wird zunächst die Krossektomie vorgenommen, dann der Stripper von der Krosse aus durch die Vena saphena magna bis zur Boyd-Perforansvene geführt, um dort wieder über einen Hautschnitt nach außen geleitet zu werden. Bevor der Stripper über eine Gefäßinzision gefaßt werden kann, wird die Vene nach distal ligiert. Nach dem Fassen des proximalen Gefäßstumpfes einschließlich der Stripperspitze wird der Stripper nach außen geleitet. Zuvor muß allerdings die Vene ligiert und proximal der Ligatur durchtrennt werden. Am proximalen Stripperende im Bereich der Leistenbeuge wird nun der Stripperkopf angebracht und der dortige Saphenastumpf unmittelbar dahinter mit dem Stripper fest verknotet. Die Extraktion der Vene geschieht dann von proximal nach distal. Der Wundverschluß und die weiteren Behandlungsschritte entsprechen dem Babcock-Verfahren.

Stripping der V. saphena parva

Entsprechend den Vorgaben für die operative Behandlung der Stammvarikosis der Saphena magna muß dem Stripping der V. saphena parva die hohe Ligatur der Parva-Krosse (Parva-Krossektomie) vorausgehen. Das Stripping kann sowohl antegrad als auch retrograd erfolgen. Im ersten Fall wird der Stripper über eine Inzision dorso-kranial des Außenknöchels in die Vene eingeführt und in der Kniekehle ausgeleitet. Die Verknotung der V. saphena parva mit dem Stripperkopf erfolgt retromalleolär, so daß die Strippersonde mit dem Venenkonvolut in der Kniekehle extrahiert werden kann (Abb. 109f-h).

Bei retrogradem Stripping wird die Vene von proximal nach distal sondiert und das Venenkonvolut in der Knöchelregion entnommen.

Das Einlegen der Saugdrainage, die postoperative Wundversorgung und die Verbandstechnik entsprechen dem des “Magna-Strippings”.

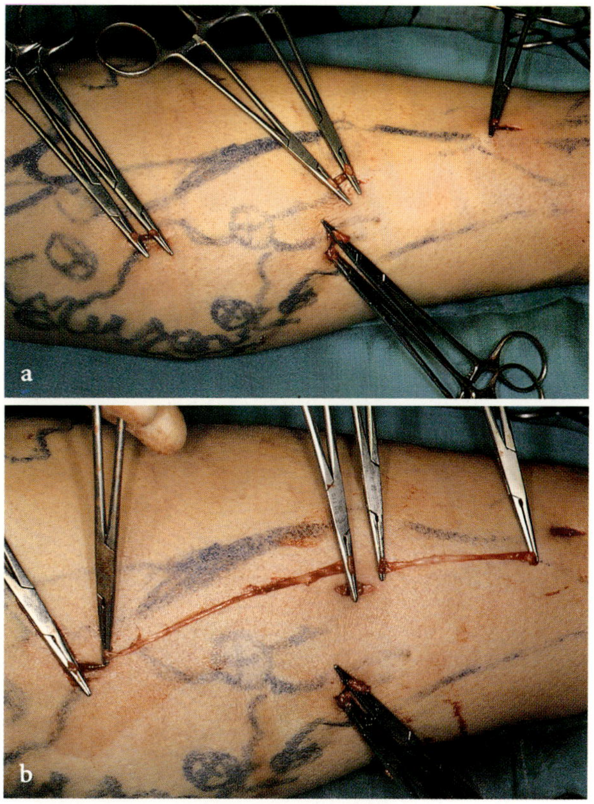

Abb. 111. Seitenastexhairese über Klemmen:
a über mehrere kleine Hautschnitte werden die Seitenäste mit Klemmen gefaßt,
b nach vorsichtiger subkutaner Lockerung werden die Seitenastvenen komplett extrahiert

Seitenastexhairese

Über multiple ca. 1 cm lange Hautschnitte im Verlauf großkalibriger Varizen werden diese mit Gefäßklemmen gefaßt und schrittweise nach vorsichtiger subkutaner Lockerung mit Zug ex-

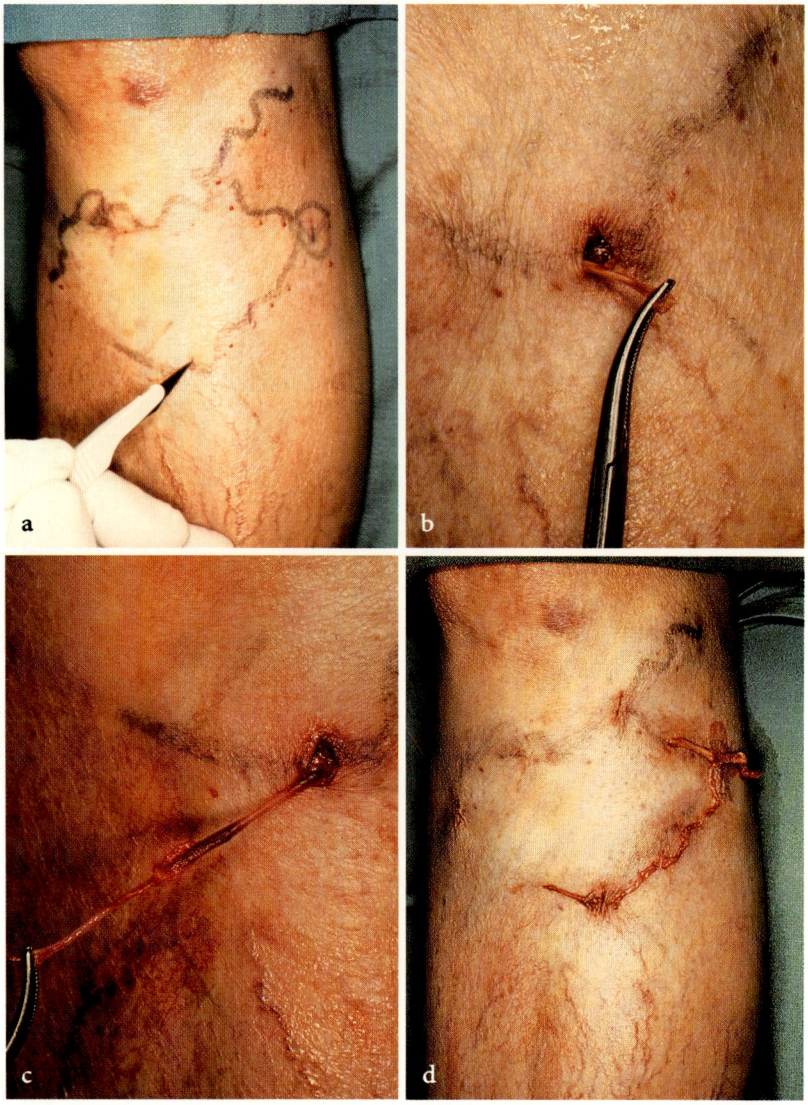

Abb. 112. Miniphlebektomie nach Muller:
a kleine Stichinzision,
b Fassen der Vene mit einer Mosquito-Klemme,
c vorsichtige Exhairese der Vene,
d Präparat der ektomierten Varize

trahiert (Abb. 111). Die Wundversorgung erfolgt mittels versenkten resorbierbaren Subkutannähten und Wundklammerpflastern.

Bei unkontrollierter Exhairese und der damit verbundenen Mitentfernung subkutanen Fettgewebes kommt es später zu sichtbaren Einsenkungen der Hautoberfläche. Diese ästhetisch unbefriedigenden Ergebnisse lassen sich nur durch ein subtiles und gewebeschonendes Vorgehen vermeiden.

Phlebektomie (nach Muller)

Der Eingriff wird, den anderen phlebochirurgischen Verfahren entsprechend, am leicht angehobenen Bein durchgeführt. Multiple Stichinzisionen werden in kurzen Abständen über der zuvor exakt markierten fein- bis mittelkalibrigen Varize gesetzt. Diese wird mit Hilfe einer feinen Mosquito-Klemme stumpf präpariert und angeklemmt. Durch vorsichtigen Zug kann sie dann jeweils von einer Inzisionsstelle zur anderen extrahiert werden (Abb. 112). Eine aktive Blutstillung ist nicht erforderlich, der Wundverschluß erfolgt durch Wundklebepflaster. Nach ausschließlicher Phlebektomie ist das Tragen des postoperativ angelegten Kompressionsverbandes über ca. 2 Wochen ausreichend.

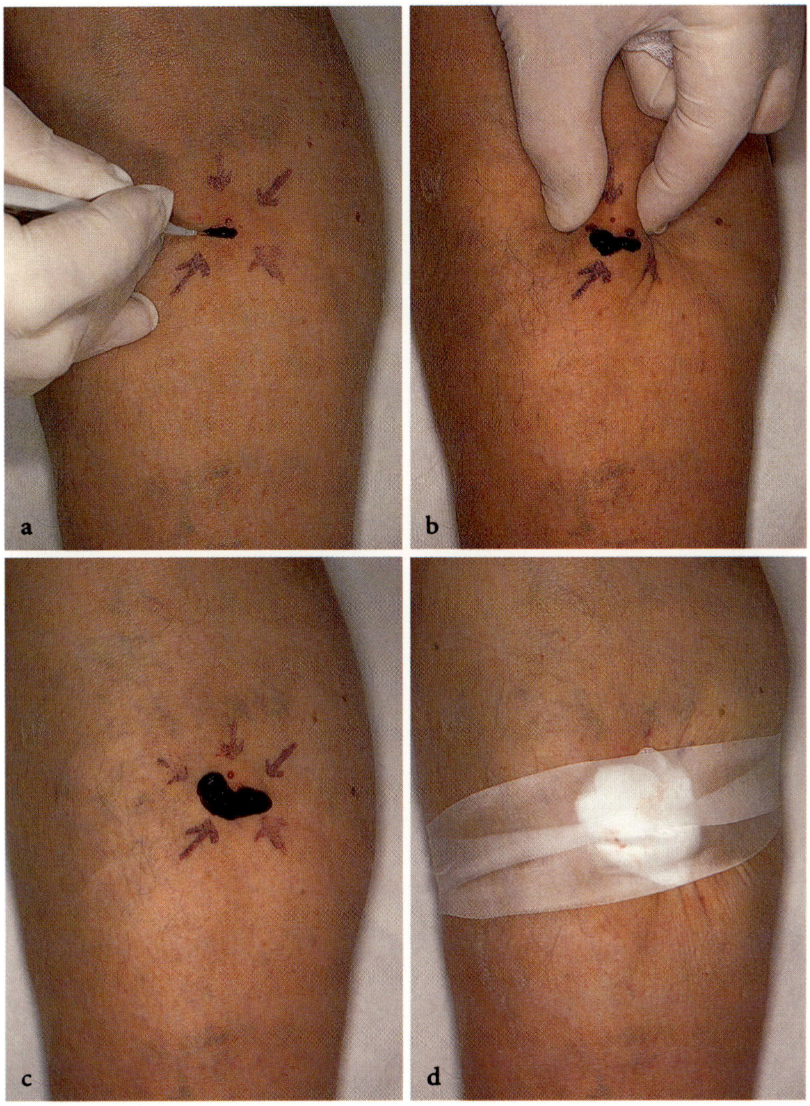

Abb. 113. Inzision bei oberflächlicher Thrombophlebitis:
a Stichinzision des Varixknotens,
b manuelles Exprimieren des Thrombus,
c komplett exprimiertes Koagel,
d Druckverband

14.4.5 Inzision eines thrombosierten Varixknotens

Bei der akuten oberflächlichen Thrombophlebitis ist die thrombosierte Varize knotig oder strangartig tastbar. In Lokalanästhesie werden in deren Verlauf eine oder mehrere Stichinzisionen durchgeführt und sämtliche Blutkoagel manuell exprimiert (Abb. 113). Die Wundrandadaptation erfolgt jeweils mittels einer versenkten Subkutannaht oder lediglich durch sterile Pflasterstreifen. Nach dem Anlegen eines festsitzenden Kompressionsverbandes wird der Patient umgehend mobilisiert. Zur Nachbehandlung sind Heparinsalbenverbände und die systemische Gabe von Antiphlogistika sinnvoll.

15 Operative Therapie des Ulcus cruris venosum

Akute und chronische Folgeerscheinungen der primären Varikosis und des postthrombotischen Syndroms stellen relativ häufige Indikationen im Rahmen der operativen Dermatologie dar. Bei den Spätfolgen handelt es sich in erster Linie um das venöse Ulcus cruris, an dem ca. 0,3–1% der Gesamtbevölkerung der modernen Industriegesellschaft leiden dürfte.

15.1 Pathogenese

Fibrinablagerungen in der unmittelbaren Umgebung des papillären Kapillarnetzes sind Folge der Stasis-bedingten lokalen venösen Hypertension. Sie beeinträchtigen die Sauerstoffdiffusion in das Gewebe, das dadurch zunehmend hypoxämisch wird und klinisch als Atrophie blanche bzw. Lipodermatosklerose imponiert. Die involvierten Hautareale sind leicht vulnerabel und besitzen eine schlechte Heilungstendenz. Auf diesem Boden kann sich dann ein progredientes chronisches Ulcus cruris entwickeln.

15.2 Anästhesie

Der Operationstechnik und auch der Größe des zu versorgenden Ulcus cruris angepaßt, kommen sowohl lokale als auch regionale oder allgemeine Anästhesieverfahren zur Anwendung.

15.3 Operationsplanung

Radiäre Inzisionen des Ulcusrandes sollen die vaskuläre Versorgung des Ulcusgrundes verbessern und damit die spontane Abheilung begünstigen. Die gelegentlich empfohlene Ulcusumschneidung mit dem Ziel, die Abflußverhältnisse in dem chronisch-entzündlichen und sklerosierten Gewebebezirk durch das Einsprossen neuer Gefäße zu fördern, ist nicht unproblematisch. In den Narben können wiederum neue therapieresistente Ulzera entstehen.

Die Deckung venöser Ulcera crurum (s. Übersicht) sollte erst nach erfolgreicher Sanierung der zugrundeliegenden phlebologischen Störung und entsprechender konservativer Vorbereitung (s. Übersicht) geplant und durchgeführt werden. Insuffiziente "Fingerzeig"-Venen oder ulcusnahe Perforansvenen sollten ektomiert bzw. ligiert werden (Abb. 114). Prinzipiell ist ein Dauererfolg von der Beseitigung sämtlicher das Ulcus verursachender Faktoren abhängig!

Operative Deckung des Ulcus cruris
- Primäre Transplantation
  Reverdin-Läppchen
  Spalthaut
  Gittertransplantat
  kultivierte autologe Epidermiszellen
- Kombinierte Techniken
  Transplantation nach Ulkus-Exzision und Konditionierung
  Transplantation nach chirurgischer Dissektion infraulzeröser insuffizienter Perforansvenen
  Transplantation nach Varizenexhairese etc.

Behandlung des venösen Ulcus cruris (ohne operative Defektdeckung)
- Konservative Wundreinigung
  (z.B. enzymatisch, antimikrobiell)
- Phlebo-Sklerotherapie (supra- und infraulzerös)
- Kompressionstherapie
- Chirurgische Wundreinigung
  (z. B. Nekrosenabtragung, Kürettage)
- Phlebochirurgie
  (z. B. Varizenexhairese, Krossektomie etc.)
- Ulkus-Umschneidung
- Radiäre Inzisionen des Ulkusrandes

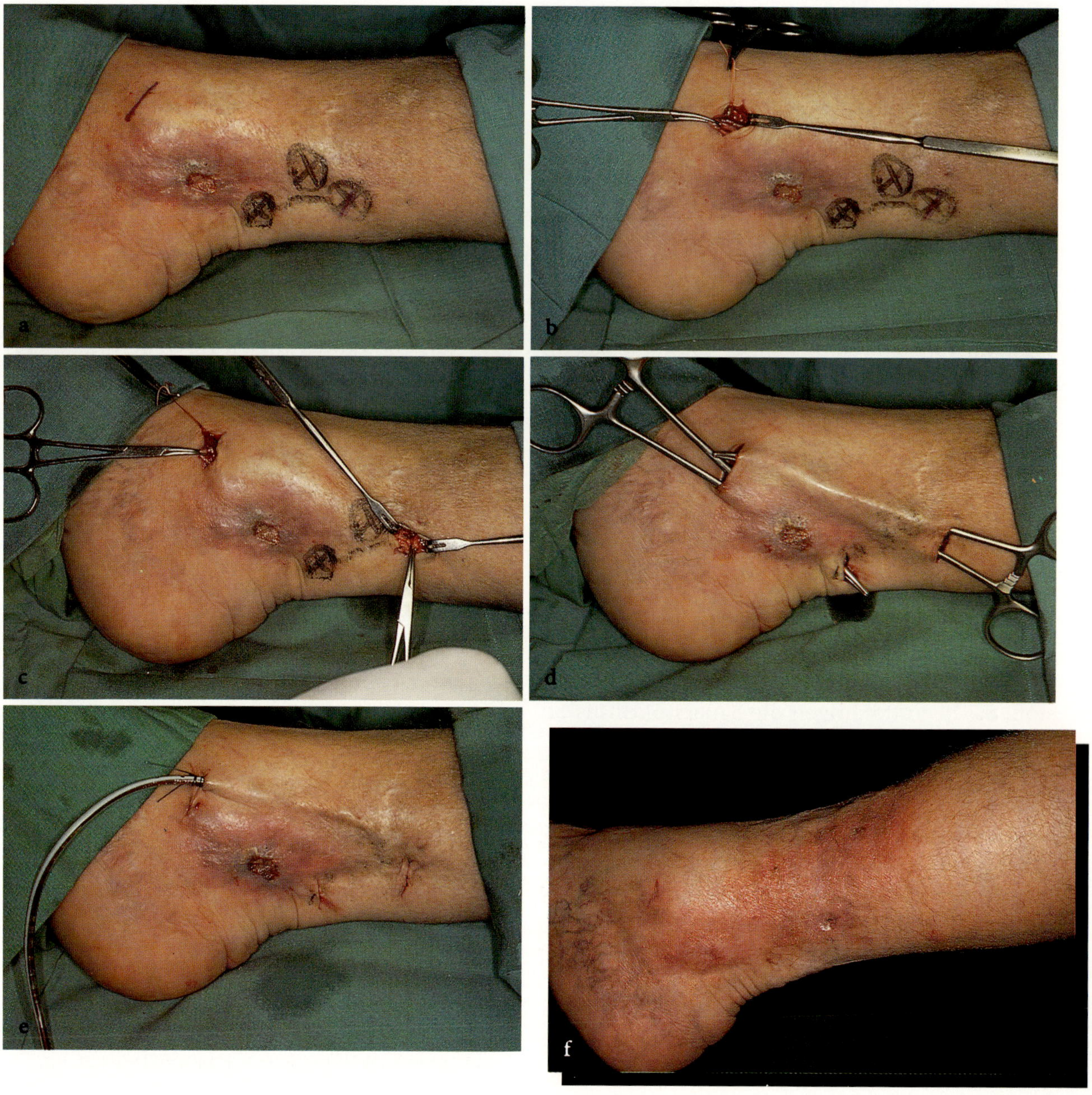

Abb 114. Selektive Perforansvenenligatur und Exhairese der ulkusumgebenden Seitenäste:
a venöses Ulcus cruris, markierte Perforansvenen und Seitenäste,
b distale Ligatur,
c proximale Ligatur,
d Exhairese der Seitenastvarizen,
e Abschluß der Operation nach Einlegen einer Saugdrainage,
f komplett abgeheiltes Ulcus cruris drei Monate postoperativ

Abb. 115. Ulkusdeckung: ▷
a Excochleation des Ulkusgrundes,
b Anpassen eines Gittertransplantats,
c mehrteiliges Gittertransplantat in situ,
d sechs Monate postoperativ, kleines Restulkus

15.4 Operationstechniken

Die primäre Deckung des Ulkus mit Hilfe der verschiedenen autologen Hauttransplantationsverfahren ist technisch einfach, während die Gewinnung kultivierter Epidermiszellen zur Transplantation apparativ äußerst aufwendig ist und deshalb nur an einzelnen Zentren vorgenommen wird.

Während Reverdin-Läppchen nur locker in das Ulkus plaziert werden, erfolgt die Fixation von Spalthaut- und Gittertransplantaten mit Einzelknopfnähten (Abb. 115). Die Wundabdeckung orientiert sich an den Prinzipien der feuchten Wundbehandlung. Der anschließende Kompressionsverband wird über etwa 10 Tage belassen. Sollten Zeichen einer Wundinfektion auftreten, ist der Verband vorzeitig zu wechseln. Empfehlenswert ist die Hochlagerung und Ruhigstellung des Beins bei adäquater Thromboseprophylaxe.

Bei therapierefrekträren Ulzera, insbesondere im medialen Knöchelbereich, kann die von Linton beschriebene Operationstechnik durchgeführt werden. Dabei erfolgt über einen transfaszialen Längsschnitt die Freilegung der hinteren Bogenvene und deren Exhairese nach subfaszialer Unterbindung aller Cockett-Venen. Der Ulkusbereich wird bis auf die Faszie abpräpariert und exstirpiert. Die Ulkusdeckung durch eine freie Hauttransplantation schließt sich in gleicher Sitzung an.

Von Hach und Mitarbeitern wurde diesem Verfahren die paratibiale Fasziotomie gegenübergestellt. Diese Technik wird ebenfalls bei therapieresistenten Ulcera crurum mit nachgewiesener Perforansveneninsuffizienz oder Dermatopathia crurum eingesetzt. Zur paratibialen Fasziotomie wird ca. 1–2 cm oberhalb der Cockett-Perforansvenengruppe medial der Tibeavorderkante ein horizontaler ca. 2 cm langer Schnitt gesetzt und die Faszie freipräpariert. Nach distaler stumpfer Präparation der Muskelfaszie erfolgt deren vorsichtige Spaltung mit einer langen gebogenen Präparierschere in Richtung des Innenknöchels (Abb. 116). Unter digitaler Kontrolle werden verbliebene Perforansvenen nach distal disseziert. Dabei auftretende

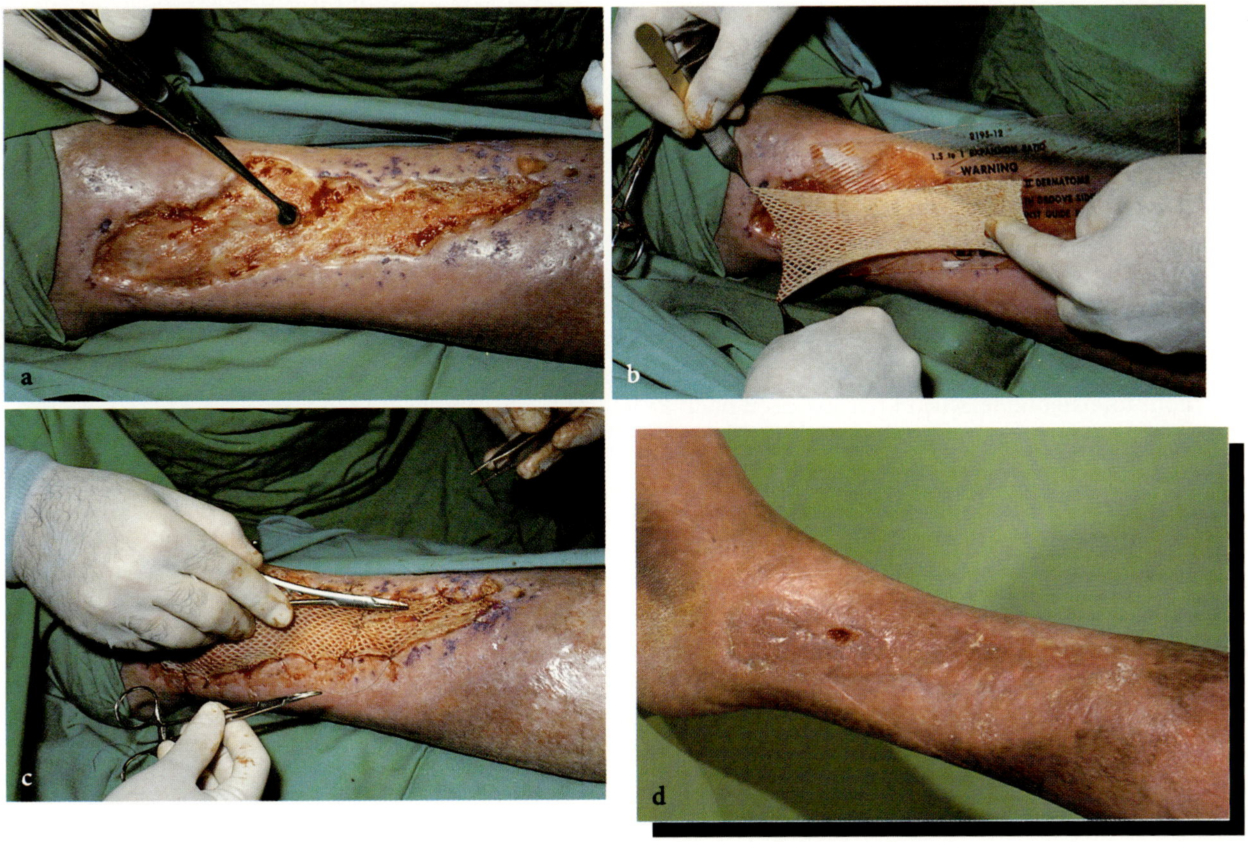

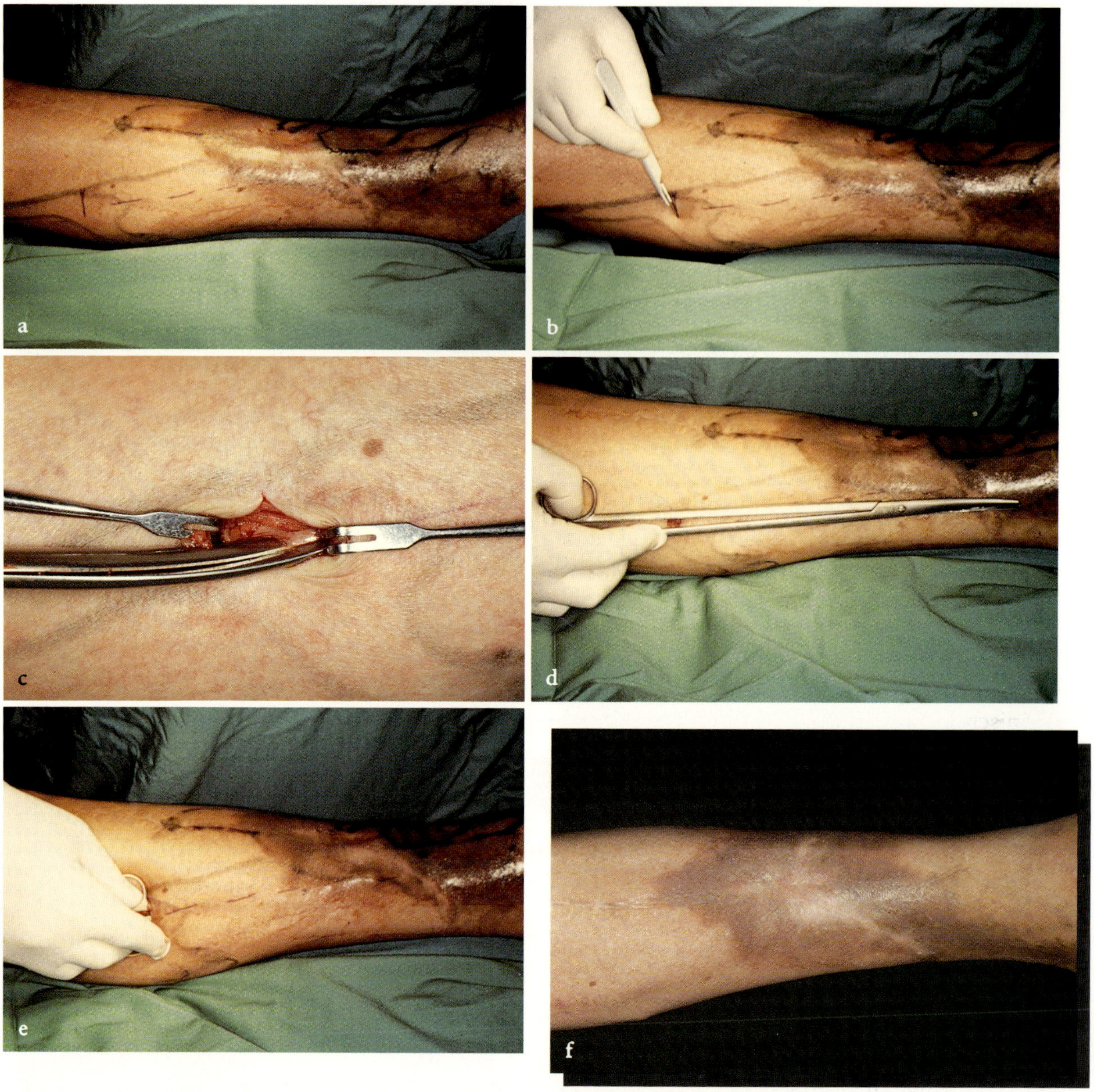

Abb. 116. Paratibiale Fasziotomie:
a chronische venöse Insuffizienz Stadium II mit Purpura jaune d'ocre und Atrophie blanche,
b paratibialer Zugang,
c proximale Inzision der Faszie,
d Andeutung des langstreckigen Verlaufs der Fasziotomie,
e intraoperativ nach Fasziotomie,
f verbesserte Mikrozirkulationsverhältnisse drei Monate postoperativ

nicht unerhebliche Blutungen sistieren nach Einlegen einer langen Saugdrainage (CH 12–14), schichtweisem Wundverschluß und abschließendem festsitzenden Kompressionsverband. Postoperativ ist eine rasche Mobilisation entscheidend.

Weshalb dieses Vorgehen die Abheilung eines Ulcus cruris venosum mehr beschleunigt als die alleinige Perforansvenendissektion ist unklar. Wegen der Gefahr ausgedehnter Hämatome, auch durch die Verletzung der A. tibialis posterior, sowie des Auftretens umschriebener Hautnekrosen und bakterieller Infektionen des Wundkanals, ist die Durchführung des Eingriffs von einer kritischen Indikationsstellung abhängig zu machen und nur von erfahrenen Operateuren durchzuführen.

16 Revision von postinflammatorischen und posttraumatischen Narben

16.1 Allgemeines

Jede Unterbrechung der physiologischen Kontinuität der einzelnen Schichten des Hautorgans führt im Rahmen der dadurch aktivierten Reparaturmechanismen zur Ausbildung von Narbengewebe. Dieses unterscheidet sich im feingeweblichen Aufbau von den ortsständigen Strukturen und ist als solches auch visuell in Form eines veränderten Hautreliefs erkennbar. Je auffälliger dieses ist, um so häufiger wird aus ästhetischen Gründen eine chirurgische Revision gewünscht. Liegt zusätzlich eine funktionelle Beeinträchtigung vor, so ist die Korrektur auch medizinisch-kurativ indiziert. Eine medizinische Indikation besteht ebenfalls bei speziellen narbigen Zuständen im Sinne der Karzinom- und/oder Entzündungsprophylaxe. Exemplarisch sei hier auf das Radioderm und auf chronisch-fistulierende Entzündungsprozesse wie der Aknetetrade hingewiesen. Nicht selten ergänzen sich medizinisch-kurative und ästhetisch-kosmetische Indikation und rechtfertigen erst dadurch das operative Vorgehen.

16.2 Operationsplanung

Die operative Strategie bei Eingriffen am Narbengewebe orientiert sich in erster Linie an Form und Qualität der bestehenden Narbe. Dabei ist zu berücksichtigen, daß jede Körperregion ihre eigene Rekonstruktionsproblematik besitzt, welche die Operationsplanung beeinflußt.

Bei der Indikationsstellung ist es hilfreich, prinzipiell zwischen posttraumatischen und postinflammatorischen Narben zu unterscheiden. So haben mangelhafte Wundqualität und/oder unzureichende primäre Wundversorgung z. B. von Unfall- und Brandverletzungen nicht selten neben der kosmetischen Beeinträchtigung funktionelle Störungen zur Folge. Bei postinflammatorischen narbigen Zuständen, wie bei der ausgebrannten Akne oder einer abgeheilten Pannikulitis, steht die ästhetische Rehabilitation im Vordergrund der Entscheidung zum operativen Vorgehen.

Bei der Narbenrevision muß jeder operative Schritt Teil eines im voraus getroffenen detaillierten Behandlungsplans sein. Das definitive Ergebnis ist häufig erst nach einem Jahr zu beurteilen, worüber der Patient eingehend aufgeklärt werden muß.

16.3 Operationstechniken

Die Revision von störenden strichförmigen oder dehiszenten Narben erfolgt in Ausrichtung an den Hautspannungslinien. Verlaufen die vorbestehenden Narben entgegengesetzt oder schräg zu den Hautspaltlinien, so ist eine entsprechende Angleichung wünschenswert, sie sollte jedoch andererseits nicht erzwungen werden (Abb. 117, 118).

Multiple Z-Plastiken finden Anwendung bei kontrakten Narben, die senkrecht zur Verlaufsrichtung der Hautspaltlinien lokalisiert sind. Die meist hypertrophe Narbe selbst wird exzidiert, und aneinandergereihte Z-Plastiken dienen dem Spannungsausgleich. Die freien Schenkel des „Z" werden in einem Winkel von 45–60° zur Narbe angelegt. Die entstehenden dreieckigen Läppchen richten sich nach Freipräparation häufig bereits spontan in ihre neue Position. Durch multiple Z-Plastiken wird eine erhebliche Verlängerung der ursprünglichen Narbe bewirkt, die unter spannungfreiem Abheilen ein ästhetisch günstiges Ergebnis bietet.

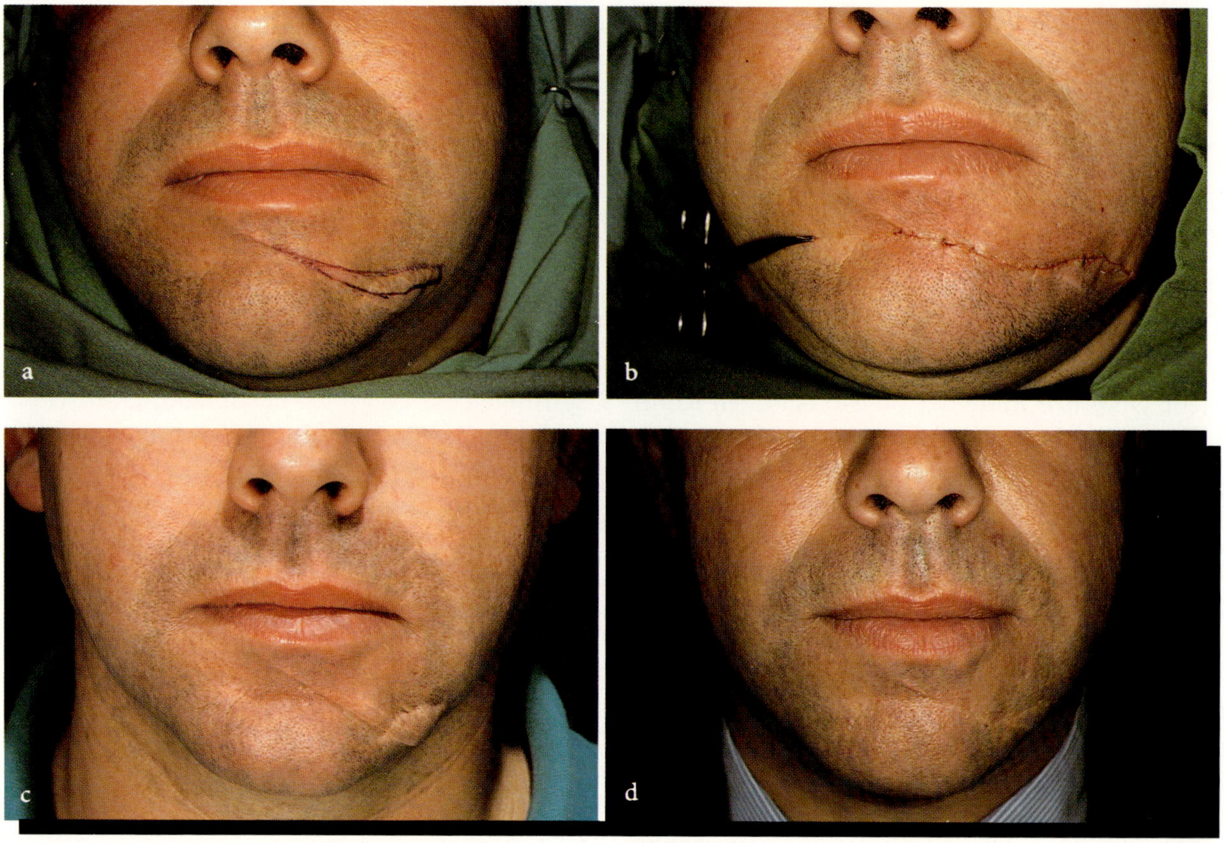
a
b
c
d

Abb. 117. Revision einer aufgeworfenen Unfallnarbe:
a Operationsplanung der spindelförmigen Exzision,
b optimale Readaptation und fortlaufende Intrakutannaht,
c präoperativer Befund,
d Lokalbefund 4 Jahre postoperativ

Lokale Lappenplastiken werden in erster Linie zur Behandlung postinflammatorischer Narbenbilder eingesetzt. Die komplette Entfernung ist hier entscheidend, um Rezidive von fistulierenden Prozessen in den Randbezirken zu vermeiden. Intraoperativ ist dabei die Sondierung und Markierung der Fistelgänge mit Methylenblau hilfreich. Entstehen nach der Exzision größere Defekte, so können diese nach Wundgrundkonditionierung mittels freier Hauttransplantation versorgt werden (Abb. 119). Die von einigen Autoren propagierte sekundäre Wundheilung ohne jegliche Defektdeckung ist primär nicht anzustreben, da sie in Weichteilarealen zu beträchtlichen Kontrakturen führen kann.

Die hochtourige Dermabrasion wird in der Behandlung der ausgebrannten Akne im Gesicht eingesetzt. Dadurch wird eine Niveauangleichung von hypertrophen bzw. atrophen Narben erreicht (Abb. 120). Ein allzu aggressives Vorgehen sollte vermieden werden, da hierdurch wiederum die Gefahr der erneuten Narbenbildung besteht. Es empfiehlt sich daher, im Einzelfall mehrere Sitzungen durchzuführen. Tief eingesunkene und wurmstichartige Narben können durch zusätzliche Punch-Exzisionen entfernt werden.

Die Dermabrasion kann auch bei Unfall- oder Operationsnarben, die über das Hautniveau erhaben sind, zu einer Einebnung des Hautreliefs angewandt werden (Abb. 121). Die Entscheidung über die Wahl des im Einzelfall optimalen Operationsverfahren sollte in jedem Falle nach dem Prinzip der minimalen Traumatisierung erfolgen. Ferner ist die Erfahrung und Vertrautheit des Operateurs mit den einzelnen Operationstechniken die Voraussetzung für ein ästhetisch und funktionell günstiges Endergebnis.

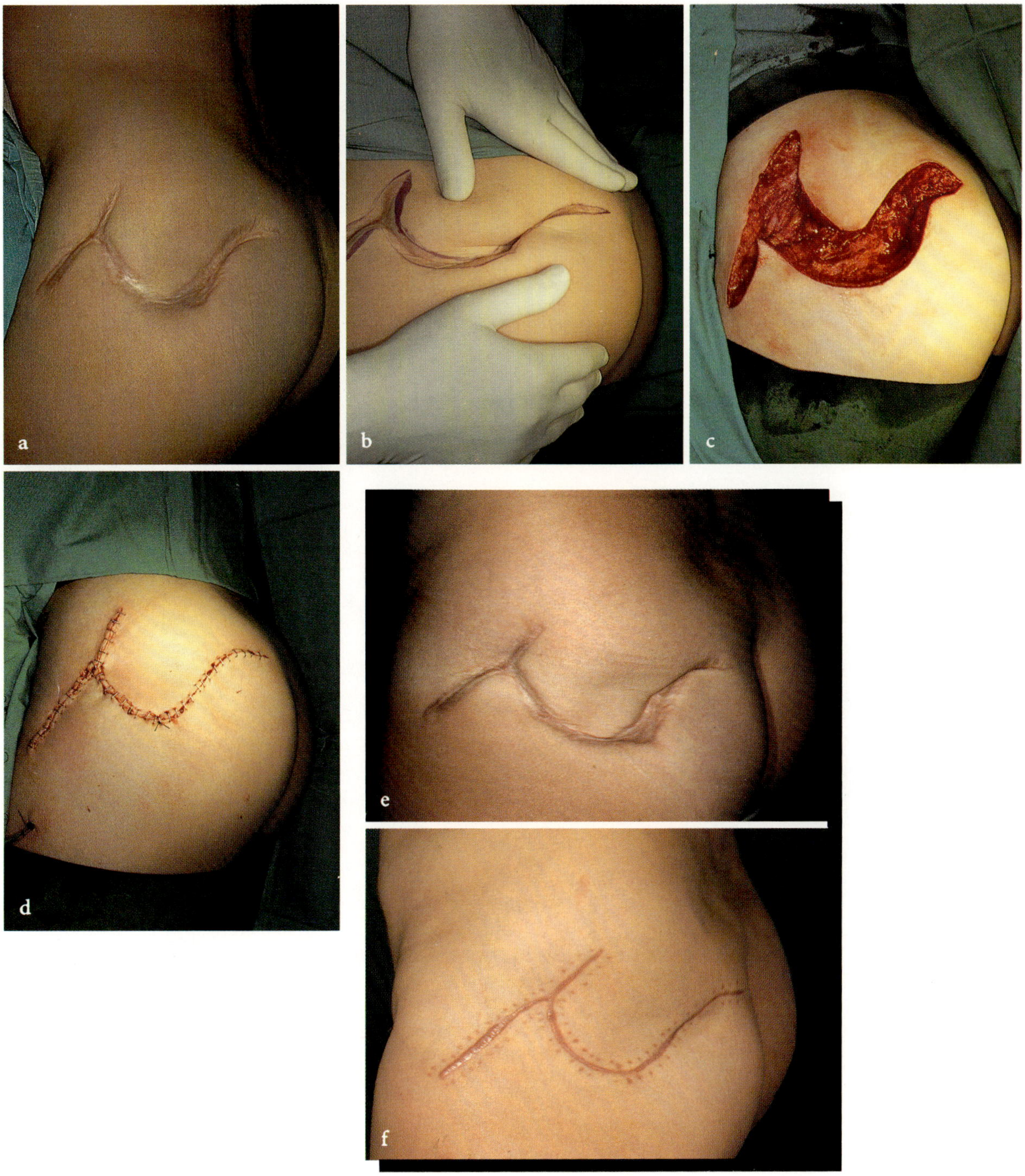

Abb. 118. Revision einer eingesunkenen posttraumatischen Narbe:

a funktionell beeinträchtigende eingesunkene Narbe bei Zustand nach Pannikulitis,
b Operationsplanung,
c Exzision des kompletten Narbenareals,
d Abschluß der Operation,
e Ausgangsbefund,
f fünf Monate postoperativ

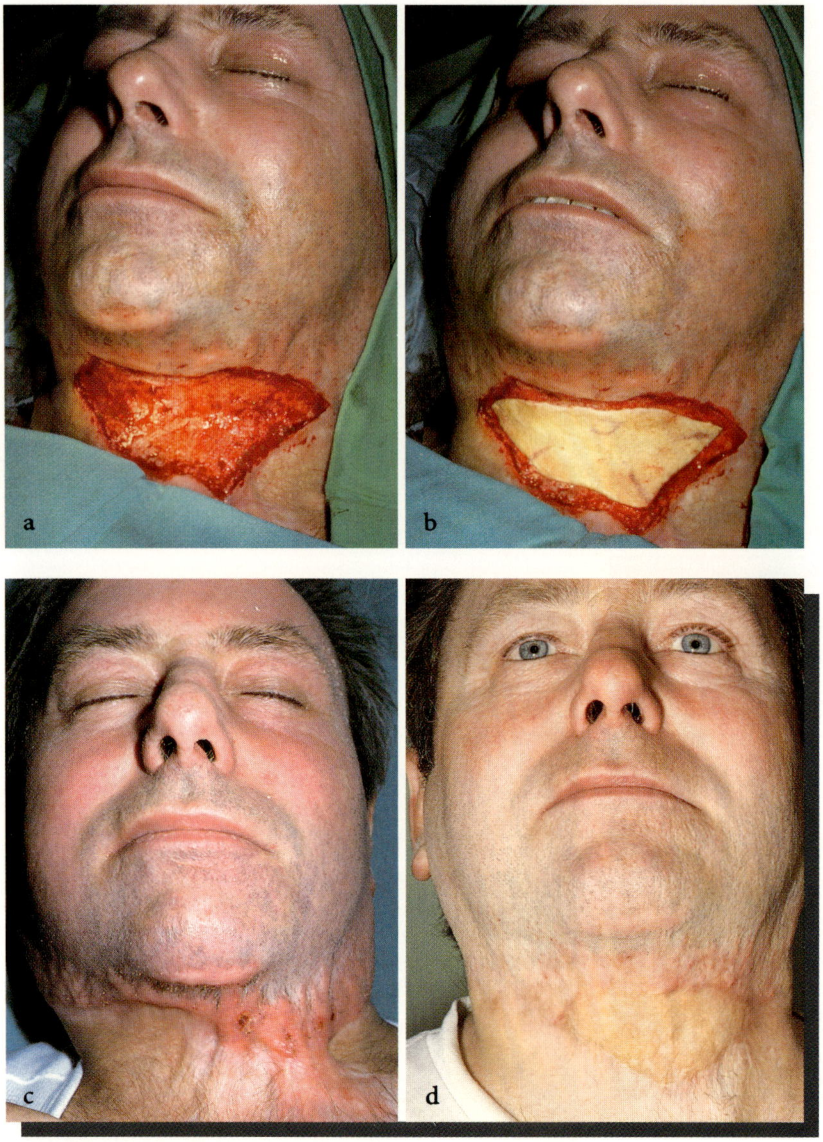

Abb. 119. Exzision und Deckung mittels freiem Transplantat:
a weite Exzision eines kontrakten Narbenkeloids nach Verbrennung,
b Defektdeckung mittels Spalthauttransplantat,
c präoperativer Lokalbefund,
d funktionell gutes Ergebnis ein Jahr postoperativ

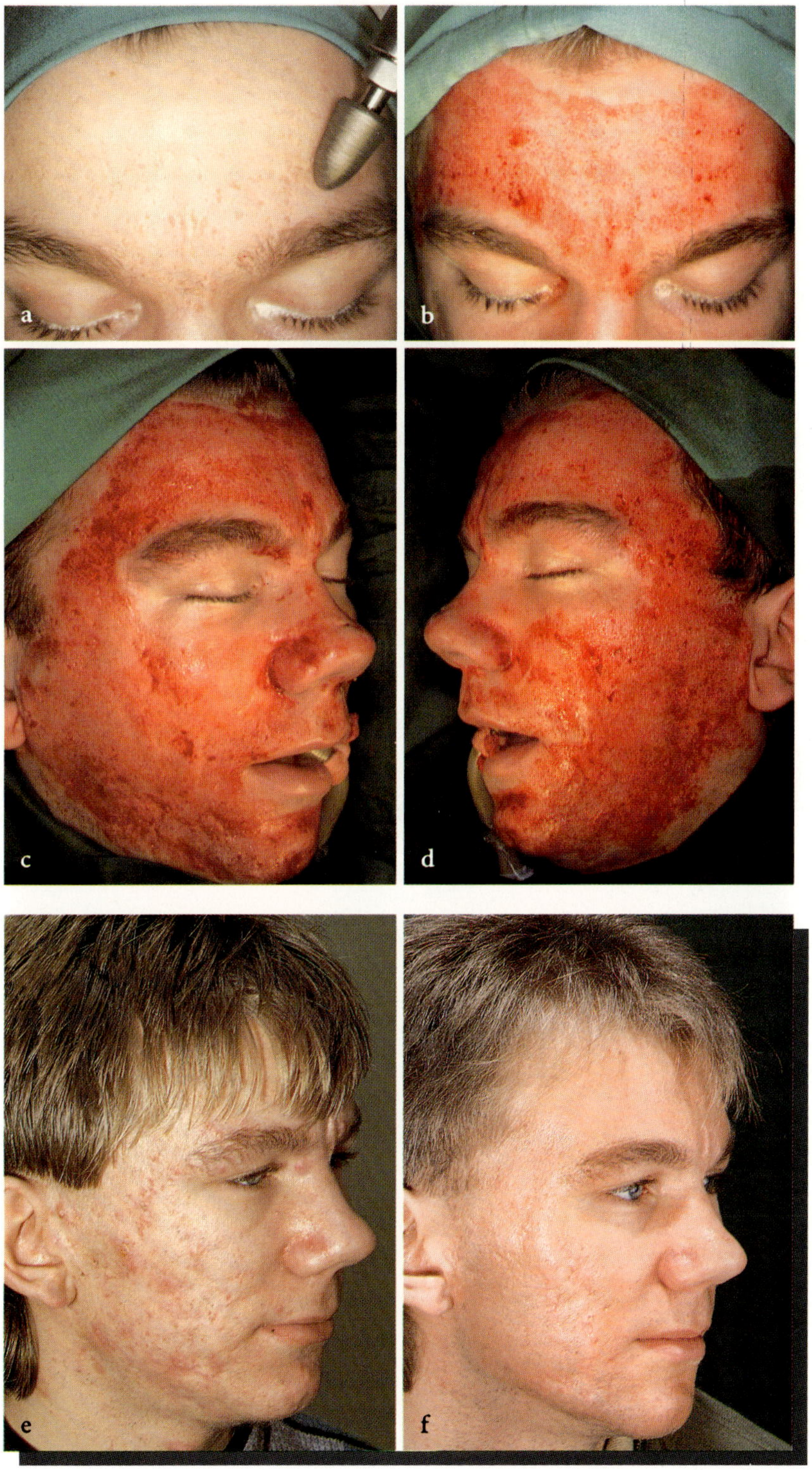

Abb. 120. Dermabrasion:
a hochtourige Dermabrasion bei Aknenarben an der Stirn,
b Befund nach hochtouriger Dermabrasion an der Stirn,
c Befund nach hochtouriger Dermabrasion des kompletten Gesichts,
d kontralaterale Seite,
e Ausgangsbefund,
f zwei Monate postoperativ

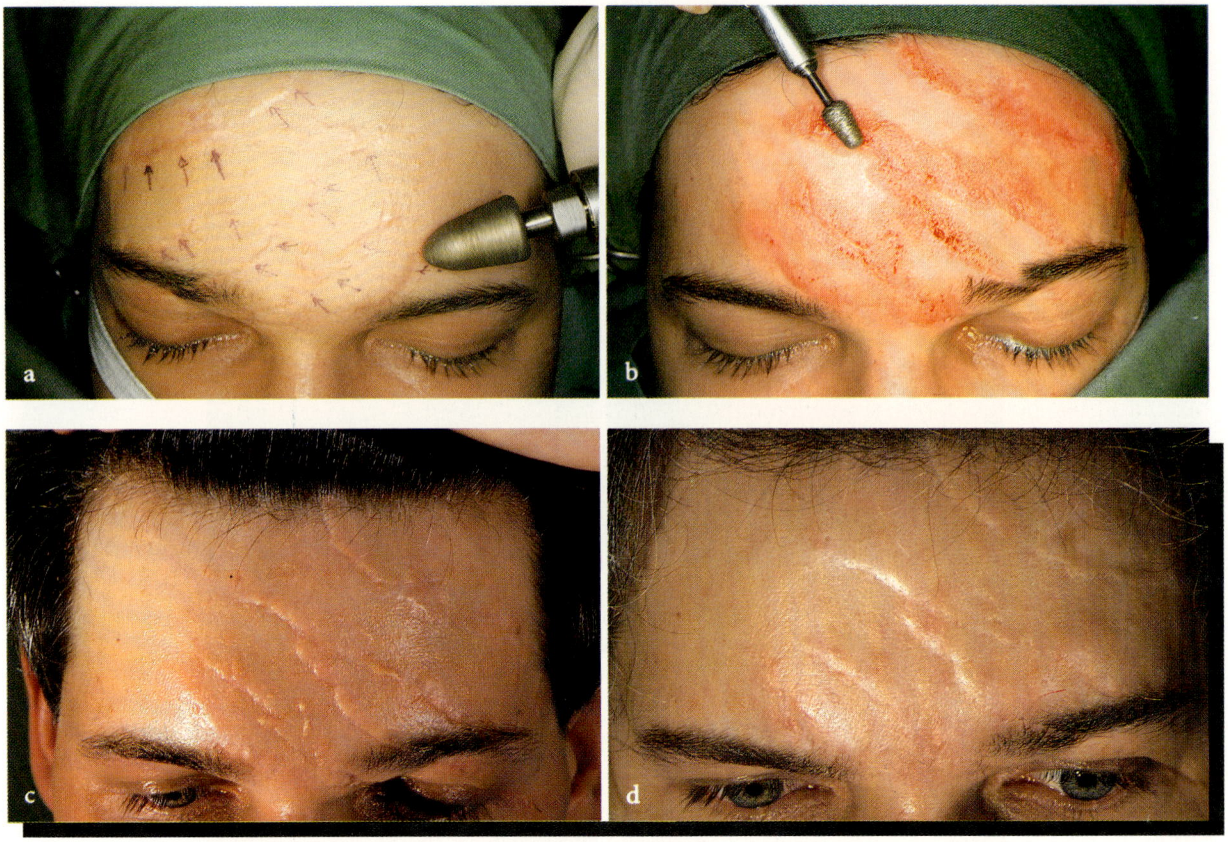

Abb. 121. Dermabrasion:
a Dermabrasion bei Unfallnarben an der Stirn,
b Feinmodellierung unter Verwendung des kleinen Schleifkopfs,
c Ausgangsbefund,
d Zustand fünf Jahre postoperativ

17 Kollagen-Implantation

Die Implantation von hochgereinigtem bovinen Kollagen bietet die Möglichkeit , fehlendes oder beschädigtes körpereigenes Kollagen zu ersetzen. Die gegenwärtig verwendeten Präparate sind nach der Injektion lagestabil und induzieren die Besiedelung durch körpereigene Bindegewebszellen. Früher verwendete Präparate hatten den Nachteil von häufigen Fremdkörperreaktionen und tropften zum Teil in andere Geweberegionen ab. Voraussetzung für die geringe Antigenität der derzeit verwendeten Materialien soll die enzymatische Abspaltung der N- bzw. C-terminalen Peptidketten sein.

17.1 Indikationsspektrum

Grundsätzlich ist festzuhalten, daß sich Kollagen-Implantate in erster Linie für punktuelle Korrekturen und weniger für einen großflächigen Konturausgleich eignen. Indikationen sind vor allem weiche und schüsselförmig eingesunkene Narben wie z. B. nach Virusinfektionen der Haut oder bei der ausgebrannten Akne. Posttraumatische oder postoperative Gewebedefekte können auch durch Kollagen einen gewissen Niveau-Ausgleich erfahren. Die "Unterfütterung" eingesunkener freier Hauttransplantate kann das ästhetische Ergebnis deutlich verbessern

17.2 Material

Zur Therapie stehen drei unterschiedliche Kollagenpräparate zur Verfügung, die entsprechend ihren biologischen Eigenschaften im Einzelfall differenziert eingesetzt werden (s. Übersicht). Zyderm I und Zyderm II unterscheiden sich lediglich durch die Konzentration des beinhaltenden Kollagens. Durch die Vernetzung des bovinen Kollagens mit Glutaraldehyd wird bei Zyplast die Kollagenase-Wirkung im Gewebe reduziert, wodurch eine größere Stabilität erreicht wird. Dieses Präparat eignet sich daher im besonderen für tiefere und ausgedehnte Gewebedefekte.

Handelsübliche xenogene Kollagenzubereitungen

- Zyderm I
  35 mg Kollagen pro ml
- Zyderm II
  65 mg Kollagen pro ml
- Zyplast
  35 mg glutaraldehydvernetztes Kollagen pro ml

17.3 Voraussetzungen zur Kollagen-Implantation

Bestimmte Voraussetzungen müssen für die fachgerechte Durchführung und das Erreichen eines ästhetisch optimalen Ergebnisses gegeben sein. Dazu gehören neben der exakten Indikationsstellung und sorgfältigen Patientenauswahl die ausführliche Aufklärung der Patienten und die im Vorlauf der Implantation obligate Intrakutantestung. Diese schließt eine Spätablesung nach 4 Wochen ein, um mögliche Fremdkörperreaktionen, Lageveränderungen, Hyperpigmentierungen und ähnliche Reaktionen zu erkennen. In bis zu 2–3% der Fälle zeigt sich eine positive Reaktion auf die Intrakutantestung, so daß diese Patienten von der Behandlung ausgeschlossen werden.

Wichtig ist die Beachtung der prinzipiellen Kontraindikationen zur Kollagen-Implantation.

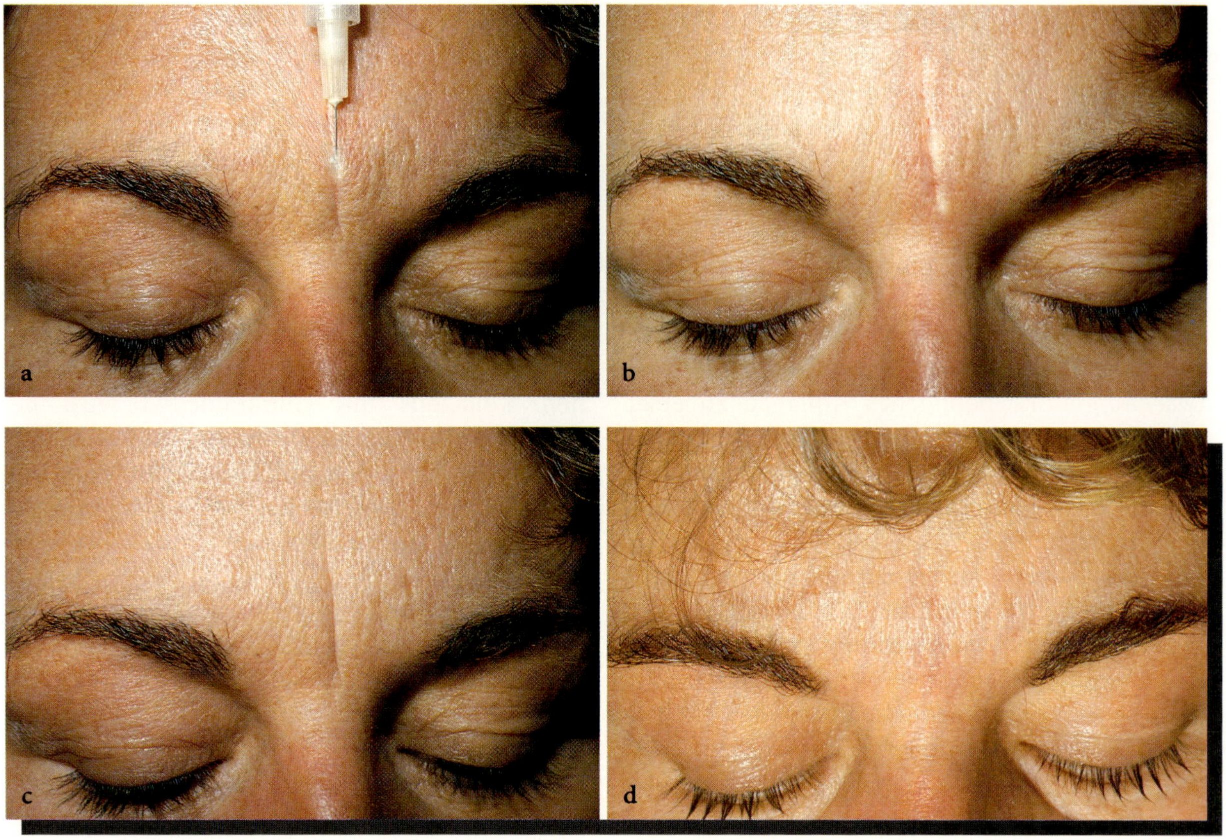

Abb. 122. Technik der Injektion von xenogenem Kollagen:
a intradermale Injektion (Blanche-Effekt),
b lineare Aneinanderreihung der Depots entlang der Falte,
c Lokalbefund vor dem Eingriff,
d optimaler Ausgleich nach zweimaliger Implantation von xenogenem Kollagen (Zyderm II)

Dazu gehören vor allem Erkrankungen des rheumatischen Formenkreises und Autoimmunerkrankungen, die durch die Injektion von xenogenem Kollagen getriggert werden können.

17.4 Technik der Kollagen-Implantation

Zur Erzielung eines guten Korrekturresultates sind in der Regel initial mehrere Implantationen erforderlich, wobei der Effekt individuell unterschiedlich nach etwa einem Jahr nachläßt und eine Auffrischung erfolgen kann. Zyderm I und Zyderm II werden streng intradermal appliziert. Entlang der auszugleichenden Struktur werden dabei punktuelle Depots linear aneinandergereiht. Die korrekte Applikation zeigt sich dabei in Form einer anämisch wirkenden Quaddel, dem sogenannten Blanche-Effekt (Abb. 122). Zunächst ist immer eine Überkorrektur anzustreben, die nach mehrmaliger Anwendung im Endeffekt einen gleichmäßigen Niveau-Ausgleich ergibt. Zum Ausgleich tieferer Defekte wird Zyplast subdermal bzw. an der Grenze zwischen Dermis und Subkutis plaziert. Bei vorsichtiger Injektionstechnik und entsprechender Erfahrung ist jedoch auch eine intradermale Implantation von Zyplast möglich.

Die versehentliche intravasale Injektion führt zu Ulzerationen, die narbig abheilen können. Dies ist vor allem bei der subdermalen Applikation zu beachten. Als lokale Nebenwirkungen sind die Bildung von Abszessen und Fremdkörpergranulomen zu nennen, wobei diese auch nach negativem Intrakutantest auftreten können.

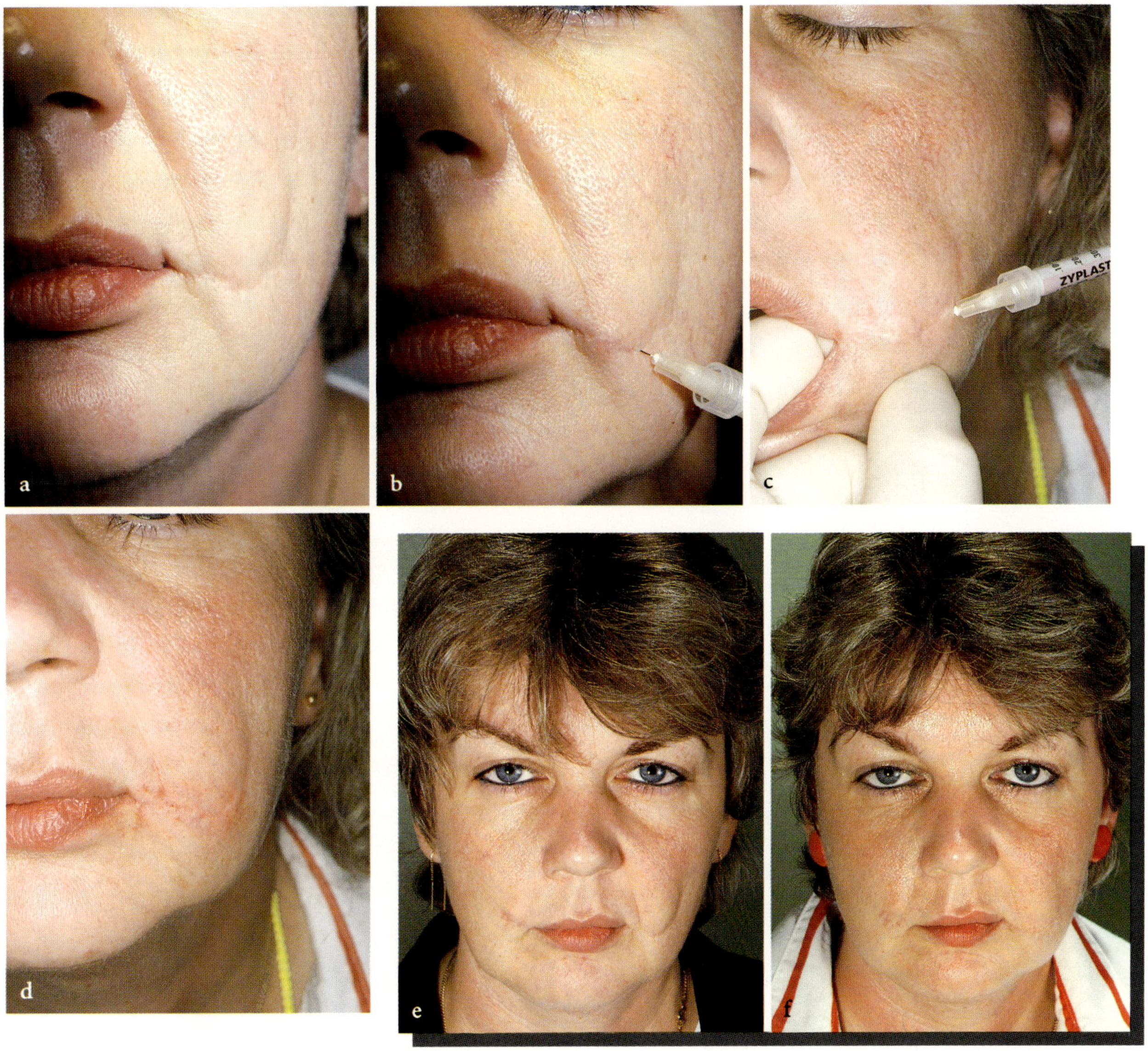

Abb. 123. Ausgleich einer Unfallnarbe durch "tiefe" Kollagen-Implantation:
a eingesunkene Unfallnarbe,
b subdermale Implantation von Zyplast,
c manuelle Kontrolle und Modellieren der Injektionsdepots,
d Befund direkt nach Implantation,
e Lokalbefund vor dem Eingriff,
f optimaler Ausgleich nach zweimaliger Implantation von Zyplast

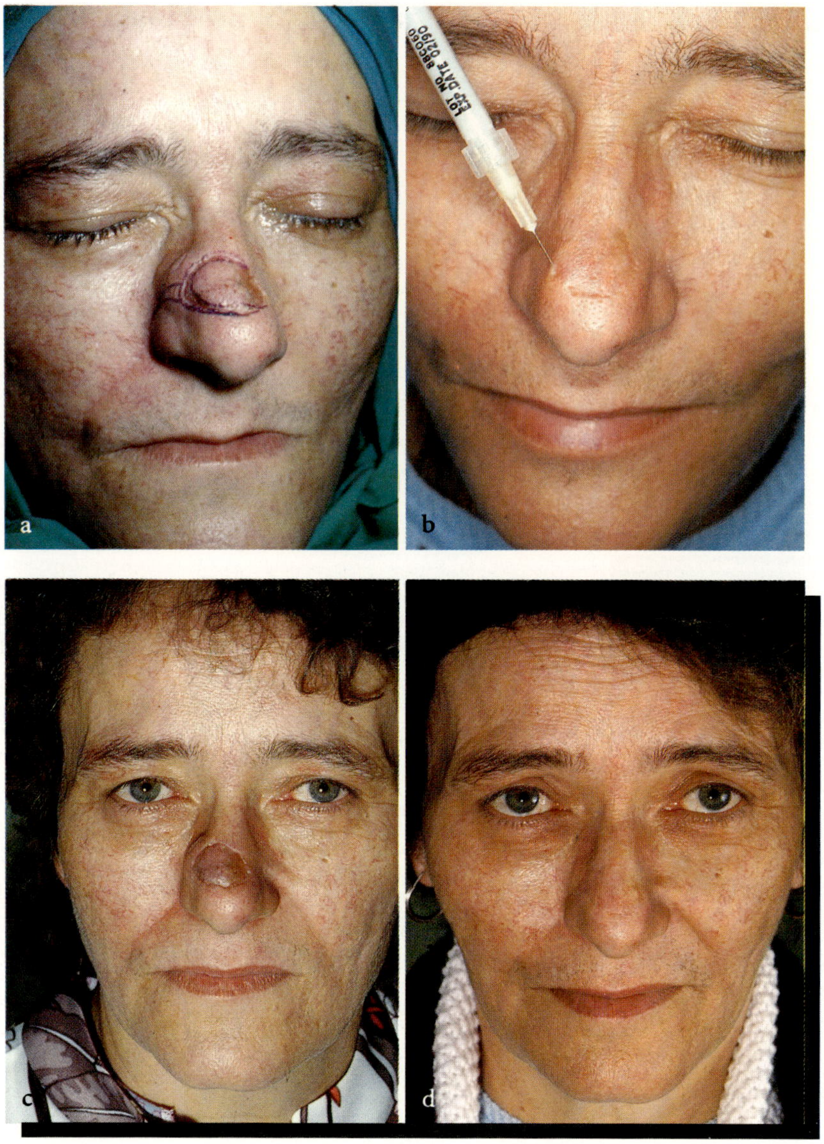

Abb. 124. Operative Narbenrevision mit nachfolgender Kollagen-Implantation:
a operative Korrektur nach Tunnellappenplastik aus der rechten Nasolabialfalte,
b Feinkorrektur durch Kollagen-Implantation,
c Ausgangsbefund,
d Zustand nach kombinierter Korrektur

Das niedriger konzentrierte Zyderm I wird an seinem Applikationsort meist sehr rasch abgebaut, so daß sich sein Indikationsspektrum auf kleine periorale oder periorbitale Fältchen beschränkt. Ausgeprägtere Nasolabial- und Stirnfalten sowie tiefe Aknenarben oder posttraumatische und postoperative Narben werden durch Zyderm II günstiger ausgeglichen. Durch gleichzeitige subdermale Applikation von Zyplast kann der Effekt prolongiert werden (Abb. 123, 124).

Die Dauerhaftigkeit des Effektes wird mitbestimmt durch individuelle und lokalisationsbezogene Faktoren. Anwendungen im Bereich der “relaxed skin tension lines” bedürfen nicht selten bereits einer frühen Nachkorrektur, worauf die Patienten besonders hingewiesen werden sollten.

18 Komplikationen bei operativen Eingriffen an der Haut

18.1 Ursachen von Komplikationen

Klinische und histologische Fehldiagnosen beinhalten insbesondere in der dermatologischen Onkologie, gemessen an der richtigen Diagnose, sowohl die Gefahr einer Über- als auch Untertherapie. Invasive Operationsverfahren mit den entsprechenden erhöhten Risiken für den Patienten sind bei gutartigen Erkrankungen sicher kontraindiziert und dem behandelnden Arzt anzulasten. Gleiches gilt aber auch für die Untertherapie bei onkologischen Krankheitsbildern, die zu Rezidiven und/oder Metastasen führen kann und sich somit prognoseverschlechternd auswirkt.

Auch die Wahl des therapeutischen Verfahrens, sei es aus einem Spektrum verschiedener Operationstechniken oder unter Einbeziehung nicht-operativer Alternativen, obliegt dem Arzt nach bestem Wissen und Gewissen. Dabei ist bei gleichwertigen Therapiemodalitäten dem Verfahren mit dem geringsten Komplikationsrisiko der Vorzug zu geben.

Intraoperative Komplikationen durch mangelhafte Ausführung der Operation können einerseits die Folge ungenügender Ausbildung und Erfahrung des Operateurs sein, andererseits auf Unachtsamkeit oder Fahrlässigkeit beruhen.

Die häufigsten Komplikationen bei Eingriffen in der operativen Dermatologie resultieren sicherlich aus nicht vorhersehbaren Ereignissen und Umständen intra- und postoperativ. Sie sind schicksalhaft und können ohne das Vorliegen eines Fehlverhaltens des Therapeuten bei der jeweiligen Operation mit unterschiedlicher Wahrscheinlichkeit auftreten. Beispiele hierfür sind Nachblutungen, überschießende Narbenbildungen, Keloide und Wundinfektionen. Gravierende schicksalhafte Komplikationen können sich nicht zuletzt auch aus den Folgen eines bereits fortgeschrittenen Grundleidens ergeben.

18.1.1 Operationserweiterung aufgrund intraoperativer Komplikationen

Unvorhersehbare intraoperative Komplikationen oder veränderte Gegebenheiten in situ können den Arzt zur Änderung des präoperativ besprochenen Operationsplans zwingen. Die präoperative Aufklärung hat auch derartige Operationserweiterungen oder -änderungen zu berücksichtigen. Bei vitaler Gefahr für den Patienten ist es aber erlaubt, den Eingriff in der notwendigen Weise zu erweitern. Gleiches gilt für intraoperativ notwendig werdende Maßnahmen, die zur Abwendung zukünftiger Gesundheitsschäden dienen. Die Operation darf jedoch nicht erweitert oder geändert werden, wenn ein entgegenstehender Wille des Patienten bekannt oder zu vermuten ist. In diesen Fällen ist die Operation – sofern vertretbar – auf das besprochene Vorgehen zu beschränken und ggf. nach entsprechender ergänzender Aufklärung und Zustimmung des Patienten ein Folgeeingriff durchzuführen.

18.2 Komplikationen bei ästhetisch-korrektiven Eingriffen

Vor Eingriffen, die überwiegend aus ästhetisch-korrektiven Gründen durchgeführt werden, sollten auch extrem seltene Komplikationen mit

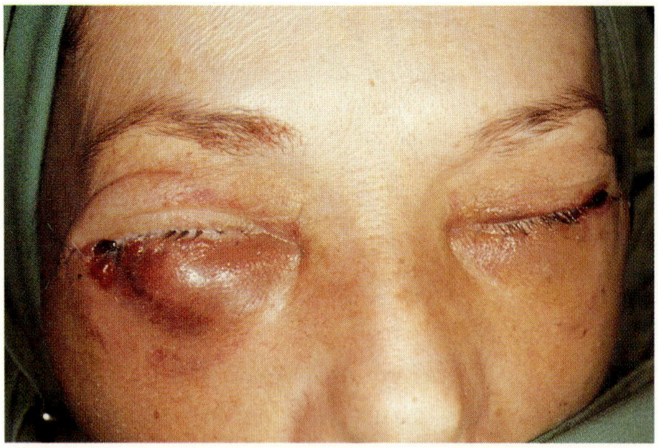

Abb. 125. Nachblutung nach Blepharoplastik der Unterlider

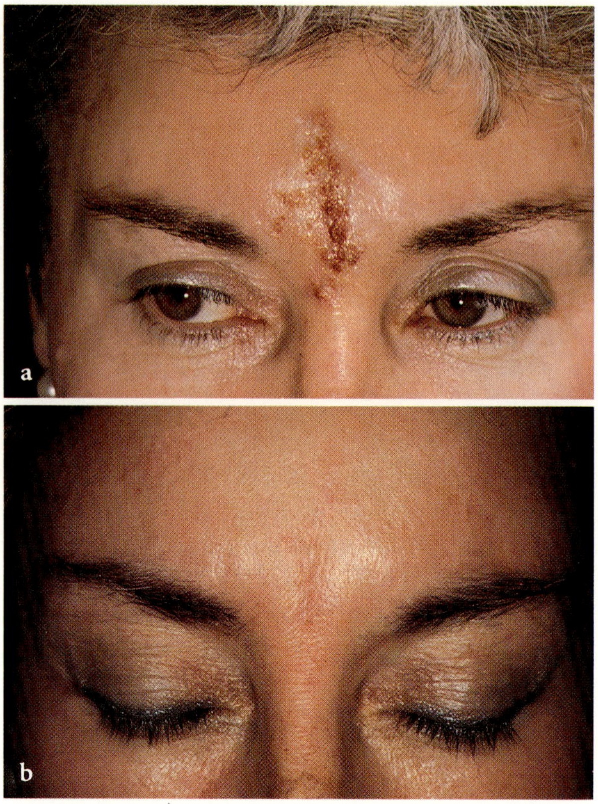

Abb. 129. Nekrosen nach Kollagen-Implantation:
a oberflächliche Nekrose nach versehentlicher intravasaler Injektion von xenogenem Kollagen,
b acht Monate später

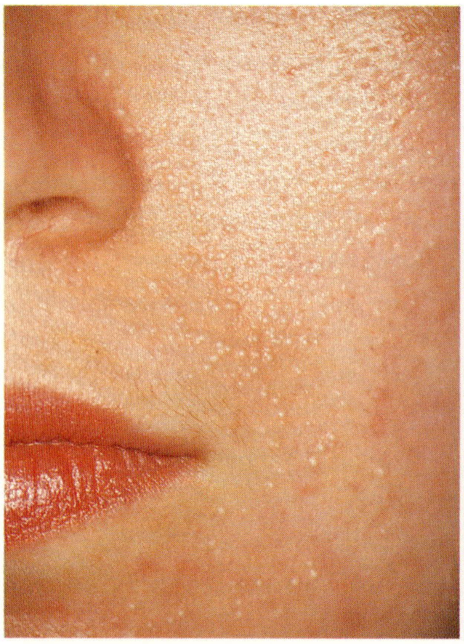

Abb. 126. Bildung zahlreicher Milien nach Dermabrasion im Gesicht

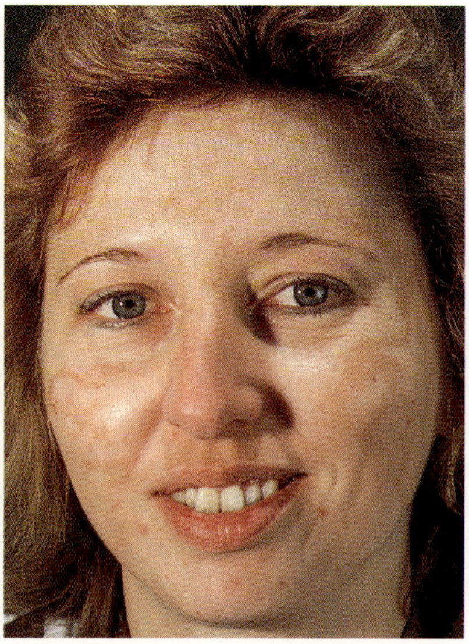

Abb. 127. Dyspigmentierung (Hypo- und Hyperpigmentierung) nach Dermabrasion im Gesicht

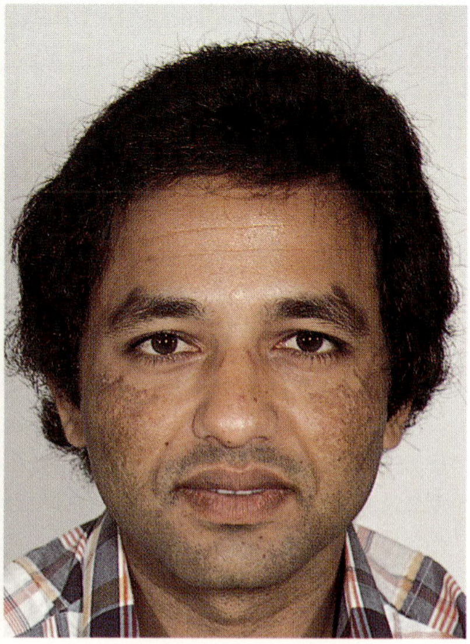

Abb. 128. Hyperpigmentierung nach Dermabrasion bei einem Dunkelhäutigen

130
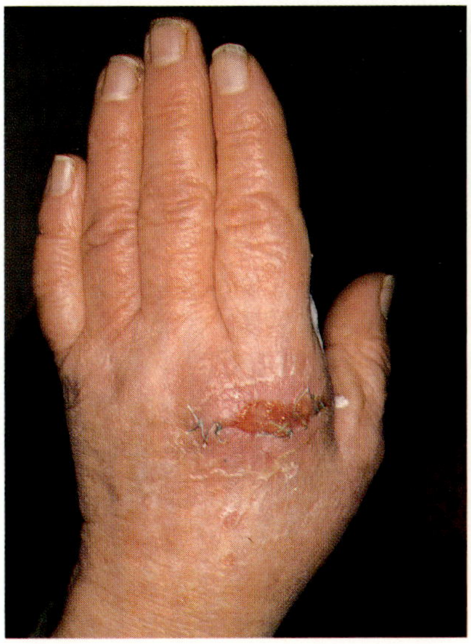
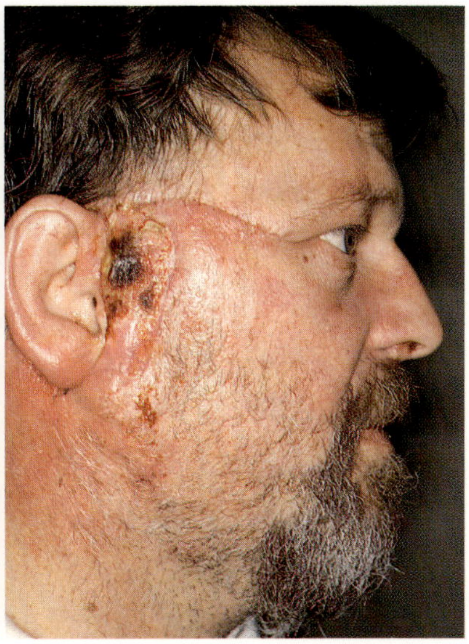
131

Abb. 130. Nahtdehiszenz nach Infektion einer Exzisionswunde

Abb. 131. Partielle Lappennekrose bei einem Schwenklappen im Rahmen einer kombinierten Lappenplastik

dem Patienten ausführlich besprochen werden. Ihm sollte bewußt gemacht werden, daß ihn das postoperative Narbenbild mehr beeinträchtigen kann als die primär gegebene Situation und es im ungünstigsten Fall zu hypertrophen Narben oder Keloiden kommen kann. Nachblutungen, Wundinfektionen oder Nekrosen verlängern die Dauer der Wundheilung nicht unerheblich und beeinträchtigen das Endresultat (Abb. 125).

Bei der Dermabrasion von Aknenarben ist durch ein zu aggressives Vorgehen eine iatrogene zusätzliche Narbenbildung möglich. Ferner treten nach Dermabrasion nicht selten Pigmentunregelmäßigkeiten oder Milien auf (Abb. 126–128).

Mögliche Komplikationen nach Implantation von xenogenem Kollagen sind zum Beispiel Nekrosen oder Ulzerationen nach versehentlicher intravasaler Applikation (Abb. 129). Ferner können auch nach negativem Hauttest Fremdkörpergranulome, Pigmentstörungen oder allergische Spätreaktionen auftreten. Zum Teil kann auch eine Überkorrektur zur Unzufriedenheit des Patienten führen.

18.3 Komplikationsmöglichkeiten bei kleinen Operationen

Auch kleine operative Eingriffe können lokalisationsbedingt mit einem relativ störenden postoperativen Narbenbild einhergehen. Problemlokalisationen für kleine Exzisionen sind der Rücken oder die Streckseiten der Extremitäten. Hinzu kommen die Regionen mit erhöhter Keloidneigung wie der Dekolleté-Bereich oder die Ohrläppchen. Die Mißachtung der Hautspannungslinien kann eine Verbreiterung der Narbe selbst oder auch Verziehungen der umgebenden Haut zur Folge haben. In Regionen mit starker Zugwirkung vertikal zur Naht, z. B. an den Streckseiten der Extremitäten, sind Nahtdehiszenzen möglich (Abb. 130).

18.4 Komplikationsmöglichkeiten bei lokalen und regionalen Lappenplastiken

Entscheidender Gesichtspunkt bei der Planung von lokalen und regionalen Lappenplastiken ist die Beachtung der Gefäßversorgung. Bei den meisten lokalen Lappenplastiken erfolgt die Blutversorgung randomisiert, d. h. diffus über den dermal-subdermalen Gefäßplexus. Wird die Basis des zu transponierenden Lappens zu

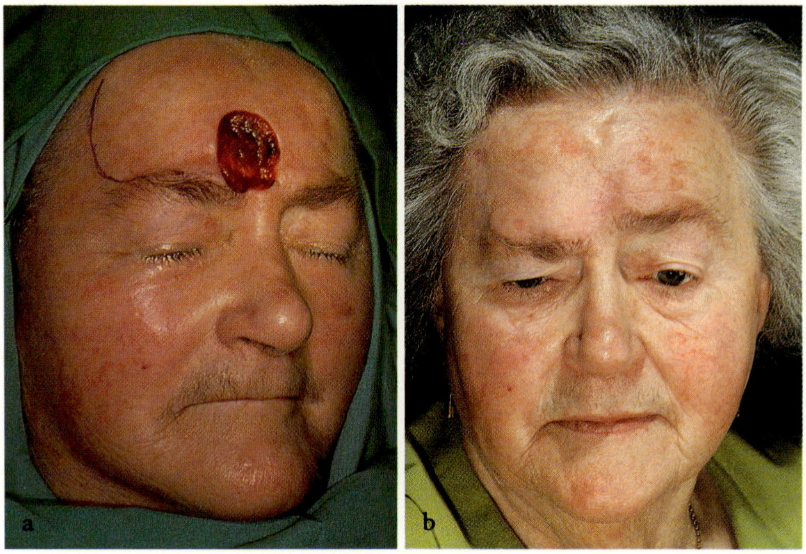

Abb. 132. Periphere Fazialisparese:
a Rotationsplastik an der Stirn,
b Parese des Stirnastes

schmal gewählt, sind Nekrosen der Lappenspitze die Folge (Abb. 131).

Die anatomischen Verläufe der großen Nerven- und Gefäßstämme müssen für die jeweilige Region beherrscht werden. Dies ist wichtig, um einerseits Paresen (z. B. periphere Facialisparesen) zu vermeiden, andererseits um Gefäßverläufe zu erhalten, die der Blutversorgung der Lappenplastik und deren Umgebung dienen (Abb. 132).

Intraoperativ ist eine sorgfältige Blutstillung erforderlich. Konventionelle Ligaturen und Umstechungen sind im Vergleich zur bequemeren Elektrokoagulation vorteilhafter, da sie einem "atraumatischen" Vorgehen mehr entsprechen. Auch Nekrosen und Nachblutungen werden bei lokalen Lappenplastiken nach Anwendung der Elektrokoagulation vergleichsweise häufiger beobachtet (Abb. 133).

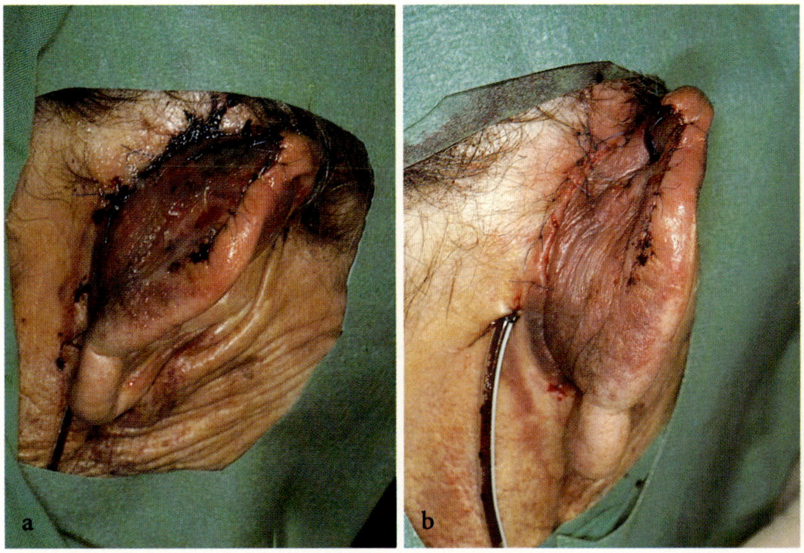

Abb. 133. Nachblutung nach lokaler Lappenplastik:
a Nachblutung nach einer retroaurikulären Rotationslappenplastik,
b Zustand nach Revision und Hämatomausräumung

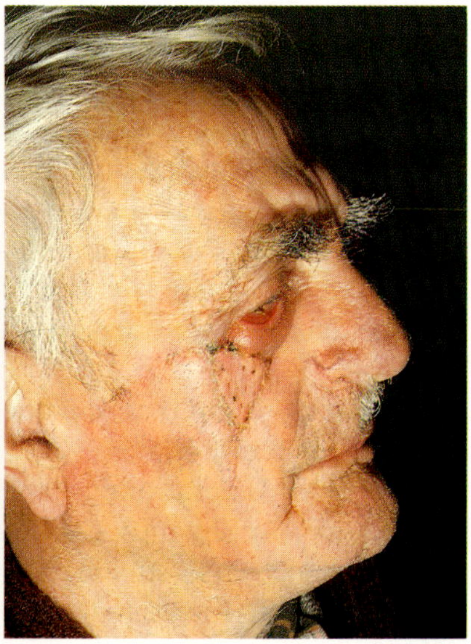

Abb. 134. Ektropium des Unterlides durch Narbenzug nach kombinierter Wangenrotationsplastik mit freiem Transplantat

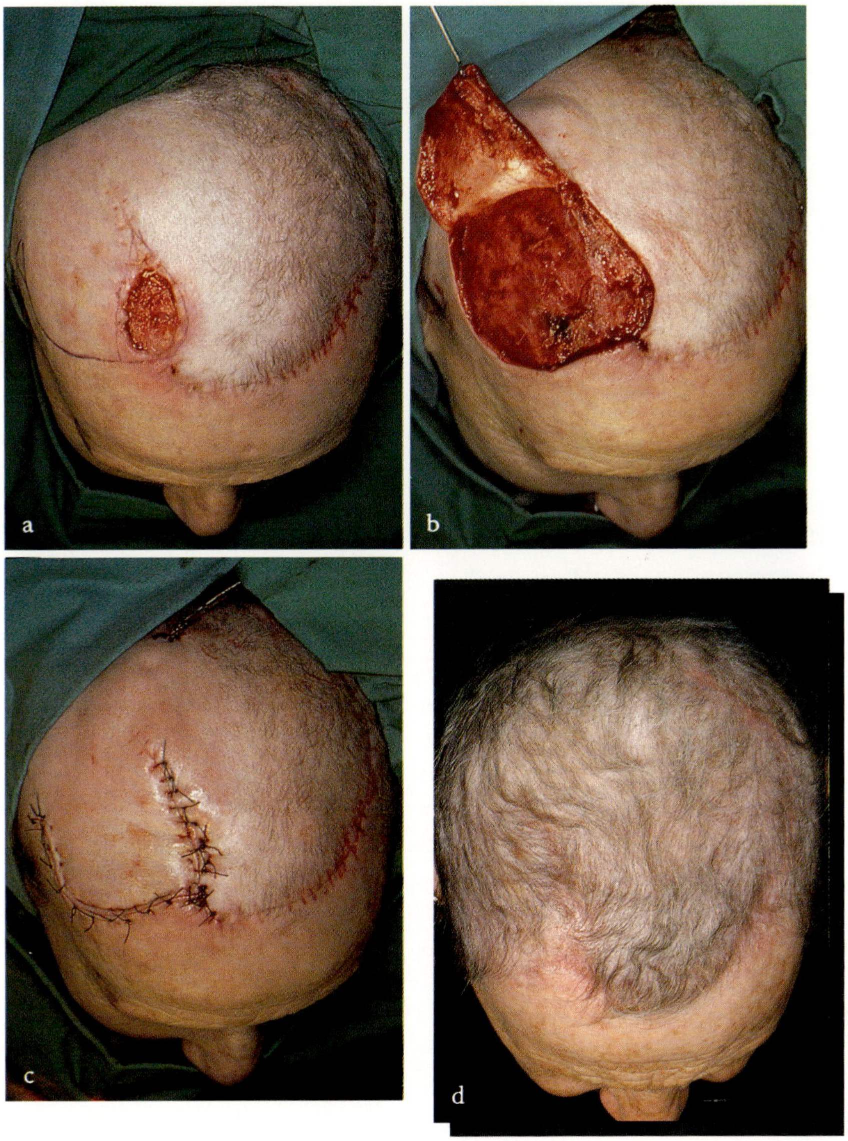

Abb. 135. Nahtdehiszenz nach lokaler Lappenplastik:
a Nahtdehiszenz nach einfacher Rotationsplastik am Kapillitium,
b Rotationsplastik von der kontralateralen Seite zur Korrektur,
c Abschluß der Operation,
d drei Monate postoperativ

Umschließt der Lappen eine größere Wundhöhle, so ist das Einlegen einer Saugdrainage sinnvoll. Sie sichert primär ein gutes Anliegen des Lappens und bietet eine Kontrolle bei Nachblutungen.

Wichtig ist die Planung der Schnittführung bei Gefahr einer Zugwirkung auf benachbarte Strukturen, wie z. B. der Augenbrauen- und Lidregion (Abb. 134) oder der Lippen. Sie sollte dabei auch die Möglichkeit einer Verankerung des Lappens an straffen Nachbarregionen, z. B. im Schläfenbereich oder im lateralen Nasenbereich beinhalten, um somit die Spannung aus den gefährdeten Regionen zu nehmen.

Gerade bei ausgedehnten Lappenplastiken in Bereichen mit wenig Gewebereservoir kann es postoperativ zu Dehiszenzen der transponierten Areale kommen. Gefährdete Regionen sind hierbei der behaarte Kopf oder Streckseiten der Extremitäten. Die Dehiszenzdefekte können nach-

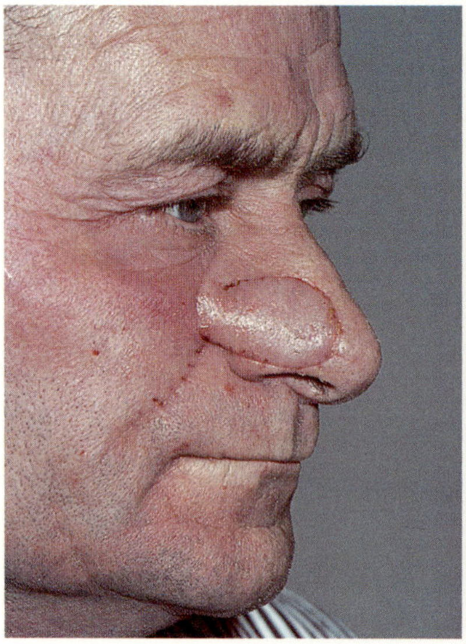
136

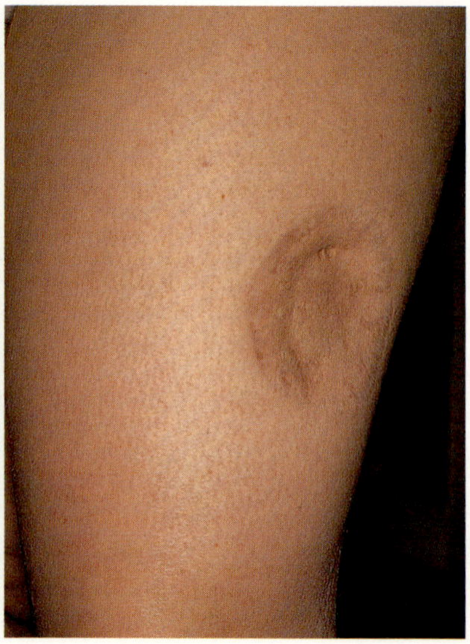
137

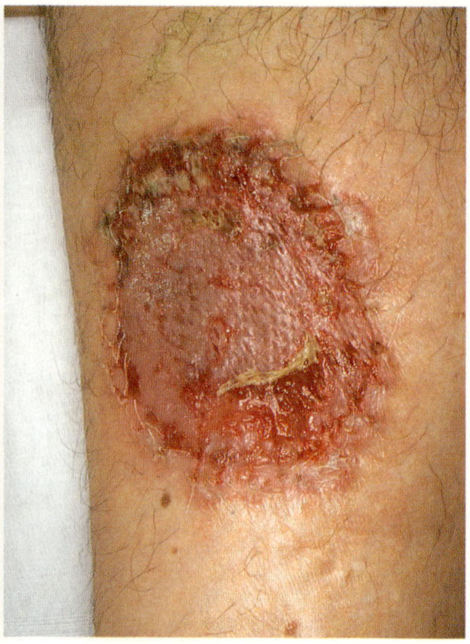
138

folgend mit einer weiteren lokalen Lappenplastik oder einem freien Transplantat versorgt werden (Abb. 135).

Einziehungen der Wundränder oder Stufenbildungen ("trapdoor effect") durch Aufwerfungen lokaler Lappenplastiken können ästhetisch beeinträchtigend wirken (Abb. 136). Derartige Komplikationen können durch unzureichende Dickenanpassungen der Lappen entstehen. Häufig tritt dies bei nasolabialen Schwenklappen zur Deckung von Defekten im Nasenbereich auf.

18.5 Komplikationsmöglichkeiten bei freien Hauttransplantationen

Entscheidender Faktor bei freien Hauttransplantationen ist das optimale Einheilen, wobei die Entnahme aus der Donorregion ebenso wie der Zustand des Transplantatgrundes von ausschlaggebender Bedeutung sind (Abb. 137). Sowohl Spalthaut- als auch Vollhauttransplantate sollten aus einem gut durchbluteten Donorareal möglichst schonend und atraumatisch entnommen werden. Vollhauttransplantate müssen nach der Entnahme ausreichend "entfettet" werden, um ein mögliches zusätzliches Diffusionshindernis zu beseitigen. Wesentlich ist auch das optimale Einpassen in das Rezeptorareal, um

Abb. 136. Stufenbildung nach unzureichender Entfernung des subkutanen Fettgewebes eines Schwenklappens

Abb. 137. Eingesunkenes Spalthauttransplantat nach unzureichender vorhergehender Wundgrundkonditionierung

Abb. 138. Partieller Transplantatuntergang eines Meshgrafttransplantats

Randnekrosen zu vermeiden, die Ausgangspunkt von weitergehenden Wundheilungsstörungen sein können (Abb. 138).

Hingewiesen sei auf die häufig nicht zu beeinflussende Schrumpfung von Spalthauttransplantaten, die selbst nach deren vollständiger Einheilung beobachtet wird (Abb. 139).

18.6 Juristische Aspekte

Komplikationen in der operativen Dermatologie können nicht nur durch die mangelhafte Durchführung des Eingriffes bedingt sein, sondern auch durch Fehler in der prä- und postoperativen Phase verursacht werden. Während des operativen Eingriffes sind sie nicht nur durch die chirurgischen Maßnahmen selbst, sondern auch als Folge der zugrunde liegenden Erkrankung

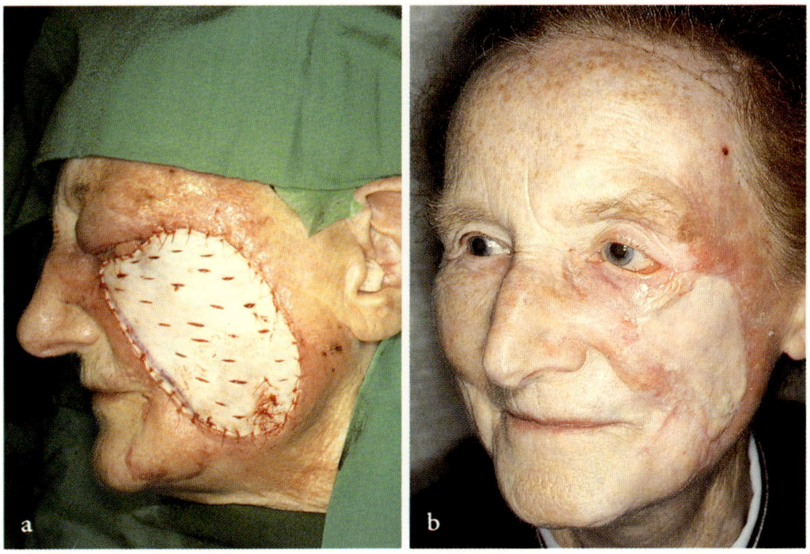

Abb. 139. Schrumpfung nach Spalthauttransplantation:
a ausgedehntes Spalthauttransplantat an der Wange,
b Traktionsektropium nach Schrumpfung des Spalthauttransplantats

möglich. Auch ein korrekt durchgeführter Eingriff kann zur Unzufriedenheit des Patienten führen. In der postoperativen Phase wiederum kann eine fehlerhafte Wundbehandlung das Ergebnis eines lege artis durchgeführten Eingriffs beeinträchtigen.

Das Arzt-Patienten-Verhältnis verpflichtet den behandelnden Arzt zur Beratung, Diagnosefindung und Aufklärung jeweils nach dem aktuellen Stand der Wissenschaft und zur Behandlung des zugrundeliegenden Leidens auf möglichst schonendste Weise. Aus juristischer Sicht besteht hier ein Dienstvertrag, der in der Regel bereits dadurch abgeschlossen wird, daß sich der Patient in die Konsultation des Arztes begibt. Daraus resultiert, daß nach Feststellung einer fehlerhaften Behandlung der Arzt für sein eigenes Verhalten verantwortlich gemacht werden kann. Aber auch bei durch ihn veranlaßter Hinzuziehung nachgeordneter Ärzte oder medizinischen Hilfspersonals haftet er für die Folgen deren fehlerhafter Diagnostik und Therapie, selbst wenn ihm kein unmittelbares persönliches Verschulden nachzuweisen ist. Er haftet auch dann, wenn er den Patienten nicht ordnungsgemäß aufgeklärt hat, weil dann die Zustimmung des Patienten zum Eingriff fehlerhaft ist.

Teil B
Regionale operative Verfahren

Die zu einer erfolgreichen operativen Behandlung krankhafter Veränderungen des Hautorgans erforderlichen fundamentalen Methoden sind seit mehr als 100 Jahren bekannt und seither stetig modifiziert und weiterentwickelt worden. Sie sind etabliert und wurden in den Kap. 1–18 dieses Buches besprochen. Um Mißerfolge zu vermeiden, muß der Operateur allerdings kritisch abwägen, welchem Verfahren und welcher speziellen Operationstechnik er in bestimmten Körperregionen und deren Subregionen den Vorzug gibt. Voraussetzung für die richtige Entscheidung ist, daß er, neben der genauen Kenntnis der jeweiligen topographischen Anatomie, ein breites Repertoire der operativen Verfahren am Hautorgan beherrscht.

Die im folgenden für die einzelnen Körperregionen aufgezeigten operativen Möglichkeiten spiegeln die individuellen Erfahrungen der Verfasser wider und sind sicherlich nicht vollständig. Mit ihrer Hilfe sollte jedoch der weitaus größte Teil der am Integument auftretenden Veränderungen, die einer chirurgischen Intervention bedürfen, sowohl in kurativer als auch in funktionell-ästhetischer Hinsicht solide versorgt werden können.

19 Kopf-Hals-Region

Eingriffe im Rahmen der operativen Dermatologie stellen in der Kopf-Hals-Region eine große Herausforderung dar, einerseits hinsichtlich der ästhetisch befriedigenden Wiederherstellung, andererseits bezüglich der anatomisch-funktionellen Gegebenheiten. Die Bedeutung dieser Aussage wird durch die Tatsache verdeutlicht, daß die überwiegende Mehrzahl aller malignen oder prämalignen Neubildungen der Haut in dieser Region lokalisiert ist. Ferner sind dort die Problemlokalisationen wie Augenwinkel, Nase, Lippen, Ohren, Prädilektionsstellen für epitheliale Hauttumoren.

Eine genaue Kenntnis der anatomischen Verhältnisse (Abb. 140–142) der einzelnen Subregionen ist die Voraussetzung, um eine Verletzung größerer Gefäß-Nerven-Bahnen zu vermeiden. Für die Wundheilung nach lokalen, meist randomisierten Lappenplastiken ist die Erhaltung der terminalen vaskulären und neuralen Versorgung von entscheidender Bedeutung. Die topographischen Beziehungen von mimischer Muskulatur, Faszienverhältnissen, formgebenden Knorpel- und Bindegewebsstrukturen verlangen in der Operationsplanung entsprechende Berücksichtigung und sind in den einzelnen Unterkapiteln dargestellt.

Zur Planung der Schnittführung in der Kopf-Hals-Region ist die Orientierung an den Hautspannungslinien essentiell. Als Besonder-

Abb. 140. Gefäßversorgung im Bereich des Gesichts und des Kapillitiums

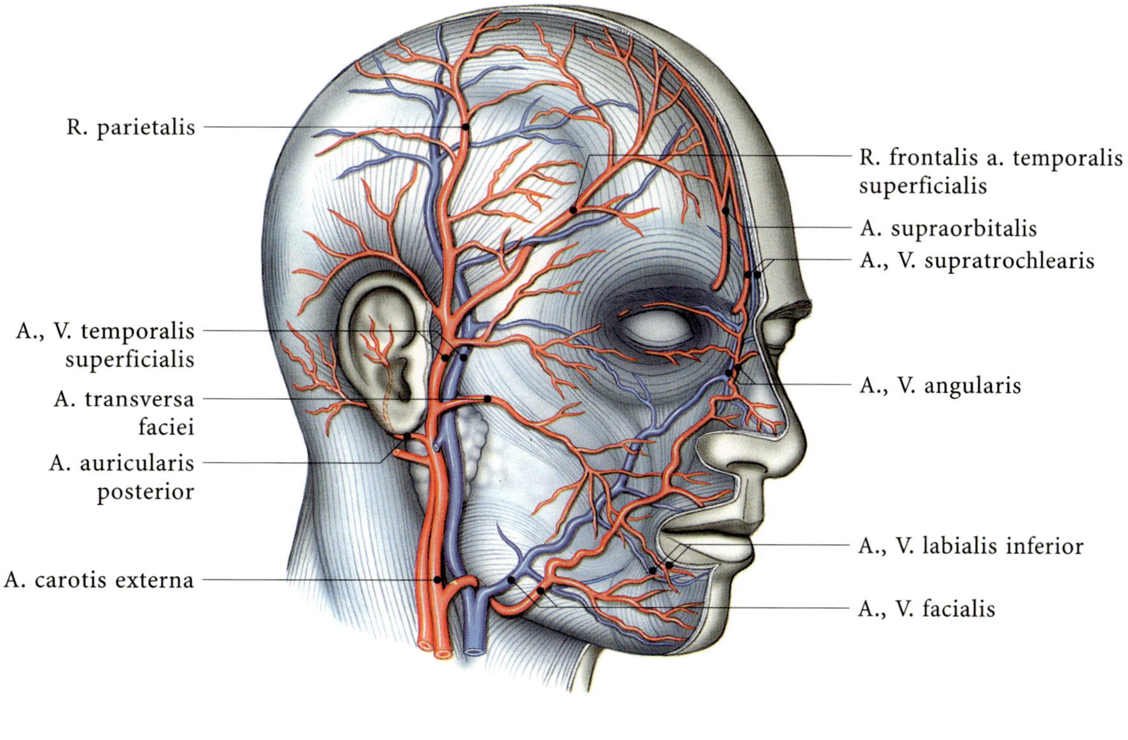

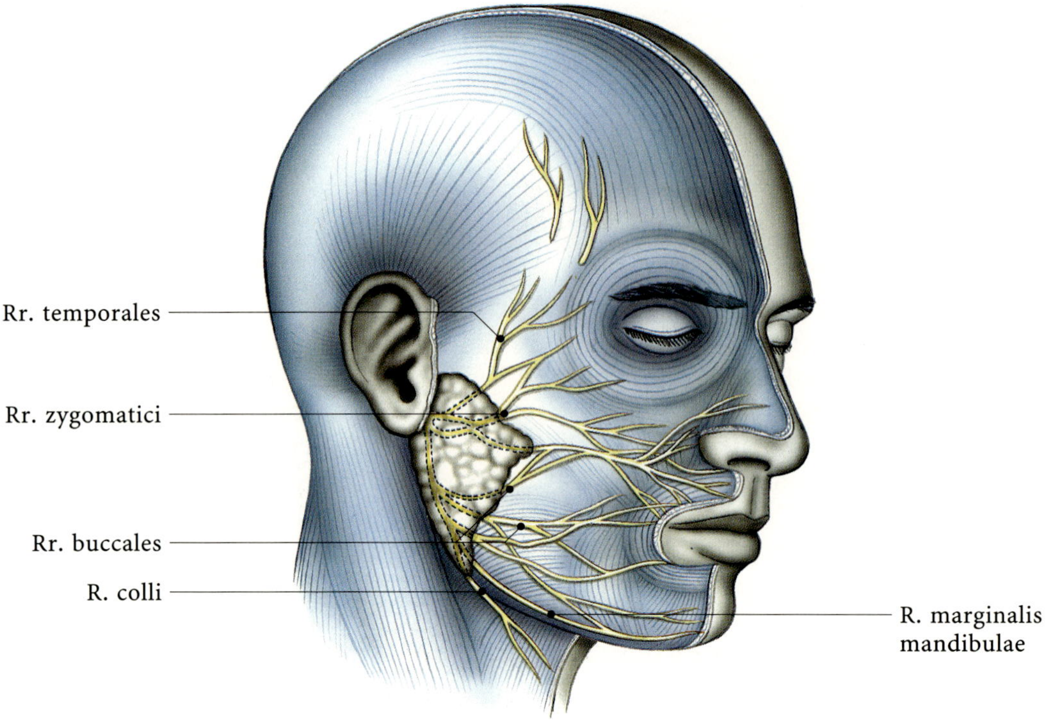

Abb. 141. Verlauf der Äste des N. facialis

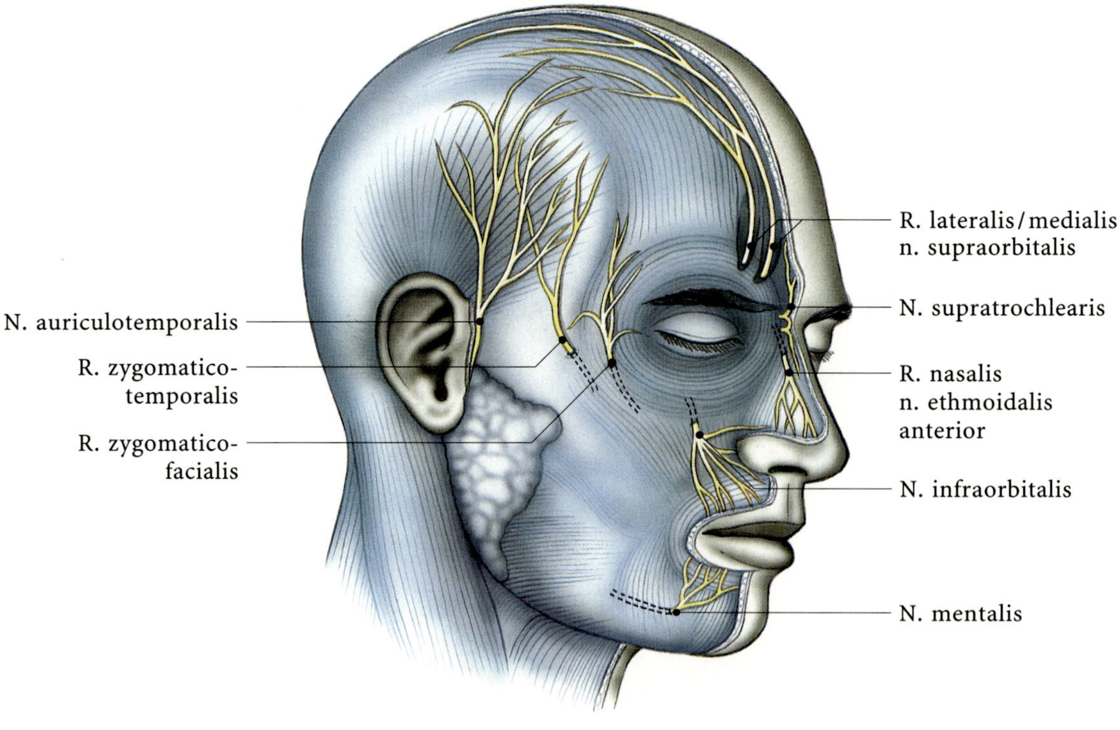

Abb. 142. Verlauf der Äste des N. trigeminus

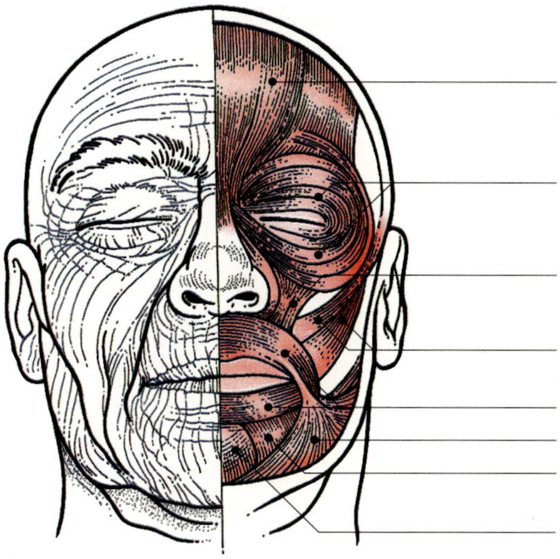

Abb. 143. Verlauf der mimischen Gesichtsmuskulatur und entsprechend senkrecht dem Muskelverlauf gerichtete Faltenbildung beim alten Menschen ("wrinkle lines")

heit dieser Region kommt es im Rahmen des Alterungsprozesses zur Verminderung der Hautelastizität und zur Bildung von Falten und Runzeln, die nicht immer mit dem Verlauf der Hautspannungslinien des jüngeren Menschen identisch sind. Diese "wrinkle lines" sind senkrecht zur Verlaufsrichtung der mimischen Gesichtsmuskulatur gerichtet und umfassen ein nicht unbeträchtliches Hautreservoir für lokoregionale Lappenplastiken (Abb. 143).

Für die nachfolgende Darstellung der operativen Techniken innerhalb der Kopf-Hals-Region wurde eine Unterteilung in einzelne Subregionen vorgenommen (Abb. 144.), deren topographische Besonderheiten jeweils besprochen werden.

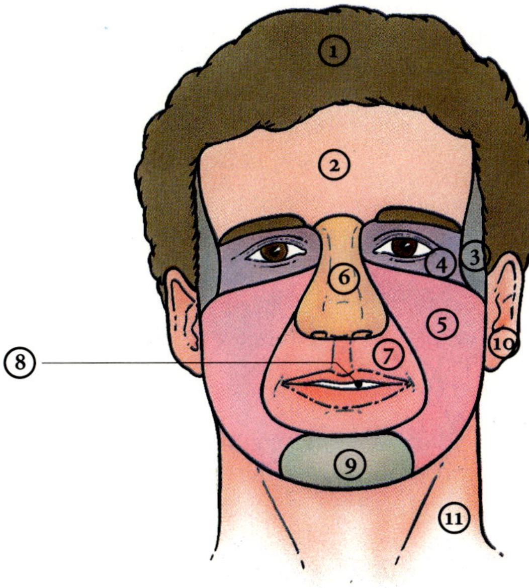

Abb. 144. Subregionen im Kopf-Hals-Bereich
1 Kapillitium
2 Stirn
3 Schläfe
4 Lider/Augenbrauen
5 Wangen
6 Nase
7 Lippen
8 Mundhöhle
9 Kinn
10 Ohr
11 Hals und Nacken

19.1 Kapillitium

Der Defektdeckung durch primäre Wundnaht, auch nach weiter lateraler Unterminierung der Wundränder (Dehnungsplastik), sind aufgrund der spezifischen anatomischen Struktur der Kopfhaut und deren unmittelbarem Aufliegen auf der Schädelkalotte enge Grenzen gesetzt. Mit Hilfe plastisch-operativer Techniken, auch unter Verwendung artifizieller Dehnungsverfahren (Hautexpander) sollte es aber gelingen, das Ergebnis zu optimieren.

19.1.1 Anatomie

Das Kapillitium zeigt einen auffallend gleichmäßigen Bau, wobei Haut, Subkutangewebe und Galea aponeurotica zusammen mit dem M. epicranius eine Einheit bilden. Die Galea aponeurotica ist eine feste Sehnenhaut, die haubenartig auf dem Schädeldach ausgebreitet ist. Frontal, okzipital und temporal strahlt je ein Muskelpaar ein, deren Gesamtheit als M. epicranius bezeichnet wird. Die Galea ist durch derbes Bindegewebe fest mit der Haut verbunden und gegenüber dem Periost außerordentlich gut verschieblich. Die arterielle Versorgung erfolgt über die A. occipitalis, A. auricularis posterior, A. frontalis und vor allem über die A. temporalis superficialis. Zwischen den Arterienstämmen bestehen weitreichende Anastomosen, die die ausgesprochen gute Durchblutung erklären. Die nervale Versorgung erfolgt über alle 3 Äste des N. trigeminus, den Plexus cervicalis und die Nn. occipitales. Diese netzartige Innervation macht die Leitungsanästhesie am Kapillitium unmöglich und erklärt u. a. auch den verzögerten Wirkungseintritt der Infiltrationsanästhesie.

19.1.2 Anästhesie

In lokaler Infiltrationsanästhesie oder Ringwallanästhesie können Tumorexzisionen und einfache Lappenplastiken problemlos durchgeführt werden. Bei ausgedehnten und zeitaufwendigen Eingriffen ist allerdings die Intubationsnarkose vorzuziehen.

19.1.3 Operationsplanung

Die Verwendung lokaler Lappenplastiken ist am behaarten Kopf bei mittelgroßen Hautdefekten besonders indiziert, da mit ihrer Hilfe der kosmetisch störende Verlust haartragender Hautbezirke nicht selten vermieden werden kann.

Größere Exzisionen mit Durchmessern > 1 cm sollten bis auf das Periost erfolgen, da hierdurch die Wundrandadaptation erleichtert wird. Falls erforderlich, kann das Periost mitentfernt werden.

Bei ausgedehnten operativen Eingriffen im Skalpbereich sind wegen der Gefahr größerer Blutverluste Blutgruppenbestimmung und präoperative internistische Untersuchungen sowie eine entsprechende Nachbetreuung unerläßlich.

19.1.4 Operationstechniken

Zu transponierende Hautbezirke werden bis auf das Periost umschnitten. Die Mobilisation gelingt am einfachsten unterhalb der Galea aponeurotica. Die gesamte Kopfschwarte wird somit mobilisiert und verschoben, wodurch eine bestmögliche Gefäßversorgung sichergestellt wird. Zum Wundverschluß wird sinnvollerweise die Einzelknopfnaht mit Nahtmaterial der Stärke 0–0 bis 2–0 bevorzugt.

Als optimale Lappentechnik im Bereich des knöchernen Schädels ist die Rotationsplastik mit ihren Modifikationen zu nennen, eventuell kombiniert mit freien Hauttransplantaten. Der Lappen sollte möglichst großzügig dimensioniert angelegt werden, da bei kleinen Rotationslappen der Defektverschluß problematisch werden kann. Schwenklappen und subkutan gestielte Lappenplastiken sind diesen Verfahren unterlegen.

Freie Hauttransplantationen sind nicht nur nach großflächiger Exzision maligner Neubildungen, sondern auch bei mittelgroßen Defekten von Kranken in reduziertem Allgemeinzustand vorzusehen, mit Einschränkung auch bei solchen, deren Skalp haarlos ist. Da Hauttransplantate nach Entfernung des Periosts auf dem Schädelknochen nicht anheilen, muß in diesen Fällen

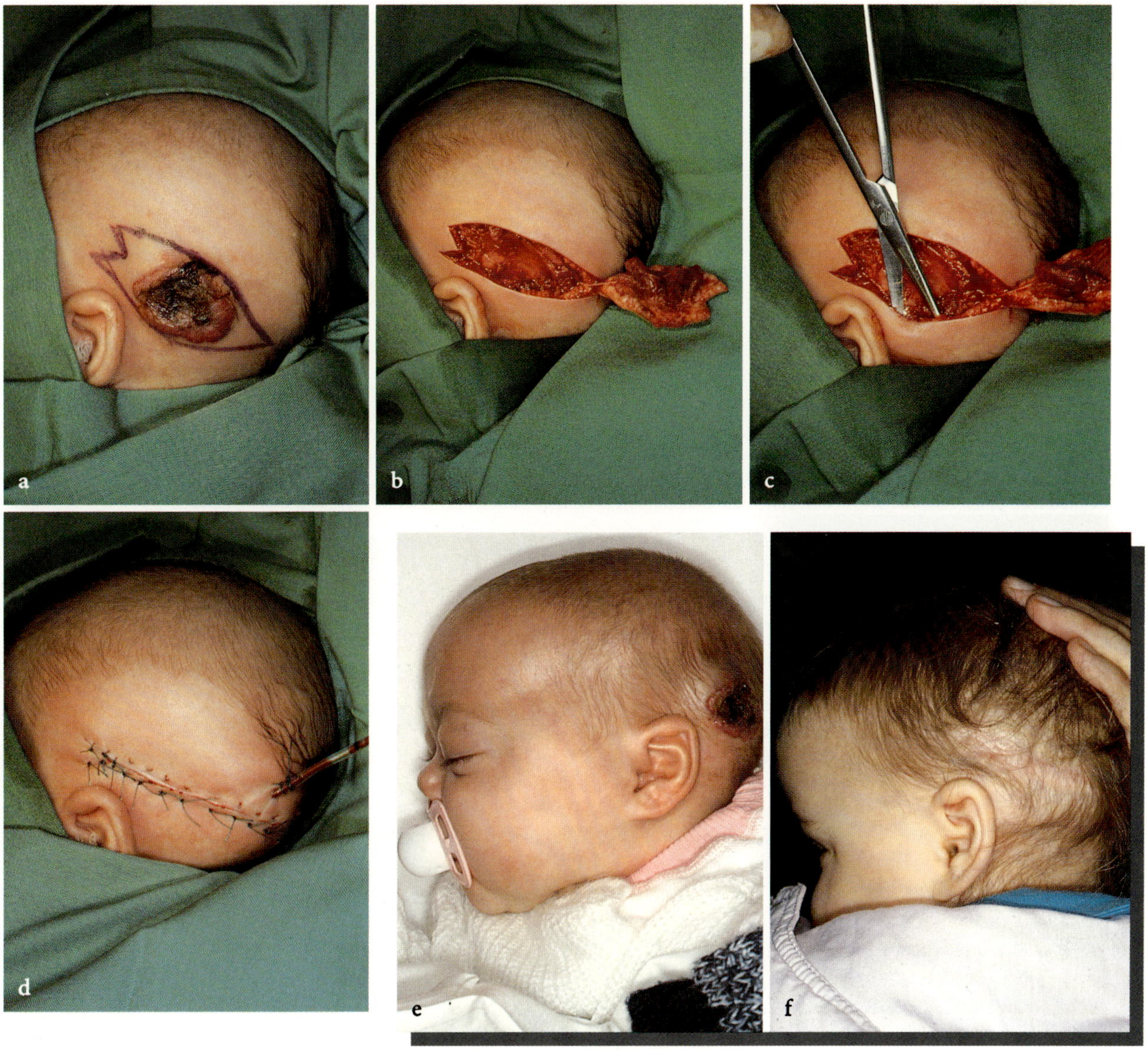

Abb. 145. VY-Plastik:
a partiell nekrotisches kavernöses Hämangiom bei einem Säugling
b VY-förmige Exzision,
c Wundrandunterminierung,
d Wundverschluß durch durchgreifende Hautnähte,
e präoperativer Befund,

die Bildung eines transplantationsfähigen Granulationsgewebes iatrogen induziert werden. Dies geschieht dadurch, daß Bohrlöcher mit einem Durchmesser von ungefähr 0,3–0,4 cm jeweils im Abstand von 1 cm durch die Tabula externa des Schädelknochens bis in die Spongiosa angelegt werden. Über diese Löcher kommt es dann im Verlauf von etwa 2–4 Wochen zur Ausbildung eines ausreichenden, den Defekt bedeckenden Granulationsgewebes, auf dem erfahrungsgemäß Transplantate sehr gut einheilen. Fehlt das Periost über dem Schädelknochen nur an umschriebener Stelle, so erfolgt die Revaskularisierung eines dicken Spalthaut- oder Vollhauttransplantats auch von dem umgebenden intakten Periost her.

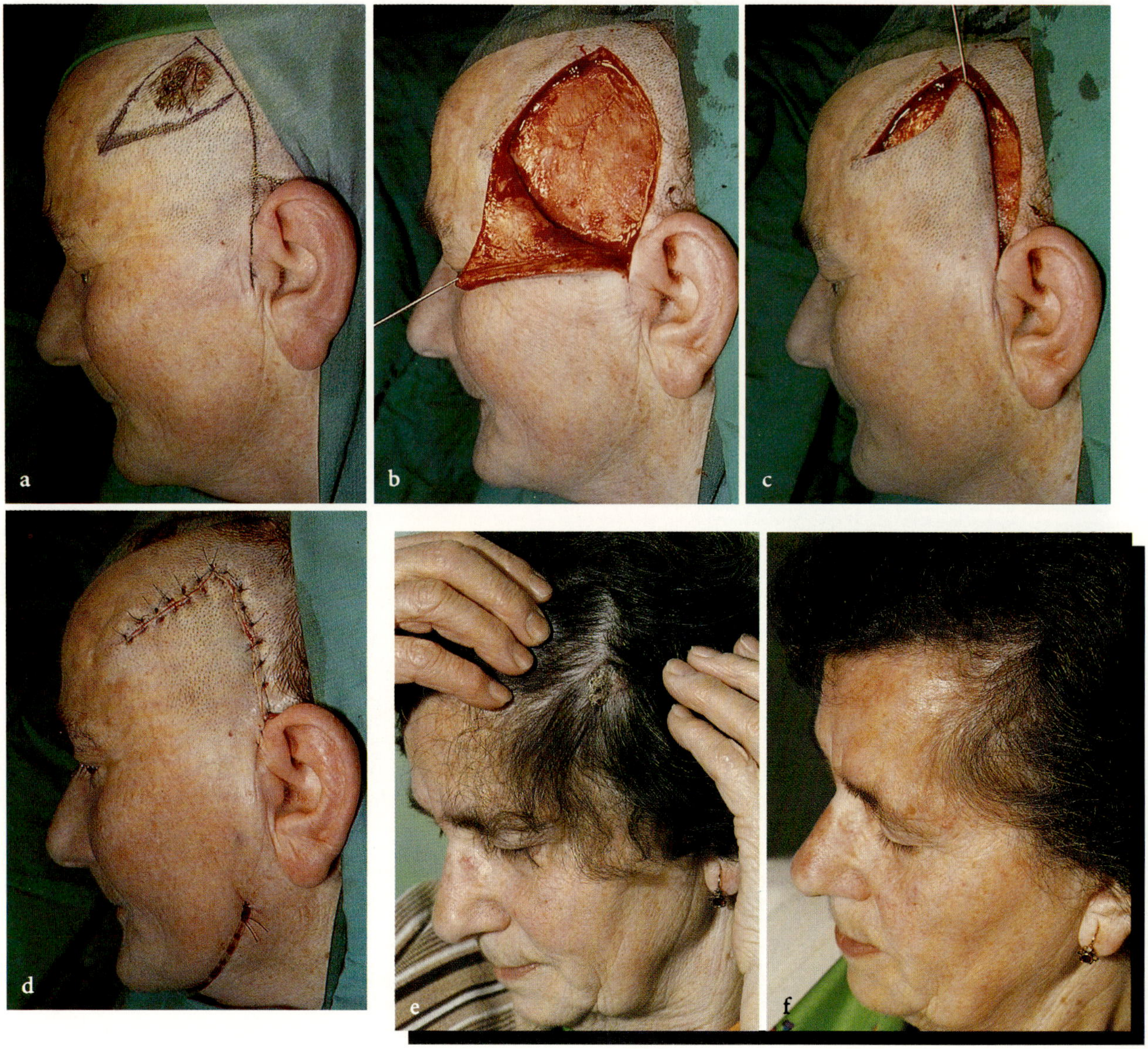

Abb. 146. Verschiebeplastik:
a Operationsplanung zur Exzision eines Basalioms und Verschiebeplastik von laterokaudal,
b komplette Mobilisierung des Lappens in Höhe der Faszie,
c Verlagerung in den Defekt,
d Ausgleichsdreieck in der Falte oberhalb des Ohrs,
e präoperativer Befund,
f sechs Monate postoperativ

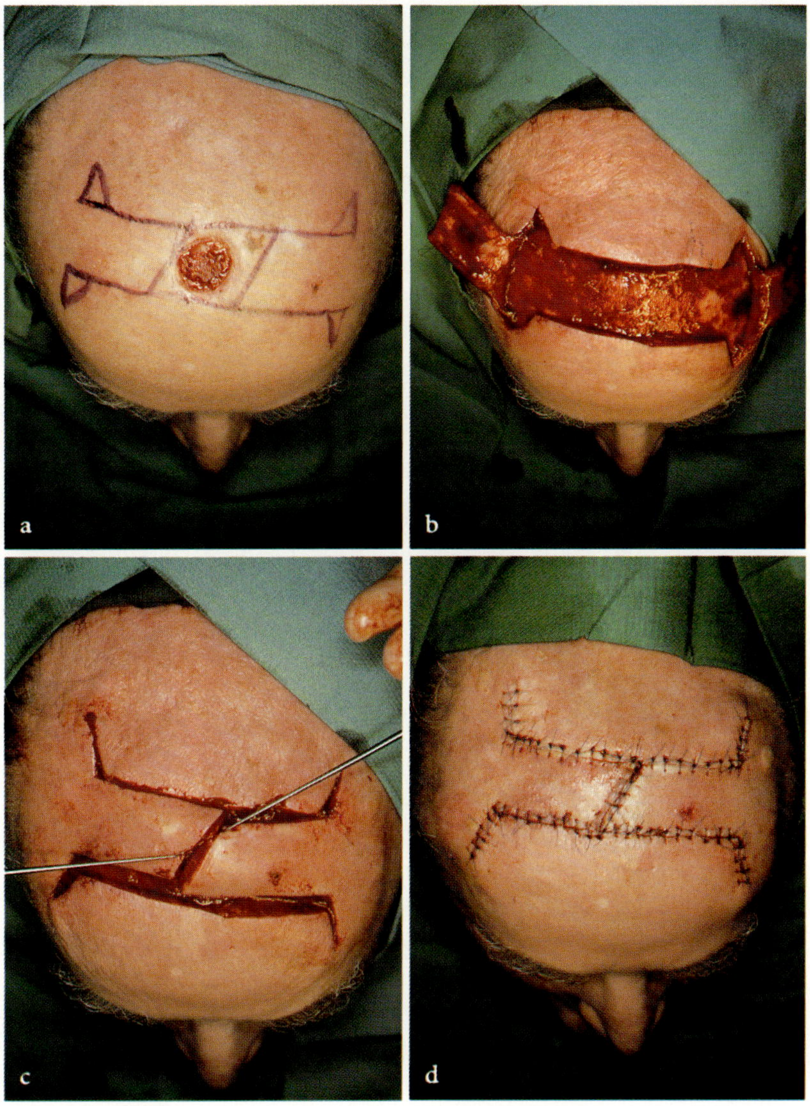

Abb. 147. H-Plastik:
a H-Plastik am frontalen Kapillitium nach Exzision eines Plattenepithelkarzinoms,
b weite Mobilisierung der Verschiebelappen und Exzision der Burow-Dreiecke,
c spannungsfreie Verlagerung der Lappen in den Defekt,
d Abschluß der Operation

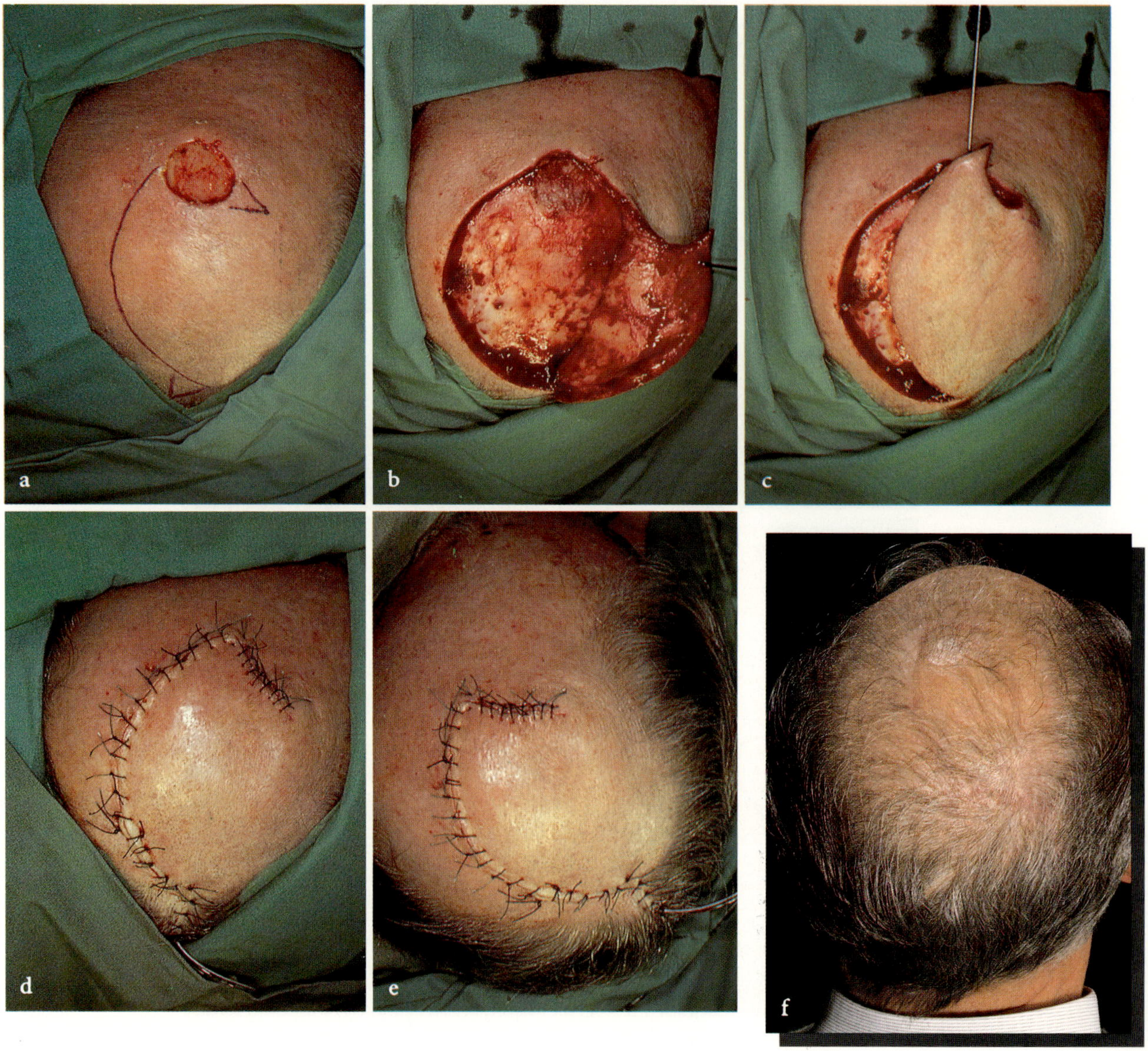

Abb. 148. Einfache Rotationsplastik:
- **a** Defekt nach Exzision eines Basalioms, Operationsplanung der Rotationsplastik,
- **b** komplette Mobilisierung des Lappens,
- **c** Rotation des Lappens in den Defekt,
- **d** Wundverschluß mittels durchgreifender Hautnähte,
- **e** Abschluß der Operation,
- **f** sechs Monate postoperativ

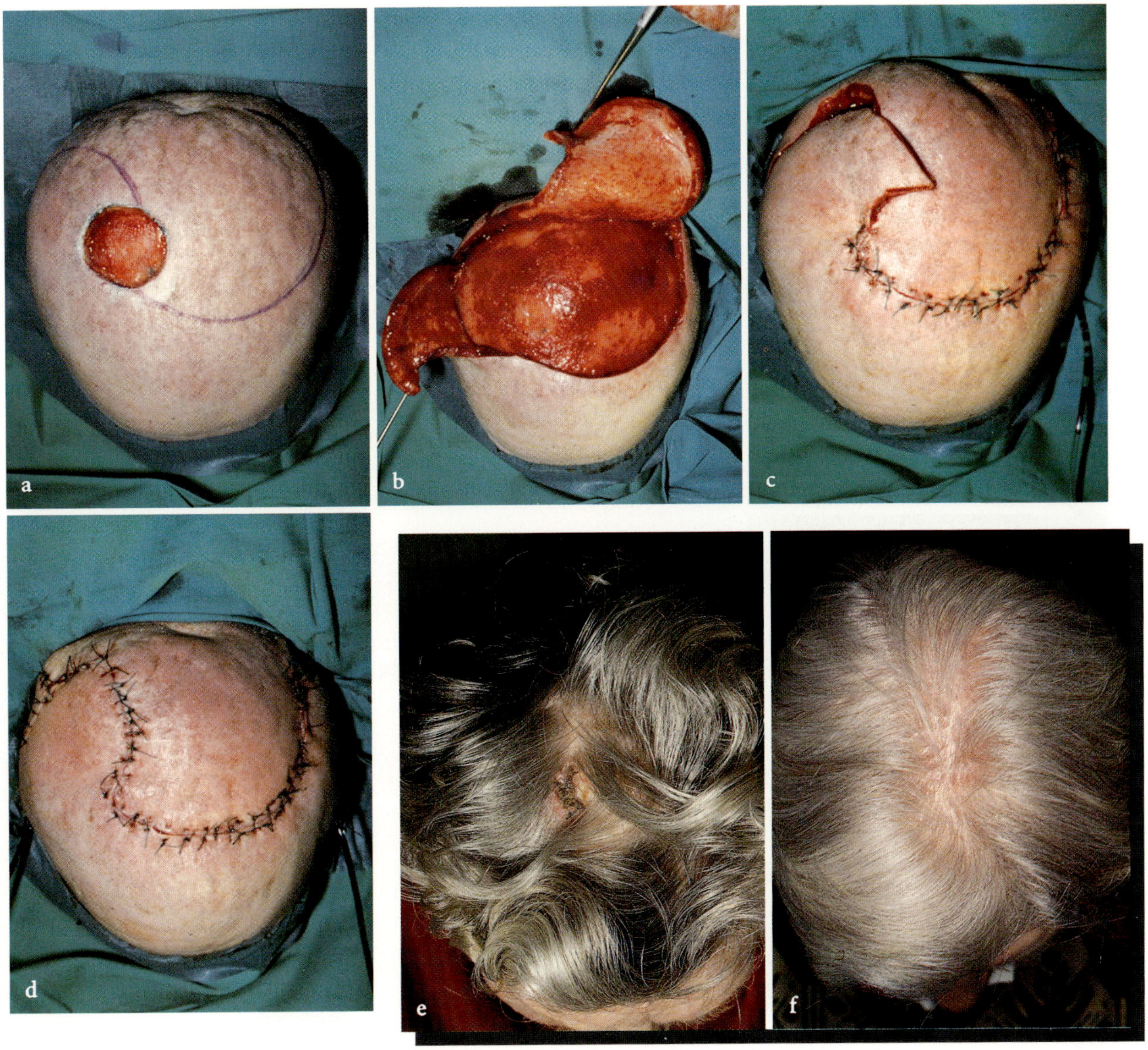

Abb. 149. Doppelte Rotationsplastik:
a Defekt nach Exzision eines Basalioms, Operationsplanung der gegensinnig verlaufenden Rotationslappen,
b Mobilisierung der Lappen unter Schonung des Periosts,
c sukzessiver Wundverschluß,
d Abschluß der Operation,
e Ausgangsbefund,
f acht Jahre postoperativ

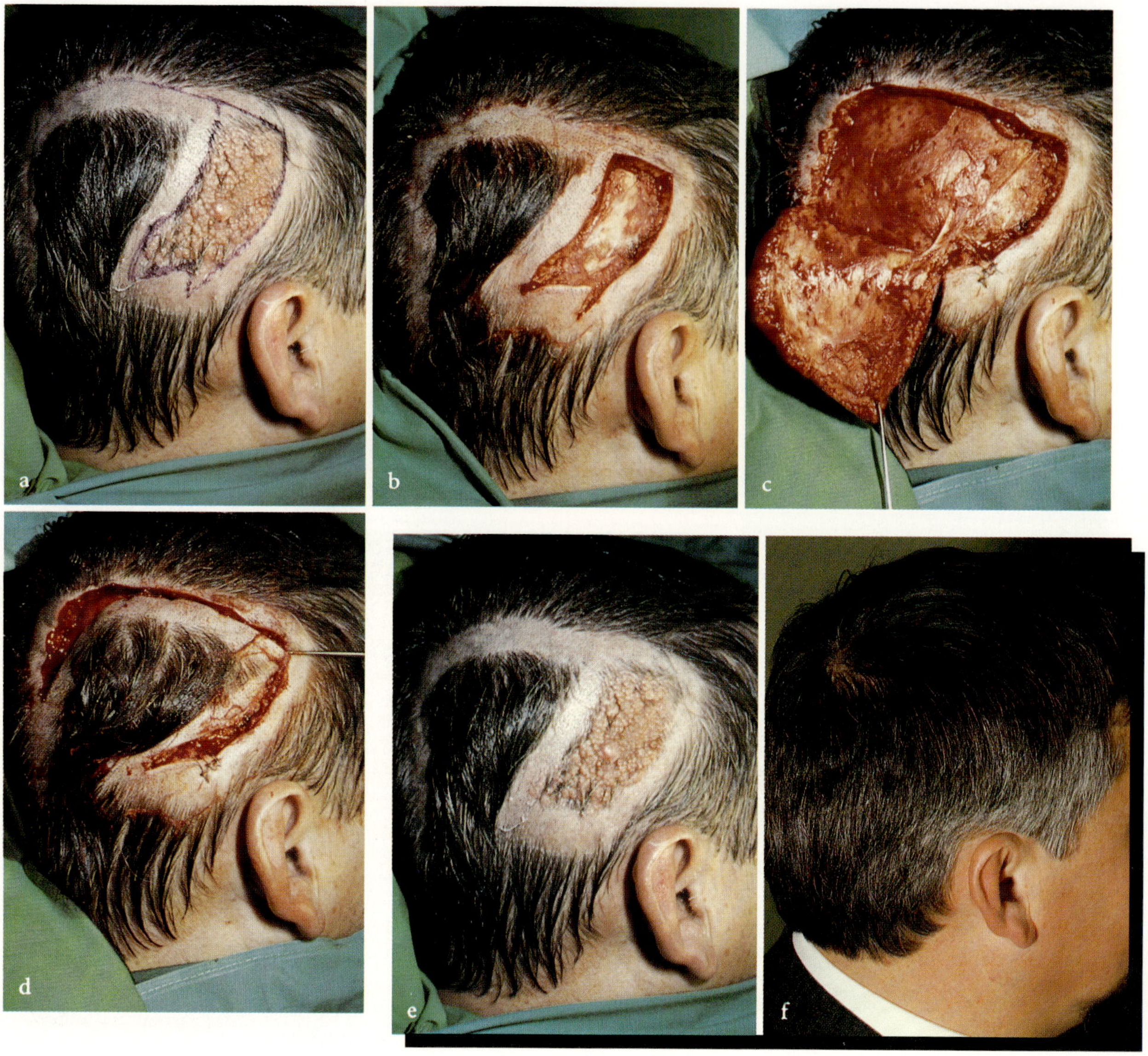

Abb. 150. Rotationsplastik in Kombination mit WY-Plastik:

a Operationsplanung zur Exzision eines Naevus sebaceus,
b Exzisionsdefekt,
c Mobilisierung des Lappens,
d spannungsfreie Verlagerung,
e Ausgangsbefund,
f ein Jahr postoperativ

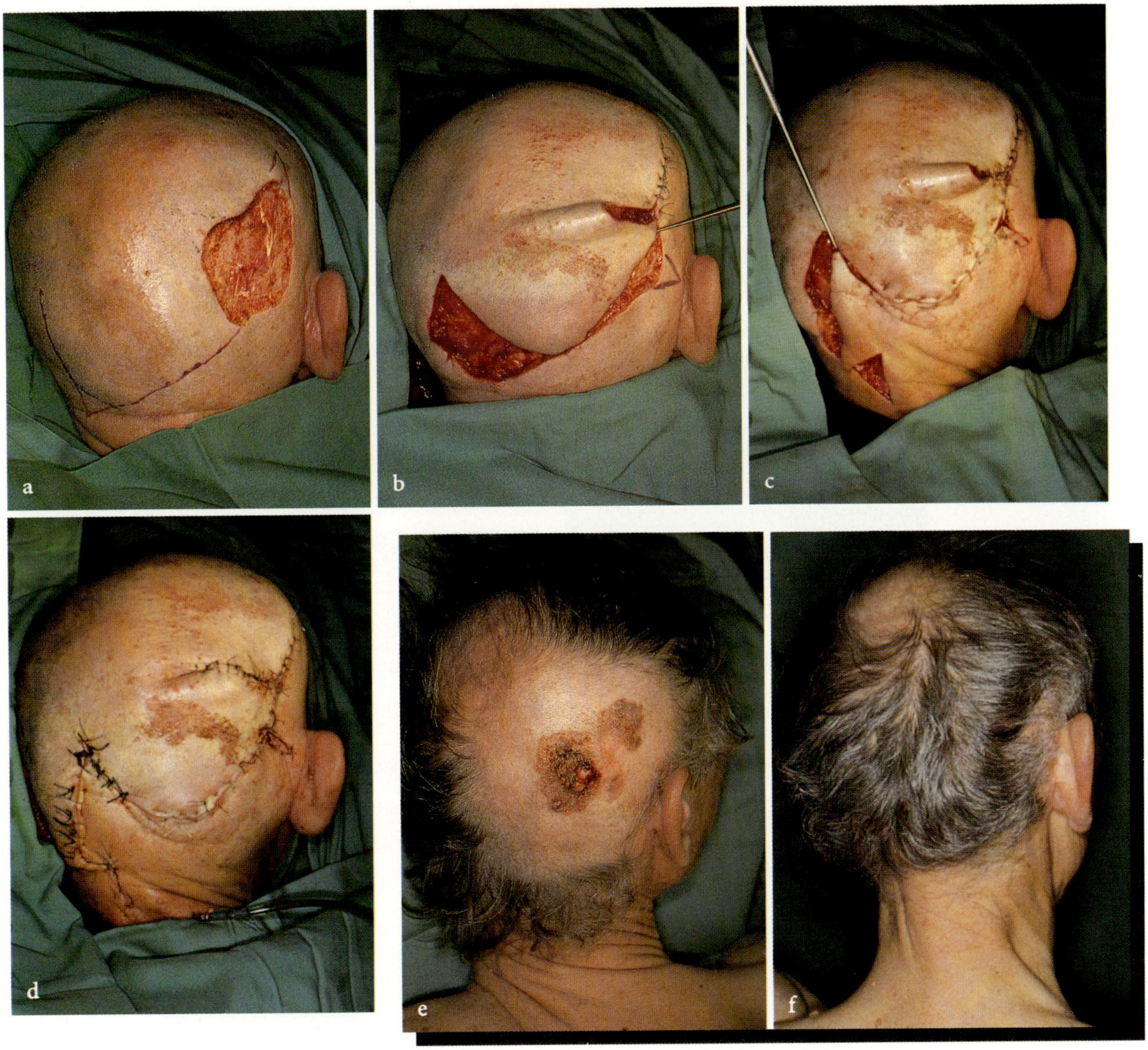

Abb. 151. Rotationsplastik kombiniert mit einer Verschiebeplastik mit rückläufigem Ausgleichsschnitt:
a Exzisionsdefekt und Planung der Rotationsplastik,
b Verlagerung des Lappens, Exzision zweier Burow-Dreiecke lateral und ventral,
c dorsokaudale Verschiebeplastik mit rückläufigem Ausgleichsschnitt zur Deckung des Sekundärdefektes,
d Abschluß der Operation. Die aus Gründen der Lappenvaskularisation belassene Wulstbildung rechts parietooccipital wurde in einer weiteren Sitzung nach vier Wochen mittels Dehnungsplastik beseitigt,
e Ausgangsbefund des ulzerierten pigmentierten Basalioms,
f sechs Monate postoperativ

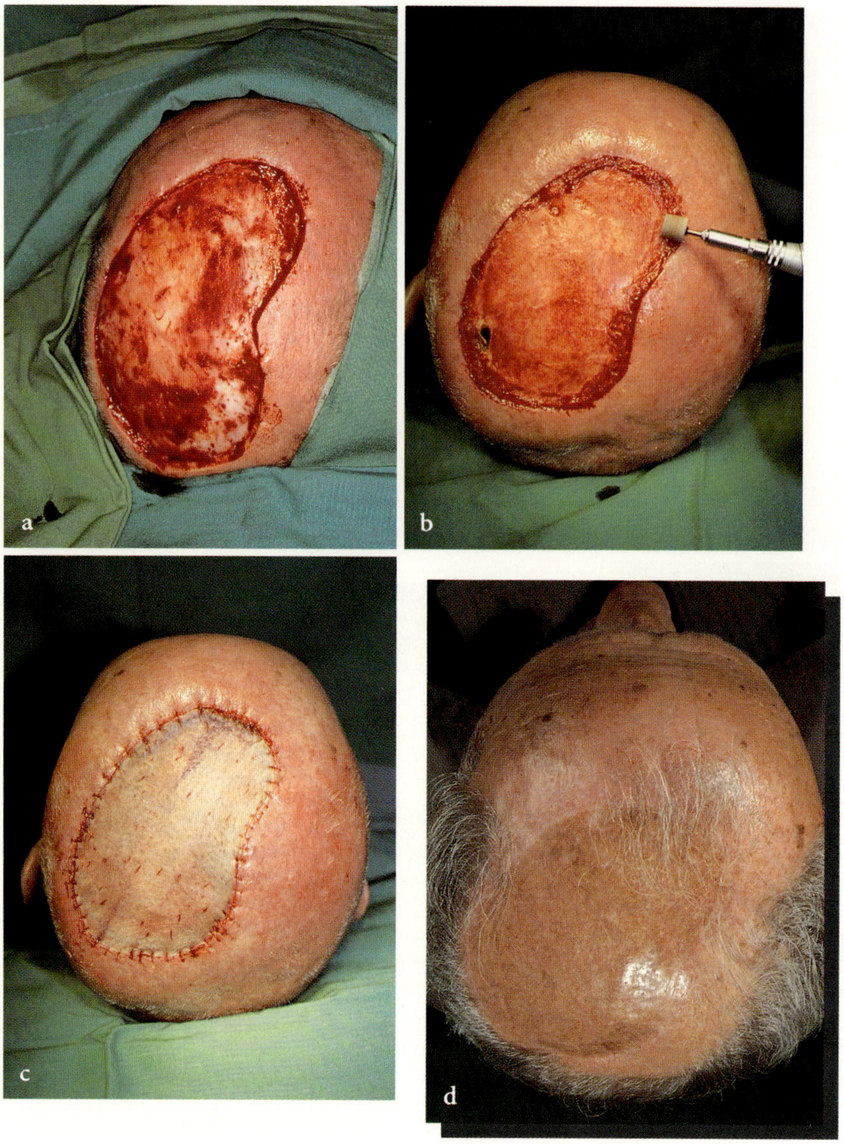

Abb. 152. Spalthauttransplantat:
a Zustand nach weiter Exzision eines Melanoms einschließlich Satellitenmetastasen,
b Wundgrundanfrischung nach Wundkonditionierung,
c optimales Einpassen des Spalthauttransplantats,
d sechs Monate postoperativ

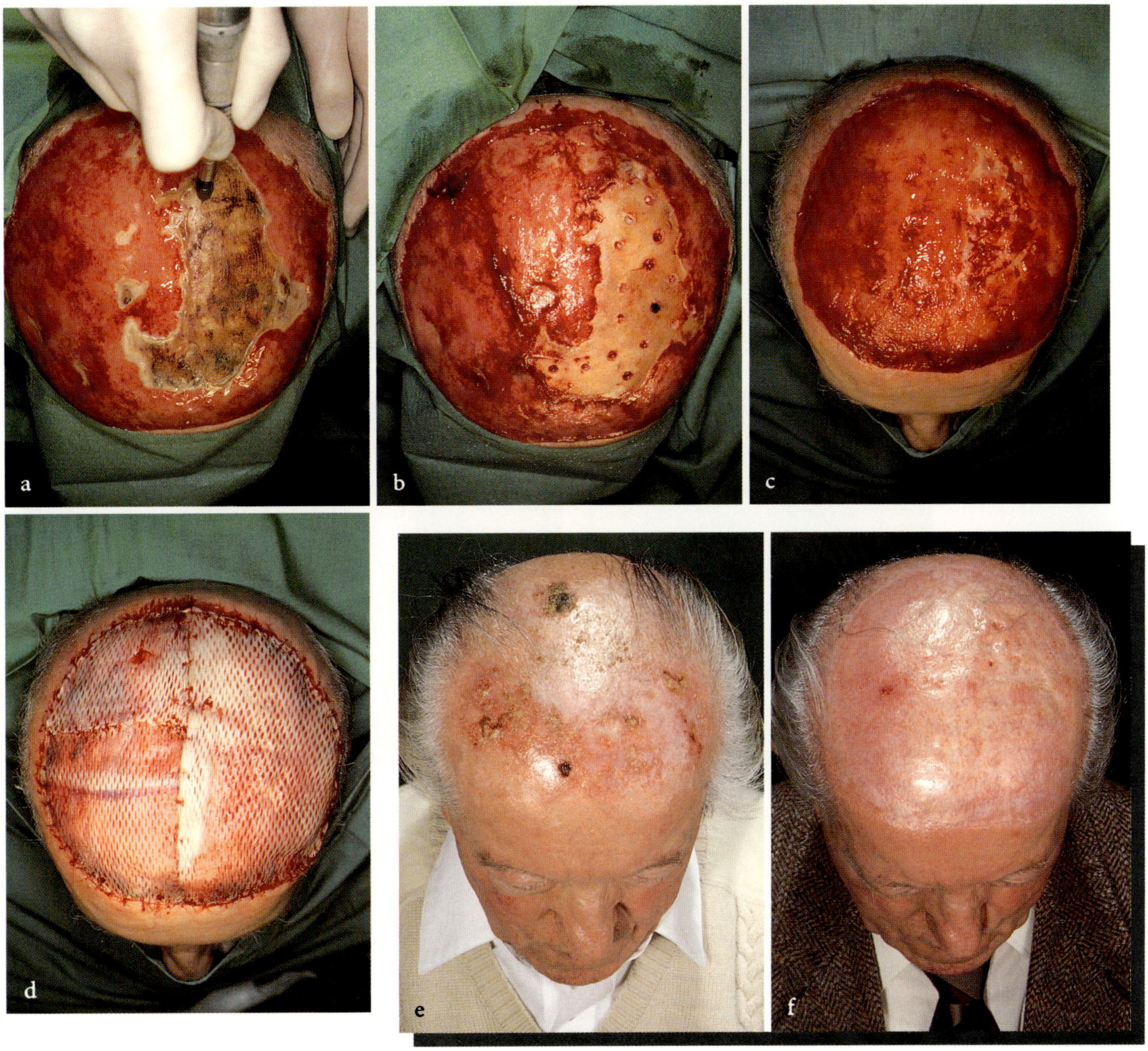

Abb. 153. Meshgrafttransplantat:
a Exzisionsdefekt mit freiliegendem Schädelknochen,
b Fensterung der Tabula externa durch Bohrlöcher zur Induktion der Bildung von Granulationsgewebe,
c komplette Granulation des Areals nach sechs Wochen,
d zusammengesetztes Meshgrafttransplantat,
e Ausgangsbefund des ausgedehnten multifokalen Plattenepithelkarzinoms einschließlich umgebender mikroinvasiver Areale,
f ein Jahr postoperativ

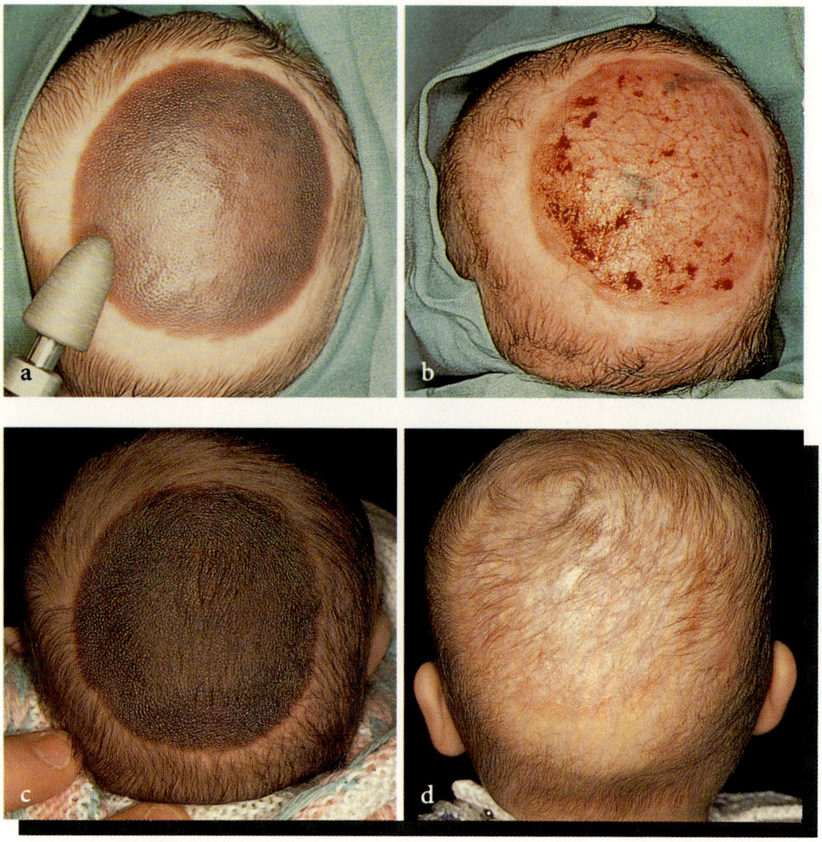

Abb. 154. Hochtourige Dermabrasion:
- **a** Dermabrasion eines konnatalen Nävuszellnävus bei einem Säugling,
- **b** praktisch komplette Pigmententfernung,
- **c** Ausgangsbefund,
- **d** sechs Monate postoperativ

19.2 Stirn

Ähnlich wie am Kapillitium sind auch an der Stirn, aufgrund der Anatomie des knöchernen Schädels, Defektverschlüsse durch lokale Lappenplastiken limitiert. Da jedoch die Stirnhaut vor allem bei Erwachsenen weniger straff ist und präformierte Falten aufweist, sind, bei kritischer Planung, durch diese Techniken trotzdem relativ gute Behandlungsergebnisse zu erzielen. Für freie Hauttransplantate am Kopf ist die Stirn die am besten geeignete Region, da sich hier die abweichende Struktur der Entnahmestelle am wenigsten störend bemerkbar macht.

19.2.1 Anatomie

An der Stirn vollzieht sich der Übergang der einheitlich aufgebauten Kopfschwarte zu dem komplexen Aufbau des mimischen Gesichtsschädels. Die Muskelfasern des M. frontalis und des M. orbicularis oculi inserieren in der Haut und erfüllen wichtige mimische Funktionen. Die arterielle Versorgung verläuft über Äste der A. temporalis superficialis sowie über die A. supraorbitalis und A. supratrochlearis. Die beiden Letztgenannten verlaufen parallel zu den Ästen des N. supraorbitalis, die dem Foramen bzw. Incisura supraorbitale des Orbitadaches entspringen.

19.2.2 Anästhesie

Neben der lokalen Infiltrationsanästhesie bietet sich die Blockade der die Stirnregion sensorisch versorgenden Äste des 1. Astes des N. trigeminus auf Höhe ihrer Austrittspunkte an. Selbst bei größeren Eingriffen wird nur selten eine Allgemeinanästhesie notwendig werden.

19.2.3 Operationsplanung

Bei der Planung lokaler bzw. randomisierter Lappenplastiken ist unbedingt eine zu weit in die Stirn erfolgende Verlagerung der Stirn-Haar-Grenze zu vermeiden. Deshalb muß der Operateur auch im Einzelfall entscheiden, ob es nicht sinnvoll wäre, die freie Hauttransplantation der gestielten Lappenplastik vorzuziehen. Stets ist der Symmetrieerhalt der Augenbrauen anzustreben. Die geringe Elevation einer Augenbraue ist allerdings vertretbar, da diese sich im Verlauf eines Jahres ohne eine bleibende ästhetische Störung in der Regel nivelliert.

19.2.4 Operationstechniken

Zu den Verfahren, die in der Stirnregion zufriedenstellende Ergebnisse erbringen, zählen neben der Dehnungsplastik in erster Linie die VY-, die H- und U- sowie die Verschiebe- und Rotationsplastik. Die einzelnen Techniken sowie deren Modifikationen und Kombinationen sind im Einzelfall der gegebenen Situation entsprechend auszurichten.

Bei der Präparation der Lappen muß der Verlauf der Temporal- und Frontalarterien berücksichtigt werden. Ganz besonders ist im lateralen Stirnbereich für den Erhalt des Stirnastes des Nervus facialis (s. auch unter 19.3: Schläfen, s. S. 172 ff.) Sorge zu tragen und im medialen Stirndrittel die Nn. supratrochleares und supraorbitales möglichst zu schonen.

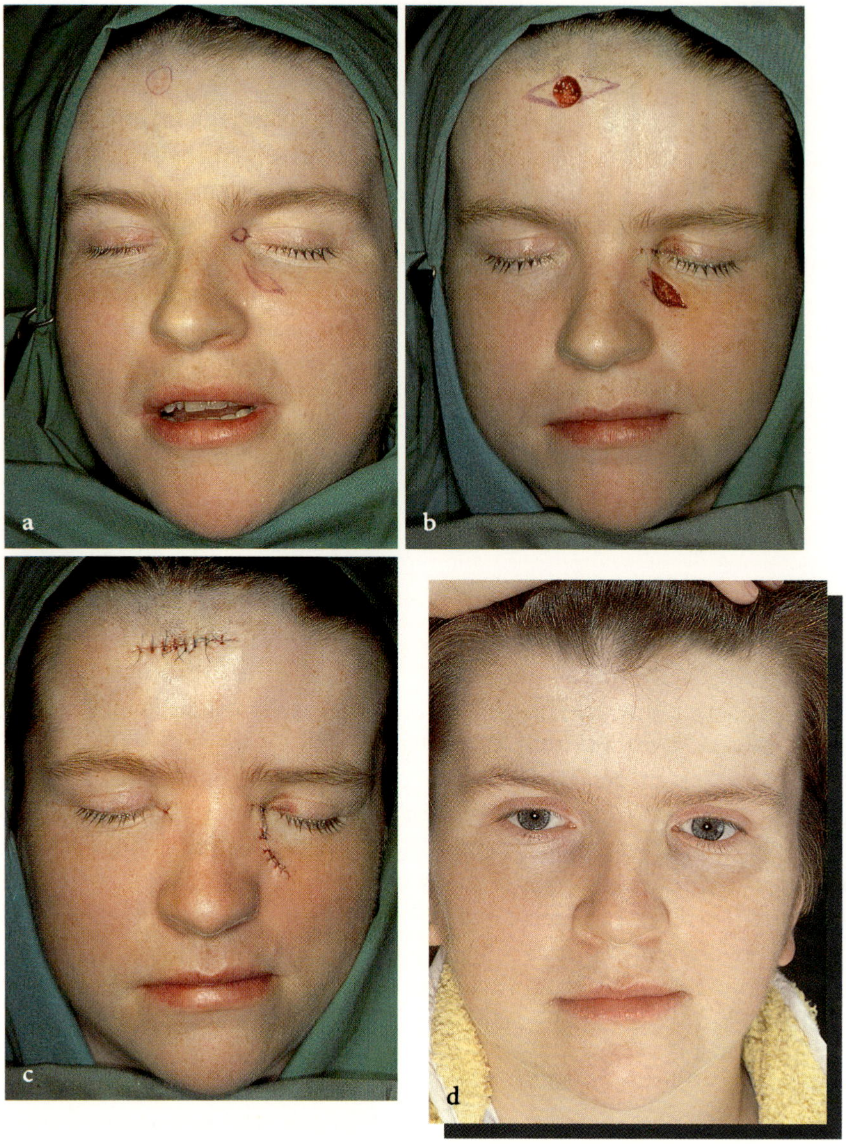

Abb. 155. Dehnungsplastik:
a Basaliom an der Stirn bei einer Patientin mit Gorlin-Goltz-Syndrom,
b nach Exzision des Basalioms horizontale Dehnungsplastik, ferner Exzision und Dehnungsplastik weiterer Basaliome links periorbital ebenfalls unter Beachtung der Hautspannungslinien,
c Abschluß der Operation nach Subkutan- und Hautnaht,
d Zustand zwei Jahre postoperativ

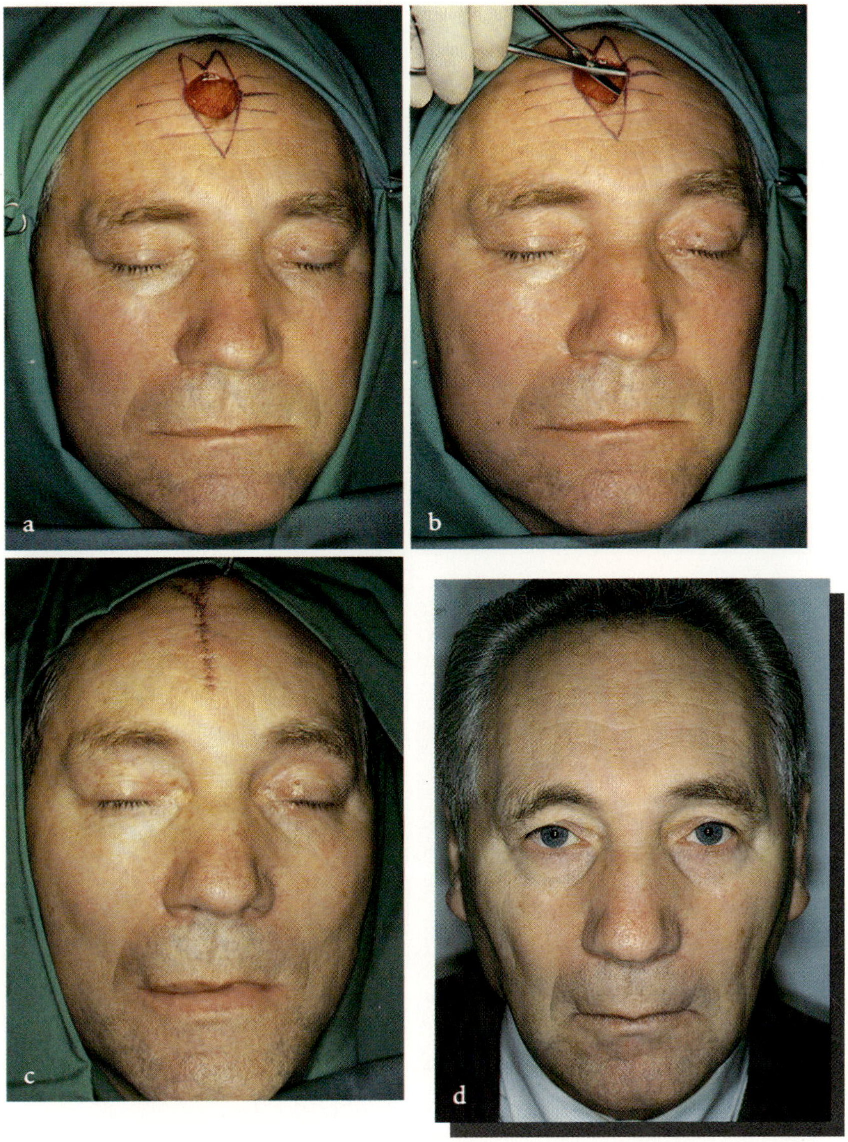

Abb. 156. VY-Plastik:
a nach Exzision eines Basalioms Planung der vertikalen VY-Plastik unter Beachtung der Kontinuität der Stirnfalten,
b seitliche Wundrandunterminierung,
c Abschluß der Operation nach Subkutan- und Hautnaht,
d Zustand drei Jahre postoperativ

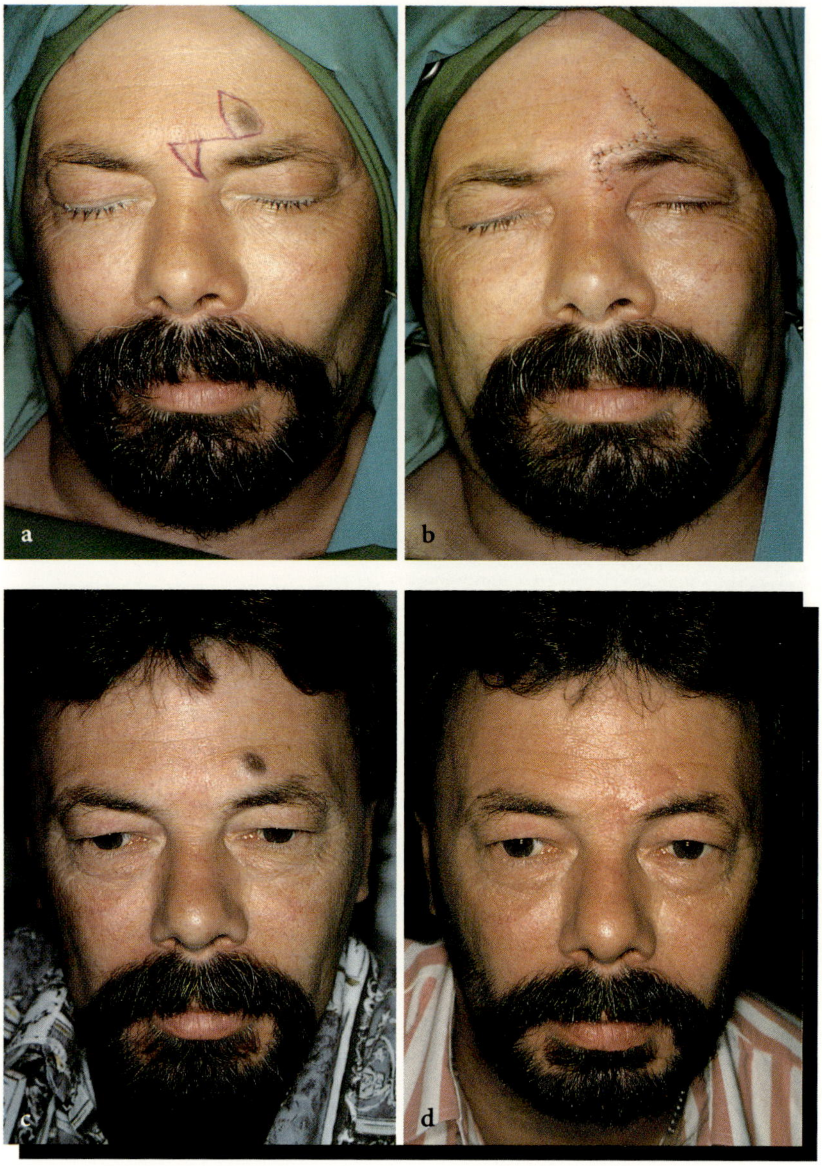

Abb. 157. Verschiebeplastik:
a Operationsplanung zur Exzision eines konnatalen Nävuszellnävus und Defektverschluß durch klassische Verschiebeplastik nach von Burow in Orientierung an Stirn- und Glabellafalten,
b Abschluß der Operation,
c Ausgangsbefund,
d drei Monate postoperativ

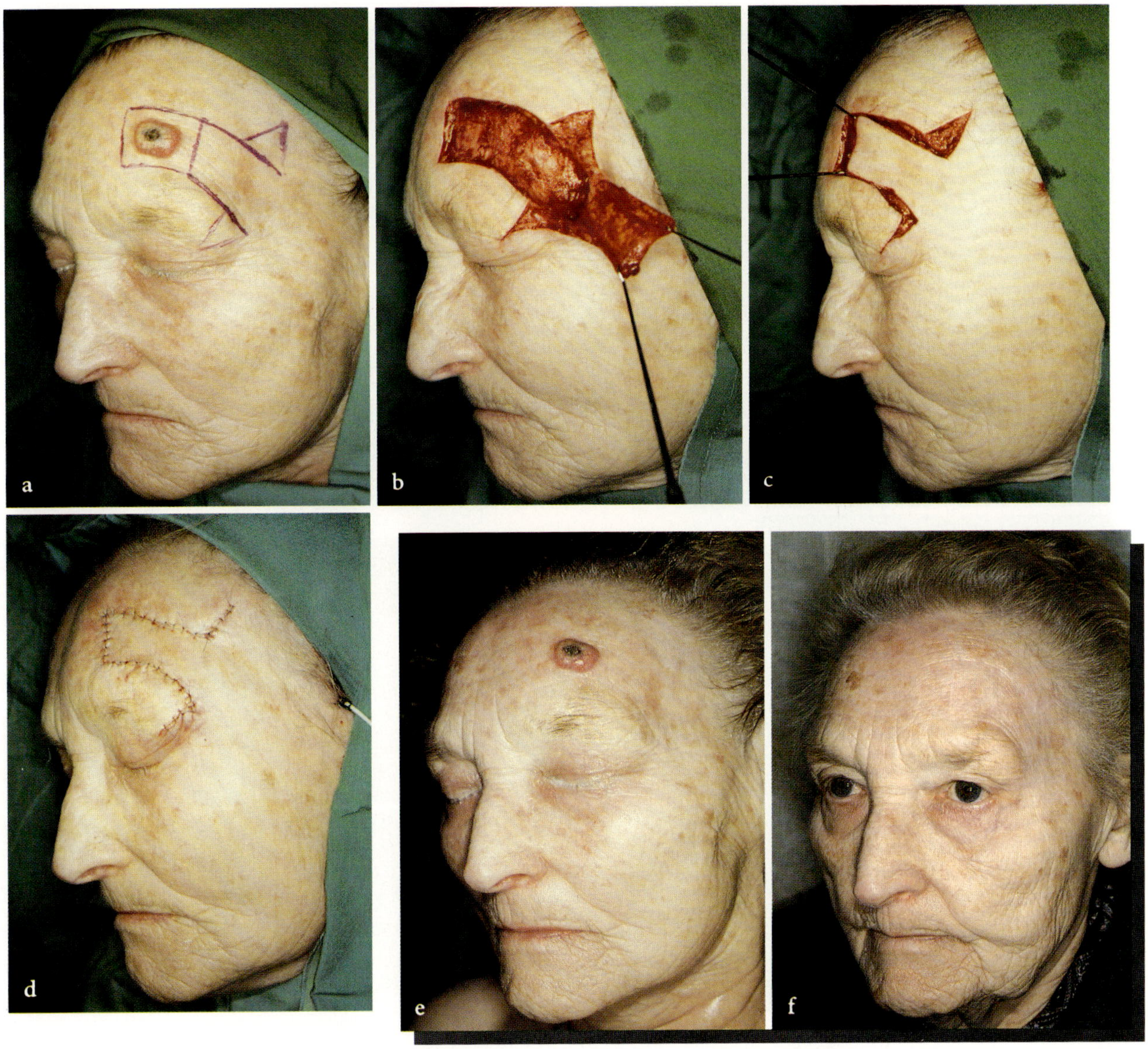

Abb. 158. U-Plastik:
a Operationsplanung zur Exzision eines Keratoakanthoms an der Stirn und Defektrekonstruktion durch U-Plastik von lateral,
b komplette Mobilisierung des Lappens und Exzision der Burow-Dreiecke,
c spannungsfreie Verlagerung in den Defekt,
d Abschluß der Operation,
e Ausgangsbefund,
f ein Jahr postoperativ

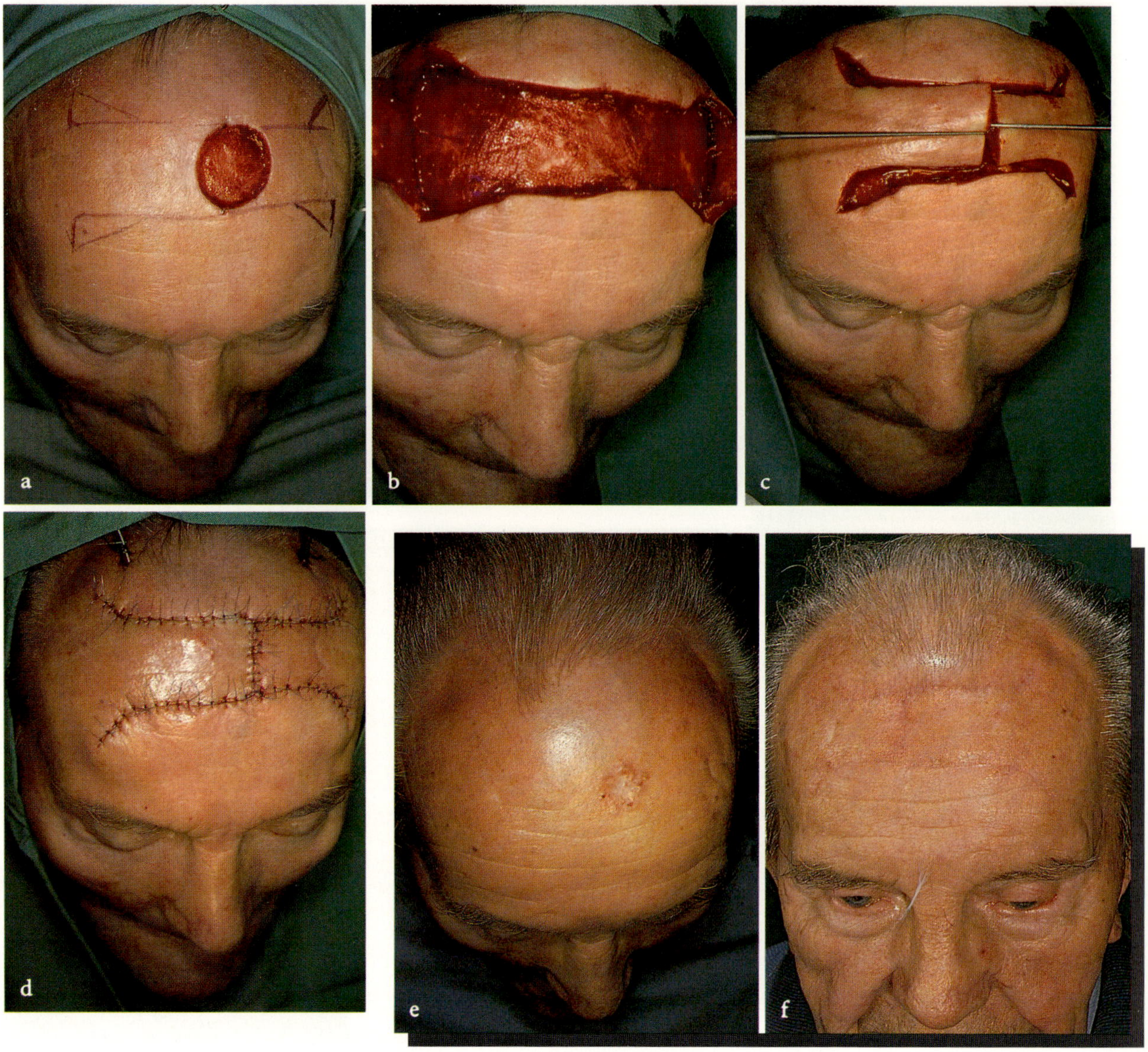

Abb. 159. H-Plastik:
a Defekt nach Basaliomexzision an der Stirn, Operationsplanung der H-Plastik, längste Schnitte entlang der Stirnfalten,
b Mobilisierung beider Lappen und Exzision der Ausgleichsdreiecke,
c spannungsfreie Adaptation,
d Abschluß der Operation,
e Ausgangsbefund,
f Zustand drei Monate postoperativ

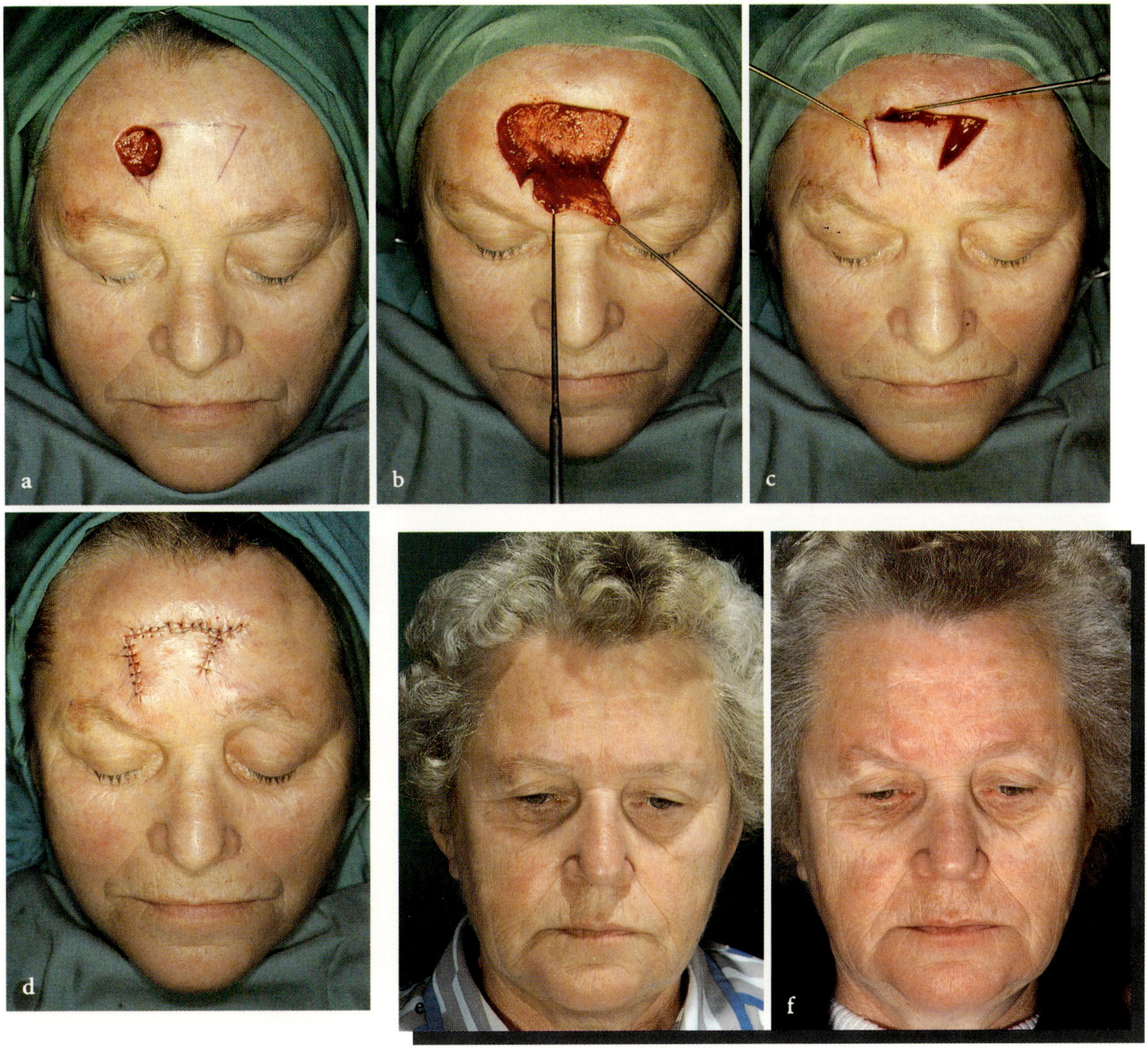

Abb. 160. Verschiebeplastik mit rückläufigem Ausgleichsschnitt:
- **a** Defekt nach Exzision eines Basalioms, Planung der horizontal gerichteten Verschiebeplastik,
- **b** Mobilisierung des Lappens,
- **c** Verlagerung in den Defekt. Durch den rückläufigen Ausgleichsschnitt erübrigt sich die Exzision eines Ausgleichsdreiecks.
- **d** Abschluß der Operation,
- **e** Ausgangsbefund,
- **f** eineinhalb Jahre postoperativ

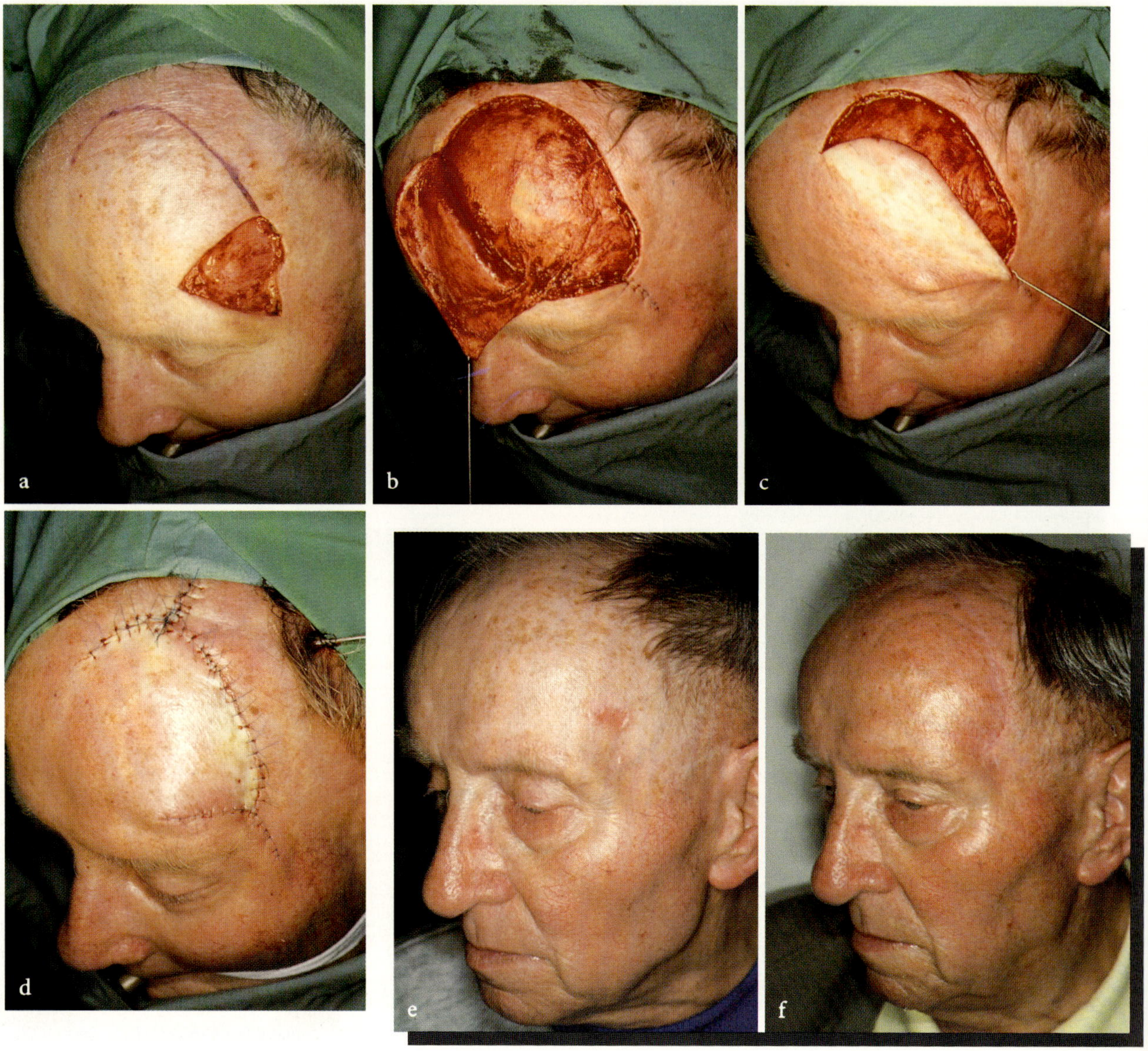

Abb. 161. Einfache Rotationsplastik:
a Triangulärer Defekt nach Exzision eines Basalioms,
b kleine Dehnungsplastik zur Verkleinerung des Defektes temporal und Präparation des Rotationslappens,
c Verlagerung des Lappens,
d Abschluß der Operation, das Ausgleichsdreieck ist am Punkt der stärksten Spannung lokalisiert,
e Ausgangsbefund,
f drei Monate postoperativ

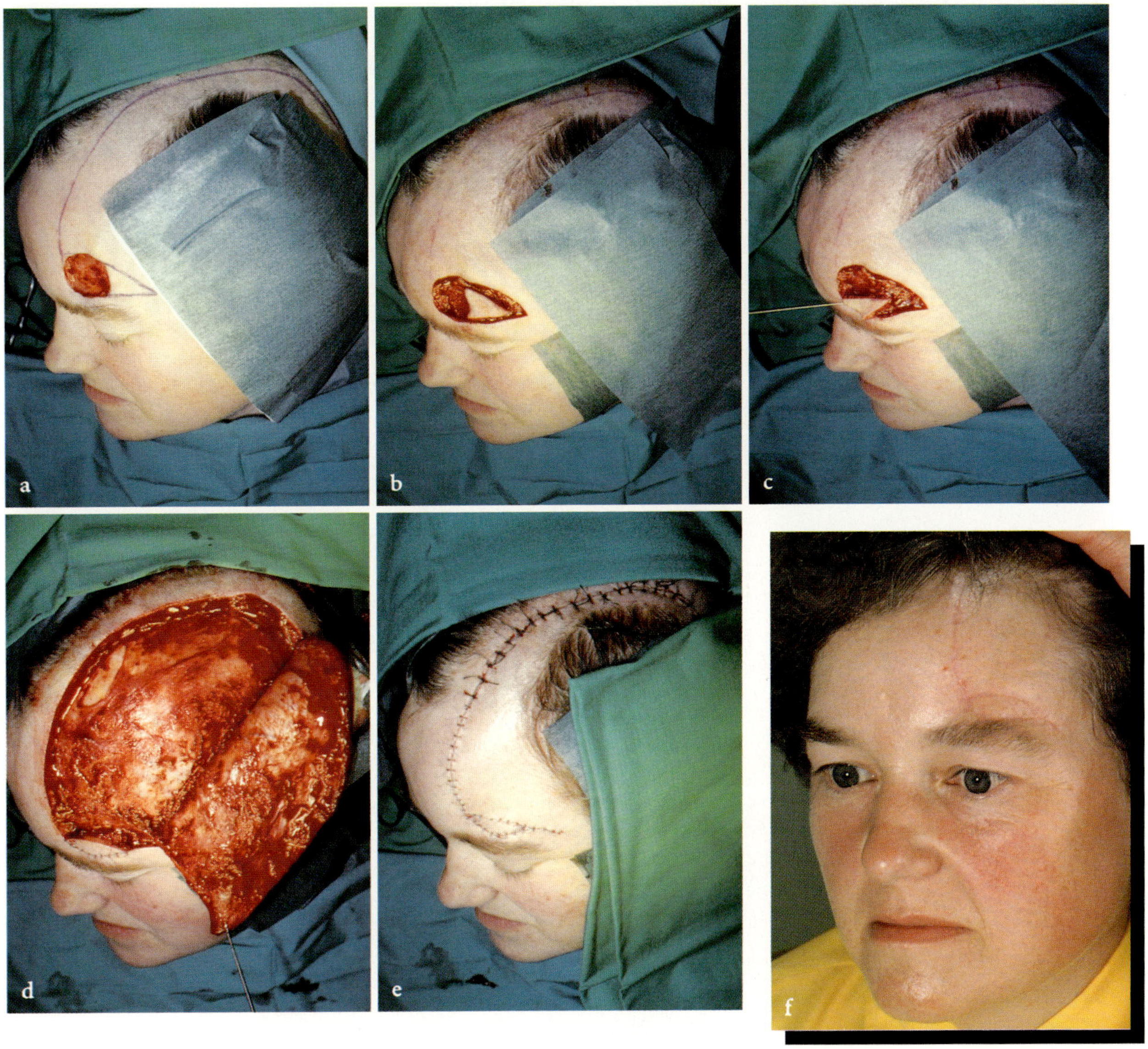

Abb. 162. Einfache Rotationsplastik kombiniert mit einer kleinen subkutan gestielten Lappenplastik:

a Defekt nach Exzision eines Basalioms, Operationsplanung,
b Präparation des subkutan gestielten Lappens von lateral,
c Verlagerung des subkutan gestielten Lappens nach medial,
d nach Einpassen des Lappens Präparation des Rotationslappens,
e Abschluß der Operation,
f sechs Monate postoperativ. Die Kombination mit dem subkutan gestielten Lappen war hier wichtig, um einer Elevation der Augenbraue durch Zug des Rotationslappens vorzubeugen

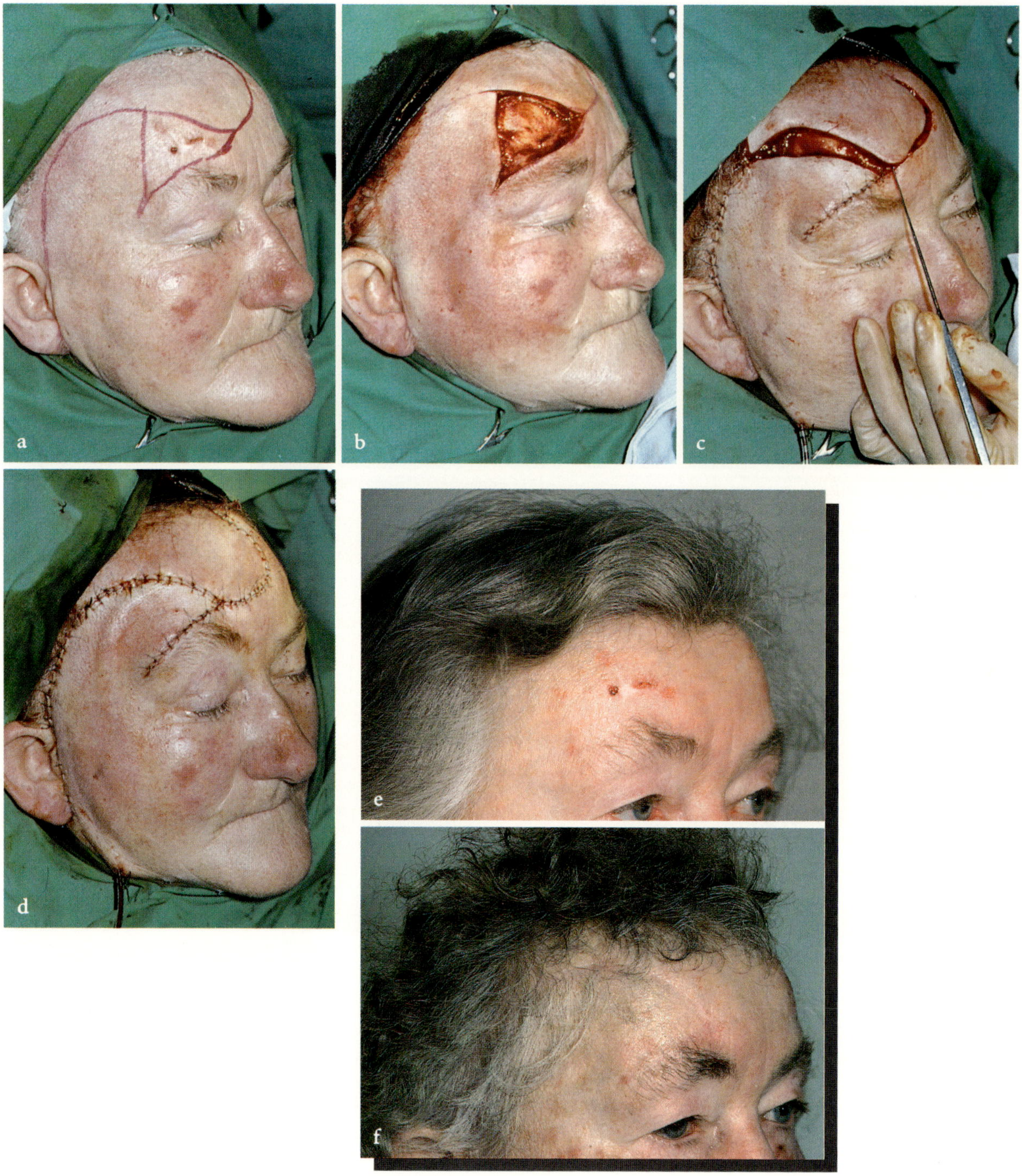

Abb. 163. Doppelte Rotationsplastik:
a Operationsplanung zur Exzision eines Basaliomrezidivs und gegensinnig verlaufende doppelte Rotationsplastik,
b trianguläre Exzision,
c sukzessive Präparation und Verlagerung der Lappen,
d Abschluß der Operation,
e Ausgangsbefund,
f sechs Monate postoperativ

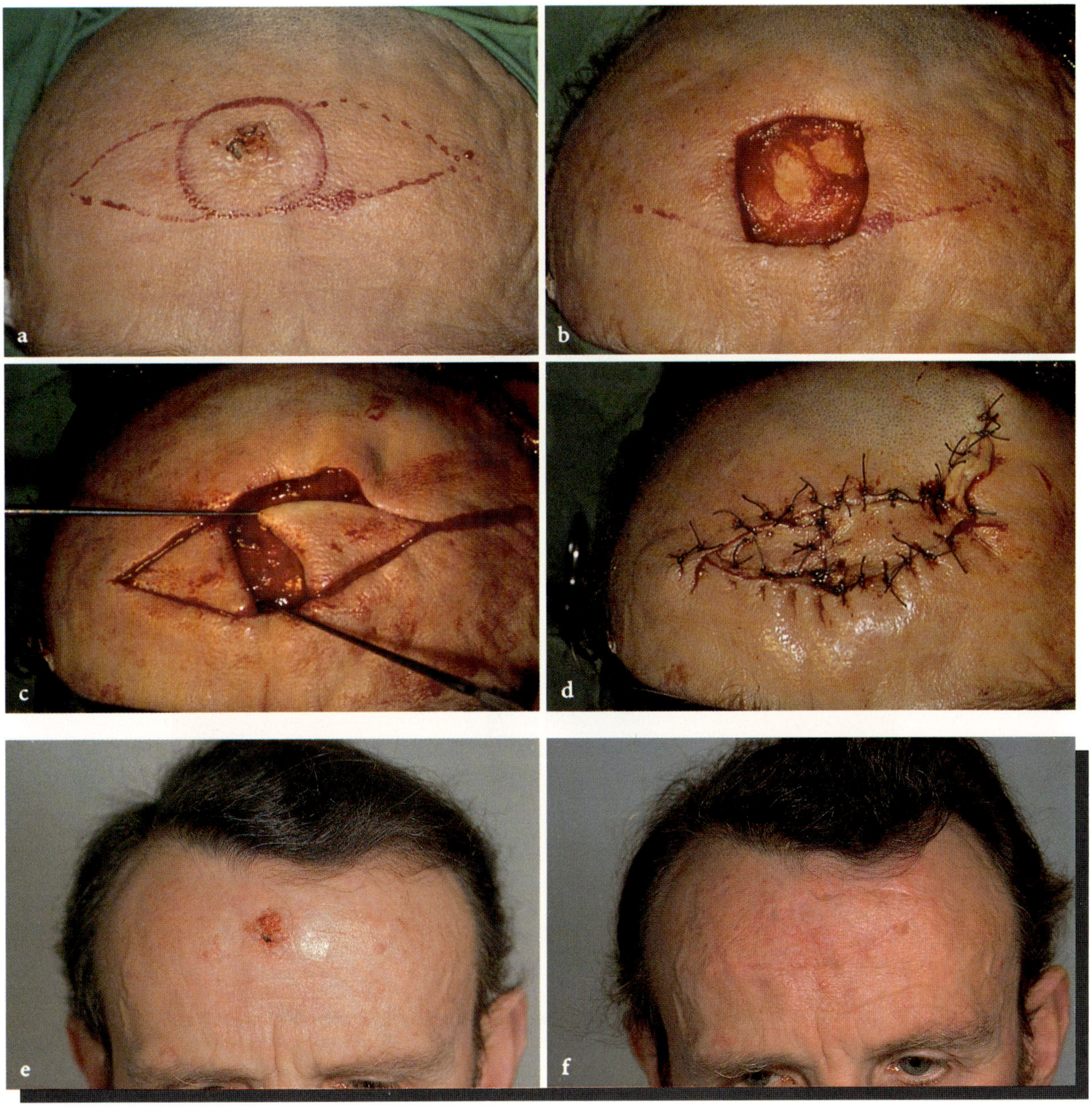

Abb. 164. Bilaterale subkutan gestielte Lappenplastik:
a Exzision eines Basalioms und Operationsplanung,
b beiderseitige subkutan gestielte Lappenplastik,
c Verlagerung der Lappen,
d kleines Ausgleichsdreieck laterokranial, Abschluß der Operation,
e Ausgangsbefund,
f vier Monate postoperativ

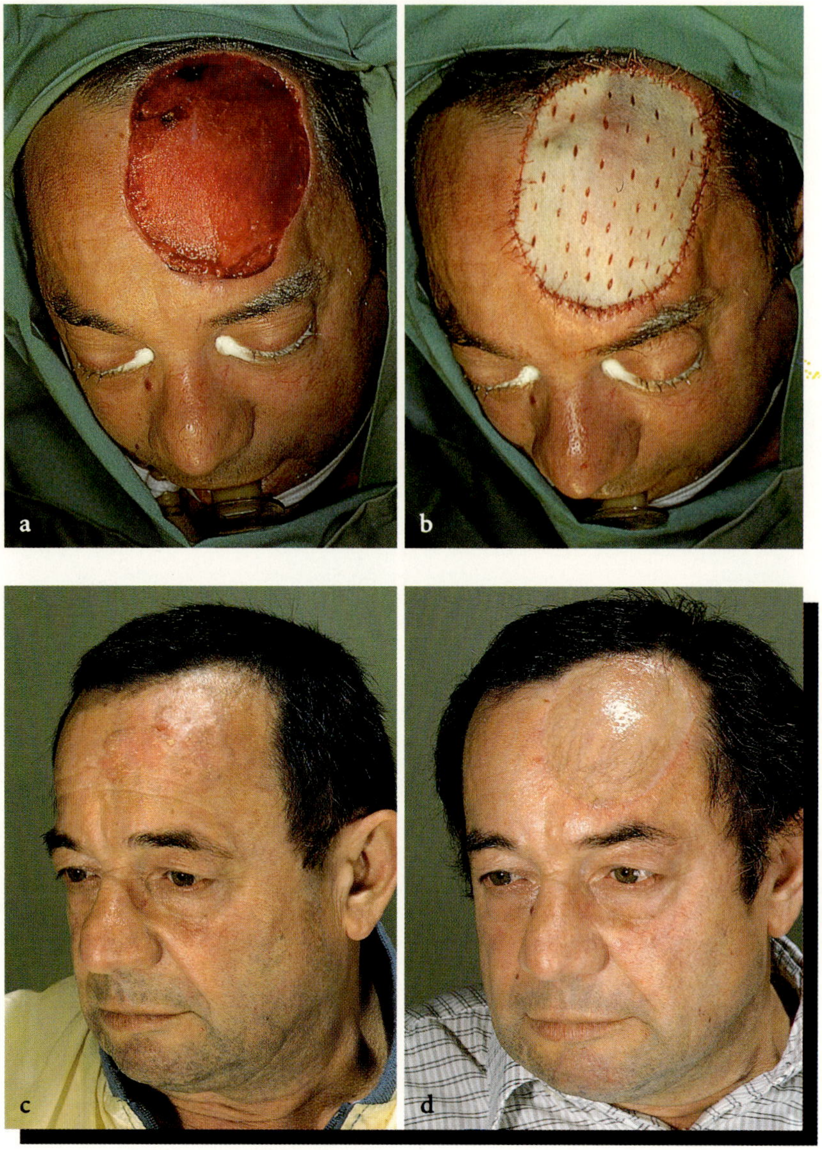

Abb. 165. Spalthauttransplantation:
a Defekt nach Wundkonditionierung,
b optimal eingepaßtes Spalthauttransplantat mit Entlastungsschnitten,
c Ausgangsbefund des ausgedehnten superfiziellen Basalioms,
d Zustand nach einem Jahr

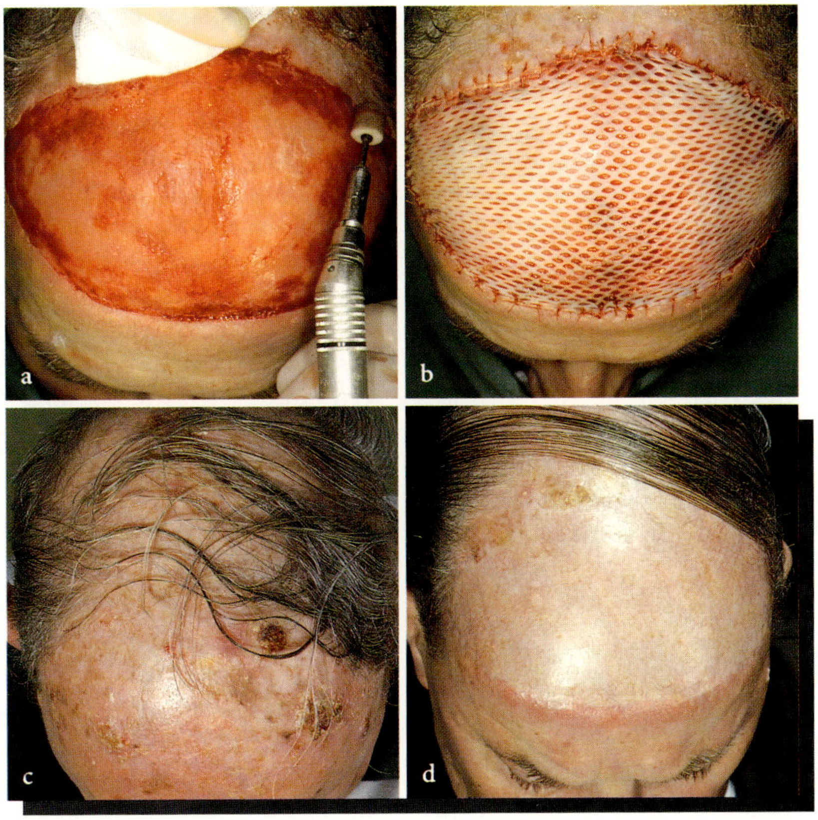

Abb. 166. Meshgrafttransplantation:
a Anfrischen und Planieren des großflächigen Defekts nach Wundkonditionierung,
b optimal eingepaßtes Gittertransplantat,
c Ausgangsbefund des ausgedehnten multifokalen Plattenepithelkarzinoms einschließlich präkanzeröser Areale,
d zwei Jahre postoperativ

19.3 Schläfen

Die Haut dieser Region ist relativ gut verschieblich und dehnbar. Deshalb lassen sich auch mittelgroße Defekte mit Hilfe einer Dehnungsplastik oder VY-Plastik optimal versorgen. Voraussetzung ist, daß eine ausgedehnte Unterminierung der umliegenden Hautpartien erfolgt. Auf die mögliche Gefahr einer Verletzung des Stirnastes des Nervus facialis, der über dem Temporalmuskel verläuft und unmittelbar oberhalb des lateralen Endes der Augenbraue zur Stirn aufsteigt, sei eindringlich hingewiesen.

Dank einer optimalen Gefäßversorgung ist das Einheilen von lokalen Lappenplastiken und freien Hauttransplantaten in dieser Region wenig gefährdet.

19.3.1 Anatomie

Im Bereich der Schläfen liegt die Haut der Faszie des M. temporalis z. T. direkt auf. Die A. temporalis superficialis kann hier klinisch leicht palpiert werden. Ventral davon verläuft der Ramus temporalis des N. facialis. Im vorderen Anteil der Schläfe verlaufen kleinere Äste des N. facialis, die sich zwischen der mimischen Muskulatur der Periorbitalregion verteilen.

19.3.2 Anästhesie

Die meisten Eingriffe in dieser Region dürften in lokaler Infiltrationsanästhesie durchführbar sein.

19.3.3 Operationsplanung

Bei der Planung von lokalen bzw. randomisierten Lappenplastiken sollte stets die Gefahr einer Verziehung des äußeren Lidwinkels und der Augenbraue bedacht werden. Bei der subkutanen Mobilisierung lokaler Lappen in der Schläfenregion oder bei einer eventuellen präaurikulären Schnittführung ist nicht nur die Verlaufsrichtung des Ramus temporalis sondern auch des Ramus zygomaticus des N. facialis sowie der Vena und Arteria temporalis zu beachten. Eine periphere Fazialisparese sollte bei Kenntnis der anatomischen Gegebenheiten zu vermeiden sein.

19.3.4 Operationstechniken

Kann ein Operationsdefekt nicht ausschließlich durch eine Verschiebe- oder Rotationsplastik geschlossen werden, kommt die Deckung des Restdefekts mit freier autologer Vollhaut vom Hals oder von der Oberarminnenseite in Frage. Ferner können individuell adaptierte Lappenkombinationen angewandt werden.

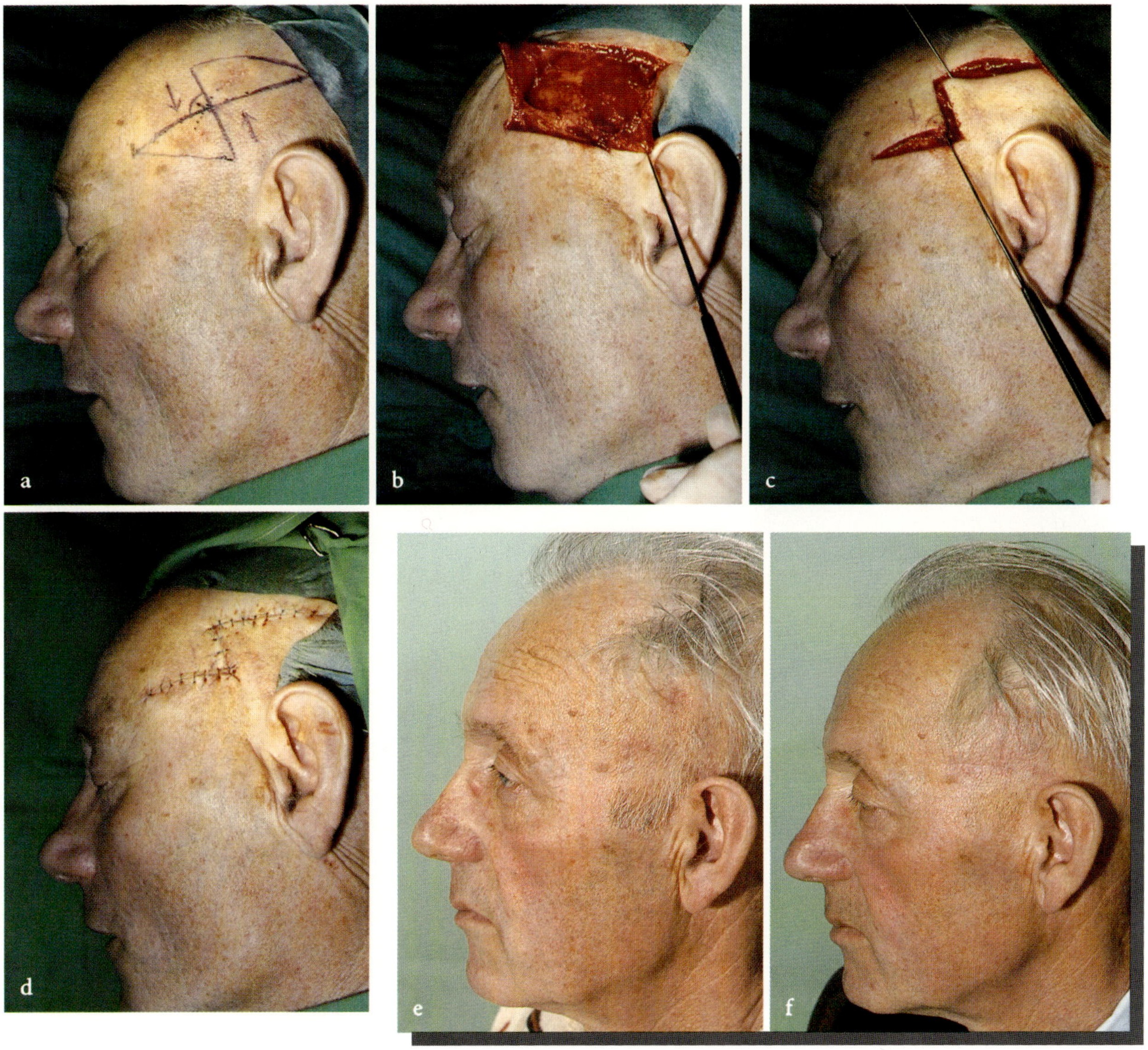

Abb. 167. Verschiebeplastik:
a Verschiebeplastik zur Exzision zweier Basaliome,
b Exzision und Mobilisierung der Lappen,
c Verlagerung der Lappen,
d spannungsfreie Adaptation,
e Ausgangsbefund,
f drei Monate postoperativ

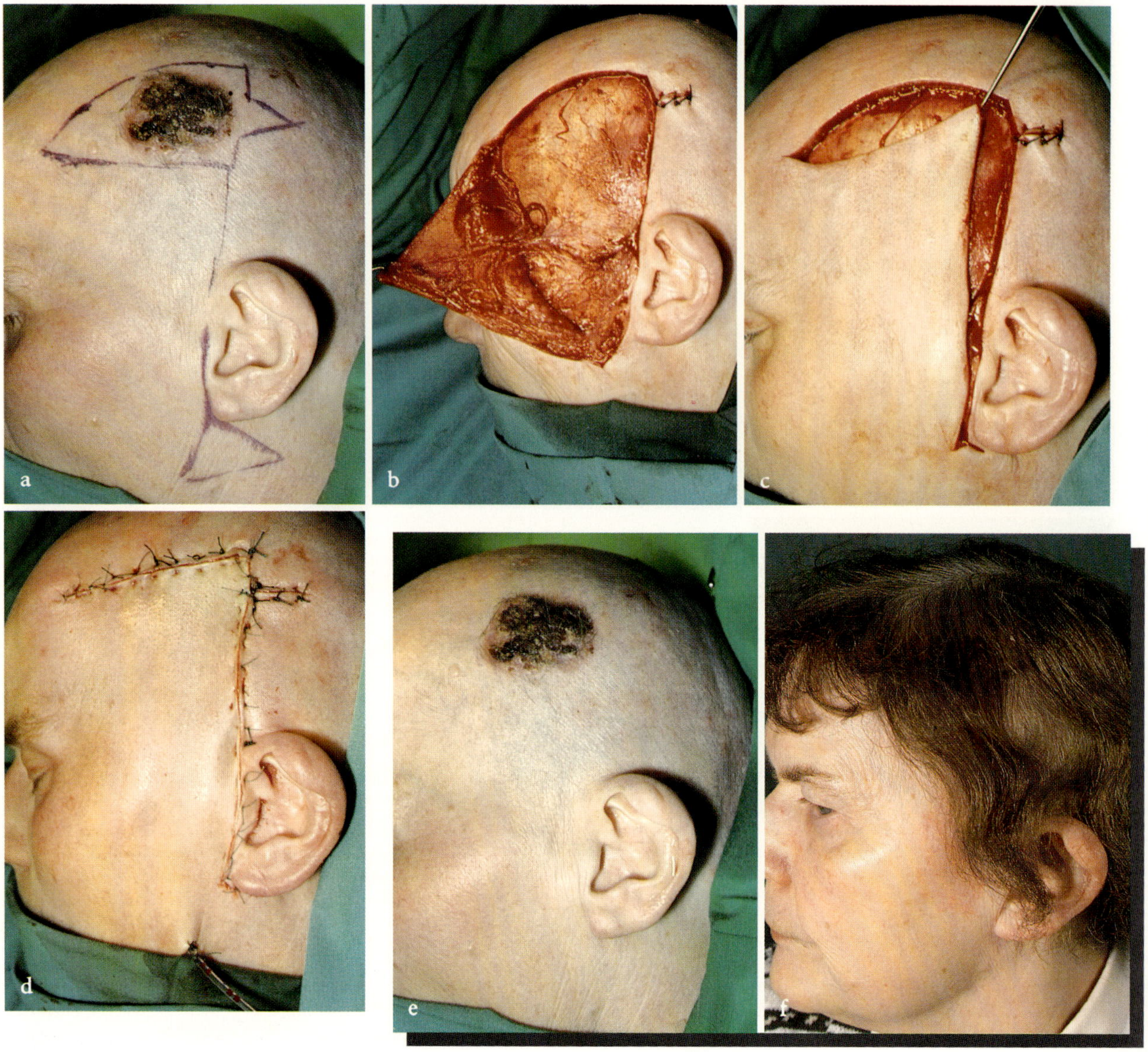

Abb. 168. Verschiebeplastik:

a langsstreckige Verschiebeplastik zur Deckung nach Exzision eines ulzerierten Basalioms,
b kleine Dehnungsplastik zur Verkleinerung des Defektes, Präparation des Verschiebelappens,
c Verlagerung des Lappens,
d spannungsfreier Wundverschluß, Burow-Dreieck infraaurikulär,
e Ausgangsbefund,
f fünf Jahre postoperativ

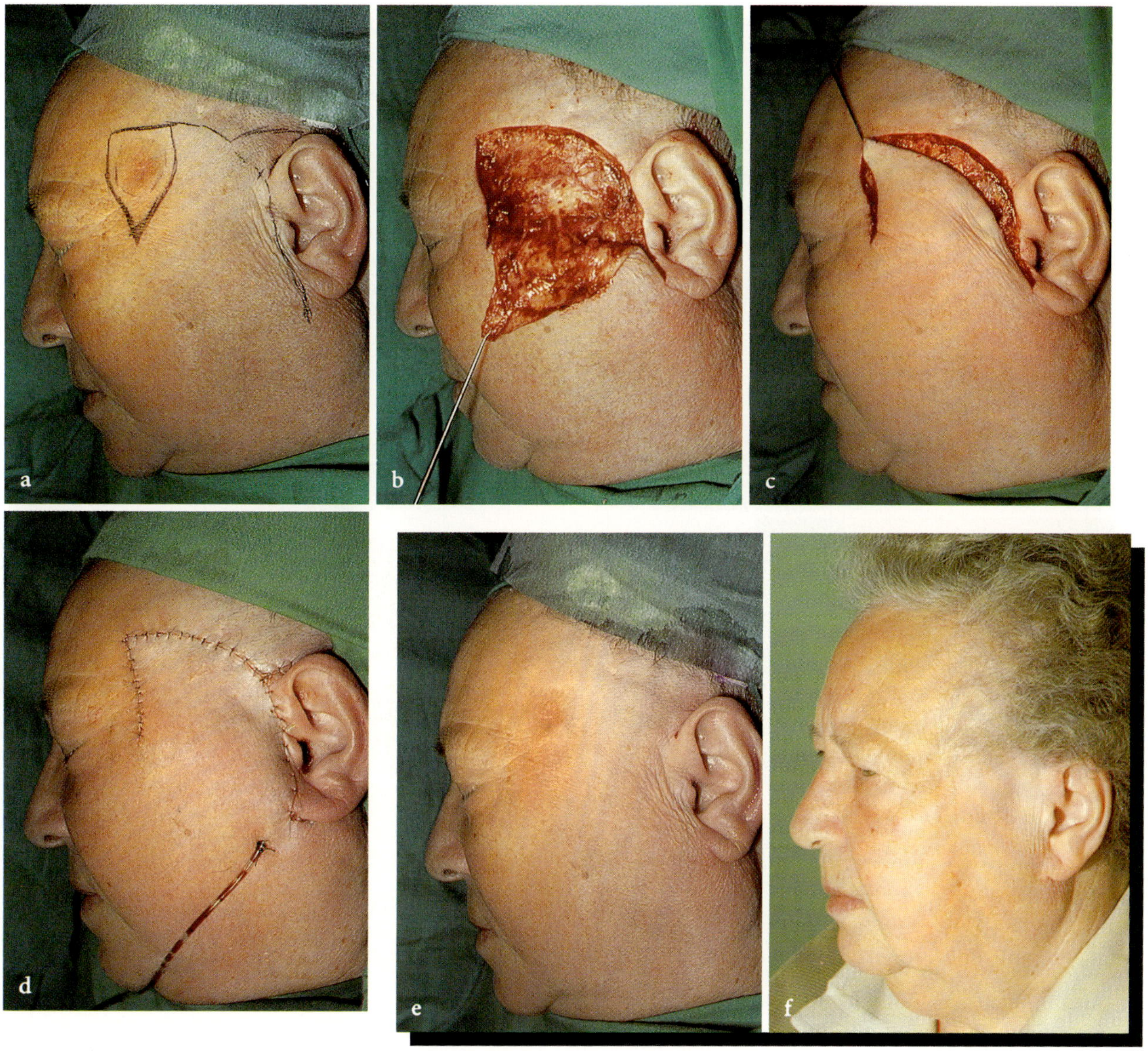

Abb. 169. Einfache Rotationsplastik:
a Exzision eines Basalioms und Planung der Rotationsplastik, längste Schnitte in Faltenrichtung,
b Präparation und Mobilisierung,
c Verlagerung in den Defekt,
d zwei Ausgleichsdreiecke supra- und infraaurikulär,
e Ausgangsbefund,
f Zustand ein Jahr postoperativ

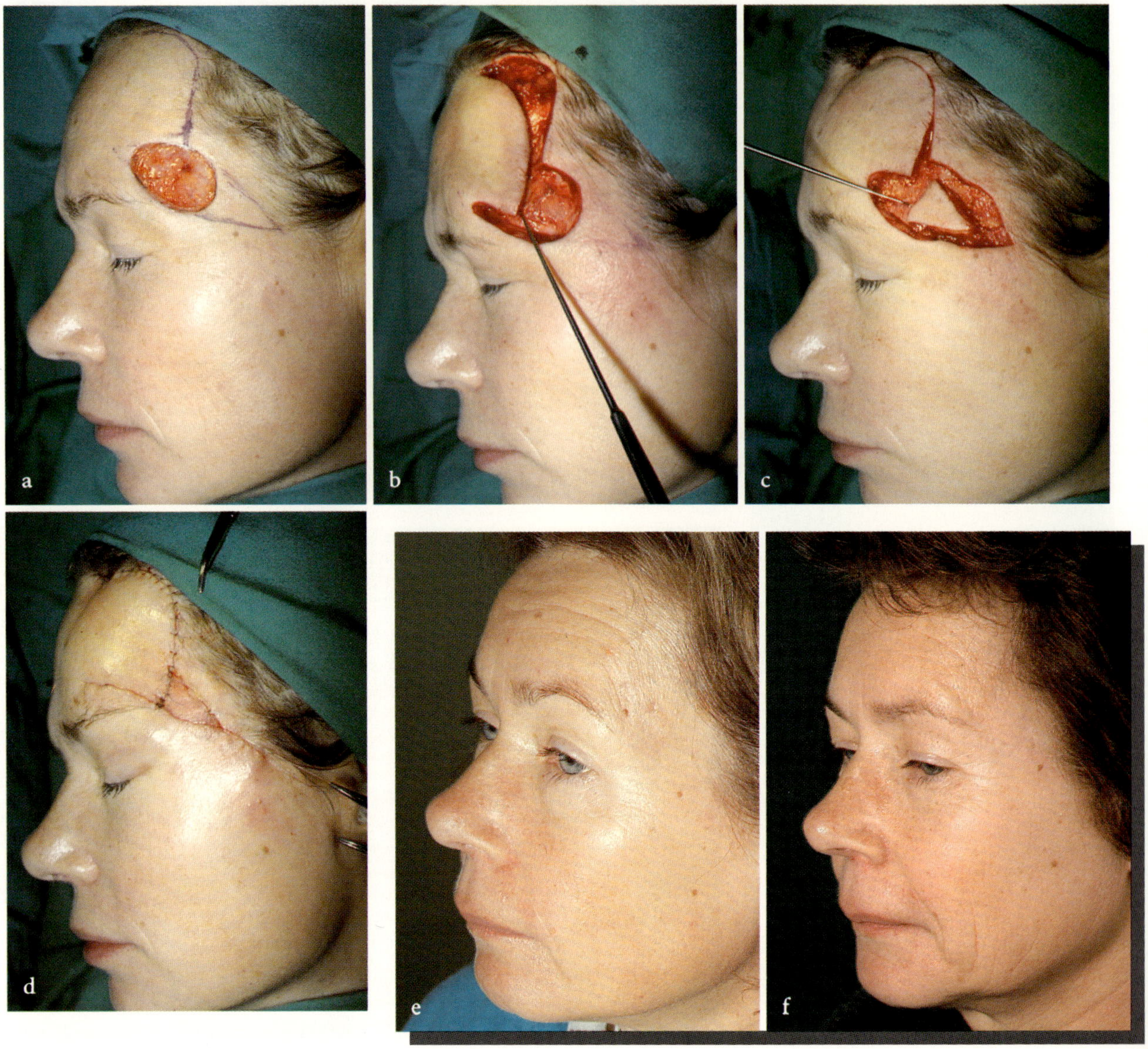

Abb. 170. Rotationsplastik kombiniert mit einer subkutan gestielten Lappenplastik:
a Operationsplanung nach Exzision eines Basalioms,
b Präparation des Rotationslappens,
c Präparation des subkutan gestielten Lappens,
d Abschluß der Operation, Hautnaht z. T. als Intrakutan- oder Einzelknopfnaht,
e Ausgangsbefund,
f sechs Jahre postoperativ

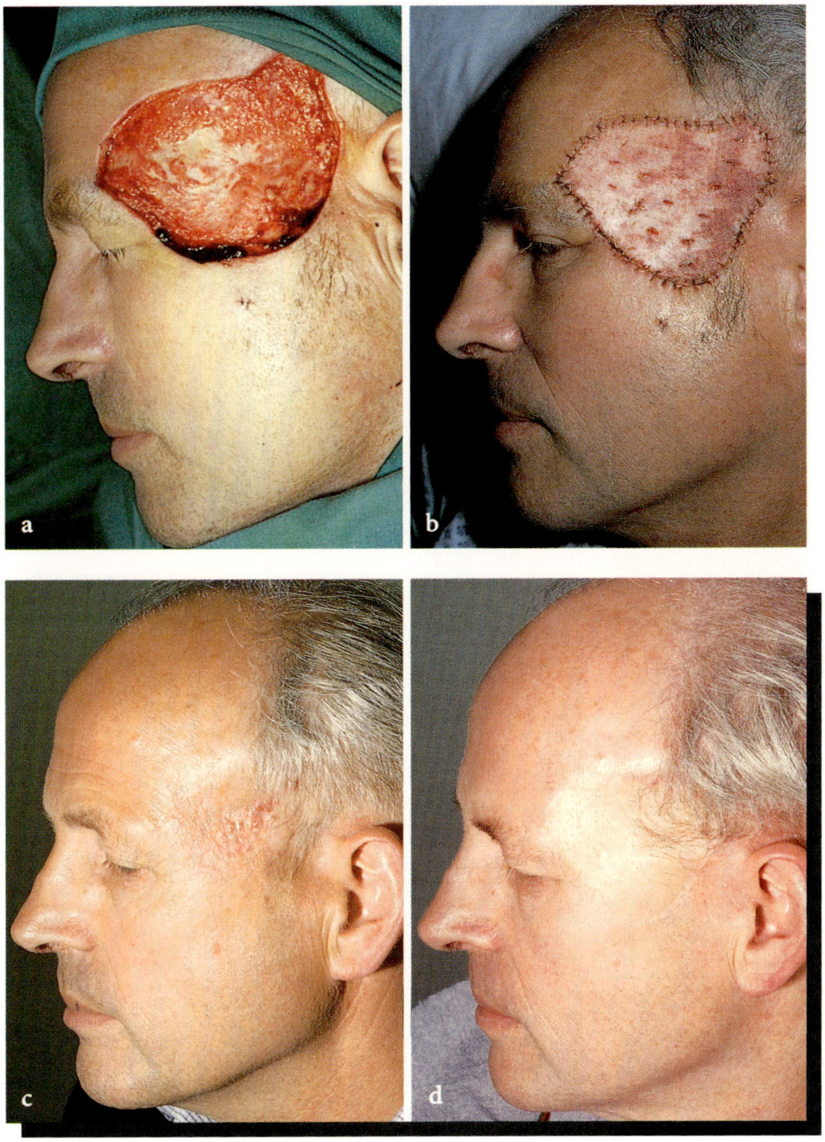

Abb. 171. Spalthauttransplantation:
a ausgedehnter Defekt nach Exzision eines Basalioms,
b nach Wundkonditionierung Einpassen eines Spalthauttransplantats,
c präoperativer Befund,
d Zustand sechs Jahre postoperativ

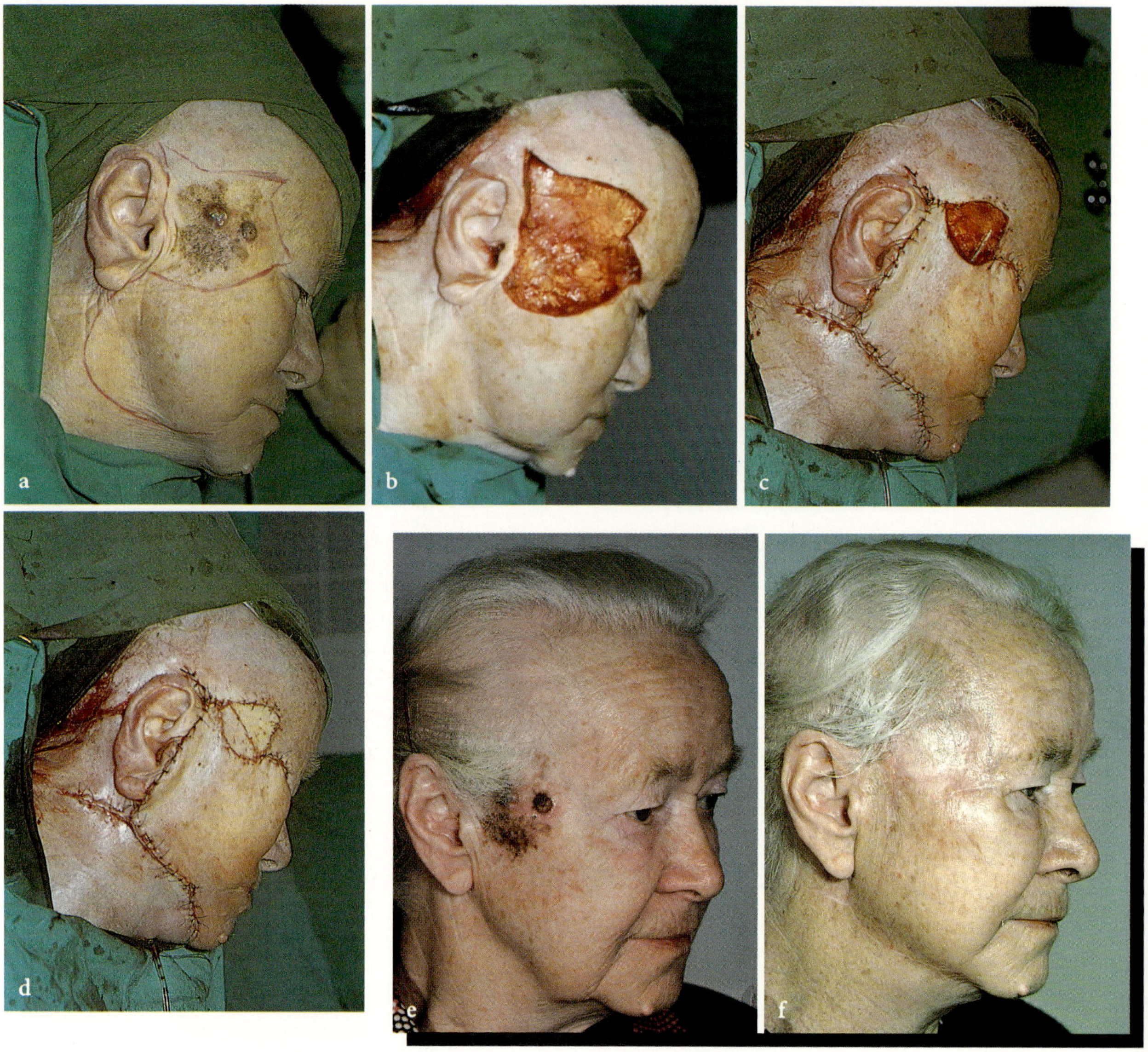

Abb. 172. Rotationsplastik kombiniert mit Vollhaut-transplantation:
a Operationsplanung zur Exzision eines Lentigo-maligna-Melanoms mit nachfolgender Defektrekonstruktion,
b ausgedehnter Exzisionsdefekt,
c Einpassen des Rotationslappens,
d Verschluß des Restdefekts mit einem zusammengesetzen Vollhauttransplantat,
e Ausgangsbefund,
f sechs Monate postoperativ

19.4 Lider und Augenbrauen

Topographisch-anatomisch zählt zu den Lidern auch die umgebende Haut des äußeren und inneren Lidwinkels. Die genaue Kenntnis der anatomischen Gegebenheiten ist elementare Voraussetzung für funktionell und ästhetisch gute Operationsergebnisse in dieser Region.

Die Augenbrauen sind die optisch markante obere Begrenzung der Lidregion. Da sie für den Gesichtsausdruck und das Aussehen generell von großer Bedeutung sind, sollte bei jeder Operation, die ihre Form beeinflussen könnte, genauestens darauf geachtet werden, daß ihre Symmetrie erhalten bleibt und eine stufenlose Kontinuität der Behaarung sichergestellt ist.

19.4.1 Anatomie

Die Lider werden von einer bindegewebigen Schicht in zwei Lamellen unterteilt. Die äußere besteht aus der Haut und dem M. orbicularis oculi, während die innere von Tarsus und Konjunctiva gebildet wird. Eine am Lidrand erkennbare graue Linie markiert die mucocutane Verbindung von Haut und Konjunktiva. Die Wimpern sind in der äußeren Lidlamelle angesiedelt.

Am medialen Rand von Ober- bzw. Unterlid sind die Papillae lacrimales erkennbar. Von dort verlaufen der obere bzw. untere Canaliculus lacrimalis nach medial zum Saccus lacrimalis. Im kraniolateralen Quadranten der Orbita ist die Glandula lacrimalis unterhalb des Septum orbitale lokalisiert.

Arterien und Venen der Lider verlaufen jeweils parallel zum Lidspalt. Die nervale Versorgung erfolgt netzartig aus Ausläufern des 1. und 2. Trigeminusastes (Abb. 173).

19.4.2 Anästhesie

Die sensorische Innervation der Lidregion erfolgt über den 1. und 2. Ast des N. trigeminus. Dem ersten Ast entstammen der N. supraorbitalis mit Austritt aus dem Schädelknochen in der fissura orbitalis superior in der Nähe des N. frontalis, ferner die Nn. supra- und infratrochleares mit Austritt am medialen Lidinnenwinkel und der N. lacrimalis am lateralen Lidwinkel. Sie versorgen gemeinsam das Oberlid sowie den medialen und lateralen Canthus. Das Unterlid wird

Abb. 173. Anatomie der Lidregion

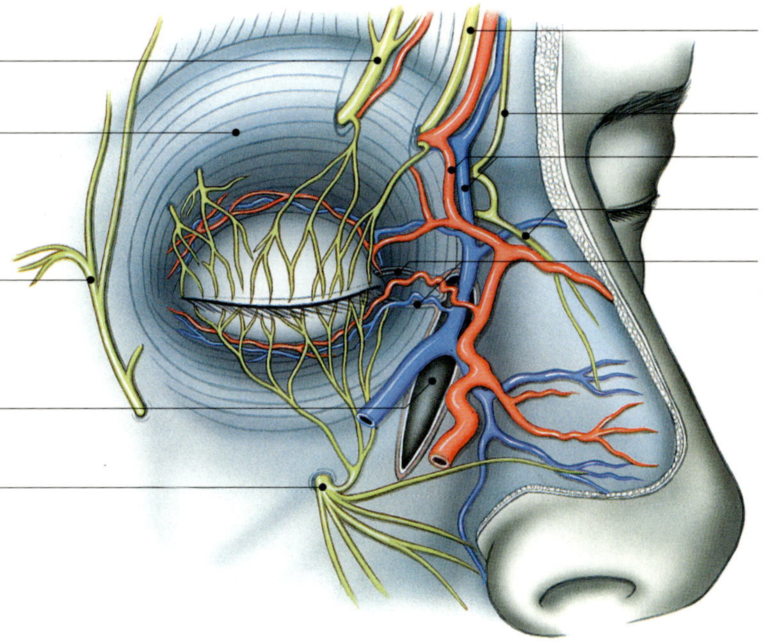

sensorisch innerviert über den 2. Ast des N. trigeminus mit dem N. zygomaticofacialis (Knochenaustritt ca. 1 cm unterhalb und lateral des äußeren Lidwinkels) und dem N. infraorbitalis mit Austritt aus dem Jochbein durch das Foramen infraorbitale. Letzterer innerviert auch die laterale Nasenwand und Teile der Oberlippe. Die Kenntnis der Austrittspunkte und des Verlaufs dieser Nerven ist Voraussetzung für deren optimale Blockade durch Lokalanästhetika. Selbst ausgedehnte Defekte können auf diese Weise ohne Allgemeinanästhesie gesetzt und operativ versorgt werden. Kleinere chirurgische Eingriffe an den Lidern sind auch in Infiltrationsanästhesie durchführbar.

19.4.3 Operationsplanung

Bei operativen Eingriffen an den Lidern gilt als erstes Gebot die Sicherstellung des Lidschlusses und, wenn erforderlich, die sorgfältige Rekonstruktion der Lidkanten. Problemlokalisationen sind darüber hinaus beide Lidwinkel und die Tränenpünktchen, vor allem im Bereich der Unterlider.

Bei der Planung muß berücksichtigt werden, daß sich die Defektdeckung im Orbitabereich unterschiedlich gestaltet, je nachdem in welcher Subregion der Defekt lokalisiert ist und in welchem Alter der Patient ist. Da der Musculus orbicularis oculi als äußere Lidlamelle im Laufe des Lebens erschlafft, ergibt sich logischerweise die Notwendigkeit bei jüngeren Menschen andere Operationsverfahren zu wählen, als bei älteren.

Unter Beachtung der natürlichen Hautfaltenbildung sind kleinere Defekte im Bereich des Oberlids und der Haut am äußeren Lidwinkel vergleichsweise unproblematisch durch relativ einfache Verfahren wie Dehnungs- und VY-Plastiken zu schließen. Um eine Asymmetrie zu vermeiden, kann im Bereich des kontralateralen Oberlids eine entsprechend große Exzision im Sinne einer korrektiven Blepharoplastik vorgenommen werden. Am Unterlid und medialen Lidwinkel kann der Verschluß ähnlich großer Wunden bereits problematisch werden. Nach nicht optimaler Schnittführung oder einer erzwungenen primären Wundnaht besteht die Gefahr eines Lagophthalmus, narbiger Ektropien und einer möglichen Verlagerung der Tränenpünktchen mit den entsprechenden fatalen Folgen für den Patienten. Das Unterlid ist dabei in erster Linie gefährdet.

Das Auftreten von Entropien nach Lidoperationen ist selten, auch wenn penetrierende Defekte versorgt werden müssen.

19.4.4 Operationstechniken

Ist eine Exzision im Lidkantenbereich notwendig, sollte diese keilförmig durchgeführt werden, um anschließend einen primären schichtweisen Wundverschluß vornehmen zu können (Konjunktiva-Tarsus und M. orbicularis-Haut). Eine exakte Adaptation im Bereich der Lidkante ist Voraussetzung für ein gutes funktionelles und ästhetisches Ergebnis.

Muß mehr als ein Drittel eines Lids reseziert werden, sind allerdings weitergehende Operationstechniken notwendig. Die Wangenrotationsplastik nach Imre kann z. B. bei penetrierenden Defekten zum Ersatz von Konjunktiva und Tarsus mit einem freien Schleimhaut-Knorpel-Segmenttransplantat aus dem Nasenseptum ergänzt werden. Im einzelnen soll hier allerdings nicht auf die Versorgung größerer penetrierender Defekte eingegangen werden, da sie eine Domäne der ophthalmologischen Chirurgie darstellt.

Günstige Ergebnisse lassen sich bei kleinen und mittelgroßen Defekten an Ober- und Unterlid durch Schwenklappenplastiken oder den Rhomboidlappen nach Limberg und Dufourmentel erzielen. Umgebende Bezirke mit Reservoirfunktion sind die periorbitale Wangenregion, das entgegengesetzte Lid (z. B. Schwenklappen vom Ober- zum Unterlid und umgekehrt) und die paranasale Region.

Größere Hautdefekte an Ober- und Unterlid sind sehr gut mit freien Vollhauttransplantaten, z. B. aus der retroaurikulären Region, zu decken. Um das Einheilen der Transplantate zu erleichtern, kann es sinnvoll sein, die Lidspalte für die Dauer von etwa 8–10 Tagen mit einer fortlaufenden Naht oder mit Einzelknopfnähten zu verschließen. Am Oberlid kommt außerdem noch der kosmetisch nicht ganz befriedigende Schwenklappen von der Stirn in Frage, am Unterlid, neben der Rotationsplastik nach Imre und dem Schwenklappen aus dem Oberlid der Gleitlappen und der Verschiebelappen.

Der innere Lidwinkel als eine bevorzugte Lokalisation maligner Hauttumoren, insbesondere des Basalioms, ist in Bezug auf radikale Tumorexzision und nachfolgende Rekonstruktion äußerst diffizil. Bei der In-toto-Entfernung sind zwar Tränenpünktchen und Tränenkanal nach Möglichkeit zu schonen, wenn erforderlich aber auch mitzuentfernen. Zur Tiefe hin darf auch nicht davor zurückgeschreckt werden, Periost und eventuell sogar knöcherne Anteile der Nasenwurzel mitzuentfernen. Die Defektdeckung kann zwar gelegentlich durch eine VY-Plastik vorgenommen werden, um aber einer möglichen Verziehung des Lidinnenwinkels und damit einer Asymmetrie der Augenachse vorzubeugen, müssen nicht selten Techniken wie Rotations-, Verschiebelappenplastik, Gleitlappen, freie Hauttransplantate sowie Kombinationen dieser Techniken mit eingeplant werden. Als günstige Rekonstruktionsmethode des Lidinnenwinkels ist dabei die Glabellarotationsplastik anzusehen.

Die Entfernung eines Tränenpünktchens oder die Exzision eines Teils des Tränenkanals ist äußerst problematisch, da ihre Rekonstruktion häufig mißlingt. Da der kaudale Tränenkanal der wichtigere ist, kann versucht werden, den erhaltenen distalen Stumpf über einen dünnen Silikonkatheter mit dem Konjunktivalsack zu anastomosieren. Nach 3 Wochen in situ wird diese künstliche Drainage entfernt. Die Erfolgsrate dieser Technik soll allerdings nicht sehr hoch sein.

Methoden der Wahl bei der Deckung von Operationsdefekten im Augenbrauenbereich sind die Verschiebe-, die U- bzw. H-Plastik und mit Einschränkung der Gleitlappen. Bei der Anwendung von Rotationsplastiken muß auf eine korrekte postoperative Lage der Augenbrauenlinie geachtet werden.

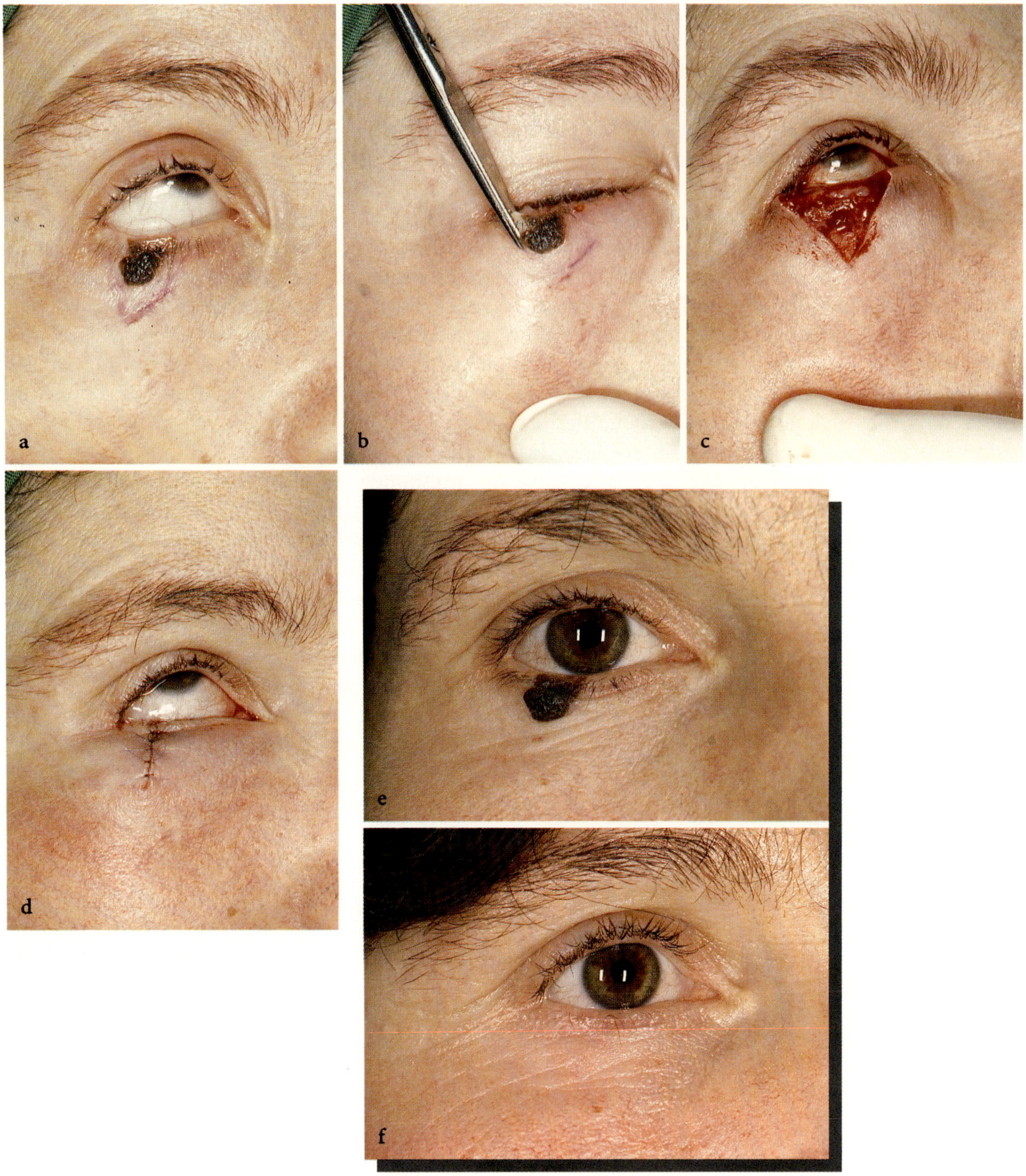

Abb. 174. Keilexzision:
a Planung der Exzision eines verrukösen dysplastischen Nävuszellnävus am Unterlidrand,
b penetrierende keilförmige Exzision,
c Readaptation der konjuktivalen Seite des Unterlids mit versenkten resorbierbaren Nähten,
d Subkutan- und Hautnaht,
e Ausgangsbefund,
f fünf Monate postoperativ

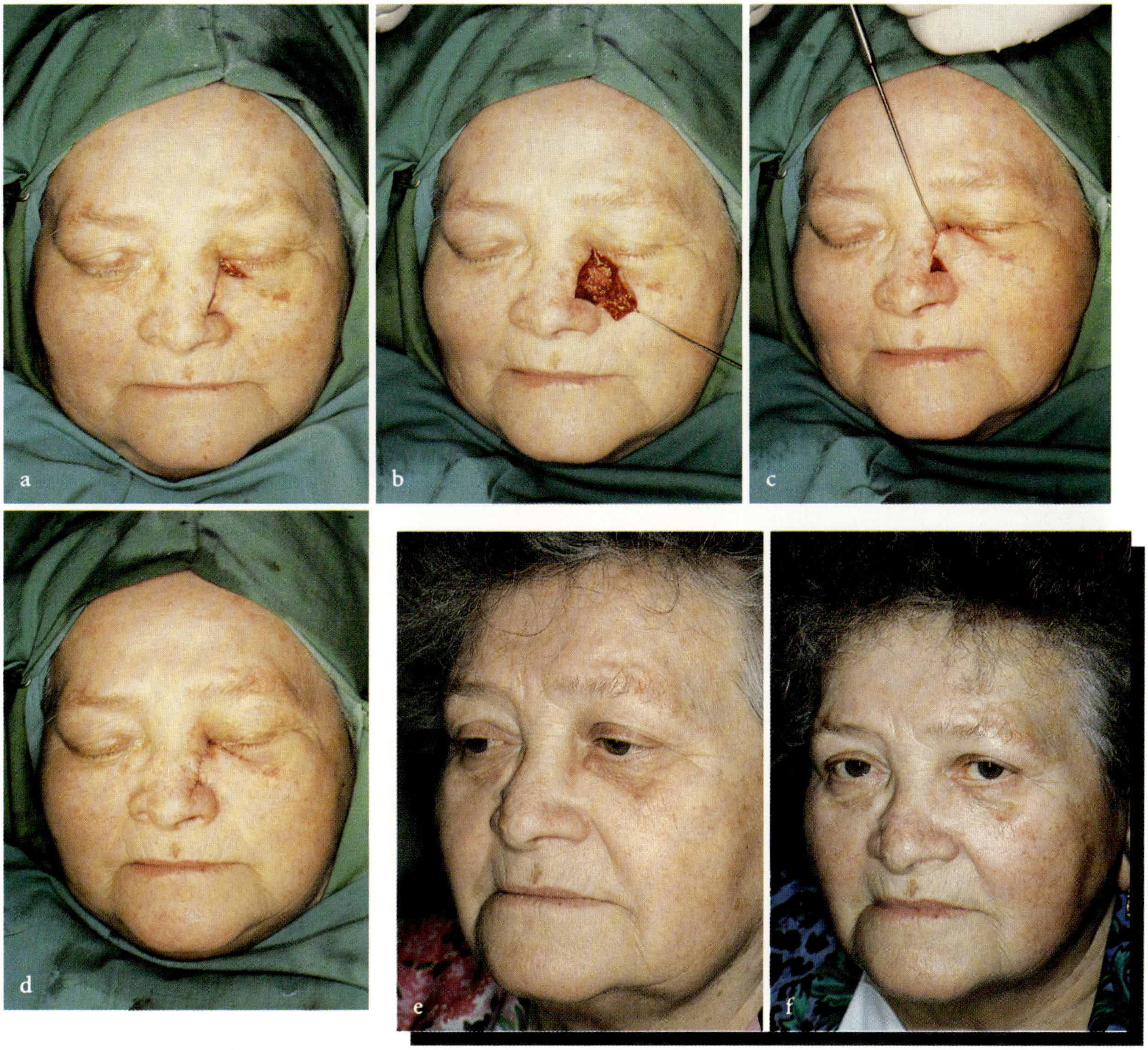

Abb. 175. Verschiebeplastik mit rückläufigem Ausgleichsschnitt:
a Exzisionsdefekt und Operationsplanung,
b Mobilisierung des Lappens,
c Verlagerung in den Defekt,
d Abschluß der Operation,
e Ausgangsbefund,
f fünf Monate postoperativ

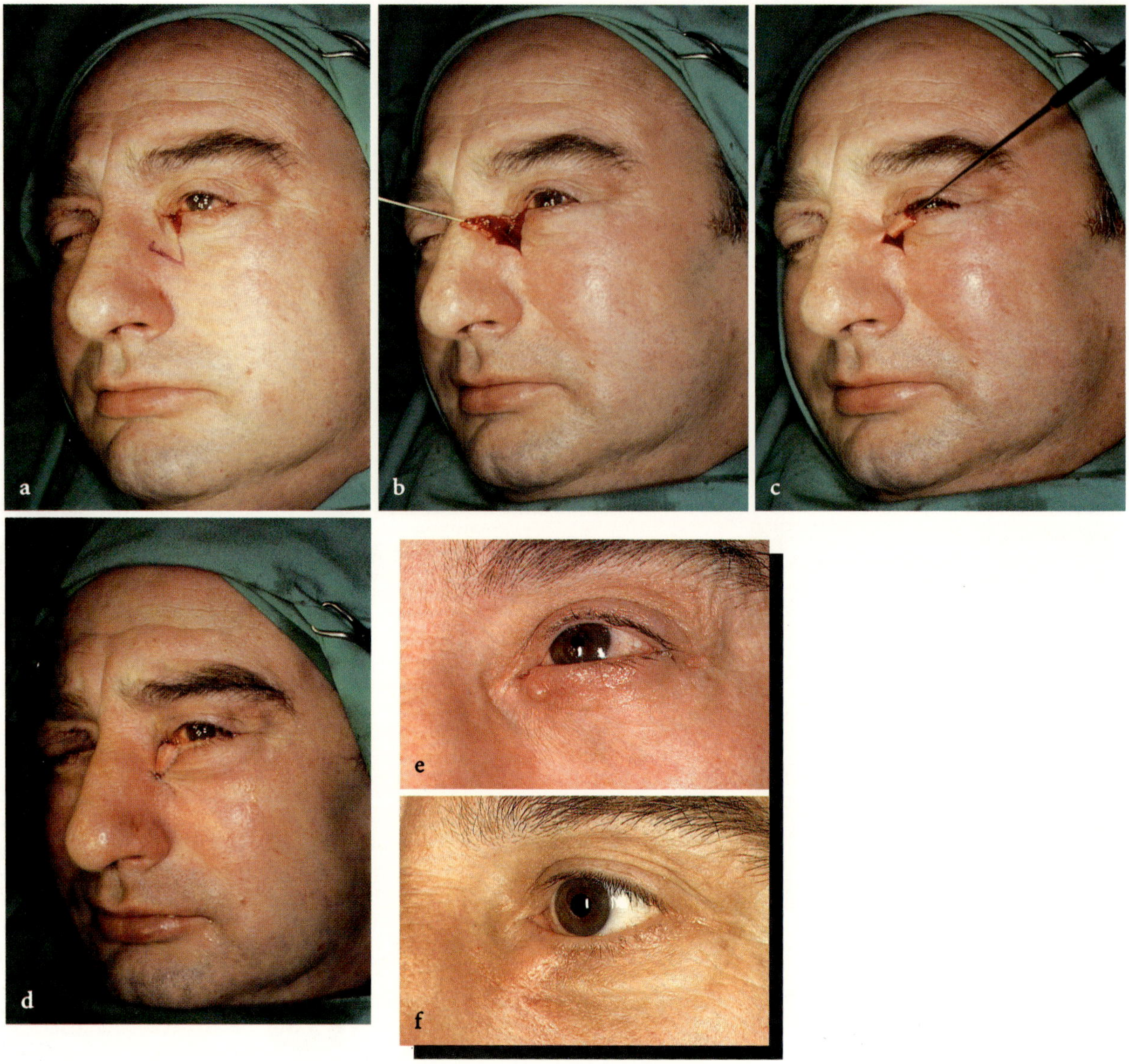

Abb. 176. Transpositionslappenplastik nach Dufourmentel:

a Defekt nach Exzision eines basaliomverdächtigen Tumors (histologisch: Retentionszyste), Operationsplanung,
b Mobilisierung des Lappens,
c Verlagerung in den Defekt,
d Abschluß der Operation,
e Ausgangsbefund,
f drei Monate postoperativ

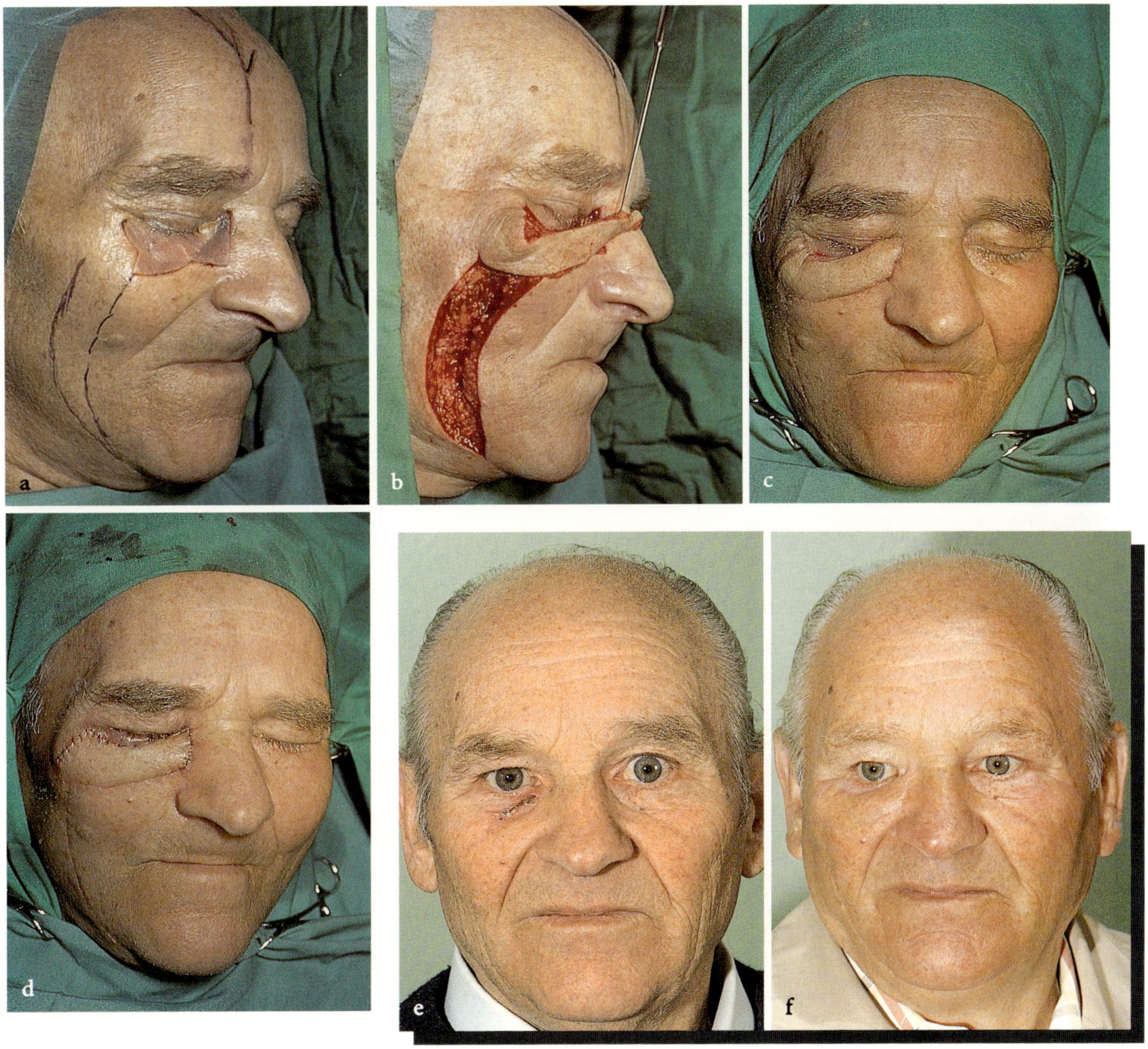

Abb. 177. Zweizeitige Schwenklappenplastik:
a ausgedehnter Defekt nach Exzision eines Rezidivbasalioms,
b Präparation und Verlagerung eines großen Schwenklappens von kaudal,
c subtotale Einpassung des Lappens im lateralen Anteil aus Gründen der Gefäßversorgung,
d nach zwei Wochen endgültiges Einpassen des Lappens nach Durchtrennung und Verwerfen der Lappenbasis,
e Ausgangsbefund,
f ein Jahr postoperativ

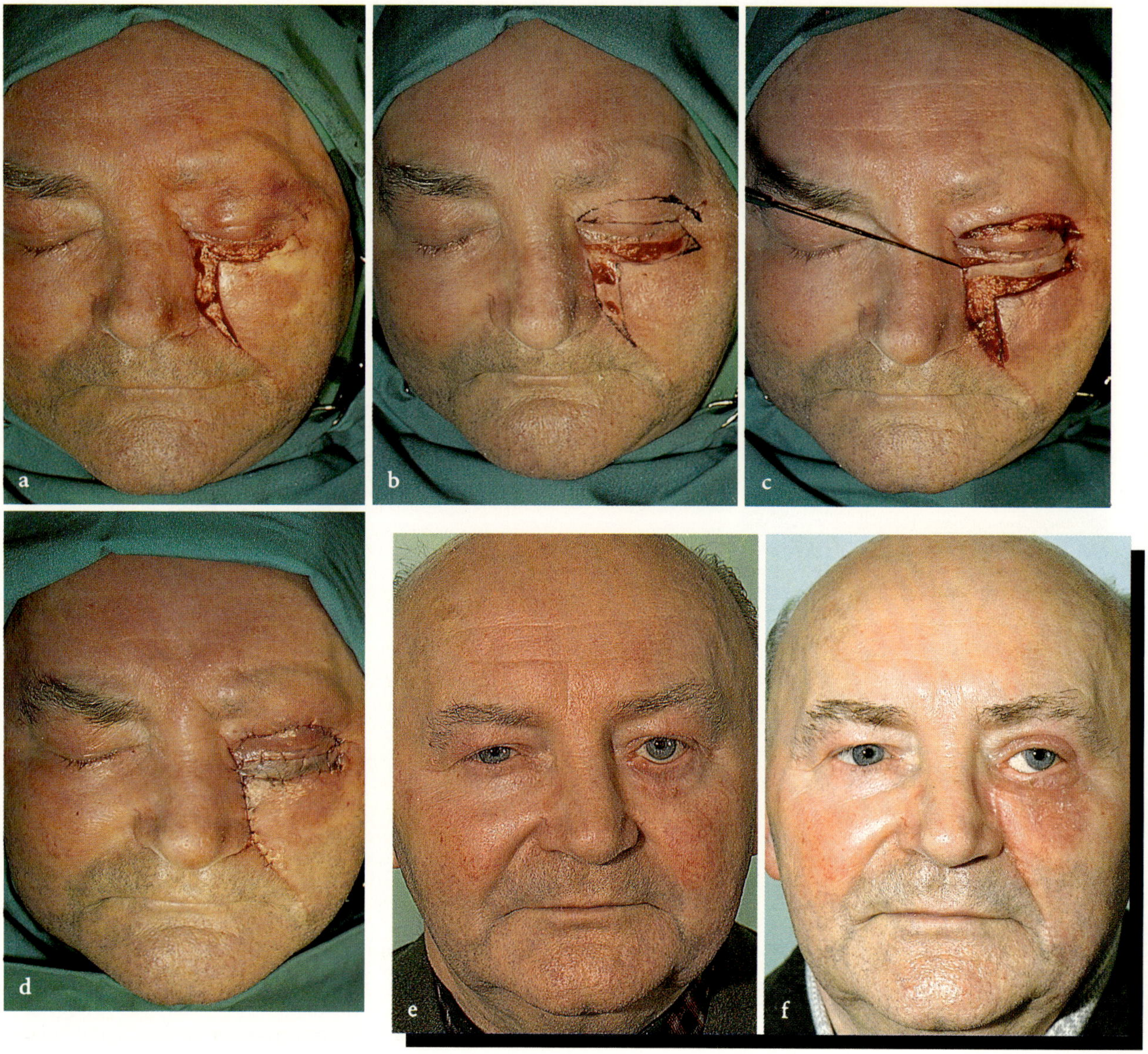

Abb. 178. Schwenklappenplastik vom Oberlid:
- **a** nasolabialer Exzisionsdefekt und horizontaler Defekt des Unterlids nach Exzision eines Basalioms,
- **b** Operationsplanung,
- **c** Präparation und Verlagerung des Schwenklappens vom Oberlid, nasolabial Wundverschluß durch Dehnungsplastik,
- **d** Abschluß der Operation,
- **e** Ausgangsbefund,
- **f** Zustand vier Wochen postoperativ

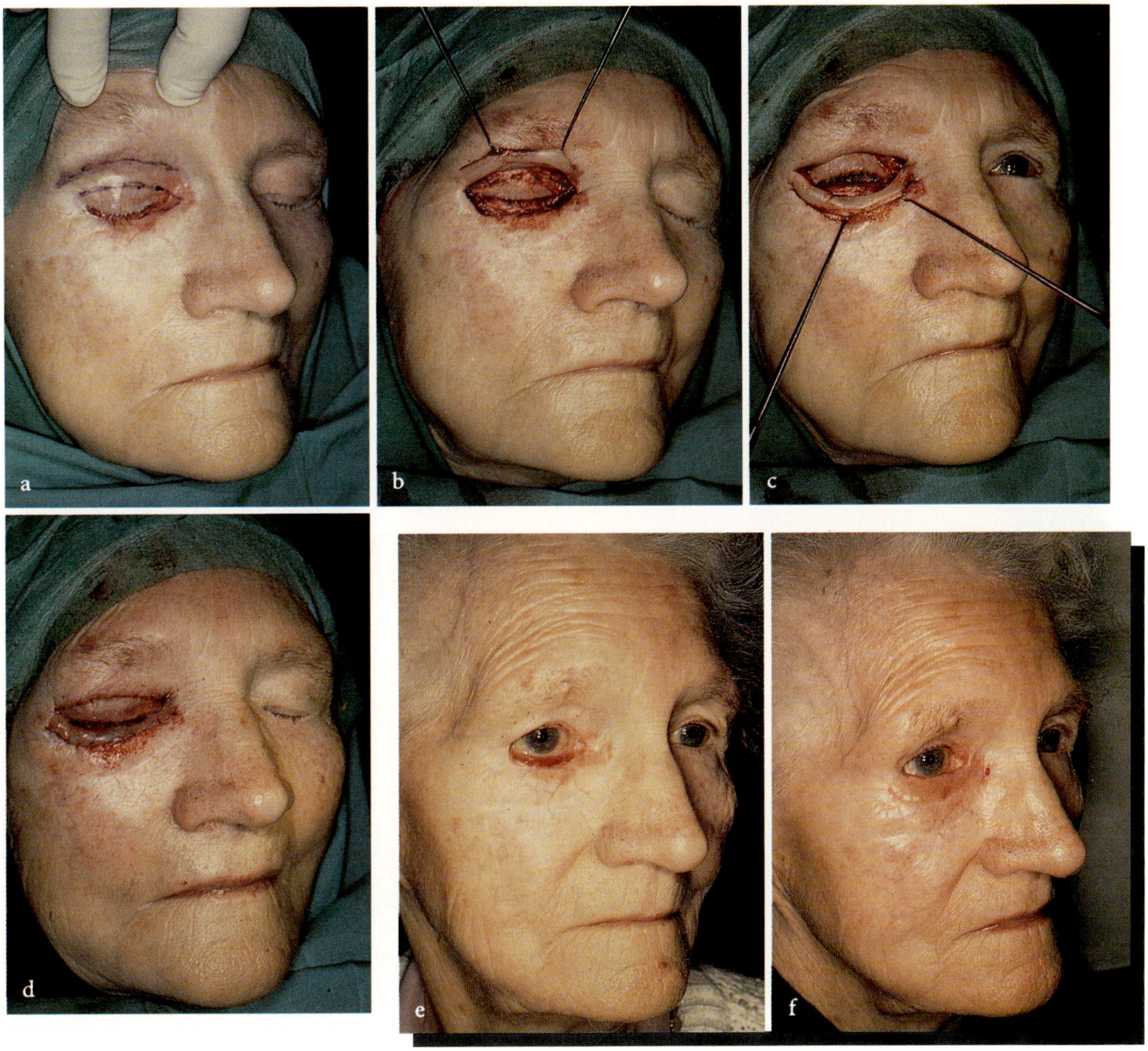

Abb. 179. Bilateral gestielte Schwenklappenplastik vom Oberlid (Brückenlappen):

- **a** Operationsplanung zur Korrektur eines narbigen Unterlidektropiums,
- **b** nach Lösen des Ektropiums Präparation des beidseits gestielten Schwenklappens vom Oberlid,
- **c** Verlagerung des Lappens in den iatrogenen Unterliddefekt,
- **d** Versorgung der Lappenentnahmestelle am Oberlid mittels Dehnungsplastik,
- **e** Ausgangsbefund,
- **f** zwei Monate postoperativ

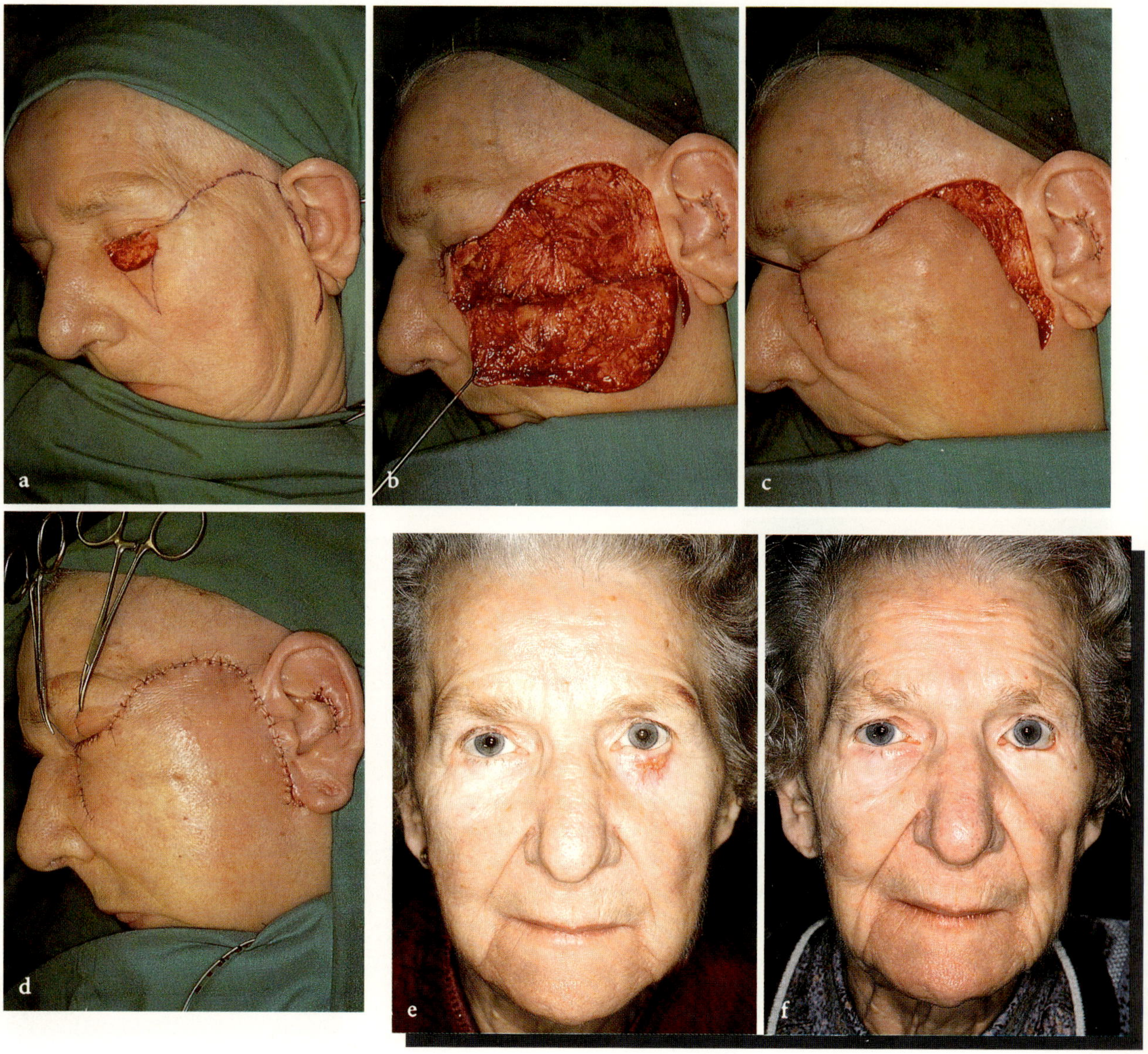

Abb. 180. Rotationsplastik:
a breiter Unterliddefekt,
b Mobilisierung des Rotationslappens nach Imre,
c Verlagerung des Lappens,
d Abschluß der Operation,
e Ausgangsbefund des Basaliomrezidivs nach Röntgentherapie,
f fünf Jahre postoperativ

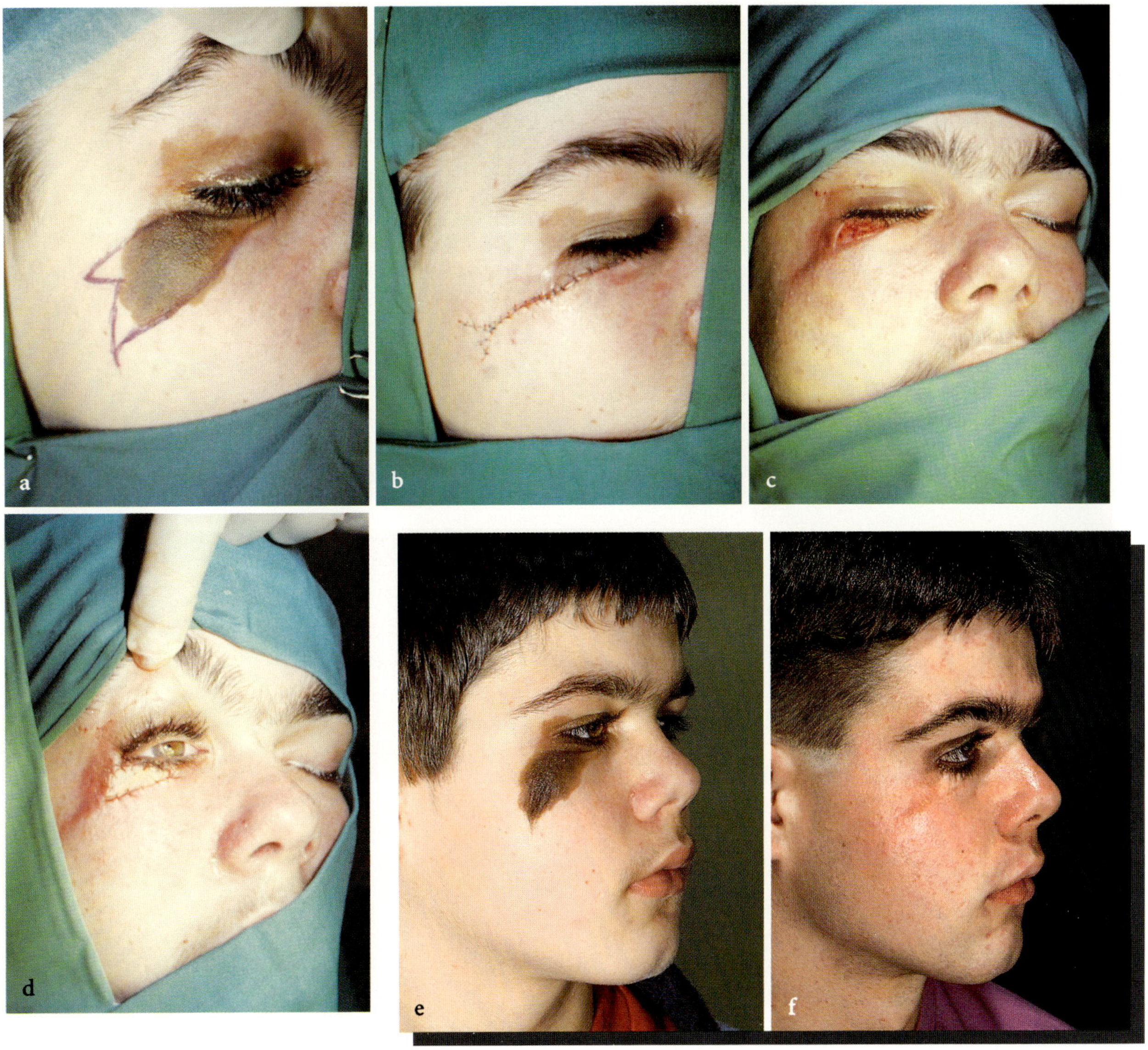

Abb. 181. VY-Plastik kombiniert mit einer Vollhauttransplantation:
a Operationsplanung zur Exzision des dunklen Anteils eines konnatalen Nävuszellnävus,
b VY-Plastik,
c nach eineinhalb Jahren Restexzision am Unterlid,
d Einsetzen eines Vollhauttransplantats,
e Ausgangsbefund,
f Zustand vier Jahre nach dem letzten Eingriff

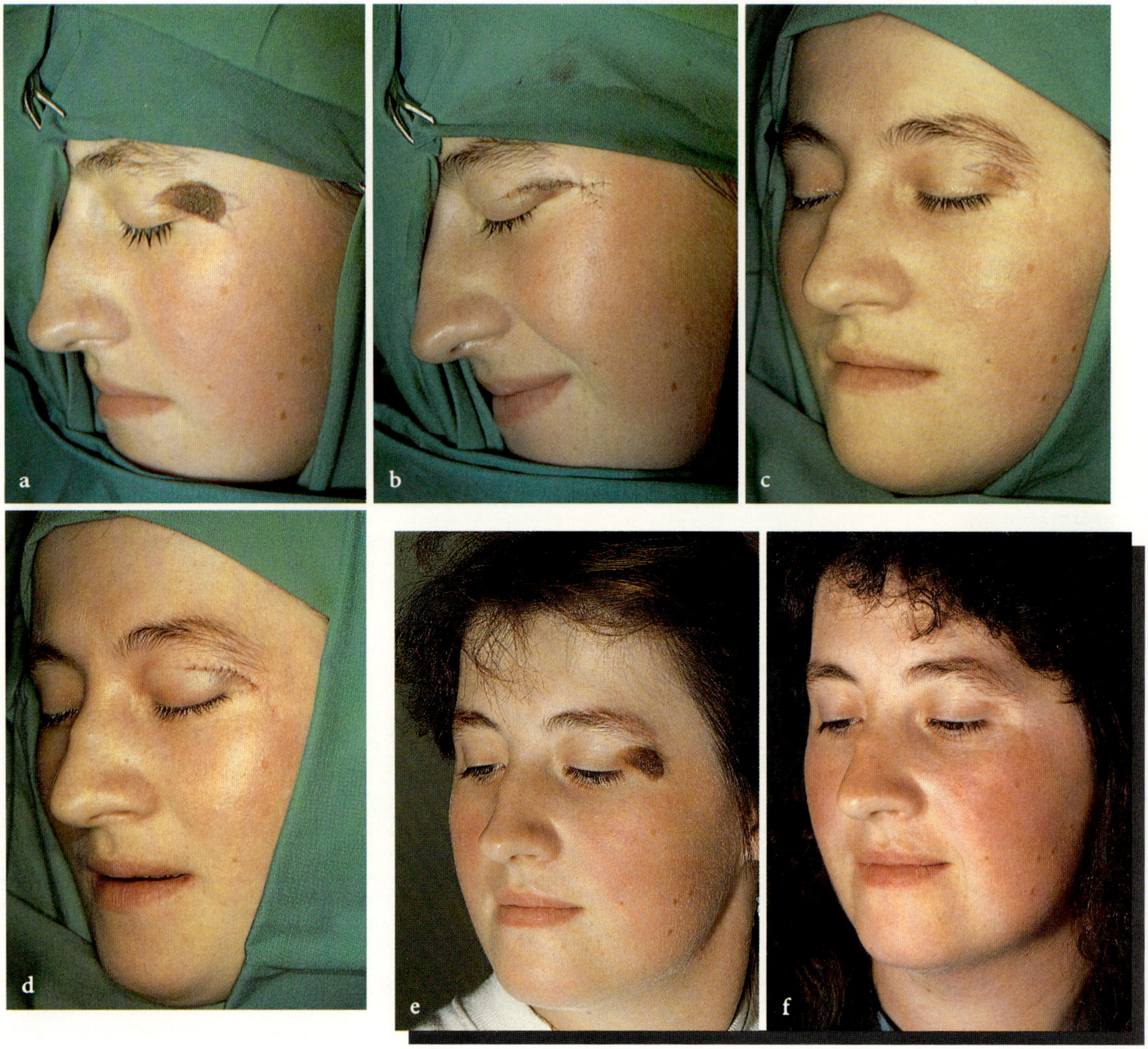

Abb. 182. Serienexzision:
a Konnataler Nävuszellnävus,
b erste Teilexzision durch VY-Plastik,
c Restexzision durch Dehnungsplastik,
d Abschluß der Operation,
e Ausgangsbefund,
f Zustand ein Jahr nach der letzten Operation

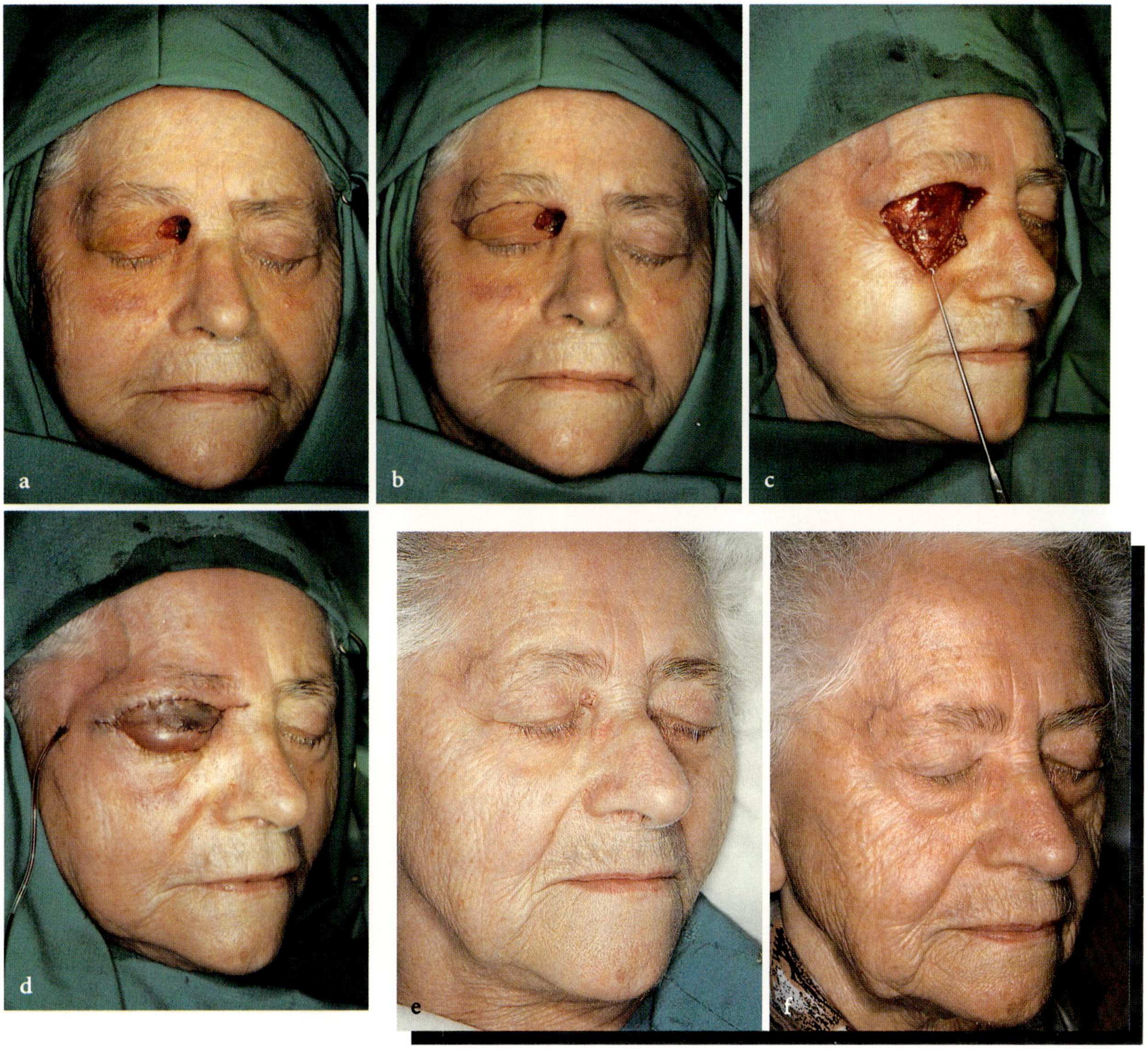

Abb. 183. Verschiebeplastik:
a Defekt nach Basaliomexzision,
b Planung der horizontalen Verschiebeplastik mit lateralem Burow-Dreieck,
c Mobilisierung des Lappens,
d Abschluß der Operation,
e Ausgangsbefund,
f dreieinhalb Jahre postoperativ

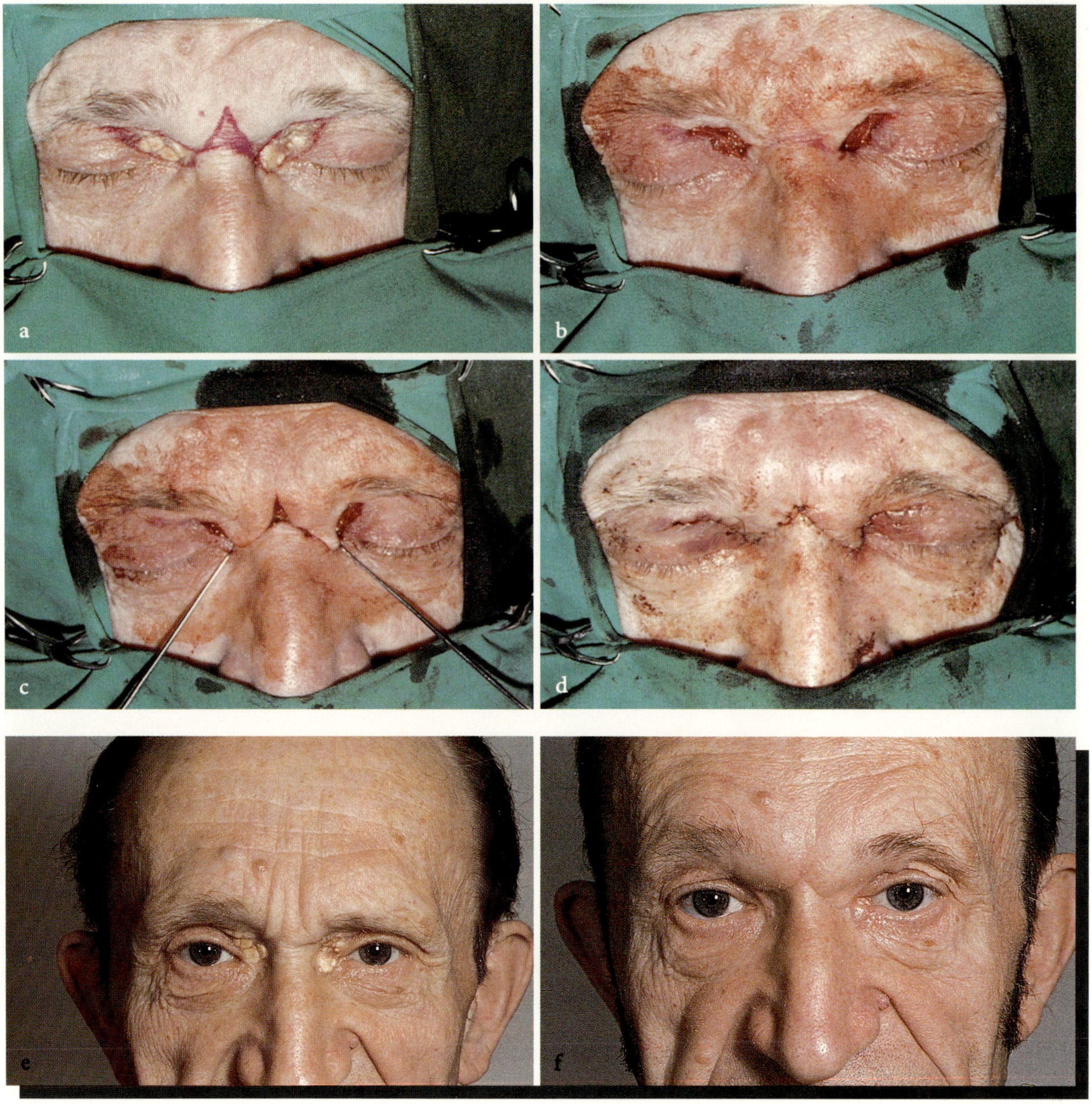

Abb. 184. Bilaterale Verschiebeplastik:
a Xanthelasmen beider Oberlider, Operationsplanung der bilateralen Verschiebeplastik mit zentralem Ausgleichsdreieck,
b Exzisionsdefekte beidseits,
c parallele Präparation und Verlagerung der Lappen,
d Abschluß der Operation,
e Ausgangsbefund,
f drei Monate postoperativ

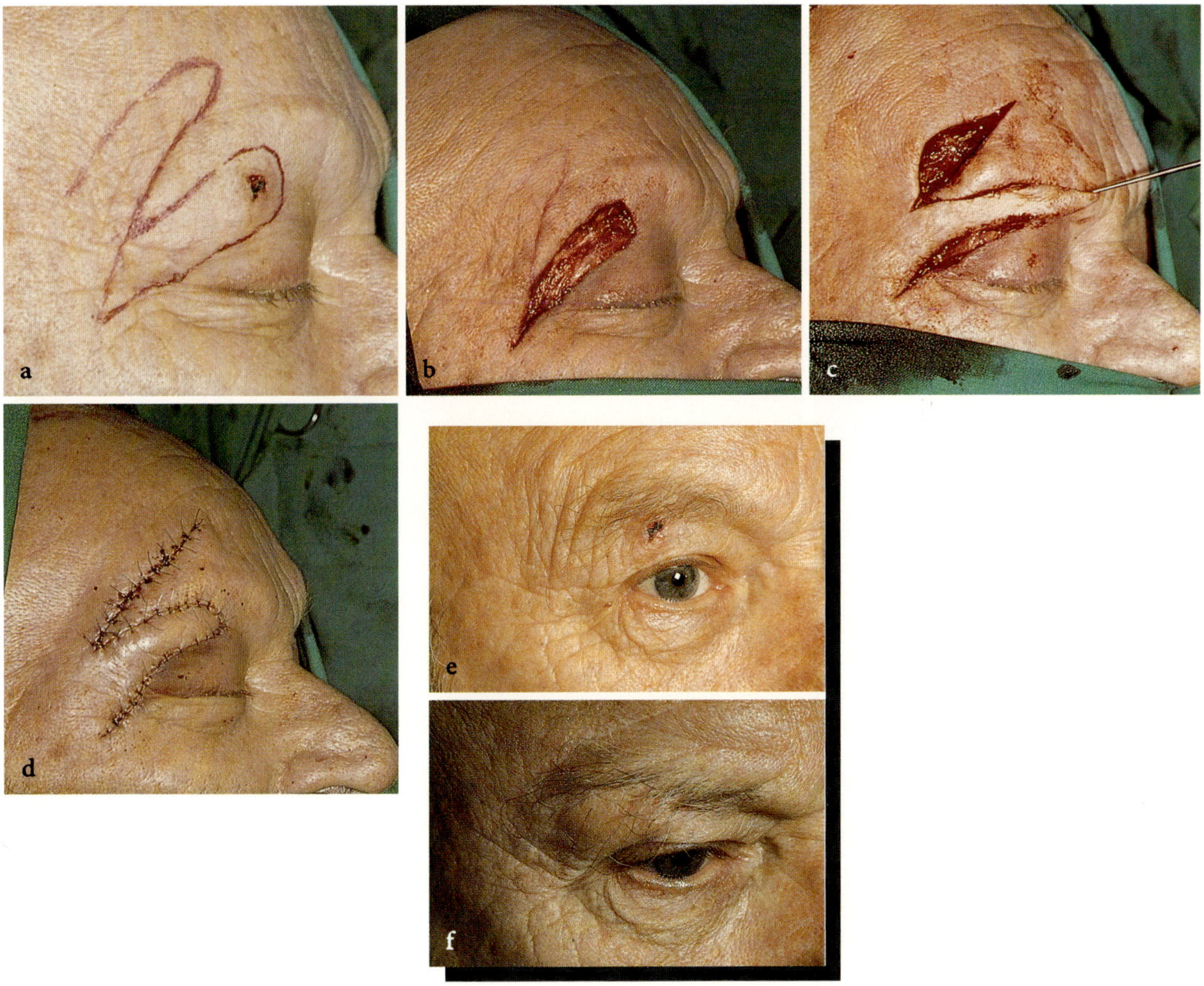

Abb. 185. Schwenklappenplastik:
a Operationsplanung zur einzeitigen Exzision und Defektrekonstruktion bei einem ulzerierten Basaliom am Oberlid,
b Exzisionsdefekt,
c Verlagerung des Schwenklappens,
d Abschluß der Operation,
e Ausgangsbefund,
f zwei Jahre postoperativ

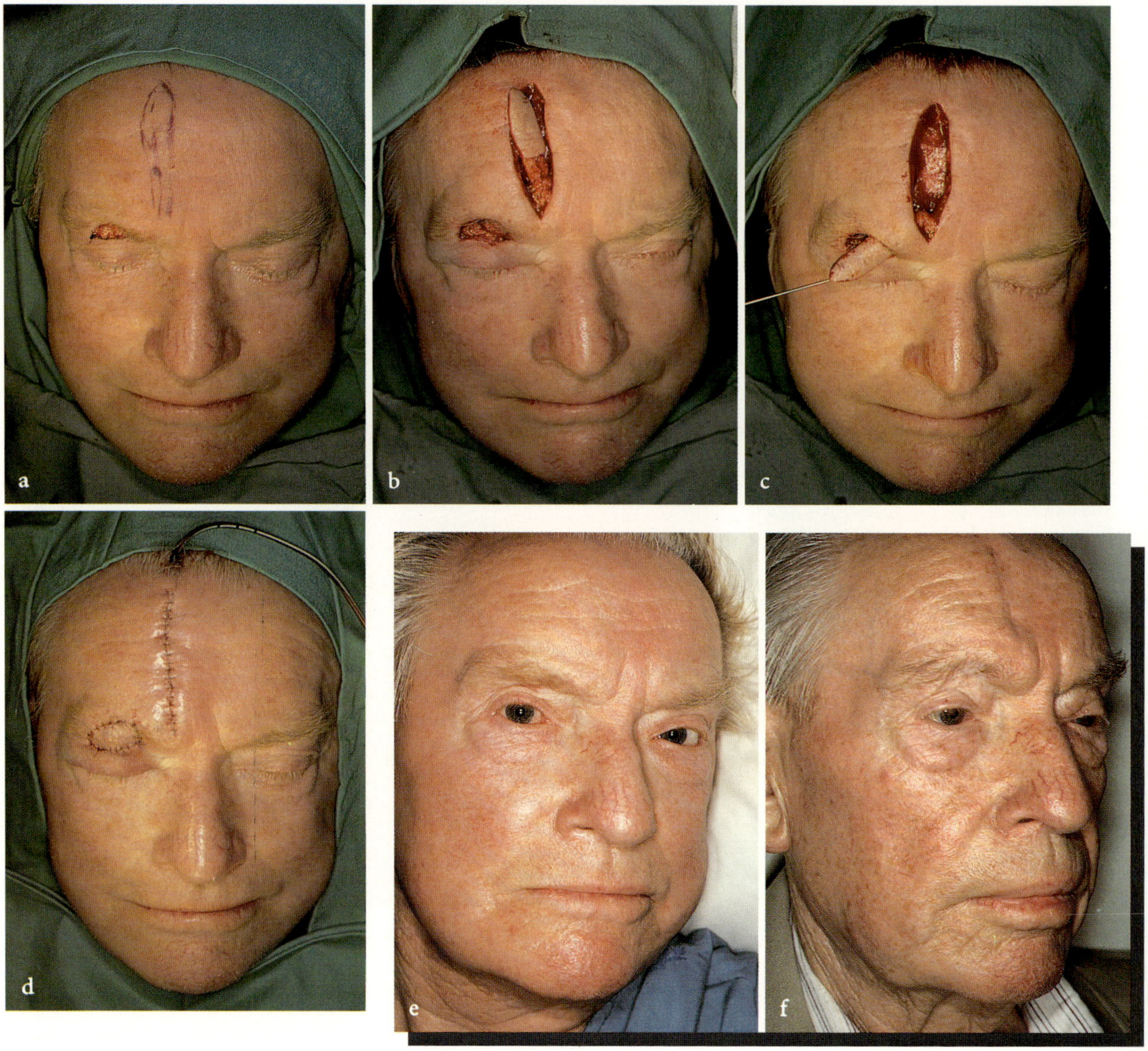

Abb. 186. Tunnelplastik (Insellappenplastik):
a Exzisionsdefekt nach Basaliom am Oberlid,
b Präparation eines subkutan gestielten Insellappens von mediofrontal. Der Lappenstiel wurde deepithelisiert unter Schonung des Gefäßstiels,
c die Lappenspitze wird subkutan zur Empfängerstelle transponiert,
d Abschluß der Operation nach Einpassen der Lappenspitze und partieller Versorgung der Donorstelle mittels Dehnungsplastik,
e Ausgangsbefund,
f vier Jahre postoperativ

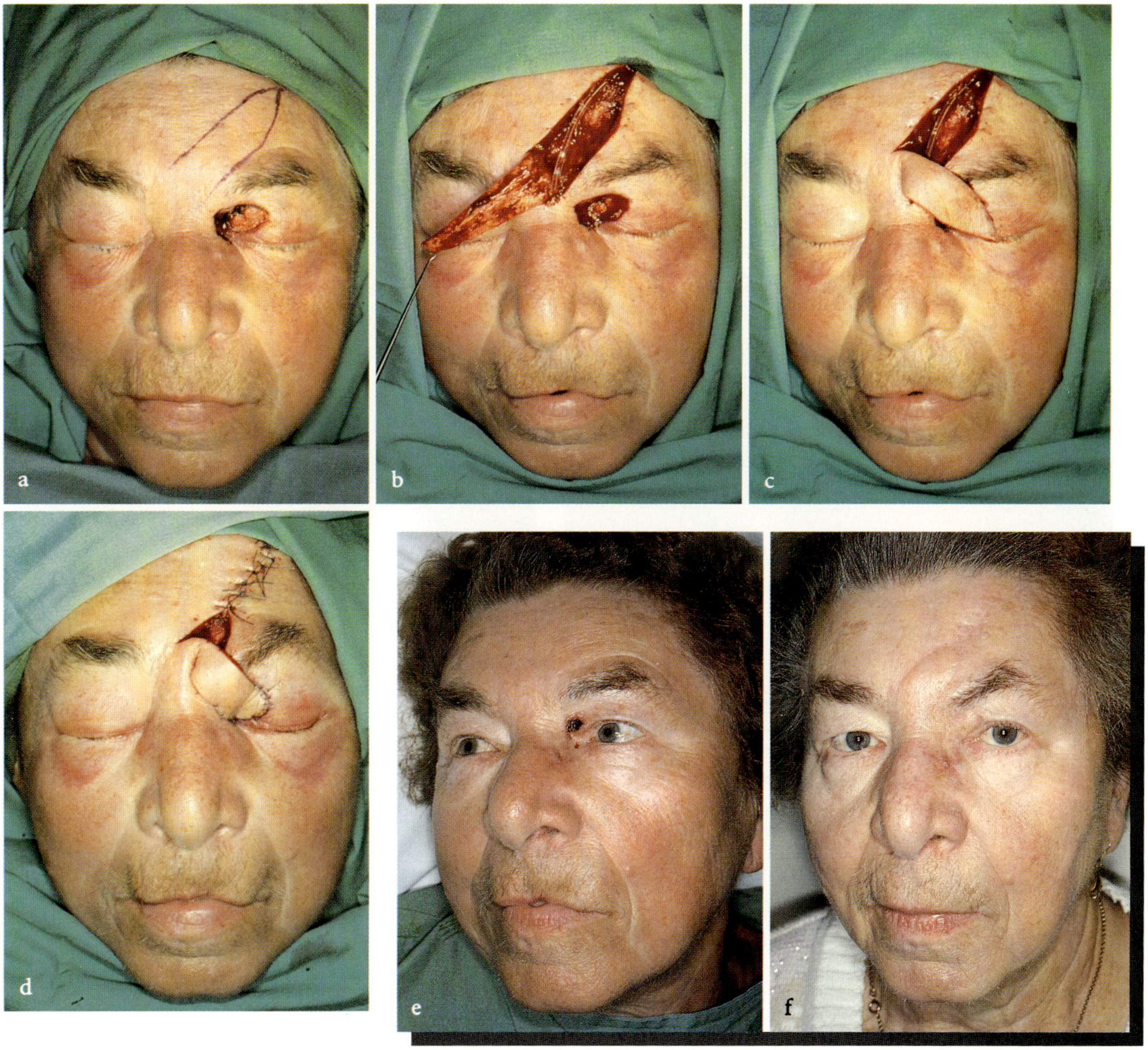

Abb. 187. Stirnlappenplastik:
- **a** Defekt nach Exzision eines Basalioms, Operationsplanung,
- **b** Mobilisierung des mediolateralen Stirnlappens,
- **c** Verlagerung der Lappenspitze in den Defekt,
- **d** Abschluß der Erstoperation, zwei Wochen später wird der Lappenstiel durchtrennt und rückverlagert,
- **e** Ausgangsbefund,
- **f** sechs Monate postoperativ

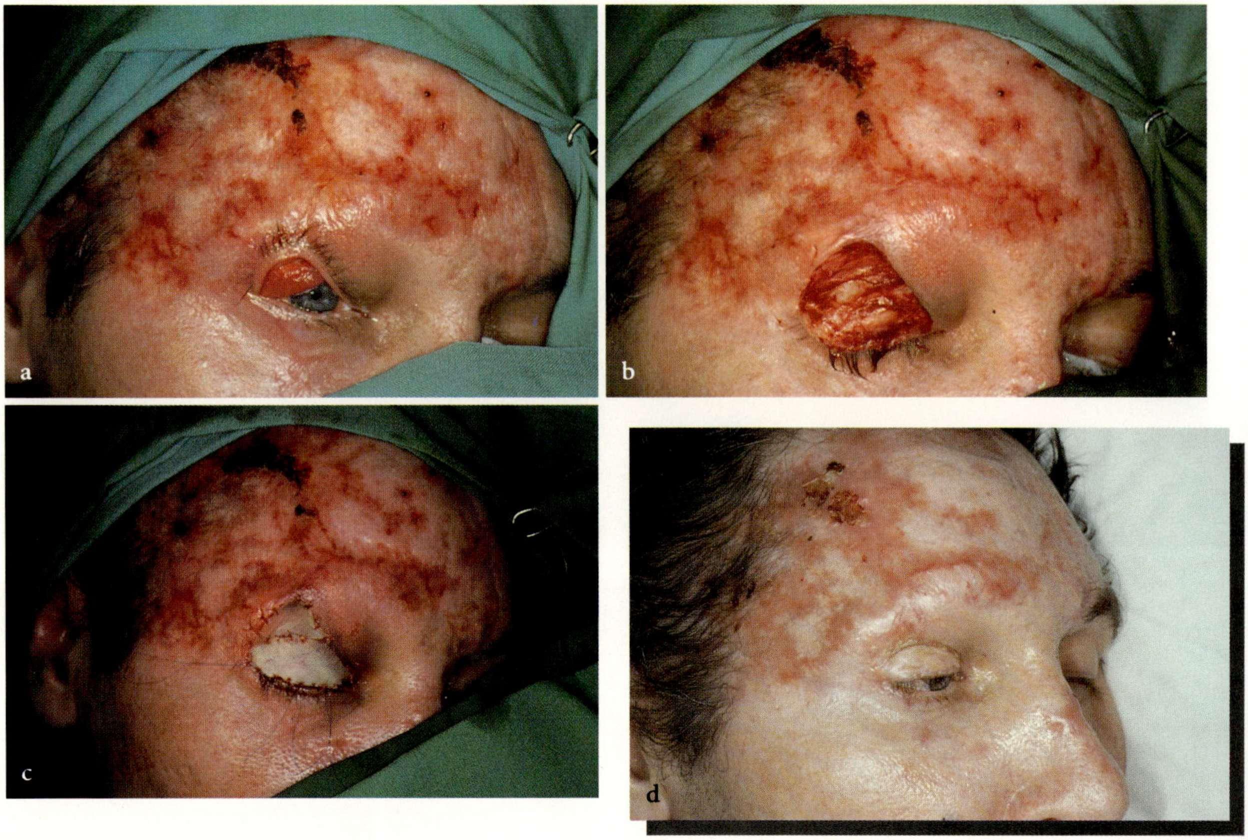

Abb. 188. Ektropium-Lösung und Vollhaut-transplantation

a Patient mit apallischem Syndrom nach Verkehrsunfall mit ausgedehnten Verletzungs- und Verbrennungsnarben nach Sekundärheilung,
b Lösung des ektropionierten Oberlides unter Freipräparation oberhalb des Tarsus,
c zusammengesetztes Vollhauttransplantat,
d funktionell günstiges Ergebnis zwei Monate postoperativ

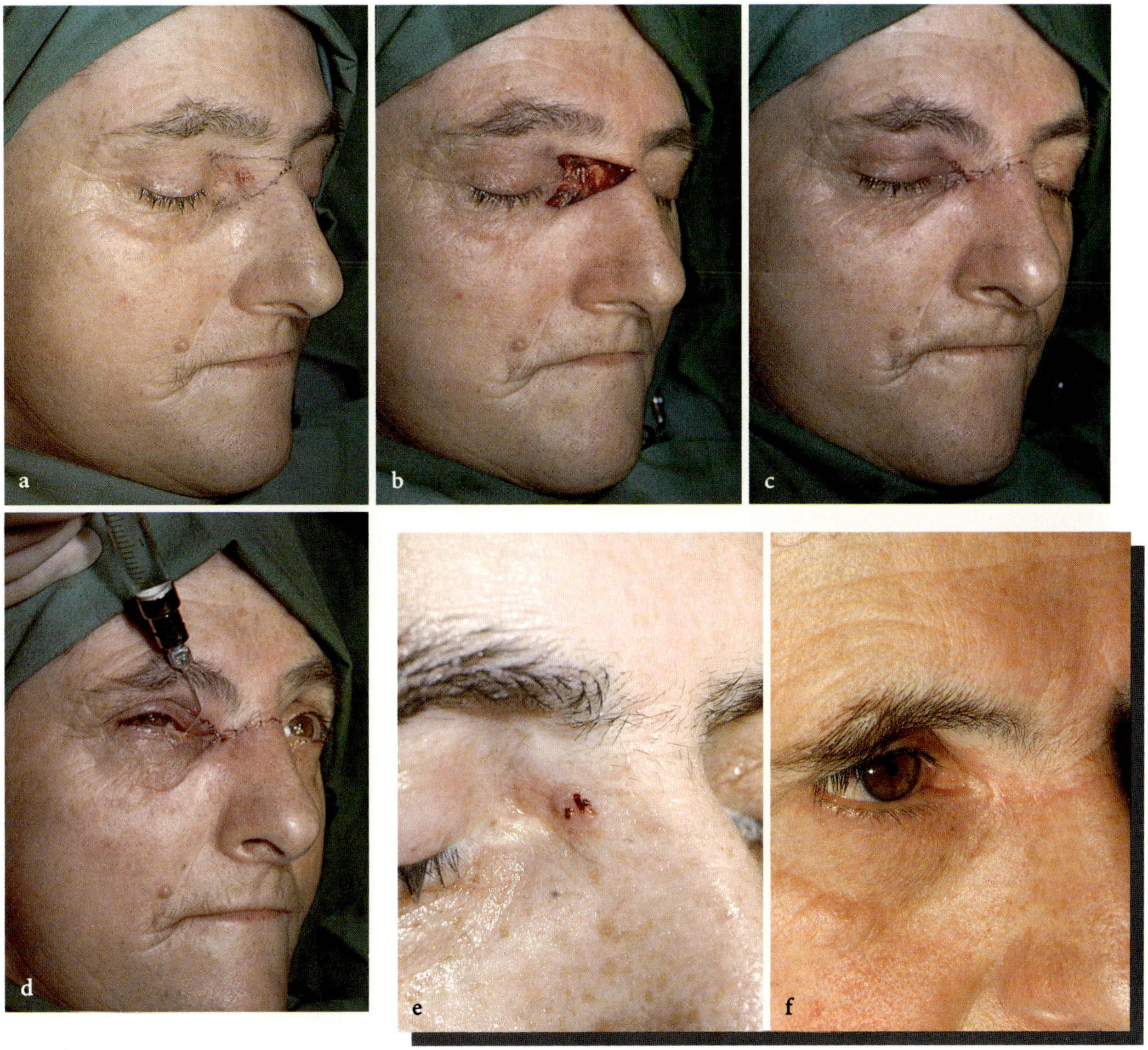

Abb. 189. VY-Plastik:
a Operationsplanung,
b VY-förmige Exzision und Wundrandunterminierung,
c Abschluß der Operation,
d Kontrolle der Unversehrtheit des Tränenkanals,
e Ausgangsbefund,
f drei Monate postoperativ

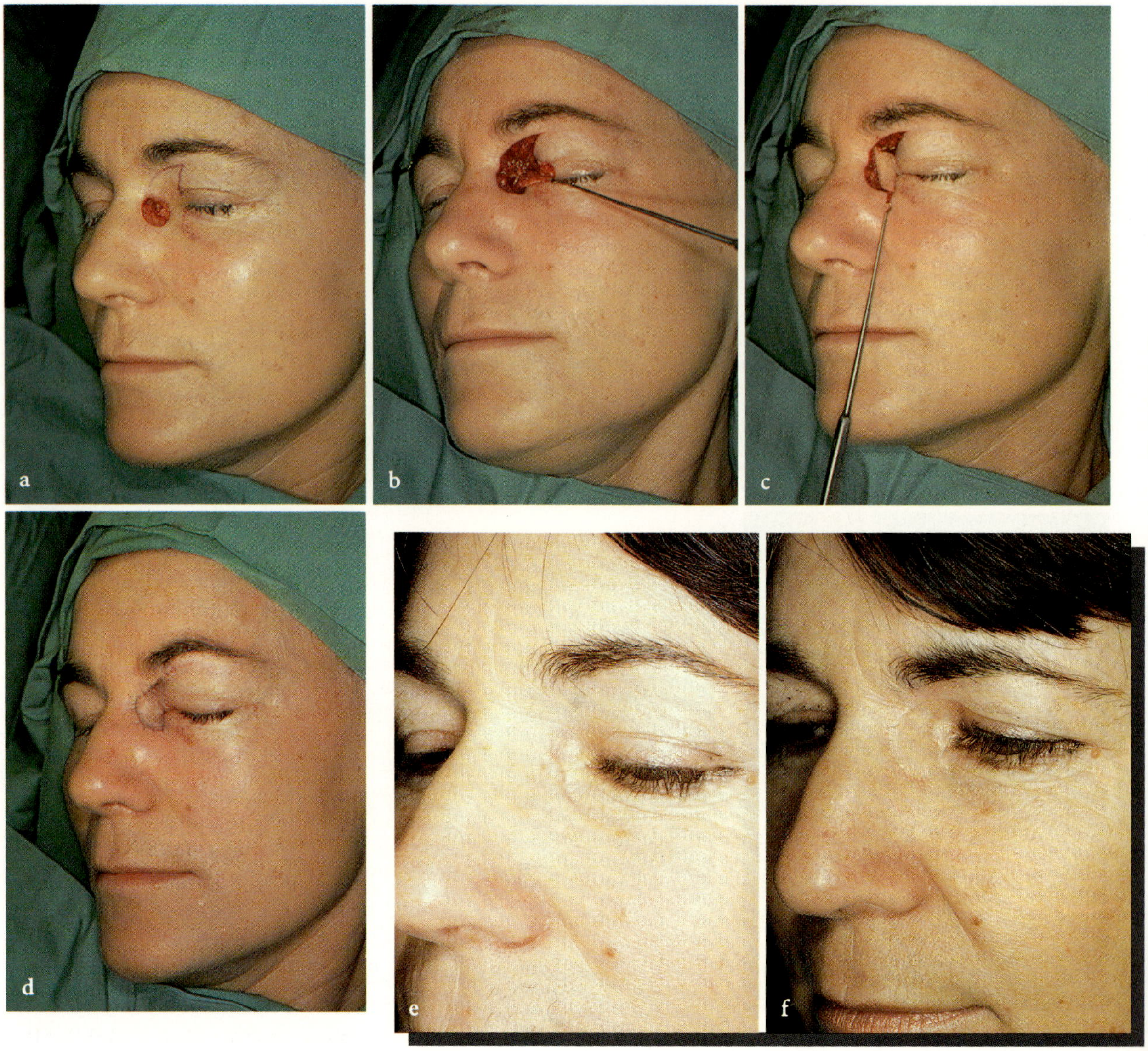

Abb. 190. Verschiebeplastik mit rückläufigem Ausgleichsschnitt:
a Exzisionsdefekt und Planung der Rekonstruktion, längste Schnitte parallel zur Augenbraue,
b Präparation des Lappens,
c Einpassen in den Defekt,
d Abschluß der Operation,
e Ausgangsbefund des nodulären Basalioms,
f neun Monate postoperativ

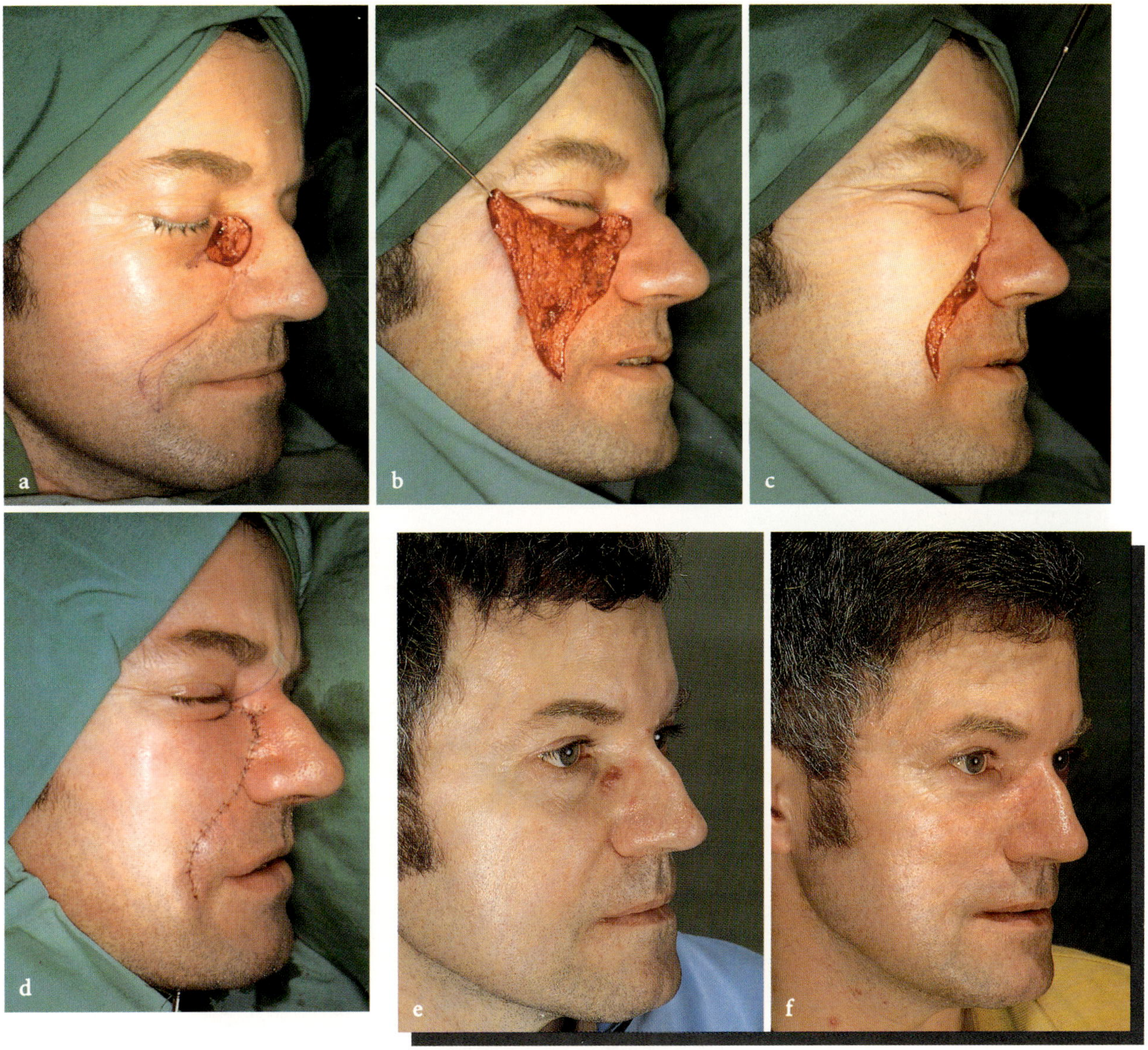

Abb. 191. Nasolabiale Verschiebeplastik mit halbmondförmiger Ausgleichsexzision:
- **a** Defekt nach Basaliomexzision und Operationsplanung,
- **b** Präparation des Lappens,
- **c** spannungsfreie Verlagerung nach kaudaler halbmondförmiger Ausgleichsexzision,
- **d** Abschluß der Operation,
- **e** Ausgangsbefund,
- **f** neun Monate postoperativ

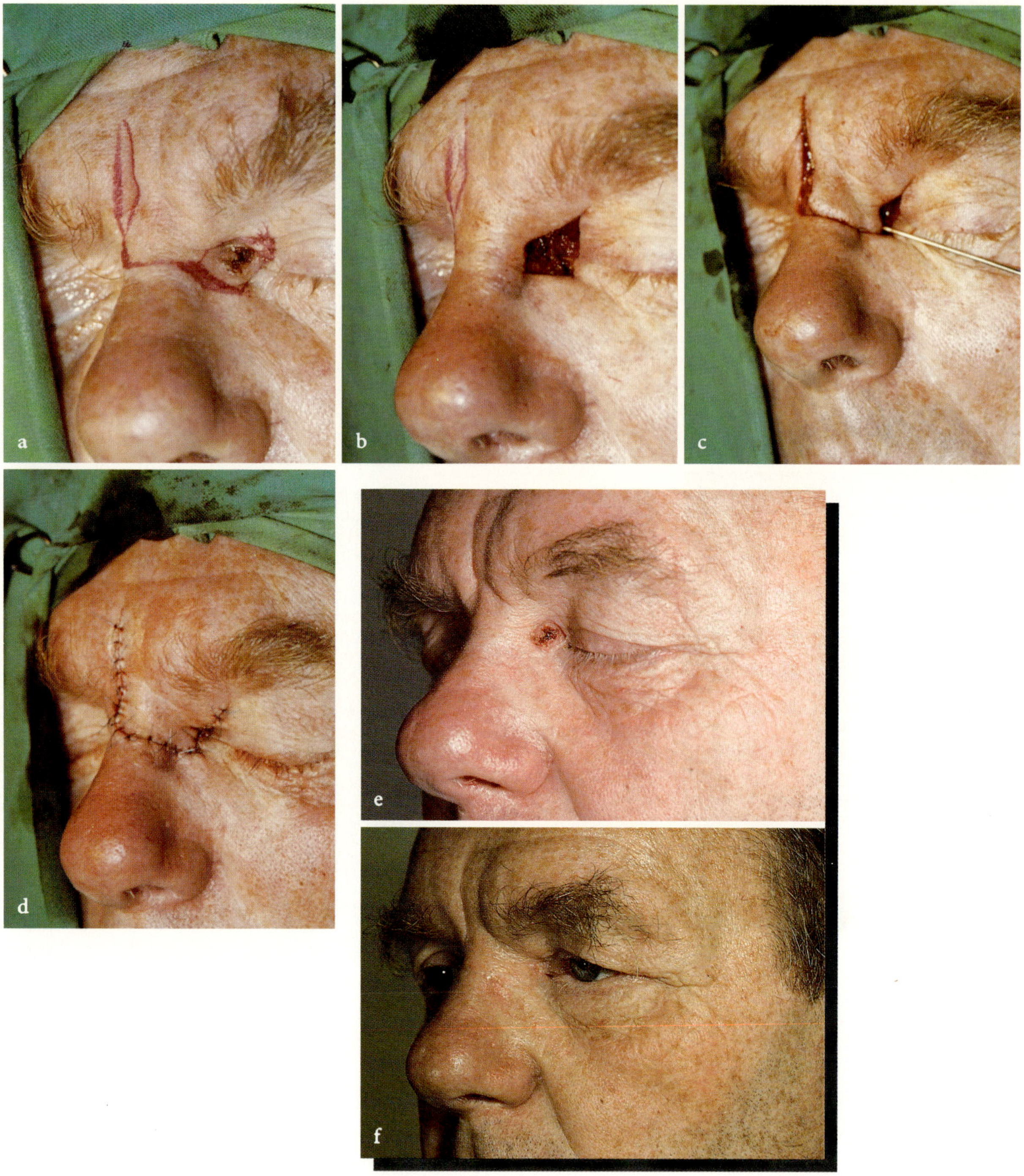

Abb. 192. Glabellarotationsplastik:
a Operationsplanung zur Exzision eines Basalioms und Defektrekonstruktion,
b Exzisionsdefekt,
c halbmondförmige Ausgleichsexzision, Präparation und Verlagerung des Lappens,
d Abschluß der Operation,
e Ausgangsbefund,
f drei Monate postoperativ

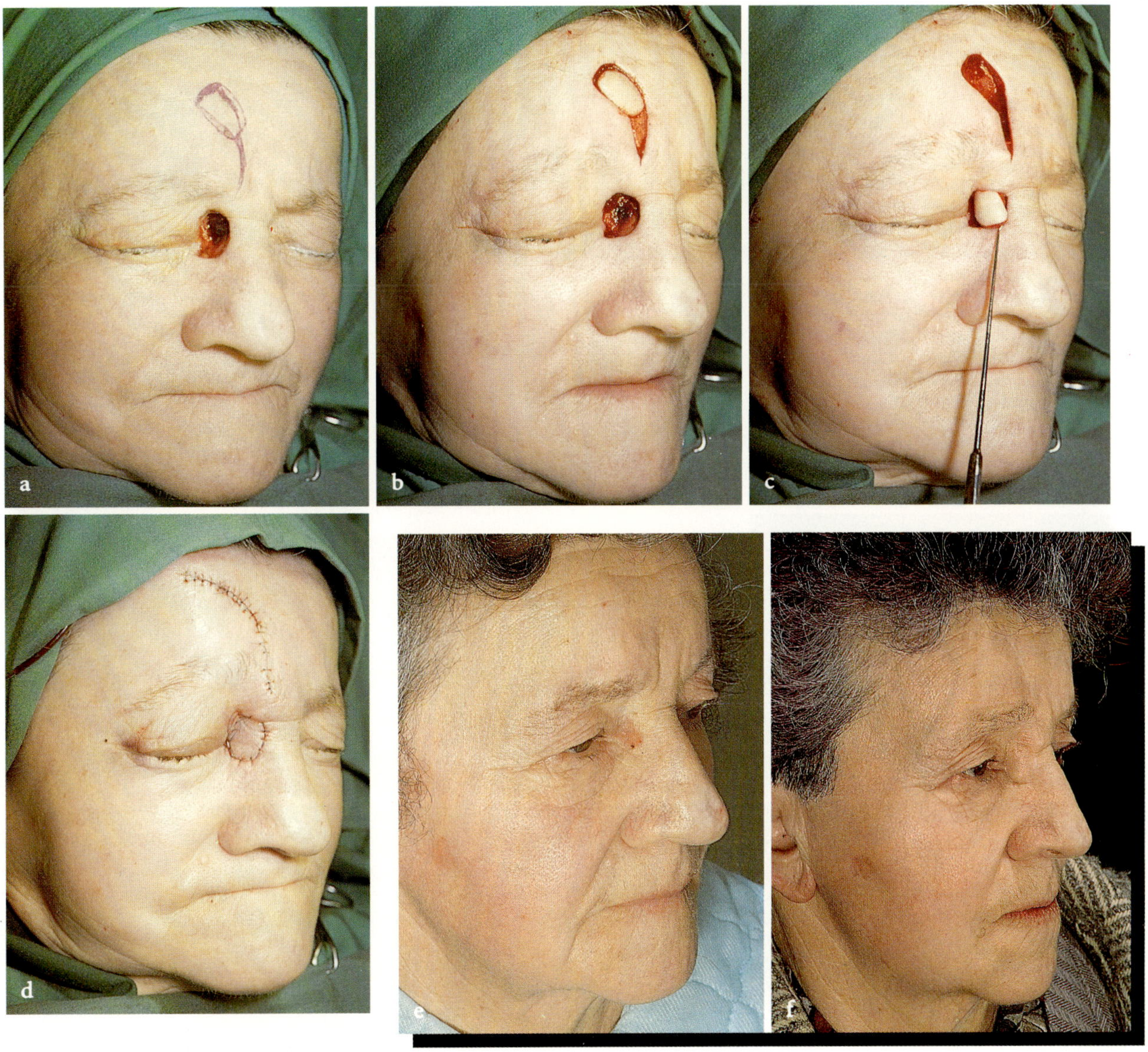

Abb. 193. Tunnelplastik (Insellappenplastik):
- **a** Defekt nach Basaliomexzision und Planung der Tunnelplastik,
- **b** Präparation des Lappens unter sorgfältiger Schonung des subkutanen Gefäßstiels,
- **c** subkutane Transposition des Lappens,
- **d** Abschluß der Operation,
- **e** Ausgangsbefund,
- **f** Zustand zwei Jahre postoperativ

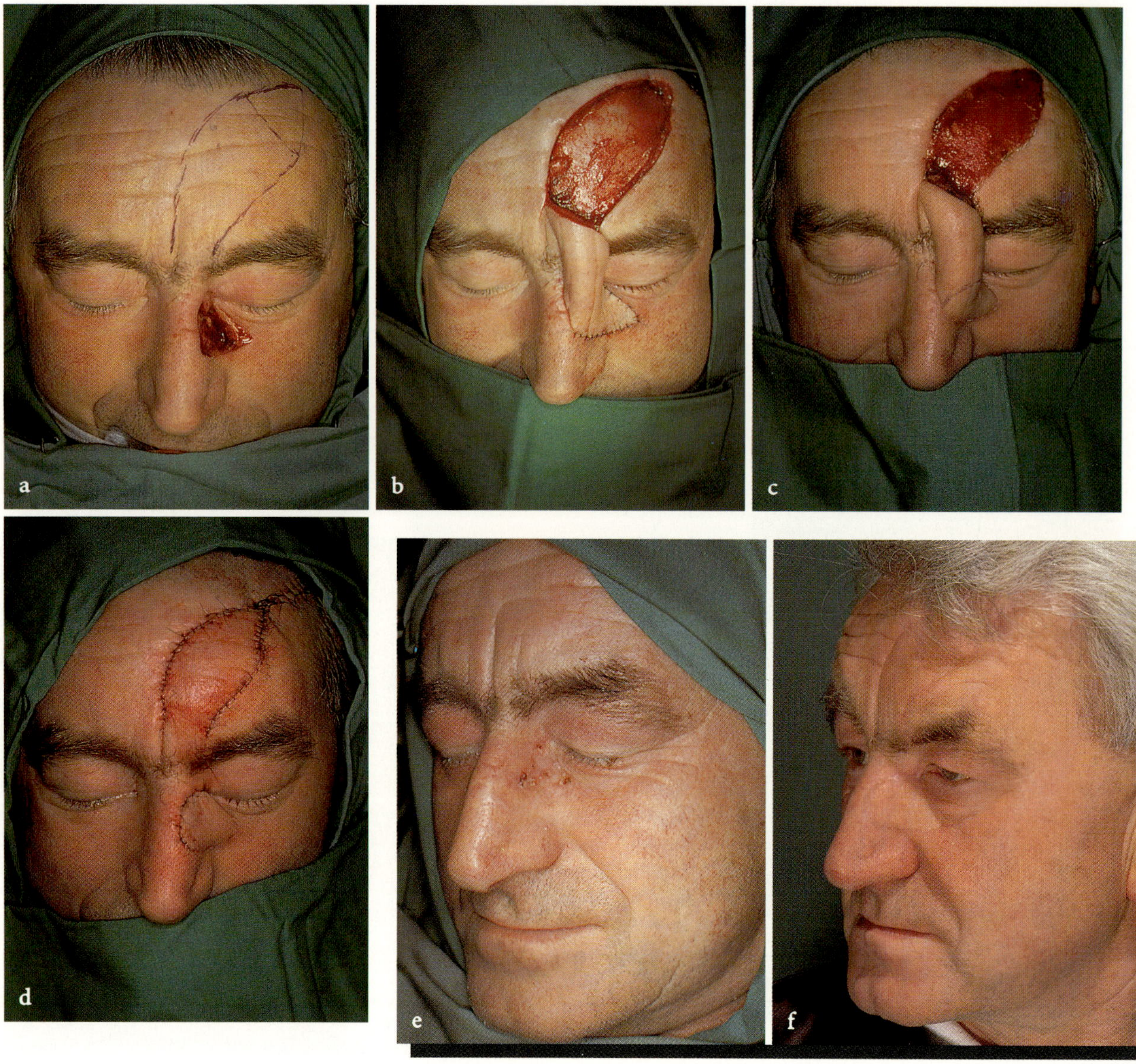

Abb. 194. Mediolateraler Stirnlappen:
a Defekt nach Exzision eines ausgedehnten Basalioms, Operationsplanung,
b Verlagerung der Lappenspitze in den Defekt und passagere Wundabdeckung des Sekundärdefekts,
c nach zwei Wochen Durchtrennung und Rückverlagerung des Lappenstiels,
d endgültiges Einpassen der Lappenspitze, Verschluß des Restdefektes durch Dehnungsplastik,
e Ausgangsbefund,
f ein Jahr postoperativ

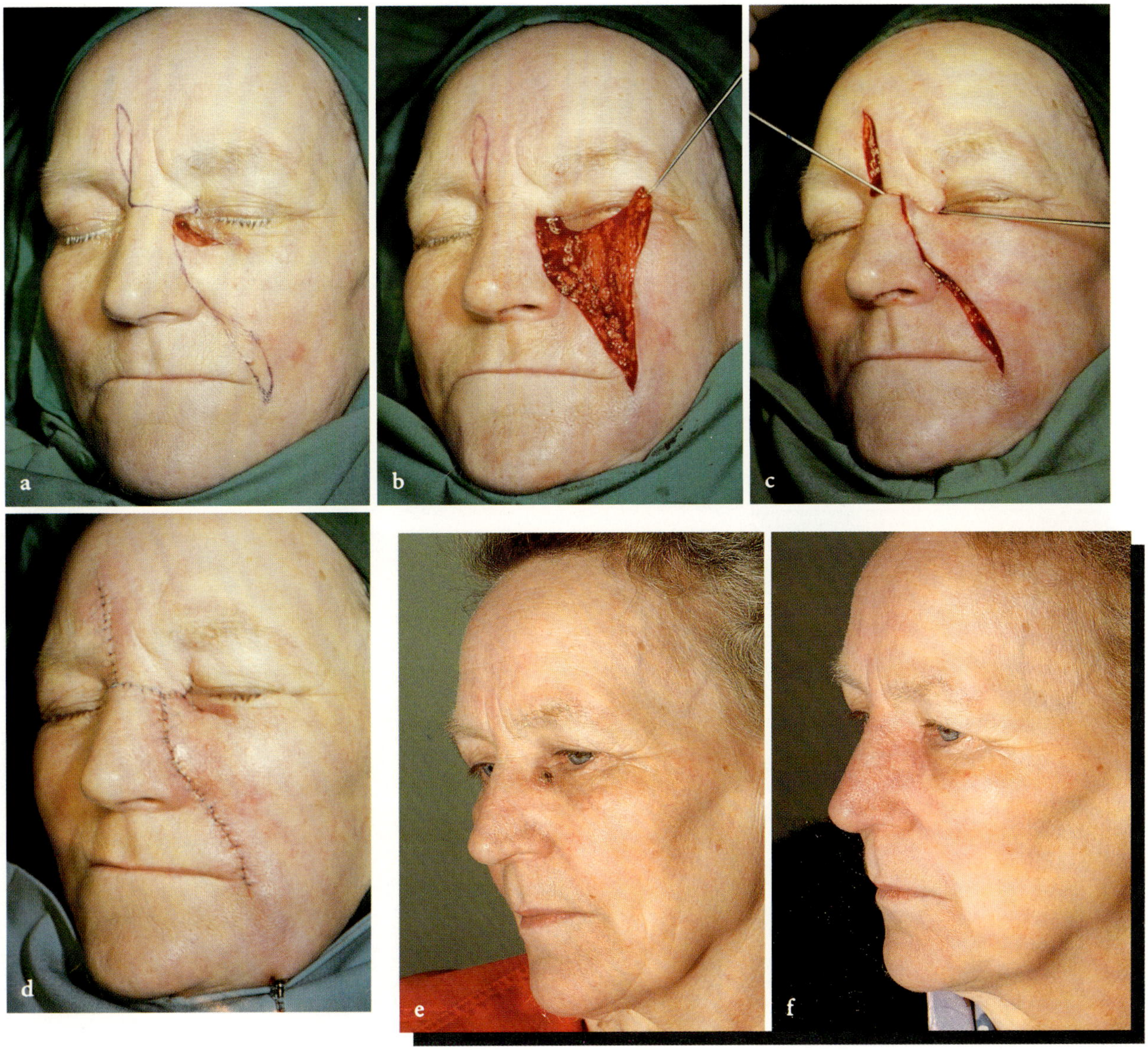

Abb. 195. Nasolabiale Verschiebeplastik kombiniert mit Glabellarotationsplastik:
a Operationsplanung nach Exzision eines ulzerierten Basalioms,
b Präparation des nasolabialen Verschiebelappens,
c Verlagerung der beiden Lappen in den primären Operationsdefekt,
d Abschluß der Operation,
e Ausgangsbefund,
f sieben Jahre postoperativ

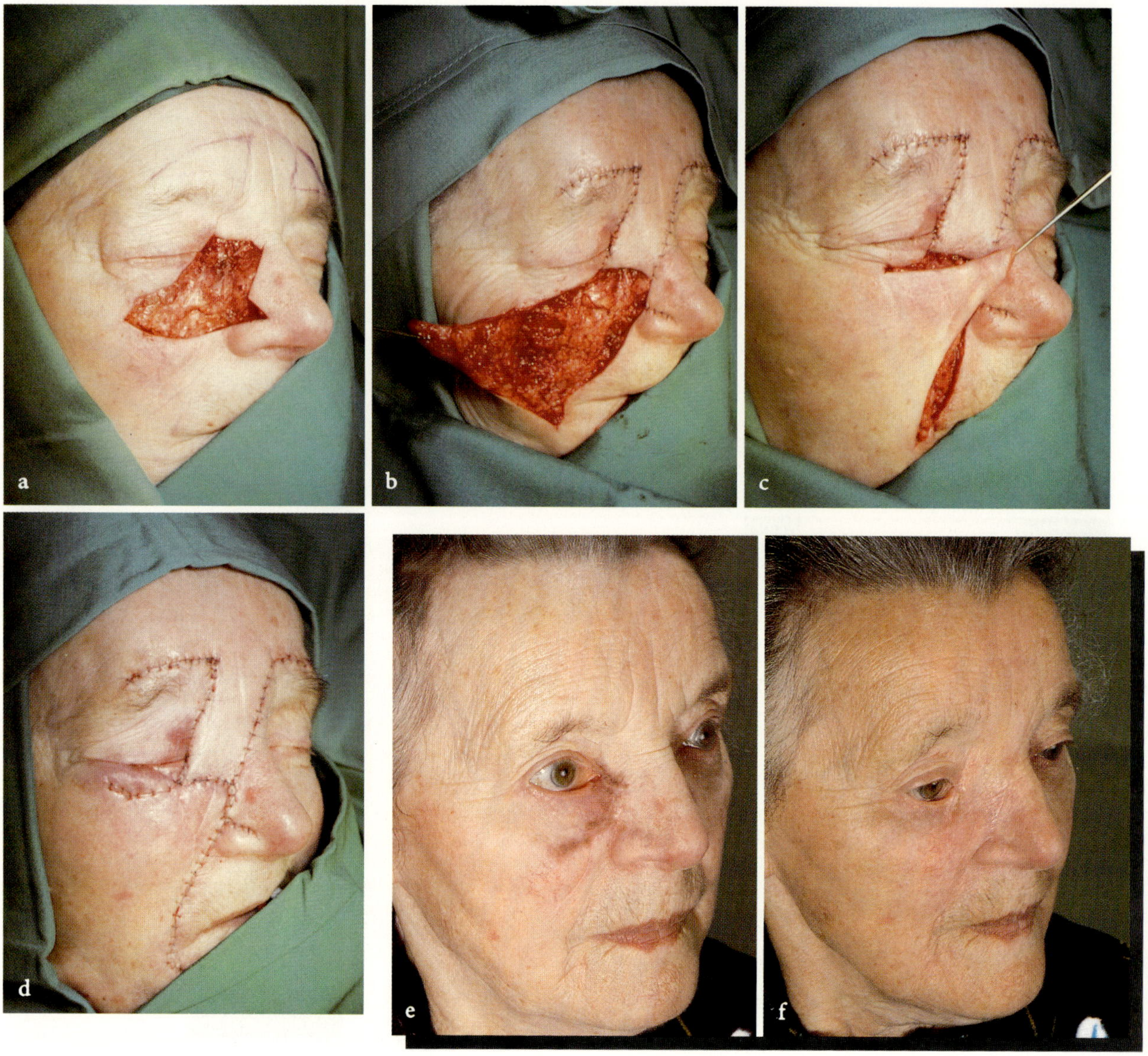

Abb. 196. Nasolabiale Verschiebeplastik kombiniert mit U-Plastik:
a ausgedehnter Exzisionsdefekt und Planung der U-Plastik von kranial,
b Präparation der nasolabialen Verschiebeplastik,
c Verlagerung des Lappens,
d Abschluß der Operation,
e Ausgangsbefund eines Lentigo-maligna-Rezidivs,
f sechs Monate postoperativ

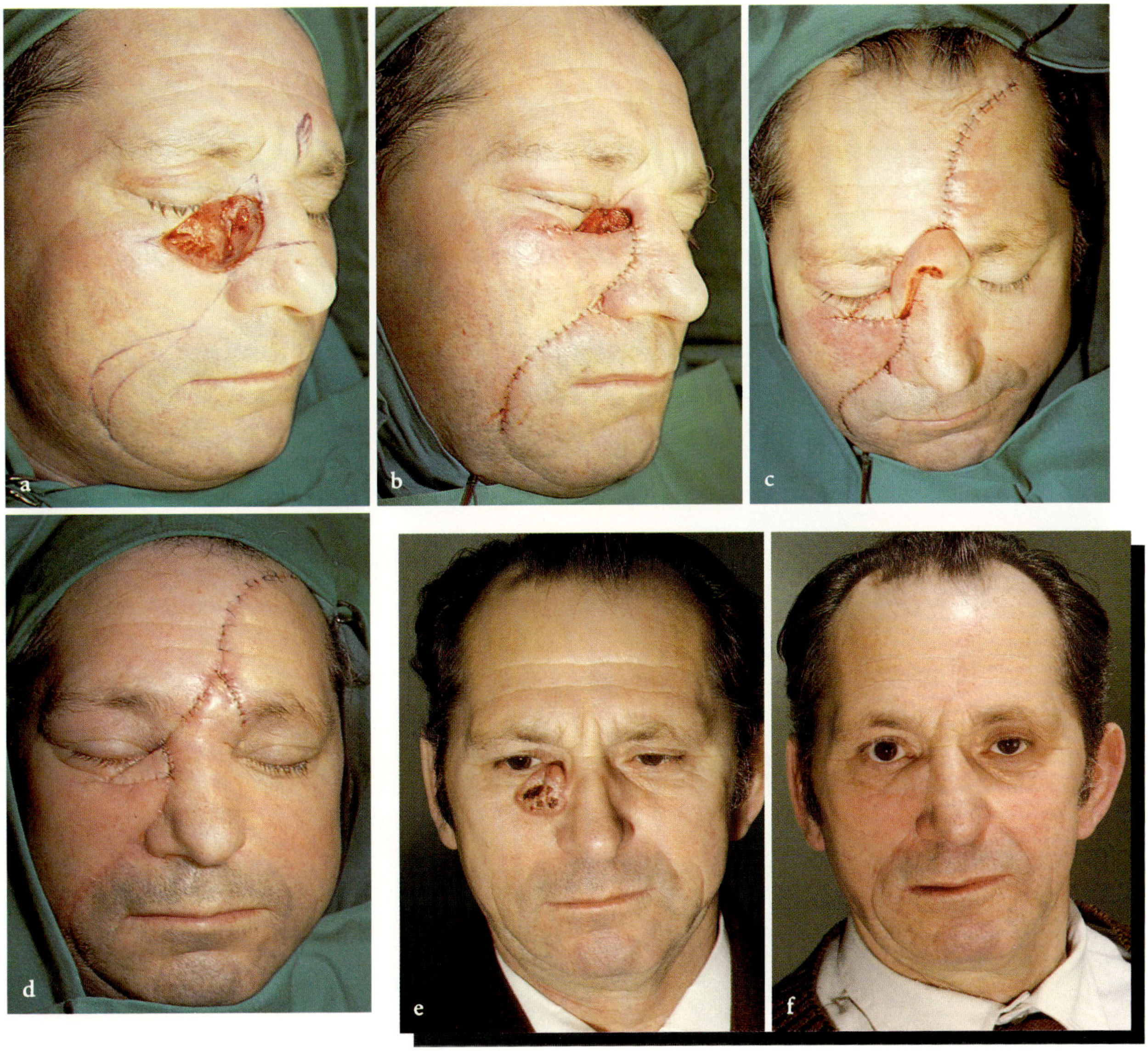

Abb. 197. Nasolabiale Verschiebeplastik kombiniert mit einem mediolateralen Stirnlappen:

a ausgedehnter Exzisionsdefekt. Von der primär geplanten Glabellarotation wurde aus operationstaktischen Gründen abgesehen.
b Zustand nach Verlagerung der nasolabialen Verschiebeplastik,
c da der Restdefekt auch das mediale Viertel des Unterlids umfaßte, mußte zur Defektrekonstruktion ein mediolateraler Stirnlappen herangezogen werden,
d Einpassen der Lappenspitze, Durchtrennung und Verwerfen des Lappenstiels. Versorgung der Lappenentnahmestelle durch Dehnungsplastik,
e Ausgangsbefund,
f fünfzehn Monate postoperativ

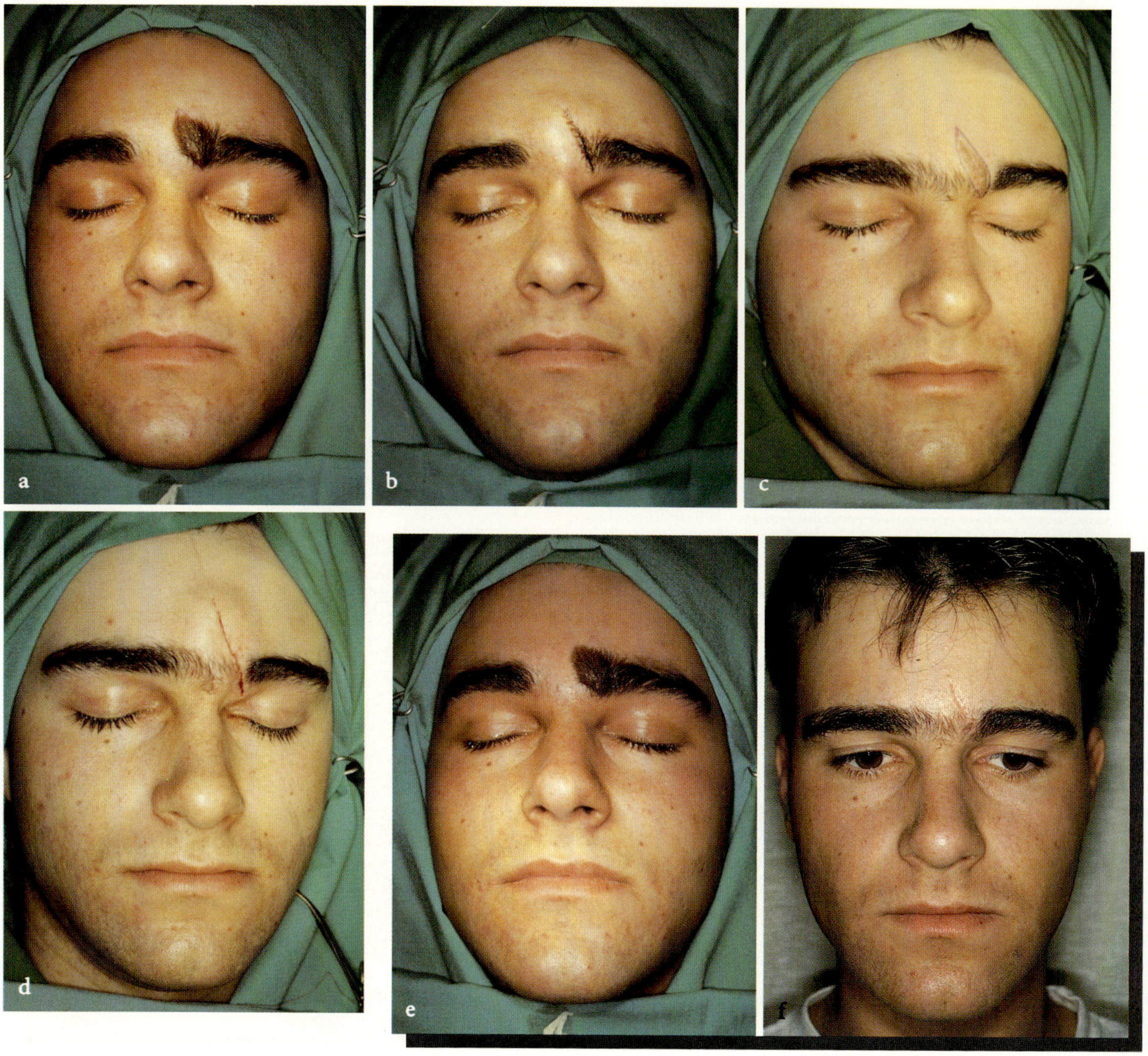

Abb. 198. Dehnungsplastik (Serienexzision):
a Konnataler Nävuszellnävus, Erstexzision durch vertikale Dehnungsplastik,
b Adaptation unter Beachtung der Augenbrauenlinie,
c Restexzision mit erneuter vertikaler Dehnungsplastik,
d Abschluß der Operation nach Subkutan- und Intrakutannaht,
e Ausgangsbefund,
f ein Jahr postoperativ

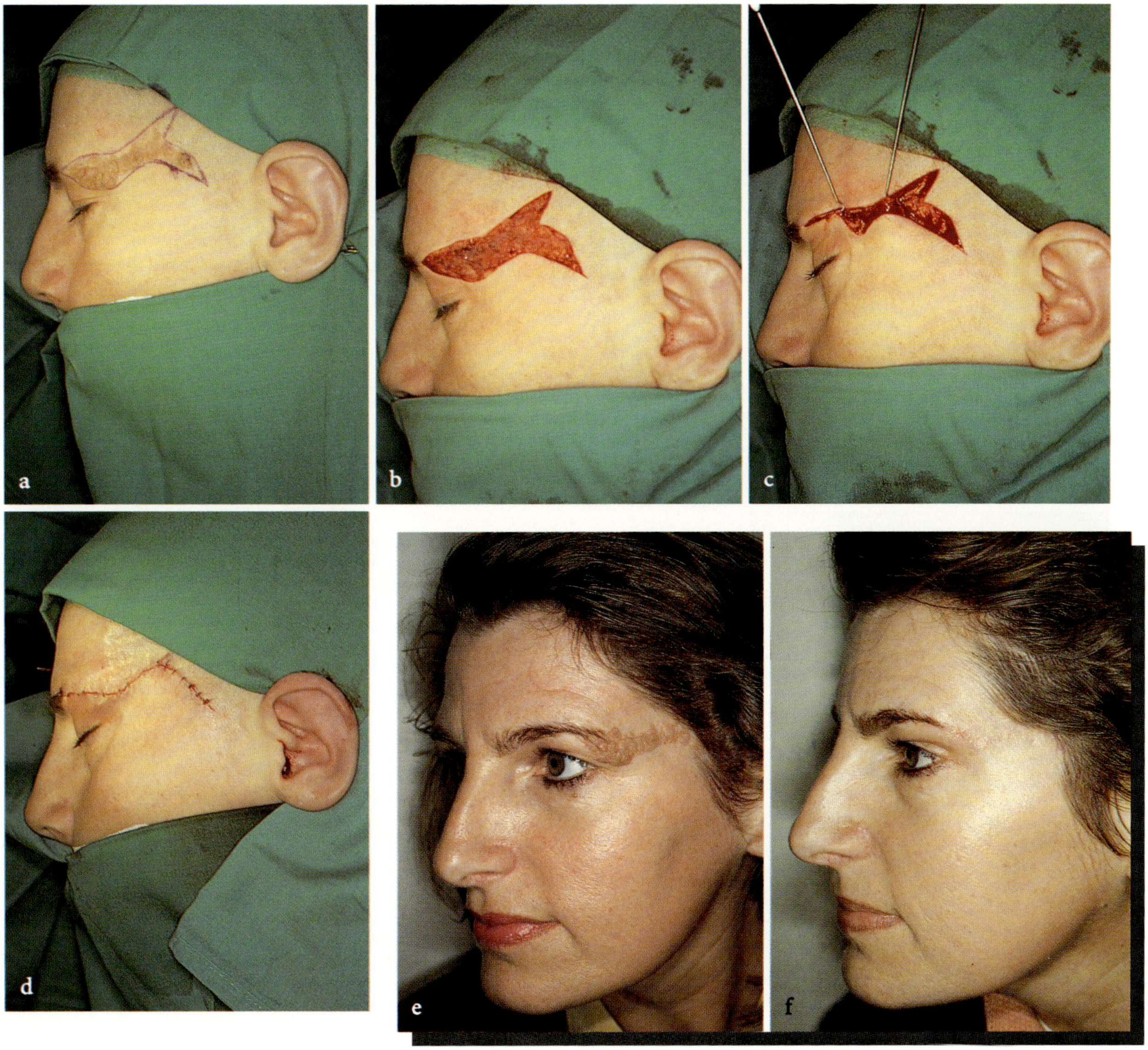

Abb. 199. VY-Plastik:
a VY-förmige Exzision des Naevus sebaceus,
b Exzisionsdefekt,
c nach Wundrandunterminierung Readaptation,
d Abschluß der Operation,
e Ausgangsbefund,
f drei Monate postoperativ

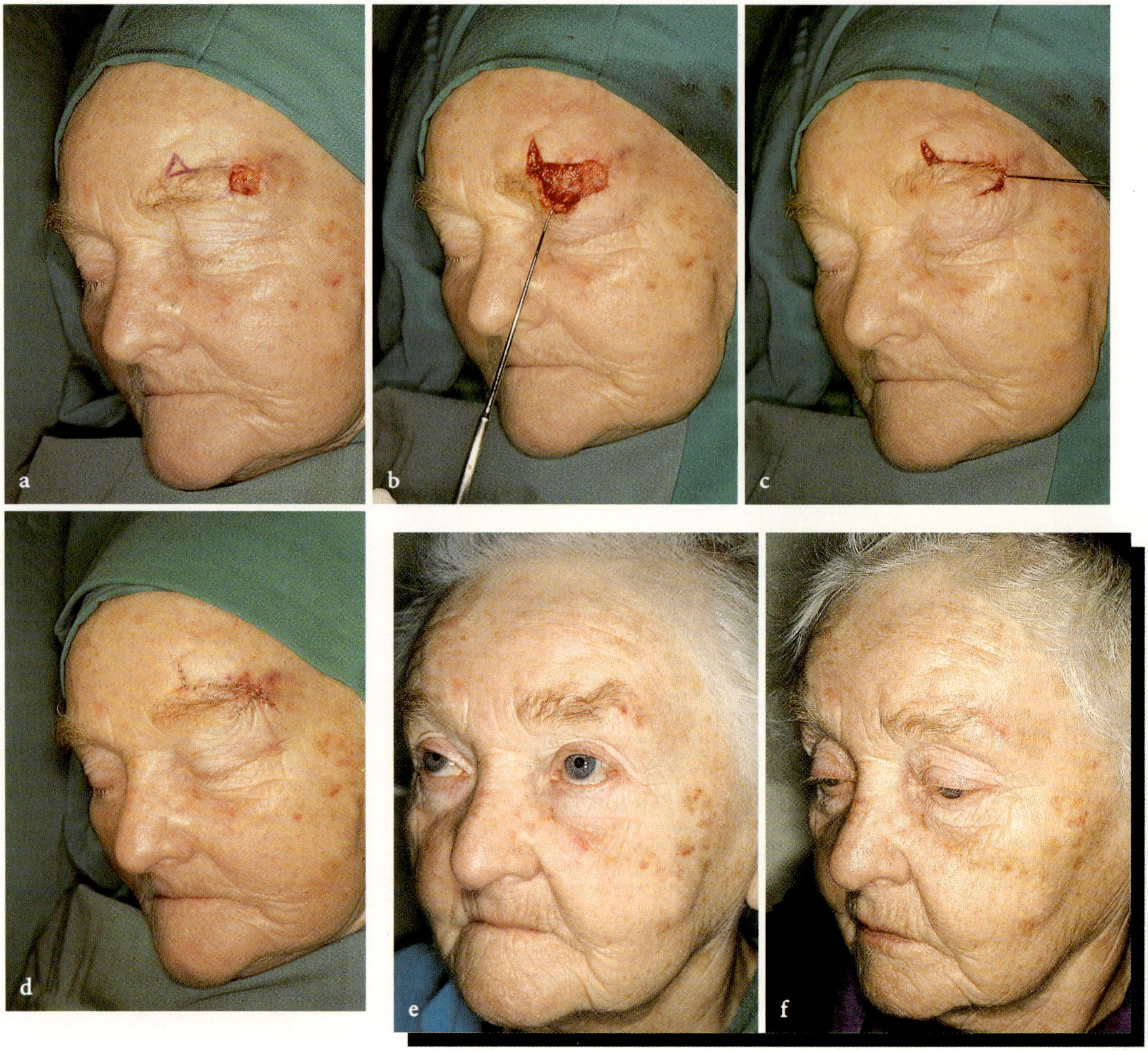

Abb. 200. Verschiebeplastik:
a Defekt nach Exzision einer proliferativen aktinischen Keratose im lateralen Augenbrauenbereich, Verschiebeplastik der Augenbraue,
b Mobilisierung des Lappens,
c Verlagerung des Lappens nach lateral unter Beachtung der Augenbrauenlinie,
d Abschluß der Operation,
e Ausgangsbefund,
f zwei Monate postoperativ

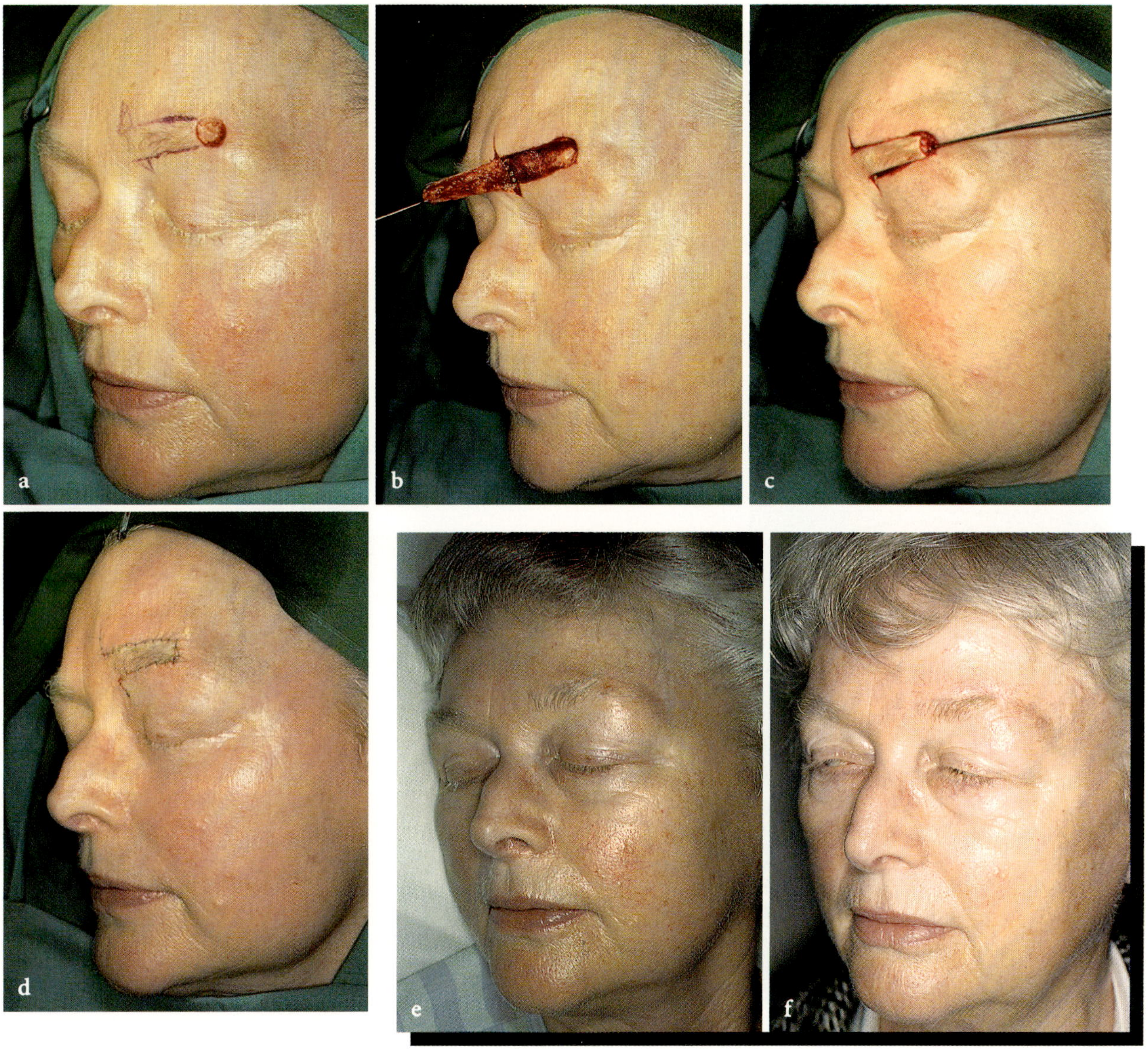

Abb. 201. U-Plastik:
a Defekt nach Basaliomexzision, Operationsplanung,
b Exzision der Burow-Dreiecke und Mobilisierung des Lappens,
c Verlagerung des U-Lappens nach lateral,
d Abschluß der Operation,
e Ausgangsbefund,
f eineinhalb Jahre postoperativ

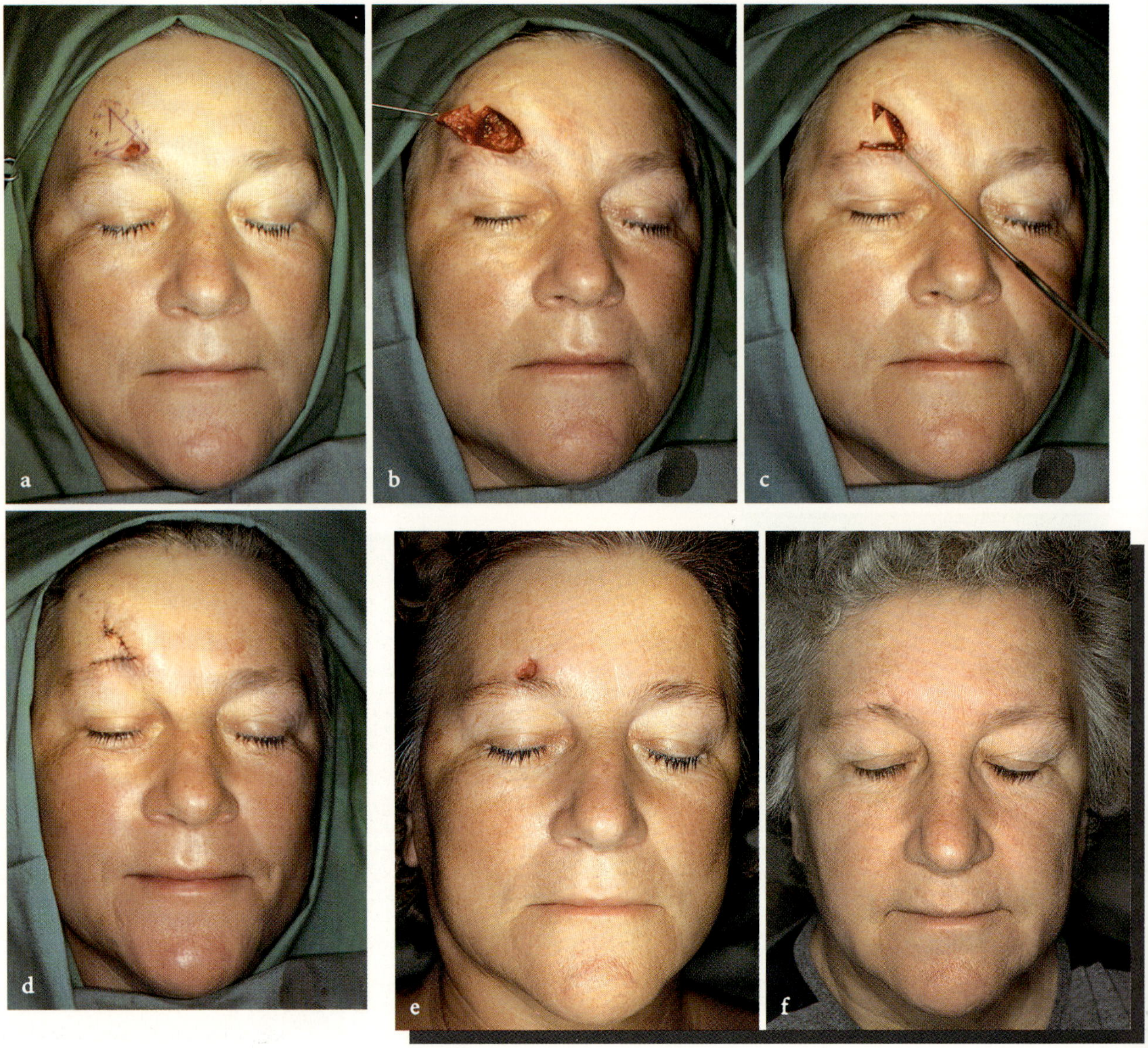

Abb. 202. Verschiebeplastik mit rückläufigem Ausgleichsschnitt:
- **a** triangulärer Defekt nach Basaliomexzision, Operationsplanung und Markierung der Unterminierungsgrenzen,
- **b** Mobilisierung des Lappens,
- **c** spannungsfreie Verlagerung,
- **d** Abschluß der Operation,
- **e** Ausgangsbefund,
- **f** zwei Jahre postoperativ

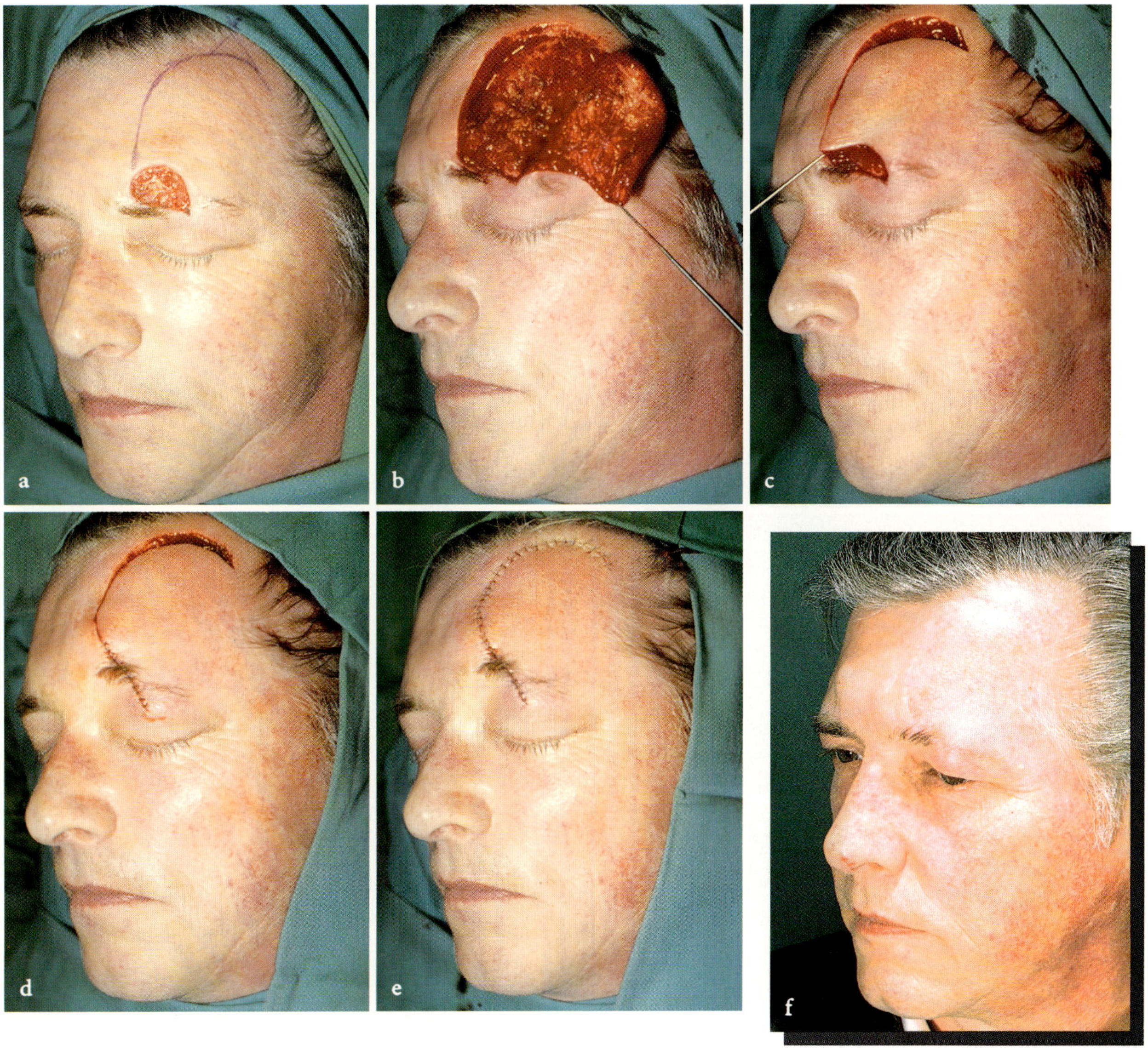

Abb. 203. Einfache Rotationsplastik:
a tropfenförmiger Exzisionsdefekt nach Basaliom,
b Präparation des Rotationslappens von kranial,
c Verlagerung in den Defekt,
d sukzessive Adaptation unter Berücksichtigung der Traktionsverhältnisse in der Augenbrauenregion,
e Abschluß der Operation mit leicht versetzt wirkender Augenbrauenlinie,
f sechs Monate postoperativ Normalisierung der medialen Augenbrauenhebung

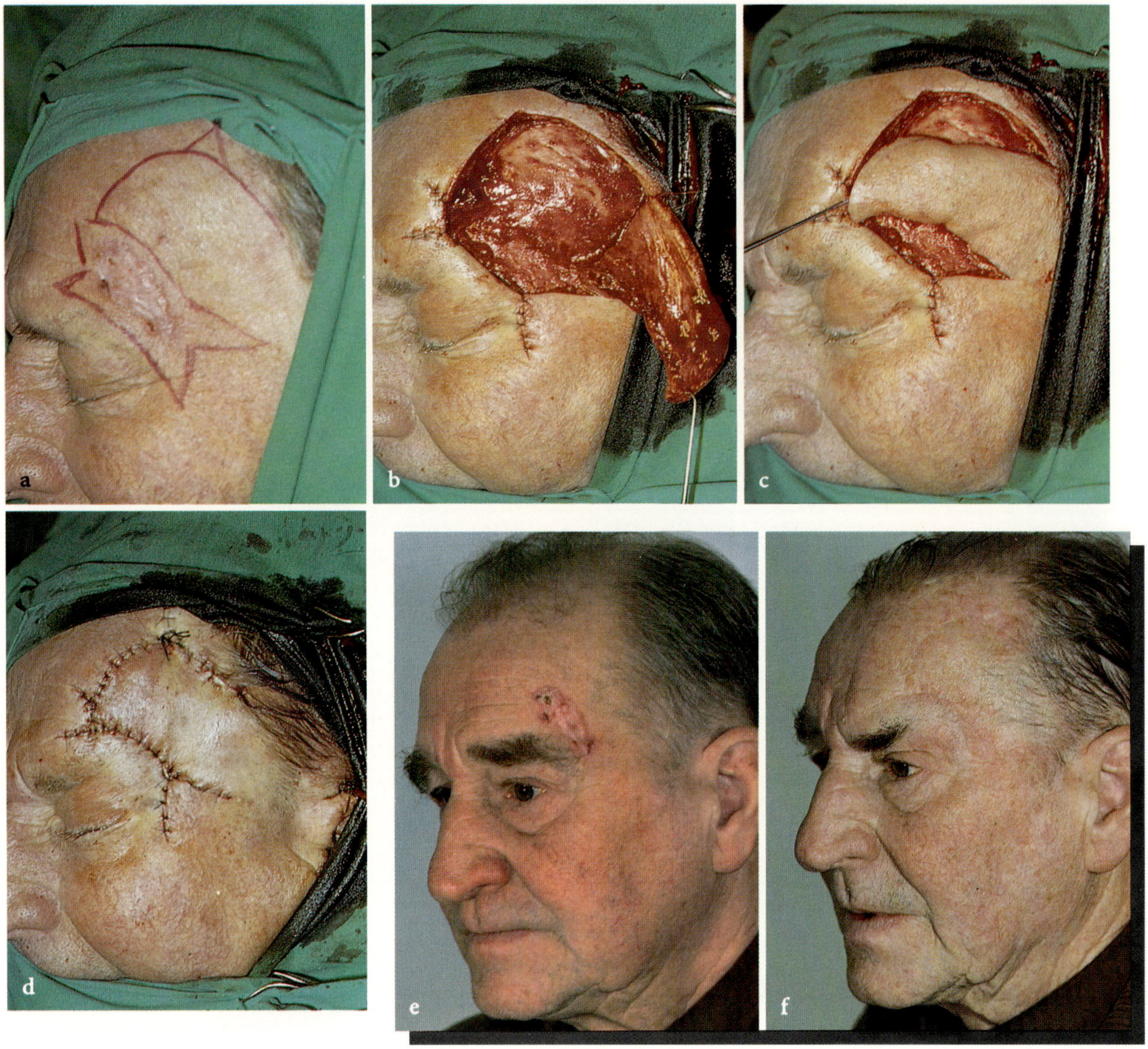

Abb. 204. Rotationsplastik kombiniert mit einer doppelten WY-Plastik:

- **a** Operationsplanung zur Exzision und Rekonstruktion bei ausgedehntem Basaliom im lateralen Augenbrauenbereich,
- **b** zunächst Defektverkleinerung beidseits WY-förmig und Mobilisierung des Rotationslappens,
- **c** Verlagerung des Rotationslappens,
- **d** Abschluß der Operation,
- **e** Ausgangsbefund,
- **f** eineinhalb Jahre postoperativ

19.4.5 Blepharoplastik

Relativ häufig wird von Patienten der Wunsch zur Korrektur schlaffer Lider bei Blepharochalasis geäußert. Wir bevorzugen die von Gelbke und Loeb angegebene Technik. Grundsätzlich sollten Lidraffungen nur von erfahrenen Operateuren durchgeführt werden, da Nachkorrekturen, insbesondere von Ektropien, nicht unproblematisch sind. Diese können am Unterlid bereits nach geringen Überkorrekturen auftreten. Erwähnenswert sind die in der Literatur beschriebenen äußerst seltenen Fälle von ein- oder beidseitiger Erblindung nach Blepharoplastiken. Als deren Ursache kommen neben retrobulbären Hämatomen und Druckatrophien des N. opticus, Neuritiden sowie Thrombosen der Zentralvene oder Zentralarterie in Betracht.

Operationstechniken

Bei der Unterlidraffung wird ein subziliarer Schnitt vom medialen bis zum äußeren Lidwinkel oder gering darüber hinausgeführt und dann in eine der periokulären Fältchen geringfügig nach unten abgewinkelt. Mit der gebogenen Präparierschere kann anschließend die Haut des Unterlids bis zum Orbitarand vorsichtig mobilisiert und der M. orbicularis oculi quer gespalten werden. Auf leichten Druck exprimiert sich orbitales Fettgewebe und wird nun im medialen, mittleren und lateralen Drittel der Orbita reseziert. Eine subtile Blutstillung ist unerläßlich. Anschließend wird die überschüssige Haut einschließlich eines Ausgleichsdreicks im Bereich des lateralen Lidwinkels entfernt.

Im Gegensatz zum Unterlid ist die Blepharoplastik des Oberlids eine der technisch einfachsten kosmetischen Operationen. Es wird ein rautenförmiger Hautbezirk, meist im Bereich der Lidumschlagsfalte exzidiert. Zusätzlich kann nach Spaltung des M. orbicularis oculi am Oberlid exprimiertes orbitales Fettgewebe entfernt werden. Auf die Notwendigkeit einer exakten Blutstillung sei wiederum hingewiesen.

Die Operationswunden werden entweder mittels atraumatischen Einzelknopfnähten mit nichtresorbierbaren Nahtmaterialien (Stärke 7-0) oder durch eine fortlaufende Intrakutannaht geschlossen. Bei der Unterlidraffung ist eine das äußere Lidbändchen umgreifende Fixationsnaht zweckmäßig.

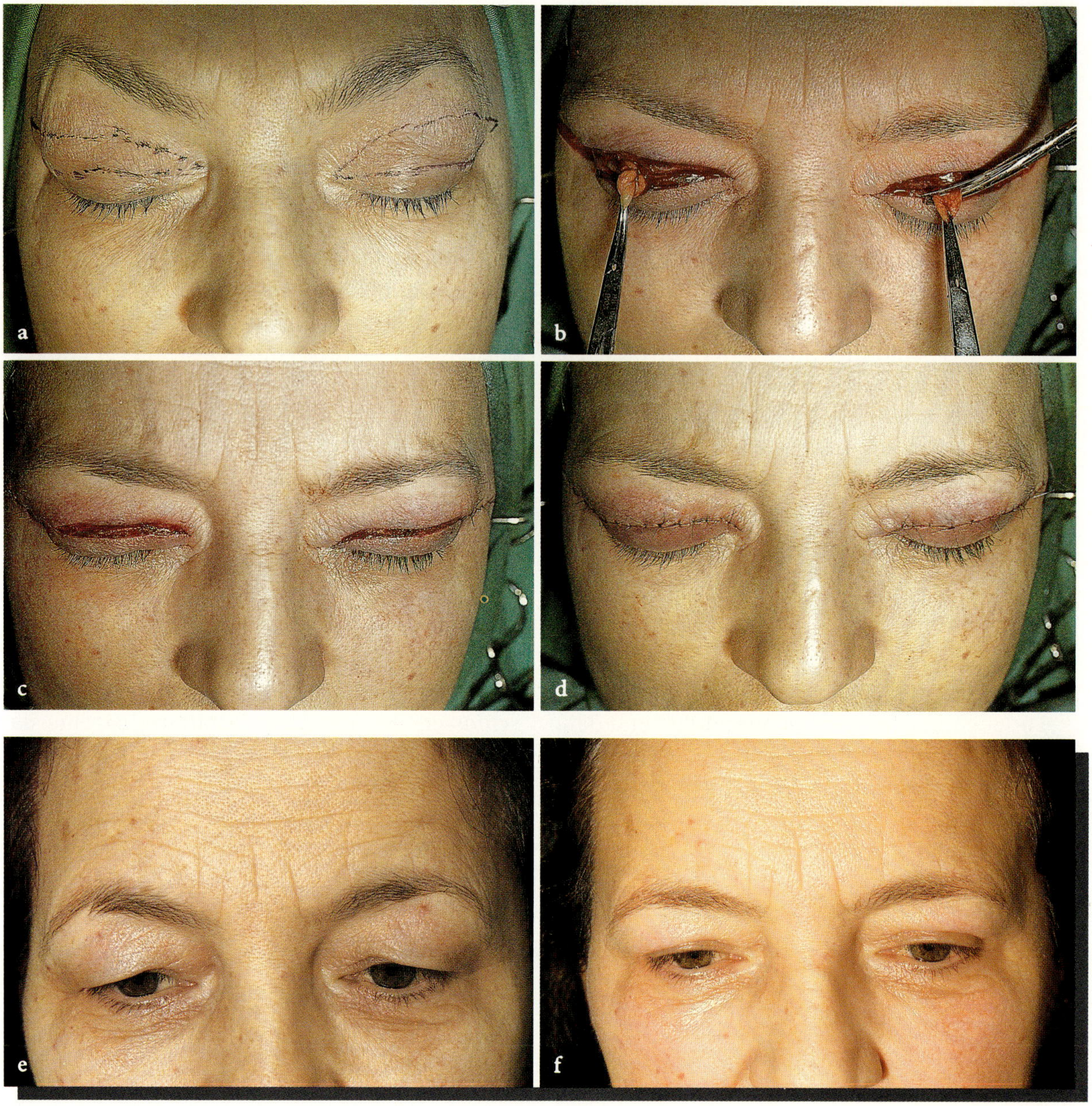

Abb. 205. Obere Blepharoplastik:
- **a** Operationsplanung bei Blepharochalasis der Oberlider,
- **b** Exzision von Haut, Subkutangewebe und nachfolgend Reduktion des exherniierten Orbitafettgewebes,
- **c** Zustand nach Mobilisierung der Wundränder im Sinne einer Dehnungsplastik,
- **d** Abschluß der Operation,
- **e** Ausgangsbefund,
- **f** ein Jahr postoperativ

Abb. 206. Untere Blepharoplastik: ▷
- **a** nach subziliarem Schnitt subkutane Mobilisierung,
- **b** Freipräparation bis zum M. orbicularis oculi,
- **c** Reduktion des exherniierten Orbitafettgewebes,
- **d** kraniolateral gerichtete Elevation der Unterlidhaut zur Bestimmung der erforderlichen Hautexzision,
- **e** Markierung der Exzisionsgrenzen einschließlich des lateralen Ausgleichsdreiecks,
- **f** Zustand bei Operationsende,
- **g** Ausgangsbefund,
- **h** neun Monate postoperativ

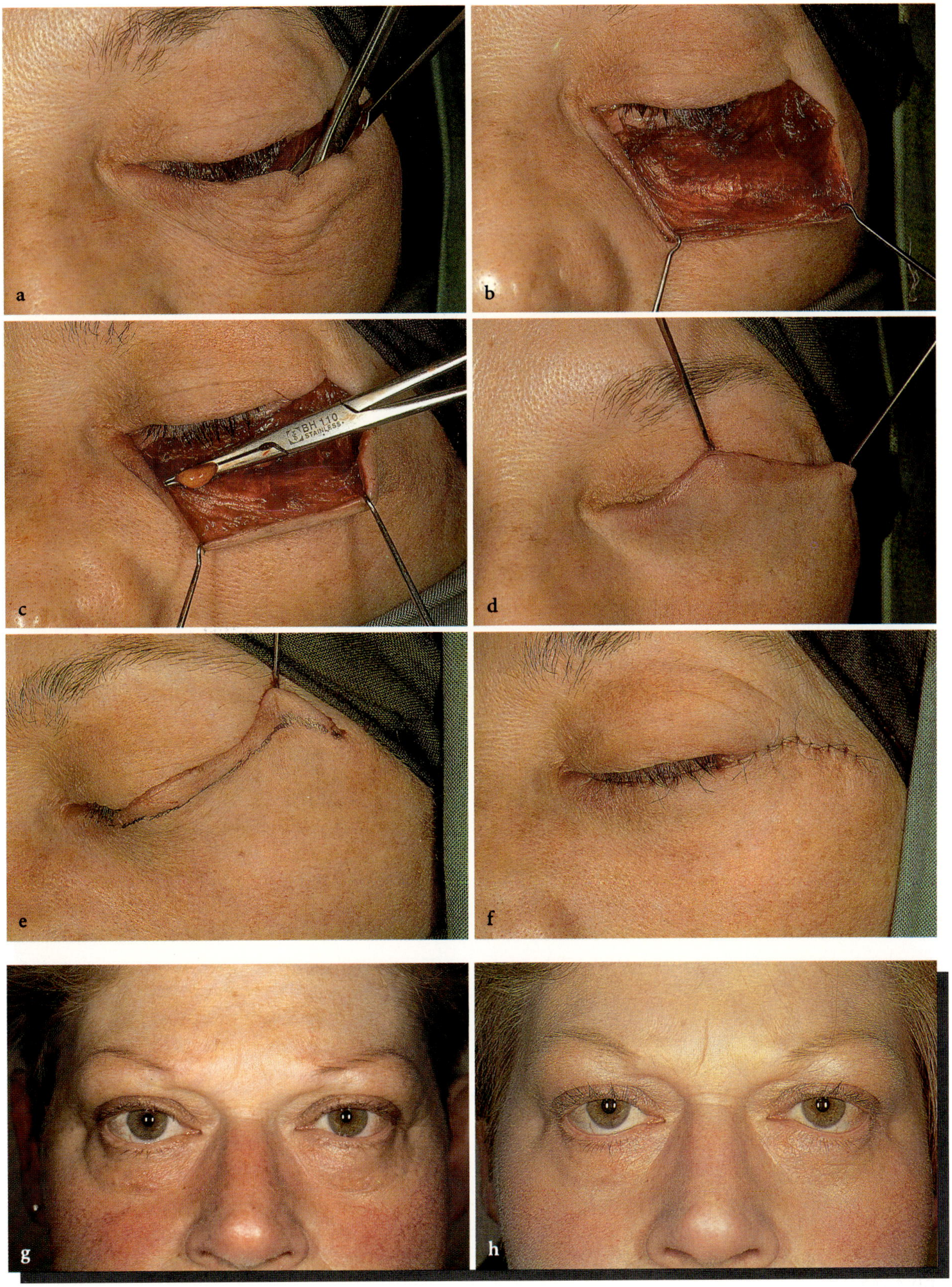
a
b
BH 110
STAINLESS
c
d
e
f
g
h

19.5 Wangen

Die Wangen bilden eine relativ große homogene Hautregion. Durch deren bereits im 4. Lebensjahrzehnt beginnende Erschlaffung können auch mittelgroße Defekte durch einfache Operationstechniken, wie Dehnungsplastik und VY-Plastik mit hervorragendem Ergebnis versorgt werden. Da die problematischen Strukturen dieser Region, wie der Ausführungsgang der Glandula parotis und die Gesichtsäste des Nervus facialis in den tieferen subkutanen Schichten verlaufen, ist die Gefahr ihrer Verletzung selbst bei ausgedehnter Unterminierung von lokalen Hautlappen gering. Generell sollte in dieser Region angestrebt werden, die technisch einfacheren freien Hauttransplantate weitgehend zu vermeiden, da sie sowohl funktionell als auch ästhetisch einer Nahplastik unterlegen sind. Die gute Vaskularisation der zu transponierenden Hautpartien spricht zusätzlich *für* die Anwendung von Nahplastiken im Wangenbereich.

Freie Transplantate sind allerdings indiziert bei eingeschränkt operablen Patienten, wenn die Anwendung plastisch-rekonstruktiver Verfahren eine unangemessene Belastung bedeuten würde. Ferner werden sie bei ausgedehnten und tiefreichenden Defekten vor einer epithetischen Versorgung angewandt.

19.5.1 Anatomie

Die Anatomie der Wange ist gekennzeichnet durch eine Vielzahl quervernetzter mimischer Muskeln, unter denen wichtige versorgende Gefäß-Nerven-Bahnen liegen. Arterien und Venen verlaufen hier weitgehend parallel (s. S. 145). Die A. facialis als Hauptstamm ist ein Ast der A. carotis externa und teilt sich auf den entsprechenden Ebenen in die A. submentalis, A. labialis und A. dorsalis nasi. Sie anastomosiert letztlich mit der A. angularis, die an der medialen Orbitawand verläuft. Die entsprechende venöse Anastomose ist von großer pathogenetischer Bedeutung bei der Ausbreitung entzündlicher Prozesse.

In der präaurikulären Region ist die Topographie der Glandula parotis sehr genau zu beachten, die direkt unter der Subkutis gelegen ist. Nach ventral verläuft ihr Ausführungsgang horizontal bis auf Höhe des 2. Prämolaren. Innerhalb der Glandula parotis teilt sich der N. facialis in seine Äste auf, die dann fächerförmig dem kranialen und ventralen Rand der Glandula parotis entspringen (s. S. 146).

19.5.2 Anästhesie

Die weitaus meisten nicht penetrierenden Defekte im Wangenbereich sind in lokaler Infiltrationsanästhesie zu versorgen. Lediglich besonders zeitaufwendige rekonstruktive Eingriffe, zu denen die kombinierten Lappenplastiken zählen, machen eine Intubationsanästhesie erforderlich.

19.5.3 Operationsplanung

Bei der Operationsplanung bieten sich die "relaxed skin tension lines" bzw. die natürlichen Hautfalten als Orientierung an. Beträgt der Durchmesser eines Defektes bei jungen Patienten mehr als 10 mm und bei älteren mehr als 15–20 mm, ist meist eine Lappenplastik der Dehnungsplastik vorzuziehen.

Da "dog-ears" an den Wangen besonders auffallen, sind sie stets zu vermeiden bzw. zu korrigieren. Auch wegen der Gefahr einer möglichen Verziehung von Lippen und Lidern ist bereits bei der Operationsplanung differentialtherapeutisch eingehend abzuwägen, welchem Verfahren der Vorzug gegeben werden sollte.

Wird ein Ast des Nervus facialis intraoperativ versehentlich durchtrennt, müssen die Stümpfe sofort anastomosiert werden!

19.5.4 Operationstechniken

Verschiebe- und Rotationsplastik sind klassische Rekonstruktionsmethoden im Wangenbereich. Hinzu kommen insbesondere subkutan gestielte Lappen, die sich aufgrund des günstigen subkutanen Polsters der Wangenregion gut eignen und

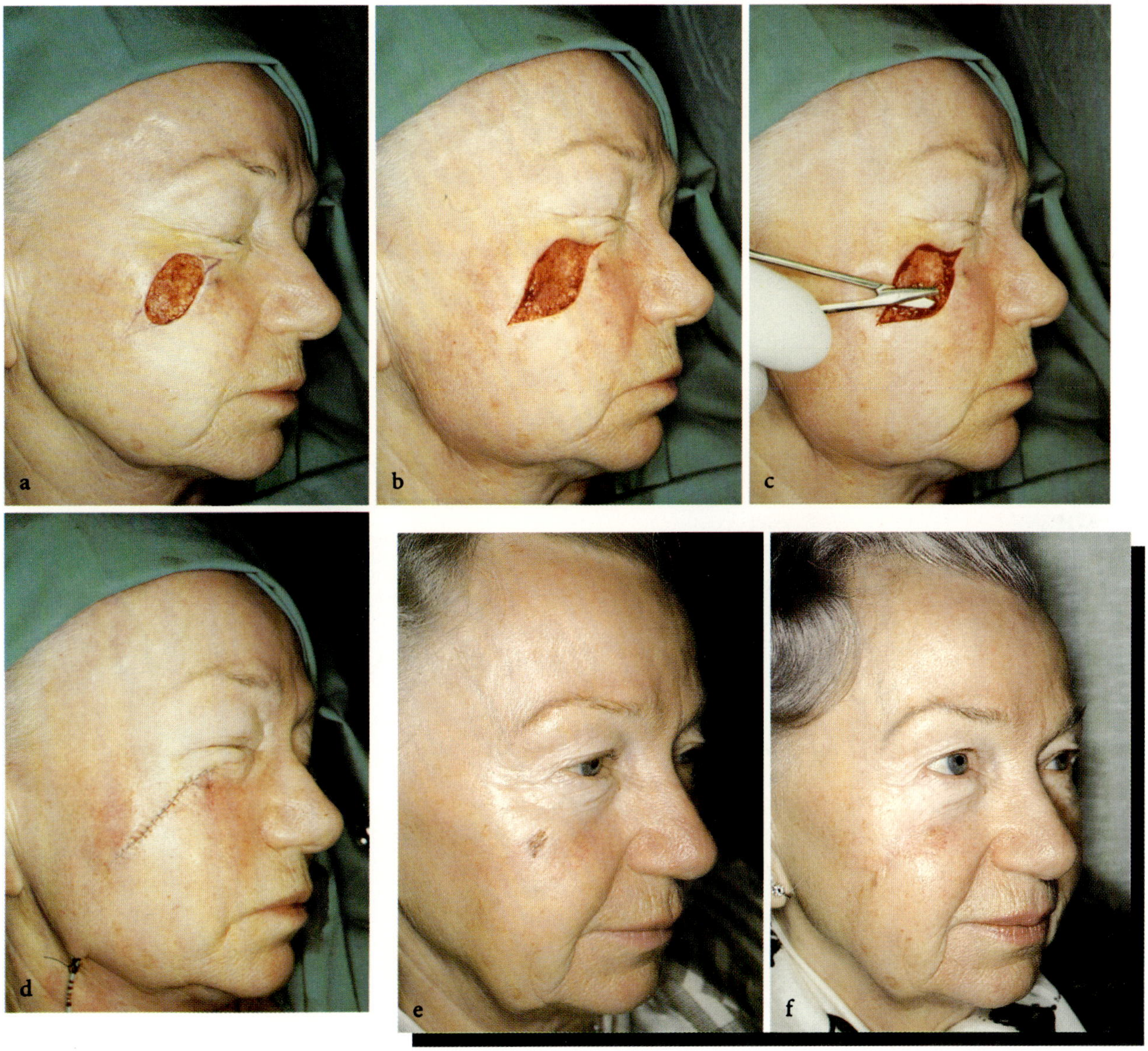

aus allen Richtungen verlagert werden können. Der Trapez-Lappen unter Einbeziehung der gesamten Wangenregion wird erforderlich bei sehr großen Defekten in der paranasalen Region. Günstig ist im Wangenbereich auch die Verschiebeplastik mit rückläufigem Ausgleichsschnitt, da hierbei kein Gewebe durch ein Ausgleichsdreieck verloren geht.

Abb. 207. Dehnungsplastik:
a Defekt nach Exzision einer Lentigo maligna,
b spindelförmige Schnitterweiterung in Richtung der Hautspannungslinien,
c Wundrandunterminierung,
d Abschluß der Operation, Ausleitung einer Saugdrainage inframandibulär,
e Ausgangsbefund,
f ein Jahr postoperativ

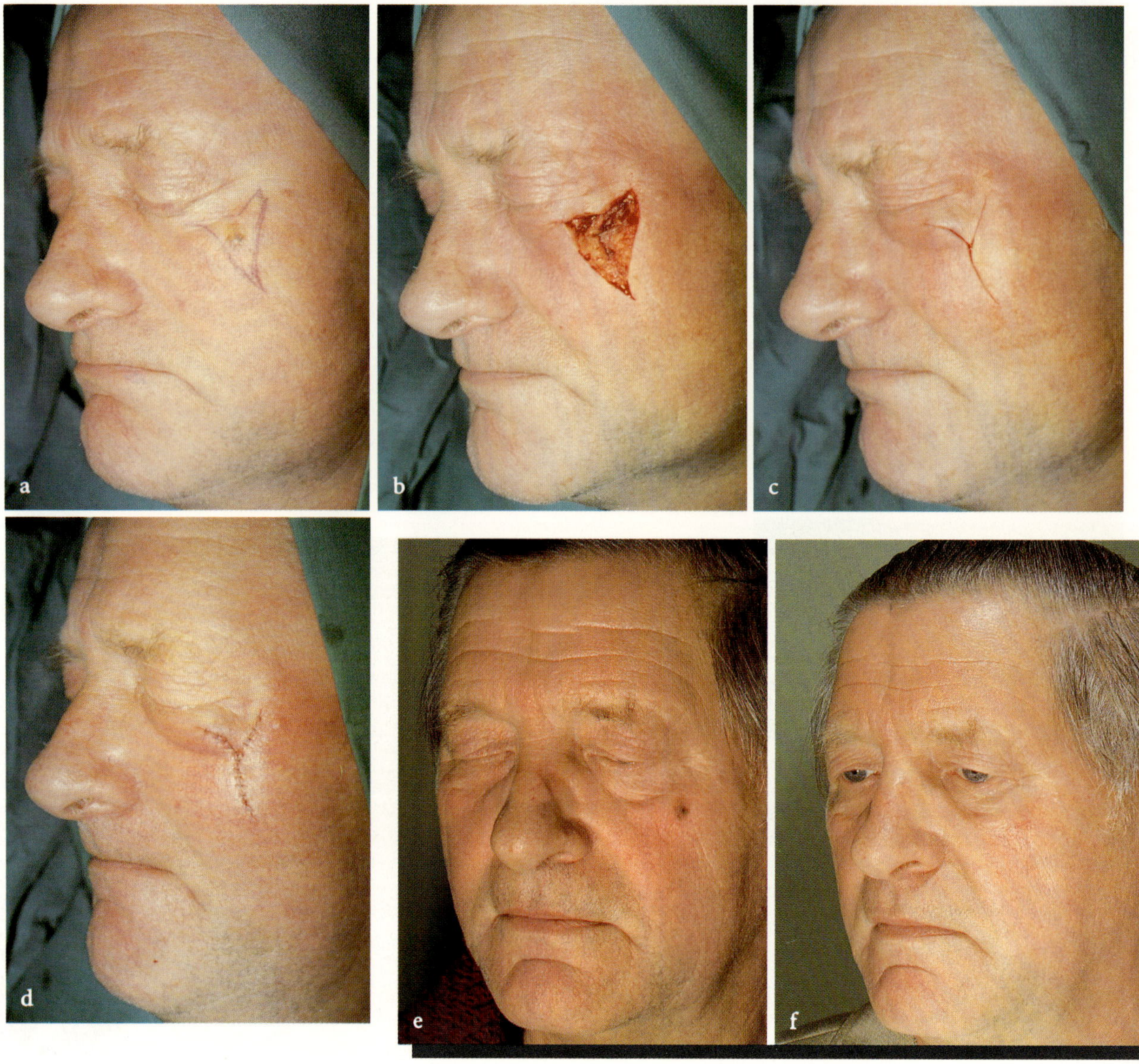

Abb. 208. VY-Plastik:
a VY-förmige Exzision einer Lentigo maligna,
b Exzisionsdefekt,
c optimal adaptierende Subkutannaht,
d Abschluß der Operation nach Einzelknopfnaht,
e Ausgangsbefund,
f drei Monate postoperativ

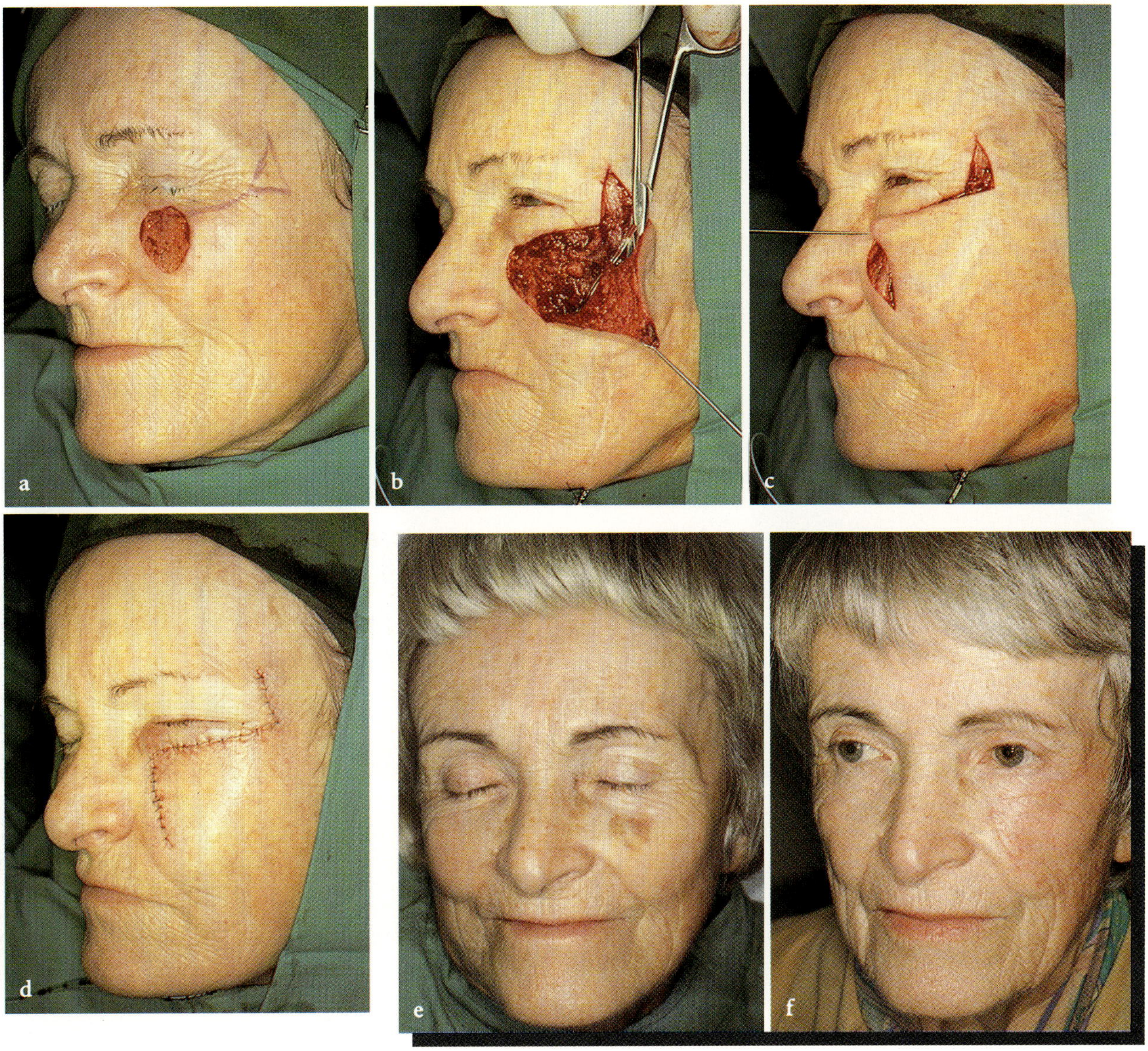

Abb. 209. Verschiebeplastik:
a Operationsplanung bei einem Defekt nach Exzision einer Lentigo maligna, Plazierung der längsten Schnitte in den Hautfältchen. Durch laterales Ansteigen des Schnittes wird eine Zugwirkung auf das Unterlid verhindert.
b Exzision des lateralen Ausgleichsdreiecks und Mobilisierung des Verschiebelappens,
c spannungsfreie Verlagerung,
d Abschluß der Operation,
e Ausgangsbefund,
f fünfzehn Monate postoperativ

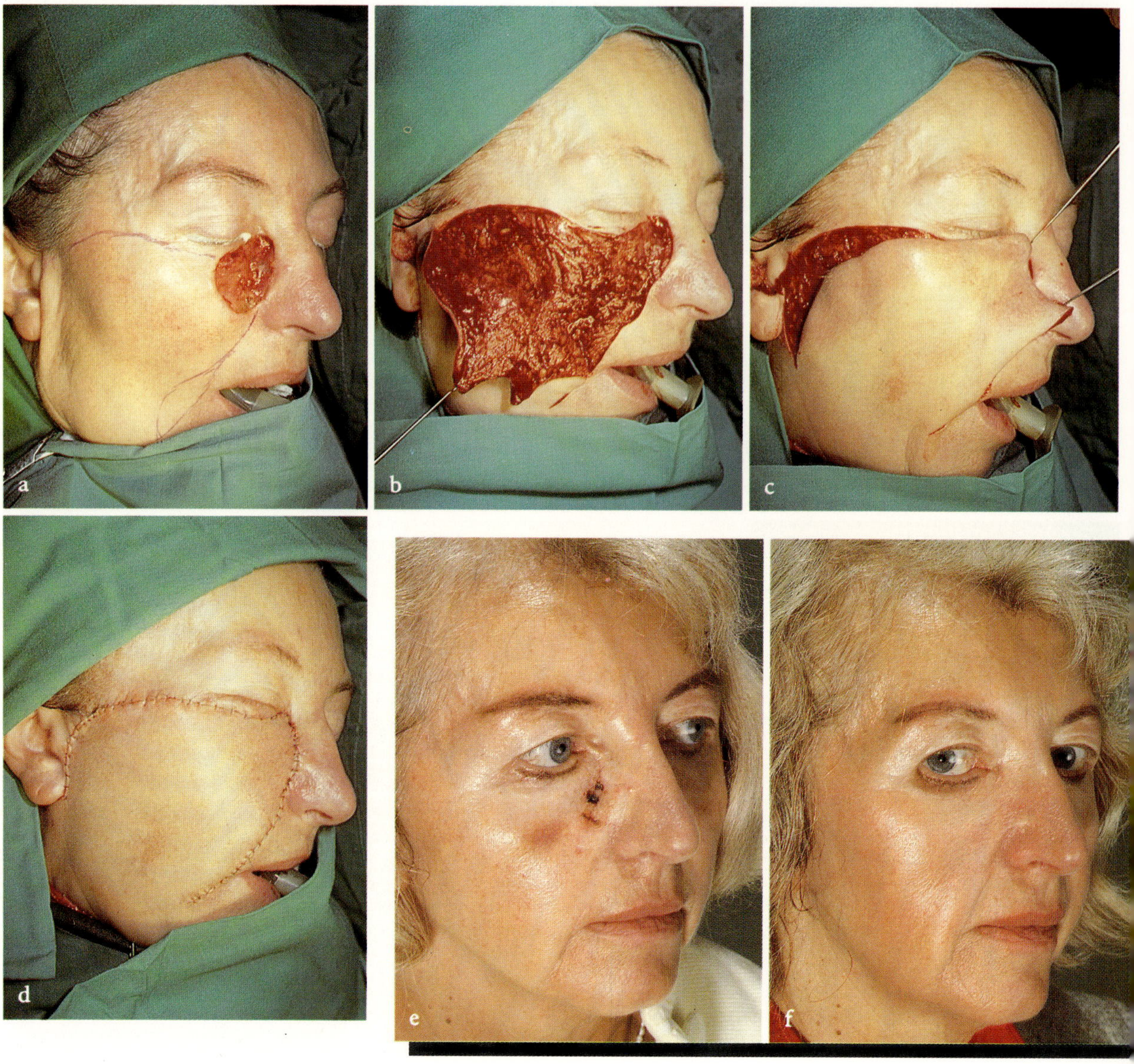

Abb. 210. Trapez-Plastik:
a Operationsplanung der Trapez-Plastik (hier: Wangenrotationsplastik kombiniert mit nasolabialer Verschiebeplastik),
b Mobilisierung fast der gesamten Wangenregion,
c Verlagerung in den Defekt und optimale Angleichung,
d Abschluß der Operation,
e Ausgangsbefund des ausgedehnten Basaliomrezidivs,
f ein Jahr postoperativ

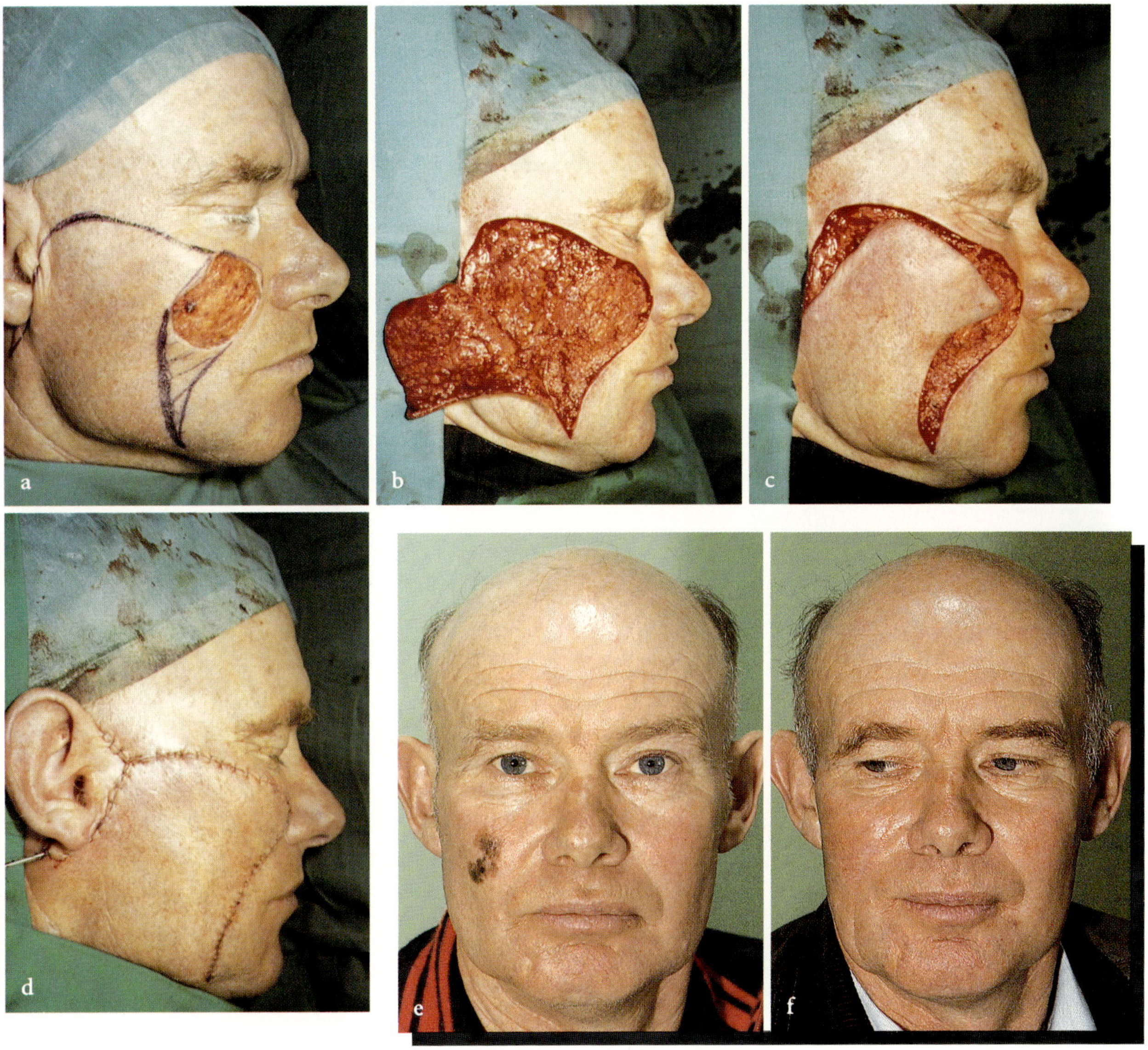

Abb. 211. Wangenrotationsplastik:
a Defekt nach Exzision eines Lentigo-maligna-Melanoms, Operationsplanung der Wangenrotationsplastik nach Imre,
b komplette Mobilisierung des Rotationslappens,
c ausreichende Spannungsfreiheit,
d Abschluß der Operation. Der Verlauf des Rotationslappens ist auch hier wiederum lateral ansteigend, um eine Zugwirkung auf das Unterlid zu vermeiden.
e Ausgangsbefund,
f eineinhalb Jahre postoperativ

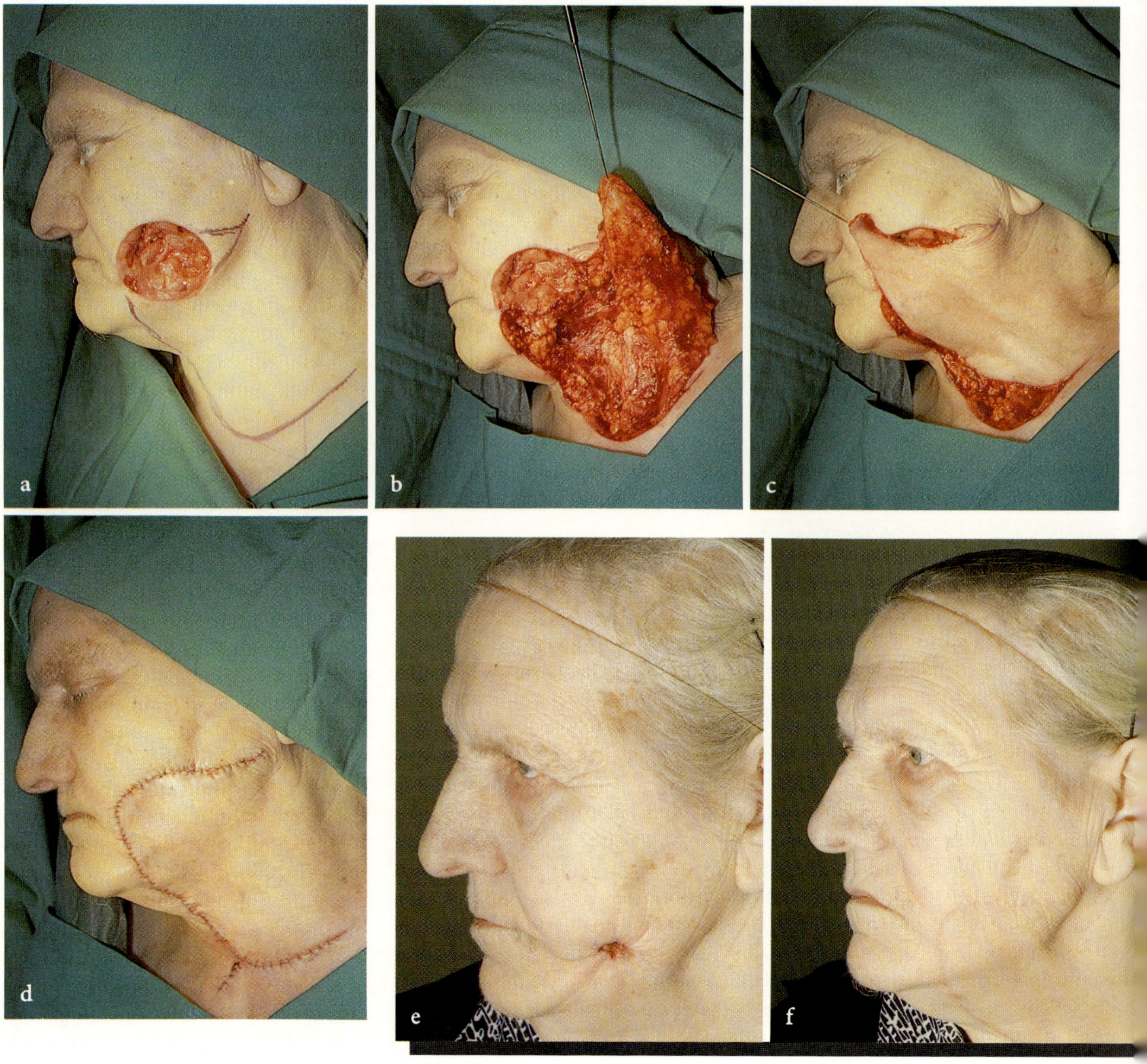

Abb. 212. Rotationsplastik von kaudal:
a ausgedehnter Defekt an der Wange kaudal,
b Präparation des Rotationslappens unter Einbeziehung der Halsregion,
c Spannungsfreie Verlagerung und nachfolgend Positionierung des Ausgleichsdreiecks am Punkt der stärksten Spannung,
d Abschluß der Operation,
e Ausgangsbefund des ulzerierten Basalioms,
f sechs Monate postoperativ

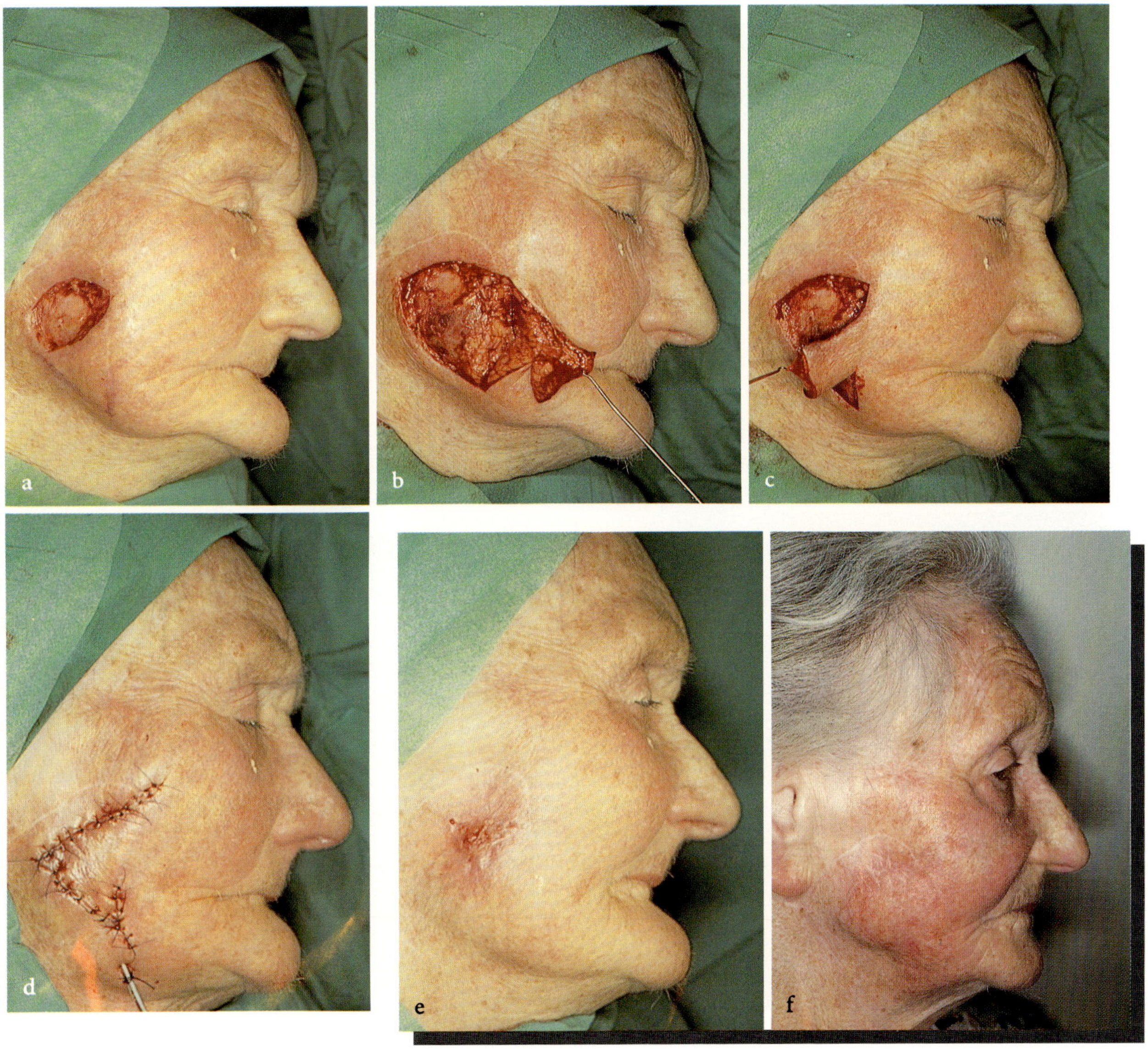

Abb. 213. Verschiebeplastik mit rückläufigem Ausgleichsschnitt:
a Exzisionsdefekt und Operationsplanung,
b Präparation des Verschiebelappens von kaudal,
c spannungsfreie Verlagerung,
d Abschluß der Operation,
e Ausgangsbefund des Rezidivbasalioms,
f acht Monate postoperativ

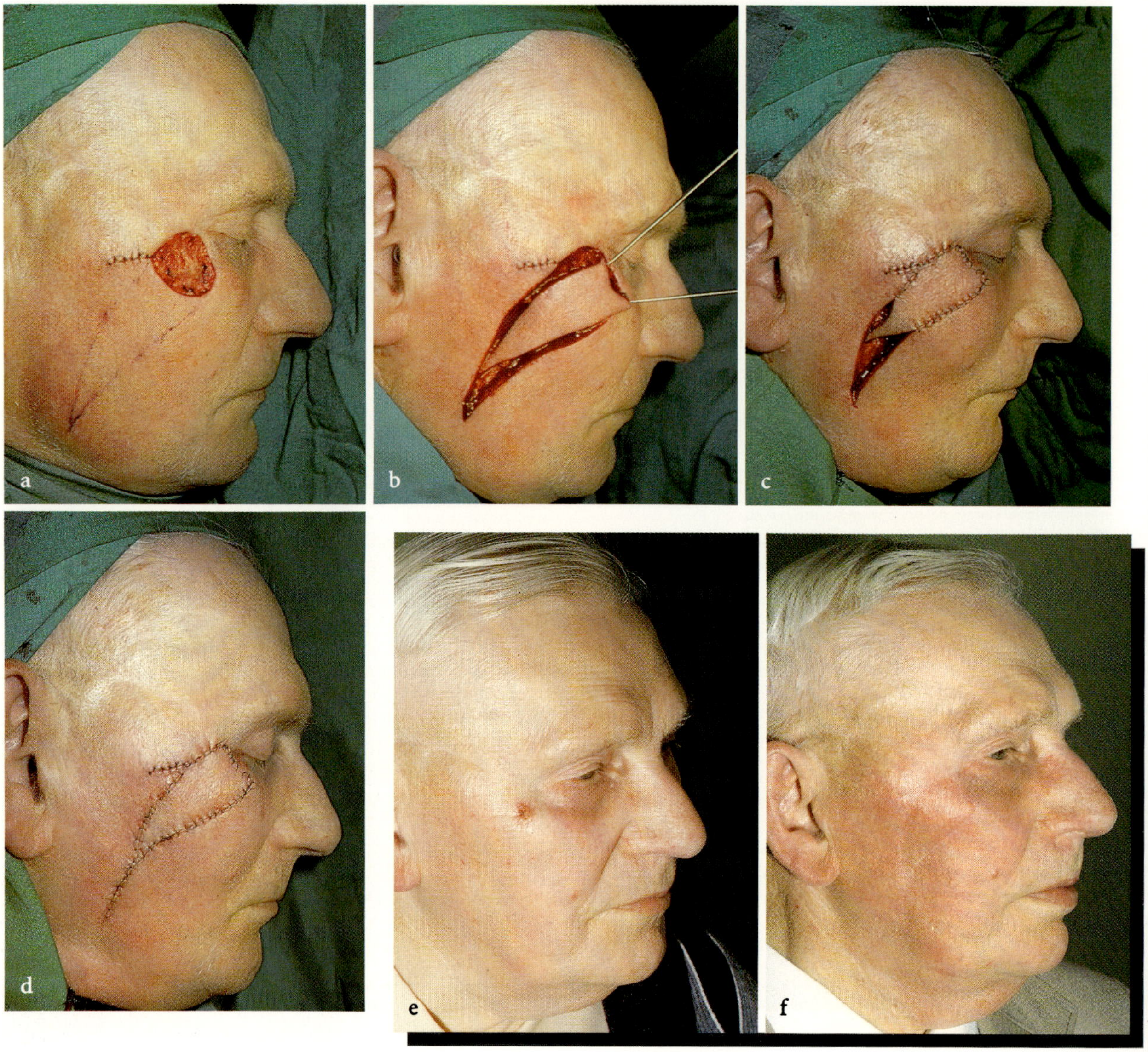

Abb. 214. Subkutan gestielte Lappenplastik:
a Defekt nach Exzision eines Basalioms,
b Präparation und Verlagerung einer subkutan gestielten Lappenplastik in Orientierung an die Hautspannungslinien,
c sukzessive Adaptation des verlagerten Lappens,
d Abschluß der Operation,
e Ausgangsbefund,
f fünfzehn Monate postoperativ

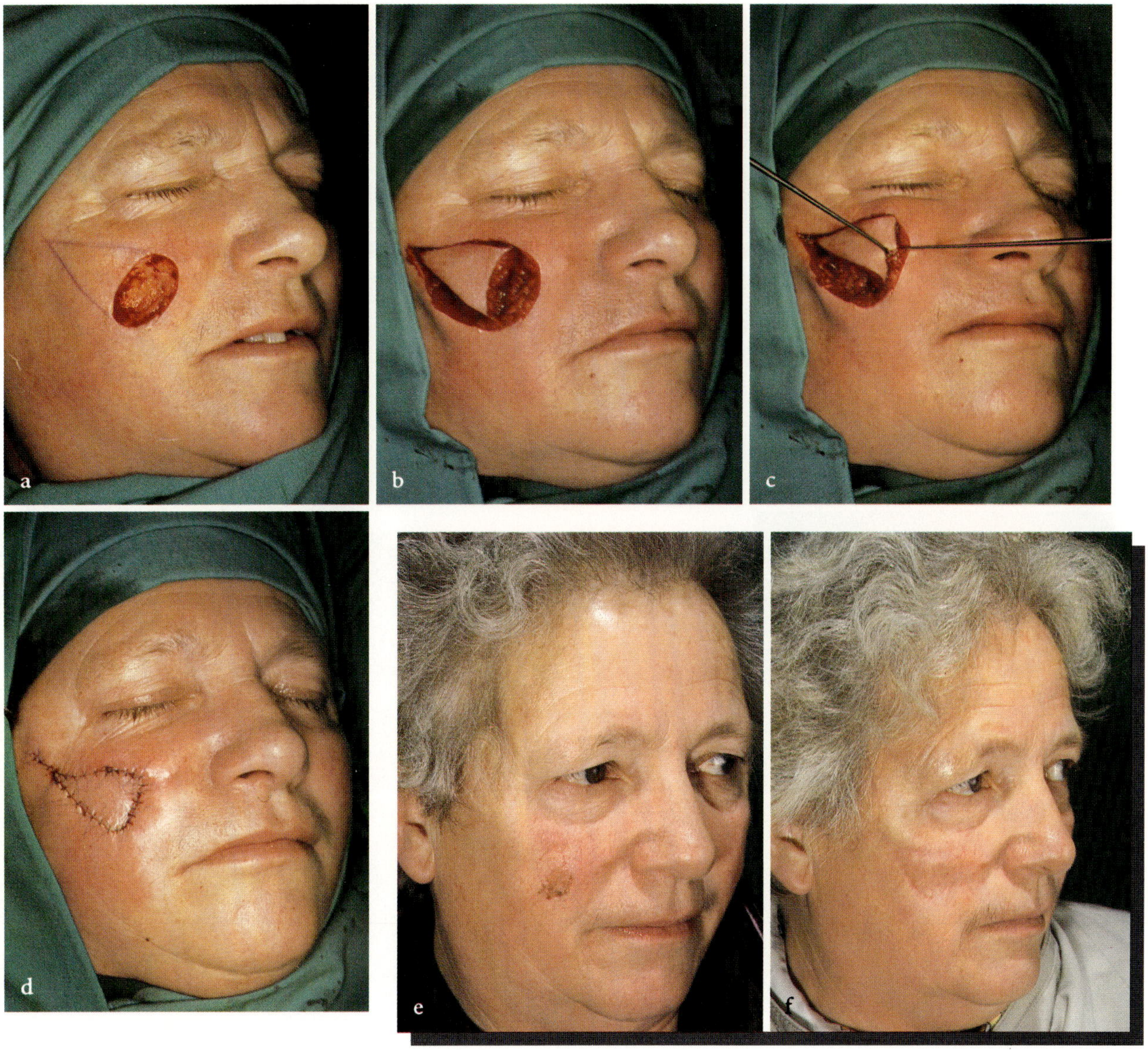

Abb. 215. Subkutan gestielte Lappenplastik von laterokranial:
a Defekt nach Exzision einer Lentigo maligna,
b Präparation eines subkutan gestielten Lappens von laterokranial,
c spannungsfreie Verlagerung des Lappens,
d Abschluß der Operation,
e Ausgangsbefund,
f sechs Monate postoperativ

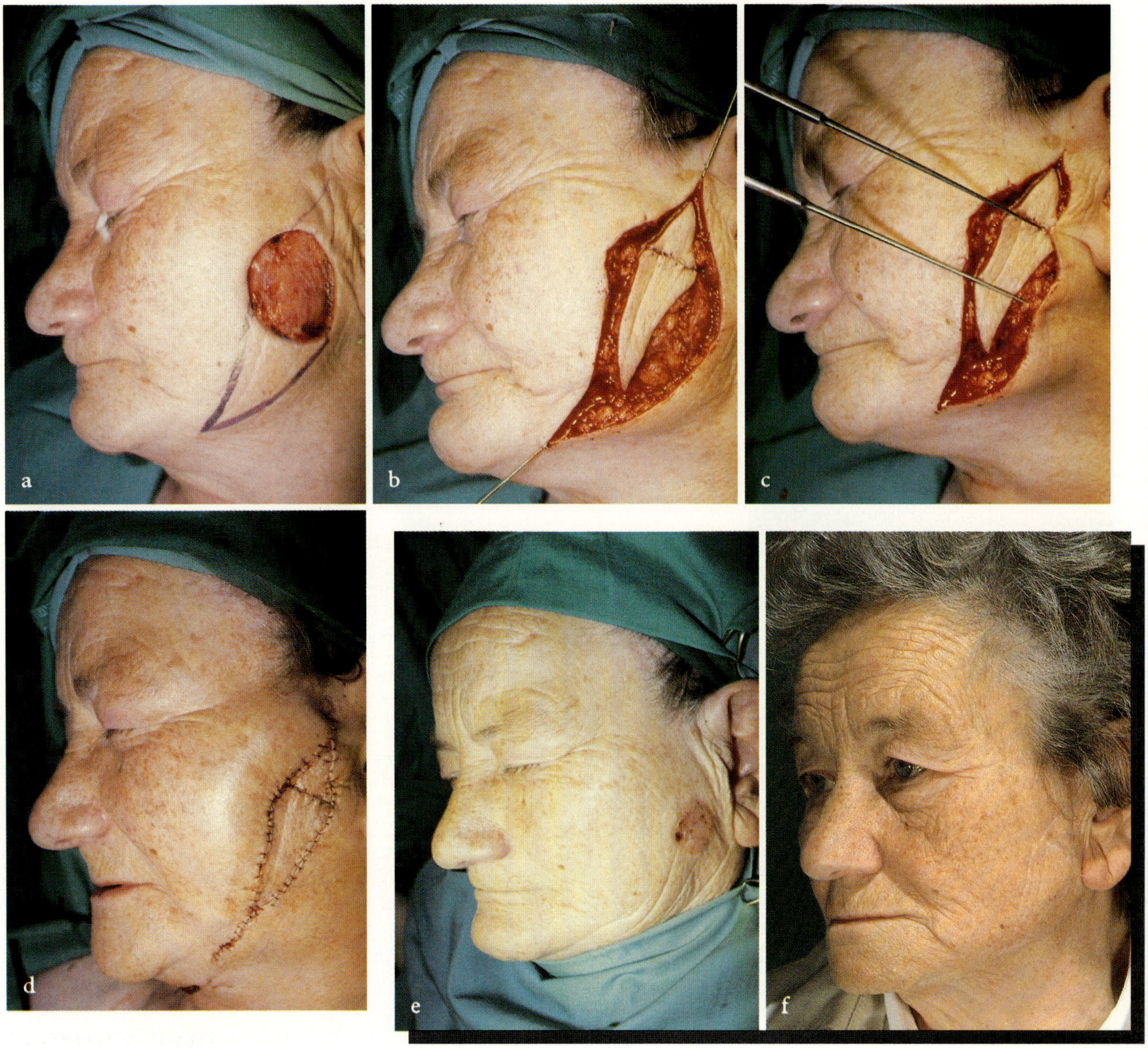

Abb. 216. Doppelte subkutan gestielte Lappenplastik:
a Defekt nach Exzision eines Basalioms,
b Präparation und Annäherung der beiden Lappen,
c seitliche Adaptation,
d Abschluß der Operation,
e Ausgangsbefund,
f drei Jahre postoperativ

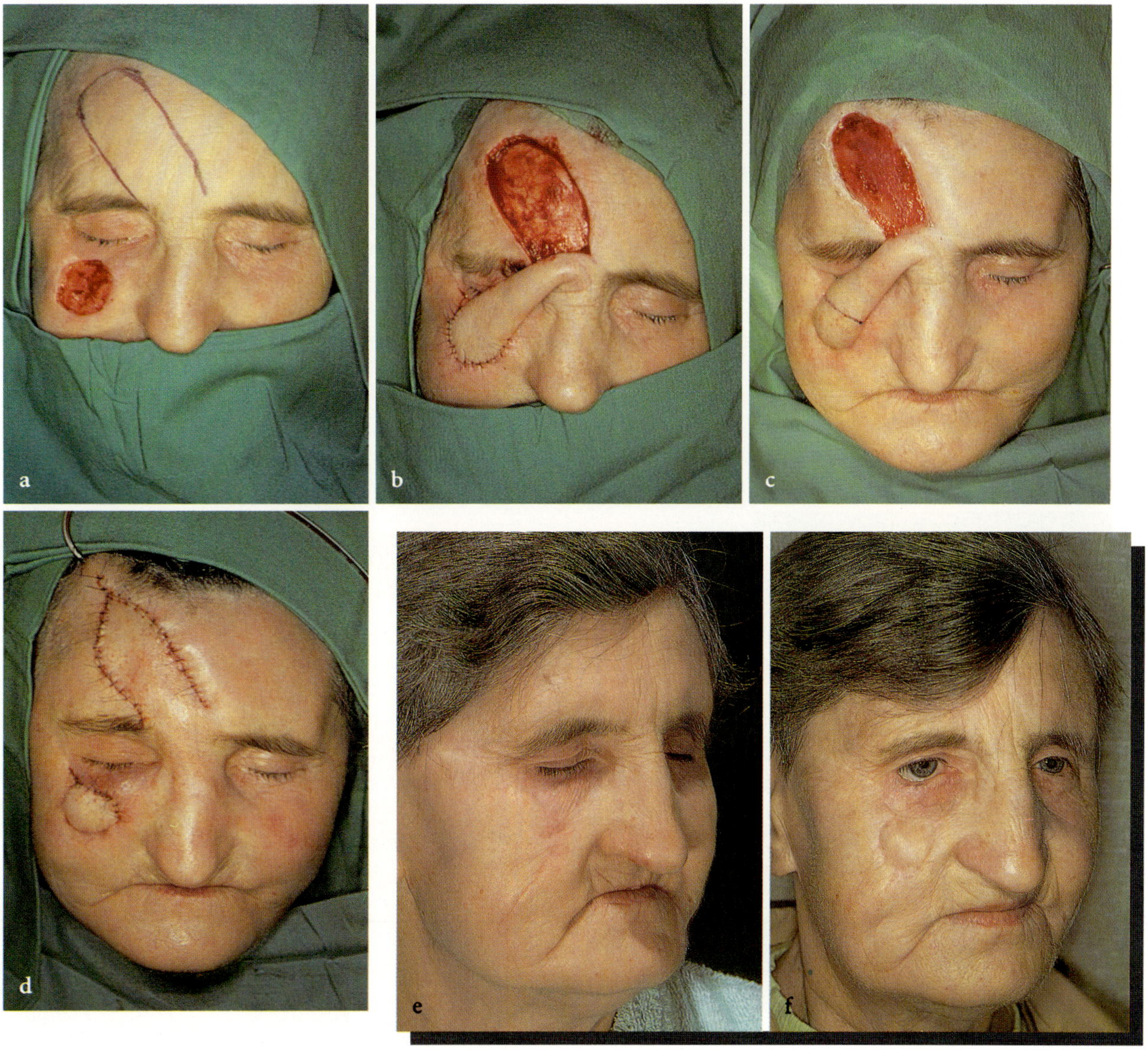

Abb. 217. Stirnlappenplastik:
a Defekt nach Exzision eines Basaliomrezidivs und Planung des mediolateralen Stirnlappens,
b Verlagerung der Lappenspitze in den Defekt,
c nach zwei Wochen Durchtrennung und Rückverlagerung des Lappenstiels,
d Abschluß der Operation,
e Ausgangsbefund des Basaliomrezidivs nach primär durchgeführter Wangenrotationsplastik,
f zweieinhalb Jahre postoperativ

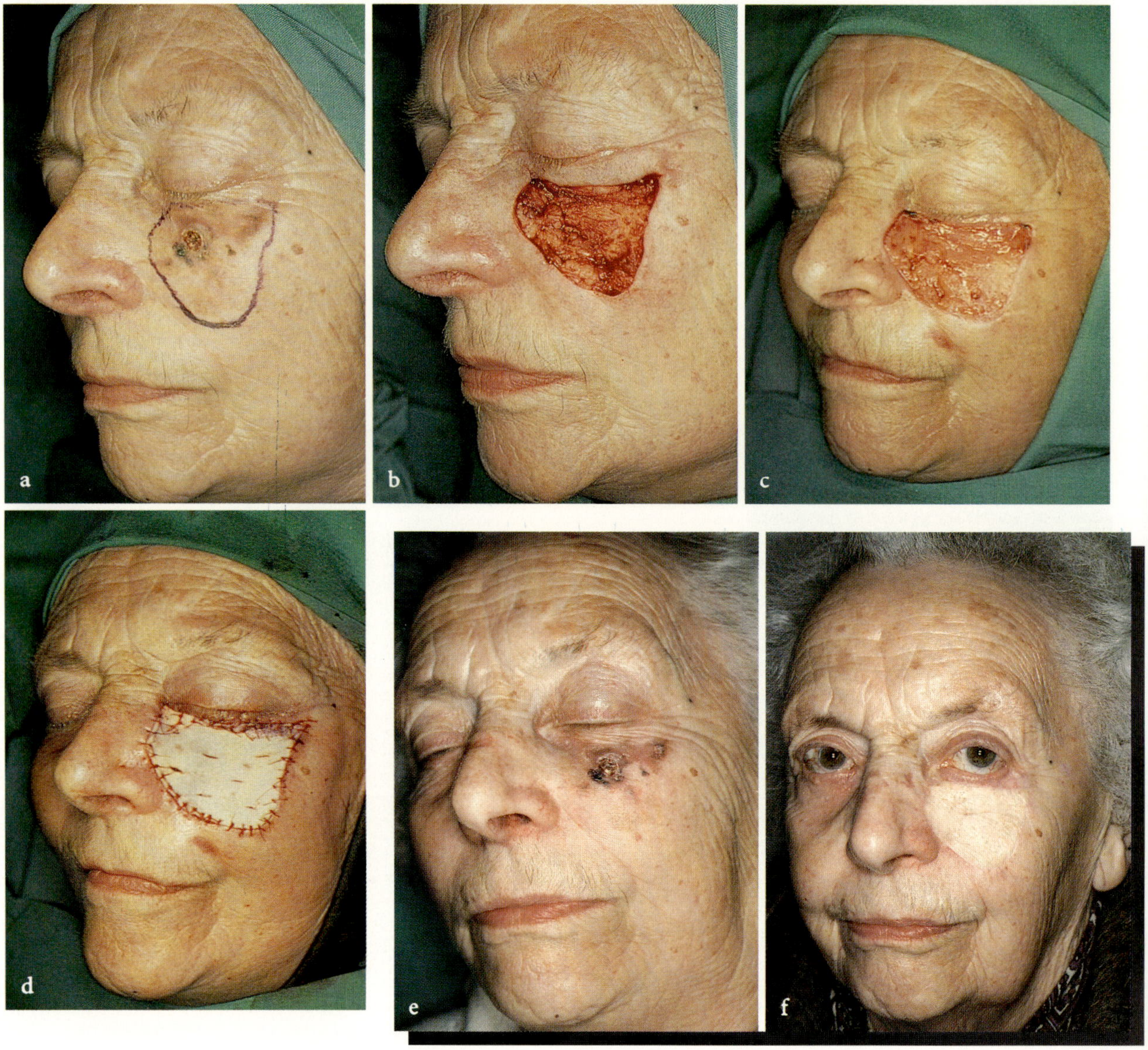

Abb. 218. Spalthauttransplantat:
a Operationsplanung bei Lentigo-maligna-Melanom,
b Exzisionsdefekt,
c Zustand nach Wundgrundkonditionierung,
d optimal eingepaßtes "dickes" Spalthauttransplantat,
e Ausgangsbefund,
f neun Monate postoperativ

Abb. 219. Doppelte Schwenklappenplastik (bi-lobed flap) ▷ kombiniert mit Spalthauttransplantation:
a ausgedehnter Defekt nach Exzision eines Basalioms im laterokaudalen Wangenbereich, Operationsplanung,
b zunächst Präparation und Verlagerung des proximalen Lappens aus der lateralen Halsregion,
c Restdefekt nach Einpassen des ersten Lappens,
d Deckung des Halsdefekts mittels eines weiteren Transpositionslappens von der Schulter,
e passagere Deckung des Schulterdefekts durch Polyurethanfolie zur Wundkonditionierung,
f Endresultat sechs Monate nach Spalthauttransplantation des Tertiärdefekts,
g Ausgangsbefund,
h Zustand sechs Monate postoperativ

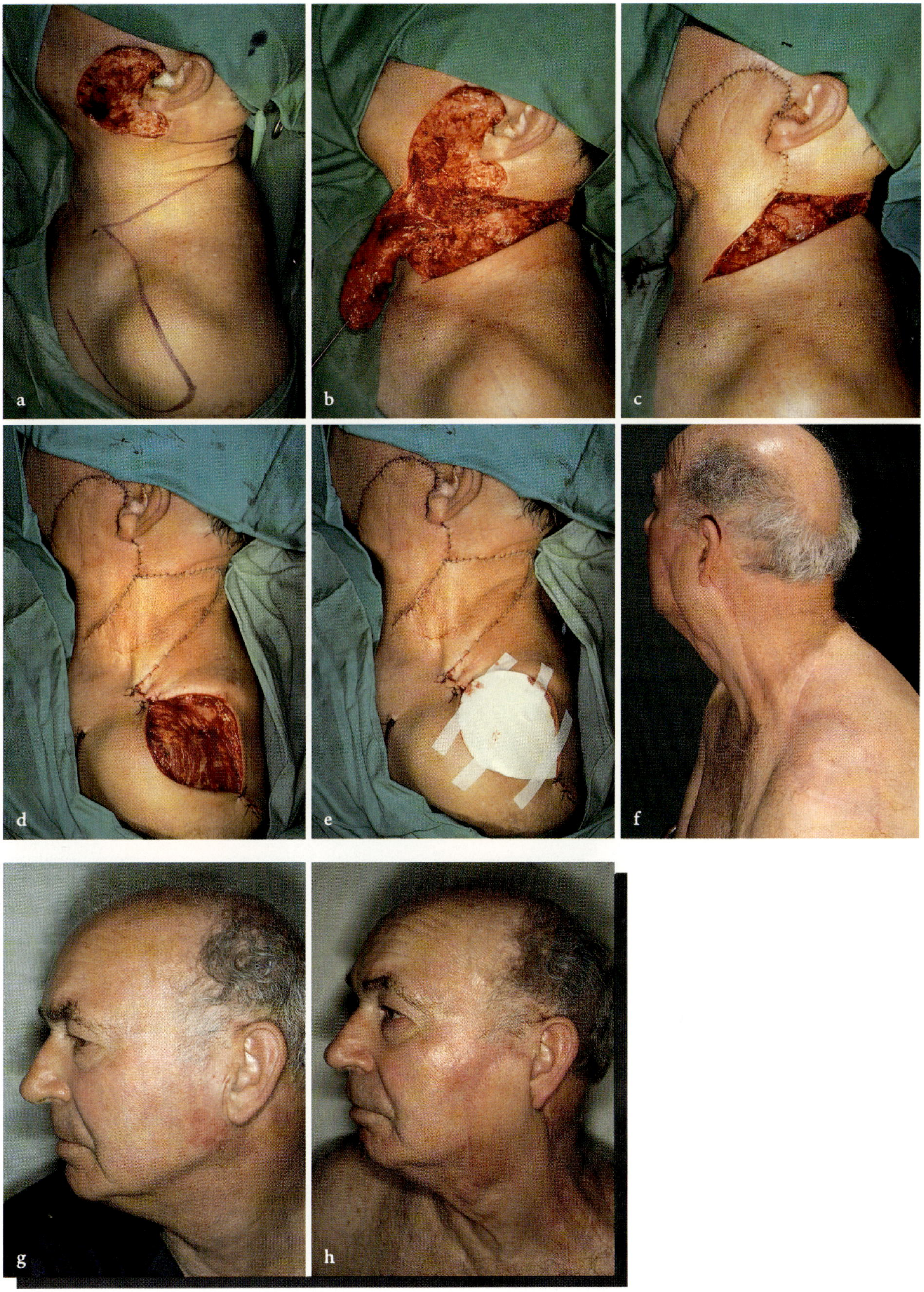
a
b
c
d
e
f
g
h

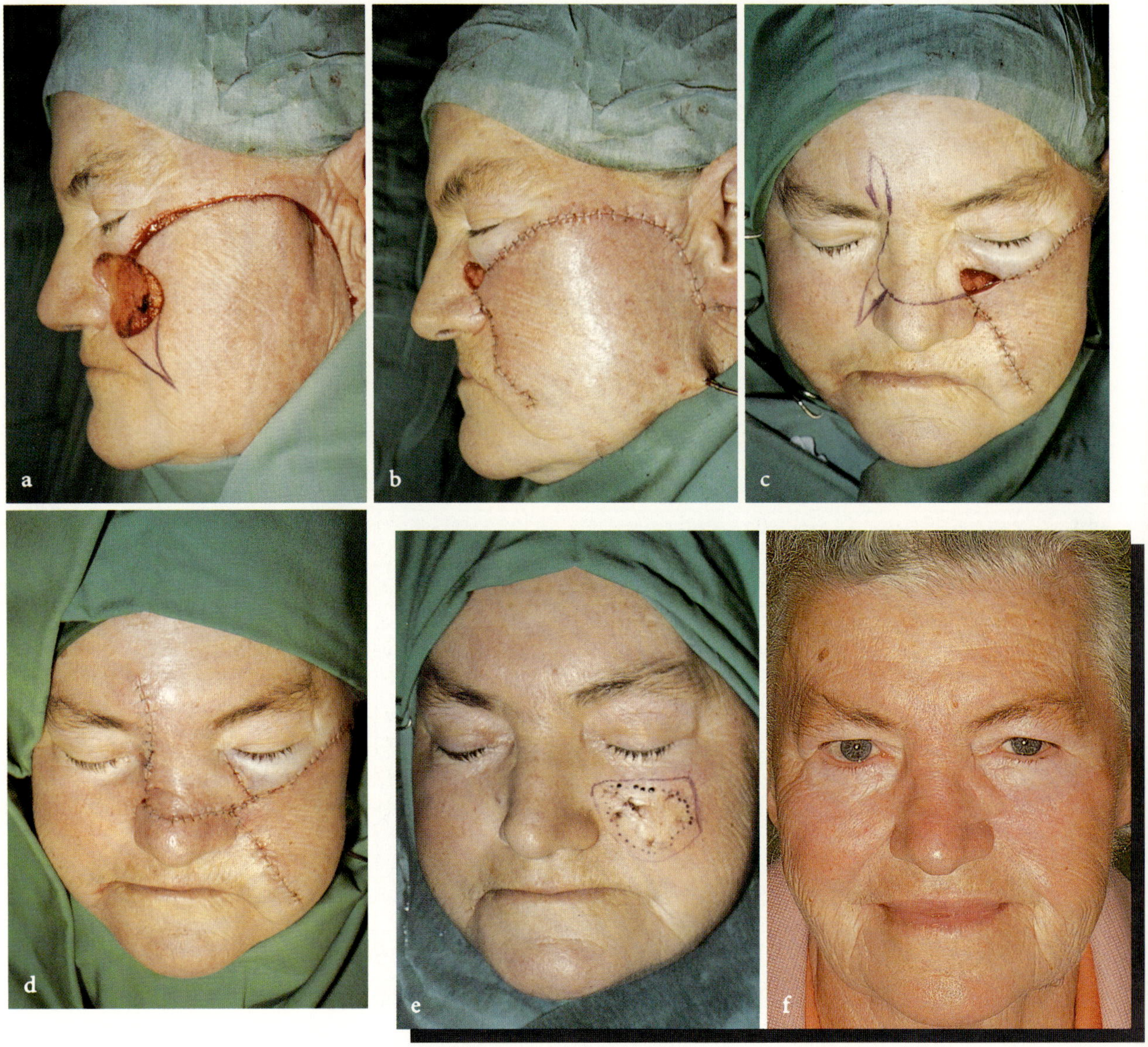

Abb. 220. Wangenrotationsplastik kombiniert mit Glabellarotationsplastik:
a Defekt nach Exzision eines sklerodermiformen Basalioms, Wangenrotationsplastik nach Imre,
b Abschluß nach Wangenrotation mit Restdefekt,
c weitreichende Glabellarotationsplastik zur Deckung des Restdefekts,
d Abschluß der Operation,
e Ausgangsbefund,
f sechs Monate postoperativ

19.6 Nase

Operative Eingriffe im Nasenbereich erfordern eine besonders sorgfältige organbezogene Operationsplanung. Zu berücksichtigen sind dabei neben dem Nasenprofil vor allem die Symmetrie in der Frontalansicht sowie die des Naseneingangs. Bereits eine geringe nasale Deviation kann, neben der ästhetischen Beeinträchtigung, funktionelle Störungen, wie z. B. die Behinderung der Nasenatmung, zur Folge haben. Ein unbefriedigendes postoperatives Ergebnis bedeutet demnach nicht selten auch eine bleibende Entstellung des Patienten. Mit dieser Problematik muß sich der am Hautorgan operativ Tätige nahezu täglich auseinandersetzen, da die Nasenregion bevorzugt Sitz maligner epithelialer Neubildungen ist. Neben der genauen Kenntnis der Topographie der oberflächlichen und tiefen Strukturen der Nase ist insbesondere das dreidimensionale Vorstellungsvermögen des Therapeuten eine wesentliche Voraussetzung für die optimale Rekonstruktion dieser ästhetischen Einheit.

Abb. 221. Anatomie der Gefäß-Nerven-Versorgung der Nasenregion

19.6.1 Anatomie

Die Form der Nase wird durch ihr aus Knochen und Knorpel gebildetes Gerüst bestimmt. Das paarige Os nasale ist eine feste Unterlage für die Haut der Nasenwurzel und des oberen Nasenrückens, der im übrigen von den Nasenflügelknorpeln gestützt wird. Nasenspitze und Columella werden von den lateralen bzw. medialen Schenkeln der ebenfalls paarigen Dreiecksknorpel unterlegt. Diese sind relativ frei beweglich und demnach durch mangelhaft durchgeführte operative Eingriffe an der darüberliegenden Haut leicht aus ihrer physiologischen Position zu verlagern. Der laterale Schenkel des Dreiecksknorpels formt zwar das mediale Drittel des Nasenflügels, dessen größerer lateraler Anteil besteht allerdings lediglich aus Haut, Unterhautgewebe und muskulären Strukturen. Diese unterschiedlichen anatomischen Gegebenheiten sind bei der Operationsplanung mit zu berücksichtigen.

Die Gefäßversorgung erfolgt über die Aa./Vv. angularis und facialis, die miteinander anastomosieren und nach medial Äste entsenden. Nerval wird die Nase von Ästen des 1. und 2. Trige-

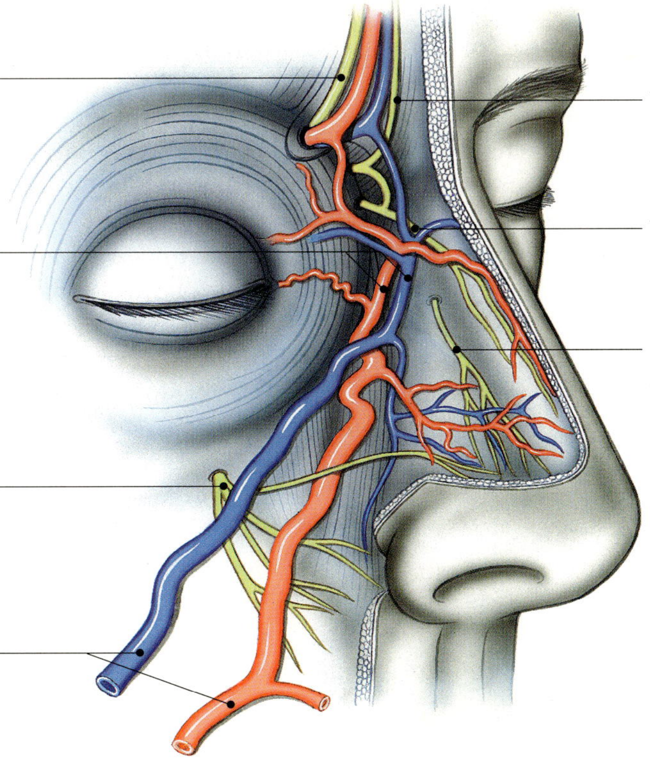

minusastes versorgt: die Nn. infratrochlearis und infraorbitalis sowie der Ramus nasalis n. ethmoidalis anterior (Abb. 221).

19.6.2 Anästhesie

Da selbst größere plastisch-operative Eingriffe an der äußeren Nase nicht zwingend eine Allgemeinanästhesie erfordern, ist die Ausschaltung der sensorischen Versorgung dieser Region durch Lokalanästhetika von besonderem Interesse. Hierzu eignet sich sowohl die Infiltrationsanästhesie, allerdings nur bei kleineren Flächen, als auch die Blockade der die Nase versorgenden sensiblen Nerven, die in erster Linie durch die verschiedenen Äste des N. trigeminus erfolgt.

Durch die Injektion des Lokalanästhetikums seitlich der Nasenwurzel in Richtung medialer Augenwinkel und lateraler Nasenwand wird der N. infratrochlearis blockiert und Nasenwurzel sowie der proximale Anteil der lateralen Nasenwand anästhesiert. Die Blockade der Äste des N. infraorbitalis erfolgt über einen Einstich jeweils seitlich der Nasenwurzel, wobei die Injektionskanüle nach cranial an der seitlichen Nasenwand vorgeschoben und das tiefe subkutane Gewebe mit dem Lokalanästhetikum infiltriert wird. Nach dem Zurückziehen und Kippen der Kanüle wird auf die gleiche Weise ohne einen neuen Einstich das tiefe Unterhautgewebe bis zur Columella horizontal infiltriert. Damit sind Nasenflügel, seitliche Nasenwand und Columella analgesiert. Die den mittleren und distalen Bereich des Nasenrückens einschließlich der Nasenspitze versorgenden paarigen Äste des N. ethmoidalis anterior werden durch die fächerförmige Injektion des Lokalanästhetikums über einen Einstich zwischen Os nasale und Nasenflügelknorpel blockiert.

19.6.3 Operationsplanung

In Abhängigkeit von Lage, Größe und Tiefenausdehnung eines Defekts sind zahlreiche Operationsverfahren beschrieben worden, die wiederum lokalisationsabhängig ästhetisch unterschiedliche Ergebnisse erbringen. So mag bei gleichgroßen Defekten eine Dehnungsplastik mit primärer Wundnaht im Bereich der Nasenwurzel (knöchernes Nasenskelett!) noch vertretbar sein, an Nasenflügel und Nasenspitze führt dieses Verfahren jedoch mit Sicherheit zu einer funktionell und kosmetisch indiskutablen Beeinträchtigung des Patienten. Deshalb ist die Beherrschung einer großen Palette operativer Techniken und deren differenzierter Einsatz in den nasalen Subregionen für ein optimales Behandlungsergebnis essentiell.

Leider wird aufgrund der besonderen anatomischen Verhältnisse bei tumorchirurgischen Eingriffen an der Nase nicht selten ein zu geringer Sicherheitsabstand eingehalten. Eine große Zahl von Tumorrezidiven wird dadurch verursacht. Dabei sollte bekannt sein, daß plastische Operationsverfahren zur Verfügung stehen, die auch ästhetisch überzeugen. Sie sind besonders dann erfolgversprechend, wenn die Operationsplanung das Standardwissen über die unterschiedliche Oberflächenstruktur der Haut in den ästhetischen Untereinheiten der Nasenregion sowie deren Begrenzungslinien berücksichtigt.

In erster Linie kommen randomisierte und regionale Lappenplastiken zum Einsatz. Selbstverständlich können auch freie Hauttransplantate zur Defektdeckung herangezogen werden. Dabei ist aber das kosmetische Ergebnis von deren vollständigen Einheilen entscheidend abhängig. Insbesondere bei Blutungen unter das Transplantat und bei fehlendem Perichondrium ist die während der ersten Tage zur Ernährung des Transplantats notwendige Diffusion nicht gegeben, so daß hierdurch Transplantatnekrosen resultieren können.

Bei entsprechend großen Defekten sind Kombinationen der verschiedenen Techniken nicht zu vermeiden.

Persistieren trotz exakter Schnitt- und Präparationstechnik stufenförmige Narben, Einziehungen oder Abweichungen der Oberflächenstruktur und -farbgebung (Hyper- bzw. Hypopigmentierung), kann das Ergebnis durch eine hochtourige Dermabrasion im Einzelfall verbessert werden.

19.6.4 Operationstechniken

Die einzelnen Operationstechniken sind nachfolgend in Orientierung an die einzelnen Subregionen der Nase gegliedert (Abb. 222).
Die Operationstechniken im Bereich der Nasenwurzel und Glabella resultieren zumeist aus der Reservoirfunktion der vertikalen Glabellafalten sowie der horizontalen Falten der Nasenwurzel. Dehnungsplastiken und VY-Plastiken können daran orientierend ausgerichtet werden. Aus diesen beiden Faltenrichtungen ergibt sich auch die Schnittführung für die klassische Glabellarotationsplastik.

Am Nasenrücken sind Dehnungsplastiken horizontal oder vertikal in gewissen Grenzen mit gutem Ergebnis durchführbar, wobei das Alter des Patienten einen entscheidenden Faktor darstellt. Größere Defekte werden durch vertikale Verschiebeplastiken sowie vor allem durch die U-Plastik versorgt. Schwenklappenplastiken müssen meist als "bi-lobed flap" angelegt werden, um die Distanz zwischen Nasenrücken und Nasolabialfalte zu überbrücken.

Die Nasenspitze stellt eine schwierige Region für Nahlappenplastiken dar, da das erforderliche Gewebe über eine Mobilisierung bis zur Glabella oder der Nasolabial- bzw. Wangenregion gewonnen werden muß. Typische Rekonstruktionsmethoden sind U-Plastik, Rieger-Plastik, Schwenklappenplastik und mediolaterale Stirnlappenplastik.

Die seitliche Nasenwand kann günstigerweise durch Verschiebe- oder Rotationsplastiken in verschiedenen Modifikationen von lateral versorgt werden. Ferner kommen auch hier die Schwenklappenplastik und der Stirnlappen in Frage.

Der Nasenflügel erfordert nicht nur ästhetische sondern auch funktionelle Beachtung, um

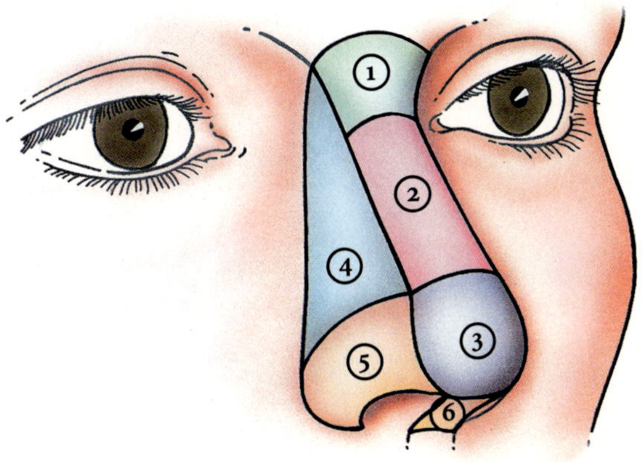

Abb. 222. Subregionen der Nase:
1 Nasenwurzel / Glabella
2 Nasenrücken
3 Nasenspitze
4 seitliche Nasenwand
5 Nasenflügel
6 Nasensteg (Columella)

eine Behinderung der Nasenatmung zu vermeiden. Verschiebeplastiken und Schwenklappenplastiken aus dem Nasolabialbereich werden am häufigsten angewendet.

Der Nasensteg als letzte Subregion der Nase bietet nur wenige Variationen zur Rekonstruktion an. Klassisches Beispiel ist hier die bilaterale Schwenklappenplastik.

Bei sämtlichen Subregionen der Nase kann es erforderlich werden, penetrierende Defekte zu versorgen. Zur Innenauskleidung kann die Lappenumkehr eines Ausgleichsdreiecks herangezogen werden; bei distalen Defekten auch das Einschlagen der Spitze eines nasolabialen Schwenklappens. Bei der alternativen Verwendung von Stirnlappen muß die Lappenspitze zunächst mit einem Vollhauttransplantat "unterfüttert" werden bevor die Verlagerung erfolgt.

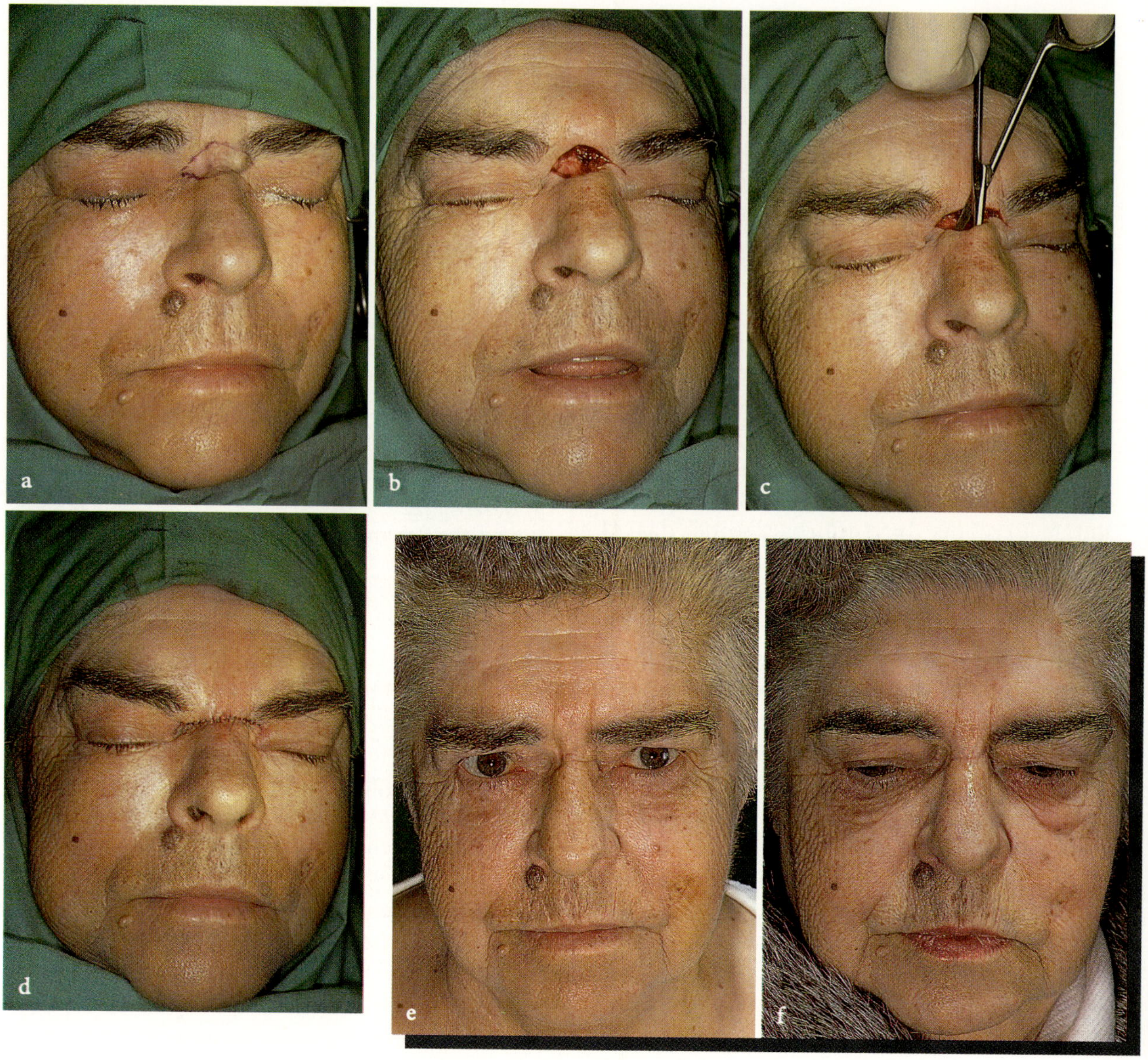

Abb. 223 Dehnungsplastik:
- a Operationsplanung zur spindelförmigen Exzision eines Basalioms an der Nasenwurzel,
- b Exzisionsdefekt,
- c weite Unterminierung der Wundränder,
- d Abschluß der Operation,
- e Ausgangsbefund,
- f Zustand sechs Monate postoperativ

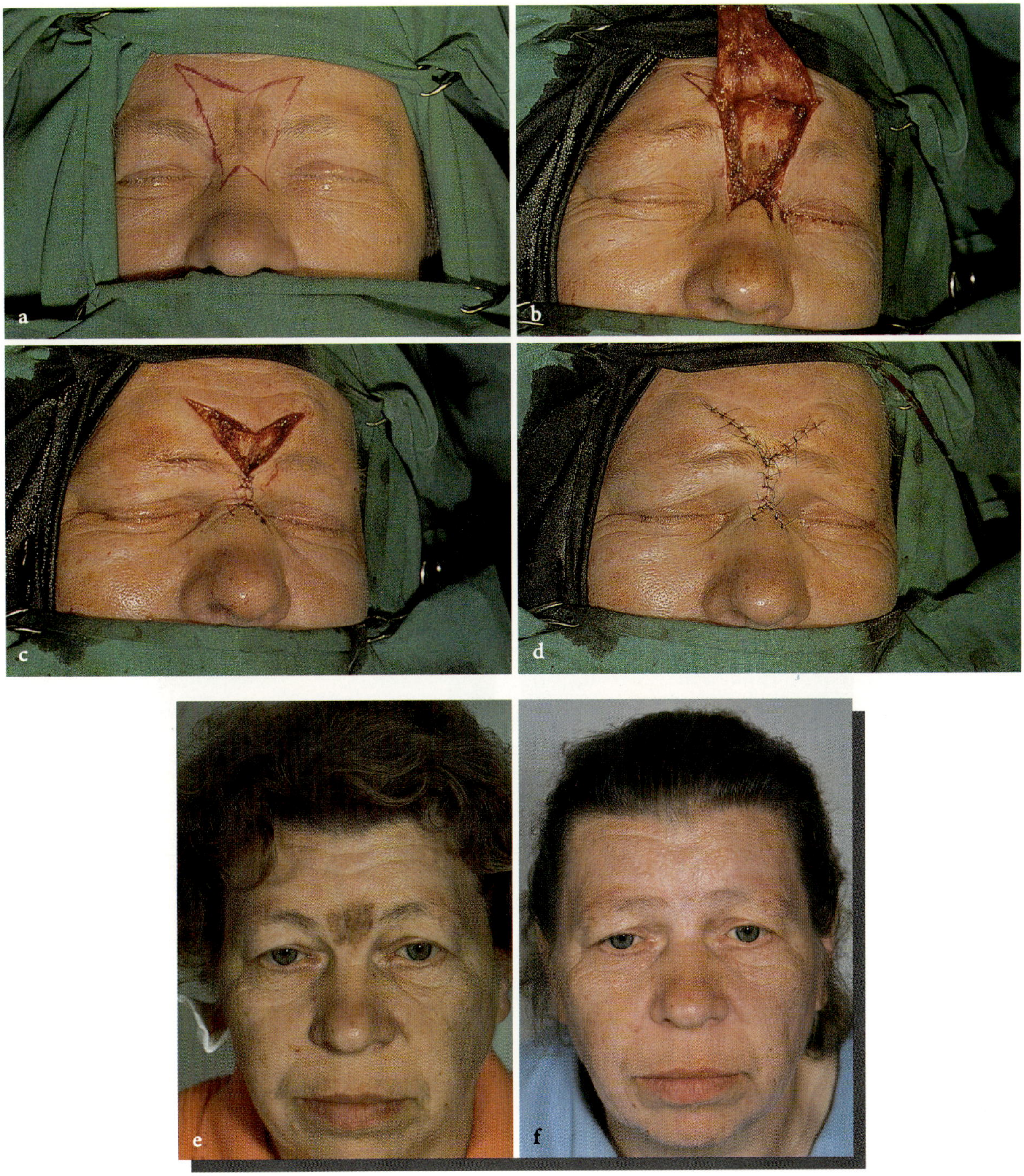

Abb. 224. Doppelte WY-Plastik:
a Operationsplanung der doppelten WY-Plastik bei einem konnatalen Nävuszellnävus,
b Exzision des Nävus,
c sukzessiver Wundverschluß,
d Abschluß der Operation,
e Ausgangsbefund,
f ein Jahr postoperativ

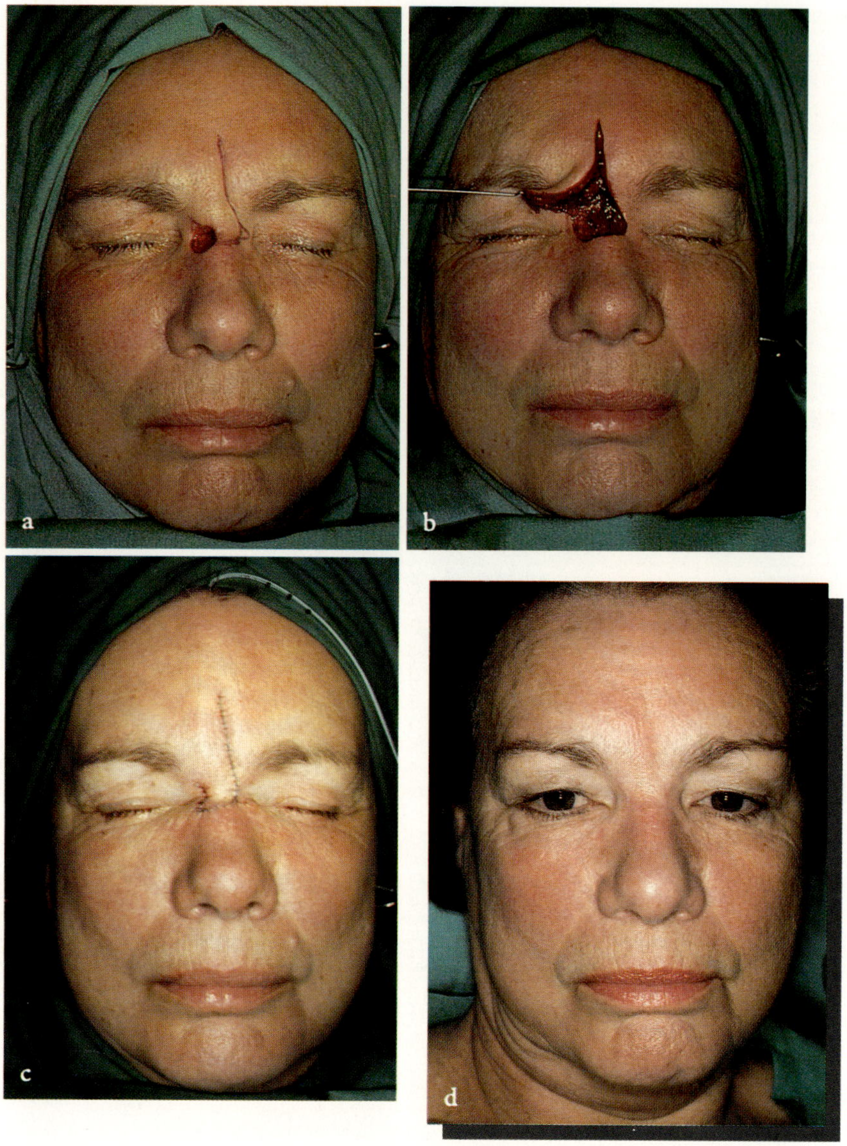

Abb. 225. Glabellarotationsplastik:
a Defekt nach Exzision eines Basalioms und Operationsplanung,
b Präparation des Glabellarotationslappens,
c Abschluß der Operation,
d Zustand zwei Jahre postoperativ

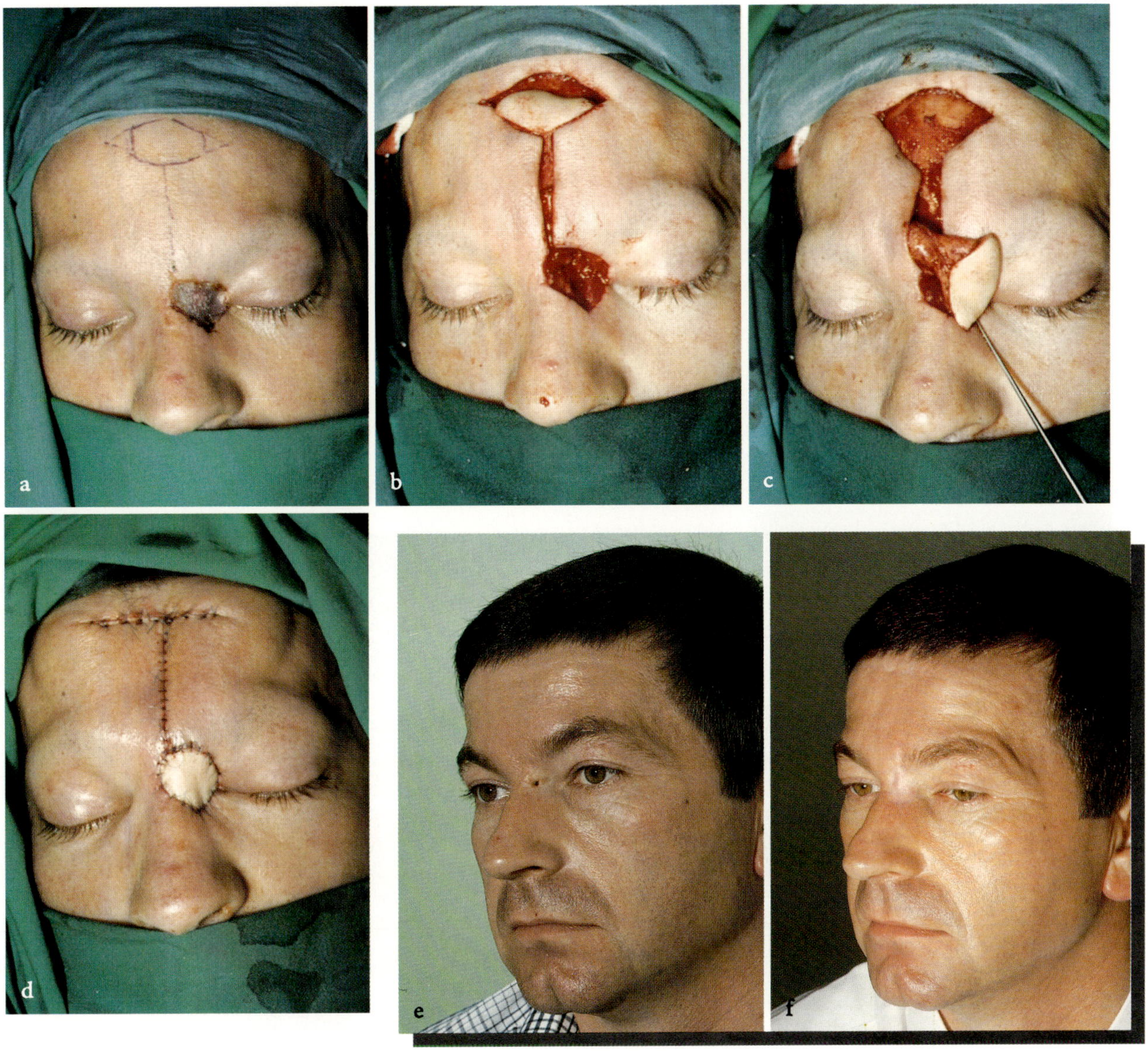

Abb. 226. Subkutan gestielte Transpositionslappenplastik:
a Defekt nach Exzision eines Basalioms an der Nasenwurzel,
b Präparation des Lappens unter Schonung des subkutanen Lappenstiels,
c Verlagerung des gestielten Lappens in den Defekt,
d Zustand nach Einpassen des Lappens und Dehnungsplastik der Donorstelle,
e Ausgangsbefund,
f vier Jahre postoperativ

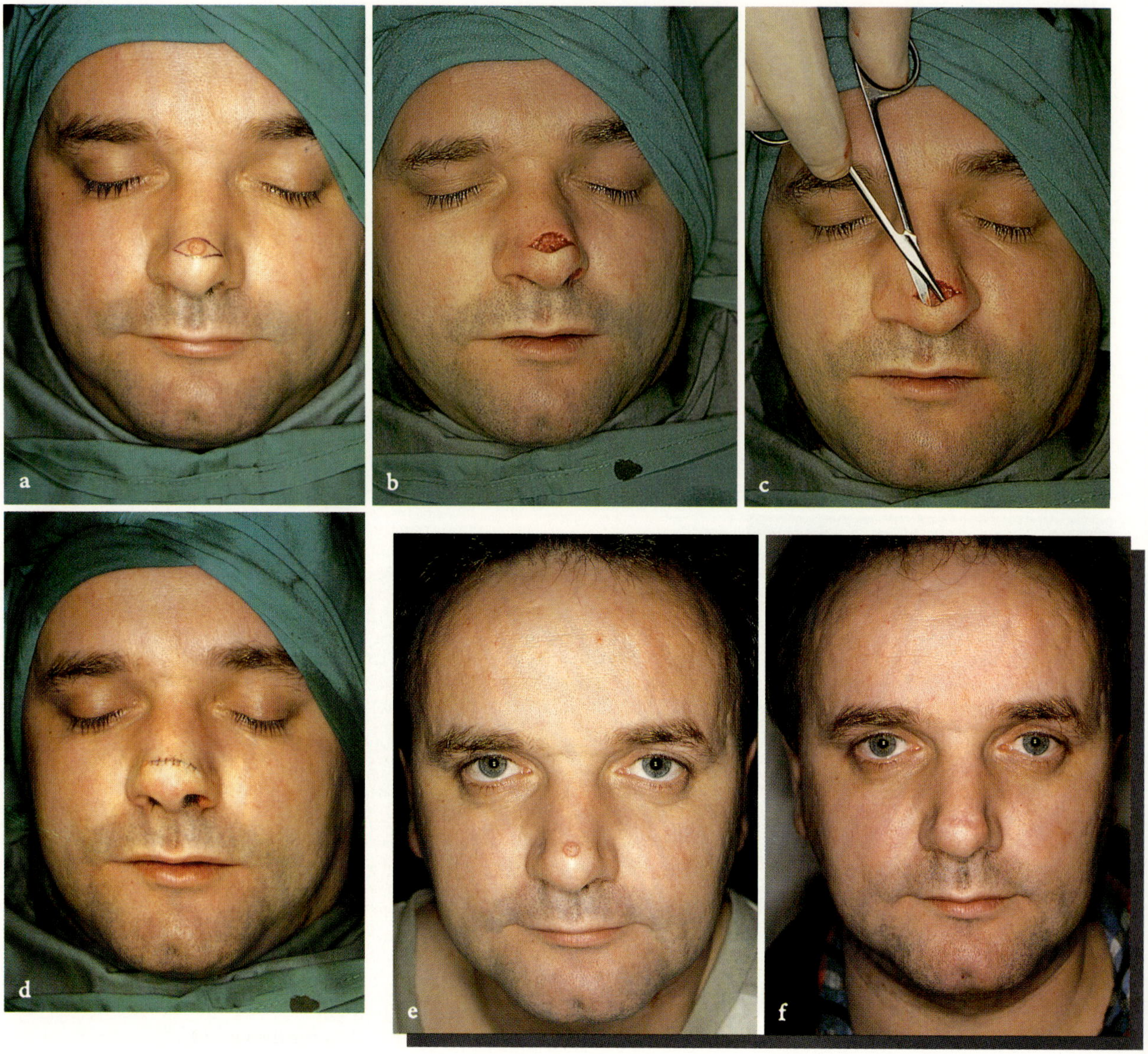

Abb. 227. Dehnungsplastik:
a Operationsplanung der horizontalen Dehnungsplastik zur Exzision des Keratoakanthoms am distalen Nasenrücken,
b Exzisionsdefekt,
c Wundrandunterminierung,
d Abschluß der Operation,
e Ausgangsbefund,
f drei Monate postoperativ

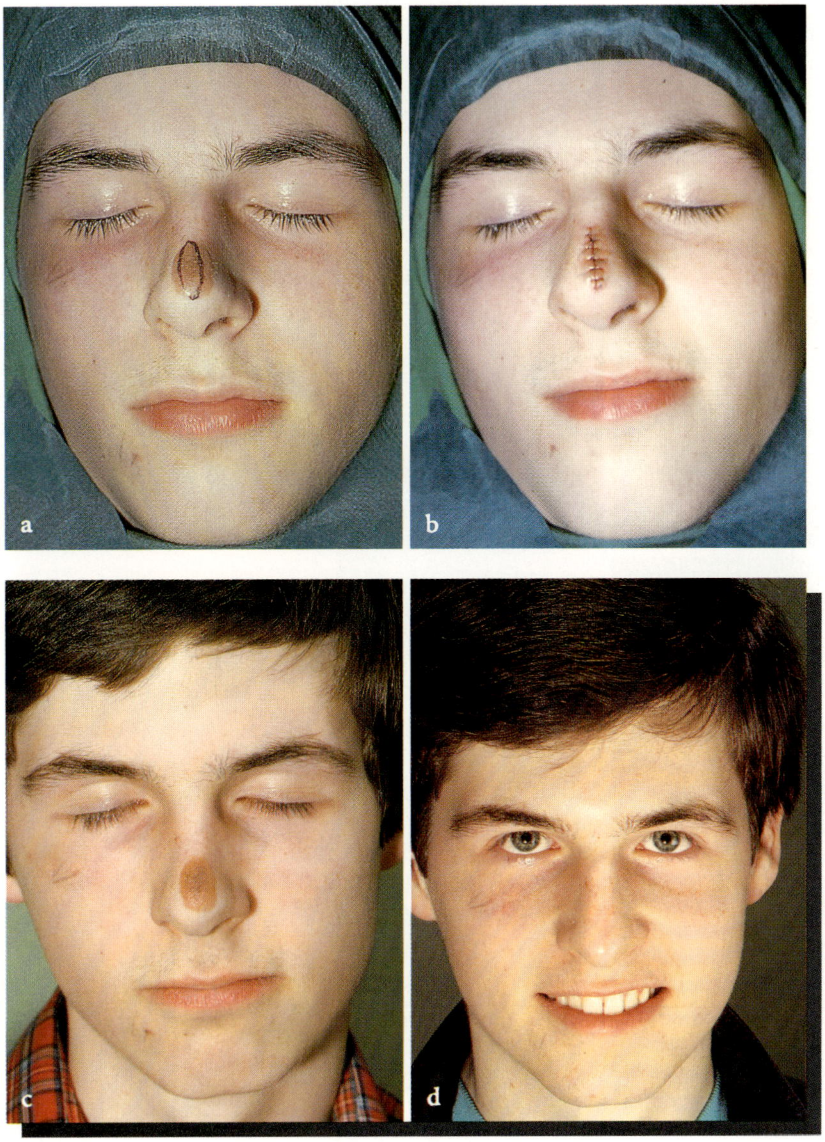

Abb. 228. Serienexzision:
a vertikale Dehnungsplastik zur ersten Teilexzision eines konnatalen Nävuszellnävus,
b Abschluß der Erstoperation,
c Ausgangsbefund,
d Zustand nach einer weiteren gleichartigen vertikalen Dehnungsplastik zur Restexzision. Zwei Jahre nach der letzten Operation

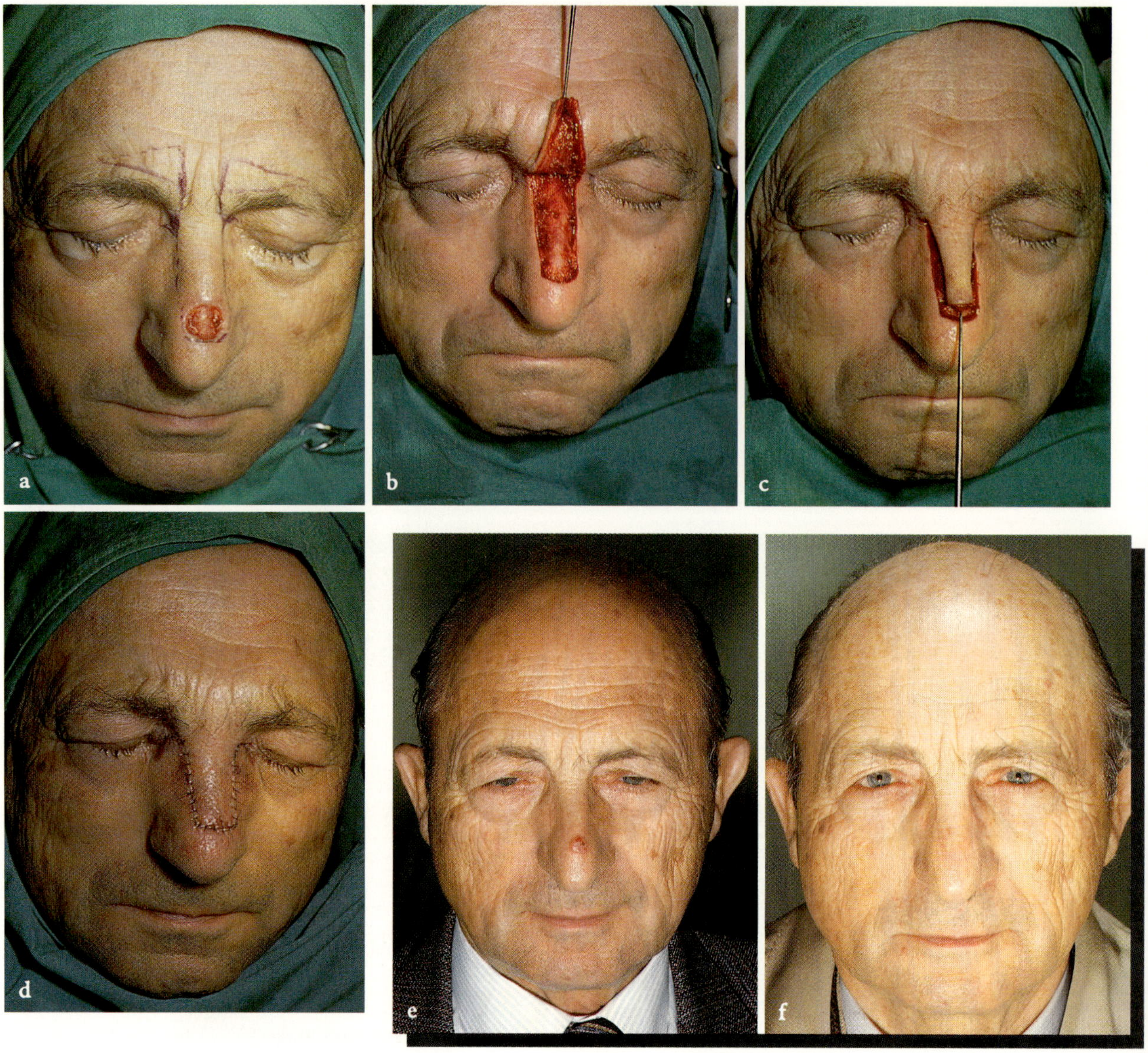

Abb. 229. U-Plastik:
a Defekt nach Exzision eines Basalioms, Planung der Defektrekonstruktion durch U-Plastik,
b sukzessive Präparation des U-Lappens,
c intraoperativ Bestimmung der endgültigen Lage der Ausgleichsdreiecke,
d Zustand nach Exzision der Ausgleichsdreiecke in Höhe der Lidinnenwinkel. Abschluß der Operation.
e Ausgangsbefund,
f ein Jahr postoperativ

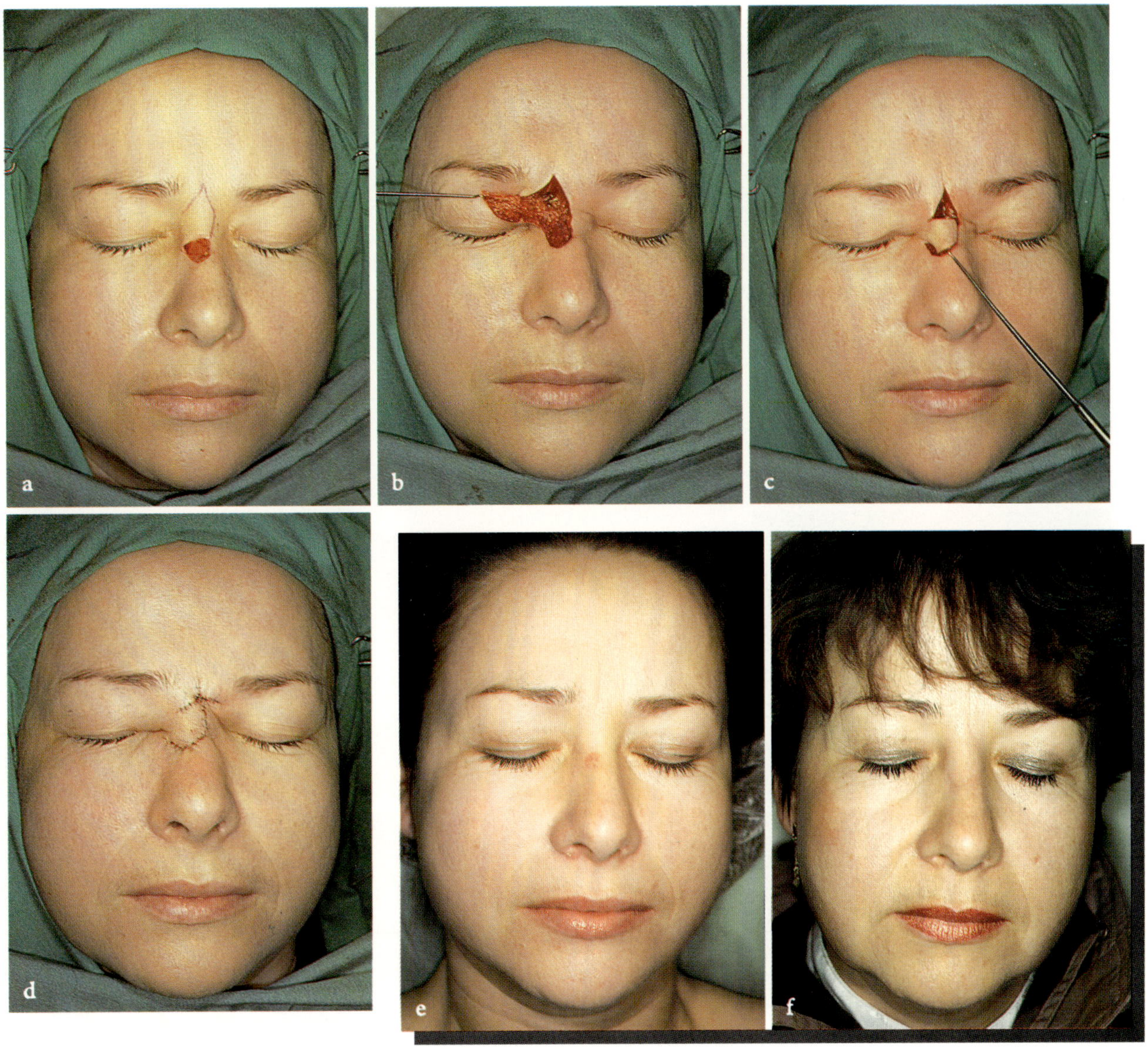

Abb. 230. Rotationsplastik mit rückläufigem Ausgleichsschnitt:
a Defekt nach Exzision eines Basalioms, Operationsplanung,
b Präparation des Lappens,
c Verlagerung des Lappens in den Defekt,
d Abschluß der Operation nach zusätzlicher Exzision eines lateralen Ausgleichsdreiecks zur Feinadaptation der Augenbrauenachse,
e Ausgangsbefund,
f ein Jahr postoperativ

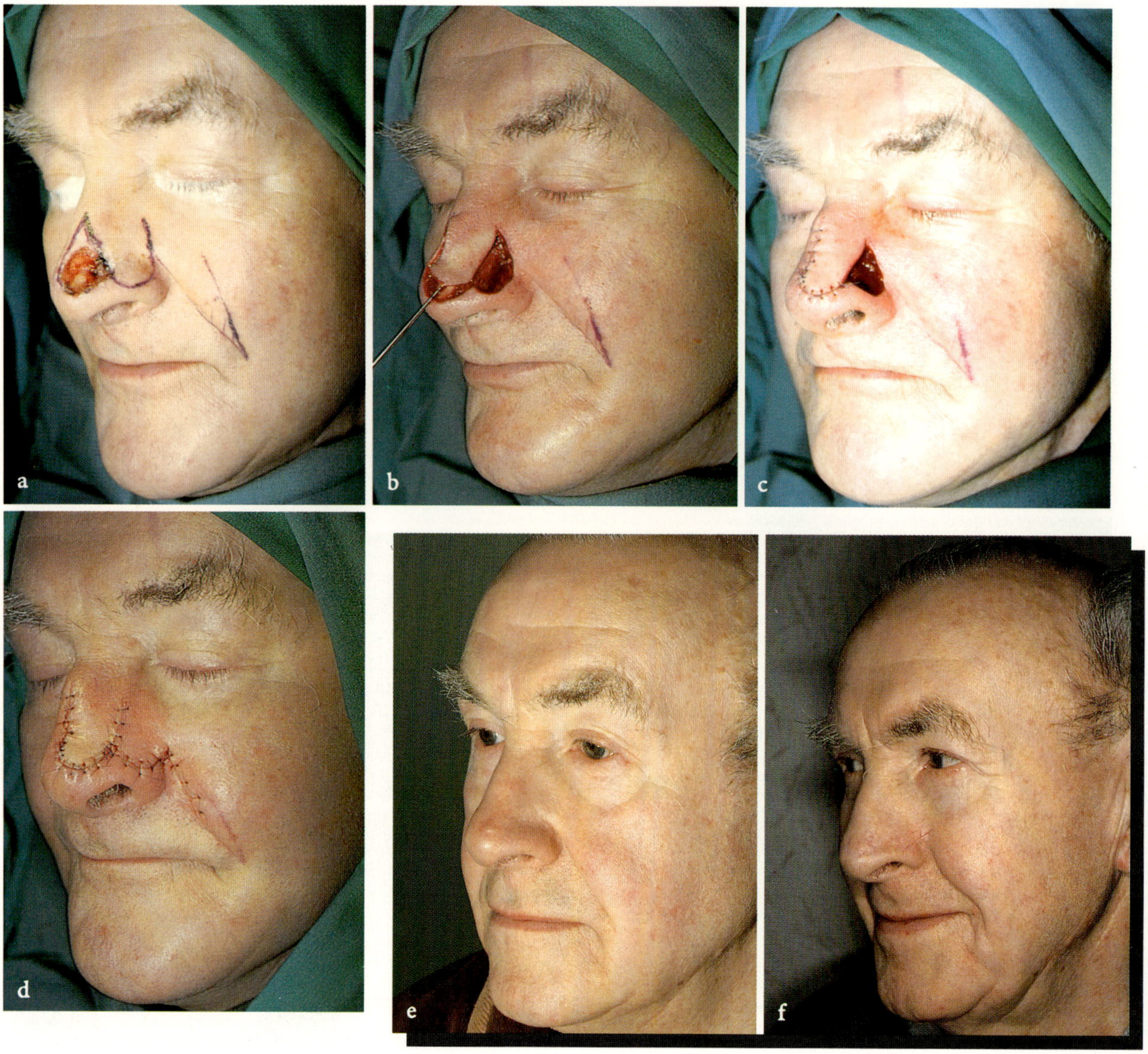

Abb. 231. Doppelte Schwenklappenplastik (bi-lobed flap):
a Defekt nach Exzision eines Basalioms und Planung der doppelten Schwenklappenplastik,
b Verlagerung des ersten Lappens in den Primärdefekt,
c Versorgung des Sekundärdefekt durch den zweiten Schwenklappen aus der Nasolabialfalte.
d Abschluß der Operation,
e Ausgangsbefund,
f vier Jahre postoperativ

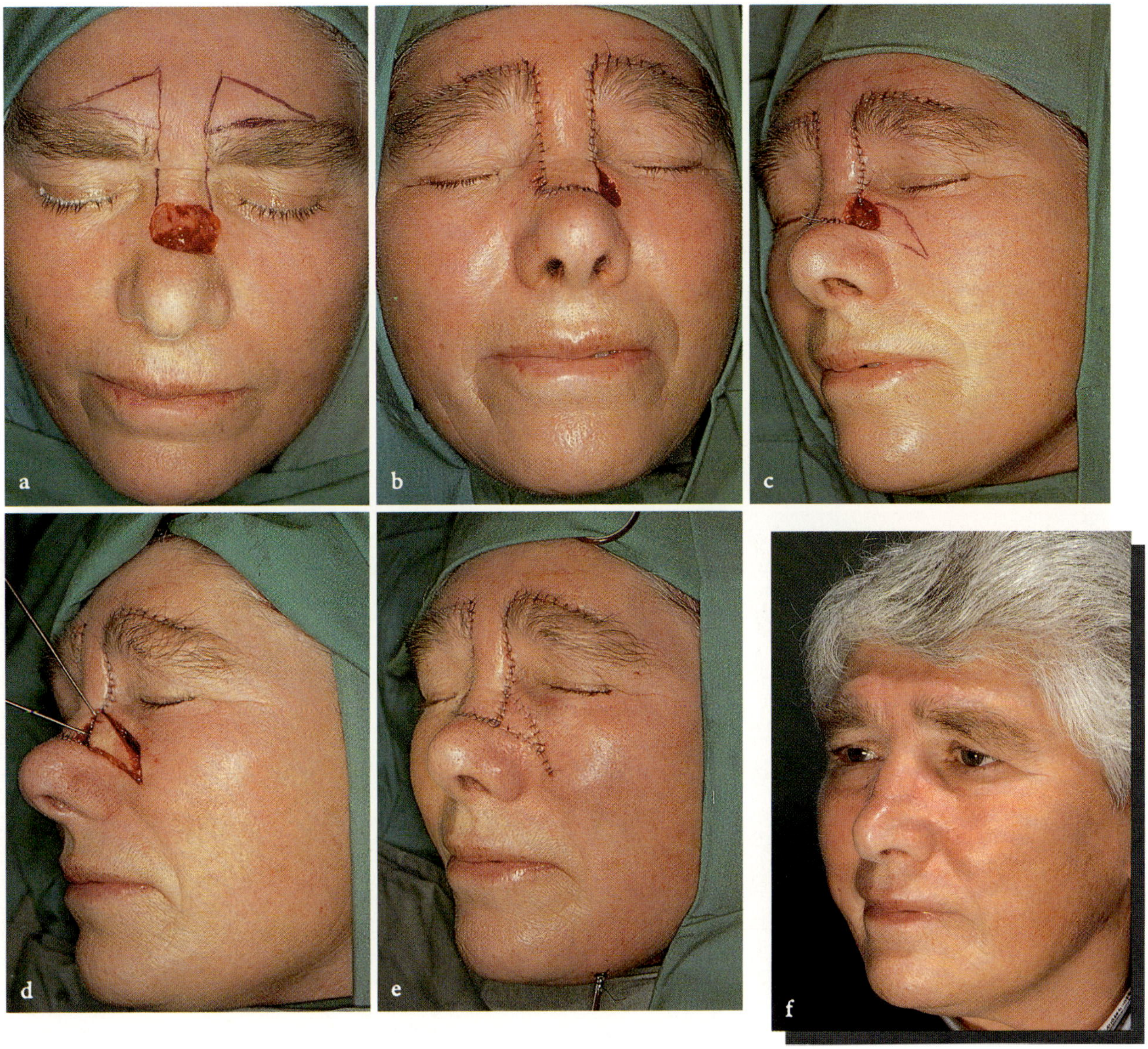

Abb. 232. U-Plastik kombiniert mit einer subkutan gestielten Lappenplastik:
- **a** breiter Defekt nach Exzision einer Lentigo maligna am Nasenrücken,
- **b** nach U-Plastik verbleibender Restdefekt an der seitlichen Nasenwand,
- **c** Planung des subkutan gestielten Lappens von lateral,
- **d** Verlagerung des subkutan gestielten Lappens,
- **e** Ausgangsbefund,
- **f** neun Monate postoperativ

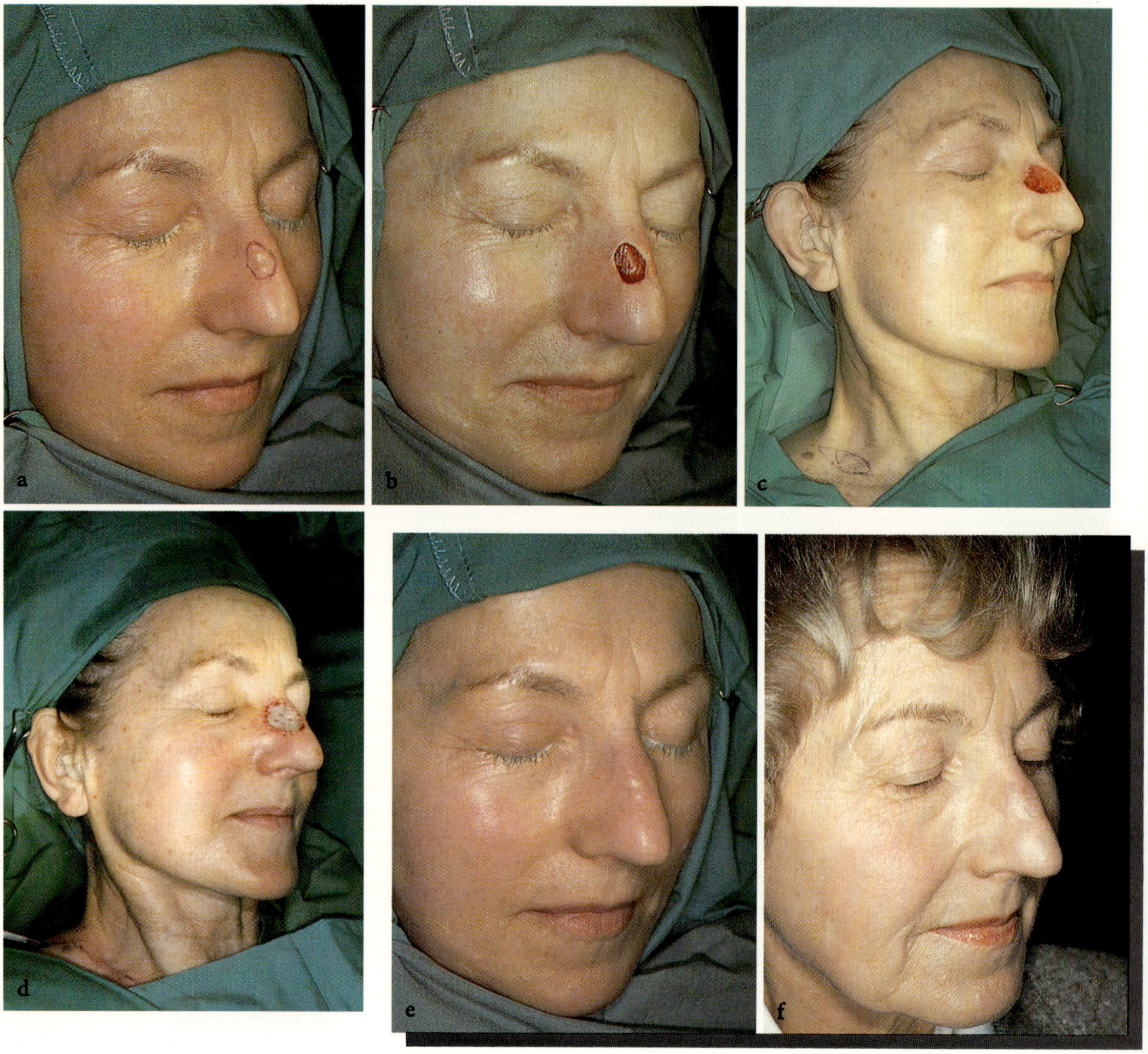

Abb. 233. Vollhauttransplantation:
- **a** Exzision eines Basalioms,
- **b** Defekt nach kompletter Exzision,
- **c** Zustand nach Wundkonditionierung des Defekts, Entnahme eines Vollhauttransplantats aus der supraclaviculären Region,
- **d** optimal eingepaßtes Transplantat, Versorgung der Donorstelle durch Dehnungsplastik,
- **e** Ausgangsbefund,
- **f** zwei Jahre postoperativ

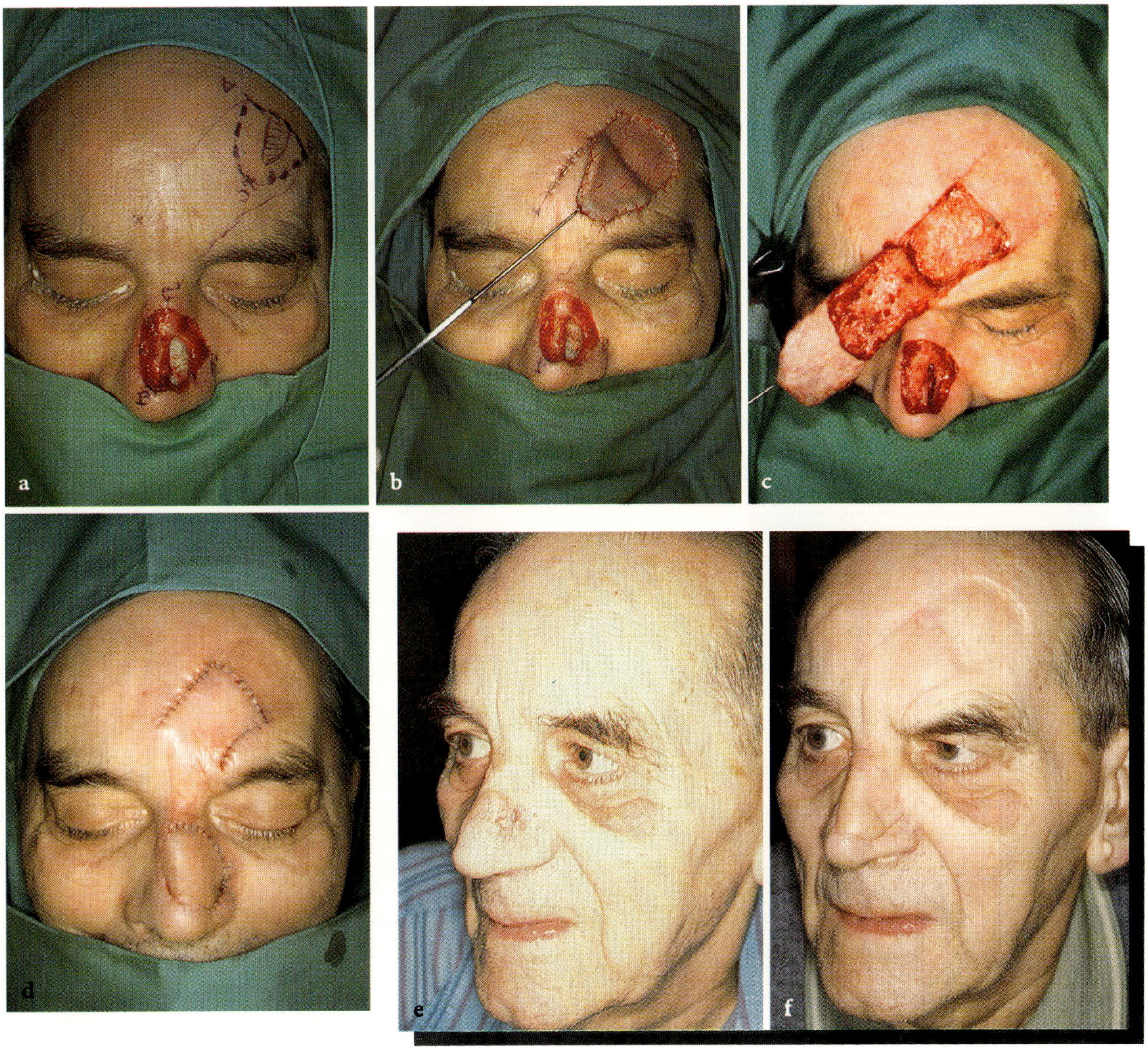

Abb. 234. Stirnlappen kombiniert mit Vollhauttransplantation bei penetrierendem Nasendefekt:

a partiell penetrierender Defekt an Nasenrücken und seitlicher Nasenwand bei erhaltenem knöchernen Nasengerüst, Planung des mediolateralen Stirnlappens mit Markierung des Areals der Vollhauttransplantation zur Innenauskleidung der Nase,

b Einpassen eines Vollhauttransplantats in die Unterseite der Lappenspitze sowie der Donorstelle,

c nach Einheilung des Transplantats Präparation des Lappenstiels und Verlagerung der Lappenspitze in den Defekt,

d nach zweiwöchiger Einheilungszeit Rückverlagerung der Lappenspitze und endgültiges Einpassen des Lappenstiels,

e Ausgangsbefund des ausgedehnten Basalioms,

f ein Jahr postoperativ

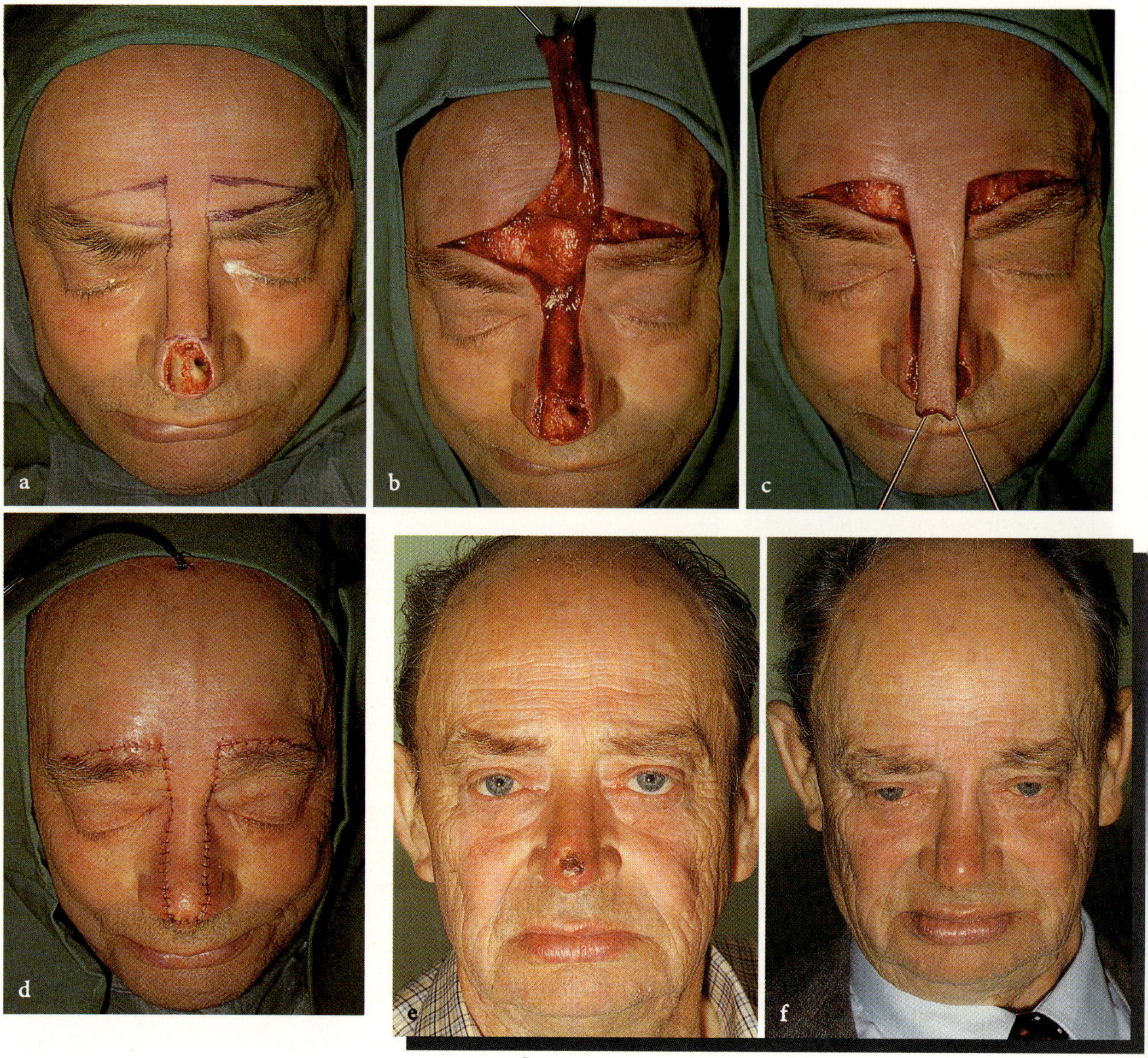

Abb. 235. U-Plastik:
a Defekt an der Nasenspitze und Operationsplanung,
b Exzision der Burow-Ausgleichsdreiecke oberhalb der Augenbrauen und Präparation des U-Lappens,
c spannungsfreie Verlagerung in den Defekt,
d Abschluß der Operation,
e Ausgangsbefund des Röntgenulkus nach Radiatio eines Basalioms,
f fünfzehn Monate postoperativ

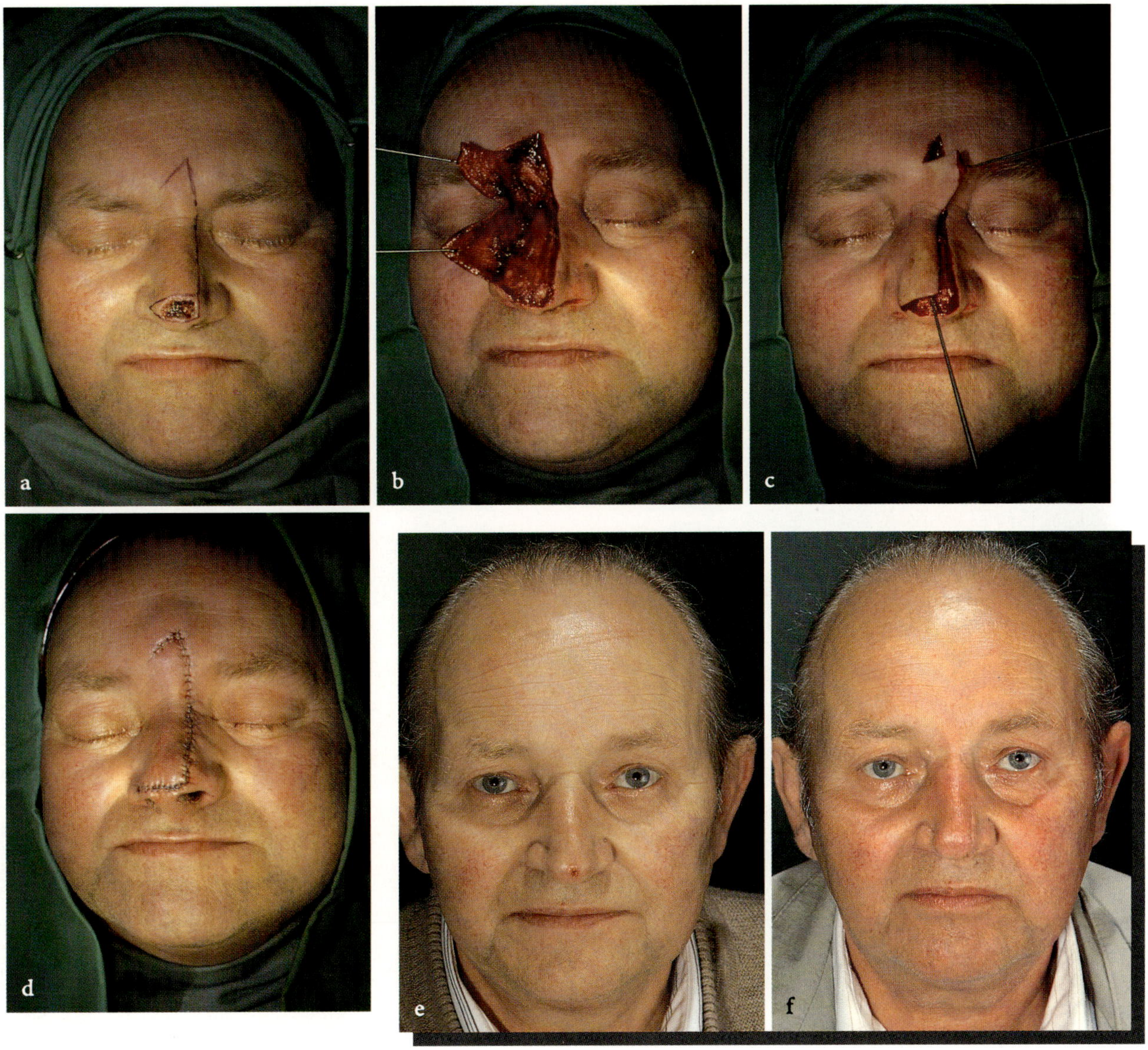

Abb. 236. Verschiebeplastik mit rückläufigem Ausgleichsschnitt:
a Verschiebeplastik aus der Glabellaregion mit rückläufigem Ausgleichsschnitt (nach Rieger),
b Präparation des Lappens,
c Verlagerung in den Defekt,
d Abschluß der Operation,
e Ausgangsbefund des Basalioms der Nasenspitze,
f eineinhalb Jahre postoperativ

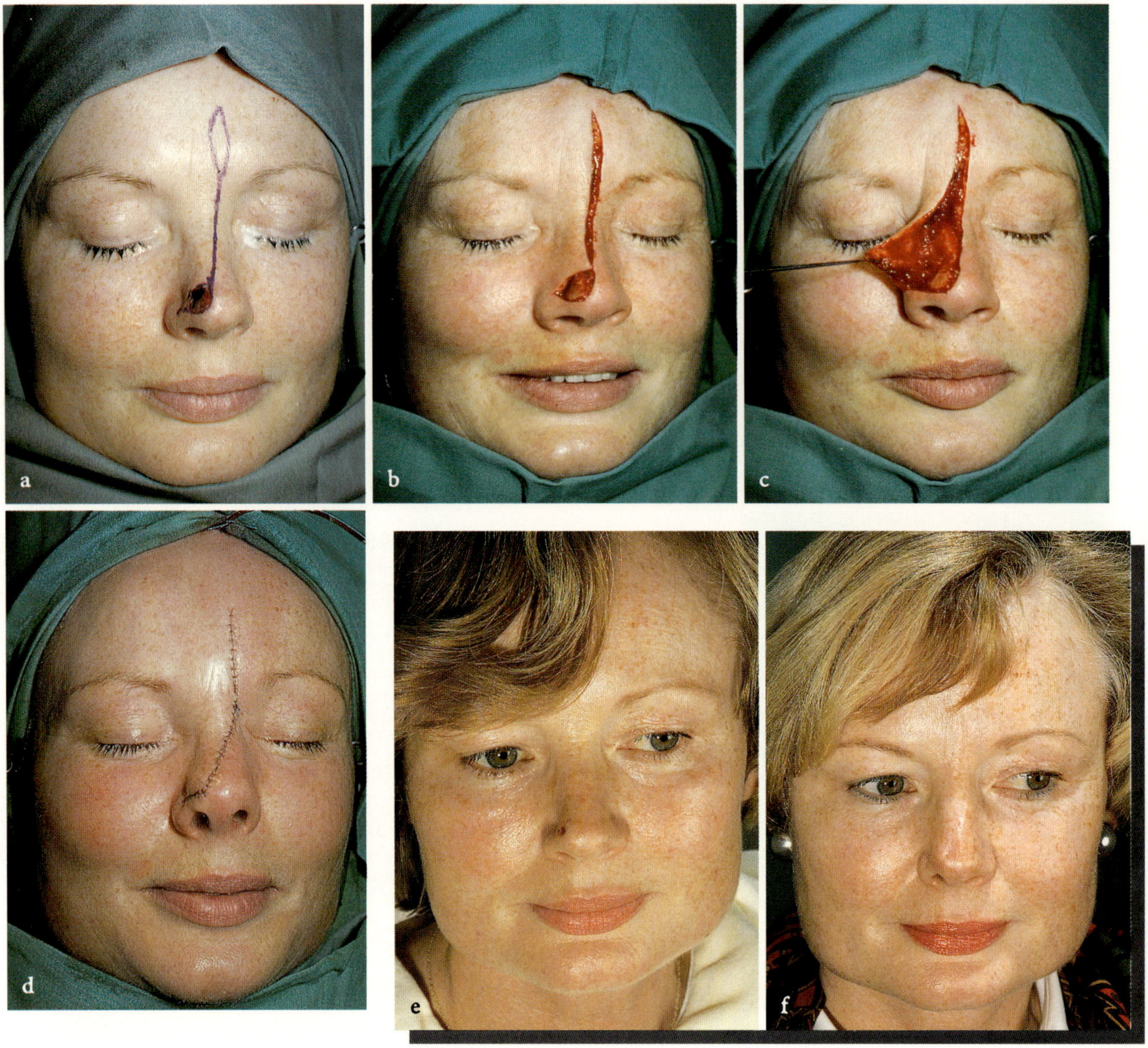

Abb. 237. Verschiebeplastik mit sichelförmiger Ausgleichsexzision:
- **a** Defekt nach Exzision eines Basalioms im Bereich der seitlichen Nasenspitze,
- **b** Präparation des Verschiebelappens,
- **c** Mobilisierung und Verlagerung des Lappens,
- **d** Abschluß der Operation,
- **e** Ausgangsbefund,
- **f** zwei Jahre postoperativ

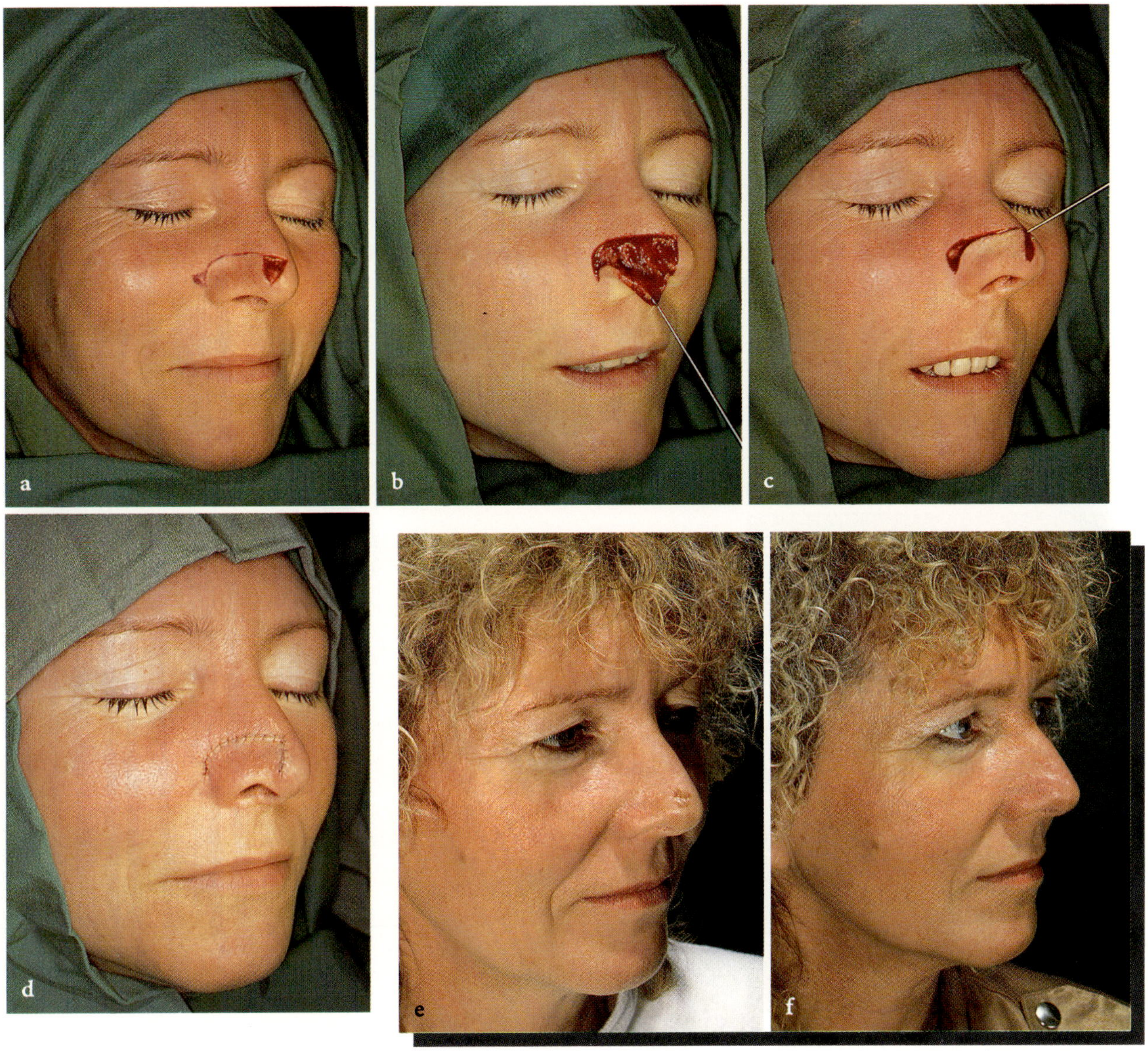

Abb. 238. Rotationsplastik:
a einfache Rotationsplastik zur Defektdeckung nach Exzision einer Lentigo maligna,
b Präparation des Lappens,
c spannungsfreie Verlagerung,
d Abschluß der Operation,
e Ausgangsbefund,
f sechs Monate postoperativ

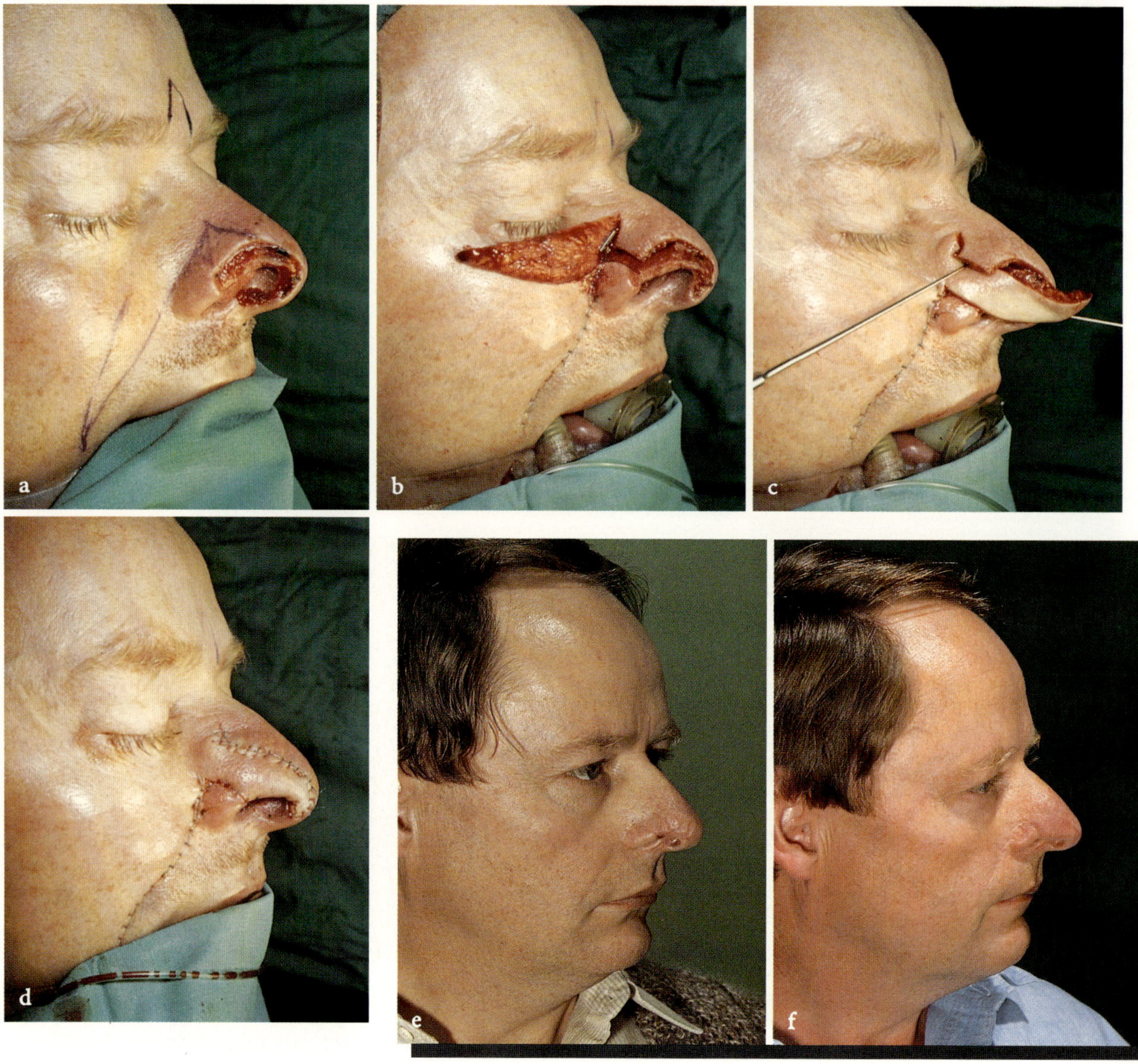

Abb. 239. Schwenklappenplastik:
a Defekt an Nasenspitze und Nasenflügel nach Exzision eines Basalioms,
b Zustand nach Präparation des Schwenklappens und primärem Verschluß des nasolabialen Defekts,
c Verlagerung und Einpassen in den Defekt einschließlich Rekonstruktion der partiell fehlenden Innenauskleidung des Nasenflügels unter Verwendung des distalen Lappenanteils,
d Abschluß der Operation,
e Ausgangsbefund,
f sechs Monate postoperativ

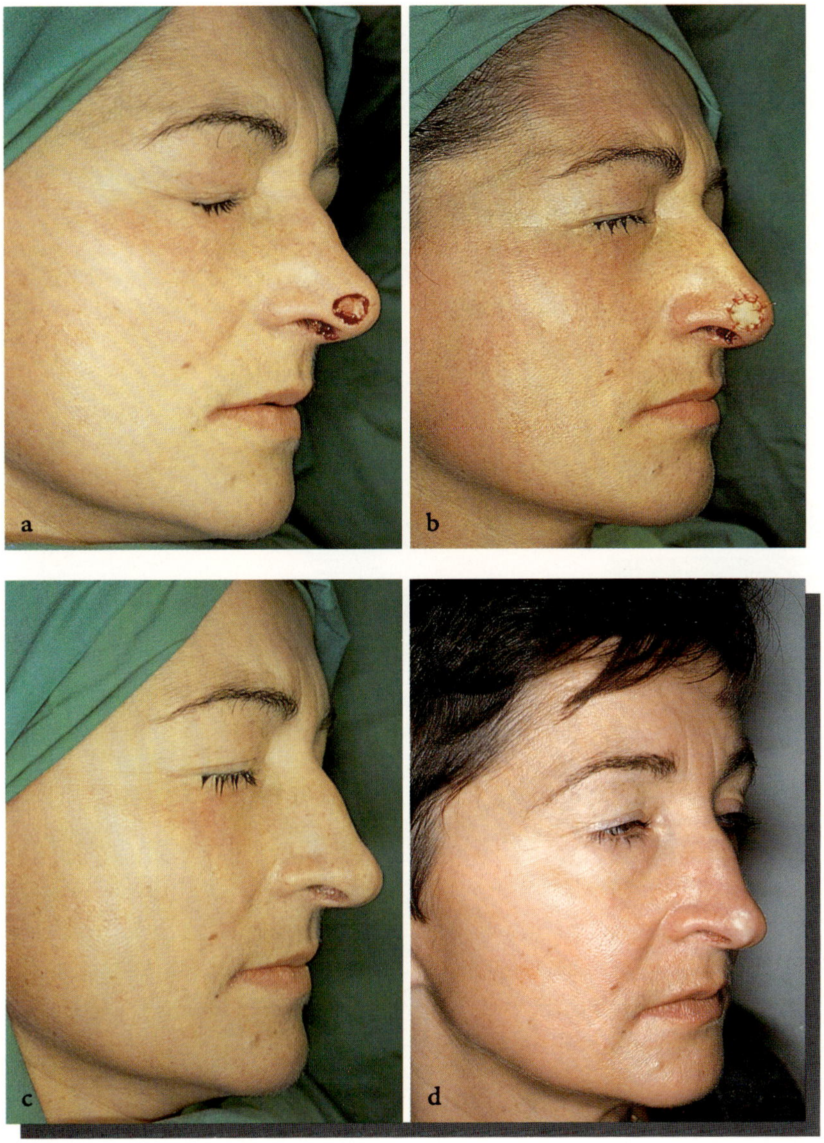

Abb. 240. Vollhauttransplantation:
a Defekt nach Exzision eines Basalioms,
b eingepaßtes Vollhauttransplantat aus der retroaurikulären Region,
c Ausgangsbefund,
d postoperativ

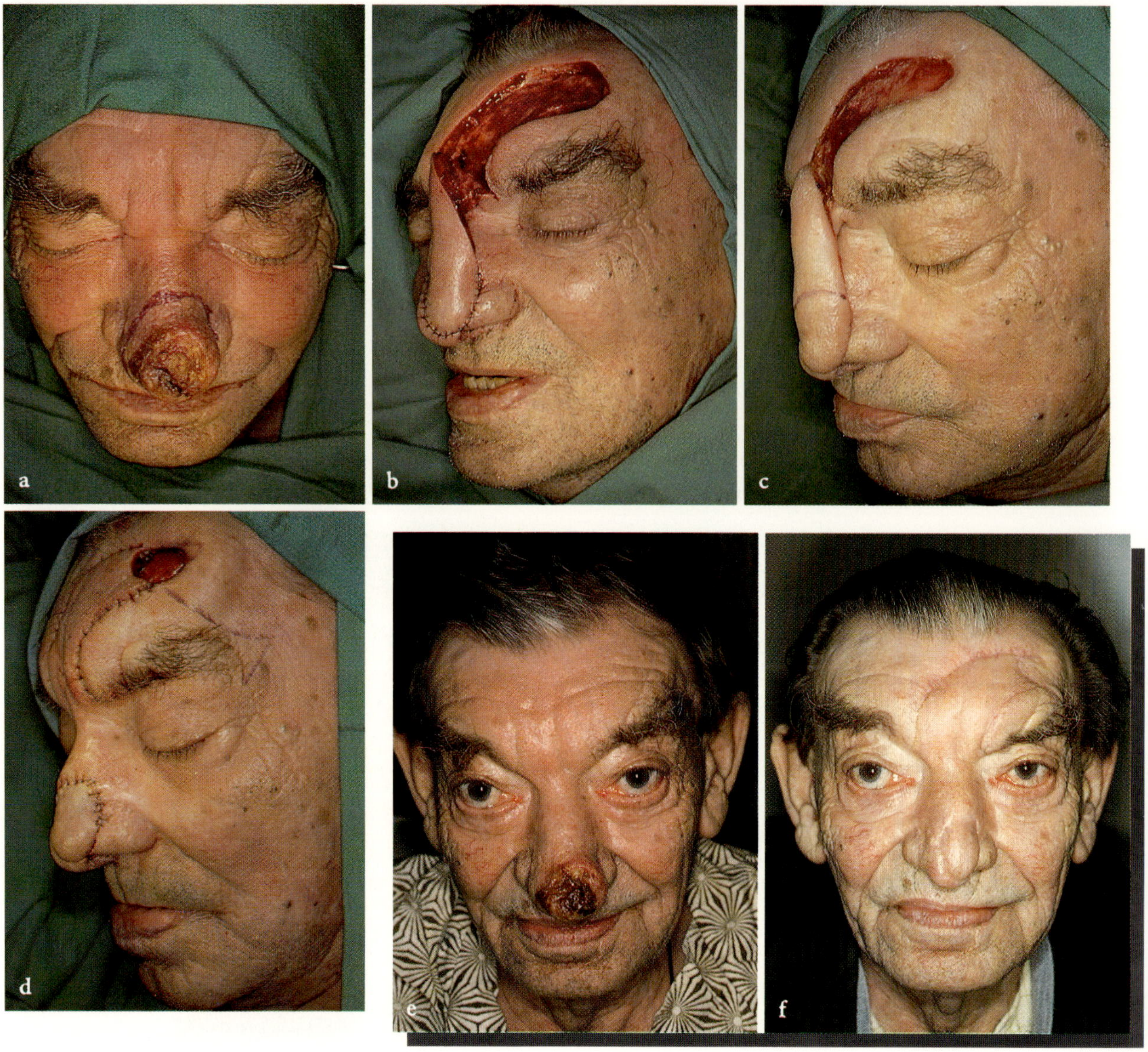

Abb. 241. Stirnlappenplastik:
a ausgedehntes Plattenepithelkarzinom der Nasenspitze,
b Rekonstruktion des Exzisionsdefekts mittels mediolateralem Stirnlappen,
c nach zweiwöchiger Einheilungszeit Rückverlagerung des Lappenstiels und endgültiges Einpassen der Lappenspitze,
d Verschluß des sekundären Defekts der Donorstelle durch Verschiebeplastik von temporal,
e Ausgangsbefund,
f sechs Monate postoperativ

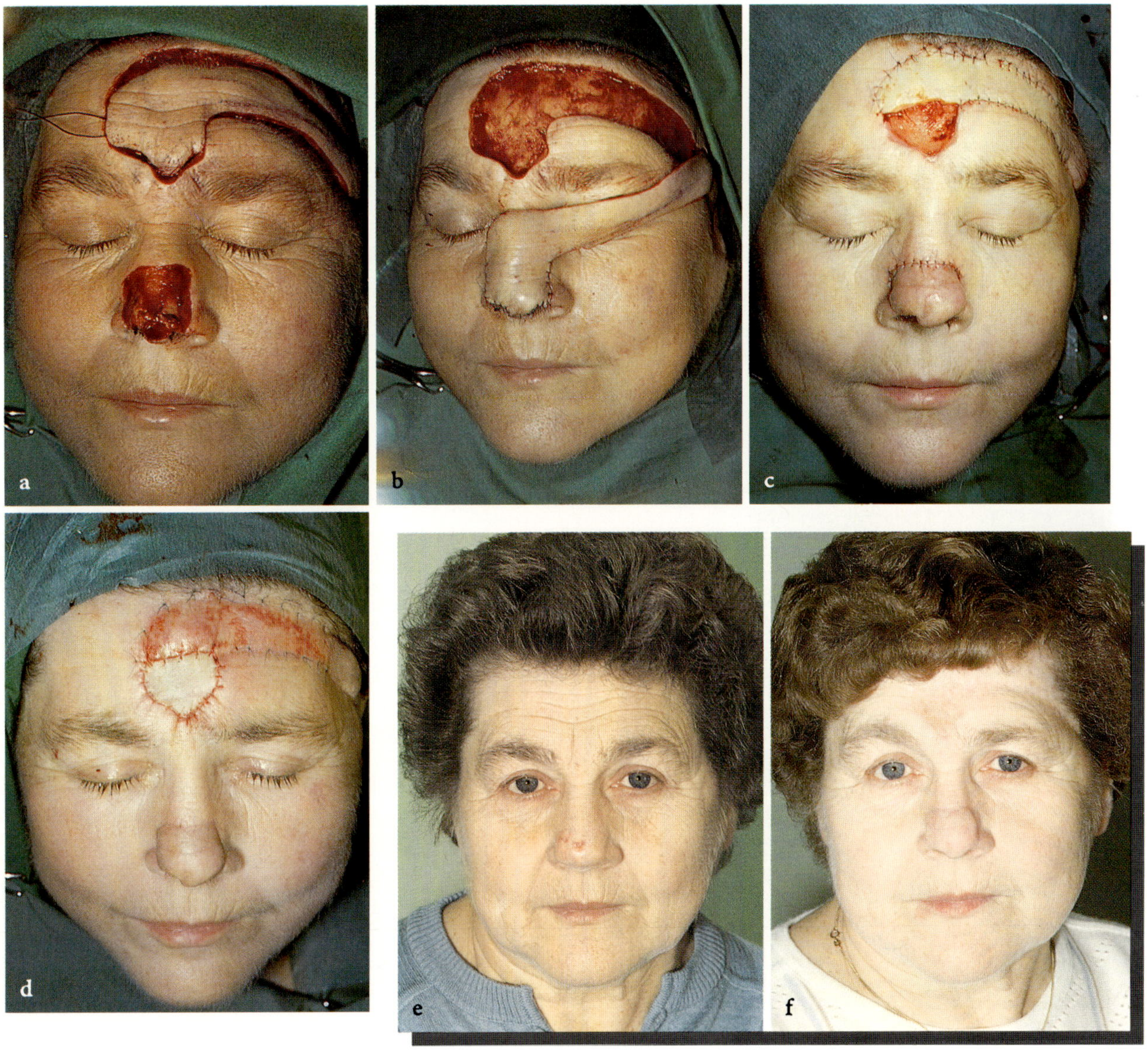

Abb. 242. Temporal gestielte Stirnlappenplastik:
a ausgedehnter Defekt nach Exzision eines Basalioms, Präparation des temporal gestielten Stirnlappens,
b Verlagerung des Lappens,
c nach zwei Wochen Rückverlagerung des Lappenstiels,
d Verschluß des Sekundärdefekts an der Stirn mittels Vollhauttransplantation,
e Ausgangsbefund,
f ein Jahr postoperativ

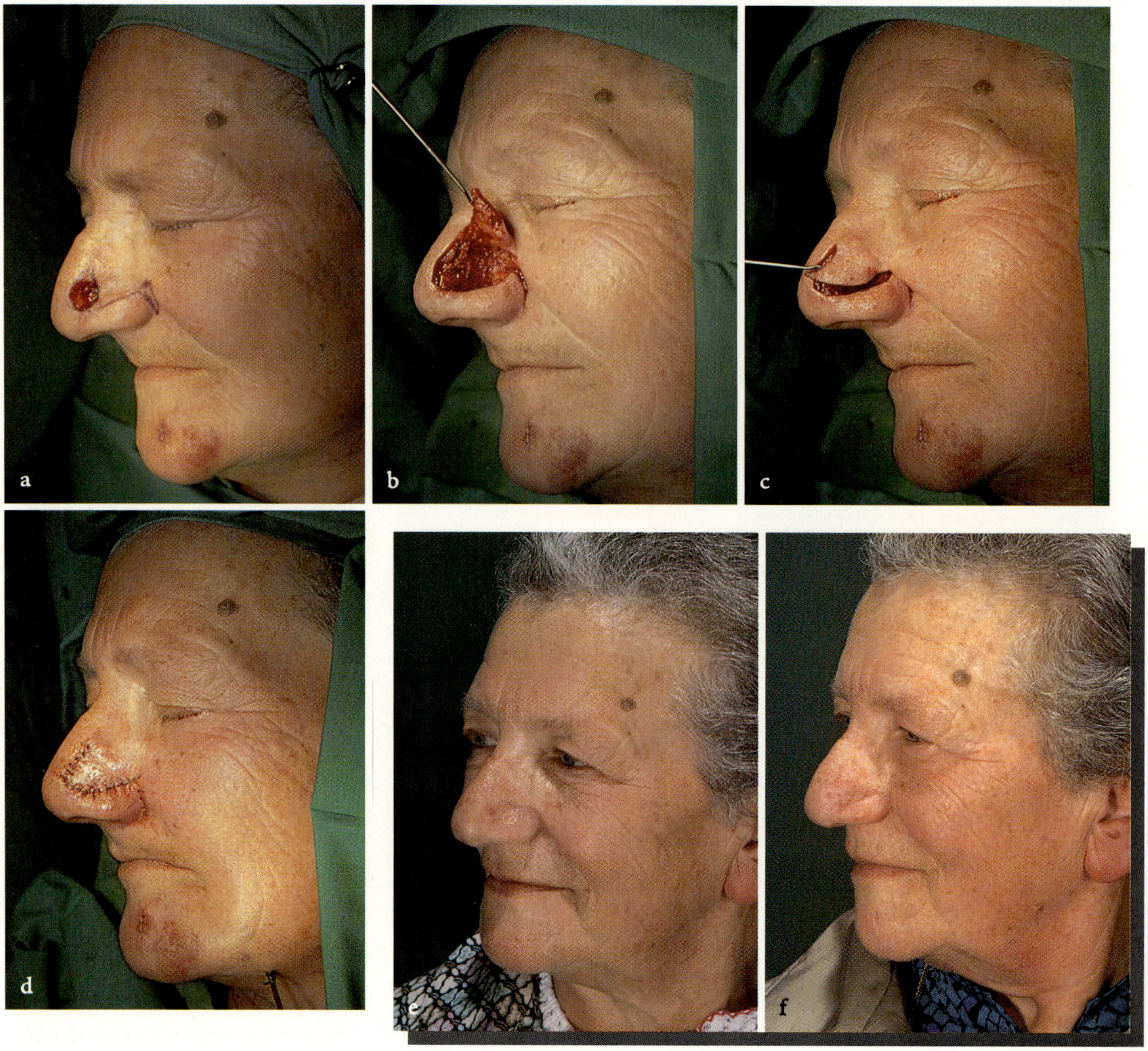

Abb. 243. Verschiebeplastik:
a klassische Verschiebeplastik (nach von Burow) zur Rekonstruktion nach Exzision eines Basalioms,
b Ausgleichsdreieck lateral des Nasenflügels,
c Verlagerung des Lappens in den Defekt,
d Abschluß der Operation,
e Ausgangsbefund,
f ein Jahr postoperativ

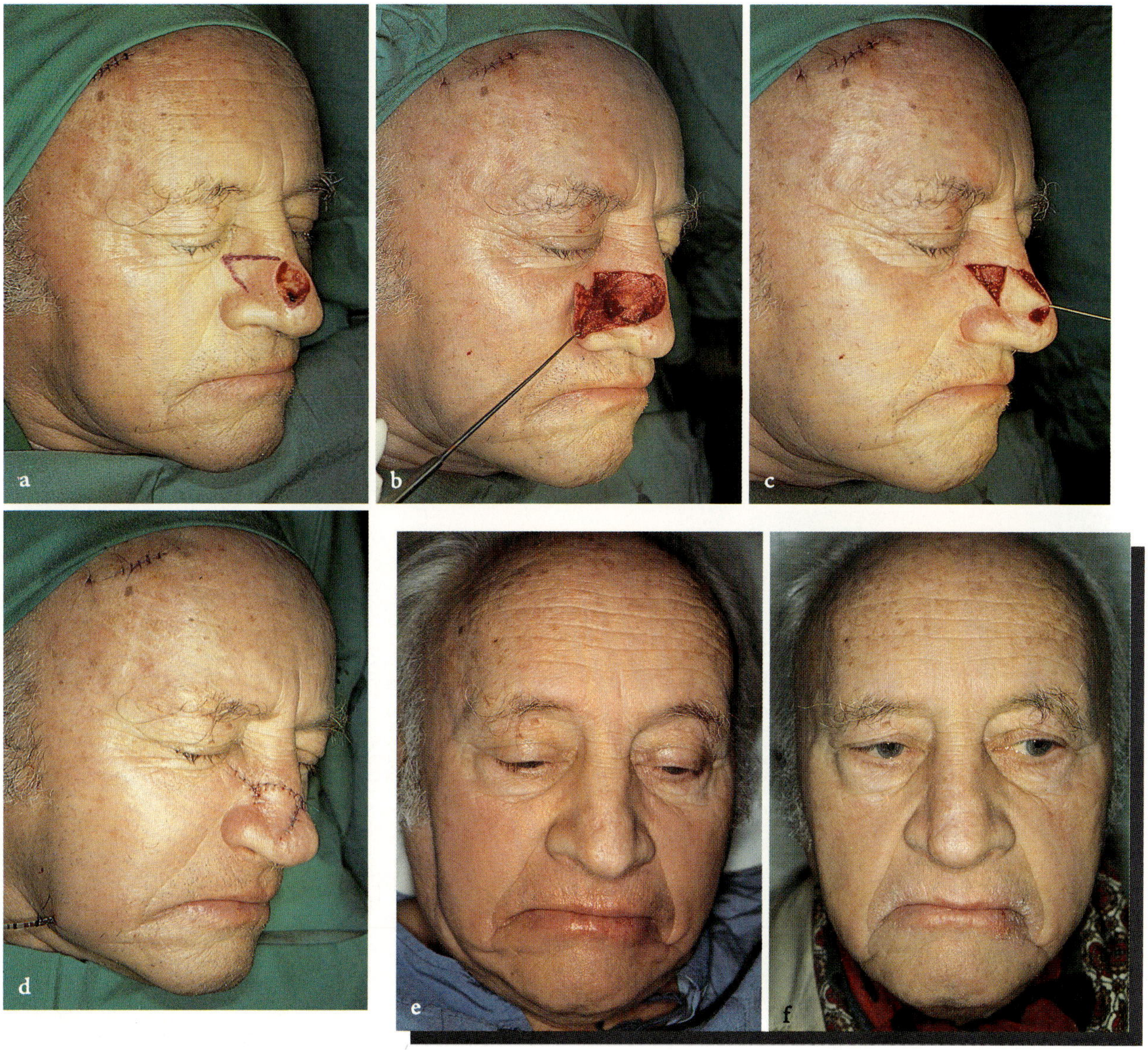

Abb. 244. Verschiebeplastik mit rückläufigem Ausgleichsschnitt:
a Defekt nach Exzision eines Basalioms, Operationsplanung,
b komplette Mobilisierung des Lappens,
c spannungsfreie Verlagerung in den Defekt,
d Abschluß der Operation,
e Ausgangsbefund,
f ein Jahr postoperativ

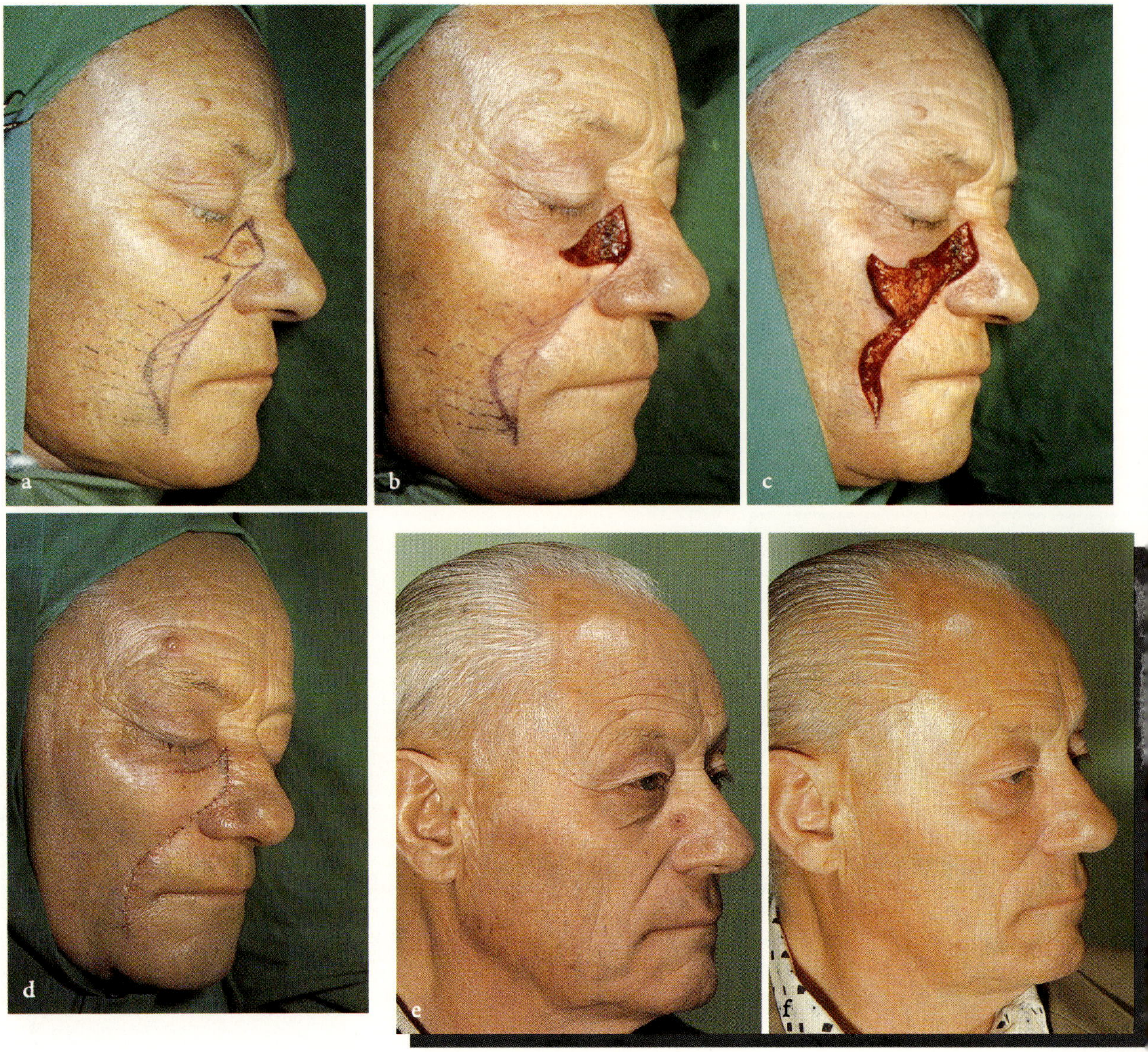

Abb. 245. Nasolabiale Verschiebeplastik:
a Operationsplanung zur einzeitigen Exzision eines Basalioms an der seitlichen Nasenwand mit Defektrekonstruktion durch nasolabiale Verschiebeplastik,
b Exzisionsdefekt,
c halbmondförmige Ausgleichsexzision entlang der Nasolabialfalte und Präparation des Lappens,
d Abschluß der Operation,
e Ausgangsbefund,
f ein Jahr postoperativ

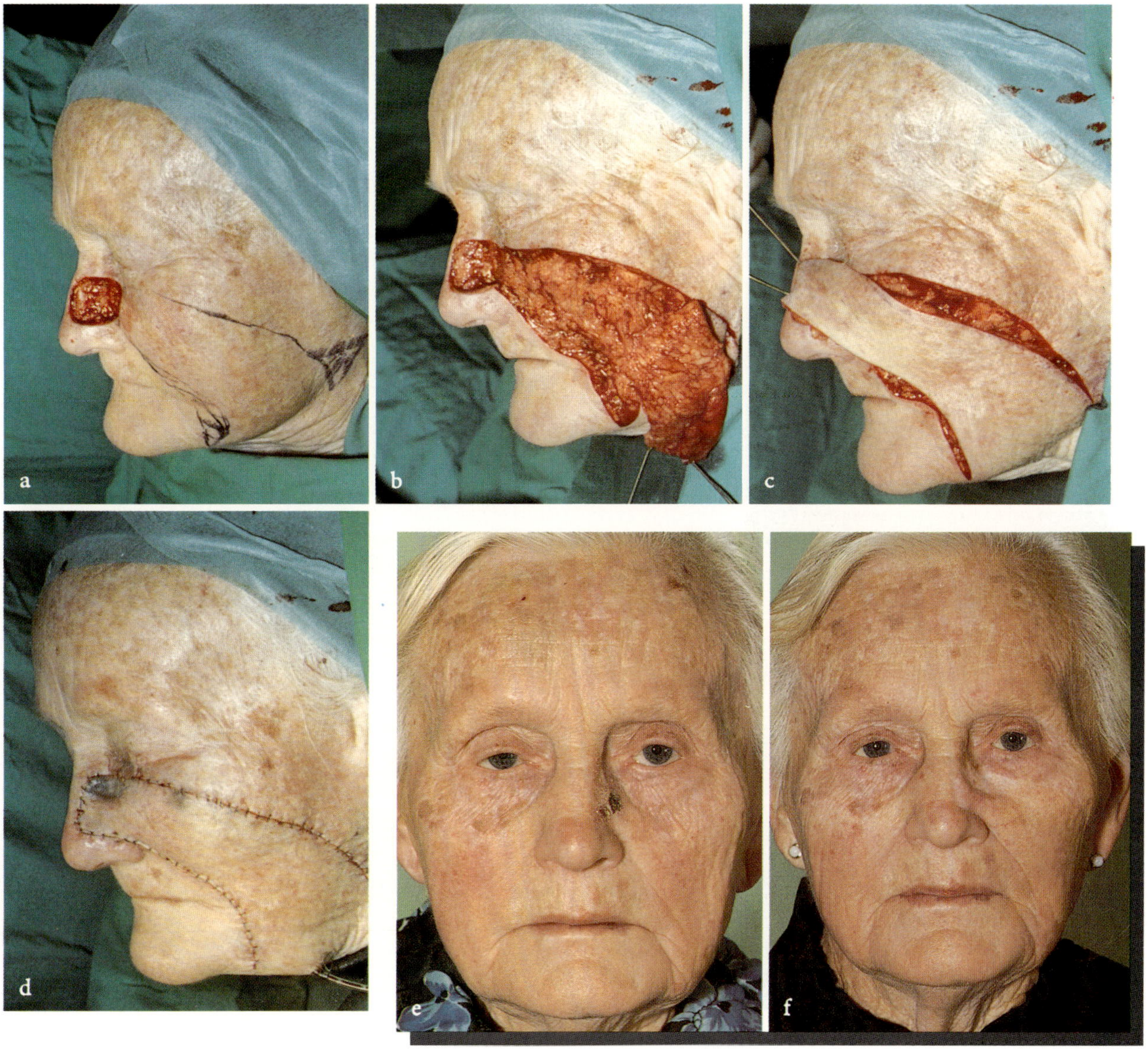

Abb. 246. Trapez-Plastik:
- **a** Defekt nach Exzision eines Basalioms, Operationsplanung,
- **b** komplette Mobilisierung des Lappens,
- **c** Verlagerung des Lappens und halbmondförmige Ausgleichsexzision medial sowie keilförmige Ausgleichsexzision lateral,
- **d** Abschluß der Operation,
- **e** Ausgangsbefund,
- **f** eineinhalb Jahre postoperativ

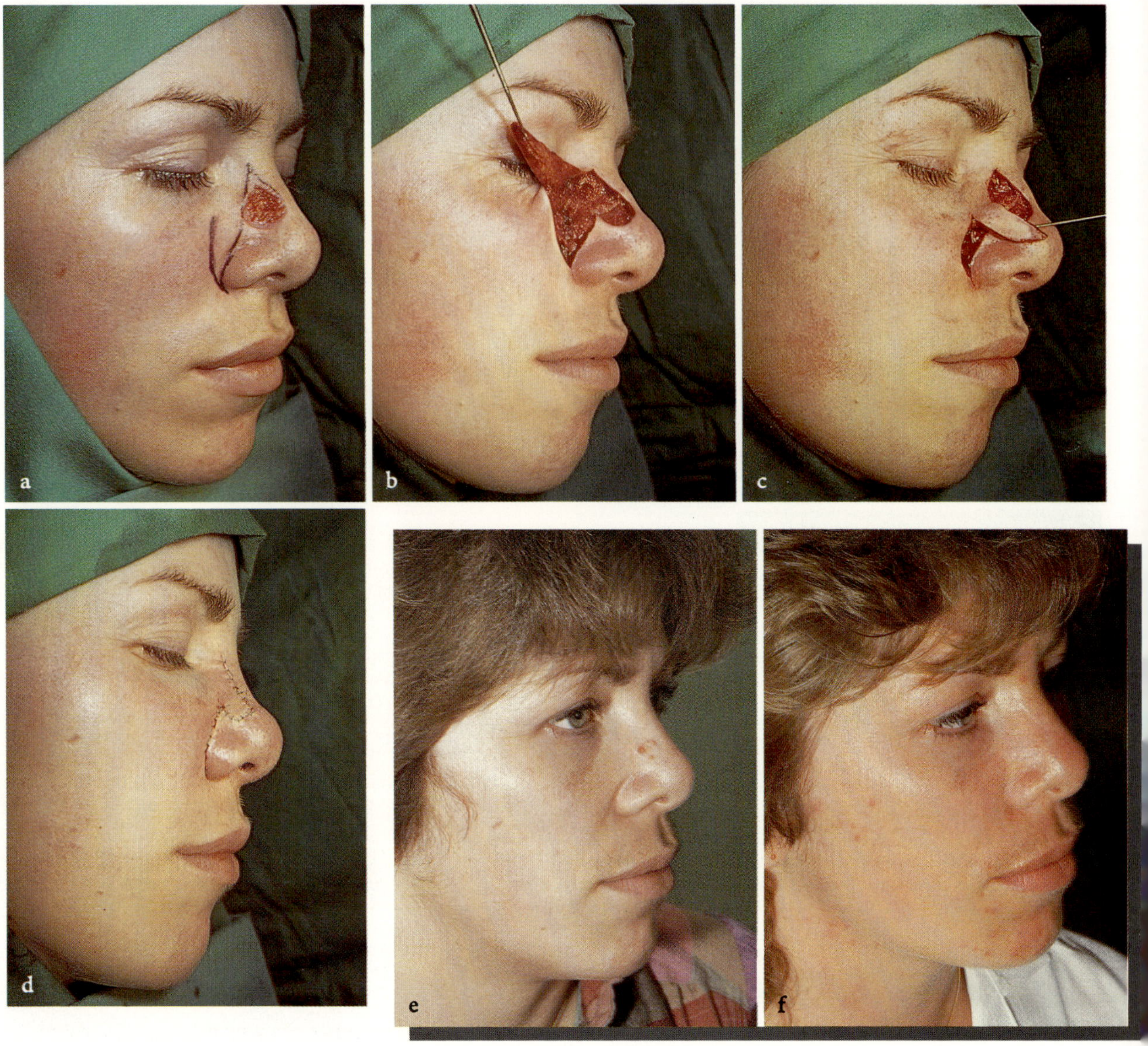

Abb. 247. Schwenklappenplastik:
a Defekt nach Exzision eines Basalioms, Operationsplanung,
b Präparation des Schwenklappens,
c Verlagerung in den Defekt,
d Abschluß der Operation,
e Ausgangsbefund,
f eineinhalb Jahre postoperativ

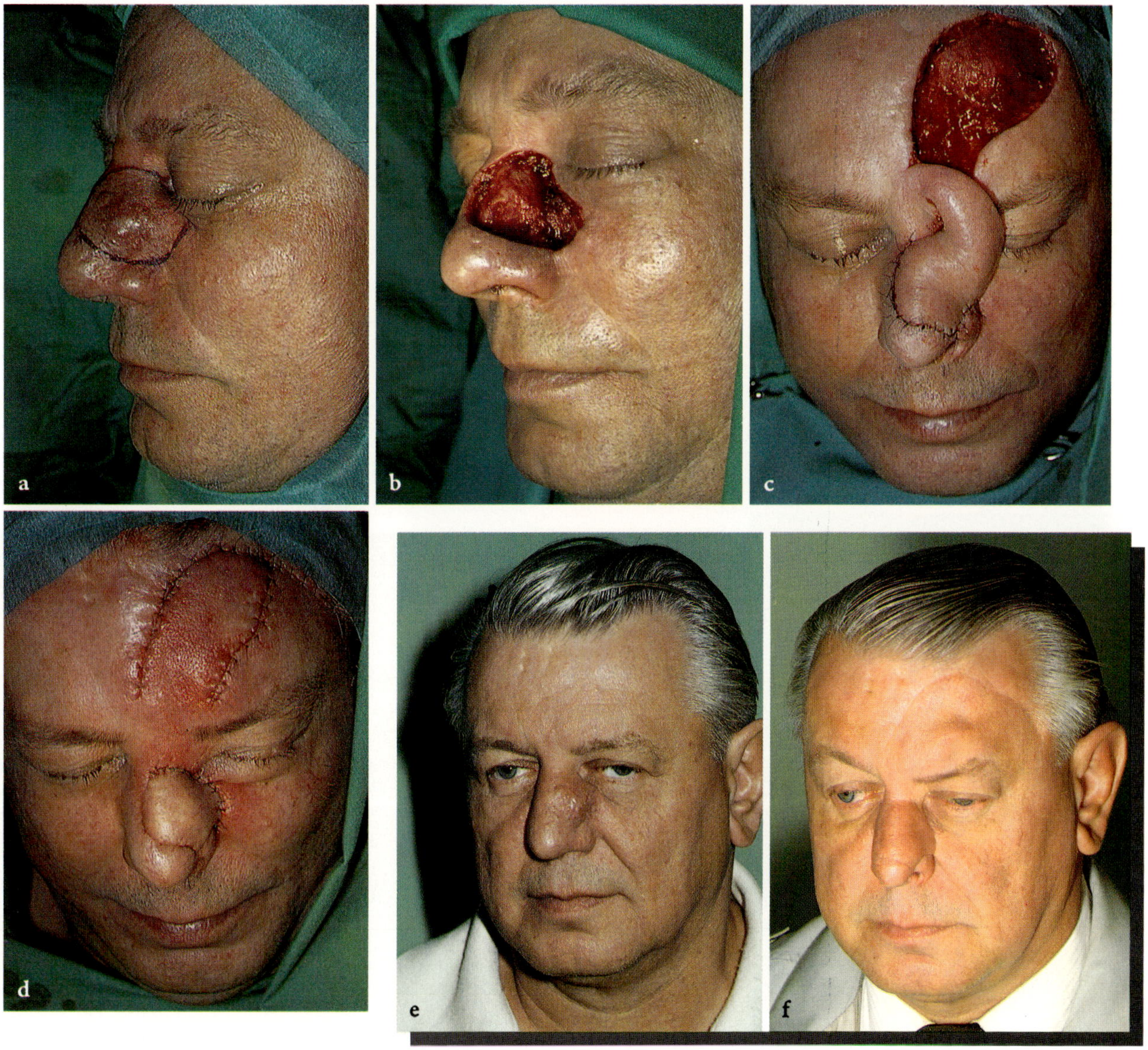

Abb. 248. Stirnlappenplastik:

a ausgedehntes Basaliom an der seitlichen Nasenwand,
b Exzisionsdefekt,
c Versorgung durch mediolateralen Stirnlappen,
d nach Einheilung der Lappenspitze erfolgt deren endgültige Anpassung in den Defekt und die Rückverlagerung des Lappenstiels unter Verschluß des Donordefekts mittels Verschiebeplastik von temporal,
e Ausgangsbefund,
f zwei Jahre postoperativ

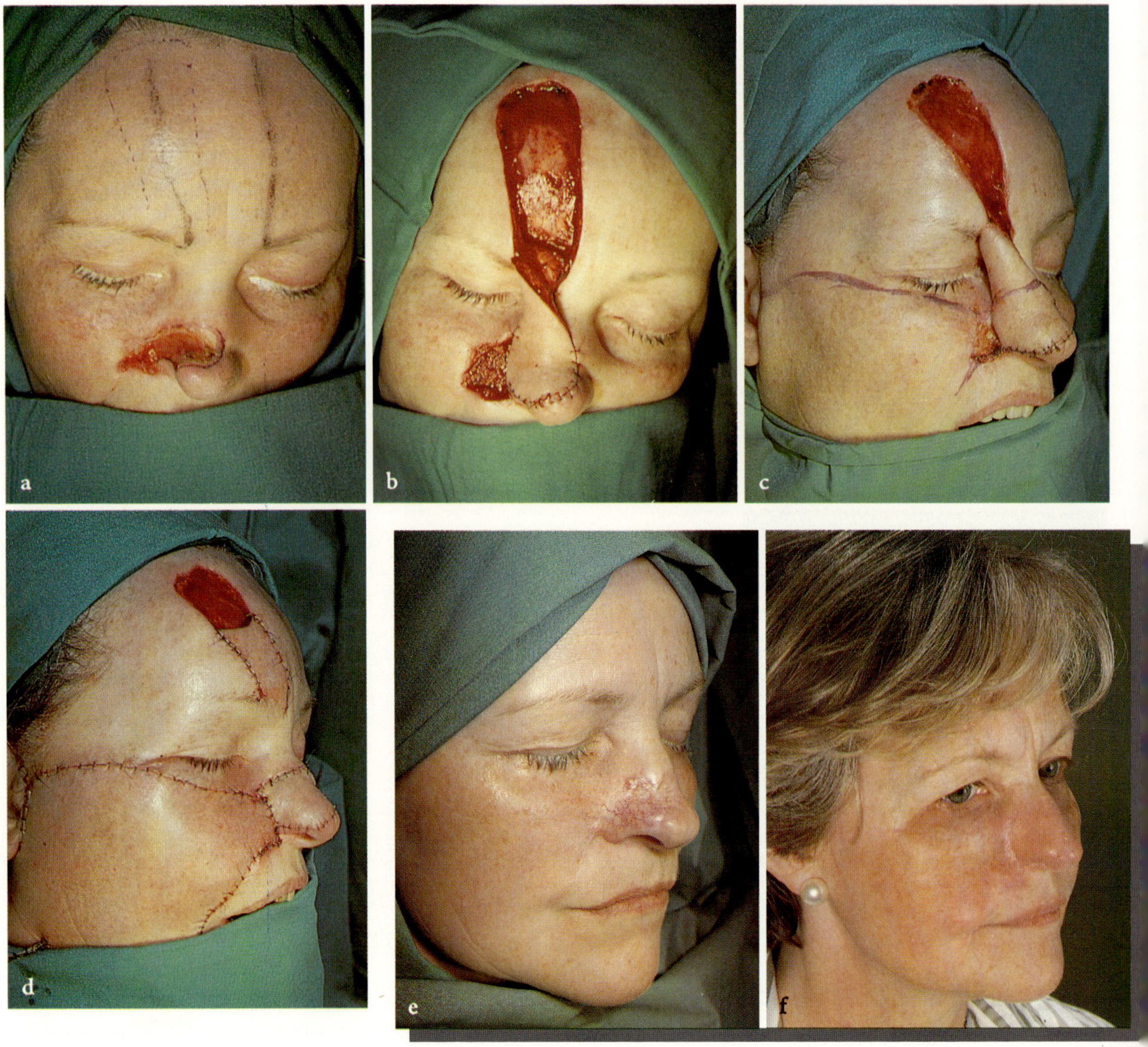

Abb. 249. Mediane Stirnlappenplastik kombiniert mit einer Wangenrotationsplastik:
- a Planung der medianen Stirnlappenplastik bei einem ausgedehnten Defekt der seitlichen Nasenwand und des Nasenflügels,
- b Verlagerung der Lappenspitze in den medianen Teil des Defekts,
- c nach zwei Wochen Einheilungszeit Rückverlagerung des Lappenstiels und endgültige Anpassung der Lappenspitze sowie nachfolgend Versorgung des lateralen Restdefekts durch Wangenrotationsplastik,
- d Abschluß der Operation,
- e Ausgangsbefund des Basaliomrezidivs,
- f ein Jahr postoperativ

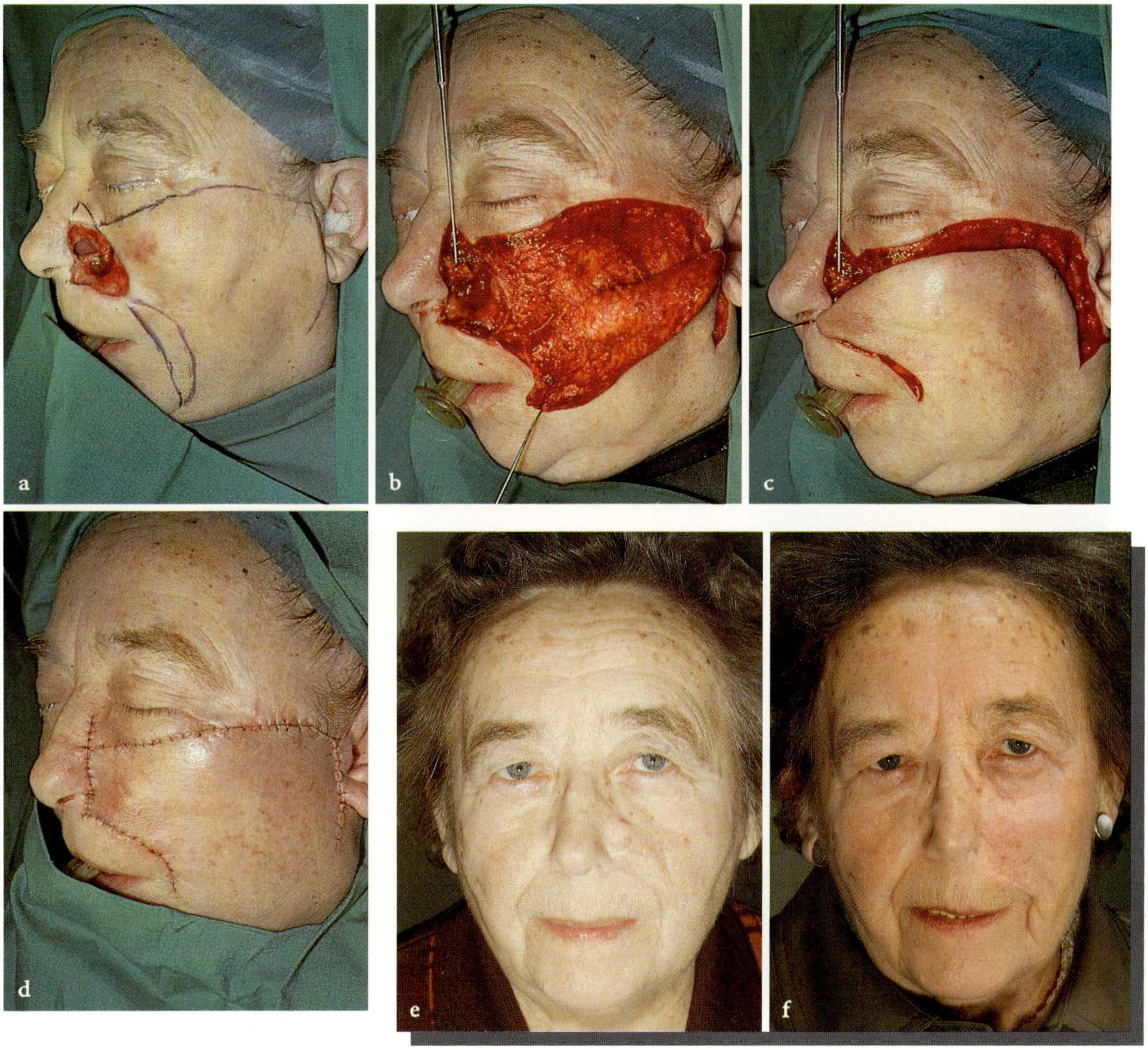

Abb. 250. Trapez-Plastik kombiniert mit Umkehr eines subkutan gestielten Lappens bei penetrierendem seitlichen Nasendefekt:

a Operationsplanung,
b der penetrierende seitliche Nasendefekt wird durch Umkehr des keilförmigen Lappens unter Belassung des subkutanen Gefäßstiels versorgt, der Verschluß der Lappenentnahmestelle erfolgt durch Dehnungsplastik, nachfolgend Präparation des trapezförmigen Wangenrotationslappens,
c Verlagerung des Lappens aus der Wangenregion,
d Abschluß der Operation,
e Ausgangsbefund des ausgedehnten Tiefenrezidivs eines inkomplett voroperierten Basalioms,
f ein Jahr postoperativ

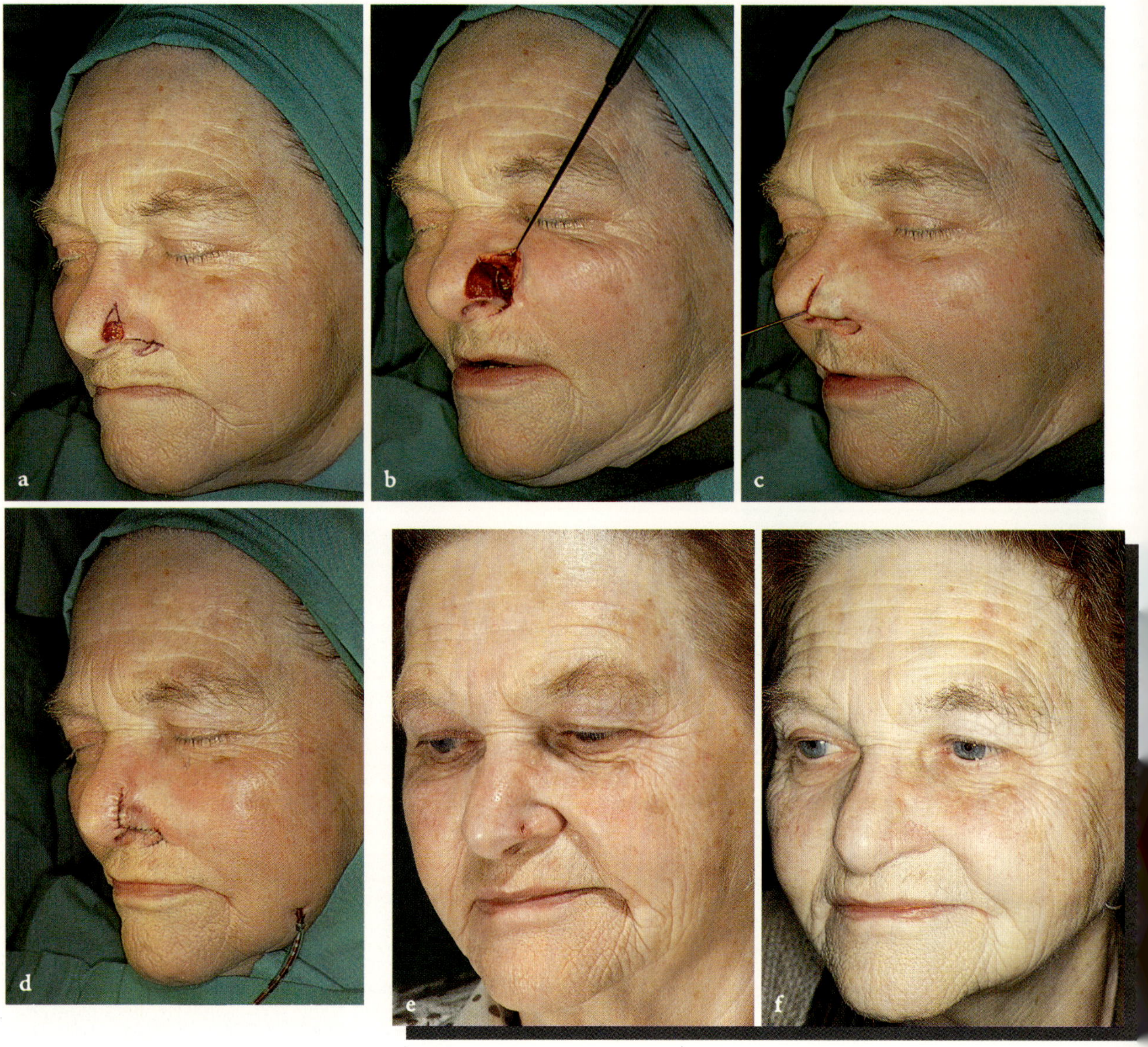

Abb. 251. Verschiebeplastik:
a klassische Verschiebeplastik (nach von Burow) zur Deckung eines Defekts nach Exzision eines Basalioms,
b Mobilisierung des Verschiebelappens,
c spannungsfreie Verlagerung in den Defekt,
d Abschluß der Operation,
e Ausgangsbefund,
f sechs Monate postoperativ

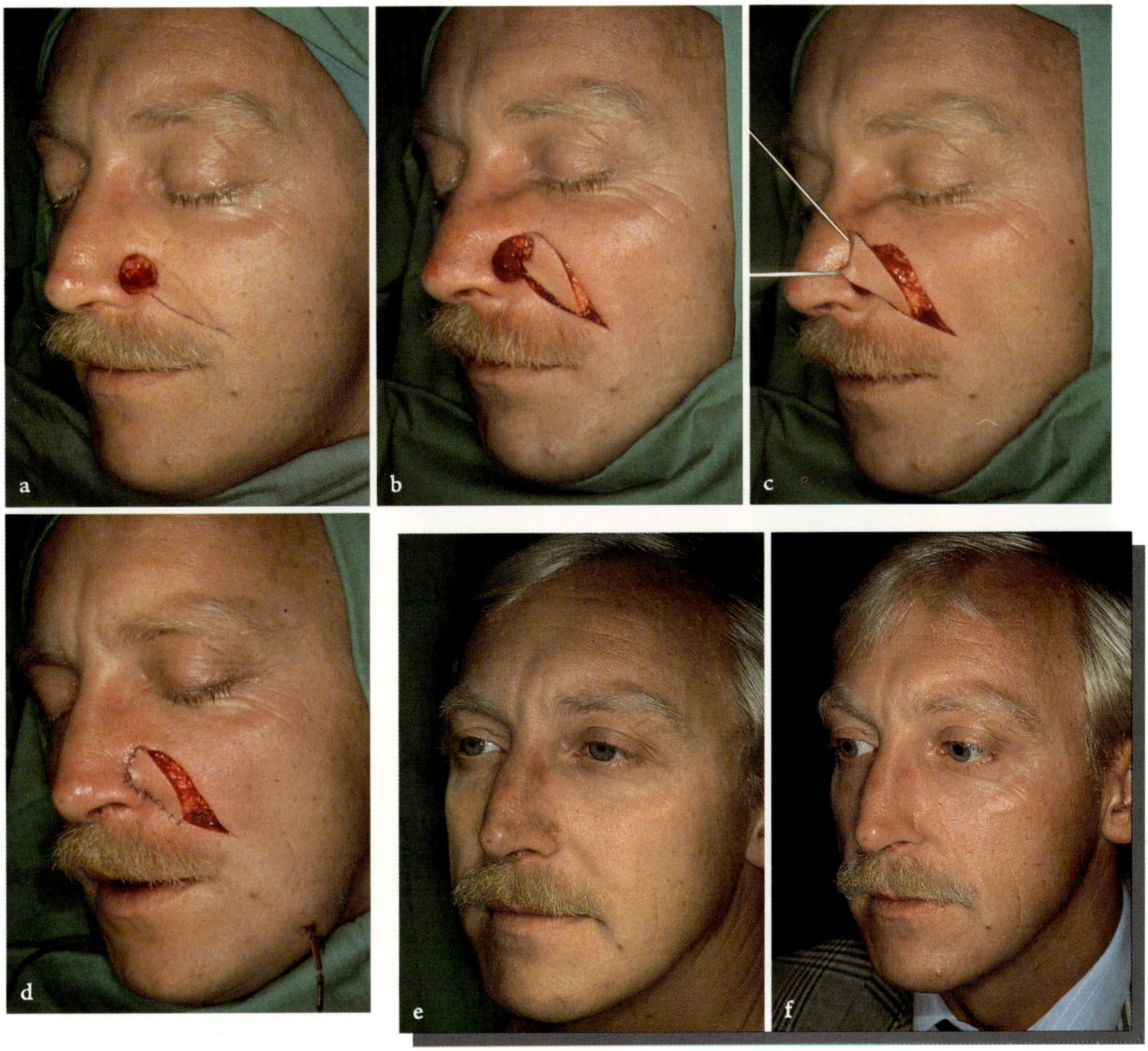

Abb. 252. Subkutan gestielte Lappenplastik:
- **a** Defekt nach Exzision eines Basalioms, Operationsplanung,
- **b** Präparation des Lappens unter Schonung des lateralen subkutanen Gefäßstiels,
- **c** spannungsfreie Verlagerung,
- **d** sukzessives Einpassen und Wundverschluß,
- **e** Ausgangsbefund,
- **f** ein Jahr postoperativ

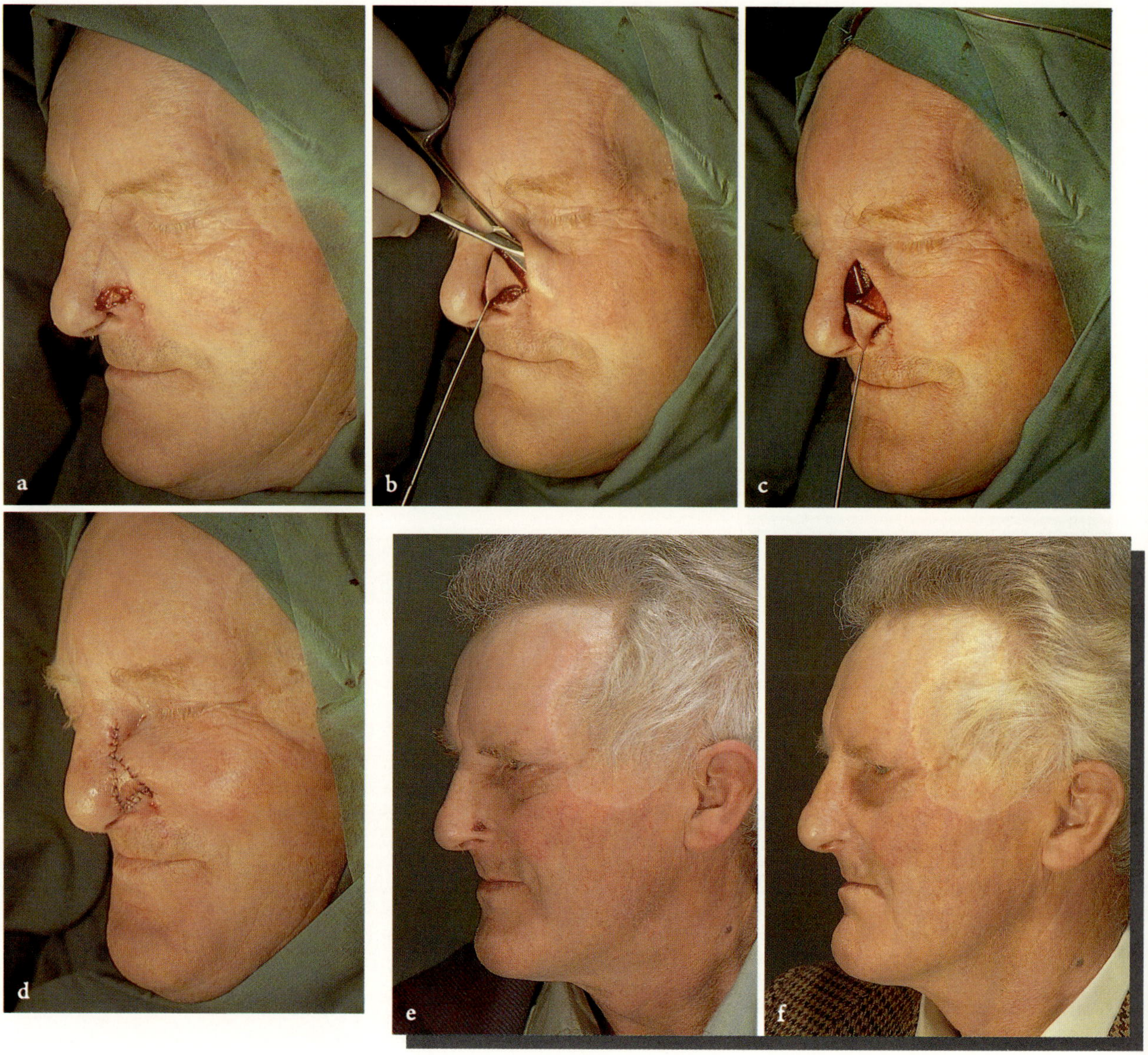

Abb. 253. Subkutan gestielte Lappenplastik:
a Defekt nach Exzision eines Basalioms, Operationsplanung der subkutan gestielten Lappenplastik von kranial,
b Präparation des Lappens unter Schonung des lateralen subkutanen Gefäßstiels,
c spannungsfreie Verlagerung,
d Abschluß der Operation,
e Ausgangsbefund, als Nebenbefund lag der Zustand nach Deckung eines ausgedehnten temporalen Defekts (nach Basaliom) mittels freier Hauttransplantation vor,
f ein Jahr postoperativ

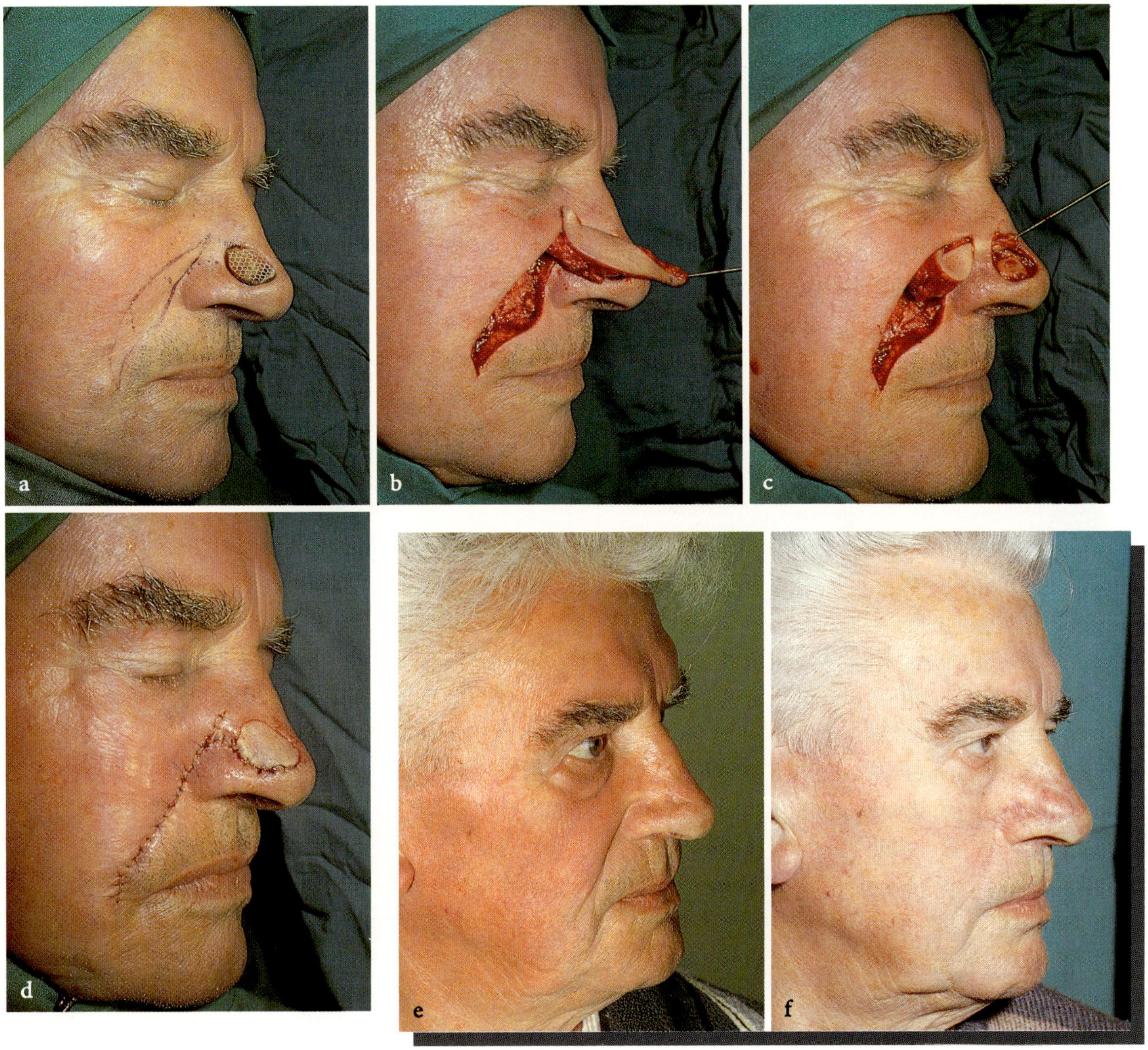

Abb. 254. Tunnelplastik (Inselplastik):
a Operationsplanung bei Zustand nach Exzision eines Basalioms,
b Präparation des Schwenklappens aus der Nasolabialfalte,
c Deepithelisieren des Lappenstiels und Tunnelung zum primären Defekt,
d optimal eingepaßte Lappenspitze bei erhaltenem subkutanen Gefäßstiel, Dehnungsplastik des Donorareals,
e Ausgangsbefund,
f fünfzehn Monate postoperativ

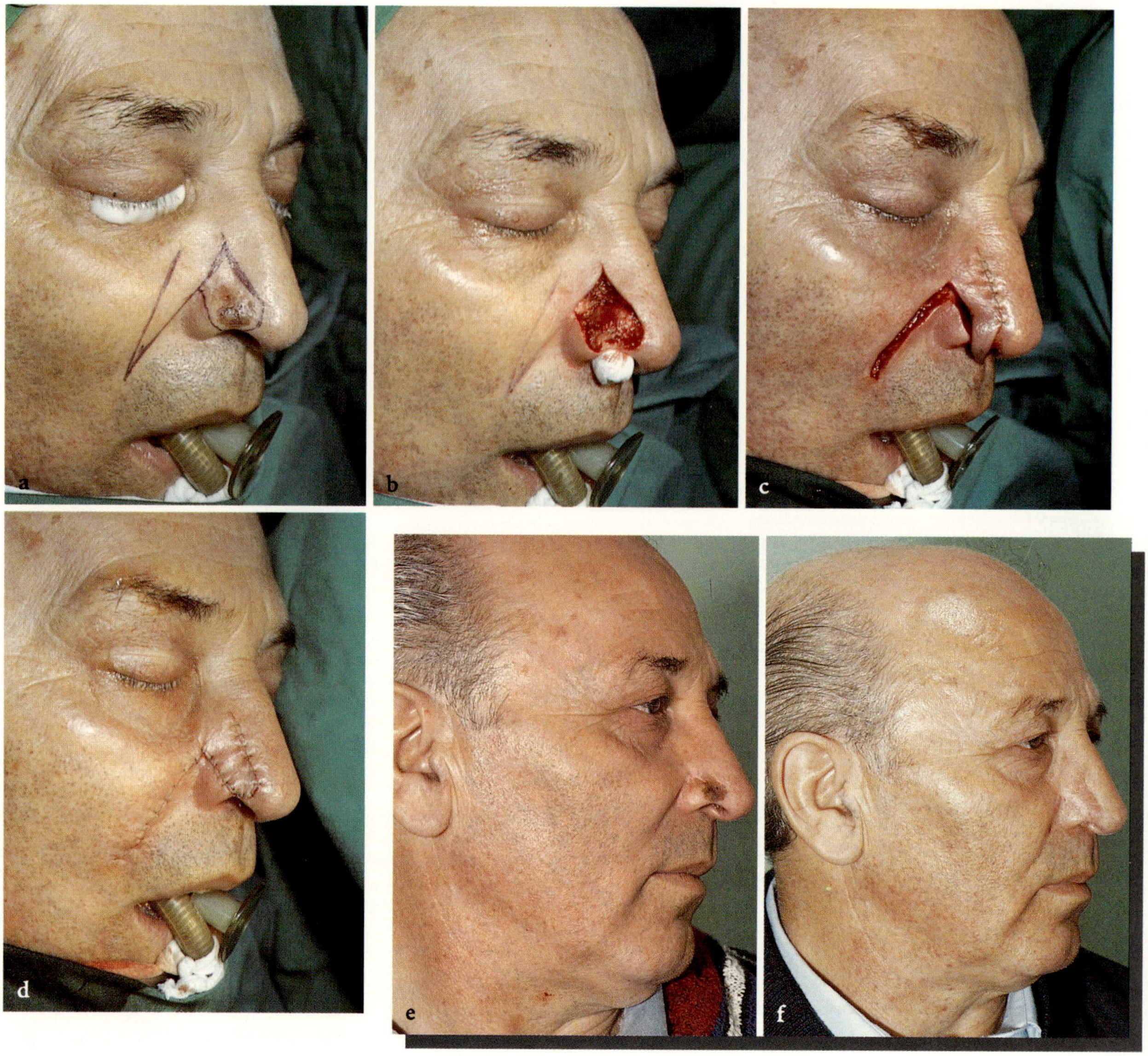

Abb. 255. Schwenklappenplastik:
- **a** Operationsplanung zur Exzision einer Lentigo maligna und einzeitigen Defektrekonstruktion durch Schwenklappenplastik,
- **b** Exzisionsdefekt,
- **c** sukzessives Einpassen des Schwenklappens,
- **d** Abschluß der Operation,
- **e** Ausgangsbefund,
- **f** Zustand eineinhalb Jahre postoperativ

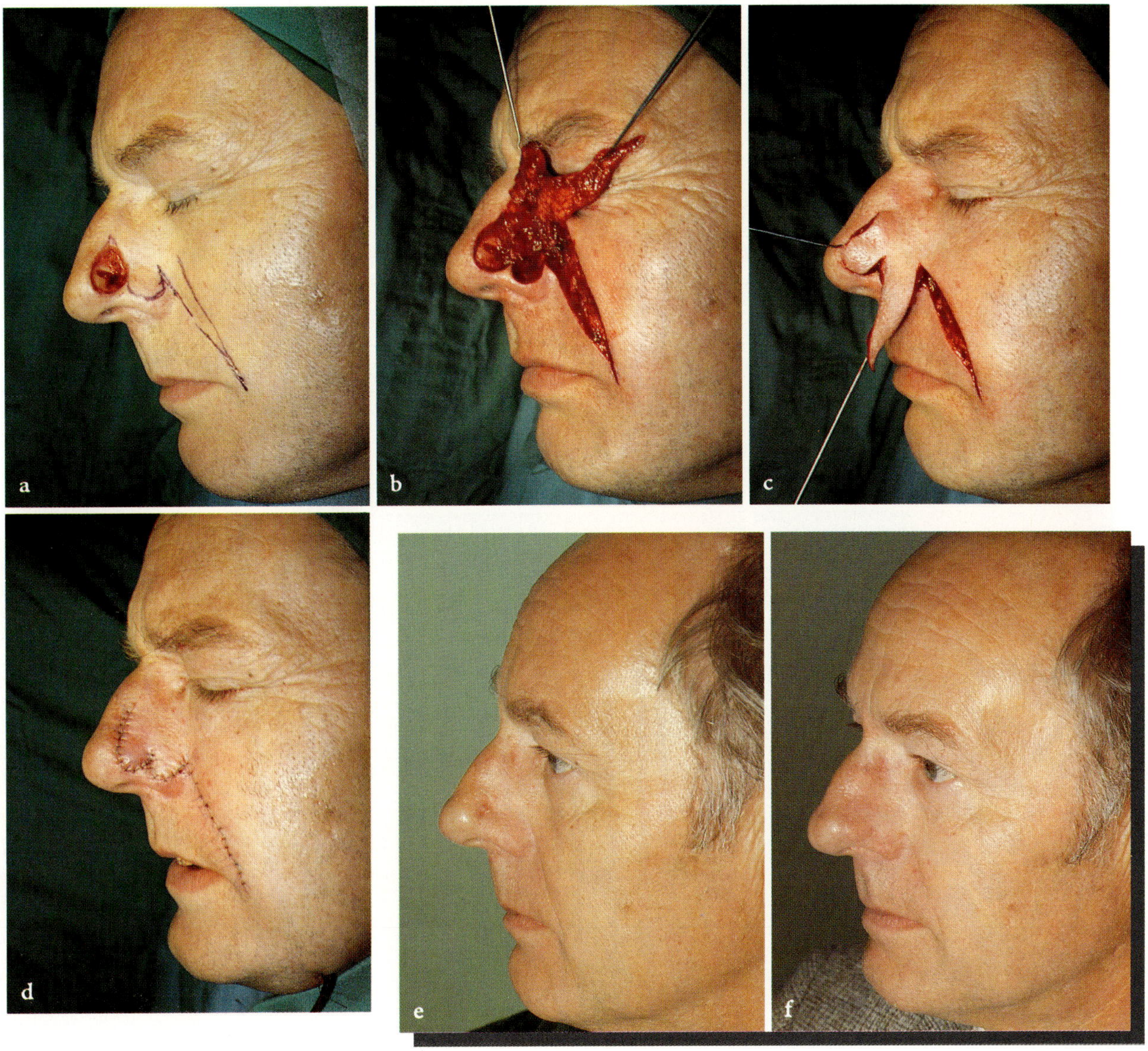

Abb. 256. Doppelte Schwenklappenplastik (bi-lobed flap):

a Operationsplanung zur Defektrekonstruktion nach Exzision eines Basalioms,
b komplette Präparation des doppelten Schwenklappens,
c Verlagerung beider Lappen,
d Abschluß der Operation,
e Ausgangsbefund,
f ein Jahr postoperativ

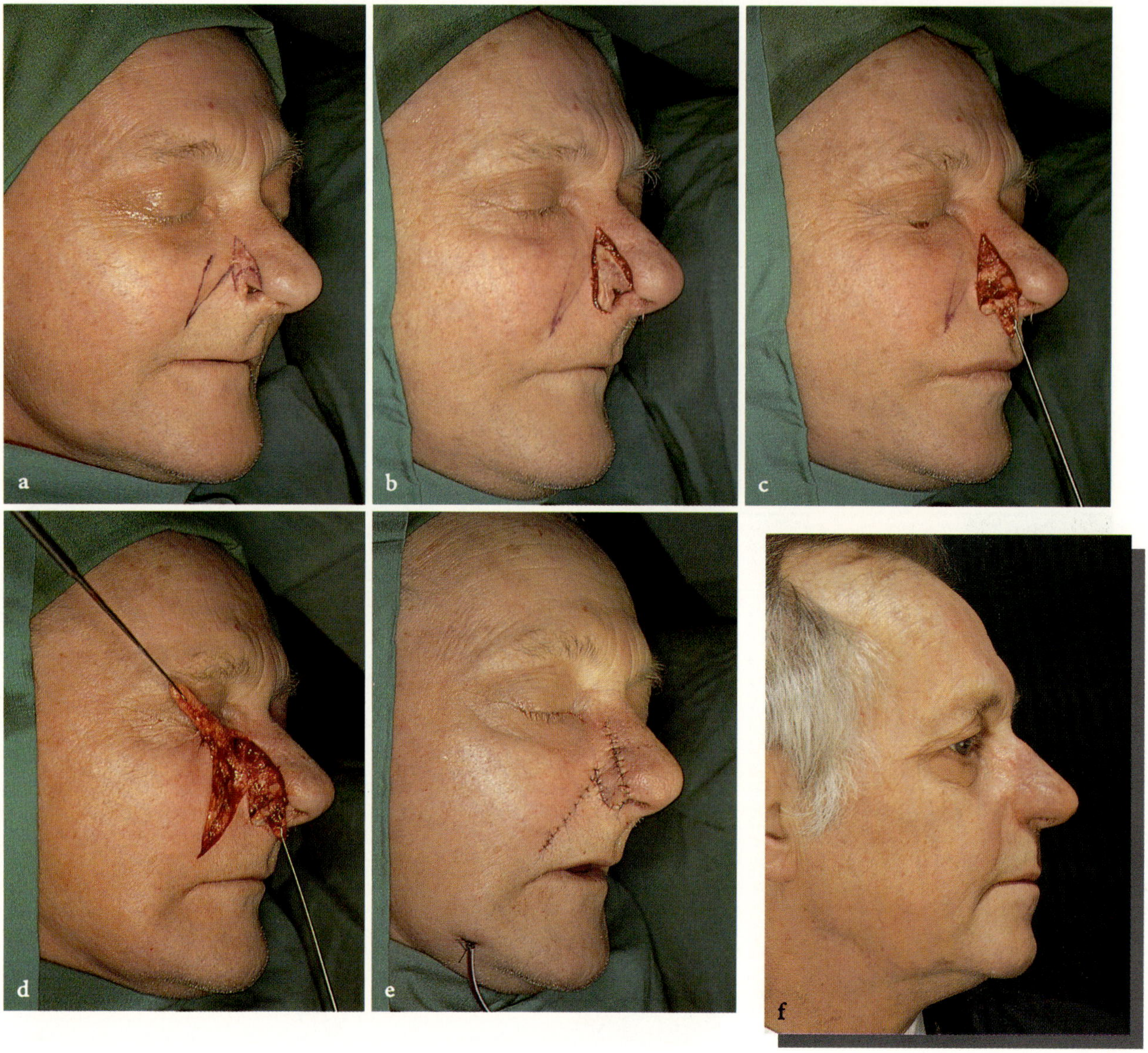

Abb. 257. Schwenklappenplastik kombiniert mit umgekehrtem subkutan gestielten Lappen:
- a Zustand nach partiell penetrierender Exzision eines Basalioms am Nasenflügel, sekundäre Wundheilung als Voraussetzung für den subkutan gestielten Lappen zur Innenauskleidung des Nasenflügels,
- b Präparation des subkutan gestielten Lappens,
- c Umkehrung des Lappens zur Innenauskleidung des Nasenflügels,
- d Präparation des Schwenklappens,
- e Abschluß der Operation,
- f ein Jahr postoperativ

Abb. 258. Zweizeitige gestielte Schwenklappenplastik: ▷
- a Defekt am Nasenflügel nach Exzision eines Plattenepithelkarzinoms,
- b Readaptation der unteren Kontur des Nasenflügels und primärer Verschluß des partiell penetrierenden Defekts, Präparation des Schwenklappens,
- c Dehnungsplastik der Donorstelle,
- d Einpassen der Lappenspitze bei erhaltenem Gefäßstiel,
- e nach zweiwöchiger Einheilungszeit endgültiges Einpassen der Lappenspitze unter Verwerfung des Lappenstiels,
- f Abschluß der zweiten Operation,
- g Ausgangsbefund,
- h zweieinhalb Jahre postoperativ

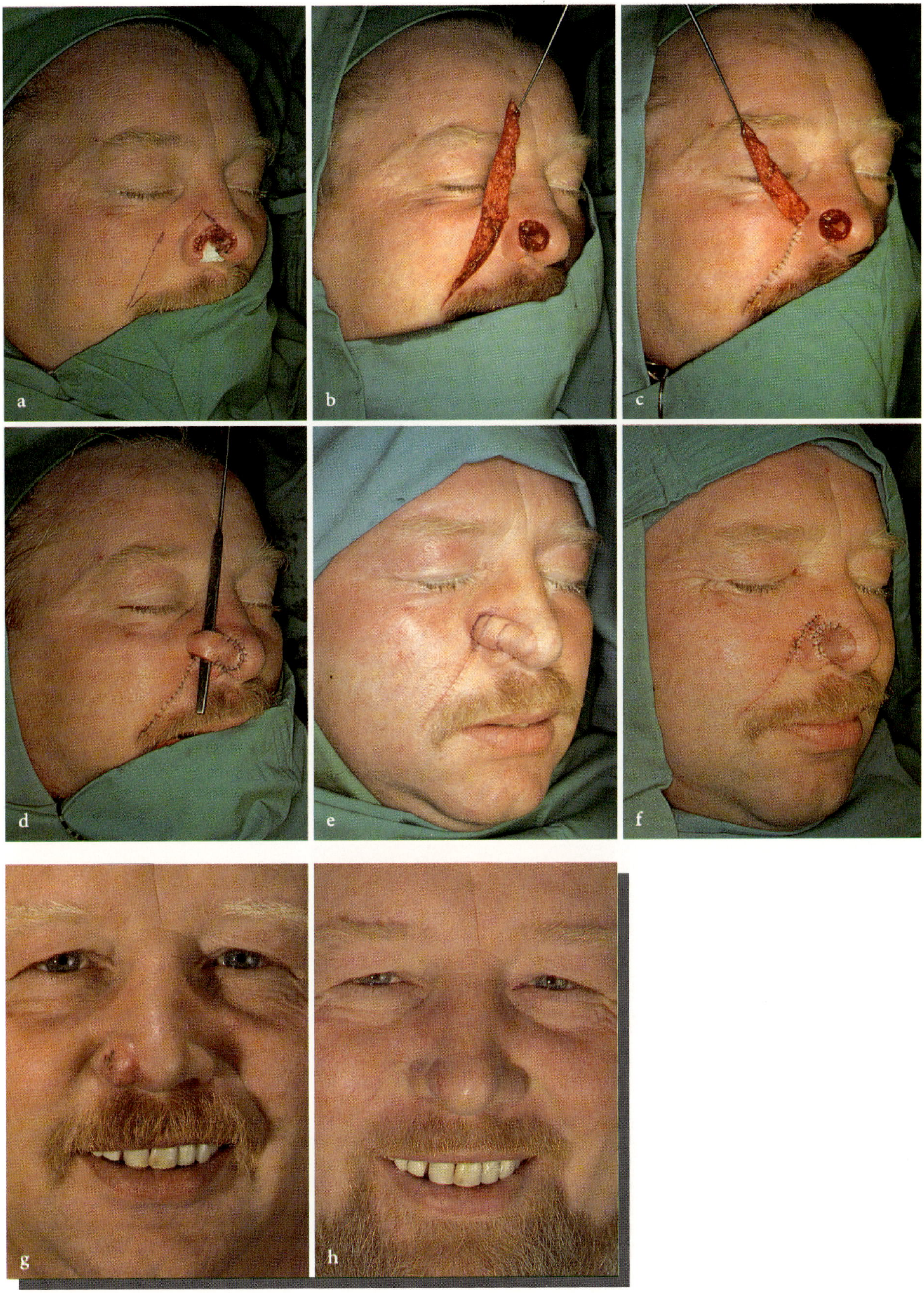
a
b
c
d
e
f
g
h

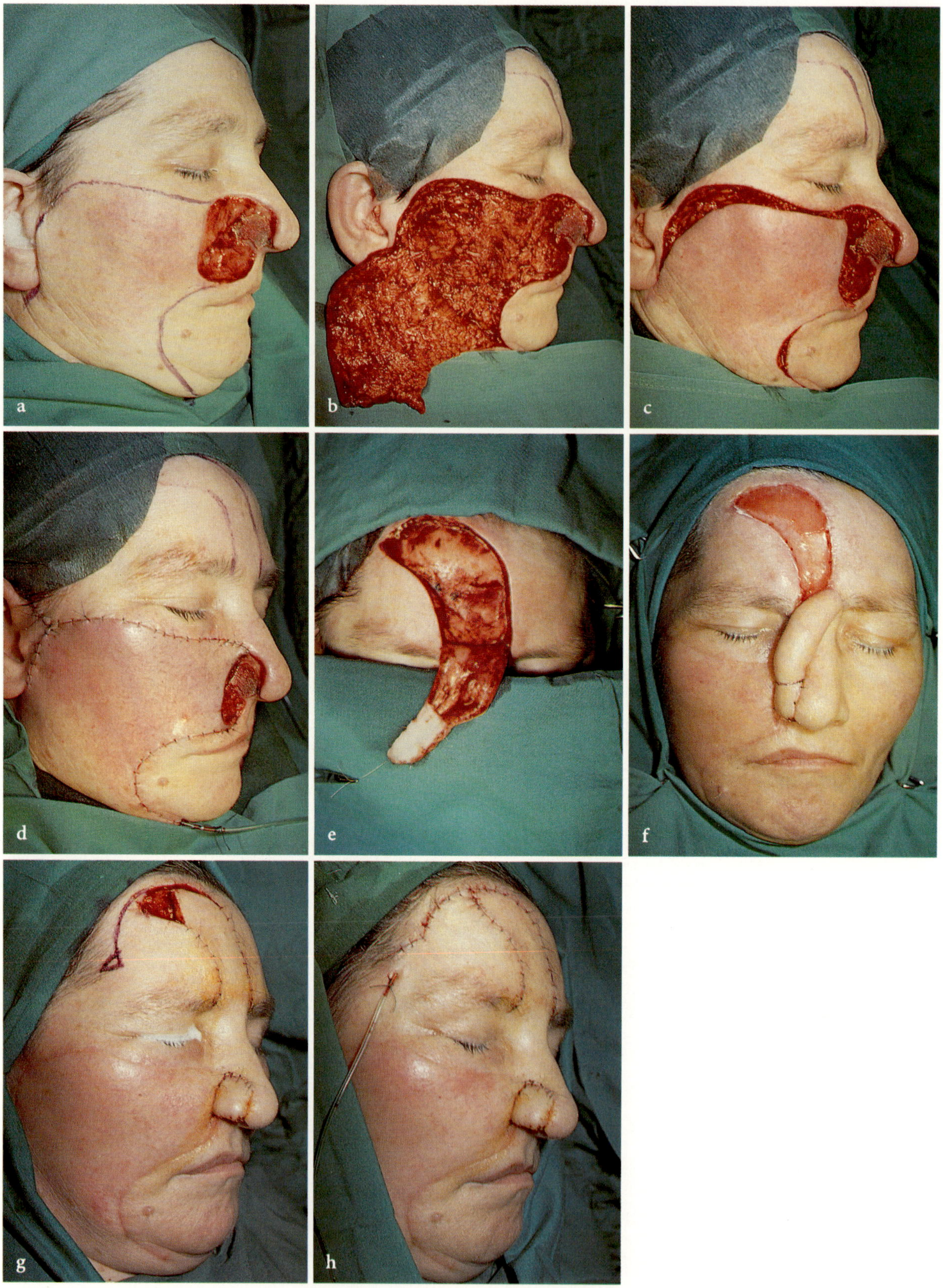
a
b
c
d
e
f
g
h

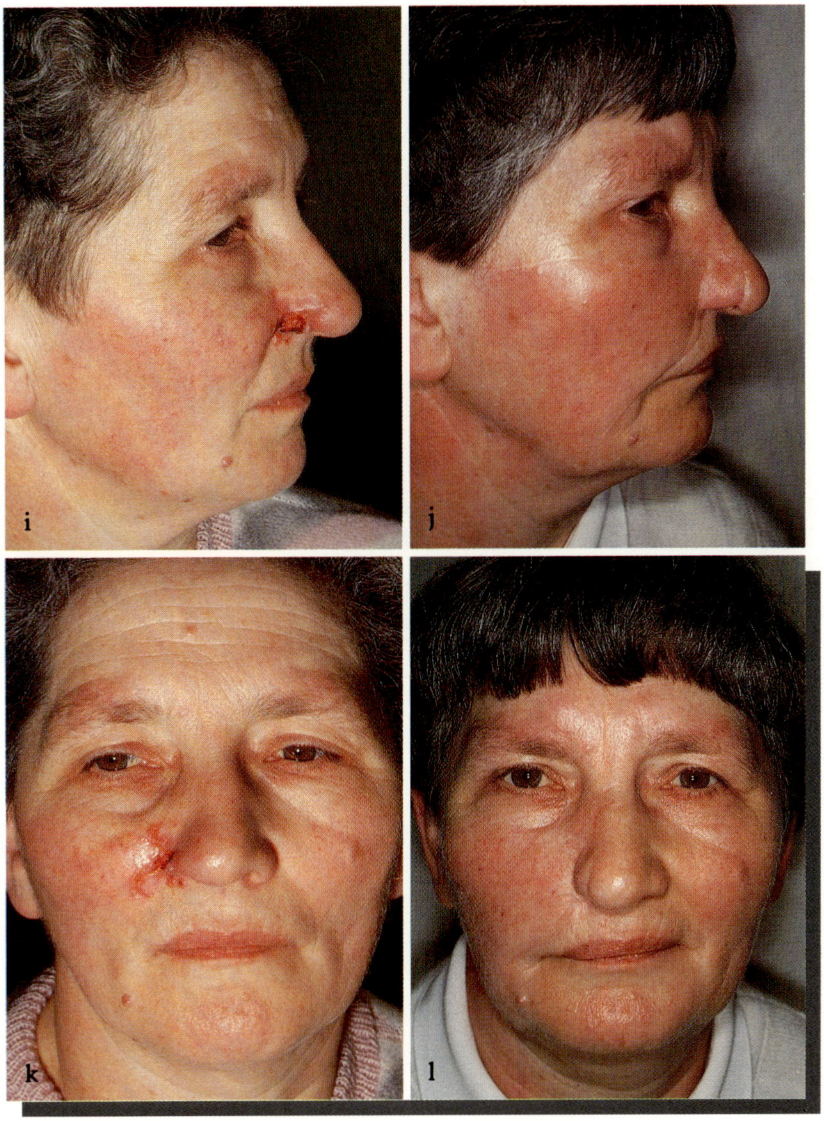

Abb. 259. Trapez-Plastik kombiniert mit Stirnlappen einschließlich Vollhauttransplantation:

a ausgedehnter Defekt des Nasenflügels und dessen Umgebung nach Exzision eines Basalioms,
b zunächst Versorgung des lateralen Defektanteils durch Trapez-Plastik aus der Wangenregion,
c Verlagerung des Trapezlappens,
d penetrierender Restdefekt des Nasenflügels nach Trapez-Plastik,
e Präparation des mediolateralen Stirnlappens nach vorausgegangener Vollhauttransplantation zur Bildung der Innenauskleidung des Nasenflügels,
f nach Einheilen der Lappenspitze erfolgt deren endgültiges Einpassen und die Rückverlagerung des Lappenstiels,
g optimal eingepaßte Lappenspitze und rückverlagerter Lappenstiel,
h Deckung des sekundären Defekts der Donorregion durch Rotationsplastik von temporal,
i Ausgangsbefund, seitliche Ansicht,
j Endresultat, seitliche Ansicht,
k Ausgangsbefund, frontale Ansicht,
l Endresultat fünf Jahre postoperativ

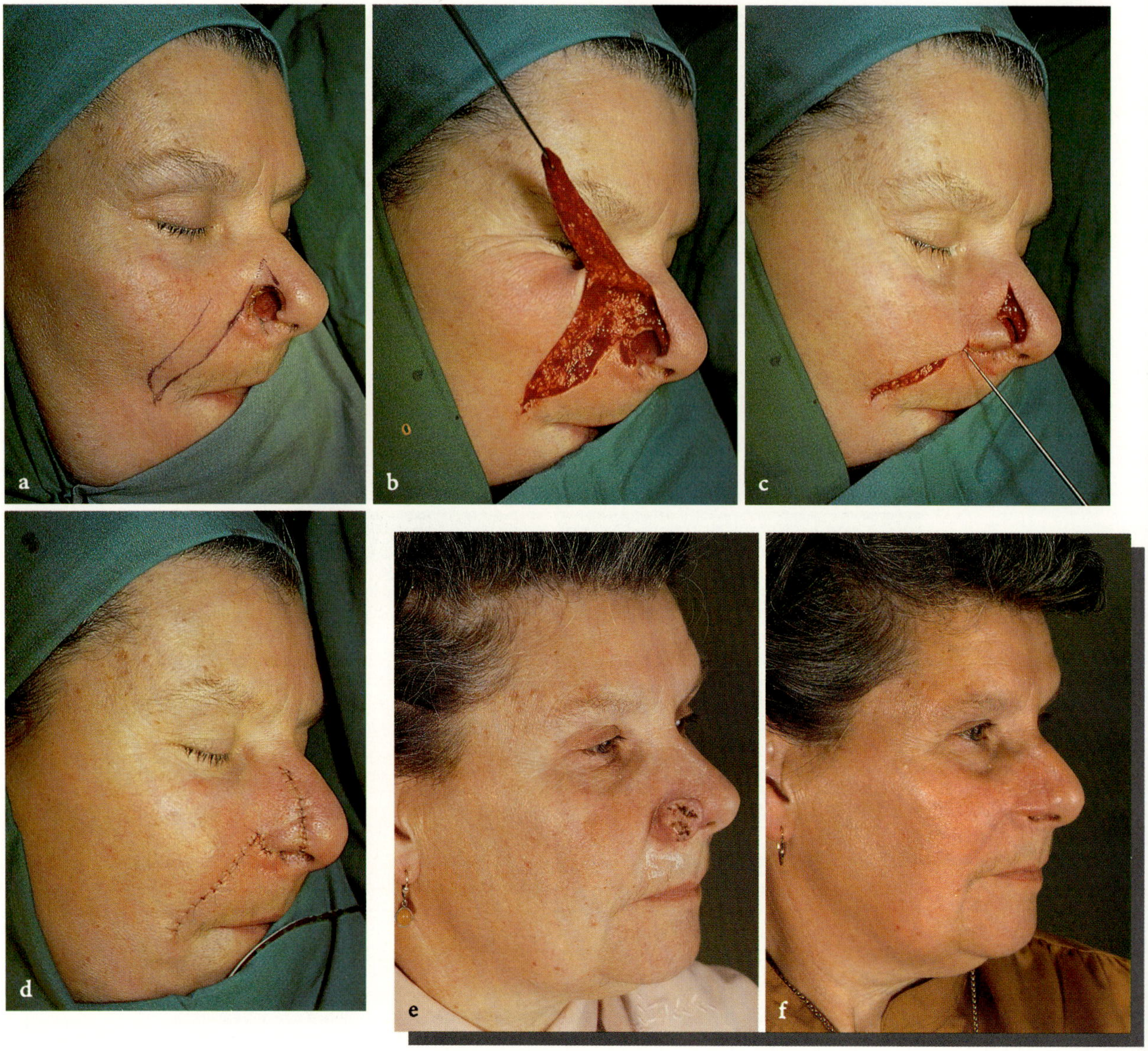

Abb. 260. Schwenklappenplastik mit Lappenumkehr:
a Operationsplanung bei penetrierendem Nasenflügeldefekt,
b Präparation des Schwenklappens,
c Umkehr des distalen Anteils des Schwenklappens zur Bildung der Innenauskleidung des Nasenflügels,
d optimal eingepaßter Schwenklappen,
e Ausgangsbefund des Plattenepithelkarzinoms,
f zwei Jahre postoperativ

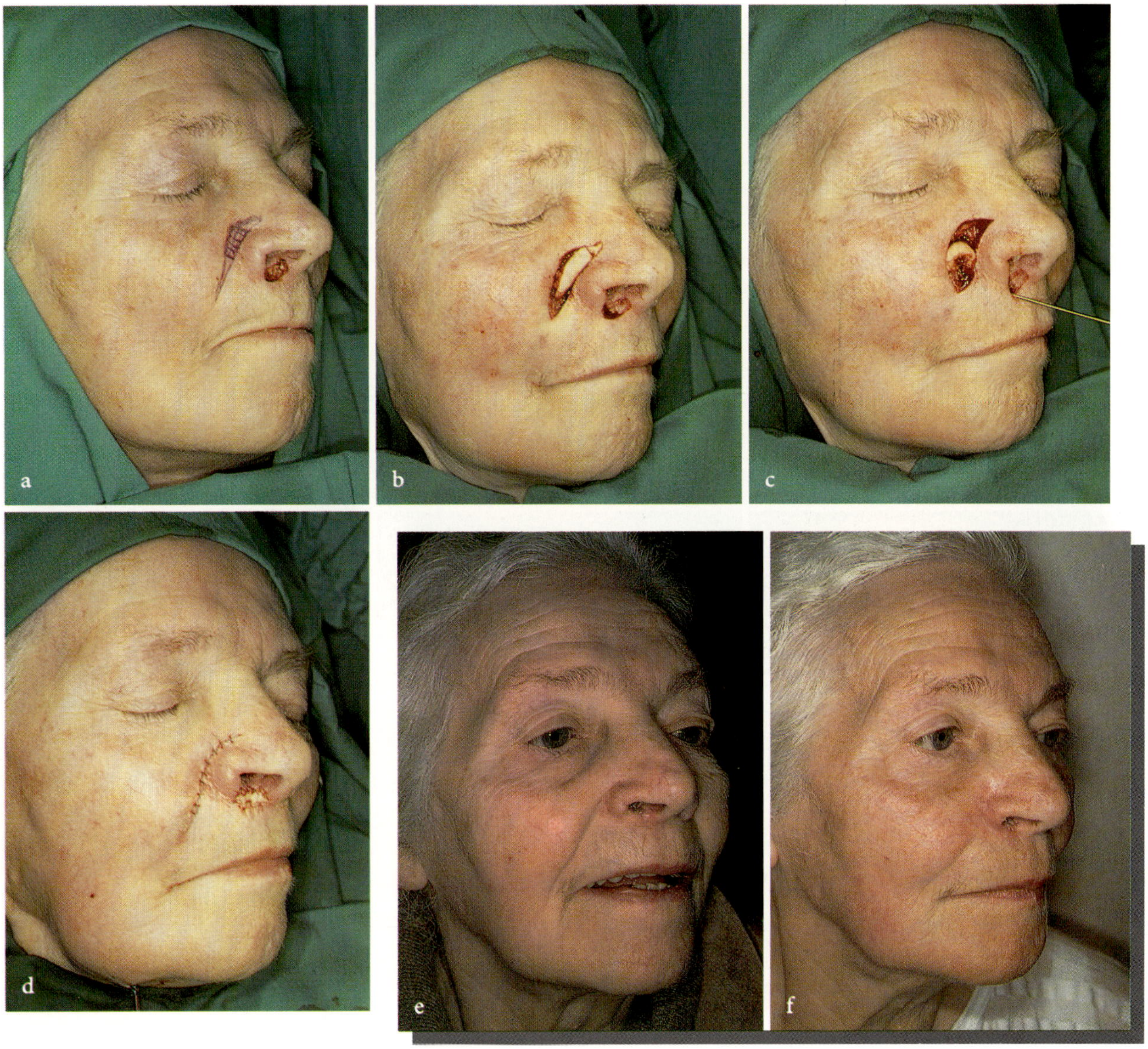

Abb. 261. Tunnellappenplastik (Inselplastik):
- a Defekt am Nasensteg nach Exzision eines voroperierten Basalioms, Operationsplanung der Tunnelplastik, gestricheltes Areal = verlagerter Lappen,
- b Präparation des Lappens,
- c subkutane Tunnelung des Lappens unter Schonung des Gefäßstiels,
- d Abschluß der Operation,
- e Ausgangsbefund,
- f sechs Monate postoperativ

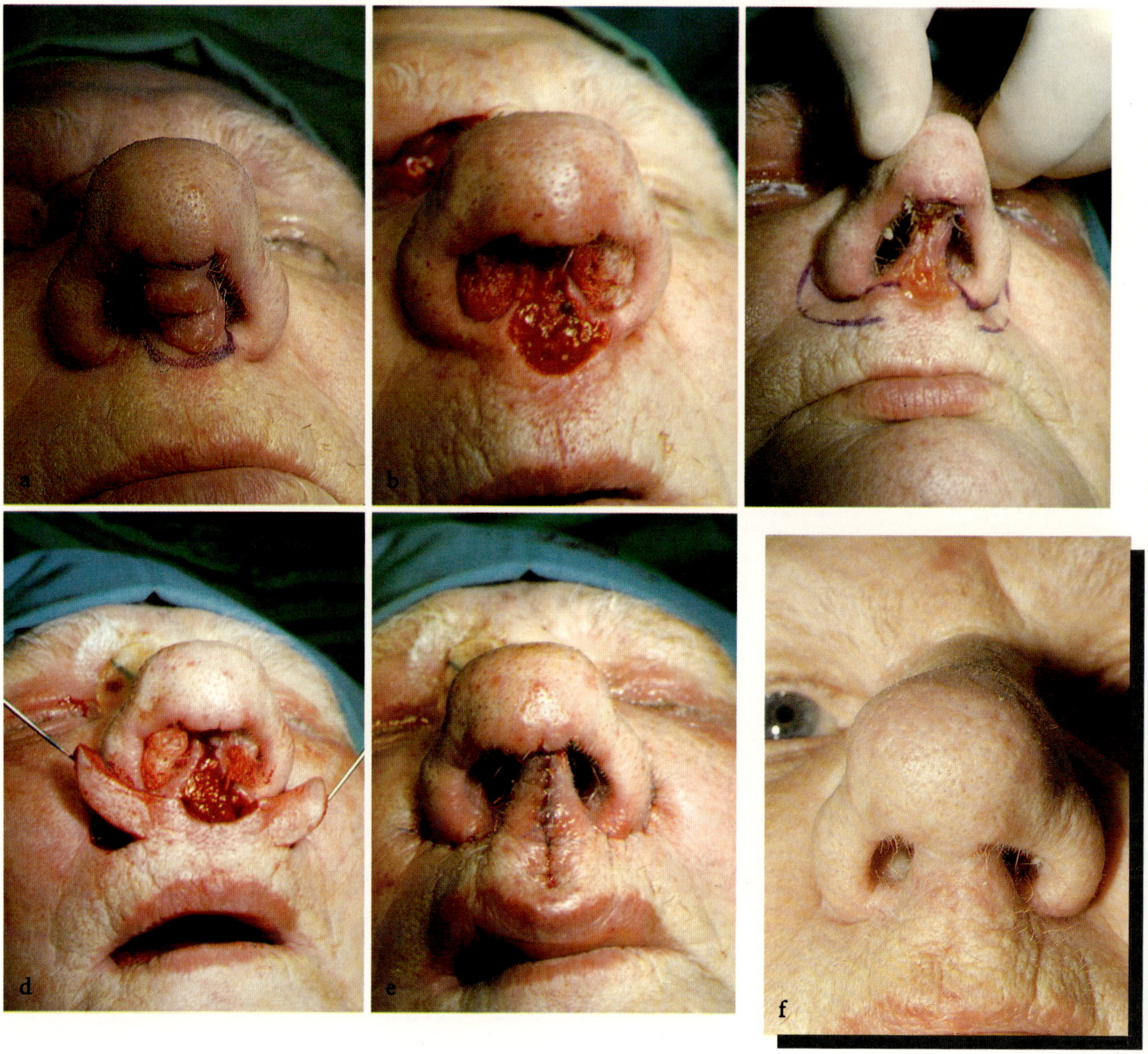

Abb. 262. Doppelte Schwenklappenplastik:
a noduläres Basaliom am Nasensteg,
b Exzisionsdefekt,
c Operationsplanung der doppelten Schwenklappenplastik,
d Präparation der Lappen,
e Abschluß der Operation,
f ein Jahr postoperativ

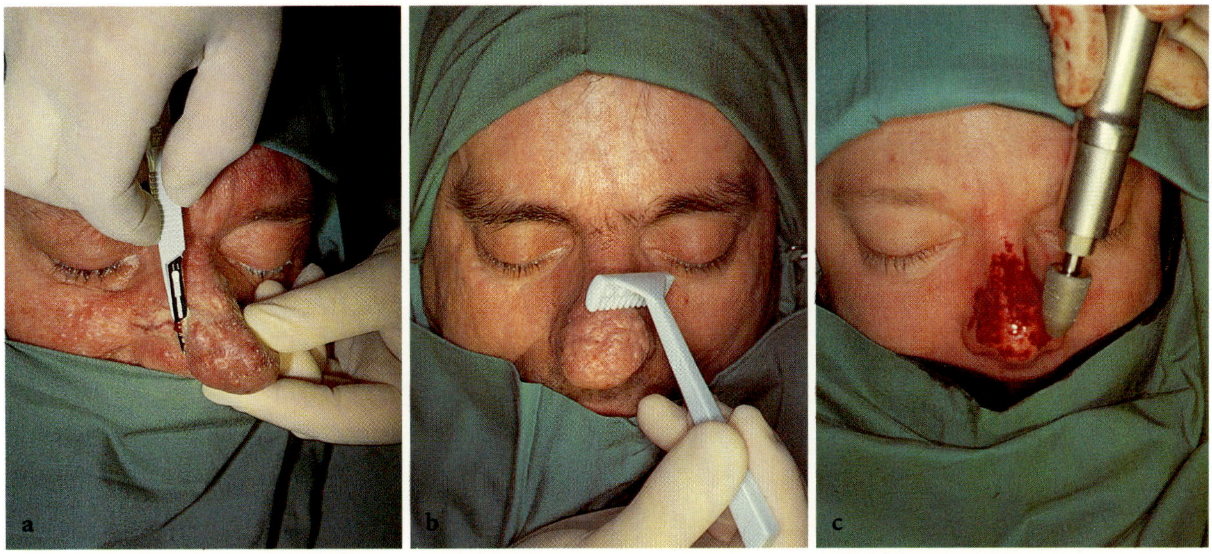

Abb. 263. Modalitäten der operativen Therapie des Rhinophyms:
a tangentiale Exzision mit dem Skalpell,
b tangentiale Exzision mit dem sterilen Einmalrasierer,
c hochtourige Dermabrasion

19.6.5 Operative Rhinophym-Therapie

Die Behandlung des Rhinophyms ist stets operativ. Der Eingriff sollte in Allgemeinanästhesie erfolgen, kann aber auch in Leitungsanästhesie durchgeführt werden.

Die Grundzüge der operativen Rhinophym-Therapie gliedern sich in die scharfe oberflächliche Gewebeabtragung und die hochtourige Dermabrasion zur Feinmodellierung. Dabei ist ein allzu aggressives Vorgehen zu vermeiden, da hieraus Narben resultieren können. Als "Operationsvorlage" dienen frühere fotographische Aufnahmen der Patienten, aus denen die ursprüngliche Nasenform ersichtlich ist.

Die radikale Exzision des Rhinophyms mit anschließender Deckung des Operationsdefekts durch freie autologe Hauttransplantate ist wegen der ungünstigen Kosmetik abzulehnen. Ähnlich problematisch sind elektrochirurgische Abtragungstechniken zu werten.

Die Exzidate sollten stets einer feingeweblichen Untersuchung unterzogen werden, um das gelegentlich zu beobachtende subklinische Wachstum von Basaliomen oder Plattenepithelkarzinomen in bzw. auf einem Rhinophym nicht zu übersehen.

Operationstechniken
Das Abtragen der prominenten Talgdrüsenhyperplasie erfolgt durch Decortication mit dem Skalpell oder mit dem Einmalrasierer, das Nachmodellieren mit der hochtourigen Diamantfräse im Sinne einer Dermabrasion. Dadurch kann die ursprüngliche Nasenform weitgehend wieder erreicht werden. Auch die intra- und unmittelbar postoperativ zu beobachtende nicht unerhebliche Blutung wird in der Regel durch lokale Hämostyptika oder Fibrinkleber problemlos beherrscht. Die Reepithelisation der Wundflächen erfolgt relativ rasch vom Epithel der in der Tiefe liegenden Talgdrüsen aus.

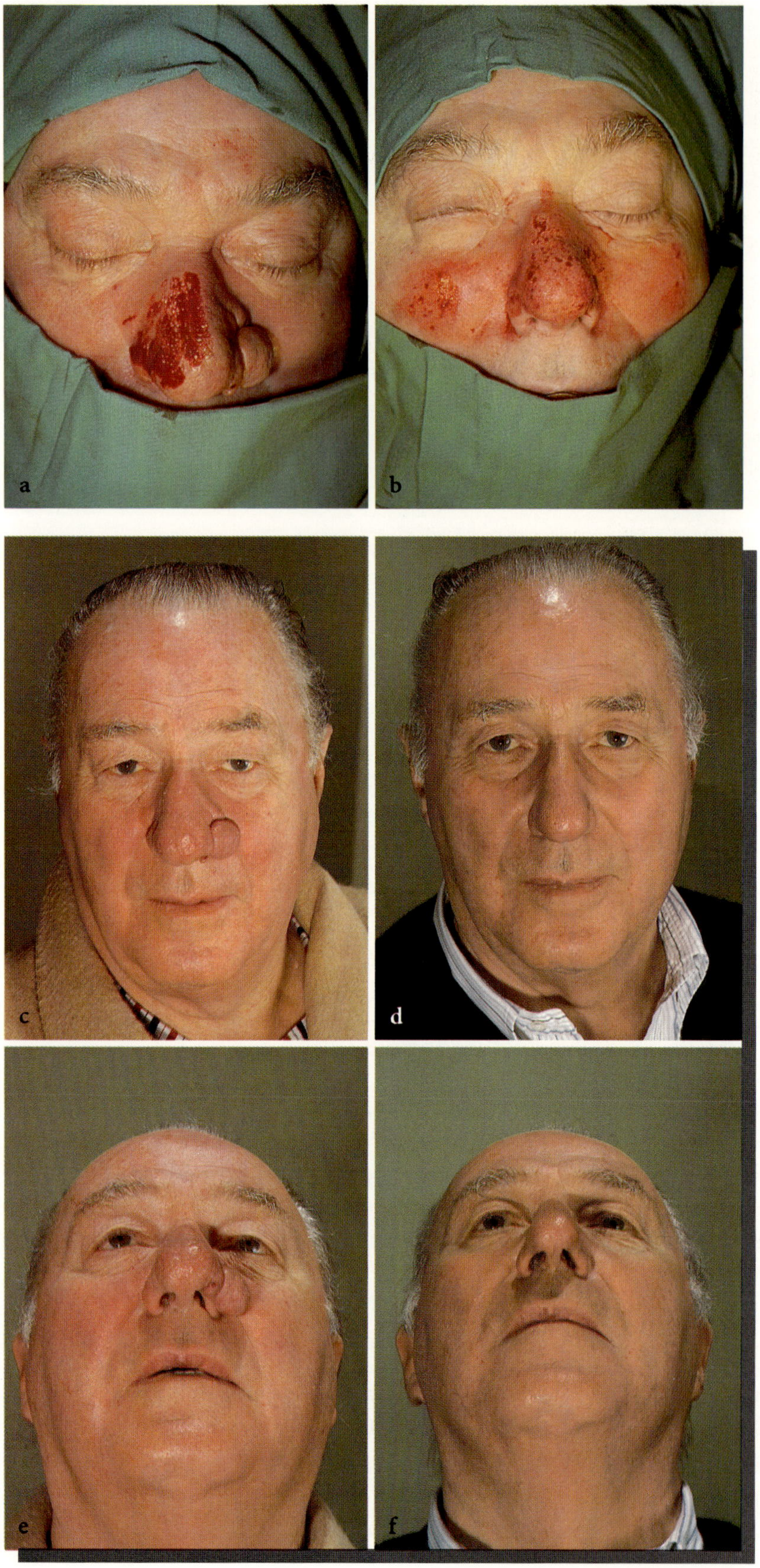

Abb. 264. Operative Rhinophym-Therapie:

a Zustand nach tangentialer Exzision mit dem Skalpell,
b Zustand nach hochtouriger Dermabrasion zur Feinmodellierung,
c präoperativer Zustand,
d sechs Monate postoperativ,
e präoperativ, Ansicht von kaudal,
f sechs Monate postoperativ, Ansicht von kaudal

19.7 Lippenregion

Ober- und Unterlippe stellen als exakt symmetrisch geformte Strukturen eine vollkommene ästhetische und funktionelle Einheit dar. Ihr muskuläres Grundgerüst wird durch den M. orbicularis oris gebildet, der eine Art "Sphincter-Funktion" ausübt. In einem diffizilen Zusammenspiel von drei Muskelgruppen, die die Lippen heben, senken sowie die Mundwinkel nach lateral ziehen, werden neben der Vermittlung von Emotionen vitale Funktionen wie Sprache und Nahrungsaufnahme ermöglicht. Diese gilt es, unter gleichzeitiger Berücksichtigung des ästhetischen Gesamteindrucks, bei jedem operativen Eingriff zu erhalten. Verziehungen der Mundwinkel und der Lippenrotgrenzen sollten nach Möglichkeit ebenso wie Asymmetrien der Lippen generell vermieden werden.

Begrenzt wird die Lippenregion nach kranial durch die Nase, nach lateral durch die Nasolabialfalten und nach kaudal durch die horizontale Kinnfalte. Neben den relaxed skin tension lines sollten diese Linien bei plastisch-rekonstruktiven Verfahren zur Plazierung zusätzlich erforderlicher Narben mit in Betracht gezogen werden.

19.7.1 Anatomie

Die A. und V. labialis ziehen von lateral kommend parallel zum Lippenspalt unterhalb und z. T. innerhalb des M. orbicularis oris und anastomosieren mit dem entsprechenden kontralateralen Gefäß. Die Oberlippe wird aus Ästen des N. infraorbitalis innerviert. Unterlippenregion und Kinn werden durch den N. mentalis versorgt, der dem Foramen mentale entspringt (Abb. 265).

19.7.2 Anästhesie

Mit Ausnahme großer rekonstruktiver Eingriffe oder im Falle einer simultanen submandibulären Lymphknotendissektion bzw. einer radialen Neck-Dissection können Operationen im Lip-

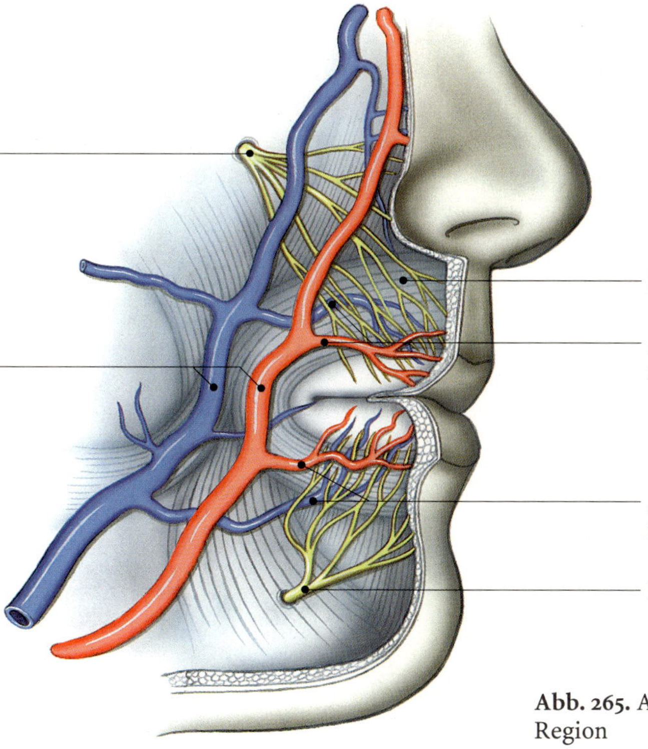

Abb. 265. Anatomie der Lippen-Kinn-Region

penbereich in lokaler Infiltrationsanästhesie oder unter Blockade des N. infraorbitalis (Oberlippe) und der Nn. mandibularis und mentalis (Unterlippe) durchgeführt werden (2. und 3. Ast des N. trigeminus). Die Nervenblockade erfolgt enoral durch die Injektion des Lokalanästhetikums an den Austrittsstellen der Nerven aus dem Ober- bzw. Unterkieferknochen nach oberflächlicher Schleimhautanästhesie.

19.7.3 Operationsplanung

Um eine Mikrocheilie und Mikrostomie zu vermeiden, ist es nur möglich maximal 1/3 von Ober- oder Unterlippe mit nachfolgender direkter Wundrandadaptation zu entfernen. Bei penetrierenden Defekten muß die Wundnaht stets dreischichtig erfolgen: 1) Schleimhaut, 2) Muskel, 3) Haut. Für die Schleimhautnaht sind versenkte Einzelknopfnähte mit langsam resorbierbarem Material empfehlenswert. Zur Deckung größerer Defekte sollten randomisierte bzw. lokale Lappenplastiken und eventuell auch regionale Lappen Verwendung finden. Kosmetisch und funktionell unbefriedigend sind im Lippenbereich freie Hauttransplantate.

Zahlreiche Operationsmethoden sind für die Lippenregion beschrieben worden. Einige davon sind zu aufwendig, andere führen zu Entstellungen des Patienten. Liegt eine Präkanzerose oder ein maligner epithelialer Tumor, z. B. ein Plattenepithelkarzinom Stadium T1 ohne klinischen Verdacht auf eine regionale Metastasierung vor, ist die lokale radikale Exzision ausreichend. Weder eine Röntgen-Nachbestrahlung noch eine elektive regionale suprahyoidale Lymphknotendissektion bringen prognostische Vorteile.

Selbstverständlich sind regelmäßige Kontrolluntersuchungen unerläßlich. Die Chancen für eine erfolgreiche kurative Therapie verringern sich bei Tumorrezidiven sowie nach insuffizienter Ersttherapie.

Im folgenden soll nur auf solche Methoden eingegangen werden, die technisch nicht übertrieben aufwendig sind und nach denen in kurativer wie auch in ästhetischer Hinsicht günstige Ergebnisse erwartet werden können.

19.7.4 Operationstechniken

Eine elliptoide Exzision im Bereich der Lippenhaut muß sich an den Lippenfältchen orientieren. Die laterale Unterminierung ist in der Regel notwendig, um die Gefahr einer eingesunkenen Narbenbildung zu vermeiden. Überschreitet die Operationsnarbe die Lippenrotgrenze, ist in diesem Bereich ganz besonders auf eine exakte Wundrandadaptation zu achten, um eine Stufenbildung zu vermeiden.

Eine penetrierende keilförmige Exzision (nach Dieffenbach) ist häufig notwendig, wenn eine Neoplasie im Lippenrot oder in der Haut in Nähe der Lippenrotgrenze lokalisiert ist. Ein optimales Ergebnis ist zu erwarten, wenn die Kontinuität der Lippenrotgrenze rekonstruiert wird.

Besteht die Gefahr einer Verziehung der Lippe durch die Keilexzision oder ist die entstandene Narbe störend lang, kann durch eine Gewebeumverteilung über eine Z-Plastik das ästhetische Ergebnis deutlich verbessert werden.

Die WY-Plastik ist eine Modifikation der Keilexzision. Durch sie kann eine lange senkrechte Narbe vermieden werden, die sonst als Folge einer dreieckigen Exzision zu erwarten wäre.

Zeigen die verbliebenen Anteile des Lippenrots noch präkanzeröse Veränderungen, sollten diese komplett horizontal exzidiert werden. Nach Unterminierung der oralen Lippenschleimhaut dient diese zur Rekonstruktion des Lippenrots im Sinne einer Unterlippenplastik nach Langenbeck-von Bruns. Prinzipiell ist dieses Verfahren bei Präkanzerosen und kleinen Karzinomen der Unterlippe indiziert, die noch nicht die Grenze des Lippenrots überschritten haben. Der Eingriff wird in Lokal- oder Leitungsanästhesie durchgeführt. Die Verwendung eines Anästhetikums mit Adrenalin-Zusatz kann durch Verminderung der intraoperativen Blutung aus dem gefäßreichen Gewebe die Sichtverhältnisse bei dem Eingriff verbesssern. Nach Exzision des Krankheitsherdes einschließlich des gesamten Unterlippenrots wird die Unterlippenschleimhaut mit der Präparierschere bis zur Umschlagfalte mobilisiert. Die sehr dehnbare enorale Schleimhaut kann nach außen gezogen und nach Einlegen einer Saugdrainage mittels Einzelknopfnähten mit der Lippenhaut verbunden werden. Die Nahtlinie bildet die neue Grenze des Lippenrots. Dieses zeigt sich im Normalfall nach Abschwellen des postoperativen Ödems nicht wesentlich schmaler als früher. Nach 3 Tagen wird die Hälfte, nach 7 Tagen der Rest der Fäden entfernt. Besondere Vorteile dieses Verfahrens sind Einfachheit der Durchführung, geringer technischer Aufwand, geringe Belastung des Patienten und normalerweise problemlose Heilung mit funktionell und kosmetisch gutem Ergebnis.

Da Unterlippenkarzinome praktisch nie auf unverändertem Terrain, gelegentlich aber an mehreren Stellen gleichzeitig entstehen, wird durch die Exzision des gesamten Lippenrots die Gefahr einer Neuentstehung oder eines Rezidivs in der Nachbarschaft des Primärtumors minimiert.

Bei ausgedehnteren Tumoren bietet sich die Verschiebeplastik nach von Burow an, bei der nach keilförmiger Exzision des Krankheitsherdes ein bogenförmiger Schnitt entlang der Lippenrotgrenze in Richtung eines oder beider Mundwinkel erfolgt. Im Bereich der Nasolabialfalte wird dann auf der kontralateralen Seite des Schnitts ein Ausgleichsdreieck exzidiert. Nach weiterer Unterminierung der Unterlippenhaut und der Wangenhaut kann eine spannungsfreie Vereinigung der Wundränder für den Neuaufbau der Unterlippe erzielt werden. Problematisch ist bei dieser Technik, daß auch die Kontinuität des M. orbicularis oris unterbrochen wird und daraus funktionelle Störungen resultieren können. Bei einem zusätzlichen ausgedehnten Defekt der enoralen Lippenschleimhaut wird auch eine Verschiebung der bukkalen Schleimhaut nicht zu umgehen sein. Dazu wird im Bereich der Wangenschleimhaut vom Mundwinkel ausgehend ein ca. 2–3 cm langer horizontaler Schnitt gelegt und anschließend die Schleimhaut einschließlich der restlichen Unterlippenschleimhaut submukös bis zum Unterkiefer mobilisiert. Dank der extremen Dehnbarkeit kann dieser Schleimhautbezirk nach medial verschoben werden und dient so als Ersatz der exzidierten oralen Lippenschleimhautanteile. Ist gleichzeitig das Unterlippenrot zu ersetzen, so geschieht dies entsprechend der von Langenbeck und von Bruns angegebenen Methode. Im Bereich der Keilexzision erfolgt der Wundverschluß schichtweise.

Durch eine Treppenplastik kann entweder einseitig oder von beiden Seiten ein optimaler Neuaufbau der Unterlippe erzielt werden. Beide Methoden besitzen ebenfalls den Vorteil, daß die Kontinuität des Lippenmuskels erhalten bleibt.

Weitere Möglichkeiten zur Deckung größerer Defekte im Unterlippenbereich bestehen in der Verwendung eines Transpositionslappens aus der Nasolabialregion. Dabei wird die bukkale Lippenschleimhaut und das Unterlippenrot durch Verschiebung von Wangenschleimhaut neu aufgebaut.

Die Plastiken nach Abbé bzw. Estlander können sowohl an der Ober- als auch an der Unterlippe Anwendung finden. Der Krankheitsherd wird keilförmig exzidiert und mit einem durch die A. und V. labialis gefäßversorgten Schwenklappen aus der gegenüberliegenden Lippe gedeckt. Es folgt der schichtweise Wundverschluß an Entnahme- und Transplantationsstelle. Dieses einzeitige Vorgehen ist nur bei Defekten im Mundwinkelbereich möglich. Wird diese spezielle Transpositionslappentechnik im zentralen Lippenbereich (Abbé-Plastik) entsprechend durchgeführt, kann der gefäßversorgende Lappenstiel erst nach 14–21 Tagen in einer 2. Operationssitzung durchtrennt werden. Eine weitere Modifikation dieser Technik bei Prozessen im medialen Drittel besteht darin, daß der dort entstehende primäre Operationsdefekt schichtweise vernäht wird. Dies bedeutet gleichzeitig eine Verkleinerung der Lippenöffnung, die dadurch ausgeglichen wird, daß ein senkrechter Schnitt in einem der Mundwinkel angelegt und in diesen der Schwenklappen aus der gegenüberliegenden Lippe transponiert wird. Bei sämtlichen Modifikationen der Estlander-Plastik entstehen Mundwinkelverziehungen. Diese können in einer weiteren Sitzung durch eine Lippenerweiterungsplastik korrigiert werden.

Die Behandlung der Wahl bei einer störenden Protrusio der Lippen, vor allem bei der Cheilitis granulomatosa, ist die transversale submuköse Keilexzision des granulomatösen Gewebes. Die

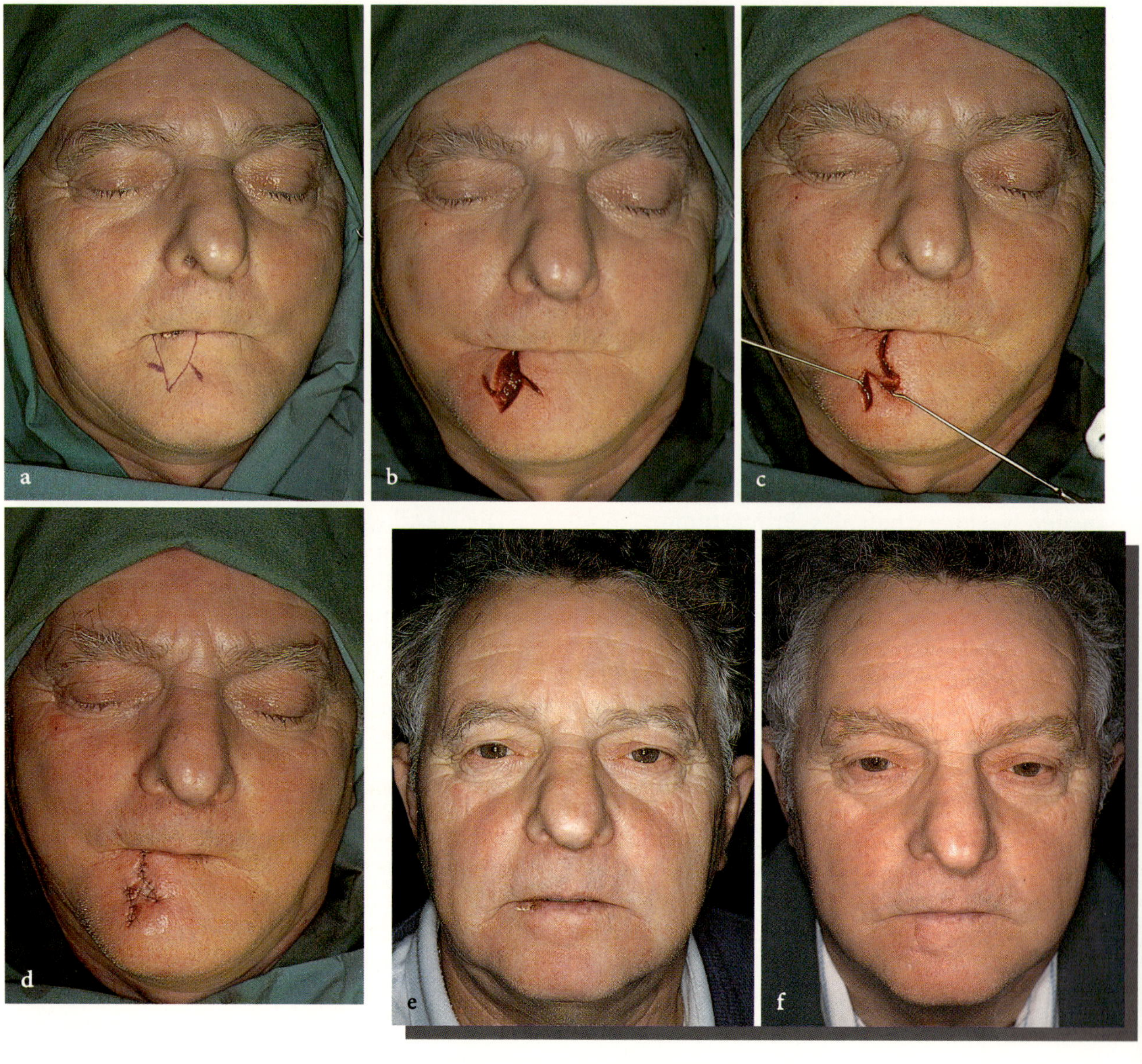

Operationsplanung muß sicherstellen, daß die Wundnaht an der Grenze zwischen dem belassenen Lippenrotanteil und der oralen Lippenschleimhaut zu liegen kommt.

Mundwinkelerweiterungsplastiken werden einseitig nach der Verziehung eines Mundwinkels notwendig und doppelseitig zur Behebung von Mikrocheilie und Mikrostomie. Bei dem von uns bevorzugten Verfahren wird durch einen, vom Mundwinkel ausgehend, horizontal durch alle Schichten der Wange geführten Schnitt die Symmetrie der Mundöffnung wiederhergestellt, nachdem zuvor ein entsprechend großer Lappen aus dem Oberlippenrot, gestielt am Unterlippenrot, präpariert wurde. Dieser dient der Rekonstruktion des fehlenden Unterlippenrotanteils. Das fehlende Oberlippenrot wird durch Vorziehen mobilisierter Oberlippen- bzw. Wangenschleimhaut als Dehnungs- oder Verschiebeplastik gebildet.

Die Operationstechniken an der Oberlippe entsprechen im wesentlichen den dargestellten Methoden an Unterlippe und Mundwinkel. Häufig handelt es sich dabei um Modifikationen der Verschiebeplastik von lateral, unter Einbeziehung der nasolabialen Region.

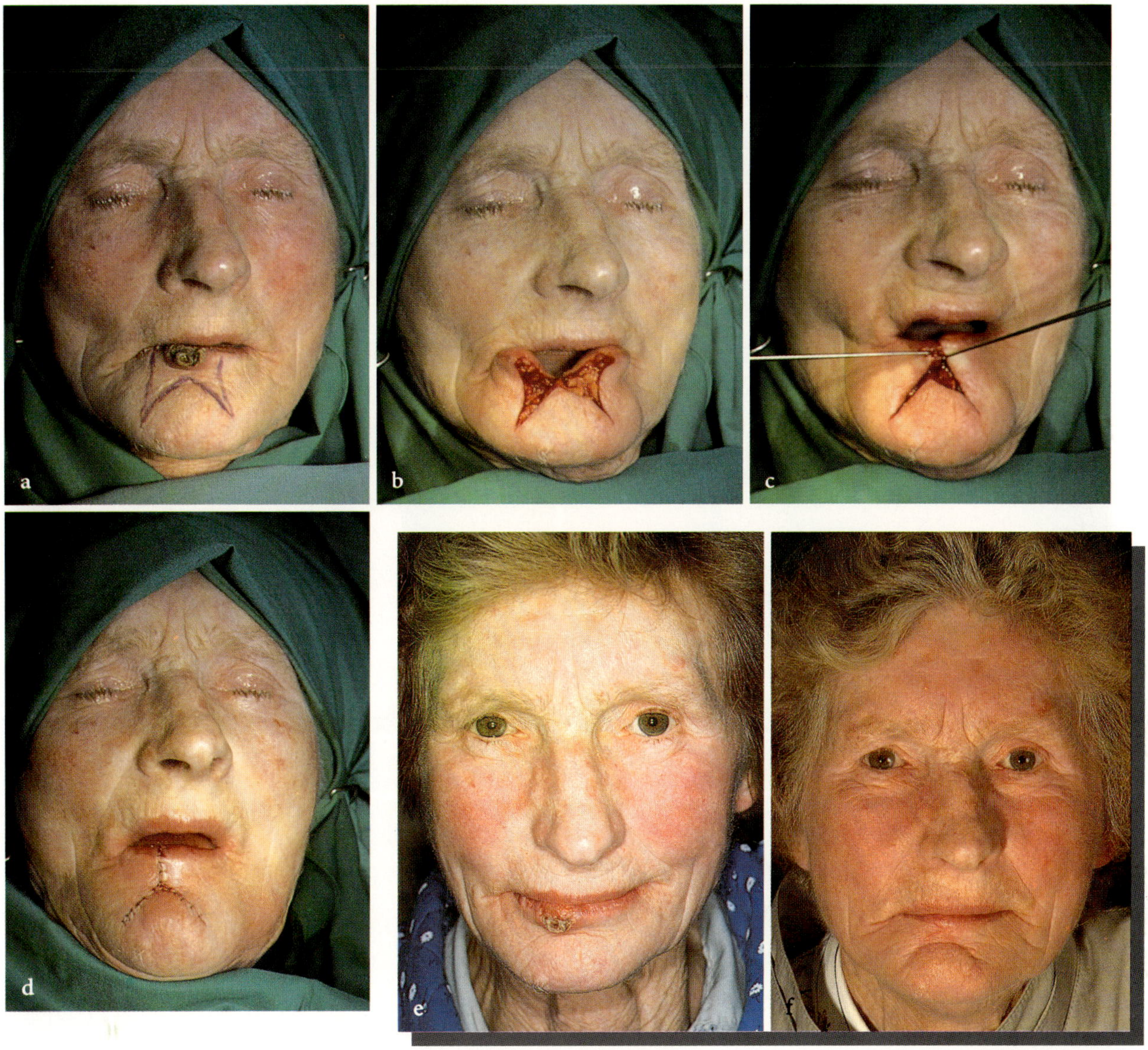

◁ **Abb. 266.** Keilexzision kombiniert mit Z-Plastik:
a Operationsplanung zur Exzision eines Plattenepithelkarzinoms der Unterlippe,
b Exzisionsdefekt einschließlich Z-förmiger lateraler Inzision,
c gegenseitige Verlagerung der dreiecksförmigen Lappen,
d Abschluß der Operation,
e Ausgangsbefund,
f vier Monate postoperativ

Abb. 267. WY-Plastik:
a W-förmige Exzision eines Plattenepithelkarzinoms der Unterlippe,
b penetrierender Defekt nach Exzision,
c Readaptation unter Beachtung der Lippenrotgrenze,
d Abschluß der Operation nach mehrschichtigem Wundverschluß (Mukosanaht - Muskelnaht - Subkutannaht - Hautnaht),
e Ausgangsbefund,
f ein Jahr postoperativ

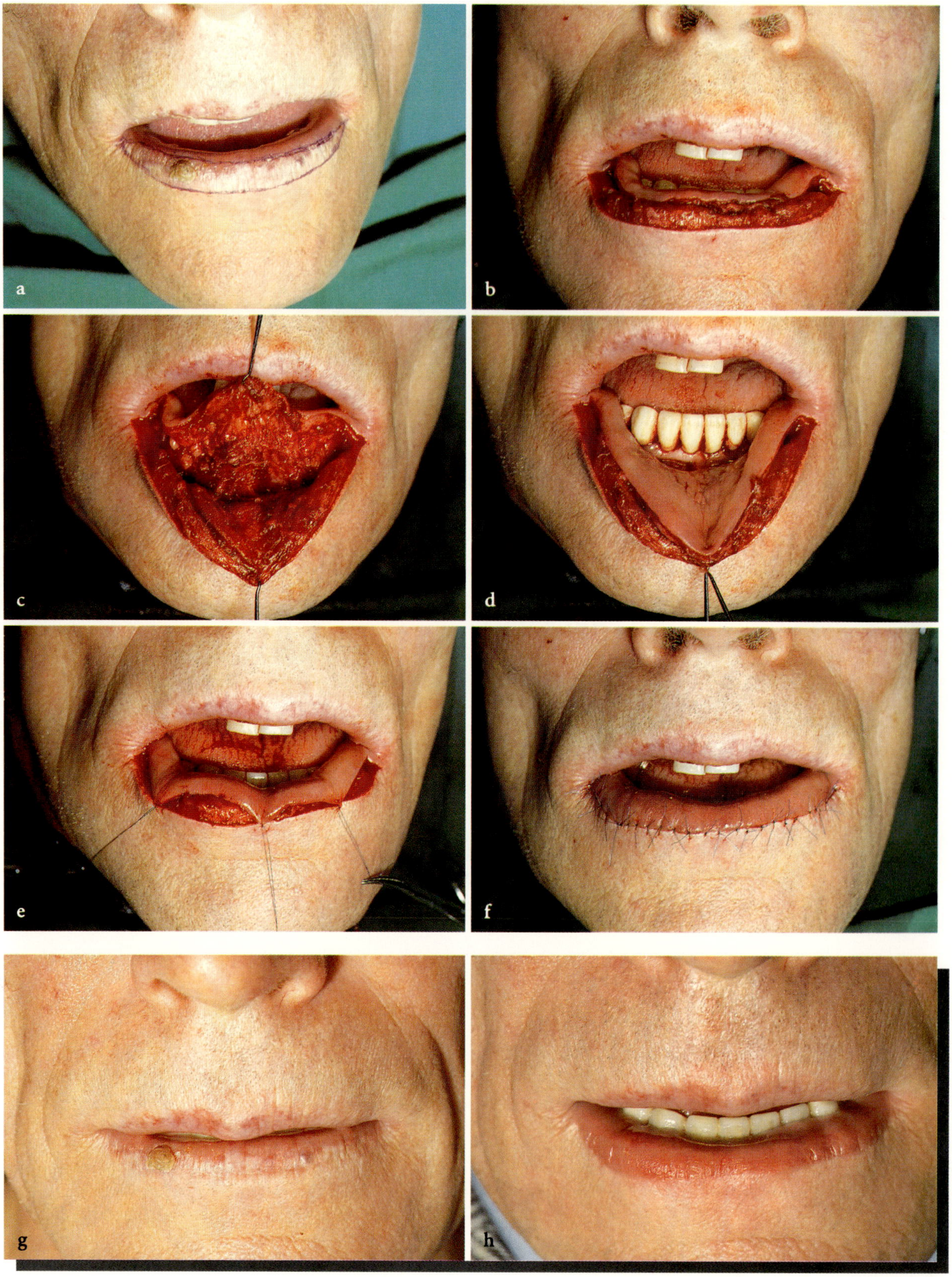
a
b
c
d
e
f
g
h

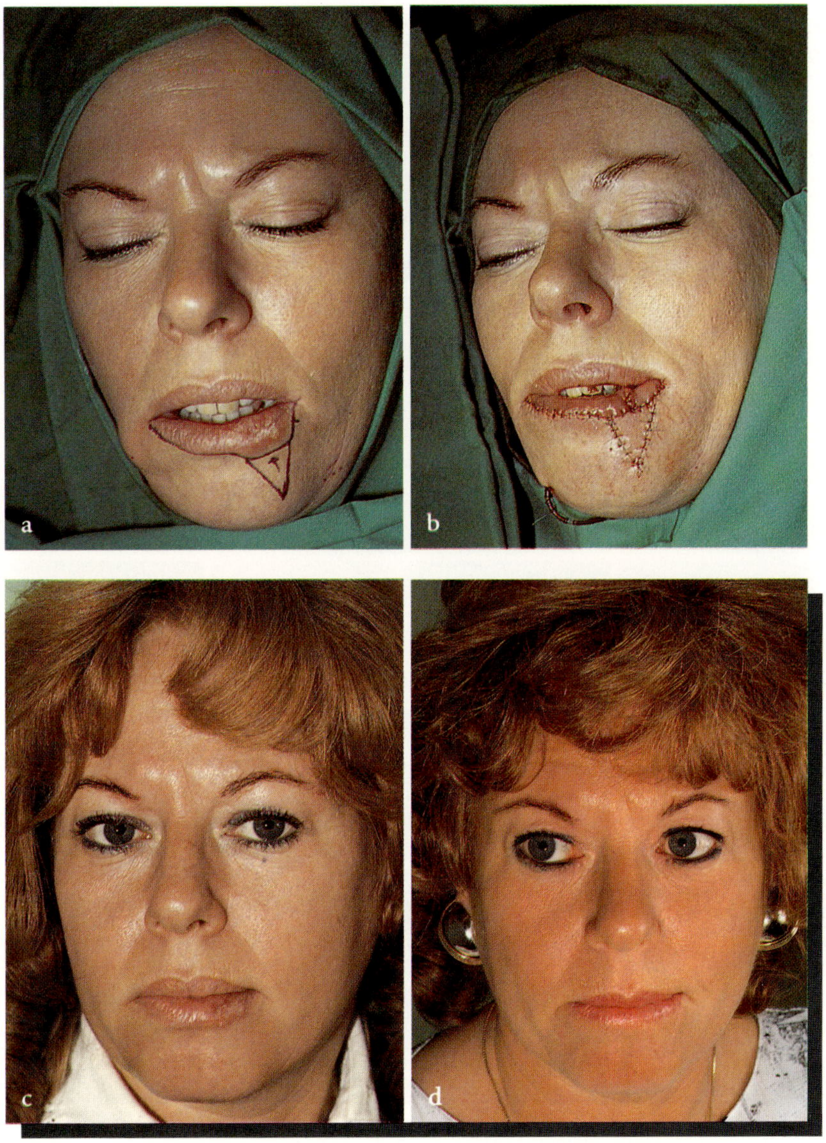

◁ **Abb. 268.** Unterlippenplastik nach Langenbeck-von Bruns:
- **a** Operationsplanung bei Cheilitis actinica,
- **b** Exzision des gesamten Unterlippenrots (Vermilionektomie),
- **c** submuköse Präparation der Unterlippenschleimhaut,
- **d** Verlagerung der Unterlippenschleimhaut zur Bildung eines „neuen“ Unterlippenrots ("mucosal advancement"),
- **e** Wundverschluß lediglich durch Hautnähte, hier Situationsnähte,
- **f** Abschluß der Operation,
- **g** Ausgangsbefund,
- **h** vier Monate postoperativ

Abb. 269. Unterlippenplastik nach Langenbeck-von Bruns kombiniert mit einer subkutan gestielten Lappenplastik:
- **a** Operationsplanung zur Exzision des Lippenrots einschließlich involvierter Unterlippenhaut im lateralen Anteil,
- **b** Zustand nach Unterlippenplastik nach Langenbeck von Bruns sowie subkutan gestielter Lappenplastik zur Deckung des Hautdefekts,
- **c** Ausgangsbefund der Cheilitis actinica,
- **d** sechs Jahre postoperativ. Durch die gewählte Operationstechnik wurde eine Verziehung der Lippenrotgrenze vermieden

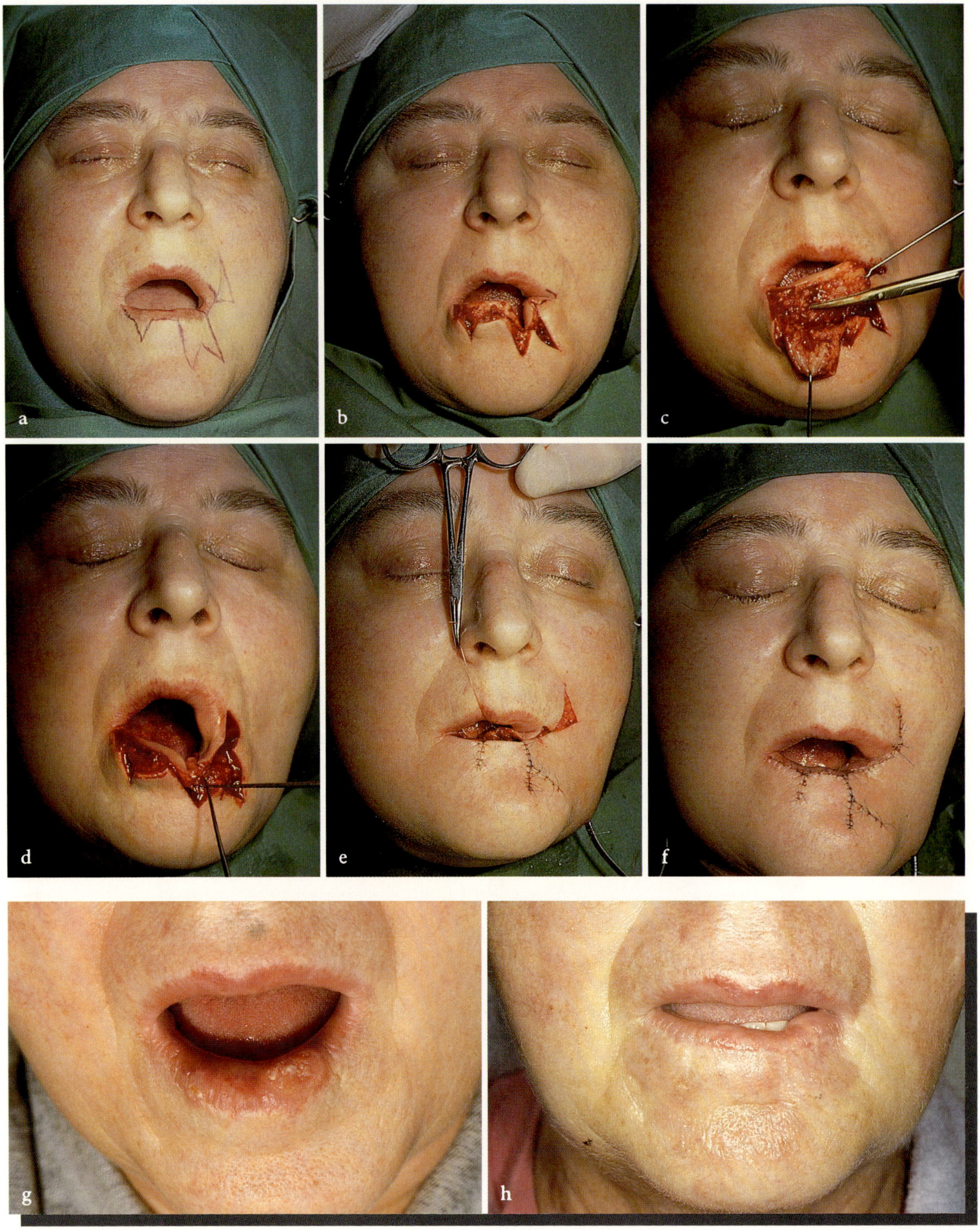
a
b
c
d
e
f
g
h

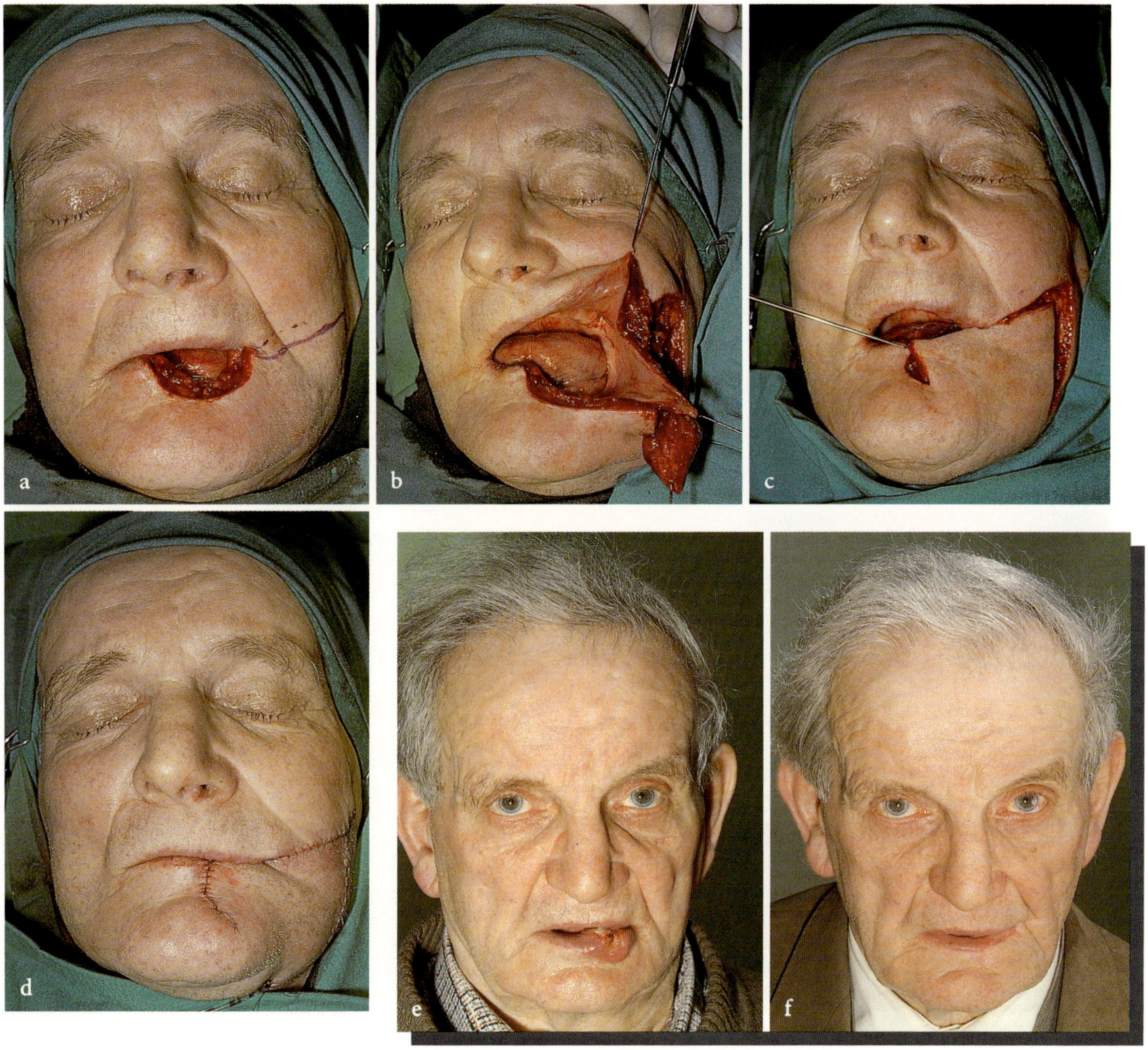

◁ **Abb. 270.** Verschiebeplastik kombiniert mit WY-Plastik, keilförmiger Exzision und Unterlippenplastik nach Langenbeck-von Bruns:
a Operationsplanung der kombinierten Plastik,
b Exzisionsdefekt,
c submuköse Präparation der Unterlippenschleimhaut,
d Verlagerung der enoralen Unterlippenschleimhaut,
e nach Exzision des lateralen Ausgleichsdreiecks sukzessive Adaptation,
f Abschluß der Operation,
g Ausgangsbefund,
h vier Jahre postoperativ

Abb. 271. Verschiebeplastik mit rückläufigem Ausgleichsschnitt:
a ausgedehnter penetrierender Defekt nach Exzision eines Plattenepithelkarzinoms, Operationsplanung,
b Verschiebeplastik der Wangenschleimhaut zur Rekonstruktion des enoralen Anteils der Unterlippe,
c Verlagerung des äußeren Verschiebelappens,
d Abschluß der Operation,
e Ausgangsbefund,
f fünfzehn Monate postoperativ

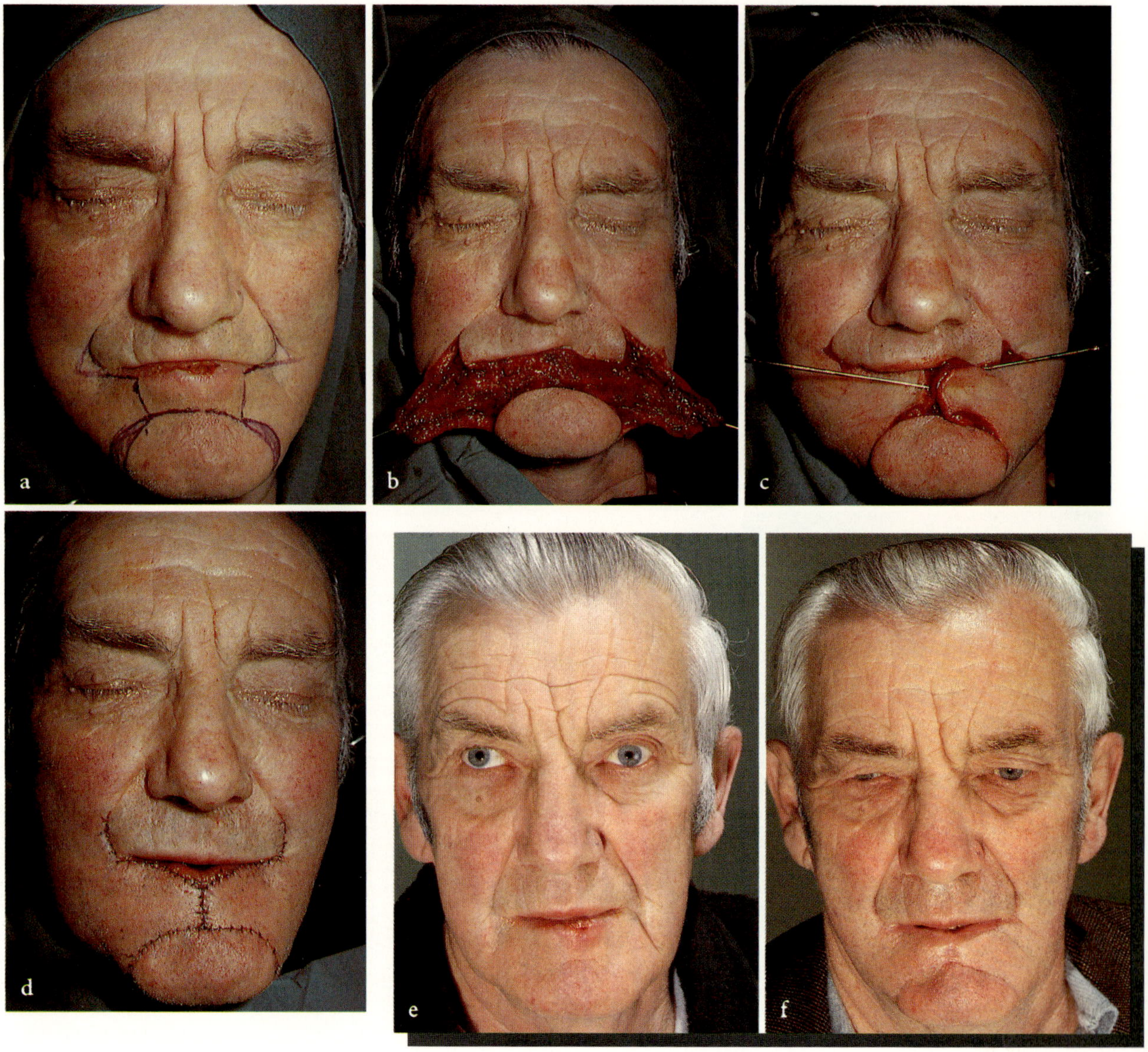

Abb. 272. Bilaterale Trapez-Plastik:
a Operationsplanung bei weiter Exzision des Plattenepithelkarzinoms,
b enorale Adaptation der Unterlippenschleimhaut,
c Verlagerung der Trapez-Lappen,
d Abschluß der Operation nach Neuaufbau des Lippenrots im Sinne einer Unterlippenplastik nach Langenbeck-von Bruns,
e Ausgangsbefund,
f sechs Monate postoperativ

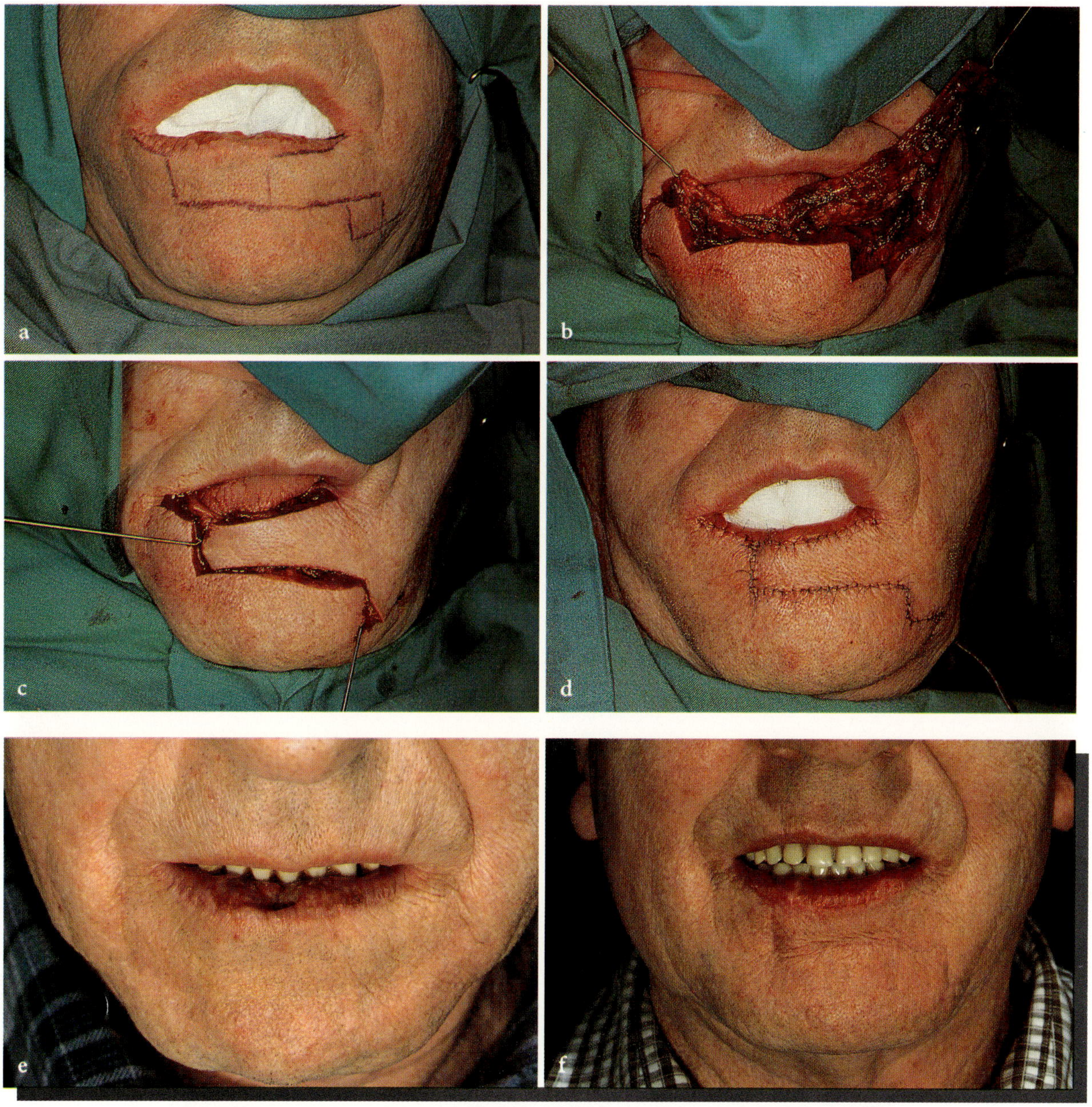

Abb. 273. Treppenplastik kombiniert mit einer Unterlippenplastik nach Langenbeck-von Bruns:
a Operationsplanung zur Exzision des Karzinoms einschließlich des gesamten Lippenrots,
b laterale Mobilisierung der Treppenplastik,
c Verlagerung der Treppenplastik,
d Abschluß der Operation nach kombinierter Plastik,
e Ausgangsbefund,
f zwei Jahre postoperativ

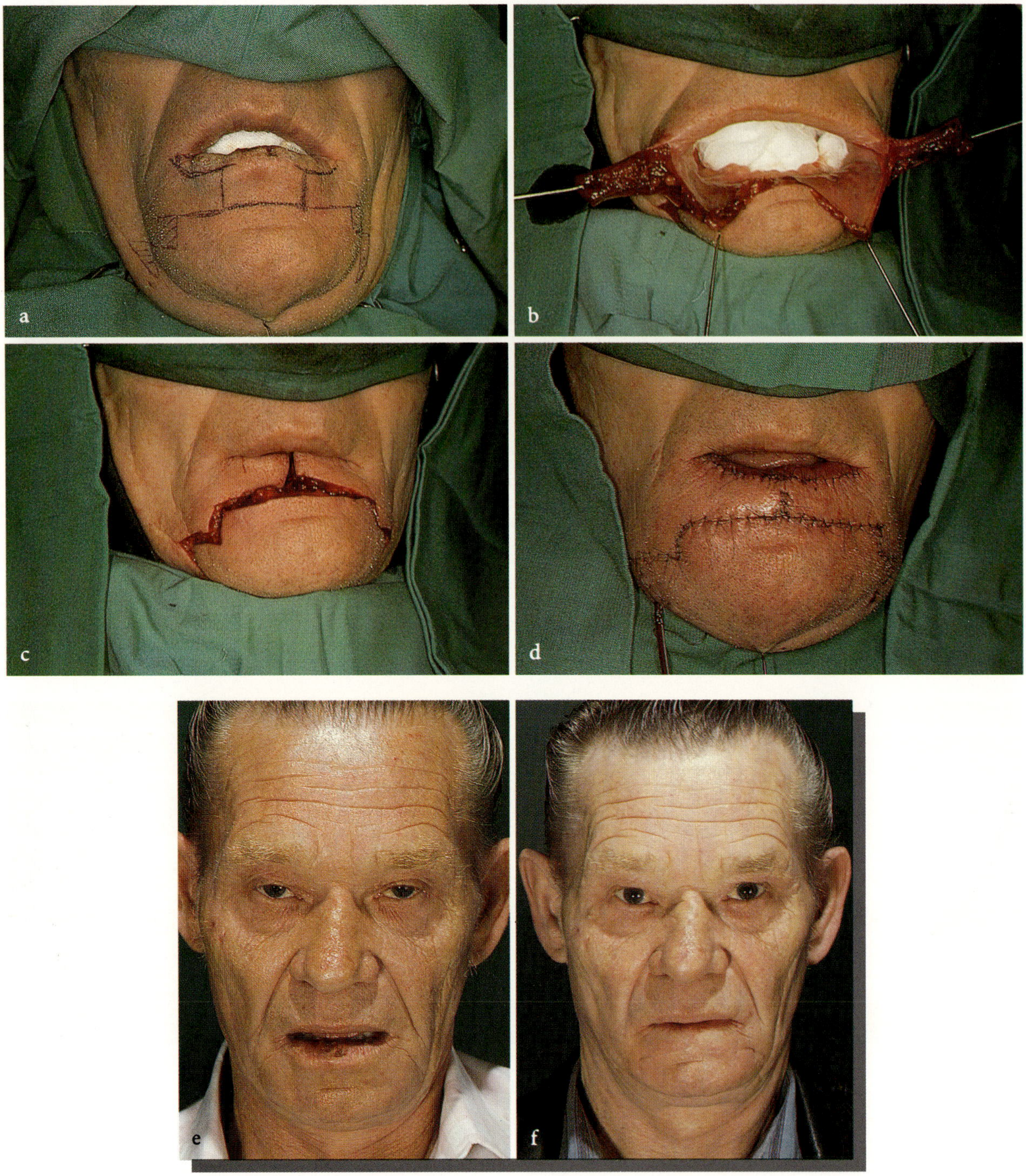
a
b
c
d
e
f

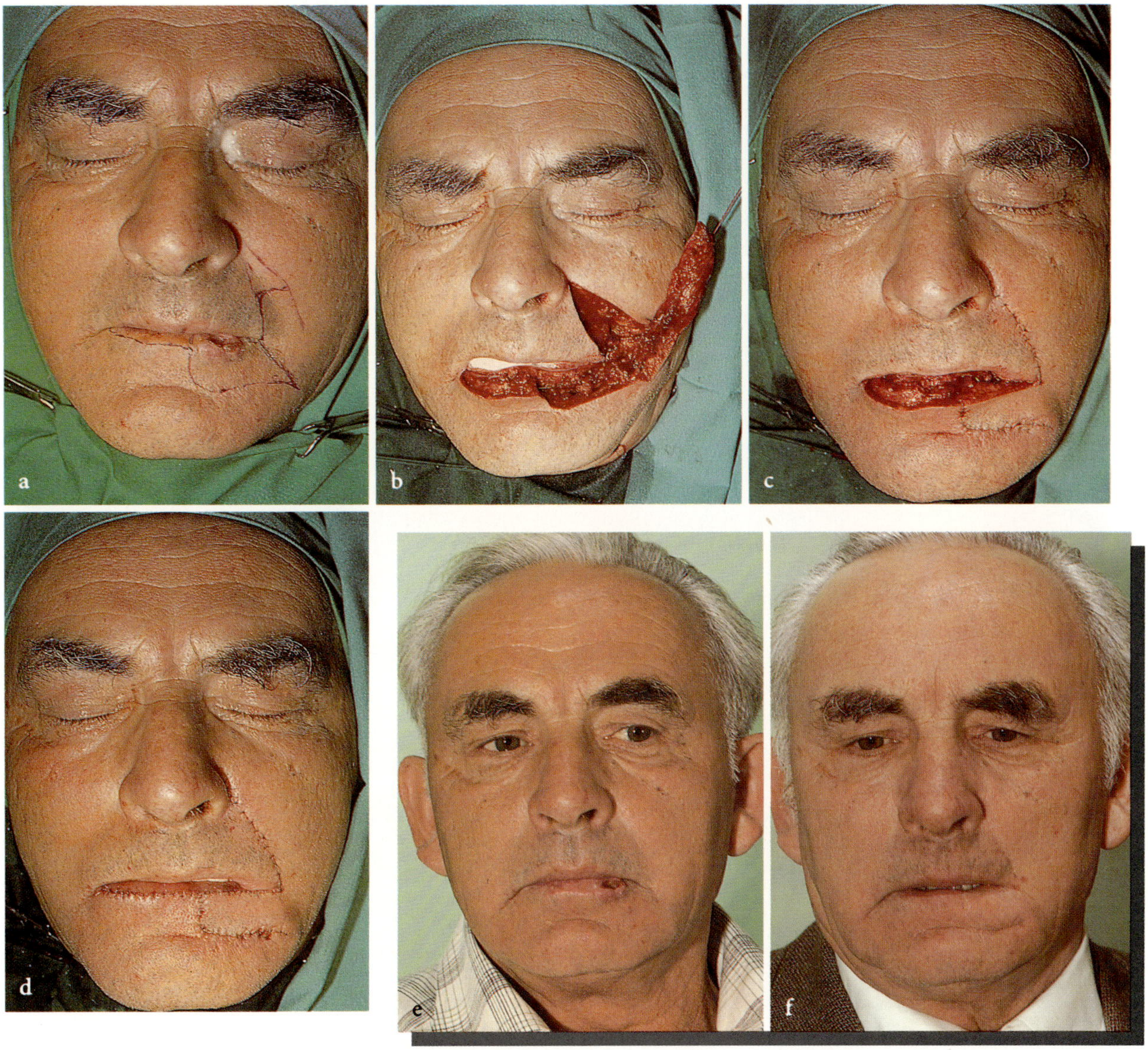

◁ **Abb. 274.** Bilaterale Treppenplastik kombiniert mit einer Unterlippenplastik nach Langenbeck-von Bruns:
- a Operationsplanung zur Exzision des Plattenepithelkarzinoms auf dem Boden einer Cheilitis actinica,
- b Präparation des lateral gestielten Haut-Muskel-Lappens, enoral wurde die Schleimhaut im Bereich des Karzinoms keilförmig exzidiert,
- c Zustand nach primärer Naht der enoralen Schleimhaut und Verlagerung des Haut-Muskel-Lappens nach medial,
- d Abschluß der Operation nach schichtweisem Wundverschluß einschließlich Neuaufbau des Lippenrots (nach Langenbeck-von Bruns),
- e Ausgangsbefund,
- f zweieinhalb Jahre postoperativ

Abb. 275. Schwenklappenplastik kombiniert mit einer Unterlippenplastik nach Langenbeck-von Bruns:
- a Operationsplanung,
- b Exzisionsdefekt und Präparation des Schwenklappens aus der Nasolabialfalte,
- c Einpassen des Schwenklappens und nachfolgend Unterlippenplastik nach Langenbeck-von Bruns,
- d Abschluß der Operation,
- e Ausgangsbefund,
- f acht Monate postoperativ

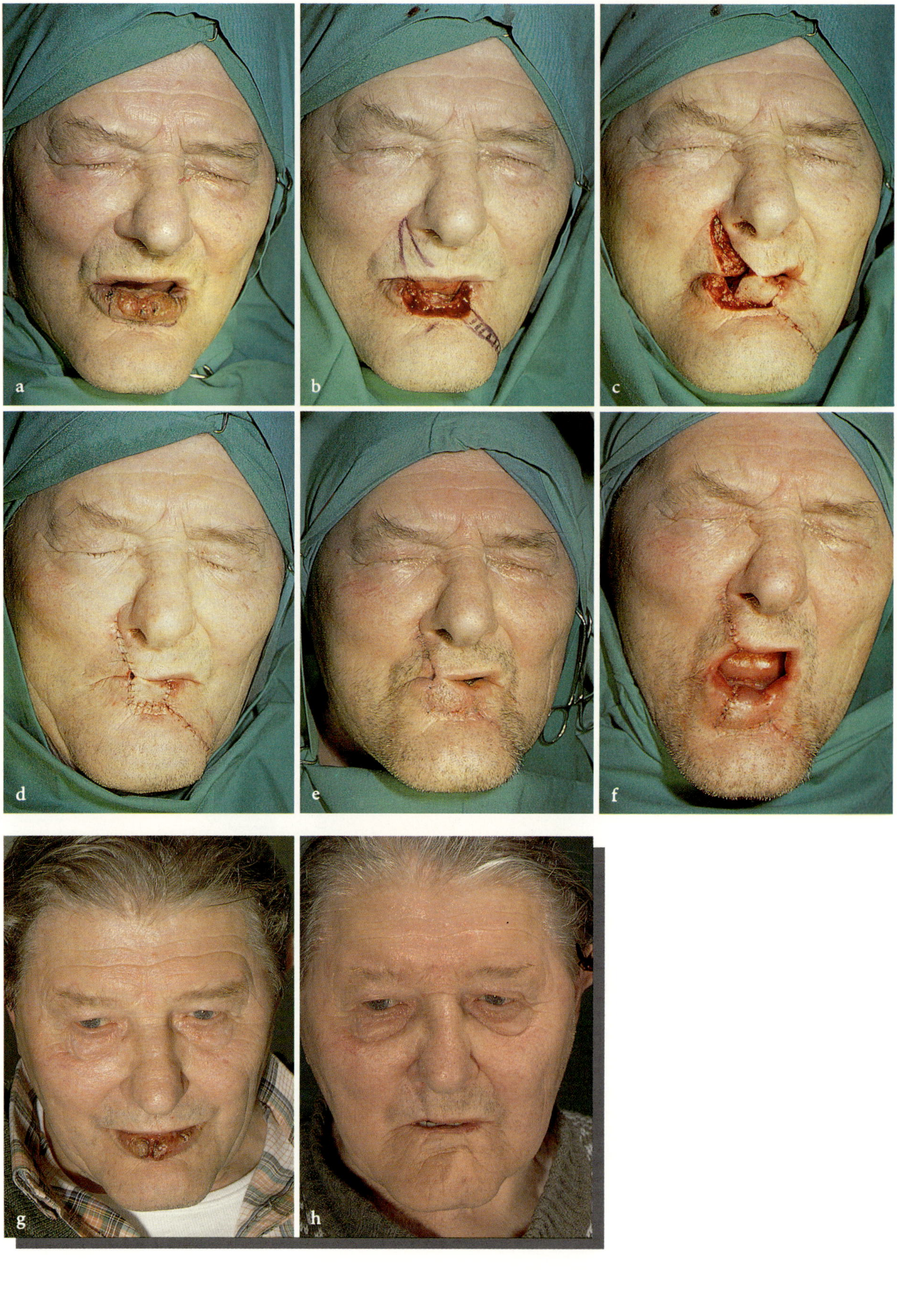
a
b
c
d
e
f
g
h

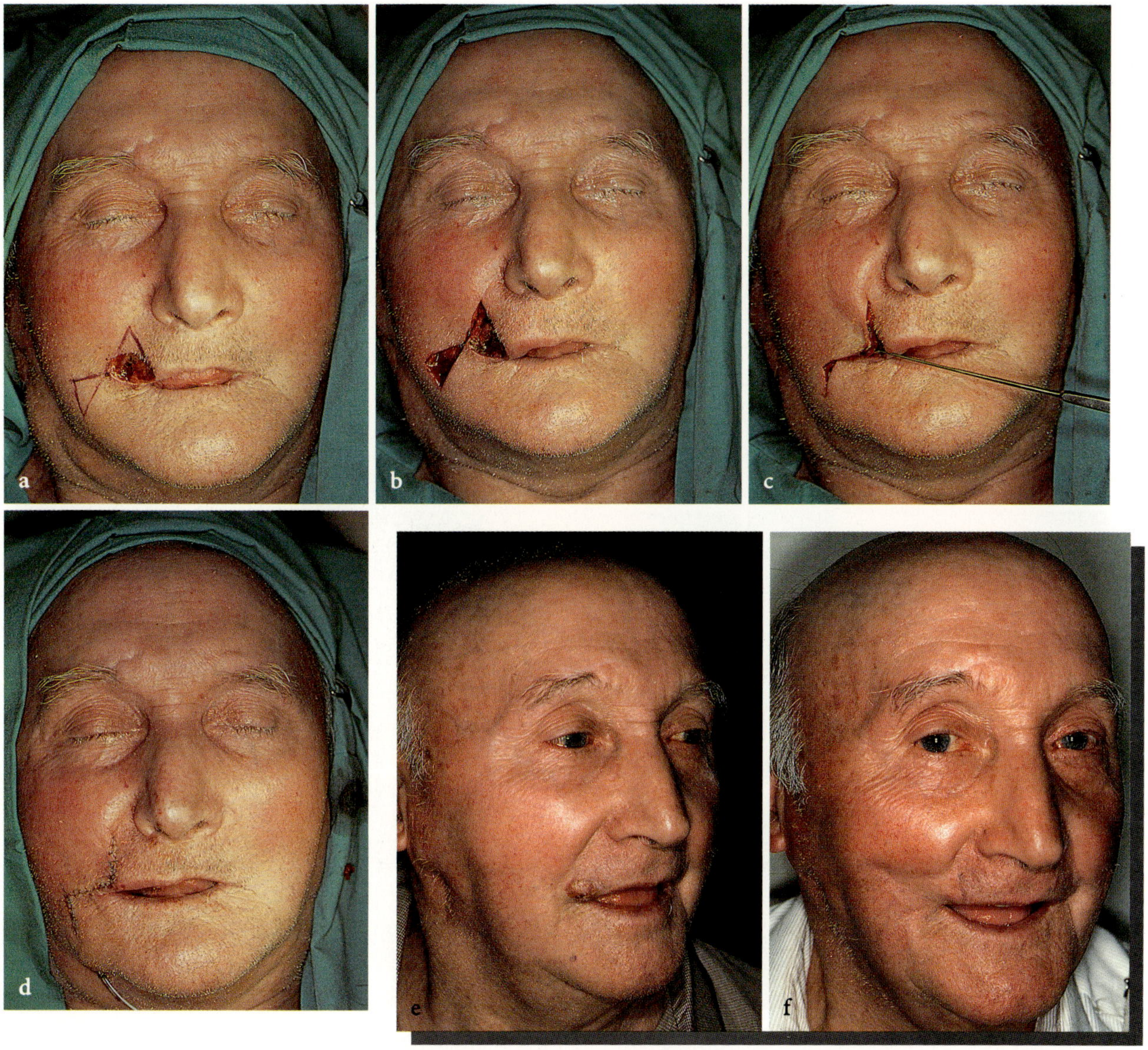

◁ **Abb. 276.** Abbé-Plastik:
- **a** ausgedehntes Plattenepithelkarzinom der Unterlippe,
- **b** Exzisionsdefekt und Planung der Rekonstruktion,
- **c** kleine Dehnungsplastik im Bereich der lateralen Unterlippe zur Defektverkleinerung, Verlagerung eines keilförmigen gefäßgestielten Lappens aus der Oberlippe,
- **d** Abschluß der ersten Sitzung,
- **e** Zustand nach zweiwöchiger Einheilungszeit des gestielten Lappens,
- **f** Durchtrennung des Lappenstiels und endgültige Adaptation,
- **g** Ausgangsbefund,
- **h** vier Jahre postoperativ

Abb. 277. Verschiebeplastik:
- **a** Planung der Verschiebeplastik nach Exzision eines Basalioms,
- **b** Exzision der Ausgleichsdreiecke,
- **c** Verschiebung des Lappens,
- **d** Abschluß der Operation,
- **e** Ausgangsbefund,
- **f** vier Monate postoperativ

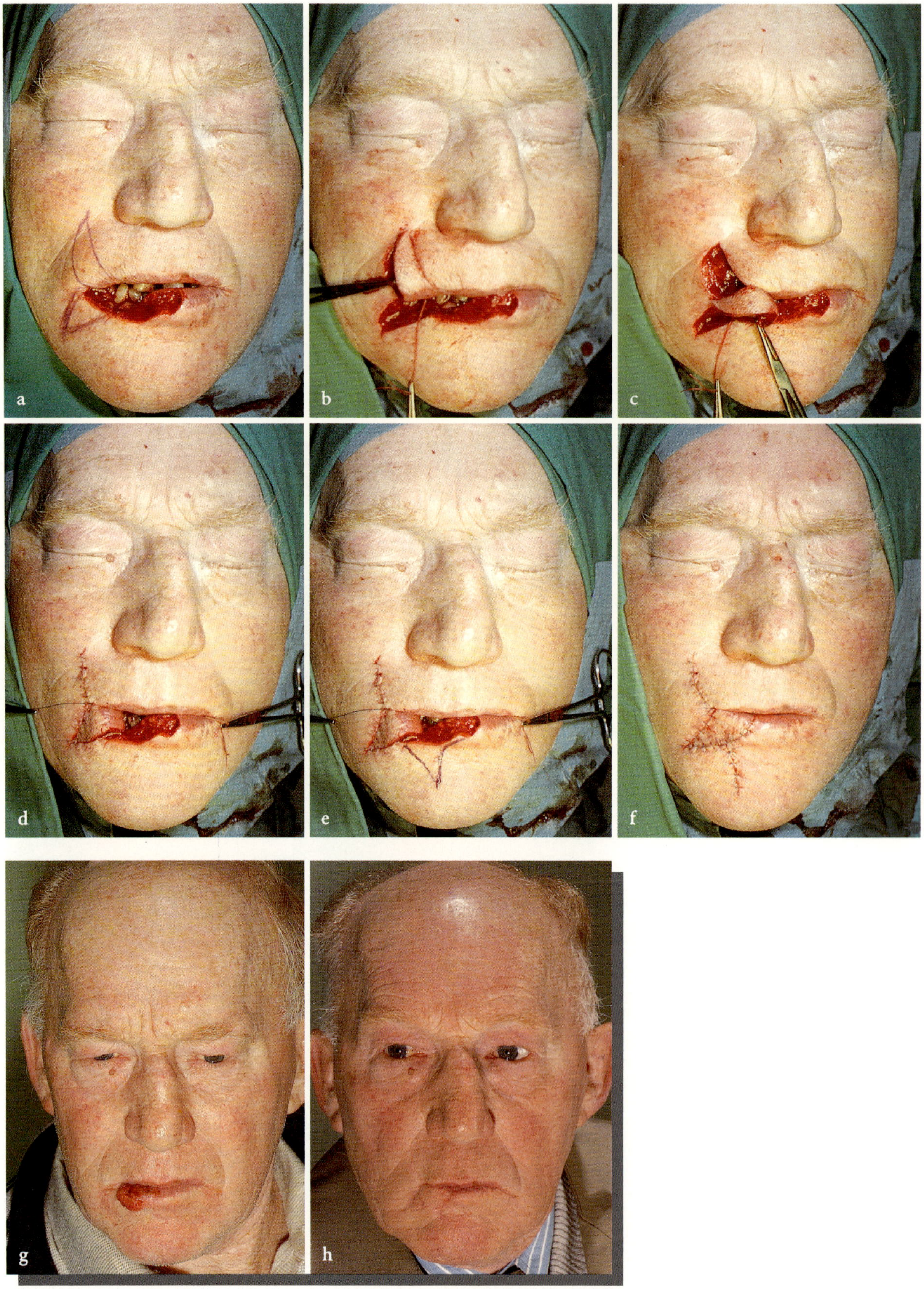
a
b
c
d
e
f
g
h

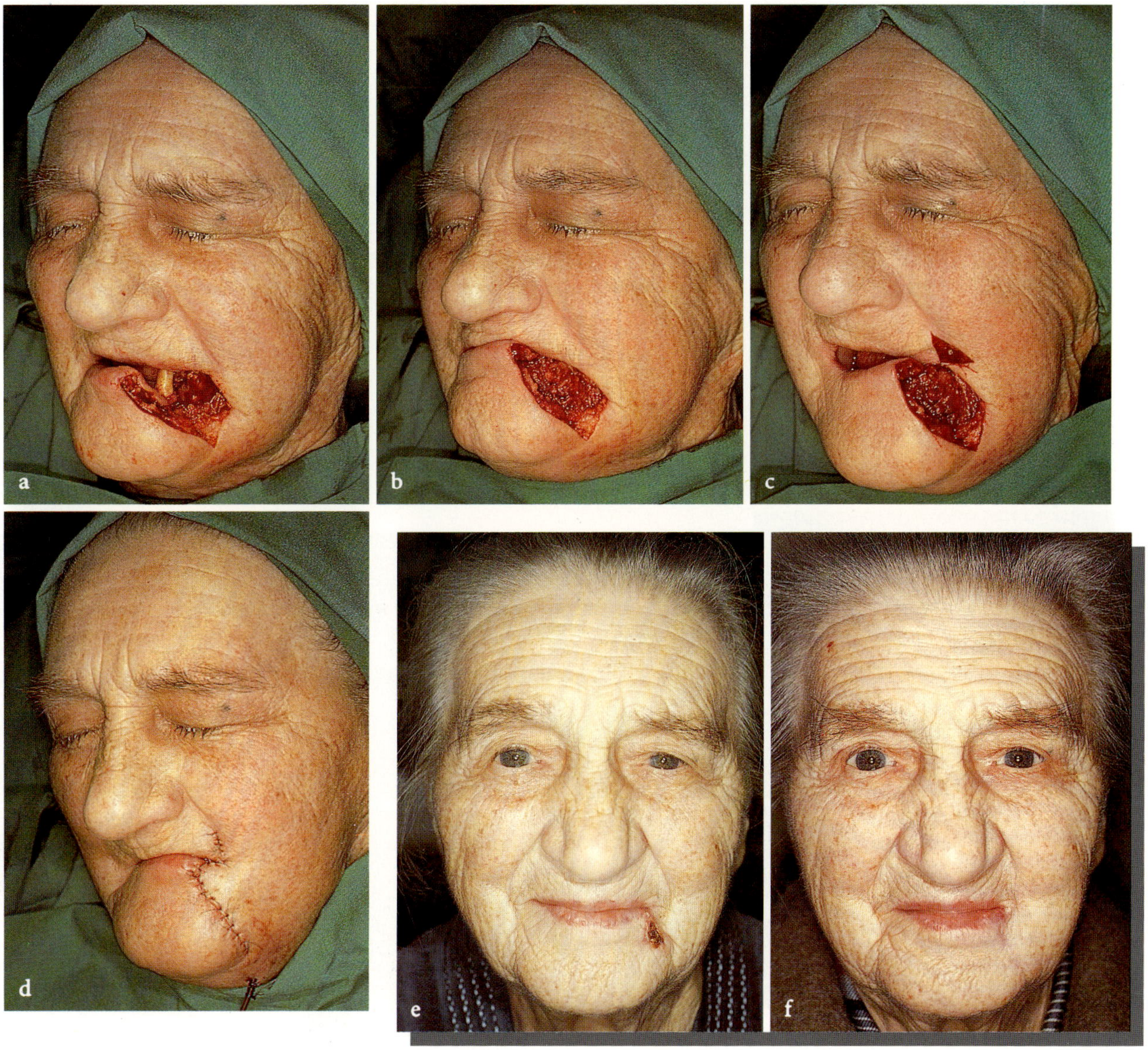

◁ **Abb. 278.** Estlander-Plastik:
a Defekt nach Exzision eine Karzinoms der lateralen Unterlippe, Operationsplanung,
b keilförmige Exzision im lateralen Unterlippenbereich und Präparation eines keilförmigen gefäßgestielten Lappens aus der lateralen Oberlippe,
c Verlagerung des Lappens in den Defekt der Unterlippe unter Schonung des Lappenstiels,
d sukzessives Einpassen des Lappens,
e weitere Keilexzision zur endgültigen Adaptation,
f Abschluß der Operation,
g Ausgangsbefund,
h fünf Jahre postoperativ

Abb. 279. Verschiebeplastik:
a penetrierender Defekt nach Exzision eines ulzerierten Basalioms,
b Readaptation der enoralen Unterlippenschleimhaut,
c Burow-Dreieck nasolabial zur Bildung einer Verschiebeplastik,
d Abschluß der Operation,
e Ausgangsbefund,
f zwei Jahre postoperativ

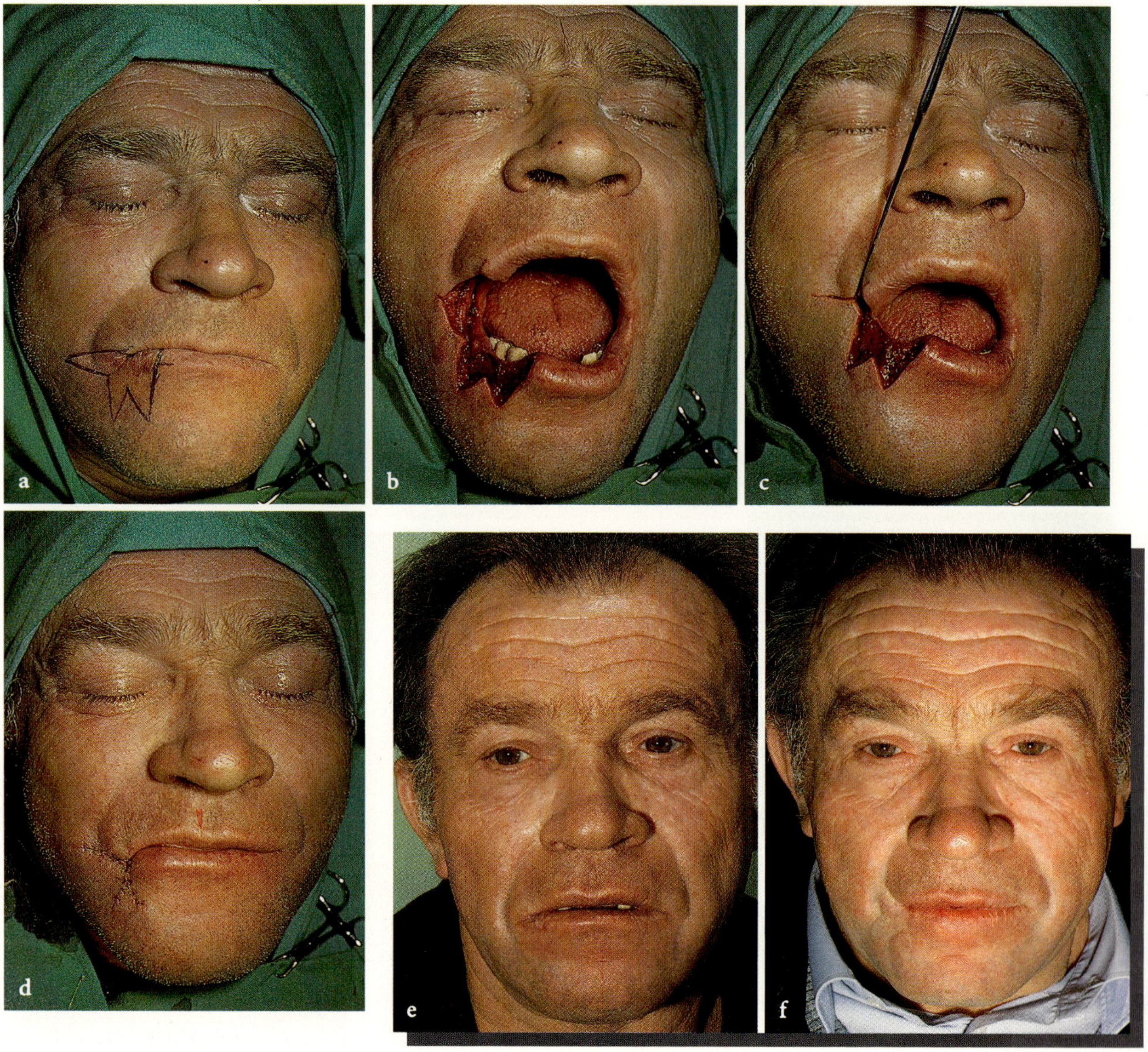

Abb. 280. Modifizierte WY-Plastik:
a Operationsplanung zur einzeitigen Exzision eines Plattenepithelkarzinoms,
b Exzisionsdefekt,
c sukzessive Adaptation,
d Abschluß der Operation,
e Ausgangsbefund,
f drei Jahre postoperativ

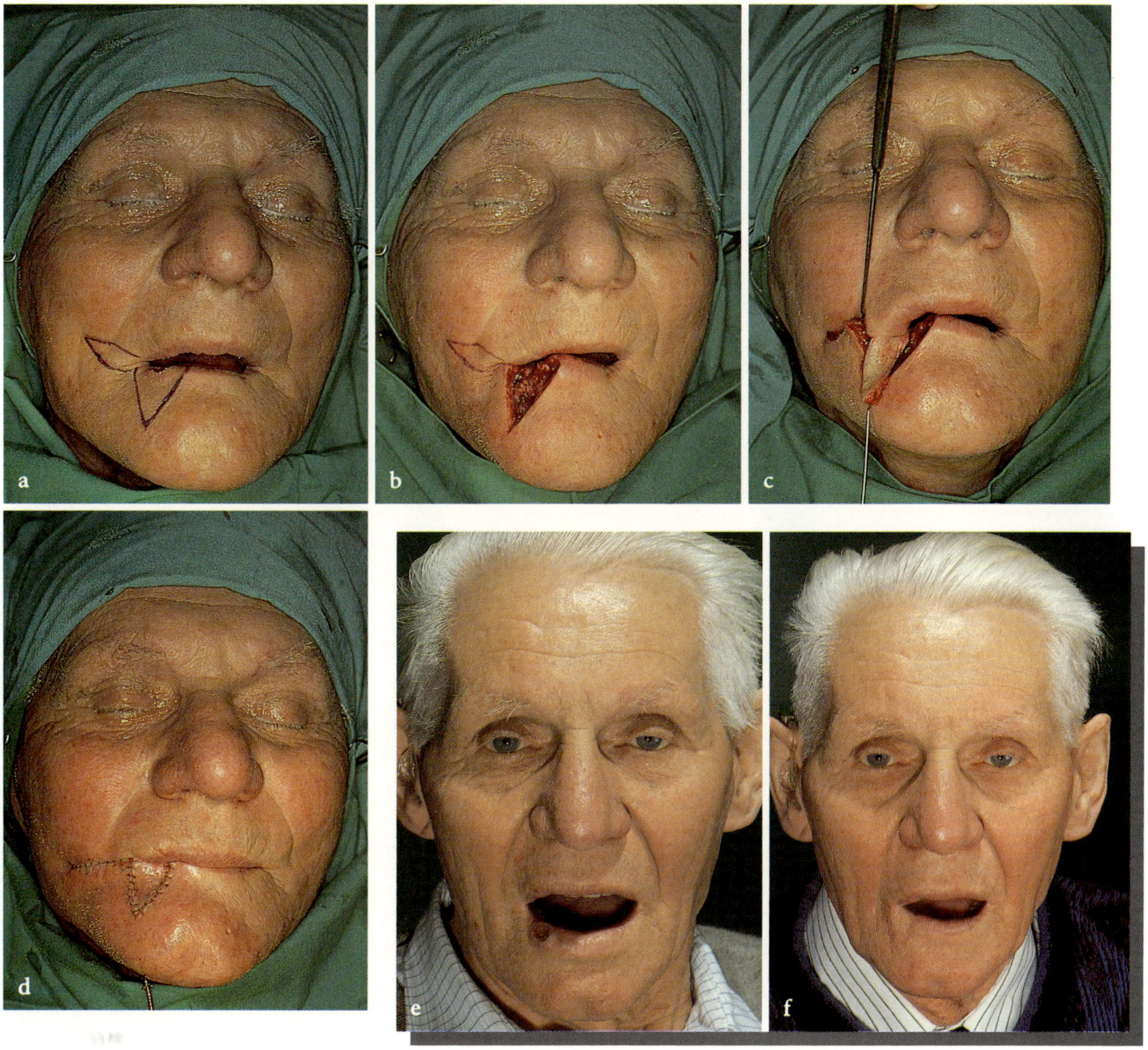

Abb. 281. Estlander-Plastik:
a Operationsplanung zur Exzision eines Karzinoms der lateralen Unterlippe,
b keilförmige Exzision des Karzinoms,
c Präparation und Verlagerung des keilförmigen gefäßgestielten Lappens von lateral,
d Abschluß der Operation,
e Ausgangsbefund,
f drei Monate postoperativ

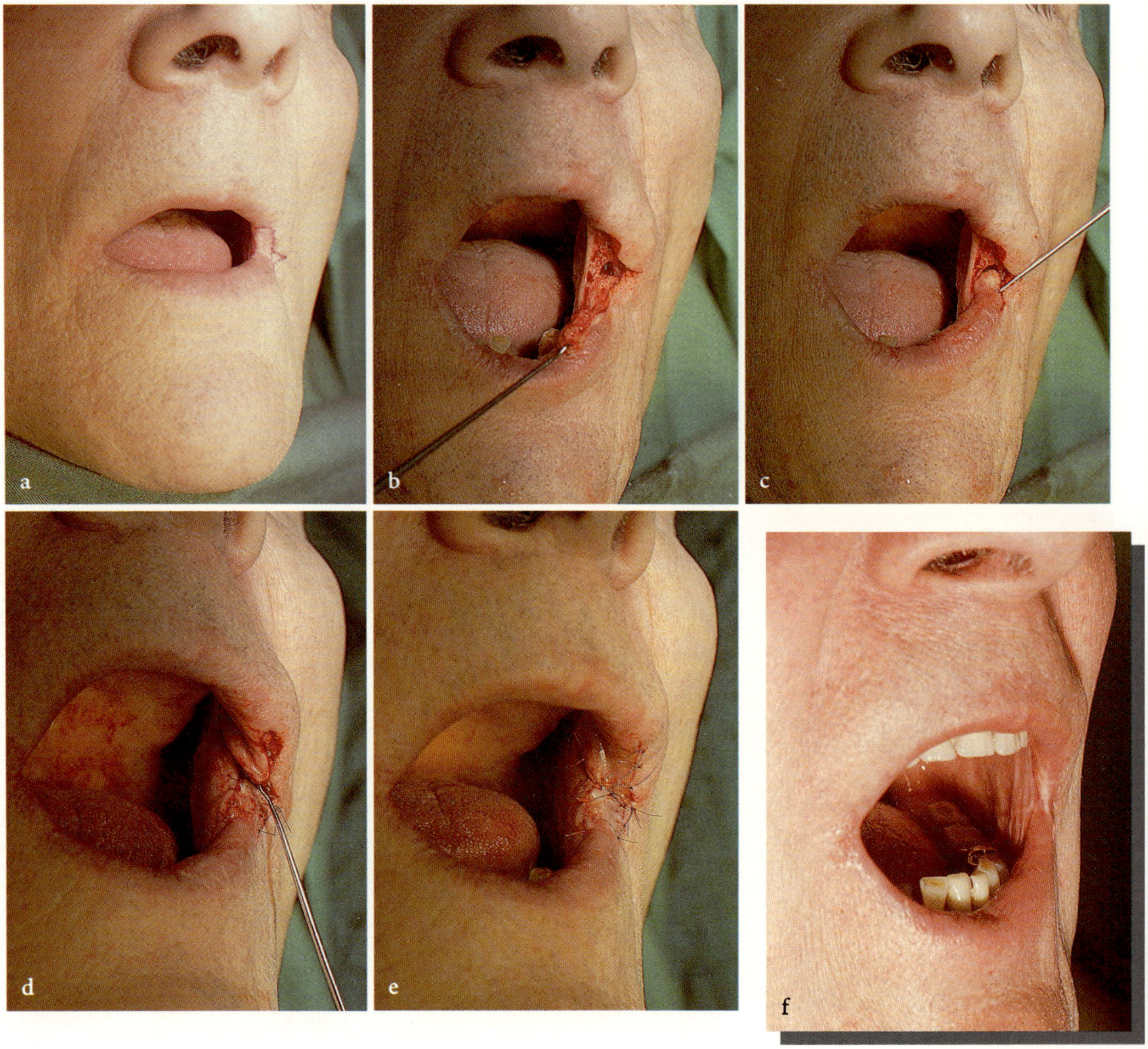

Abb. 282. Mundwinkelerweiterungsplastik:
- a Operationsplanung zur Mundwinkelerweiterungsplastik nach Gillies,
- b Inzision des Mundwinkels nach lateral und gleichzeitig Präparation eines Schwenklappens des oberen Lippenrots,
- c Verlagerung des Schwenklappens in den lateralen Inzisionsdefekt,
- d Verlagerung der bukkalen Schleimhaut zur Rekonstruktion des Oberlippenrots,
- e Abschluß der Operation,
- f zweieinhalb Jahre postoperativ

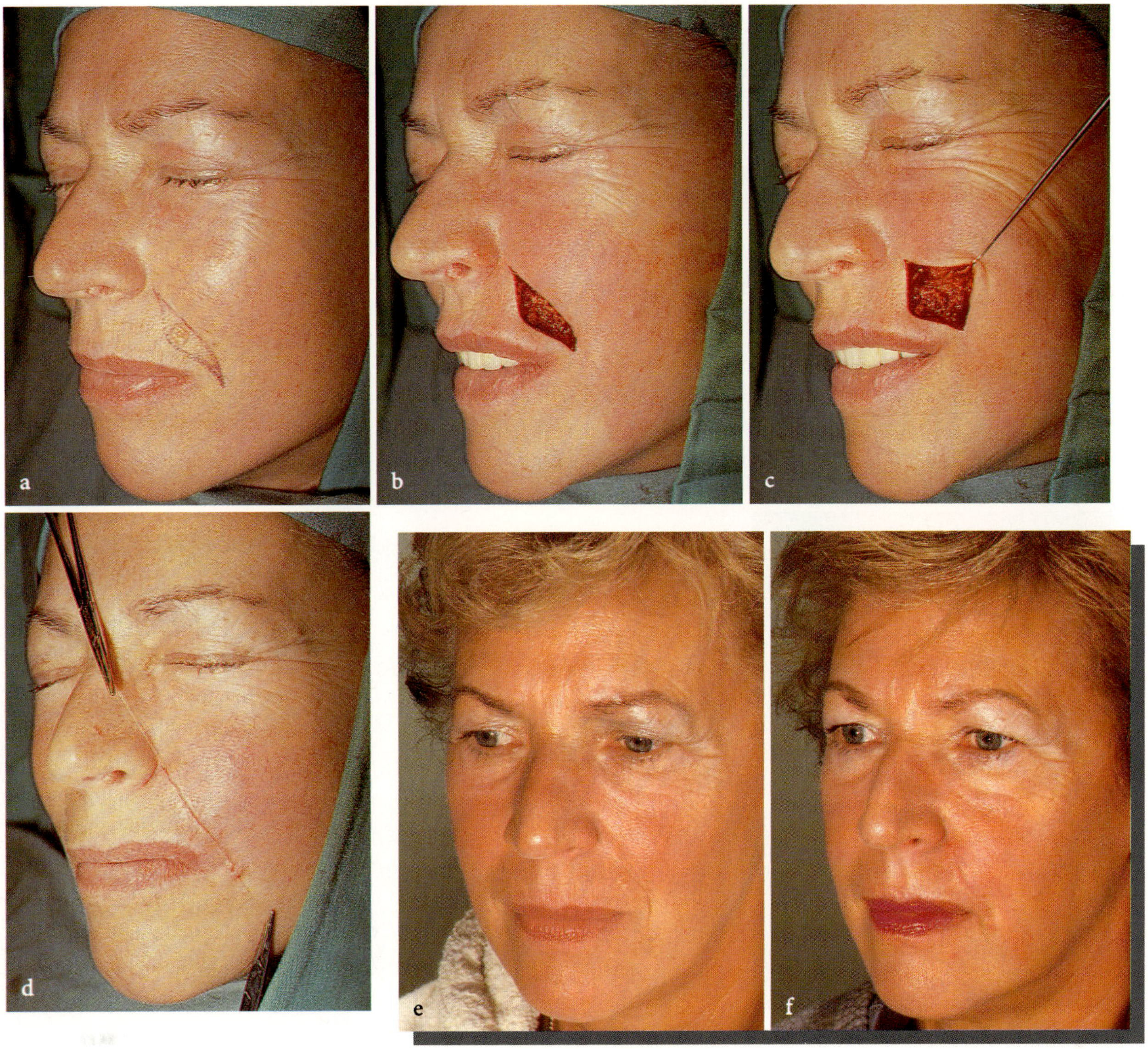

Abb. 283. Dehnungsplastik:
a spindelförmige Exzision mit Orientierung an der Nasolabialfalte,
b Exzisionsdefekt,
c laterale Wundrandunterminierung,
d Subkutan- und fortlaufende Intrakutannaht,
e Ausgangsbefund des Basalioms im lateralen Oberlippenbereich,
f drei Wochen postoperativ

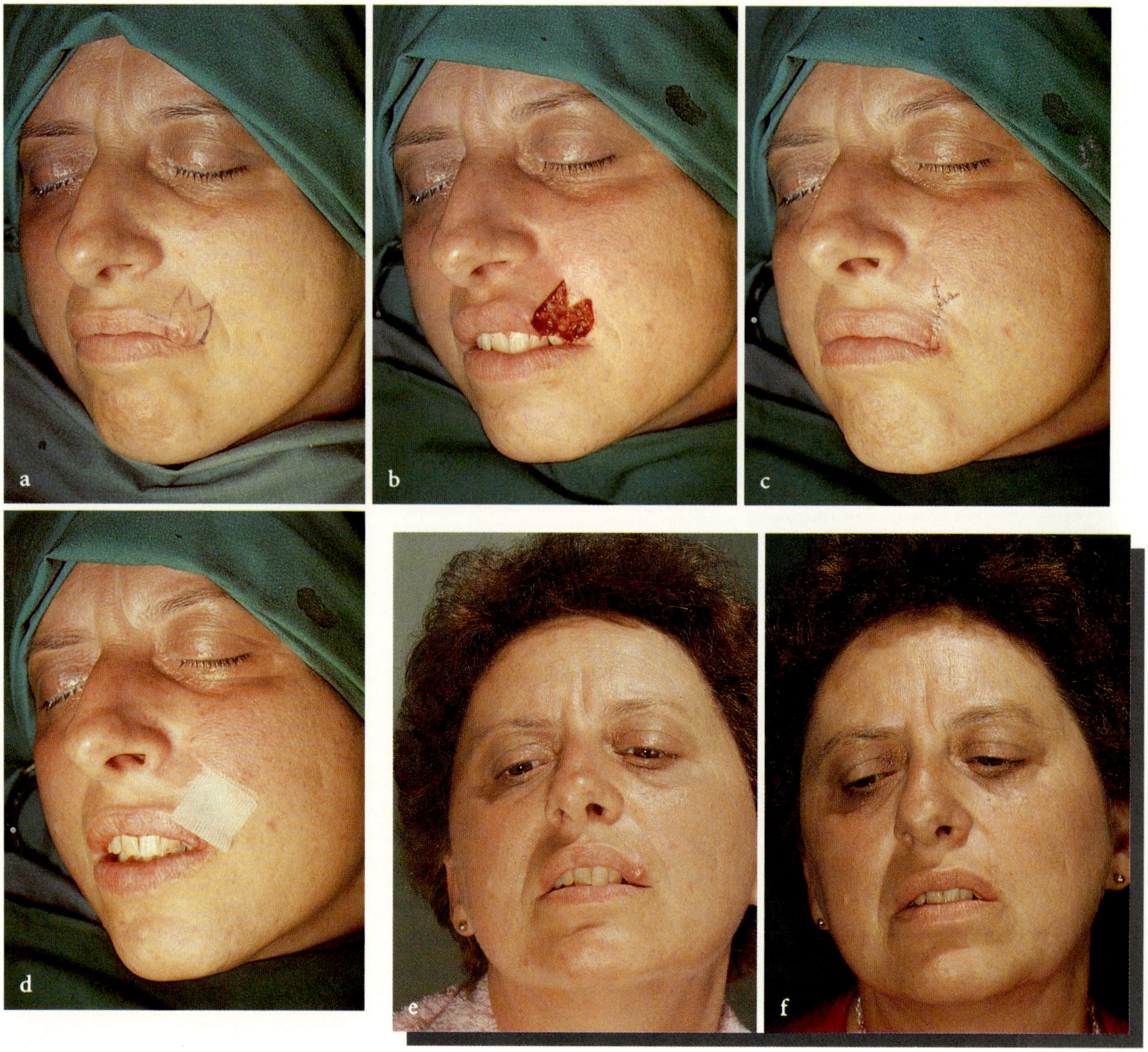

Abb. 284. WY-Plastik:
a Operationsplanung zur Exzision eines basaliomverdächtigen Tumors (histologisch: epitheloidzelliges Granulom),
b Exzisionsdefekt,
c Y-förmiger Wundverschluß unter Beachtung der Kontinuität der Lippenrotgrenze,
d Wundabdeckung mit Paraffingaze,
e Ausgangsbefund,
f ein Jahr postoperativ

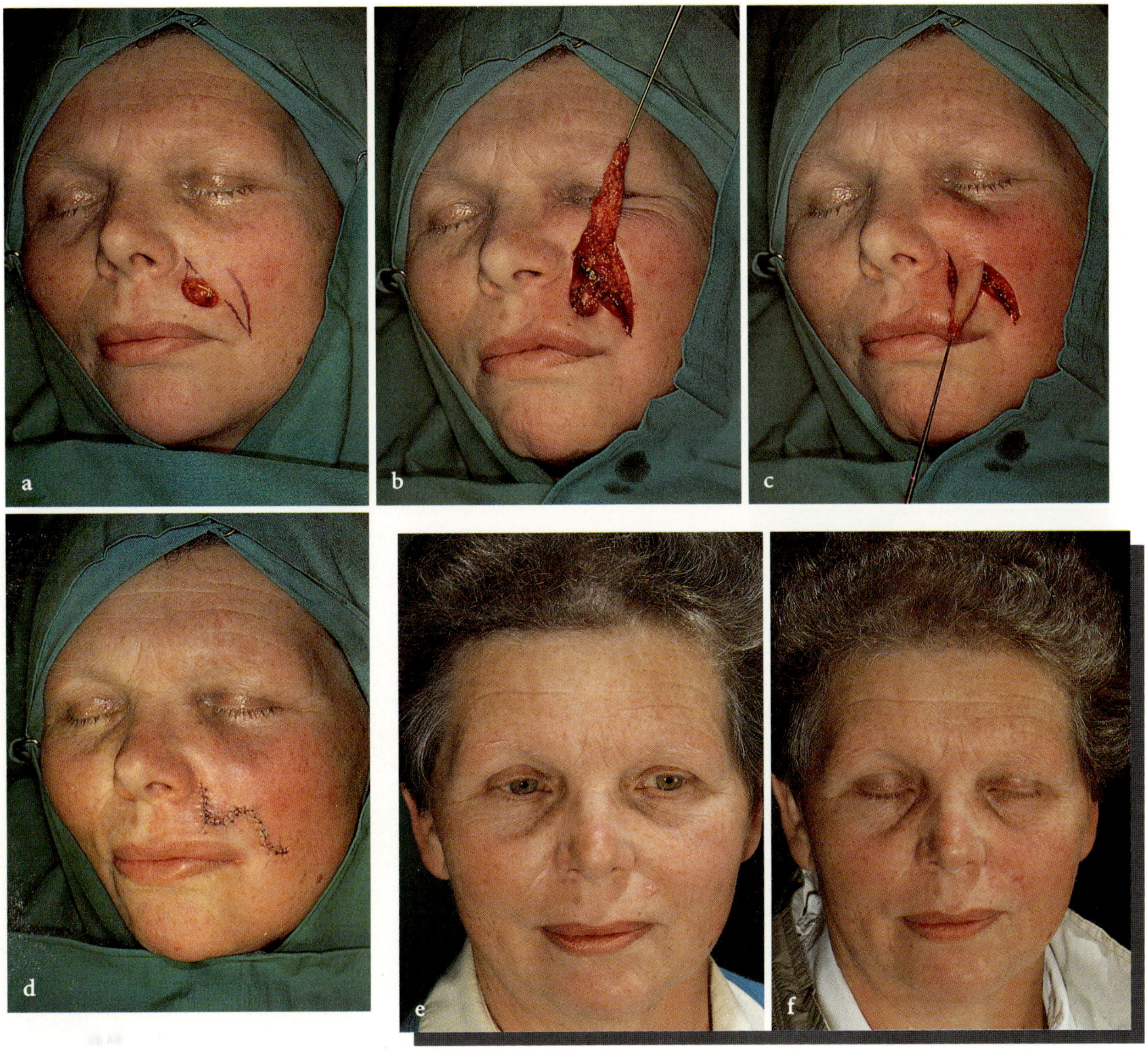

Abb 285. Schwenklappenplastik:

a Defekt nach Exzision eines Basalioms, Operationsplanung,
b Präparation eines Schwenklappens aus der Nasolabialfalte,
c Verlagerung des Lappens,
d Abschluß der Operation,
e Ausgangsbefund,
f ein Jahr postoperativ

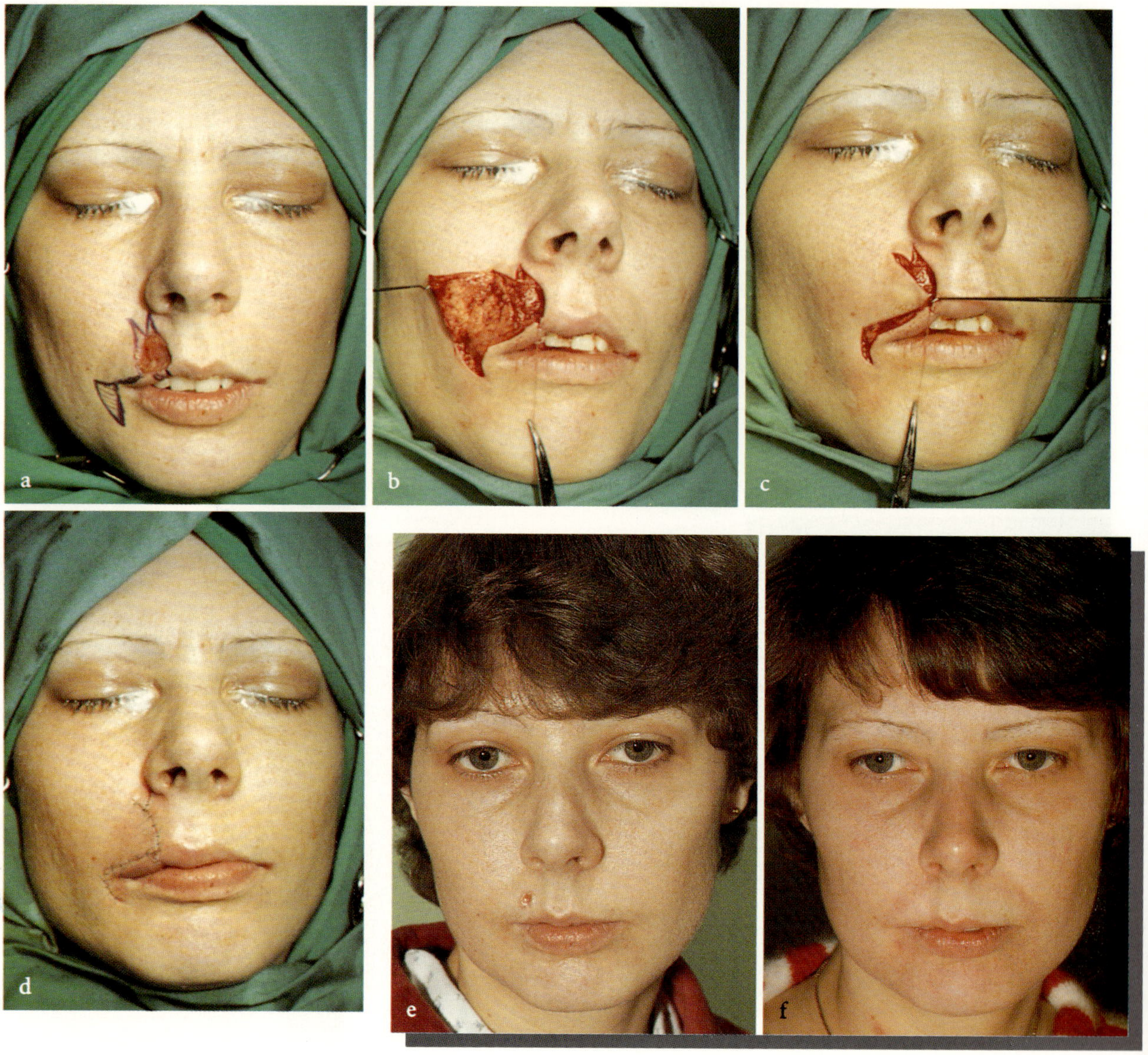

Abb. 286. Verschiebeplastik kombiniert mit WY-Plastik:
a klassische Verschiebeplastik wobei der horizontale Schnitt der Lippenrotgrenze folgt,
b laterale Mobilisierung des Lappens,
c spannungsfreie Verlagerung und Anpassung des Lappens,
d Abschluß der Operation,
e Ausgangsbefund des Basalioms,
f zwei Jahre postoperativ

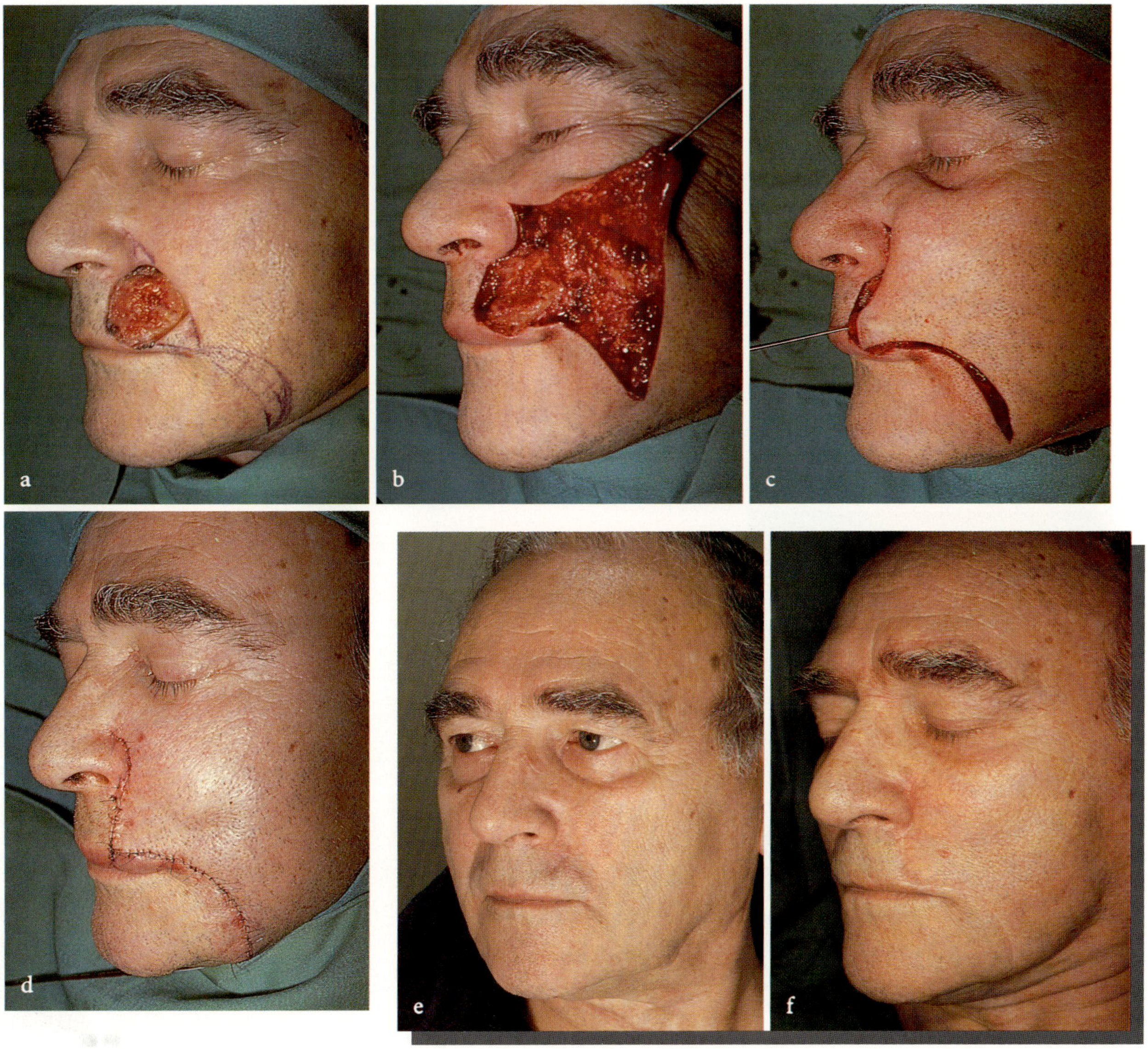

Abb. 287. Verschiebeplastik:
a modifizierte Verschiebeplastik mit halbmondförmiger lateraler Ausgleichsexzision,
b laterale Mobilisierung des Lappens,
c Verlagerung in den Defekt,
d Abschluß der Operation,
e Ausgangsbefund des Basalioms,
f zwei Jahre postoperativ

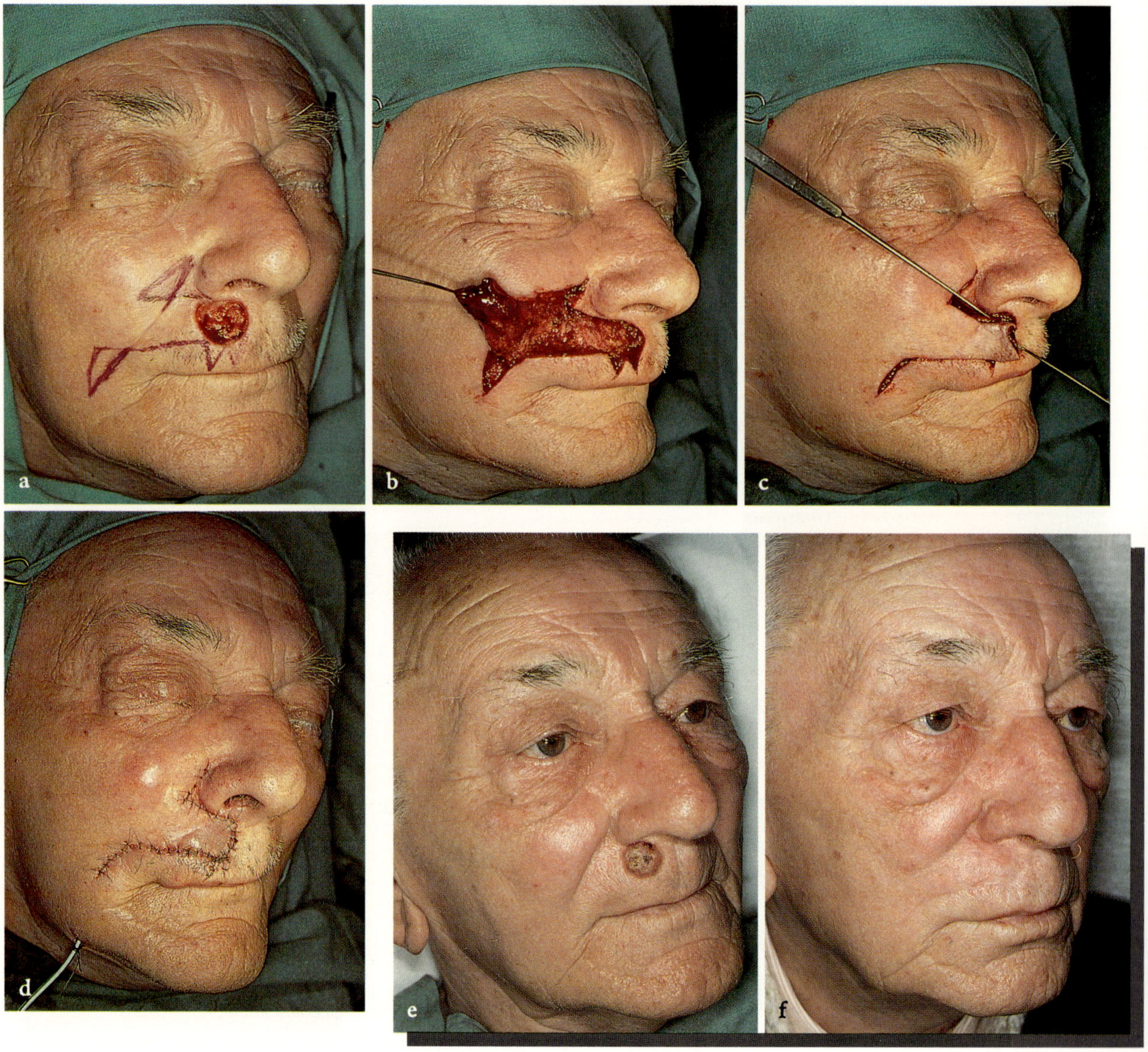

Abb. 288. U-Plastik:
a U-Plastik von lateral bei Zustand nach Exzision eines Basalioms,
b laterale Mobilisierung des Lappens, medial W-förmige Exzision zur Verkleinerung des primären Defekts,
c Lappenverlagerung,
d Abschluß der Operation,
e Ausgangsbefund,
f sechs Monate postoperativ

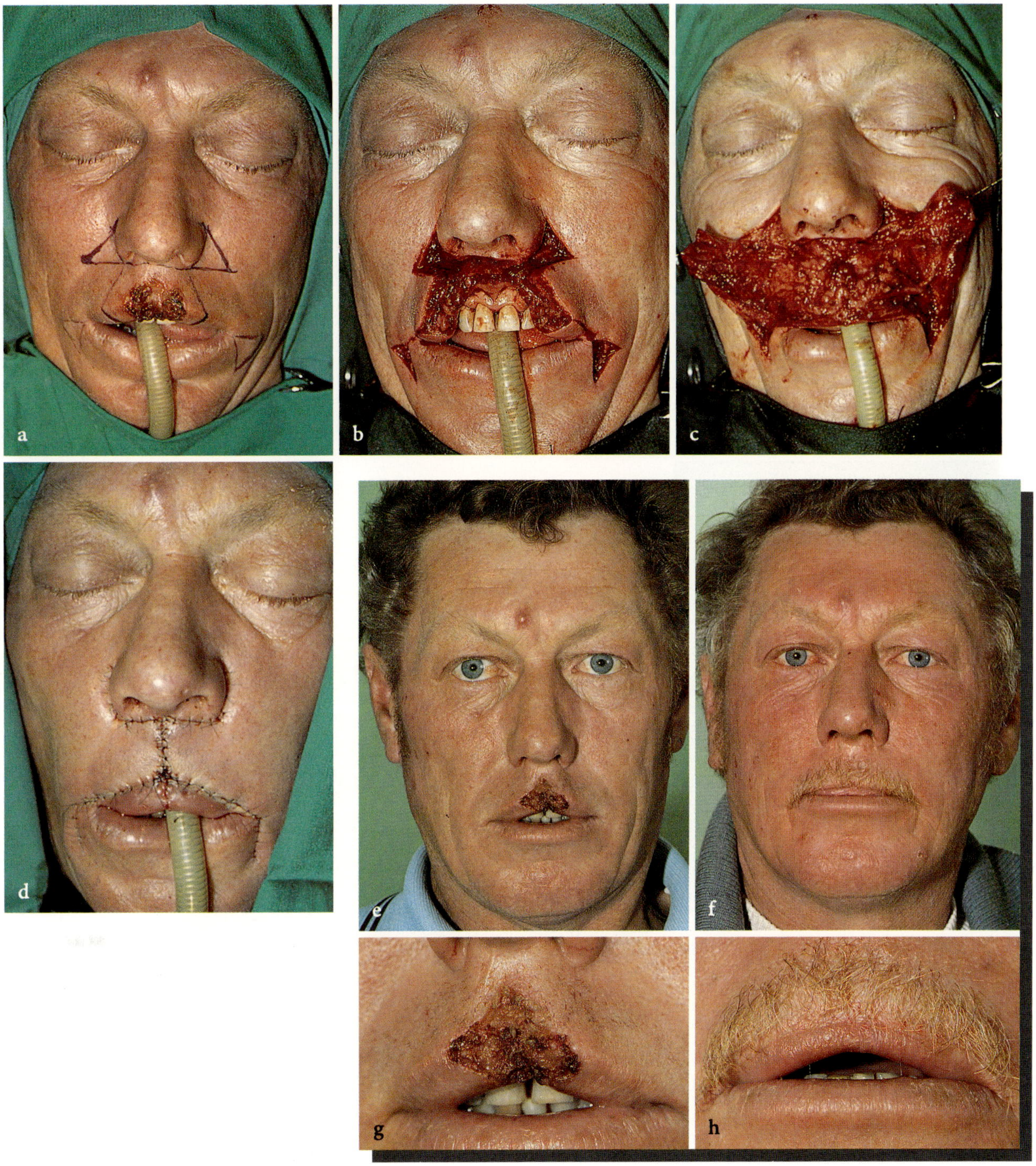

Abb. 289. Bilaterale U-Plastik:
a penetrierendes Karzinom der Oberlippe, Operationsplanung,
b komplette Exzision des Karzinoms und laterale Exzision der Ausgleichsdreiecke,
c Zustand nach Präparation der bilateralen Haut-Muskel-Lappen, Readaptation des enoralen Teils der Oberlippe nach Schleimhautverschiebung von bukkal,
d Abschluß der Operation wobei das Oberlippenrot entsprechend der Unterlippenplastik nach Langenbeck-von Bruns neu gebildet wurde,
e Ausgangsbefund,
f zwei Jahre postoperativ
g präoperative Nahansicht,
h postoperative Nahansicht

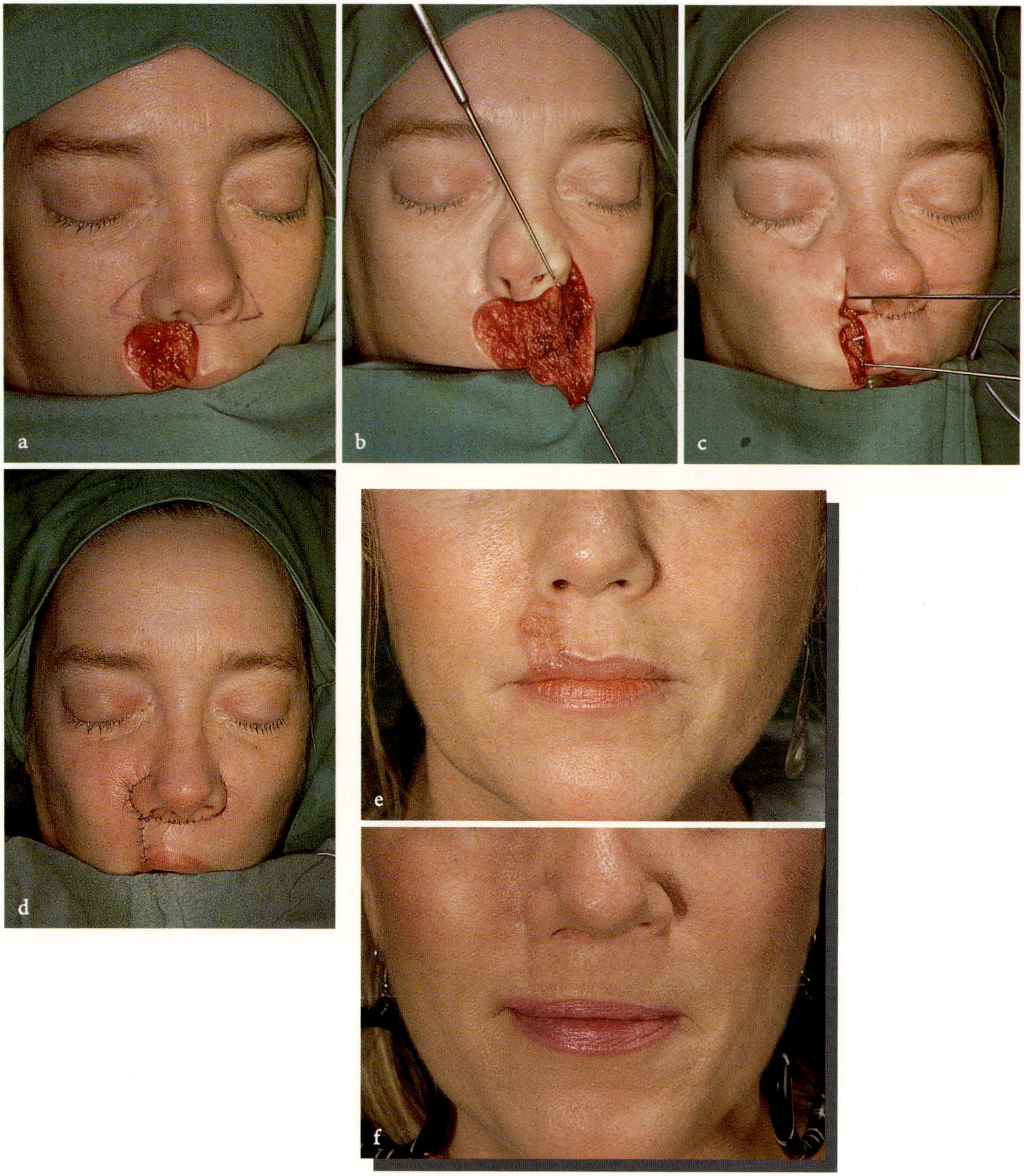

Abb. 290. Bilaterale Verschiebeplastik:
a ausgedehnter Defekt nach Exzision eines Basalioms,
b Präparation des ersten Lappens,
c Präparation und Adaptation des kontralateralen Verschiebelappens,
d Abschluß der Operation,
e Ausgangsbefund,
f neun Monate postoperativ

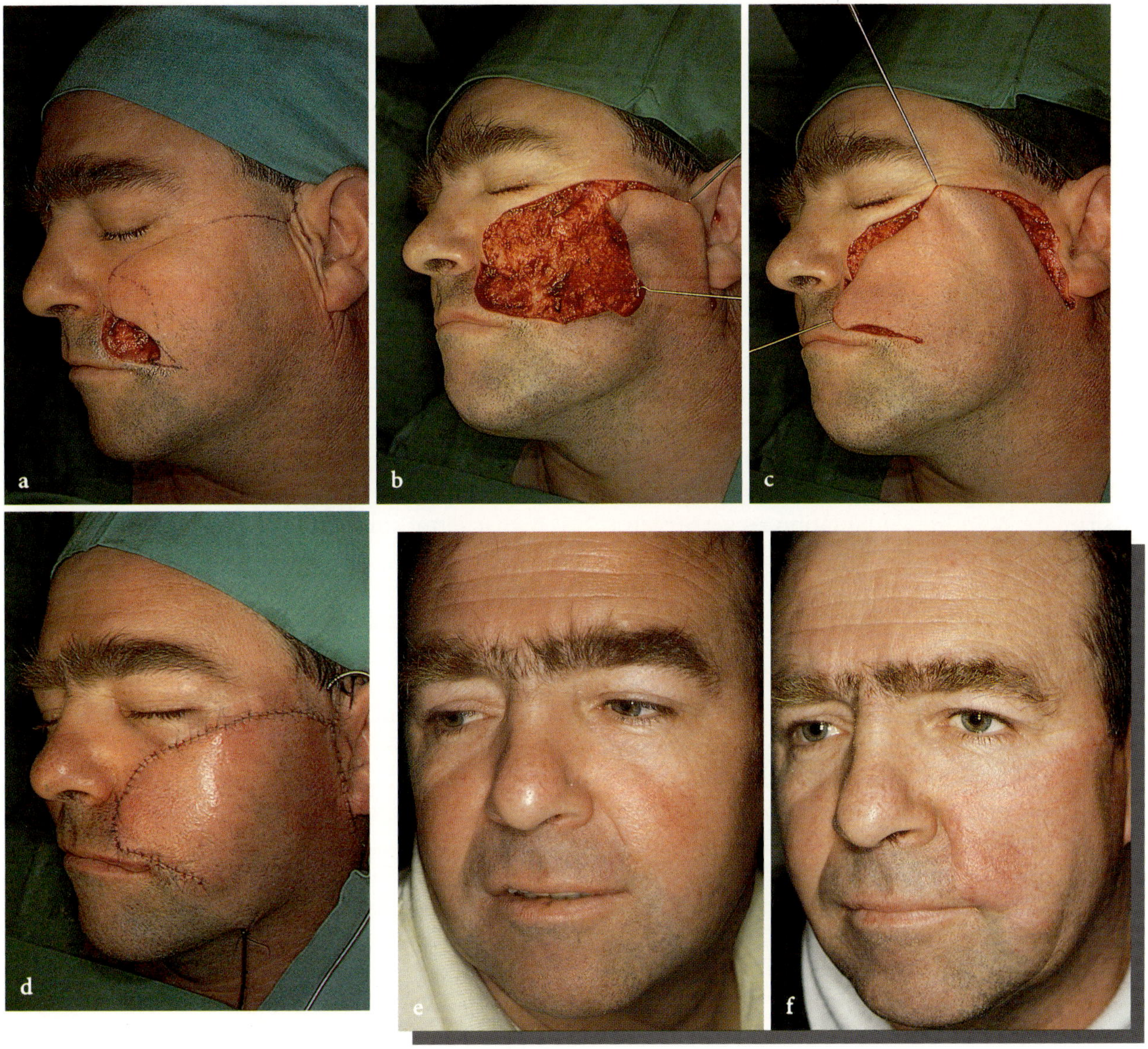

Abb. 291. Rotationsplastik:
- **a** einfache Wangenrotationsplastik zur Deckung eines lateralen Oberlippendefektes nach Exzision eines Basalioms,
- **b** vorsichtige Präparation und Mobilisierung des Lappens unter Schonung der Gefäß-Nerven-Versorgung,
- **c** Verlagerung des Lappens,
- **d** Abschluß der Operation,
- **e** Ausgangsbefund,
- **f** sechs Monate postoperativ

19.8 Mundhöhle

Die Mundhöhle besteht aus dem Vestibulum und dem Cavum oris. Dabei wird das nach außen von Lippen und Wangen gebildete Vestibulum oris nach innen durch die Zahnreihen von dem die Zunge enthaltenden Cavum oris, der eigentlichen Mundhöhle, abgegrenzt. Die die Mundhöhle auskleidende Schleimhaut ist generell sehr dehnbar. Lediglich dem Alveolarkamm und dem Gaumen liegt sie unverschieblich auf, so daß selbst die Deckung kleinerer Operationsdefekte in diesen Bereichen problematisch werden kann. In den übrigen Bereichen der Mundhöhle sind, dank der großen Elastizität der Schleimhaut, auch mittelgroße Operationsdefekte durch eine primäre Wundrandadaptation zu versorgen.

19.8.1 Anästhesie

Operative Eingriffe sind in dem hier vorgegebenen Umfang in lokaler Infiltrationsanästhesie problemlos durchführbar. Alternativ kommt, je nach Lokalisation, die Blockade des N. alveolaris inferior und N. lingualis durch Injektion des Lokalanästhetikums in der Nähe des Foramen mandibulare sowie die des N. infraorbitalis und des N. mandibularis an ihren Austrittspunkten in Frage.

19.8.2 Operationsplanung

Bei Eingriffen an der oralen Schleimhaut muß in erster Linie für eine gute Beleuchtung (z. B. auch Stirnlampe) und ein frei einsehbares Operationsfeld gesorgt werden (Assistenz!). Darüber hinaus sollte eine Absaugmöglichkeit zur Vermeidung einer Aspiration zur Verfügung stehen. Besonderer Beachtung bedürfen der Ausführungsgang der Gl. parotis mit Einmündung in das Vestibulum oris gegenüber dem 2. Molaren und der Ausführungsgang der Gl. submandibularis, der am vorderen Mundboden in das Cavum oris mündet. Eine Sondierung der Speichelgänge während des operativen Eingriffs kann den Operationsverlauf erleichtern. Der Wundverschluß sollte mit versenkten langsam resorbierbaren Einzelknopfnähten (Stärke 0–3 bis 0–4) erfolgen. Wegen der Gefahr postoperativer Ödeme, vor allem auch bei kleineren Exzisionen aus der Zunge, ist eine entsprechende Ödemprophylaxe systemisch (z. B. Alpha-Chymotrypsin) und lokal (z. B. Eismanschette) sinnvoll.

19.8.3 Operationstechniken

Die Methoden im Rahmen der operativen Dermatologie sind im wesentlichen einfache Dehnungsplastiken oder VY-Plastiken, die sich an der lokalen Verschieblichkeit der Mundschleimhaut orientieren. Kleine Verschiebeplastiken sollten auf das vordere Cavum oris beschränkt bleiben. Darüber hinaus reichende Eingriffe fallen in das Fachgebiet Mund-Kiefer-Gesicht-Chirurgie und der Hals-Nase-Ohren-Heilkunde.

Günstige Anwendung erfahren hier die Alternativen der reinen Skalpellchirurgie wie z. B. Elektrochirurgie, Laserchirurgie, Kryochirurgie. Die Vorteile liegen in einer gewebeschonenden und blutungsarmen Entfernung von Schleimhautläsionen. Die daraus resultierenden Defekte heilen unproblematisch per secundam ab.

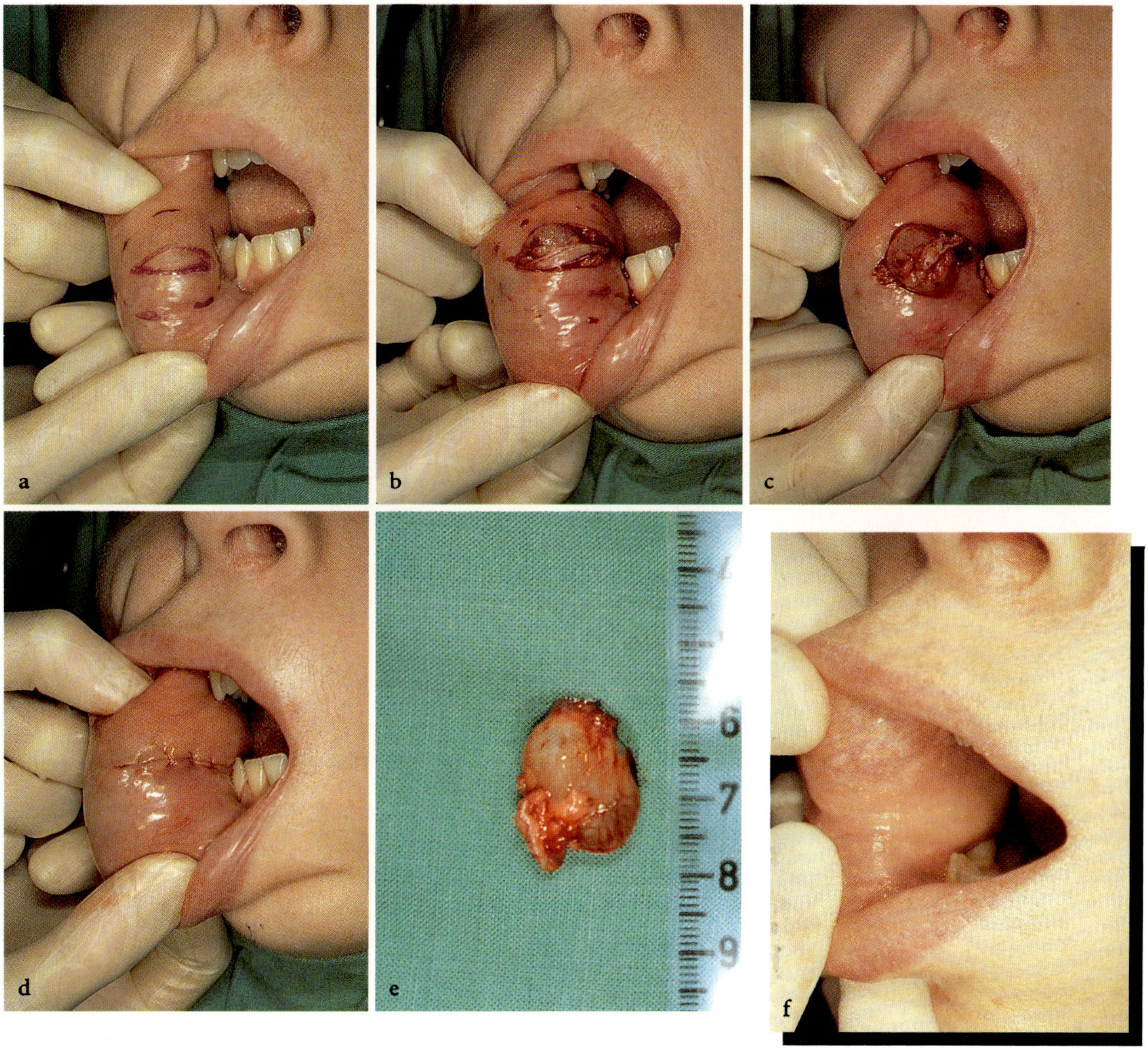

Abb. 292. Zystenexstirpation:
a Operationsplanung zur Exzision einer submukösen Schleimzyste,
b elliptoide Inzision der Schleimhaut und sukzessive Präparation der Zyste,
c Exstirpation der Zyste in toto,
d Abschluß der Operation,
e exstirpiertes Präparat,
f eineinhalb Jahre postoperativ

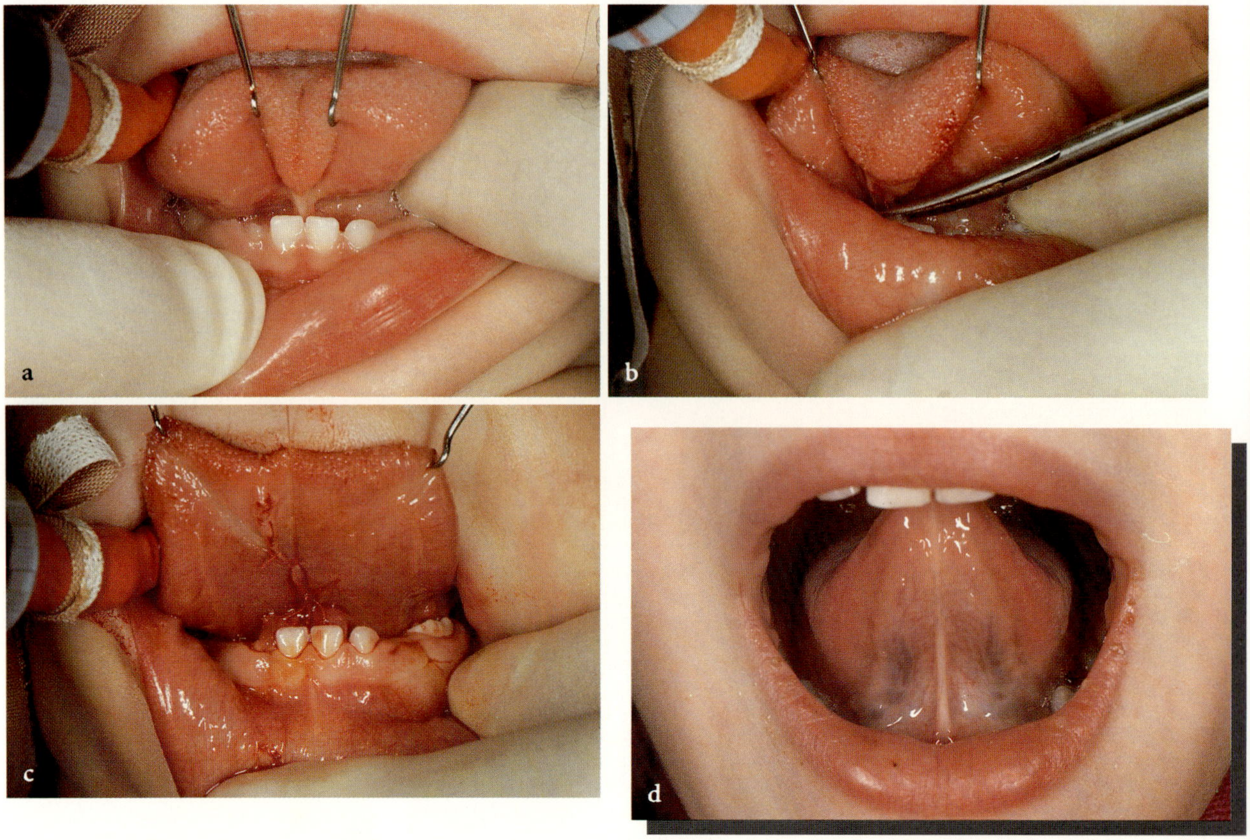

Abb. 293. Verlängerung des Zungenbändchens:
a anlagebedingt verkürztes Zungenbändchen bei einem Kind,
b Durchtrennung des Ansatzes des Zungenbändchens,
c Längsnaht der durchtrennten Anteile,
d fünf Jahre postoperativ

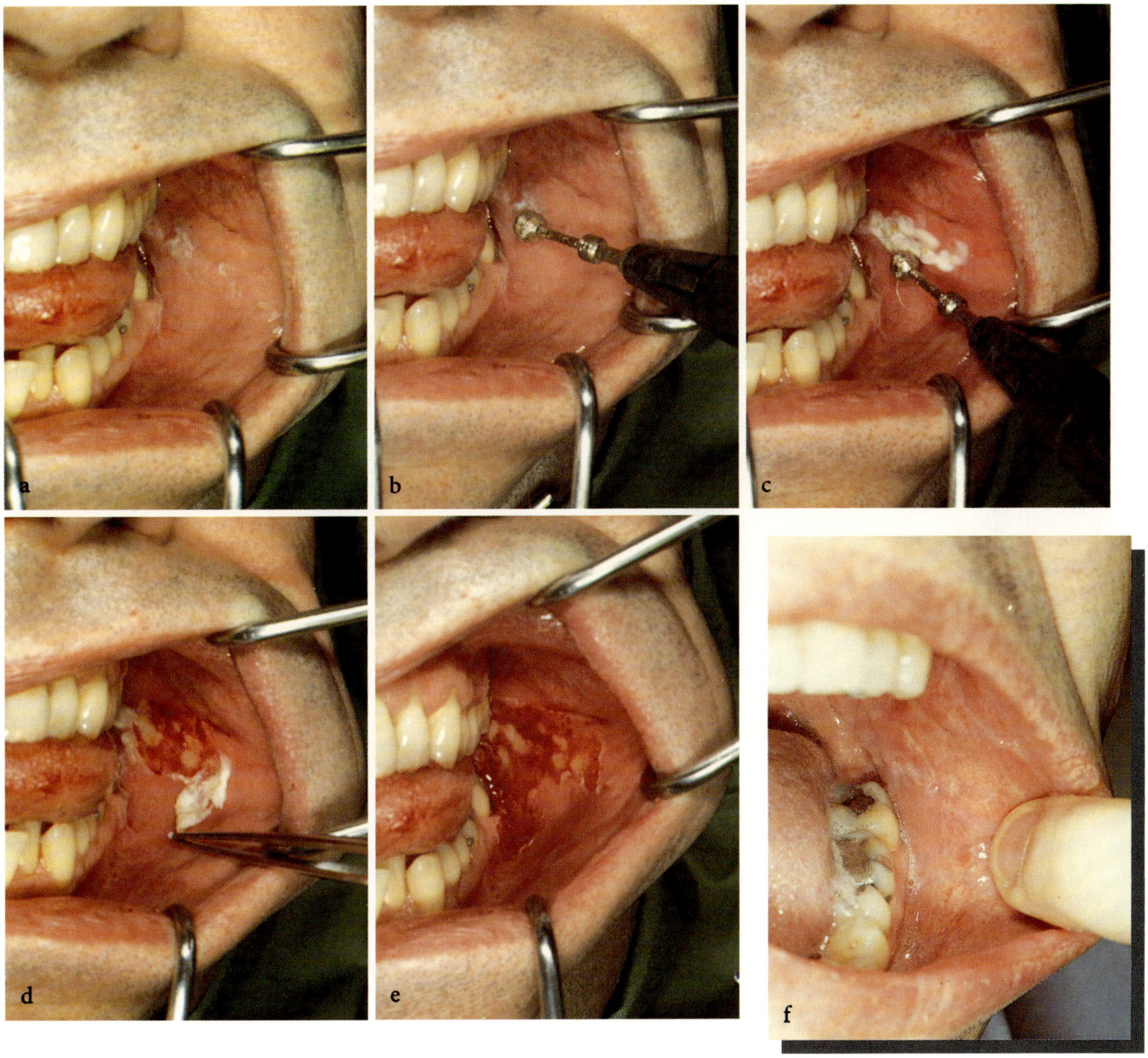

Abb. 294. Elektrokaustische Abtragung:
a benigne Leukoplakie der bukkalen Schleimhaut,
b, c Elektrokoagulation mit der Kugel,
d Abtragen des verschorften Areals,
e Abschluß der Operation,
f vier Wochen postoperativ nach Heilung per secundam

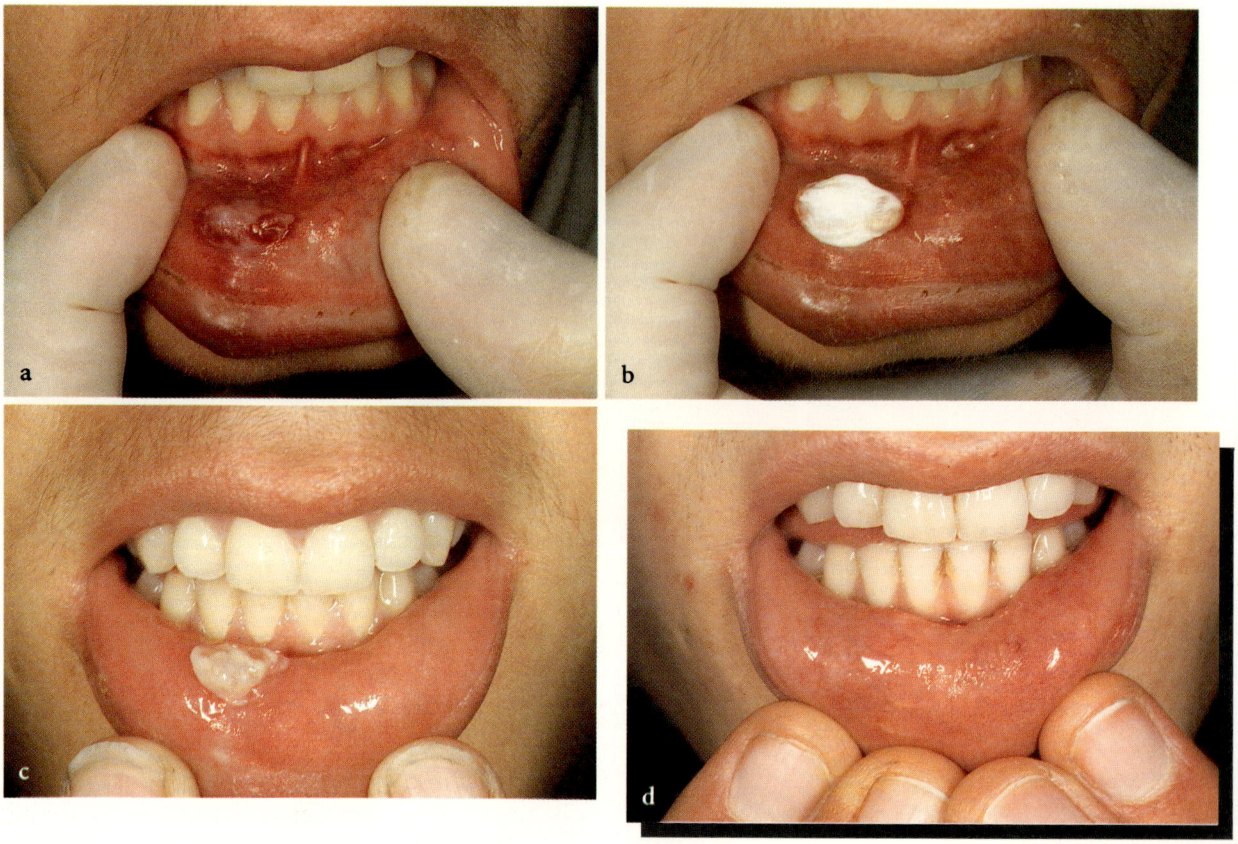

Abb. 295. Kryochirurgie:
- a Schleimgranulom der enoralen Unterlippenschleimhaut,
- b Zustand unmittelbar nach Kryoapplikation im Kontaktverfahren (mittels Kryosonde),
- c drei Tage nach dem Eingriff,
- d ein Jahr postoperativ Restitutio ad integrum

19.9 Kinn

Die Kinnregion stellt durch ihre individuelle Form und Kontur sowie ihre Funktion für die Mimik besondere Anforderungen an die ästhetische Rekonstruktion.

19.9.1 Anatomie

Eine topographisch-anatomische Besonderheit der Kinnregion besteht darin, daß Fasern der mimischen Muskulatur direkt in der Haut inserieren. Dadurch wird die subkutane Präparation erschwert und von einer nicht unerheblichen Blutungsneigung begleitet.

Die Gefäßversorgung erfolgt über Äste der A. facialis und über die A. mentalis. Letztere entspringt zusammen mit dem N. mentalis dem Foramen mentale.

19.9.2 Anästhesie

Durch die beidseitige Blockade des N. mentalis an dessen knöchernen Austrittsspunkten oder einer lokalen Infiltrationsanästhesie ist die große Mehrzahl der Eingriffe in dieser Region schmerzfrei durchführbar.

19.9.3 Operationsplanung

Die Schwierigkeit der Rekonstruktion im Bereich des Kinns einerseits liegt in der Wahrung seiner Kontur und andererseits in der Erhaltung der mimischen Funktion. Problematisch ist außerdem der Verlauf der Hautspannungslinien, die z. T. senkrecht auf die umgebenden Regionen der Unterlippe und des Halses auftreffen.

19.9.4 Operationstechniken

Aufgrund des Risikos des Verlusts der natürlichen symmetrischen Konvexität können in der Kinnregion nur kleine Defekte mittels primärer Wundnaht oder einer Dehnungsplastik versorgt werden. Hinzu kommt, daß bei einer mangelhaften Operationsplanung Verziehungen der Unterlippe drohen. Deshalb sind weitergehende plastische Operationsmethoden wie die Rotationsplastik aus der Halsregion, der Gleitlappen und der Verschiebelappen nach Limberg-Dufourmentel, die einen spannungsfreien Wundverschluß und den Ersatz der Subkutis erlauben, häufig nicht zu umgehen. Freie Hauttransplantate ergeben mangelhafte Spätresultate.

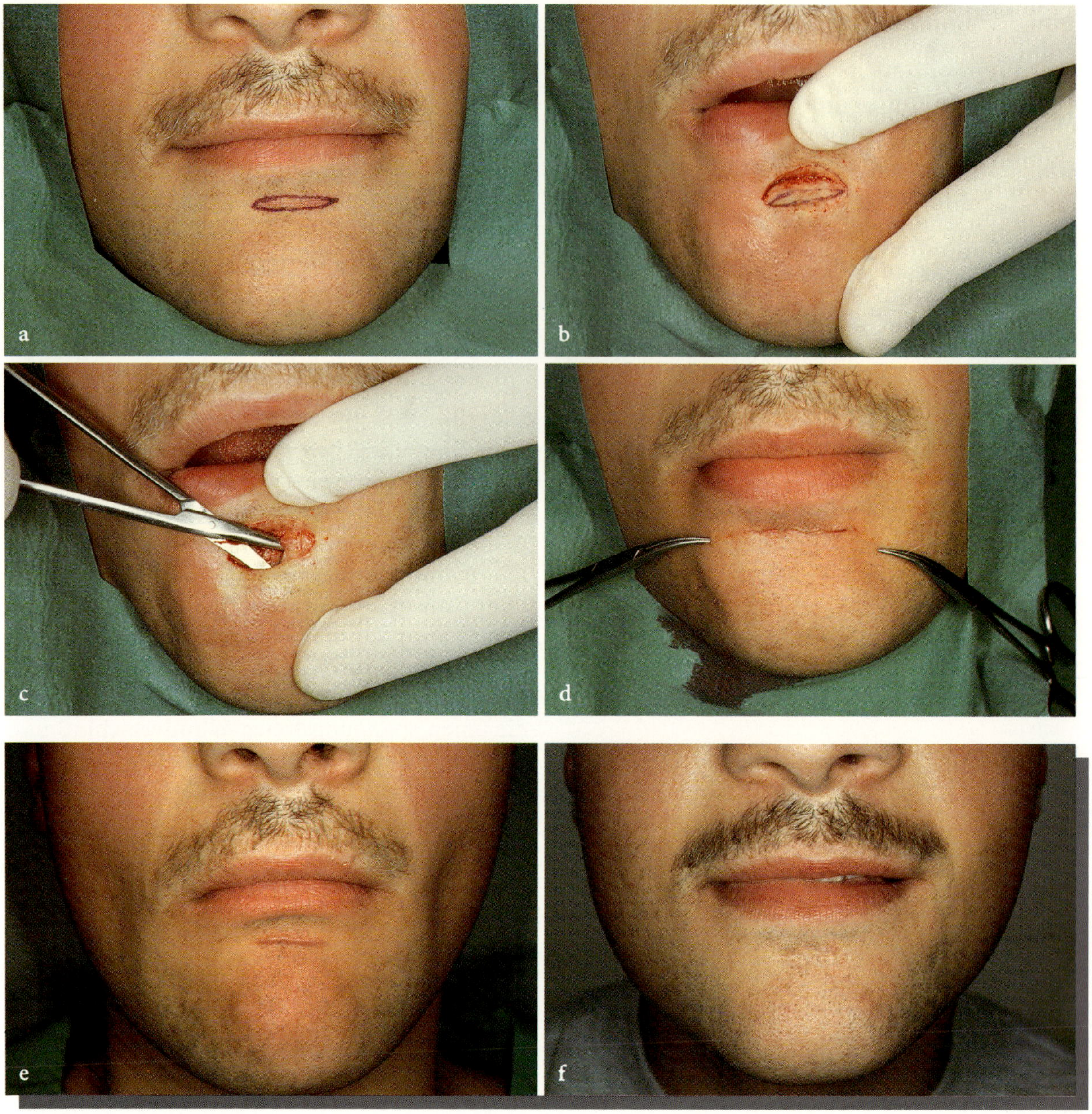

Abb. 296. Dehnungsplastik:
a horizontale spindelförmige Exzision zur Narbenkorrektur,
b Exzision der Narbe,
c Wundrandunterminierung,
d Subkutan- und fortlaufende Intrakutannaht,
e Ausgangsbefund,
f drei Jahre postoperativ

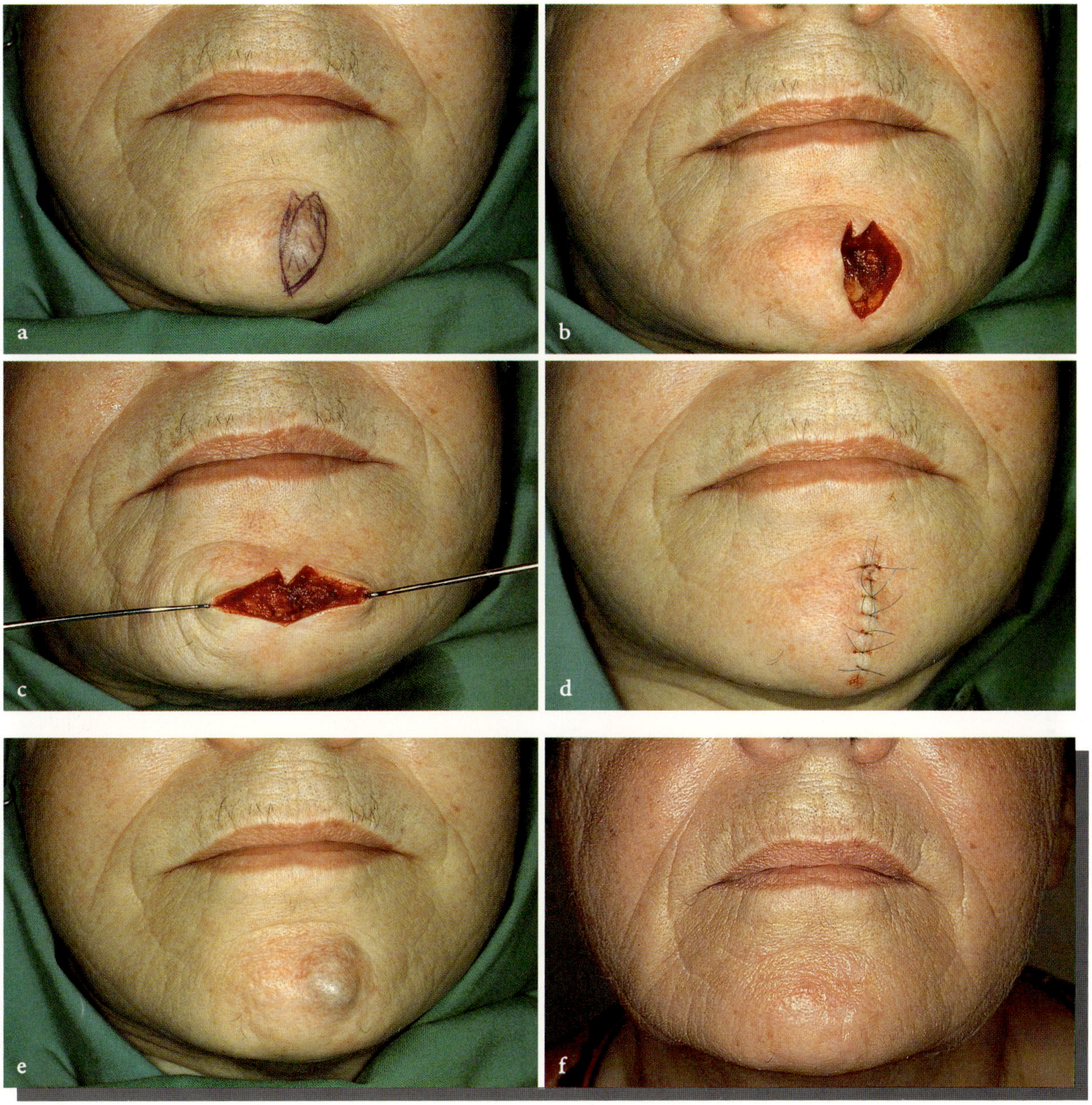

Abb. 297. VY-Plastik:
a vertikale VY-Plastik zur Exzision eines subkutanen Tumors (histologisch: thrombosierte Angiektasien),
b Exzisionsdefekt,
c laterale Wundrandunterminierung,
d Abschluß der Operation,
e Ausgangsbefund,
f acht Monate postoperativ

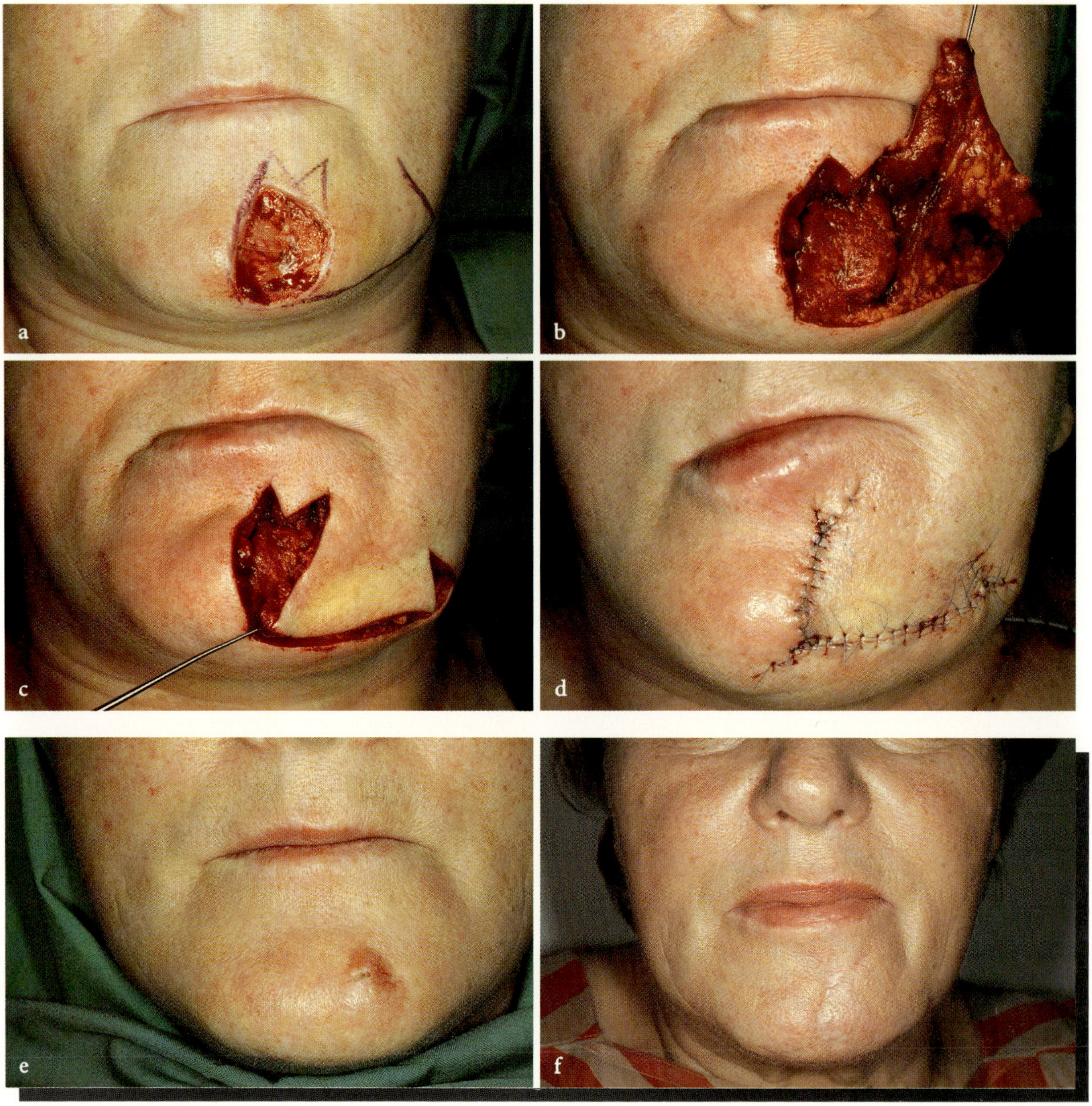

Abb. 298. Verschiebeplastik mit rückläufigem Ausgleichsschnitt:
a Defekt nach Exzision eines Basalioms, Operationsplanung,
b Präparation des Verschiebelappens und W-förmige Exzision im mediokranialen Anteil,
c Verlagerung in den Defekt,
d Abschluß der Operation,
e Ausgangsbefund,
f acht Monate postoperativ

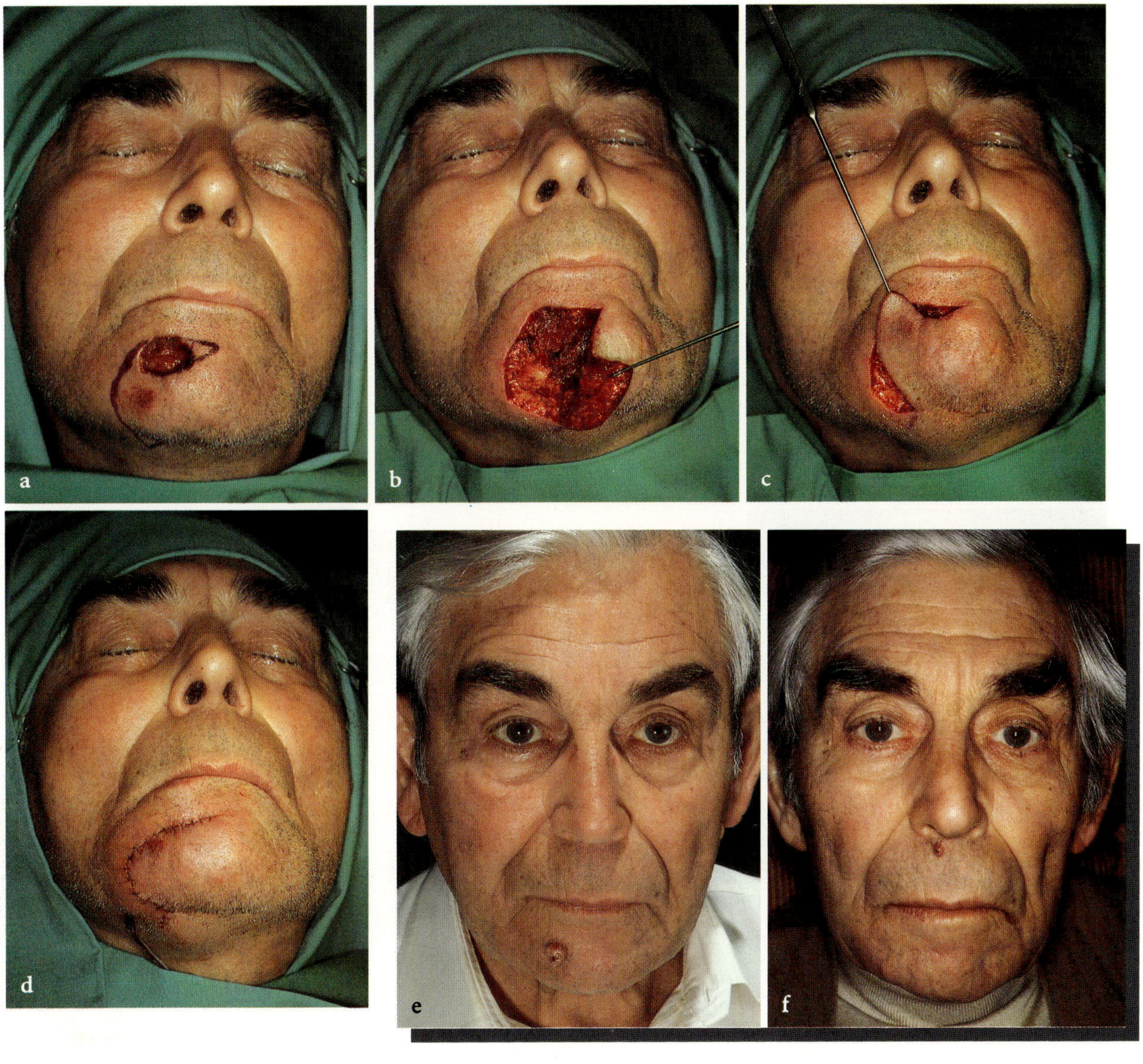

Abb. 299. Rotationsplastik:
a Defekt nach Exzision einer kutanen Metastase eines Prostatakarzinoms und Planung der Rotationsplastik um die Kinnregion,
b komplette Mobilisierung des Lappens,
c spannungsfreie Verlagerung,
d Abschluß der Operation,
e Ausgangsbefund,
f sechs Monate postoperativ

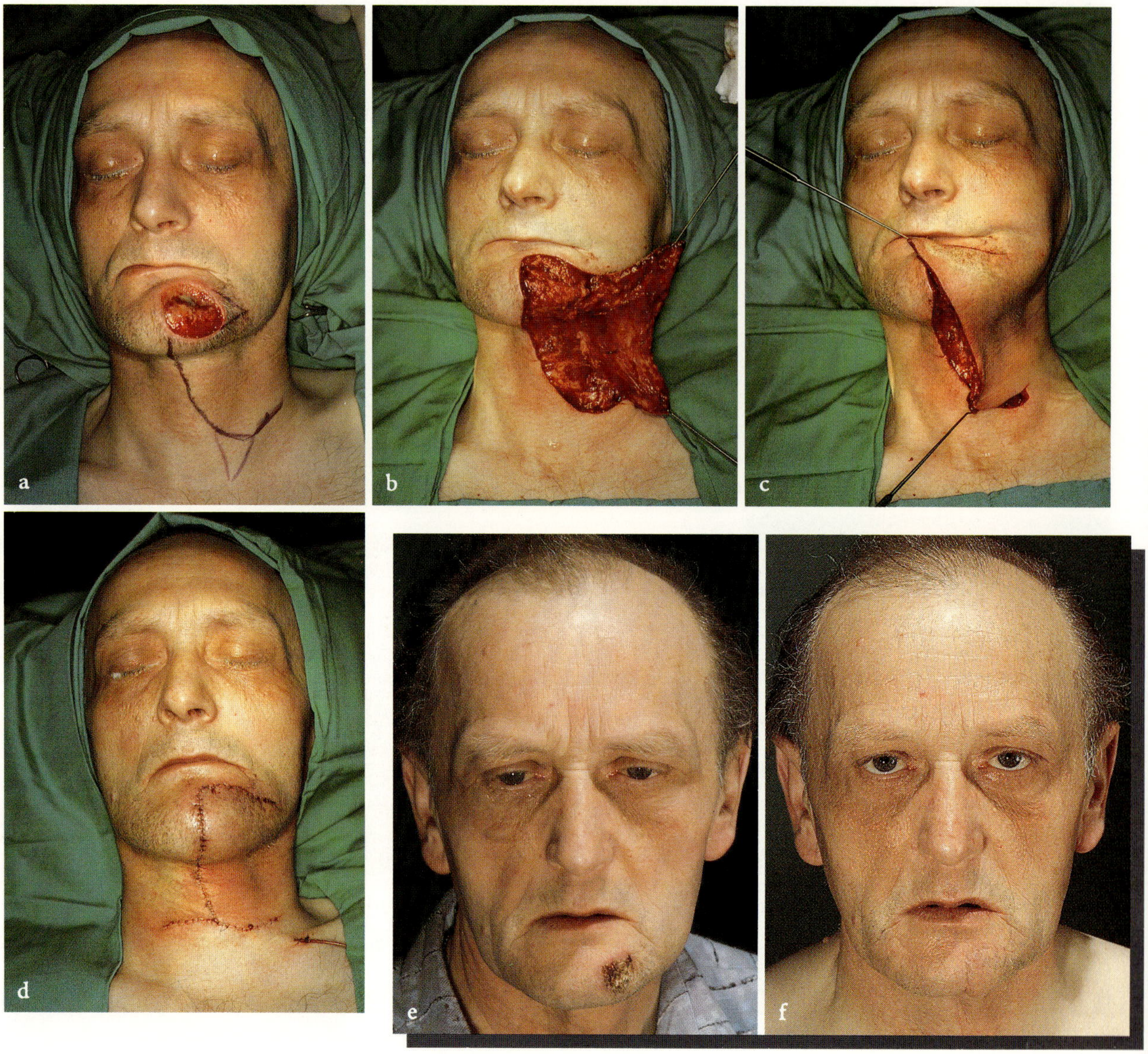

Abb. 300. Rotationsplastik:
- **a** ausgedehnter Defekt nach Exzision eines ulzerierten Basalioms, Planung der Rotationsplastik aus der Halsregion,
- **b** komplette Mobilisierung des Lappens,
- **c** Verlagerung in den Defekt,
- **d** Abschluß der Operation, das Ausgleichsdreieck kommt letztlich am Punkt der stärksten Spannung zu liegen,
- **e** Ausgangsbefund,
- **f** eineinhalb Jahre postoperativ

19.10 Äußeres Ohr

Aufgrund seiner herausragenden ästhetischen Bedeutung für den Menschen ist der Verlust auch nur von Teilen des äußeren Ohrs selten akzeptabel, so daß die zur Deckung chirurgischer Defekte gewählten operativen Verfahren nach Möglichkeit eine zufriedenstellende Rekonstruktion der ursprünglichen Ohrform beinhalten sollten. Die spezielle Konturierung des äußeren Ohrs stellt den Operateur vor zusätzliche operationstaktische Probleme, da z.B. ein für Fossa triangularis und Anthelix optimales Vorgehen am Helixrand ein ästhetisch enttäuschendes Ergebnis zur Folge haben kann.

19.10.1 Anatomie

Der architektonische Aufbau der Ohrmuschel aus Knorpel und Haut ist äußerst komplex (Abb. 301), wobei die Haut dem Knorpel fest aufliegt und lediglich im Helixbereich verschieblich ist.

Die Gefäßversorgung verläuft ventral über Äste der A. temporalis sowie kaudal und dorsal über die A. auricularis posterior (Abb. 302).

Sensorisch wird die Ohrregion über mehrere Hirn- und Zervikalnerven versorgt, wobei aber Überlappungen und große individuelle Unterschiede der Nervenverläufe nicht selten sind. Der N. auriculotemporalis entstammt dem Ramus mandibularis des N. trigeminus und versorgt den größeren Anteil der Vorderfläche der Ohrmuschel und des Tragus sowie den oberen und vorderen Bereich des Gehörgangs. Fasern des N. facialis, des N. glossopharyngeus und des N. vagus innervieren sensorisch Concha, den hinteren Anteil des äußeren Gehörgangs sowie kleine Bereiche der Haut über dem Os mastoideum und retroaurikulär. Die dem 2. und 3. Zervikalnerv entstammenden N. auricularis major und N. occipitalis minor versorgen die Retroaurikularregion einschließlich der Ohrmuschelrückseite sowie mediolaterale Anteile der Ohrmuschelvorderseite (Abb. 302).

19.10.2 Anästhesie

Wegen der komplizierten nervalen Versorgung ist durch eine Leitungsanästhesie keine ausreichende Analgesie zu erzielen. Bei Eingriffen an der Ohrmuschel ist demnach die lokale Infiltrationsanästhesie vorzuziehen, wie auch generell bei Eingriffen in der prä- und retroaurikulären Region. Muß der äußere Gehörgang anästhesiert werden, so ist das Anästhetikum dort lokal zu injizieren.

Bei größeren und zeitaufwendigen rekonstruktiven Eingriffen im Bereich der Ohrregion sollte die Allgemeinanästhesie sinnvollerweise bevorzugt werden.

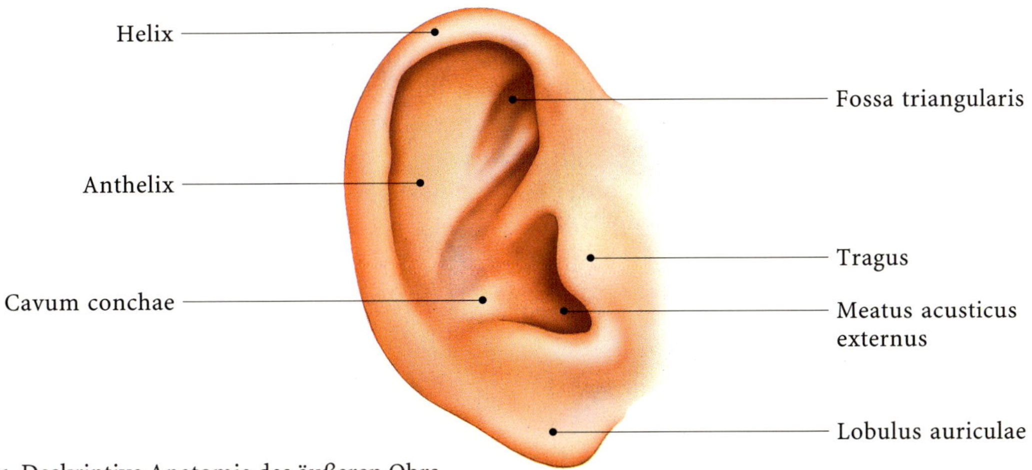

Abb. 301. Deskriptive Anatomie des äußeren Ohrs

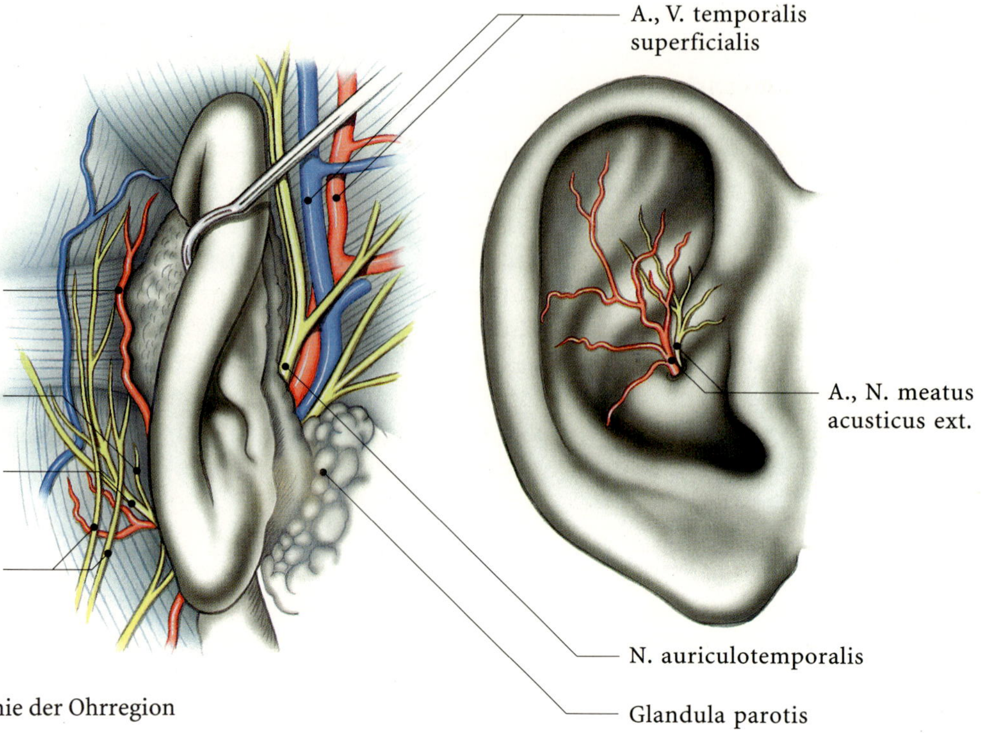

Abb. 302. Anatomie der Ohrregion

19.10.3 Operationsplanung

Bei der Planung operativer Eingriffe an der Ohrmuschel muß bedacht werden, daß nur kleine Defekte mit und ohne Knorpelverlust durch eine primäre Wundrandadaptation versorgt werden können, ohne daß es zu einer sichtbaren Verziehung oder Verkleinerung der Ohrmuschel kommt. Diese Aussage gilt auch für die häufig durchgeführte Keilexzision mit ihren verschiedenen Modifikationen. Wird grundsätzlich mehr als 1/3 des Helixrandes keilförmig entfernt, ist bei primärer Wundadaptation das Umklappen des äußeren Ohrs nach ventral eine zwangsläufige Folge. Deshalb sind nach Möglichkeit anderen Verfahren der Vorzug zu geben, z. B. gestielten Lappen von retroaurikulär mit und ohne Knorpelanteilen aus Scapha und Anthelix als sogenannte composite grafts o.ä. Ist das Ohrknorpelgerüst einschließlich Perichondrium vollständig oder partiell erhalten, kommen auch freie Hauttransplantate zur Defektdeckung in Frage.

19.10.4 Operationstechniken

Im Helixrandbereich hat die vielfach propagierte Keilexzision mit primärer Naht der Wundränder häufig eine kosmetisch wenig befriedigende Protrusio der Ohrmuschel zur Folge. Deshalb sollte diese Technik bei Helixranddefekten, die größer als 1 cm sind, nur modifiziert Verwendung finden, wie zum Beispiel als WY-Plastik. Eine klassische Methode ist ferner die Trendelenburg-Plastik, bei der jeweils ein Ausgleichsdreieck an beiden langen Schenkeln des Dreiecks im Bereich der Concha oder Scapha zusätzlich exzidiert werden.

Günstigere Ergebnisse sind demgegenüber nach viereckiger Exzision eines Helixrandtumors zu erzielen, wenn die kaudal oder kranial des Defekts belassene Helix im Sinne einer Verschiebeplastik in den primären Operationsdefekt verlagert wird. Um einen weitgehend spannungsfreien Wundverschluß zu erzielen, ist die Exzision eines penetrierenden Burow-Dreiecks im Bereich der Anthelix notwendig. Alternativ bietet sich auch eine subkutan gestielte Insellappenplastik, die den Ohrknorpel miteinschließt, von der Ohrmuschelrückwand an.

Bei kleineren Helixrandtumoren kann der Defekt mittels Transpositionslappen- oder Rotationsschiebeplastiken von retroaurikulär gedeckt werden. Defekte der Ohrmuschelhinterwand können generell mittels Rotations-, Verschiebe- oder Schwenklappen aus retroaurikulärer oder infraaurikulärer Haut versorgt werden. Bei großen Defekten kann auch ein "bi-lobed-flap" zur Anwendung kommen.

Retroaurikuläre Defekte lassen sich kosmetisch günstig rekonstruieren, da die Schnittverläufe der lokalen Lappenplastiken meist verdeckt bleiben. Als Gewebereservoir der Ohrmuschelrückseite dient häufig die Haut der Retroaurikulärfalte, die für Schwenklappen-, Rotations- oder Verschiebelappenplastiken herangezogen werden kann.

Zum Verschluß von Tumorresektionsdefekten der Ohrmuschelvorderwand im Bereich der Concha, der Scapha und der Anthelix werden Transpositions- oder Insellappen von prä- und infra- bzw. supraaurikulär benutzt. Gelegentlich kann auch ein transaurikulär gestielter Lappen von retroaurikulär Verwendung finden. Diese Technik ist zweizeitig, da der Lappenstiel in einer 2. Sitzung nach Einheilung des Lappens durchtrennt und verworfen sowie der in situ belassene Lappenanteil nachmodelliert werden muß.

Hautdefekte des Tragus werden klassischerweise durch einen kaudal gestielten Schwenklappen aus der Retroaurikulärfalte versorgt. Bei komplettem Verlust des Tragus einschließlich seines knorpeligen Gerüstes kann dieser mittels eines Transpositionslappens, der Knorpelanteile des Crus helicis enthält, ersetzt werden.

Der Transpositionslappen von prä- bzw. infraaurikulär ist eine optimale Methode zur Versorgung mittelgroßer subtotaler Defekte des Ohrläppchens. In Abhängigkeit von der Größe des Defekts läßt sich das Ohrläppchen auch durch individuell modifizierte lokale Verschieplastiken rekonstruieren.

Generell ist festzuhalten, daß freie Hauttransplantate besonders bei ausgedehnten Operationswunden im Bereich der Vorder- und Rückwand des Ohrs optimale kosmetische Ergebnisse erbringen können, vor allem, wenn der Transplantation eine Wundgrundkonditionierung vorausgegangen ist. Diese ist dann möglich, wenn das Perichondrium weitgehend erhalten geblieben ist. Sofern letzteres im Rahmen der Tumorresektion entfernt wurde, läßt sich durch Anbringen von "Bohrlöchern" durch den Ohrknorpel, ähnlich dem Verfahren im Bereich der Schädelkalotte, die Bildung von Granulationsgewebe induzieren.

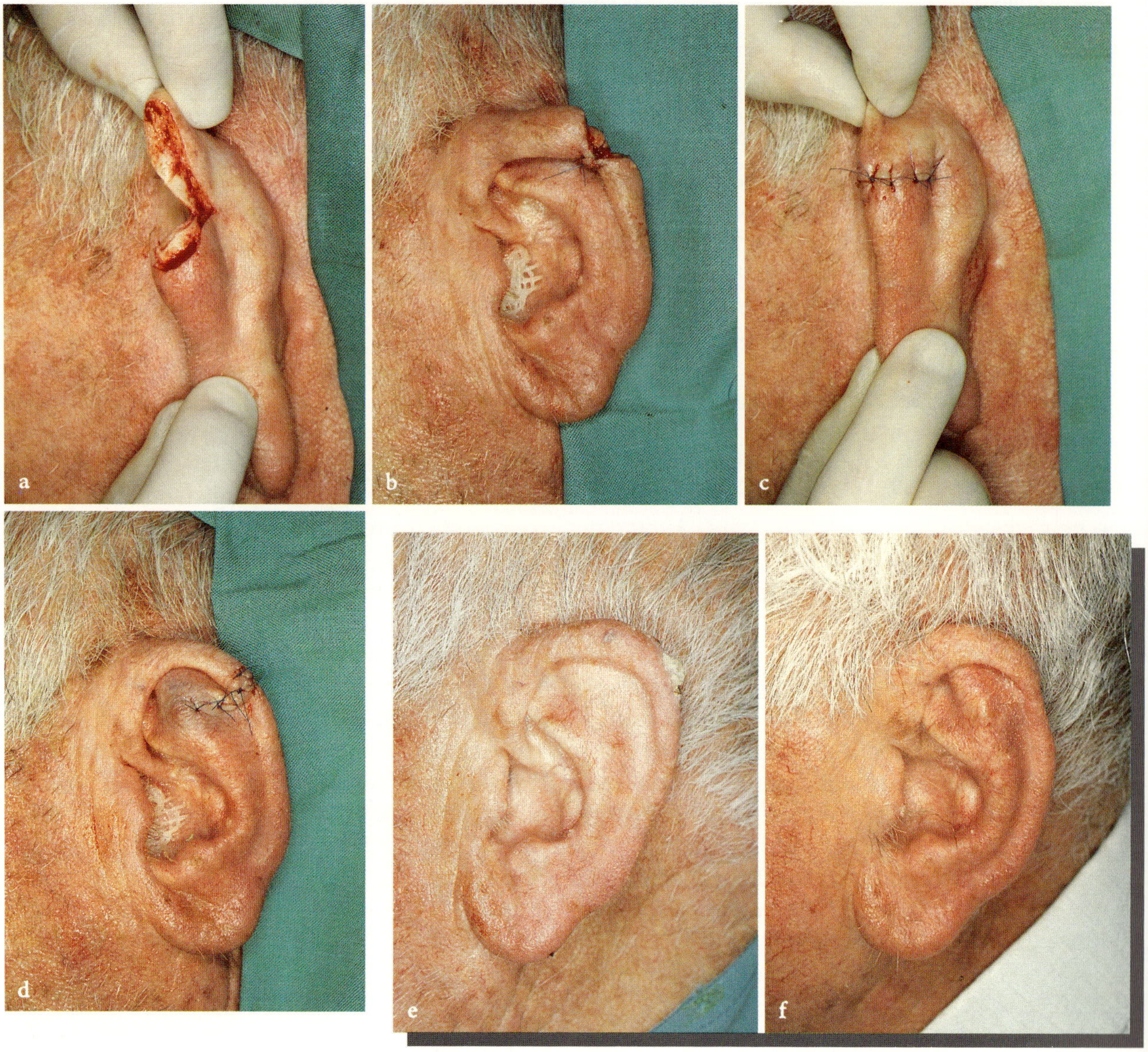

Abb. 303. Keilexzision:
a penetrierende keilförmige Exzision eines Cornu cutaneum,
b sukzessive Adaptation unter Beachtung der Kontinuität der Helixfalte,
c Wundverschluß durch Hautnaht,
d Abschluß der Operation,
e Ausgangsbefund,
f zwei Jahre postoperativ

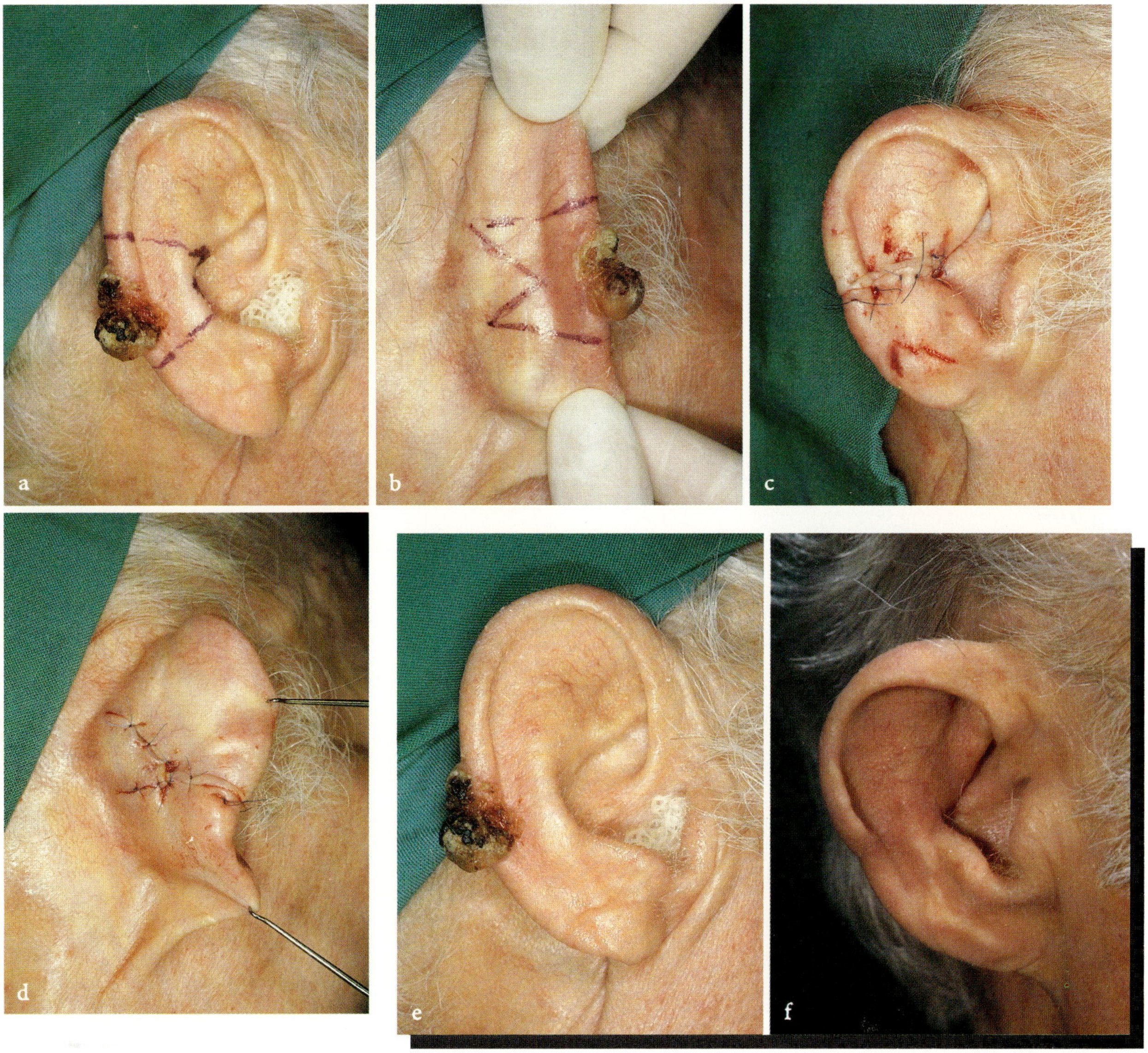

Abb. 304. WY-Plastik:
a Operationsplanung zur W-förmigen Exzision eines Plattenepithelkarzinoms,
b Operationsplanung, Ansicht von retroaurikulär,
c Y-förmiger Wundverschluß,
d Ansicht von retroaurikulär bei Operationsende,
e Ausgangsbefund,
f drei Monate postoperativ

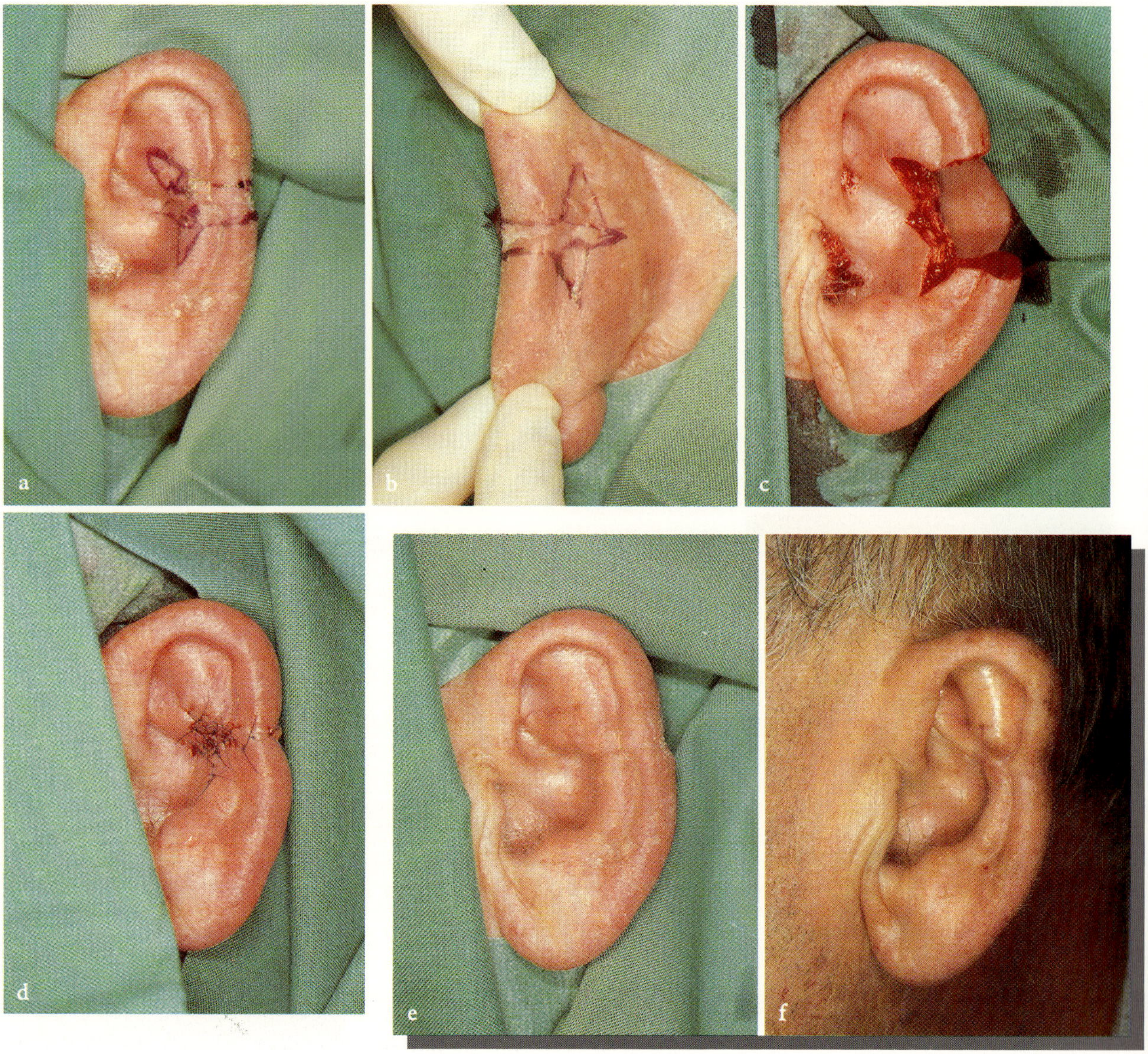

Abb. 305. Trendelenburg-Plastik:
a Planung der sternförmigen Exzision bei einem Plattenepithelkarzinom,
b Ansicht von retroaurikulär,
c Defekt nach penetrierender Exzision,
d Abschluß der Operation nach Hautnaht,
e Ausgangsbefund,
f acht Monate postoperativ

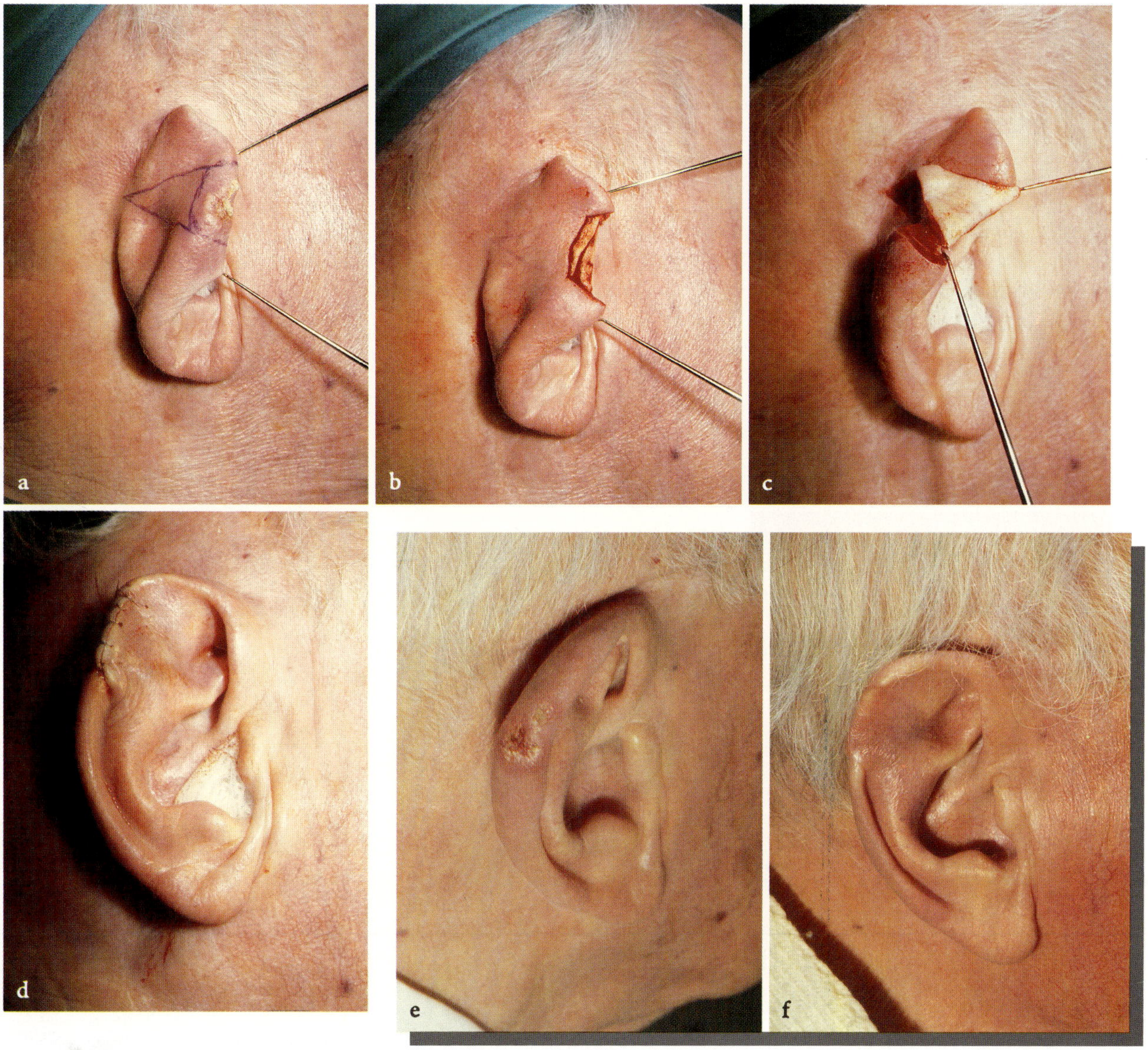

Abb. 306. Gleittlappenplastik:
a Operationsplanung bei Plattenepithelkarzinom der Helix,
b Exzisionsdefekt einschließlich reseziertem Knorpel,
c Verlagerung des Haut-Knorpel-Lappens von retroaurikulär zum Helixrand,
d Abschluß der Operation,
e Ausgangsbefund,
f sechs Monate postoperativ

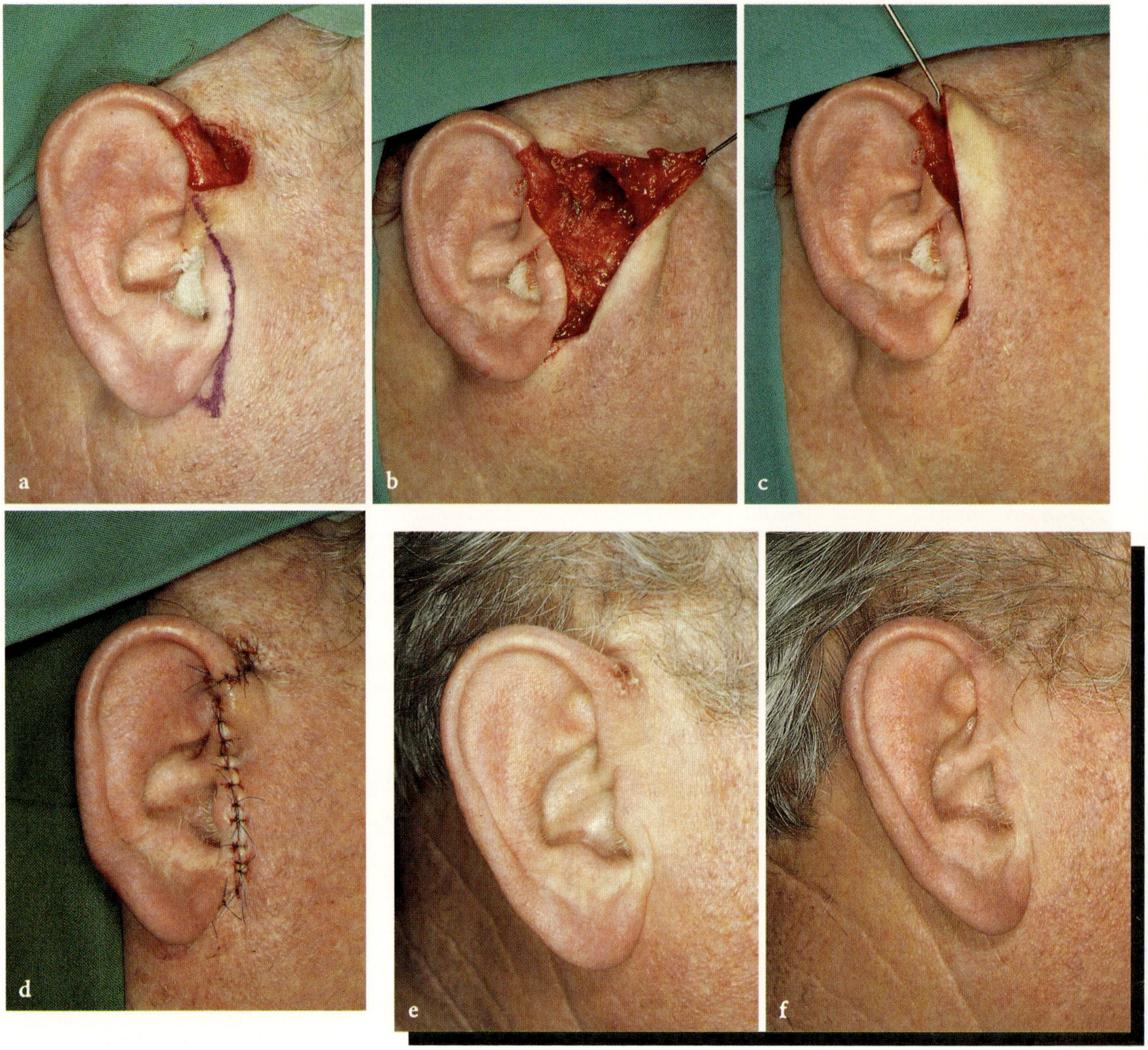

Abb. 307. Verschiebeplastik:
a Defekt nach Exzision eines Basalioms am Helixansatz, Operationsplanung,
b Mobilisierung des Verschiebelappens,
c spannungsfreie Lappenverlagerung,
d Abschluß der Operation,
e Ausgangsbefund,
f neun Monate postoperativ

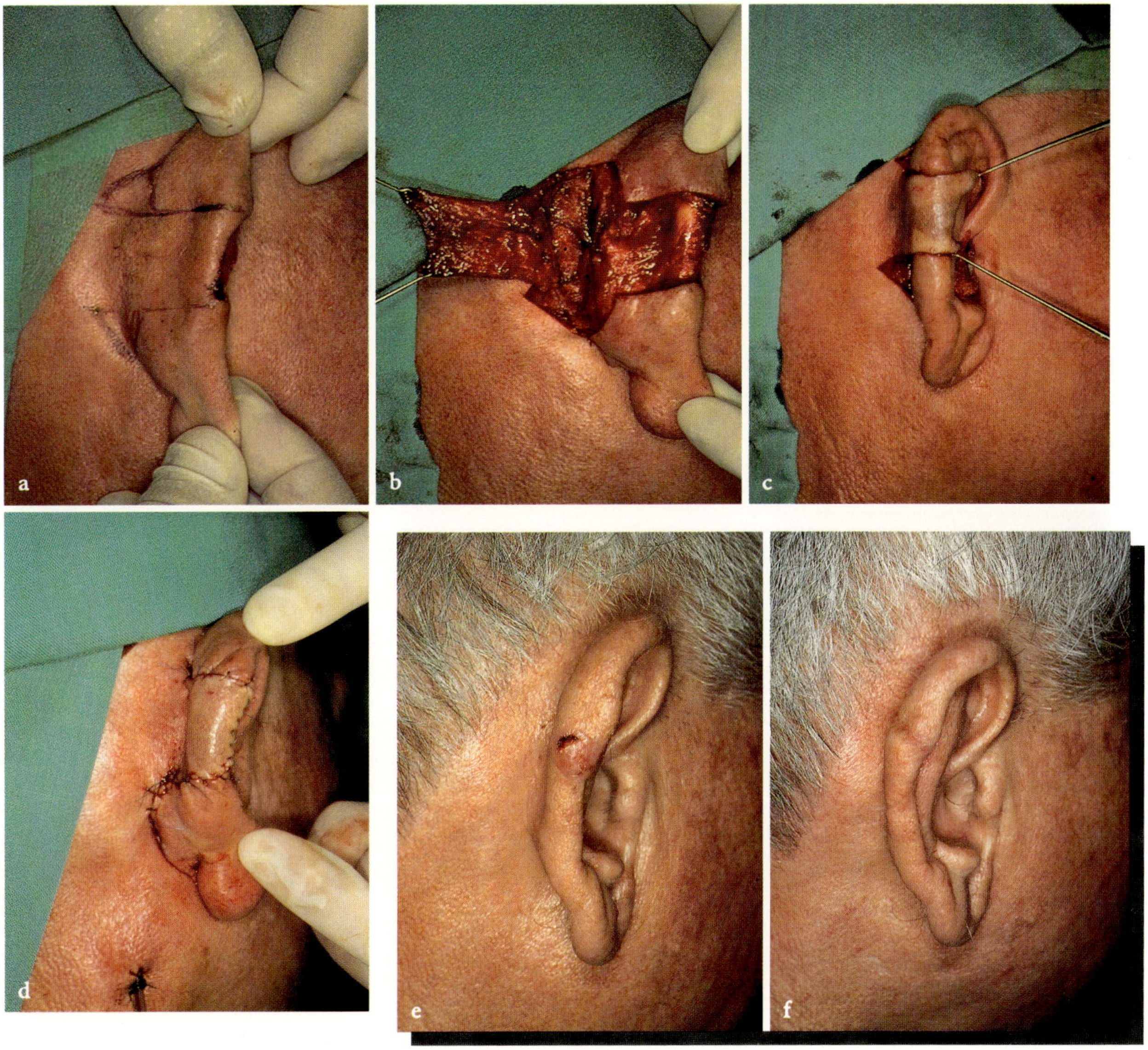

Abb. 308. U-Plastik:
a Planung der U-Plastik zur Rekonstruktion des Helixrandes nach Exzision eines Basalioms,
b Exzision der Ausgleichsdreiecke innerhalb der Retroaurikulärfalte und Mobilisierung des Lappens,
c spannungsfreie Verlagerung,
d Abschluß der Operation,
e Ausgangsbefund,
f ein Jahr postoperativ

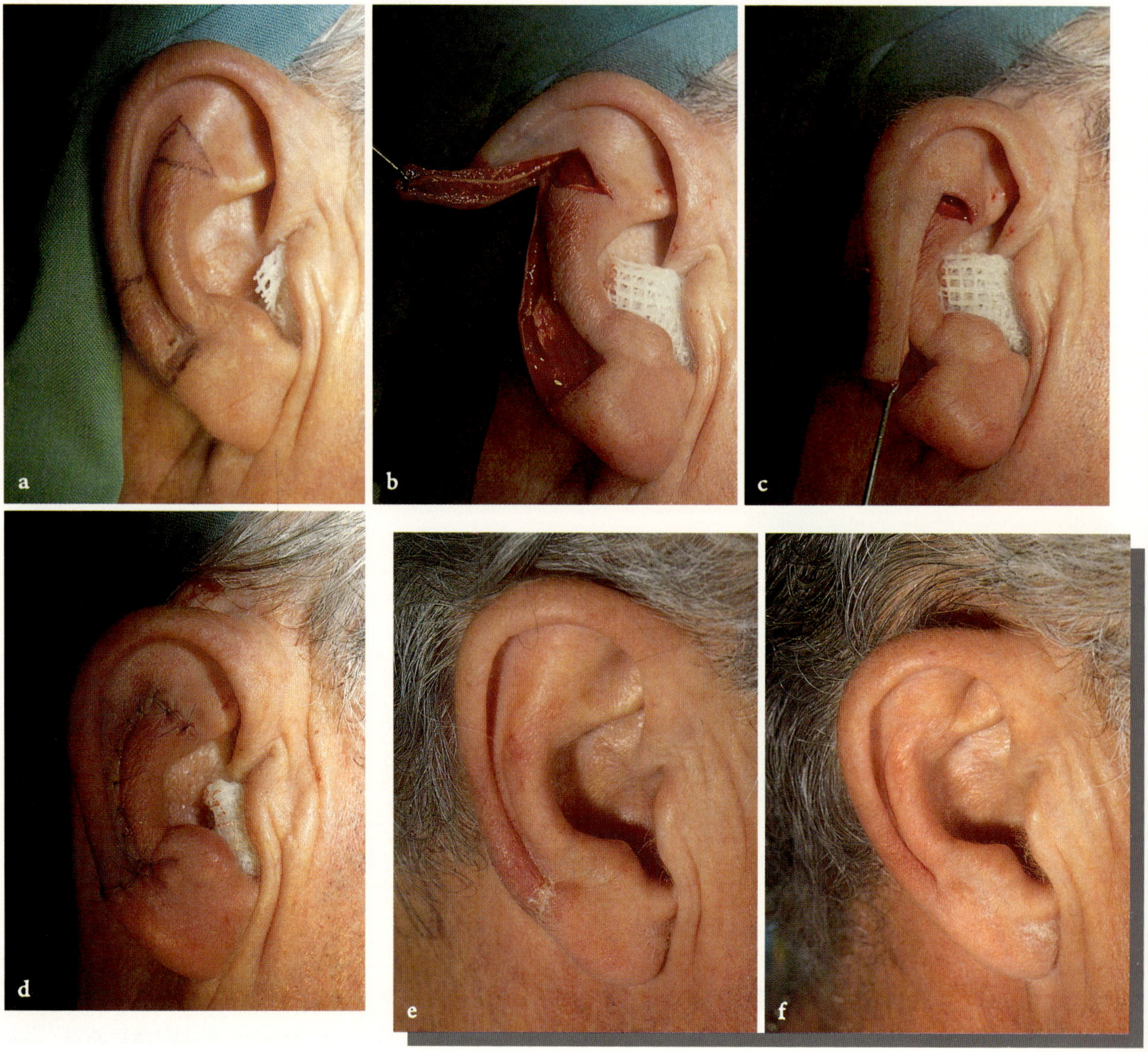

Abb. 309. Helixrandverschiebeplastik:
a mikroinvasives Plattenepithelkarzinom der kaudalen Helix, Operationsplanung,
b Präparation des proximal gestielten Helixlappens,
c Verlagerung des Lappens,
d Abschluß der Operation,
e Ausgangsbefund,
f ein Jahr postoperativ

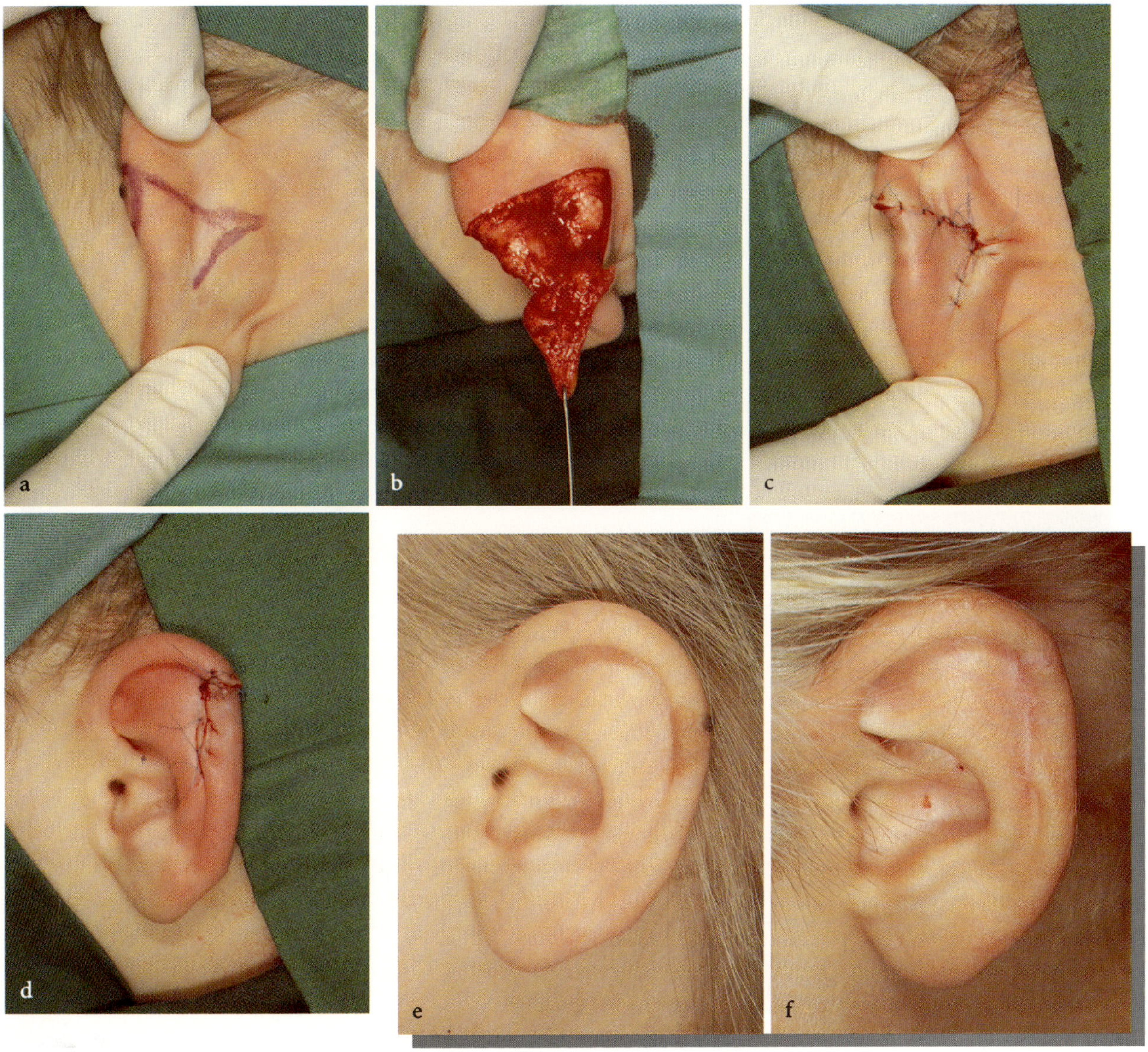

Abb. 310. Verschiebeplastik mit rückläufigem Ausgleichsschnitt:

a Operationsplanung zur Exzision eines konnatalen Nävuszellnävus,
b Mobilisierung des Verschiebelappens in Höhe des Perichondriums,
c Wundverschluß durch Hautnaht,
d Abschluß der Operation,
e Ausgangsbefund,
f sechs Monate postoperativ

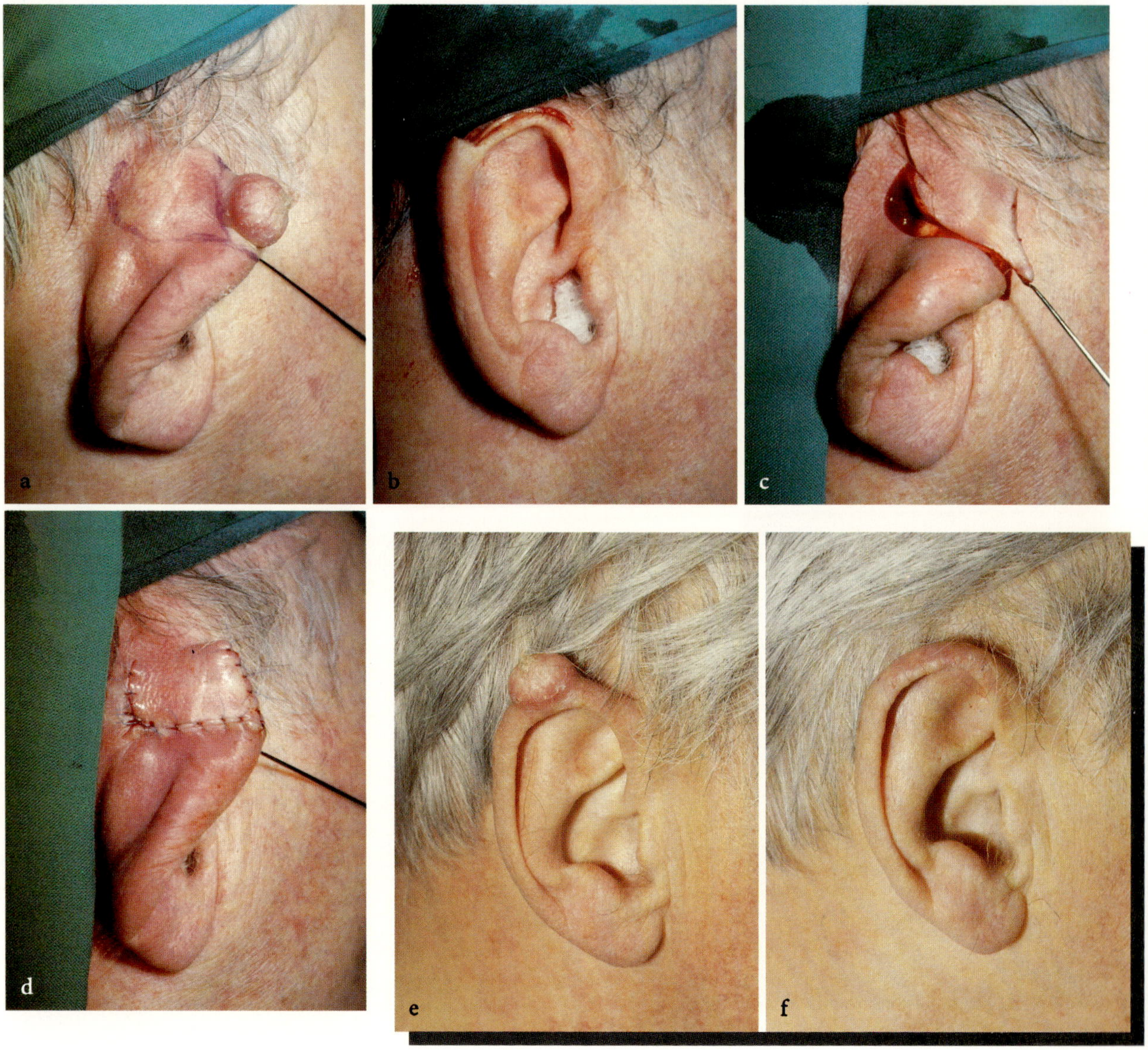

Abb. 311. Rotationsplastik:
a Operationsplanung bei einem Keratoakanthom der oberen Helix,
b Exzisionsdefekt,
c Verlagerung des Lappens,
d Abschluß der Operation, ein kleines Ausgleichsdreieck wurde in der Retroaurikulärfalte plaziert,
e Ausgangsbefund,
f zwei Wochen postoperativ

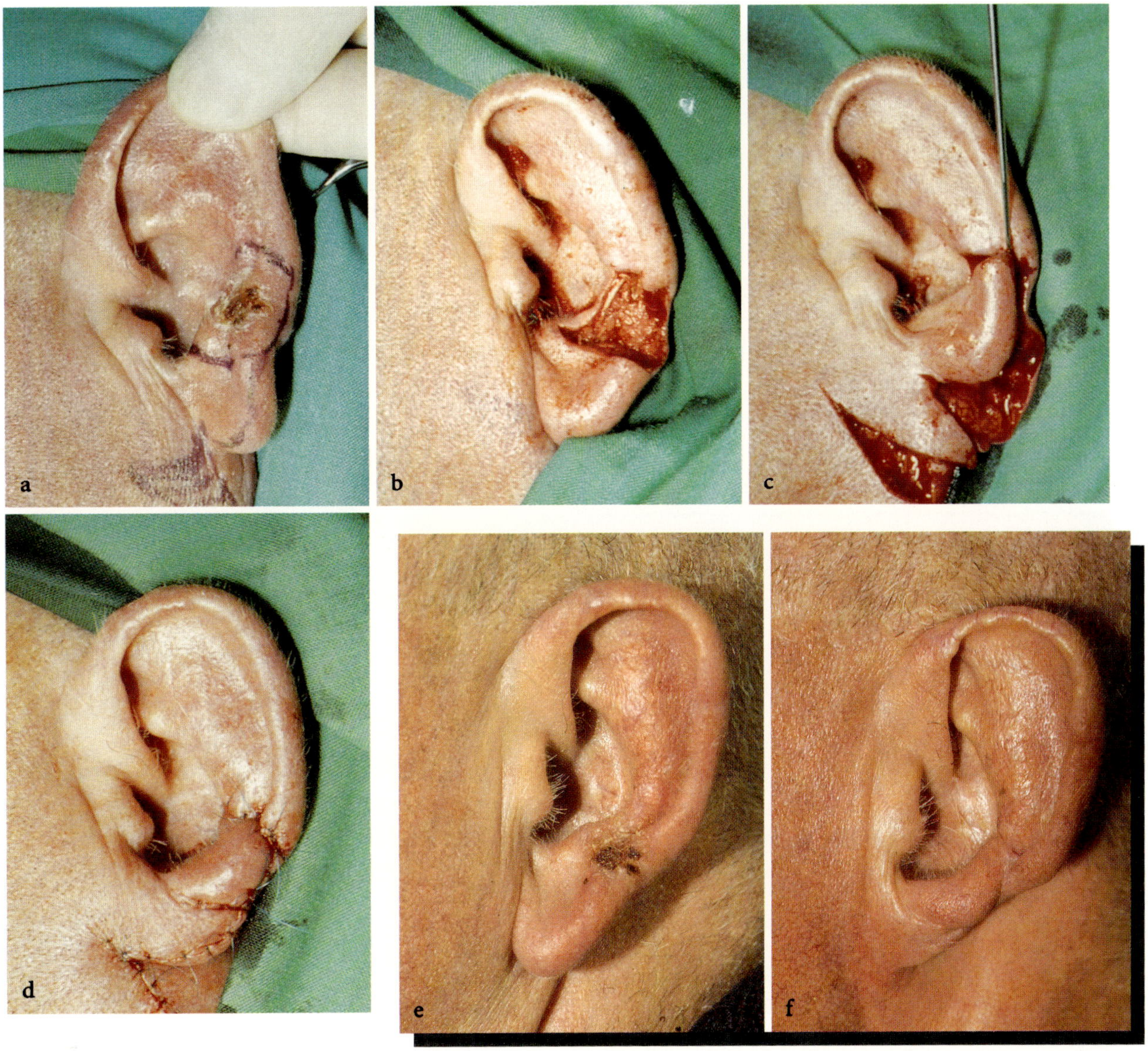

Abb. 312. Doppelte Schwenklappenplastik:
- **a** Operationsplanung bei einem Plattenepithelkarzinom der kaudalen Helix und Anthelix,
- **b** Exzisionsdefekt,
- **c** Verlagerung des ersten Lappens vom Ohrläppchen in den Primärdefekt sowie des zweiten Lappens von präaurikulär in den Sekundärdefekt,
- **d** Abschluß der Operation,
- **e** Ausgangsbefund,
- **f** eineinhalb Jahre postoperativ

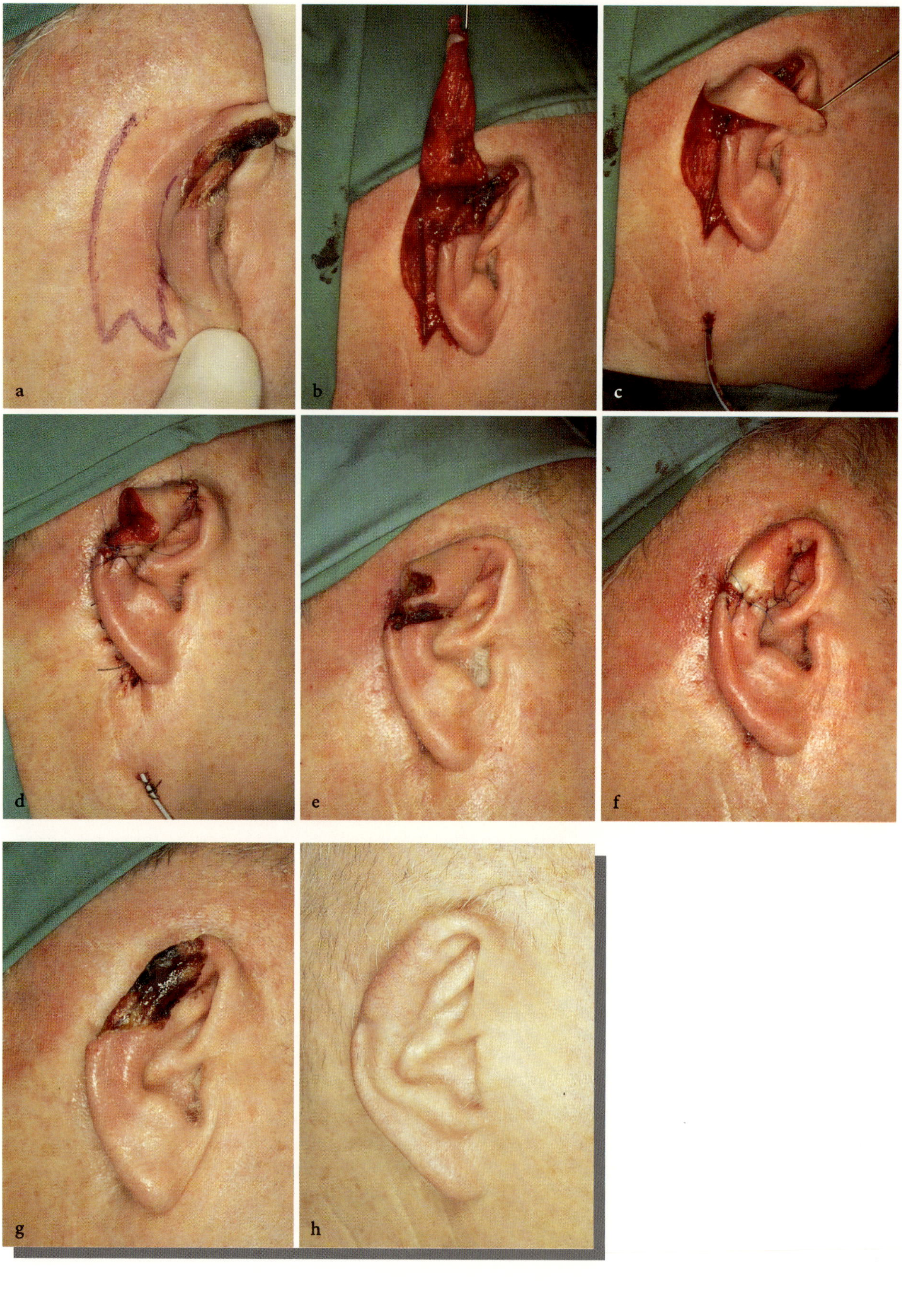
a
b
c
d
e
f
g
h

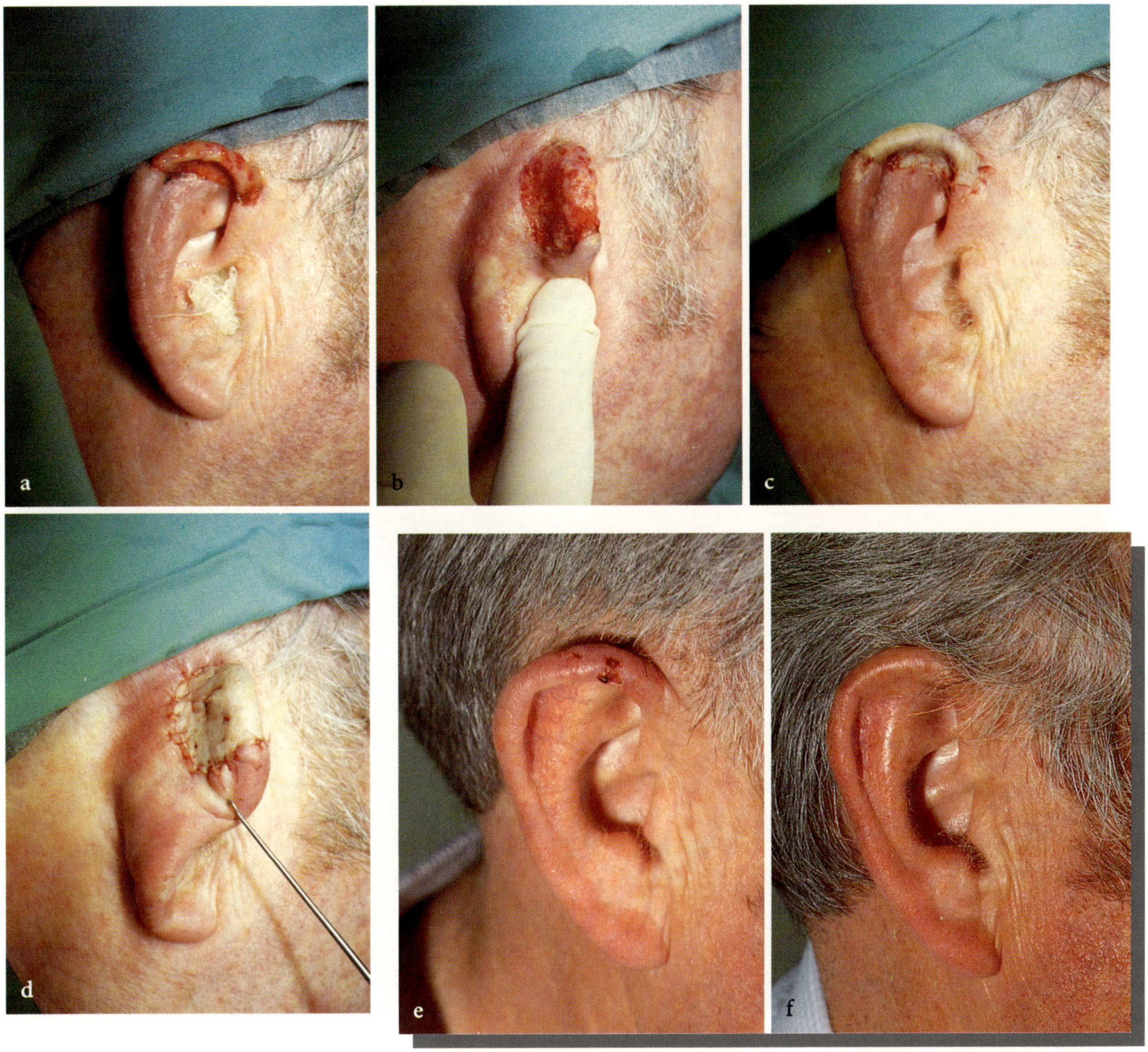

◁ **Abb. 313.** Zweizeitige Schwenklappenplastik:
- **a** Operationsplanung zur Rekonstruktion nach Exzision eines Plattenepithelkarzinoms,
- **b** Mobilisierung des proximal gestielten Schwenklappens aus der Retroaurikulärfalte,
- **c** Verlagerung in den Defekt,
- **d** Abschluß der ersten Operation, die Wulstbildung wird aus Gründen der vaskulären Versorgung der Lappenspitze belassen,
- **e** Status nach zweiwöchiger Einheilungszeit,
- **f** Zustand nach endgültiger Anpassung der Lappenspitze,
- **g** Ausgangsbefund,
- **h** zwei Jahre postoperativ

Abb. 314. Vollhauttransplantation:
- **a** Defekt nach Wundkonditionierung,
- **b** Ansicht von retroaurikulär,
- **c** optimal eingepaßtes Vollhauttransplantat aus der Supraklavikulärregion,
- **d** Ansicht von retroaurikulär,
- **e** Ausgangsbefund des erodierten Basalioms,
- **f** ein Jahr postoperativ

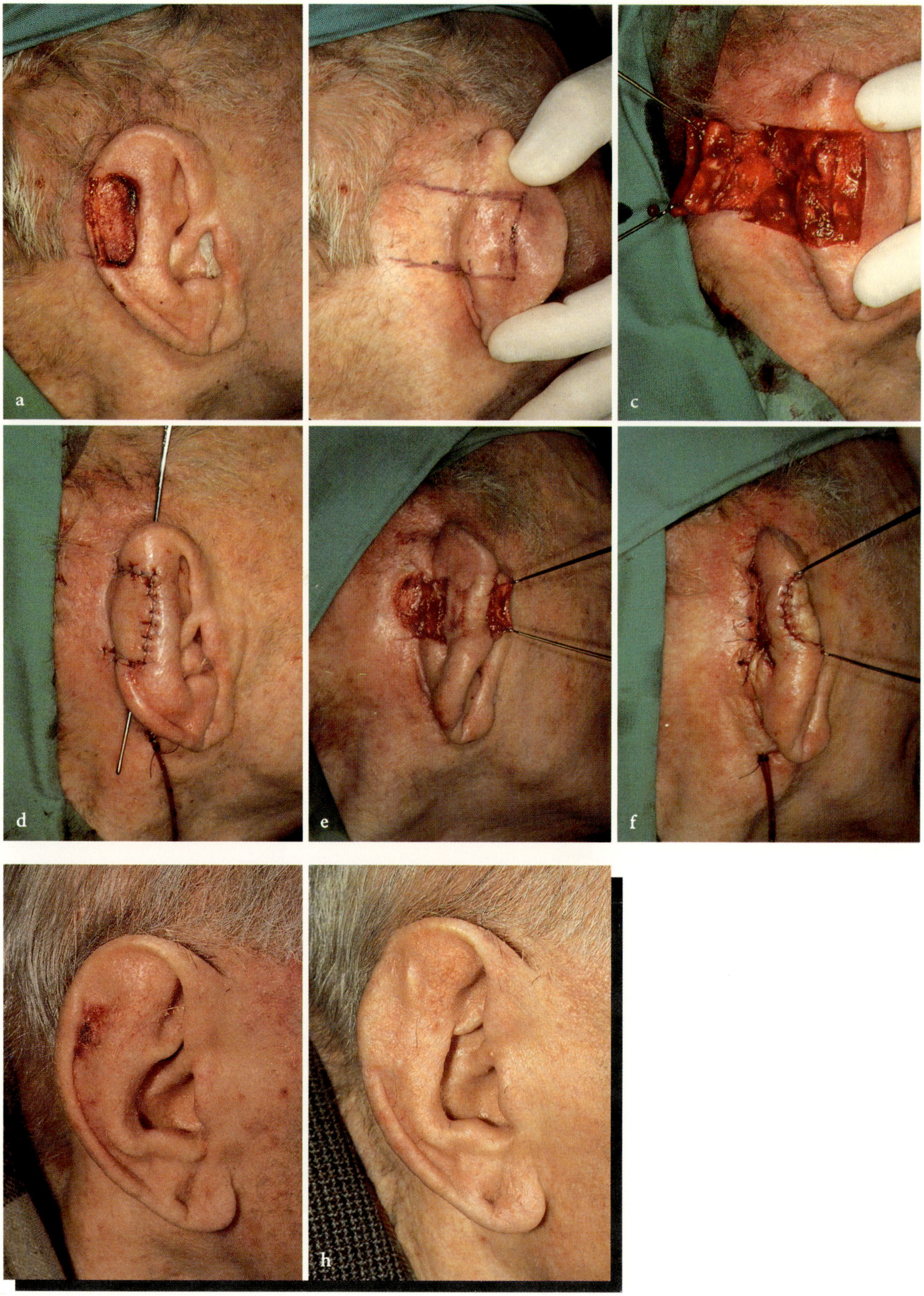
a
c
d
e
f
h

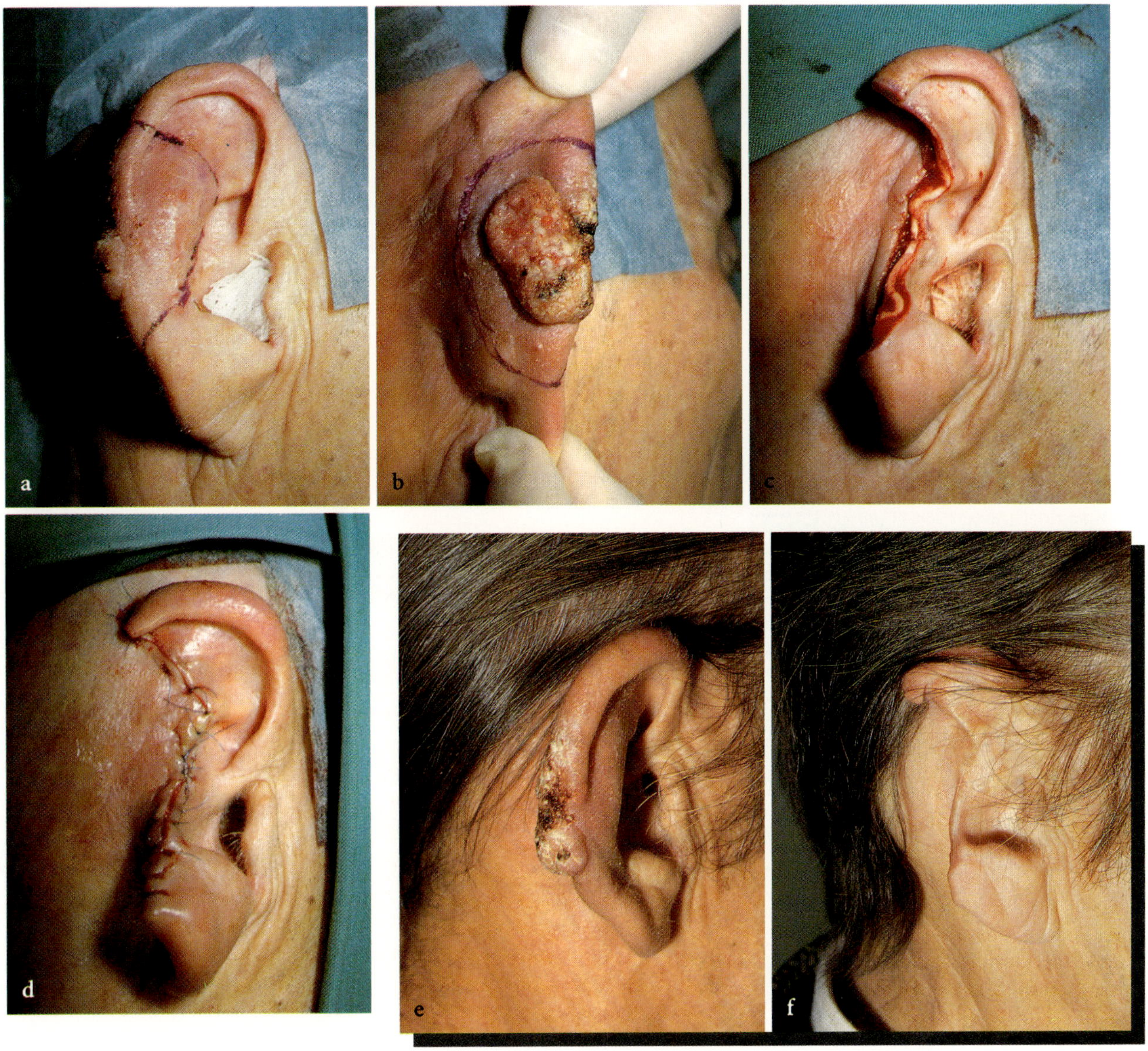

◁ **Abb. 315.** Zweizeitige gestielte Lappenplastik:
- **a** Exzisionsdefekt einschließlich Knorpelresektion,
- **b** Operationsplanung des gestielten Lappens von der Ohrmuschelhinterseite,
- **c** Präparation des Lappens einschließlich Knorpel im Bereich der Lappenspitze zum Neuaufbau der Helixkontur,
- **d** Abschluß der ersten Operation,
- **e** nach zwei Wochen erfolgt die Durchtrennung der Lappenbasis und endgültige Adaptation der Lappenspitze in den Defekt,
- **f** Abschluß der zweiten Operation,
- **g** Ausgangsbefund des Basaliomrezidivs,
- **h** eineinhalb Jahre postoperativ

Abb. 316. Teilablatio der Ohrmuschel:
- **a** ausgedehntes Plattenepithelkarzinom der Ohrmuschel,
- **b** Exzisionsgrenzen,
- **c** Zustand nach Teilablatio,
- **d** Abschluß der Operation nach primärer Naht der Wundränder im kaudalen Anteil und Verbindung des oberen Ohrmuschelanteils mit der Retroaurikulärregion,
- **e** Ausgangsbefund,
- **f** ein Jahr postoperativ

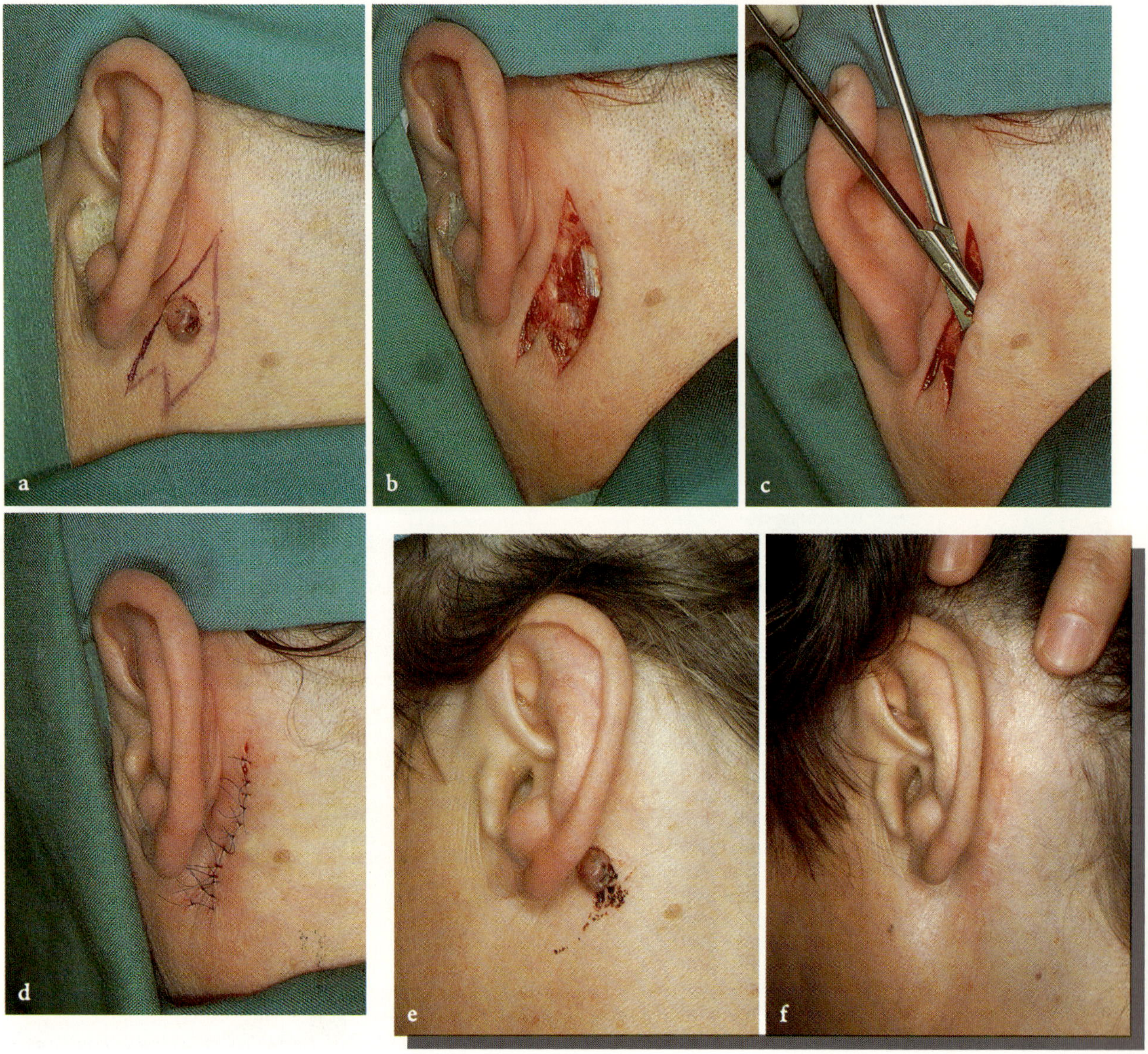

Abb. 317. VY-Plastik:
a Operationsplanung zur Exzision eines Basalioms,
b V-förmige Exzision,
c Wundrandunterminierung der ohrabgewandten Seite,
d Abschluß der Operation,
e Ausgangsbefund,
f ein Jahr postoperativ

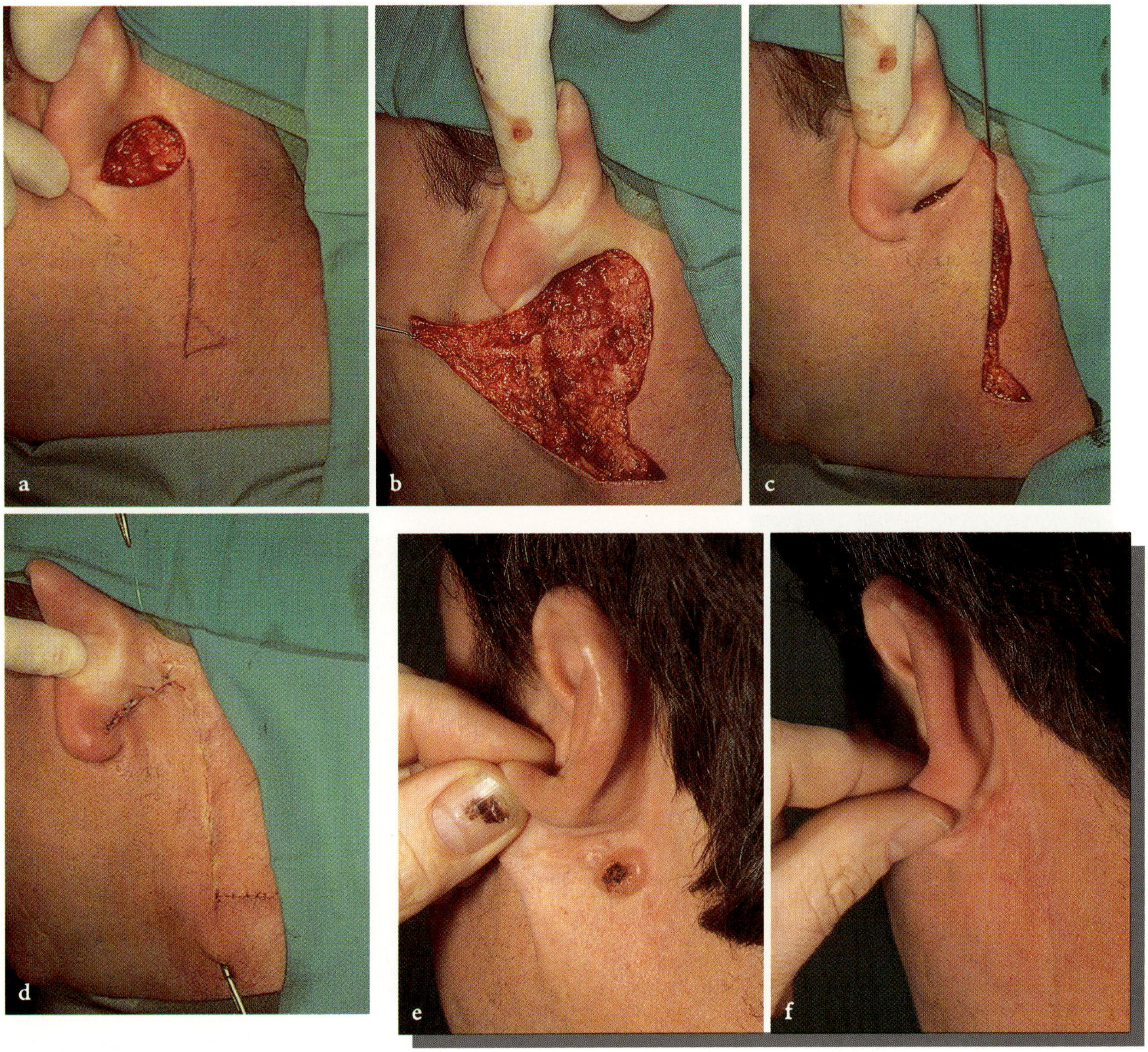

Abb. 318. Verschiebeplastik:
a Planung der Verschiebeplastik nach Exzision eines Basalioms,
b Exzision des kaudalen Ausgleichsdreiecks und Mobilisierung des Lappens,
c spannungsfreie Verlagerung des Lappens,
d Abschluß der Operation,
e Ausgangsbefund,
f ein Jahr postoperativ

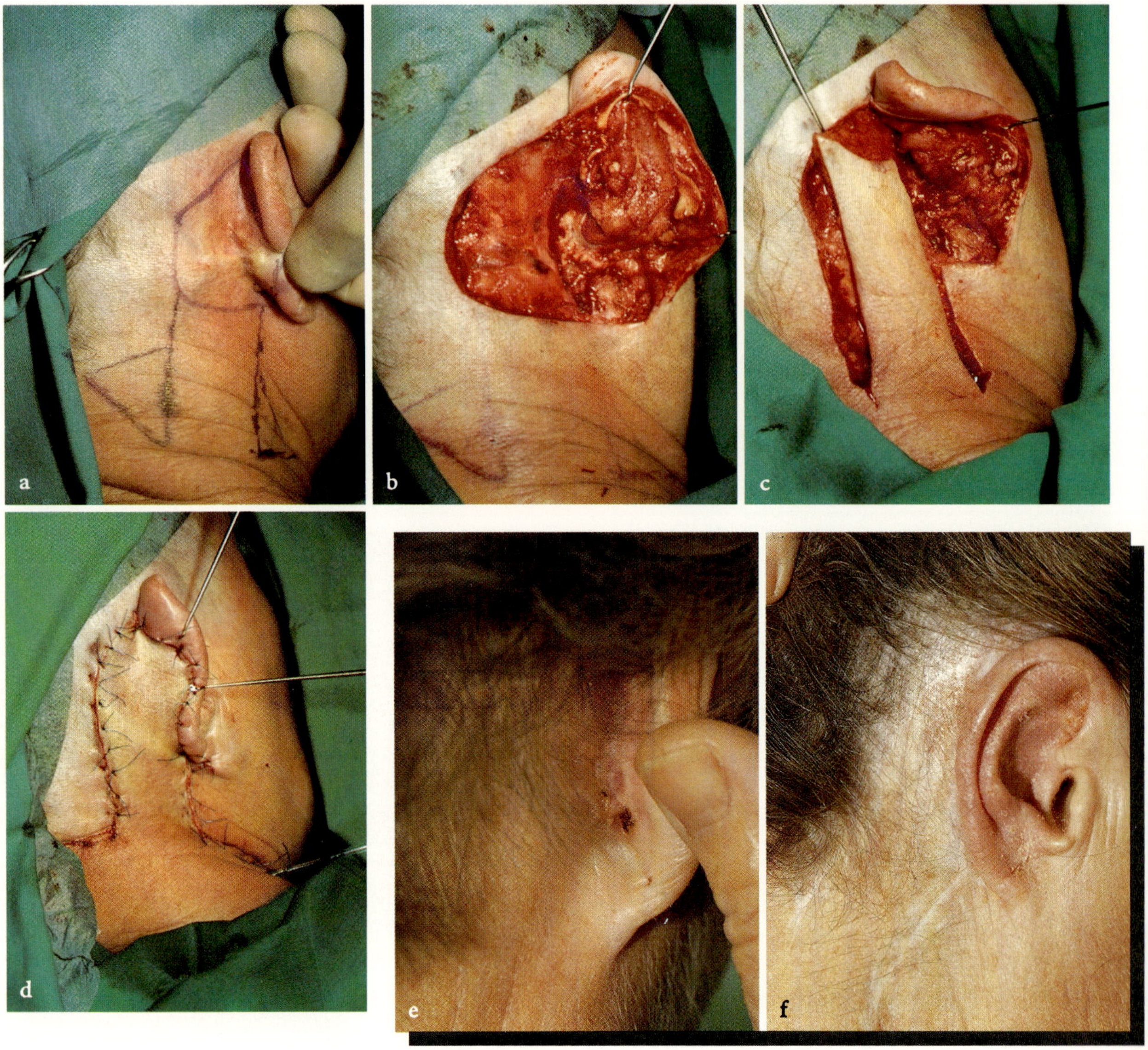

Abb. 319. U-Plastik:
a Operationsplanung bei einem Basaliomrezidiv der Retroaurikulärfalte,
b Exzisionsdefekt einschließlich Knorpelresektion,
c Präparation und Verlagerung des U-Lappens,
d Abschluß der Operation,
e Ausgangsbefund,
f zweieinhalb Jahre postoperativ

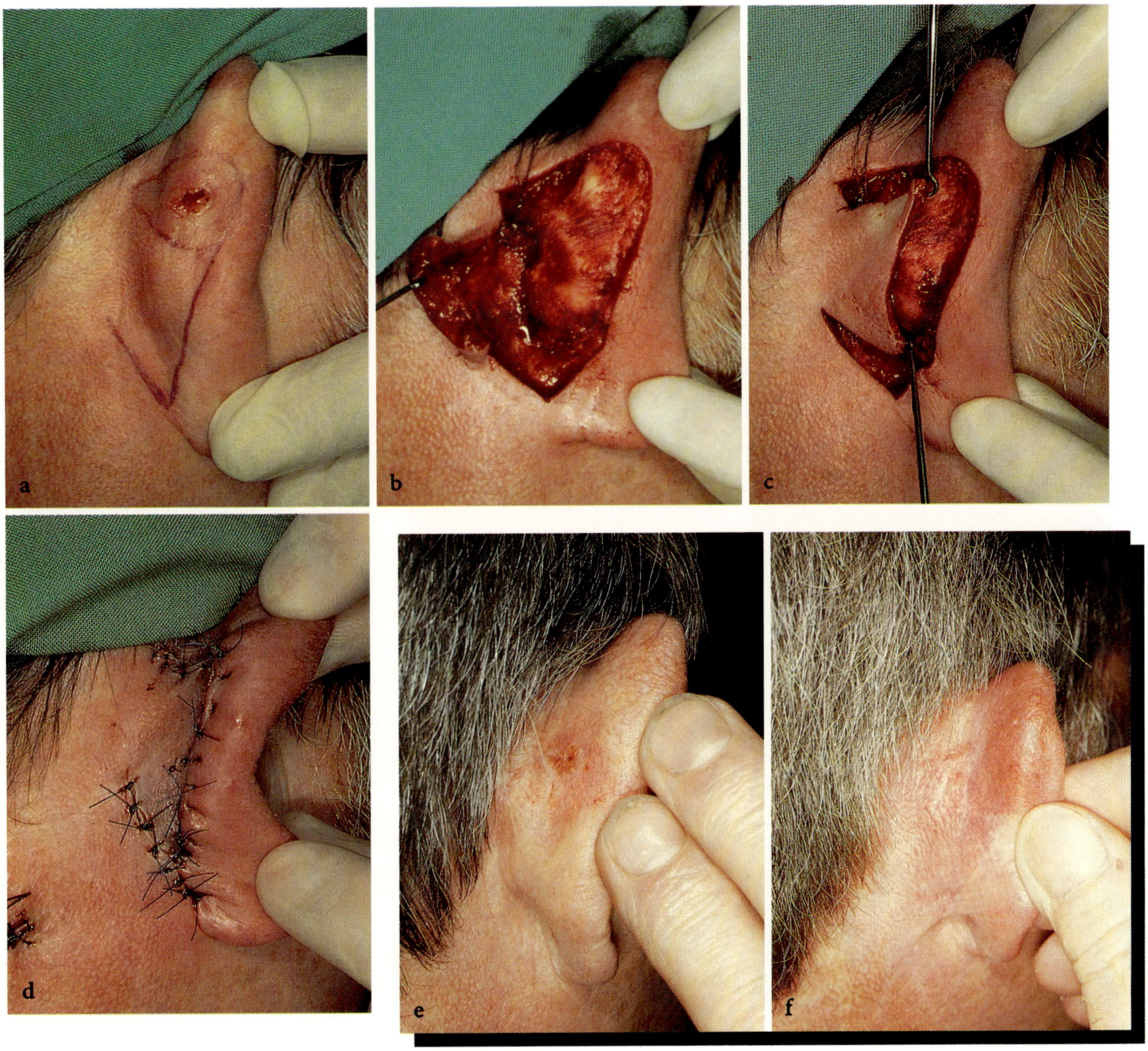

Abb. 320. Verschiebeplastik mit rückläufigem Ausgleichsschnitt:
- **a** Basaliom der Ohrmuschelrückseite, Operationsplanung zur Exzision und Rekonstruktion
- **b** nach Exzision des Basalioms Mobilisierung des Lappens,
- **c** spannungsfreie Verlagerung,
- **d** Abschluß der Operation,
- **e** Ausgangsbefund,
- **f** eineinhalb Jahre postoperativ

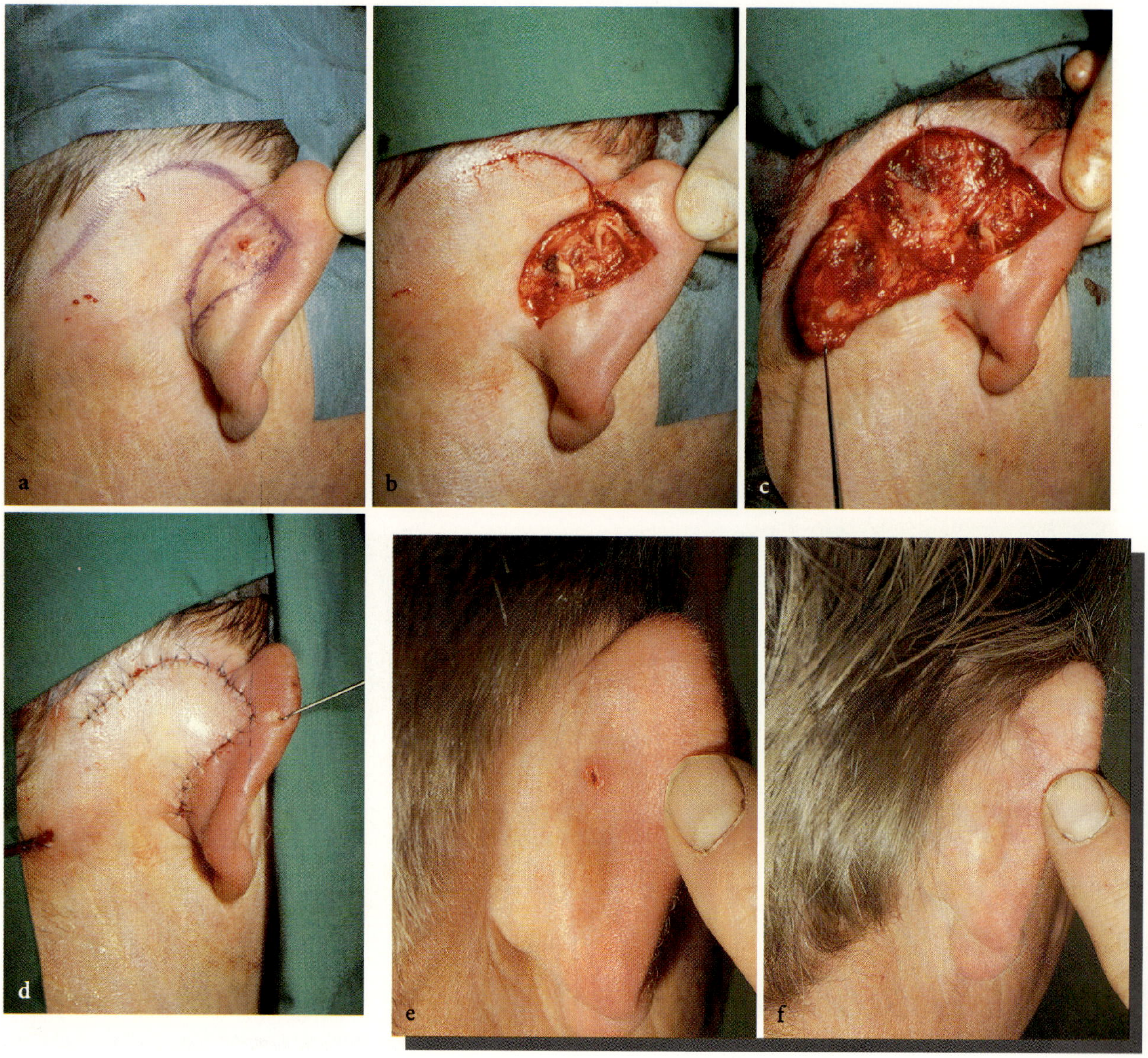

Abb. 321. Rotationsplastik:
a ulzeriertes Basaliom, Operationsplanung,
b Exzisionsdefekt,
c Mobilisierung des Rotationslappens von retroaurikulär,
d Abschluß der Operation,
e Ausgangsbefund,
f ein Jahr postoperativ

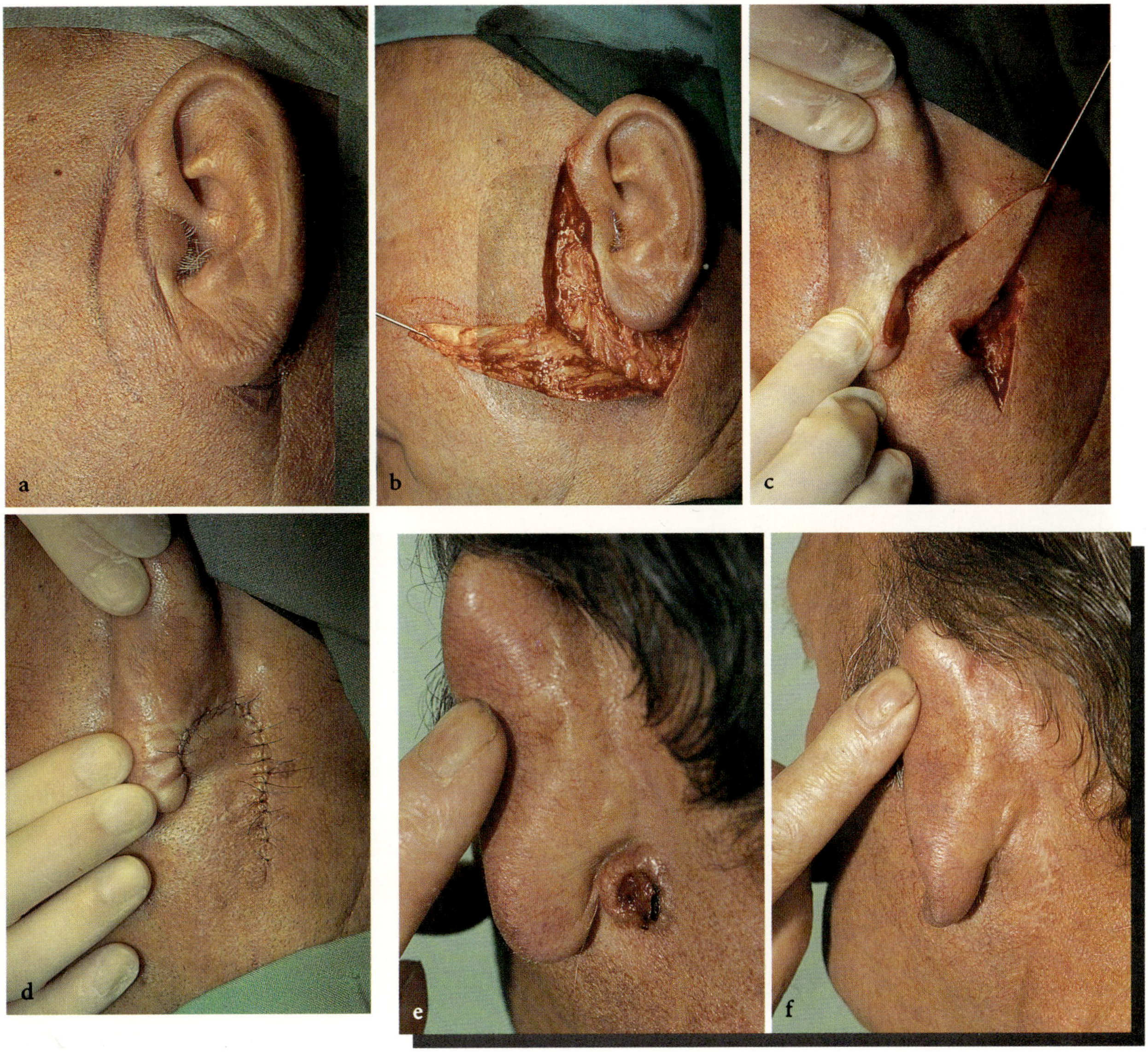

Abb. 322. Schwenklappenplastik:
a Operationsplanung der Schwenklappenplastik von präaurikulär,
b Mobilisierung des Schwenklappens,
c Verlagerung in den retroaurikulären Defekt,
d Abschluß der Operation,
e Ausgangsbefund des ulzerierten Basalioms,
f ein Jahr postoperativ

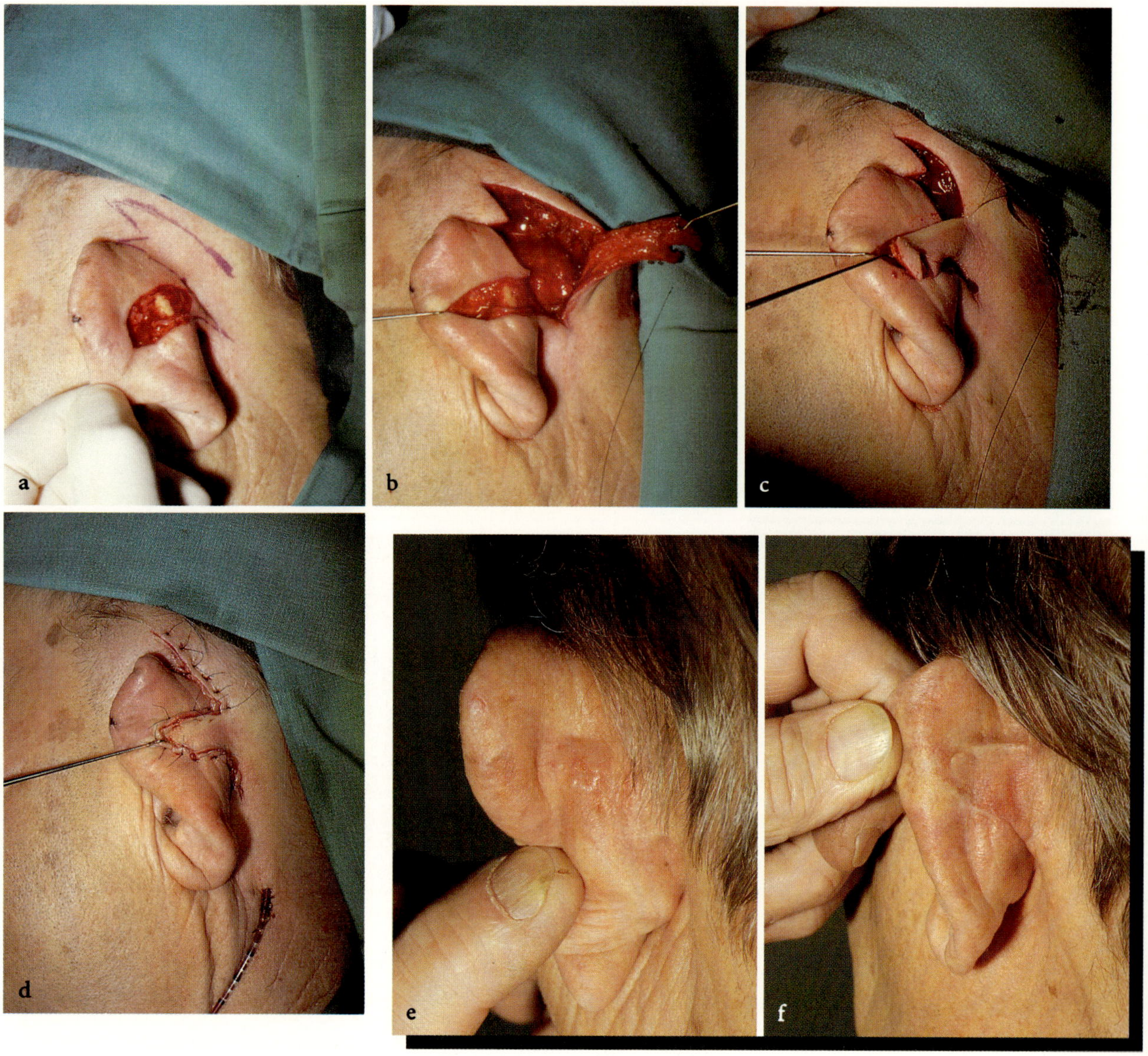

Abb. 323. Schwenklappenplastik:
a Operationsplanung der kaudal gestielten Schwenklappenplastik bei Zustand nach Exzision eines Basalioms,
b Mobilisierung des Schwenklappens,
c Verlagerung in den Defekt,
d Abschluß der Operation,
e Ausgangsbefund,
f ein Monat postoperativ

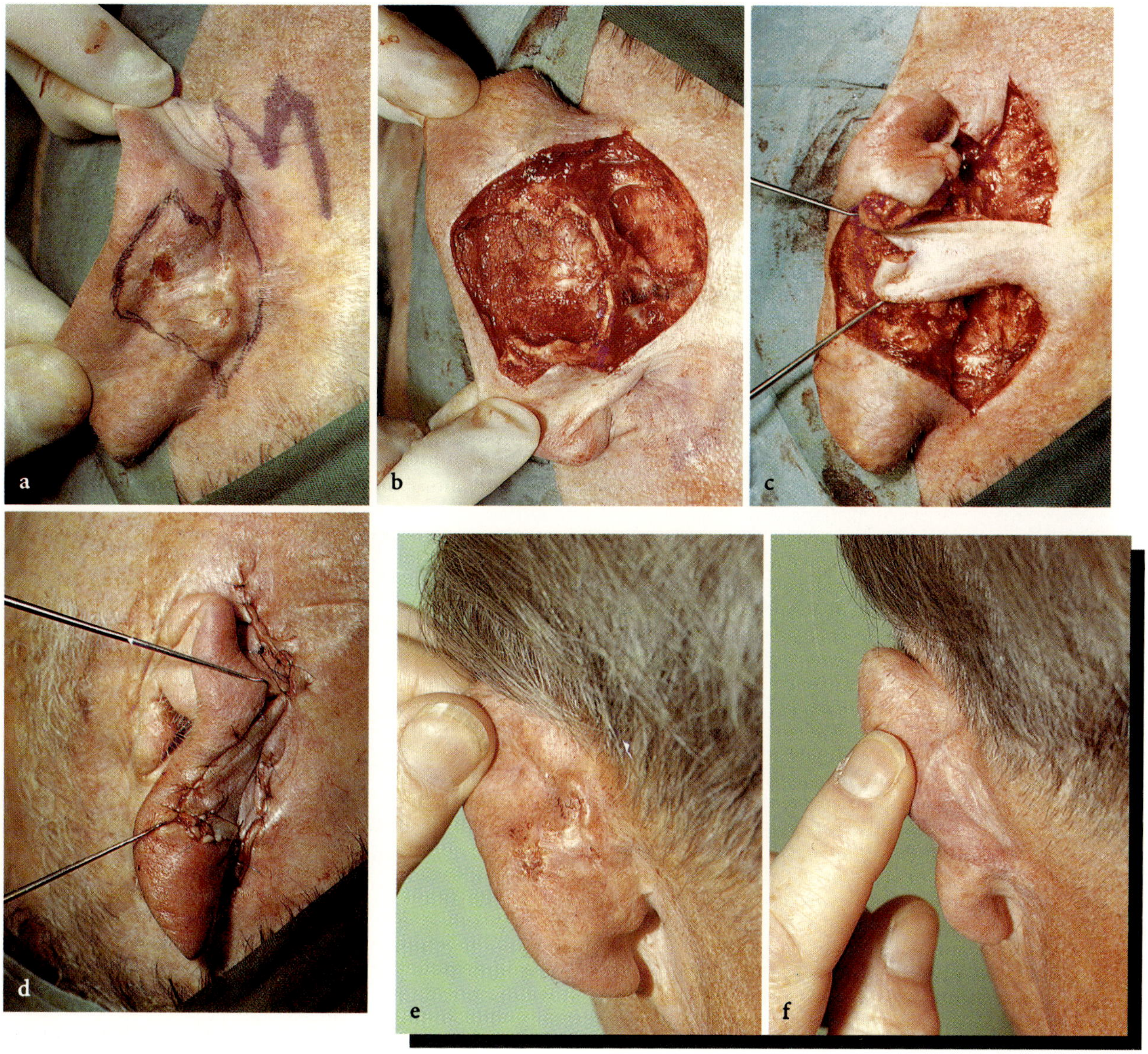

Abb. 324. Schwenklappenplastik:
a Basaliomrezidiv der Ohrmuschelhinterseite, Operationsplanung,
b Exzisionsdefekt einschließlich Resektion des befallenen Knorpels,
c Präparation und Verlagerung des kranial gestielten Schwenklappens,
d Abschluß der Operation,
e Ausgangsbefund,
f zweieinhalb Jahre postoperativ

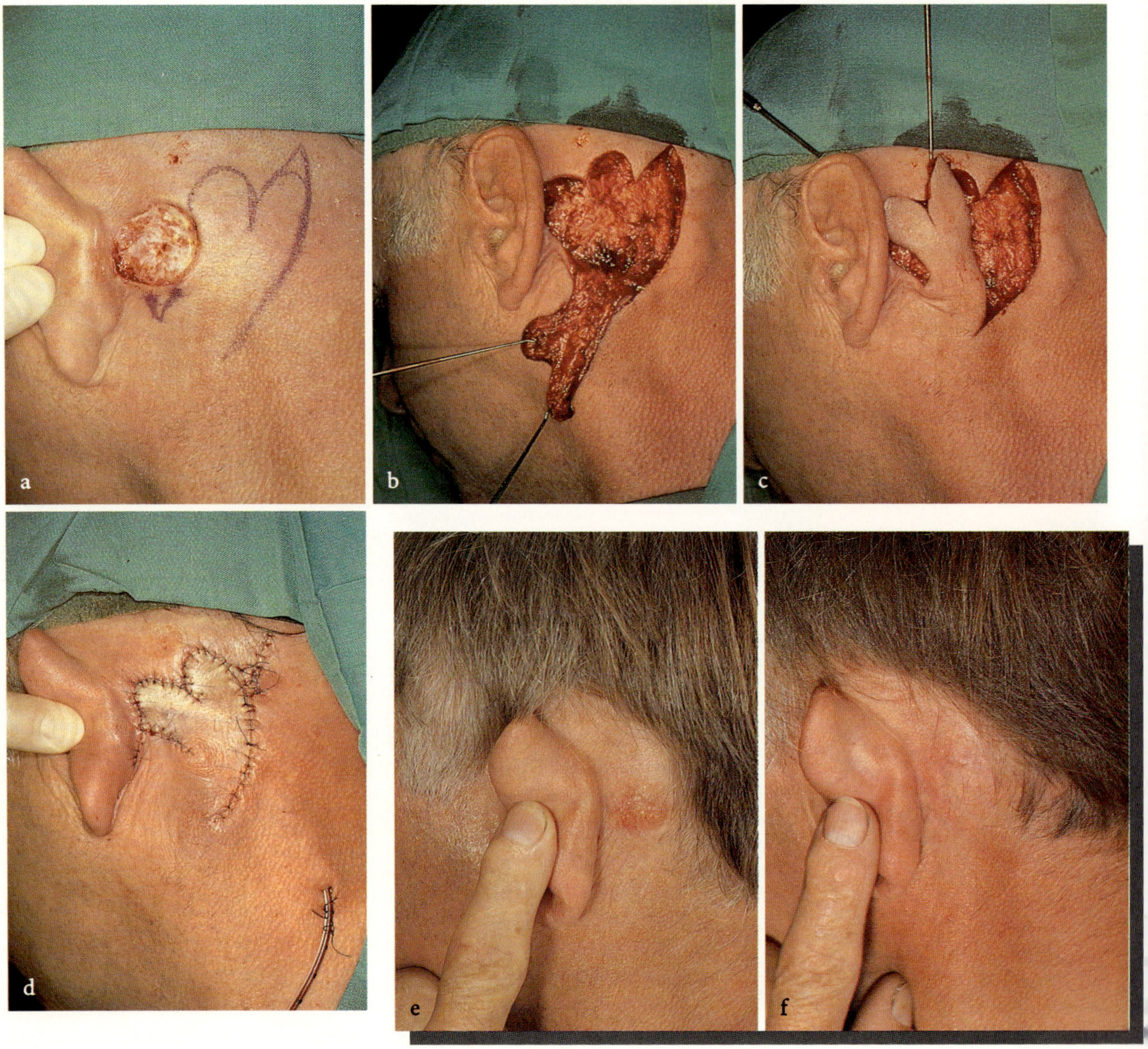

Abb. 325. Doppelte Schwenklappenplastik (bi-lobed flap):
a Zustand nach Exzision eines Basalioms, Operationsplanung,
b Mobilisierung des doppelten Schwenklappens,
c spannungsfreie Verlagerung,
d Abschluß der Operation,
e Ausgangsbefund,
f neun Monate postoperativ

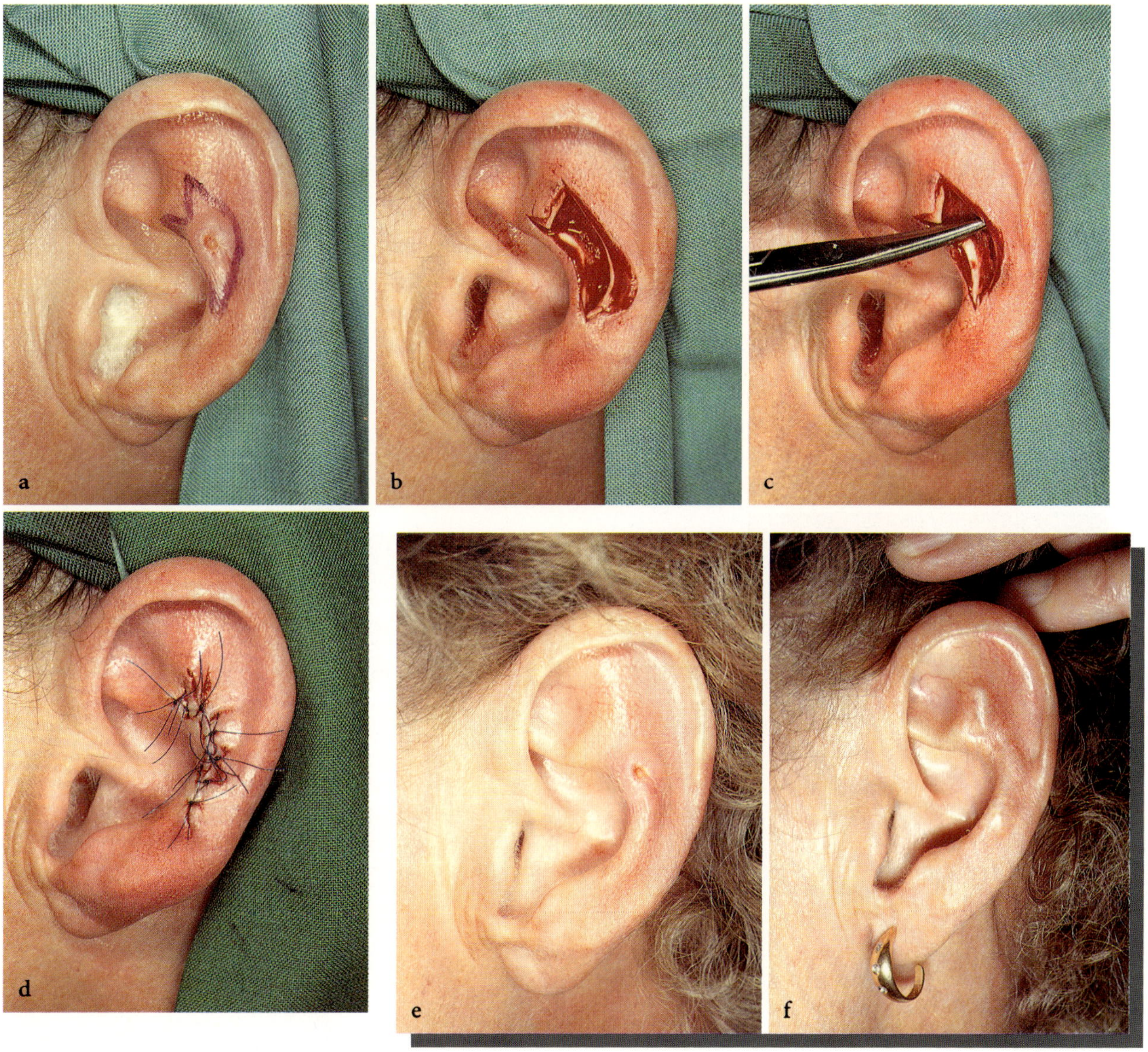

Abb. 326. VY-Plastik:
a V-förmige Exzision bei Chondrodermatitis nodularis chronica helicis Winkler,
b Exzisionsdefekt einschließlich Knorpelresektion,
c laterale Wundrandunterminierung,
d Abschluß der Operation nach Hautnaht,
e Ausgangsbefund,
f ein Jahr postoperativ

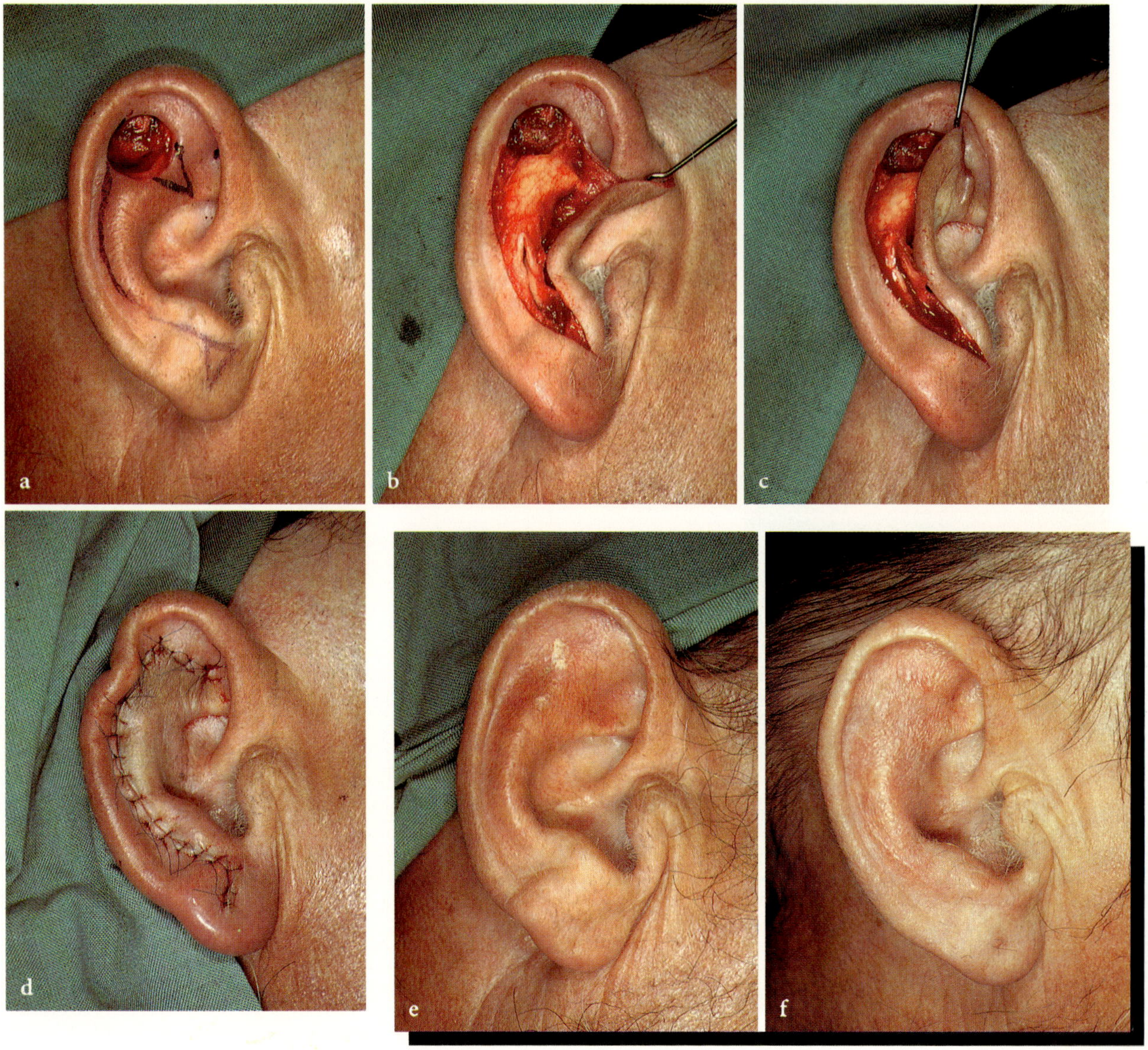

Abb. 327. Rotationsplastik:
a Defekt nach Exzision einer proliferativen aktinischen Keratose, Operationsplanung,
b Mobilisierung des Rotationslappens,
c Verlagerung in den Defekt,
d Abschluß der Operation,
e Ausgangsbefund,
f drei Monate postoperativ

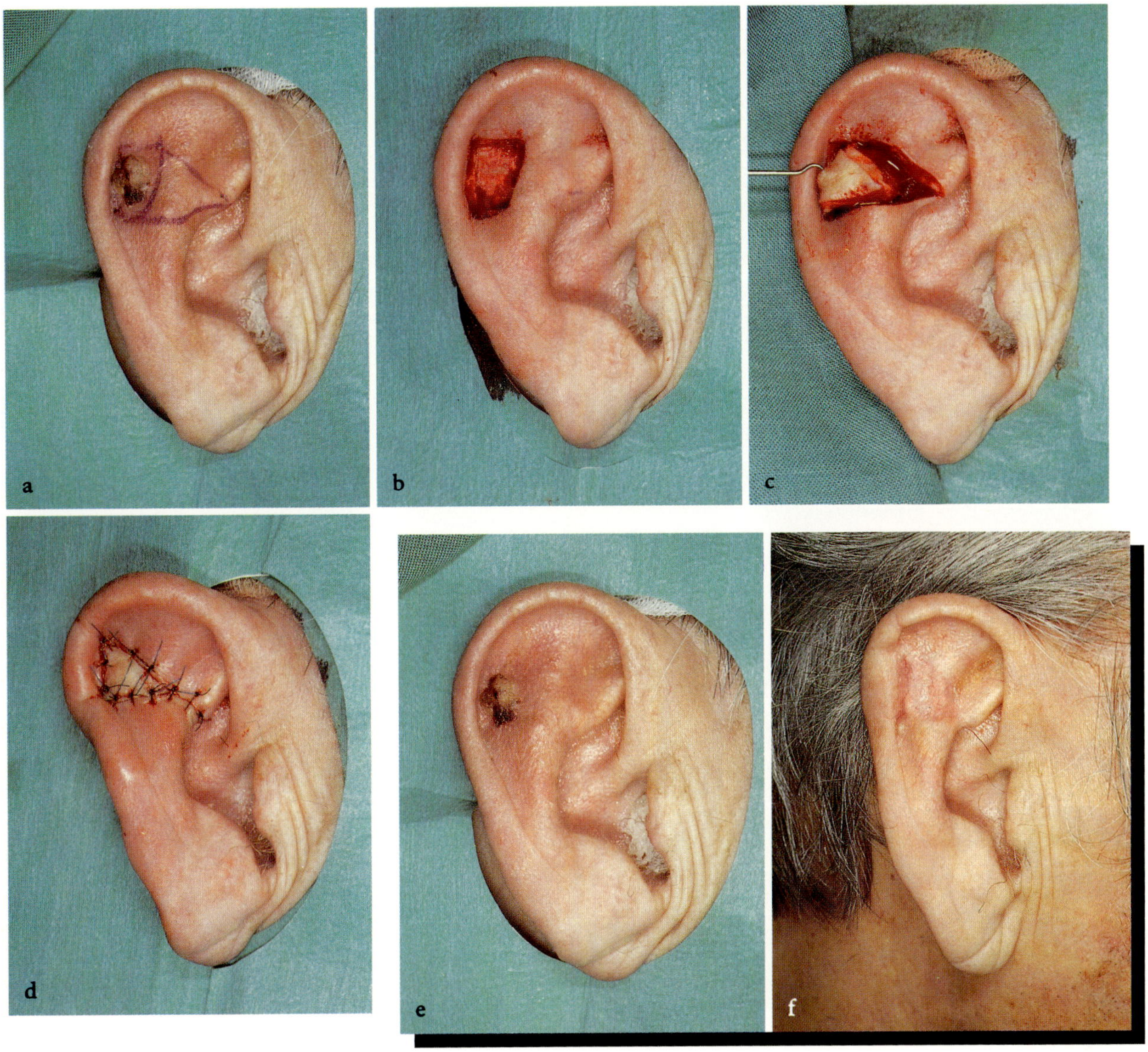

Abb. 328. Gleitlappenplastik:
a Operationsplanung zur Exzision eines Basalioms der Anthelix und Rekonstruktion durch Gleitlappenplastik,
b Exzisionsdefekt einschließlich reseziertem Knorpel,
c Verlagerung des Haut-Knorpel-Lappens,
d Abschluß der Operation nach Hautnaht,
e Ausgangsbefund,
f ein Jahr postoperativ

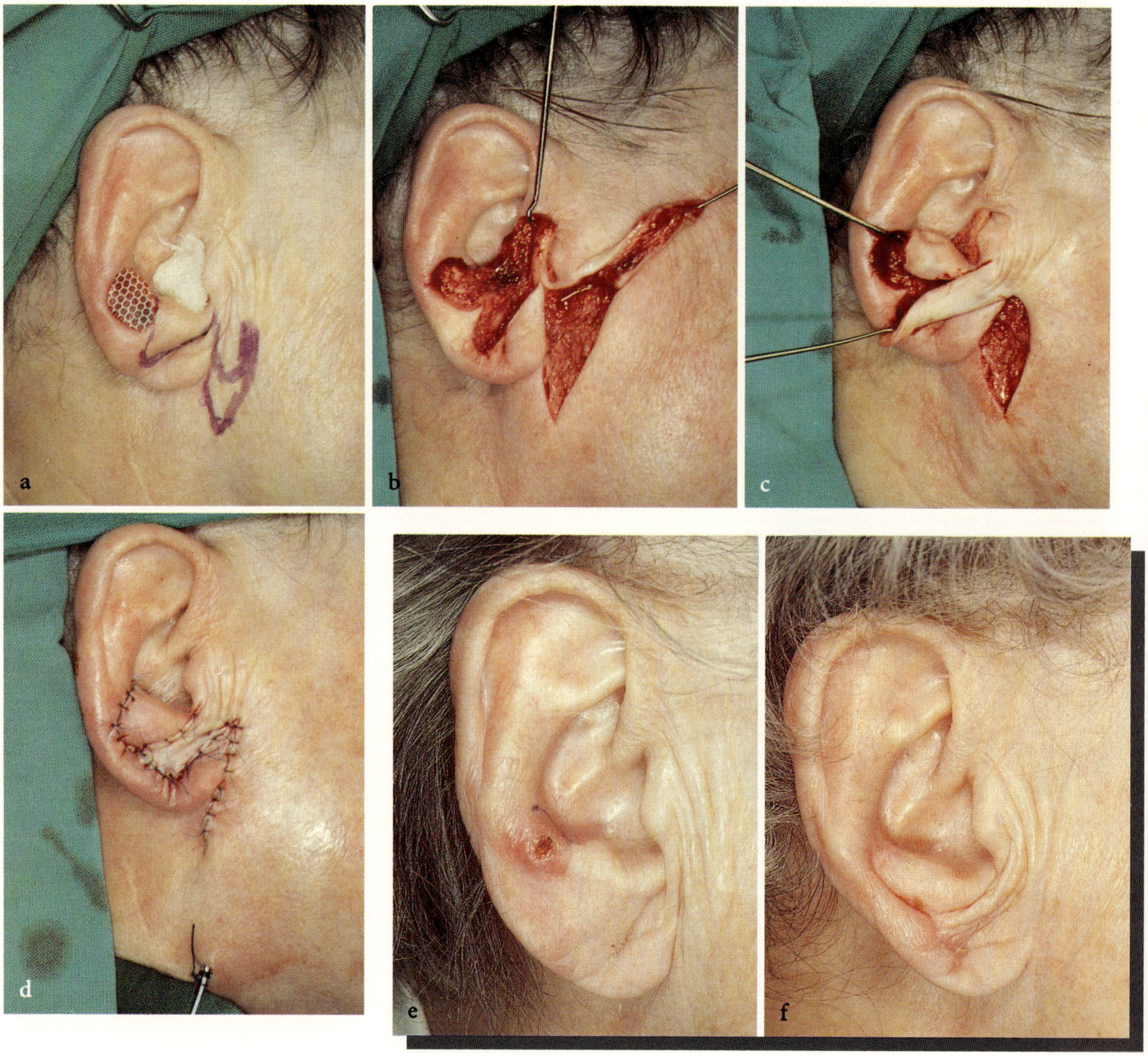

Abb. 329. Doppelte Schwenklappenplastik:
a Defekt nach Exzision einer ulzerierten Chondrodermatitis der kaudalen Anthelix, Operationsplanung,
b Präparation und Mobilisierung des Lappens,
c Lappenverlagerung,
d Abschluß der Operation,
e Ausgangsbefund,
f ein Jahr postoperativ

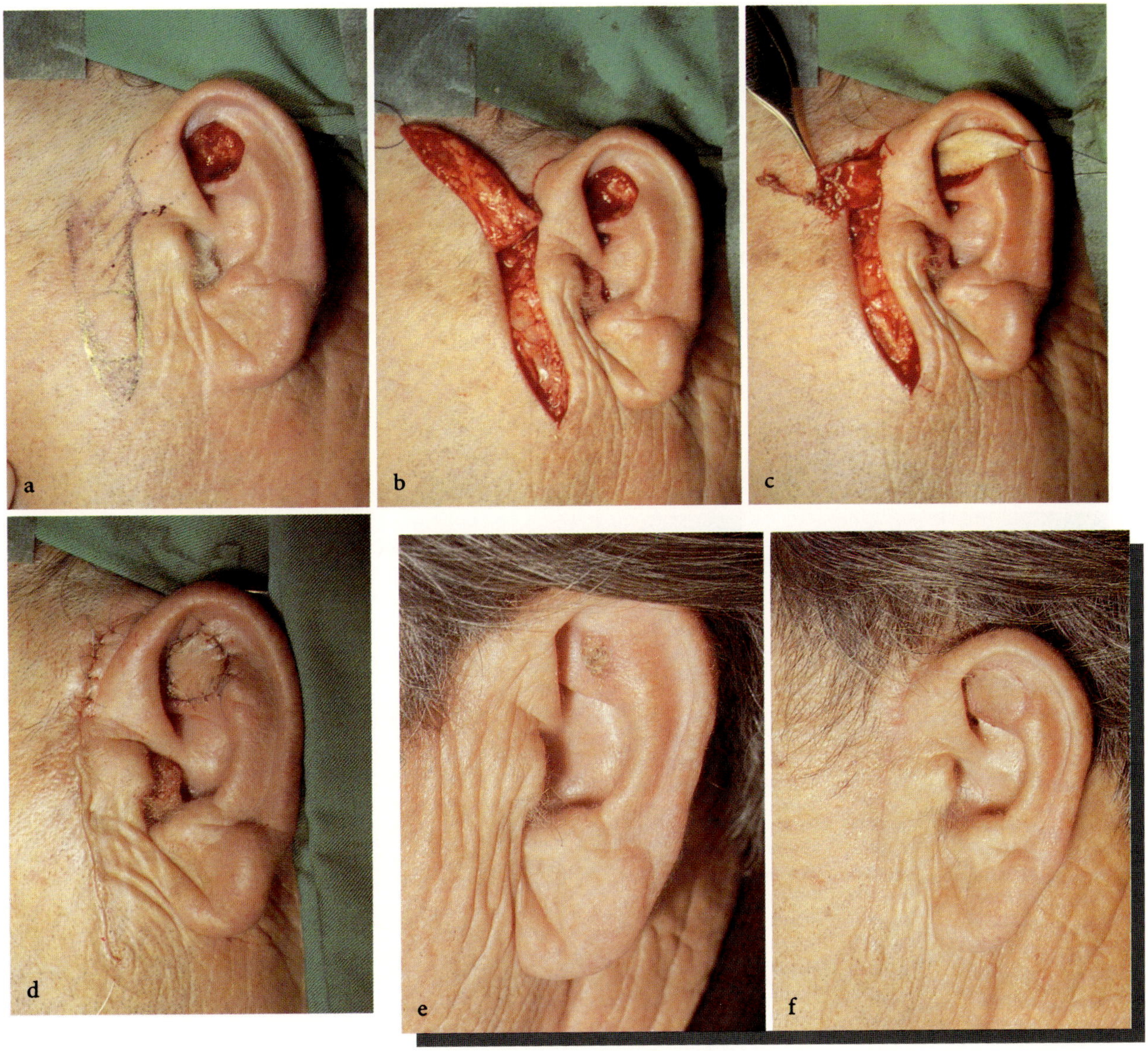

Abb. 330. Tunnelplastik (Insellappenplastik):

a Operationsplanung nach Exzision eines Carcinoma in situ der Fossa triangularis, der proximale schraffierte Anteil wird deepithelisiert und bleibt als getunnelter Lappenstiel in situ, der distale schraffierte Anteil wird verworfen,
b Mobilisierung des Lappens,
c Tunnelung des Lappens,
d Abschluß der Operation,
e Ausgangsbefund,
f vier Wochen postoperativ

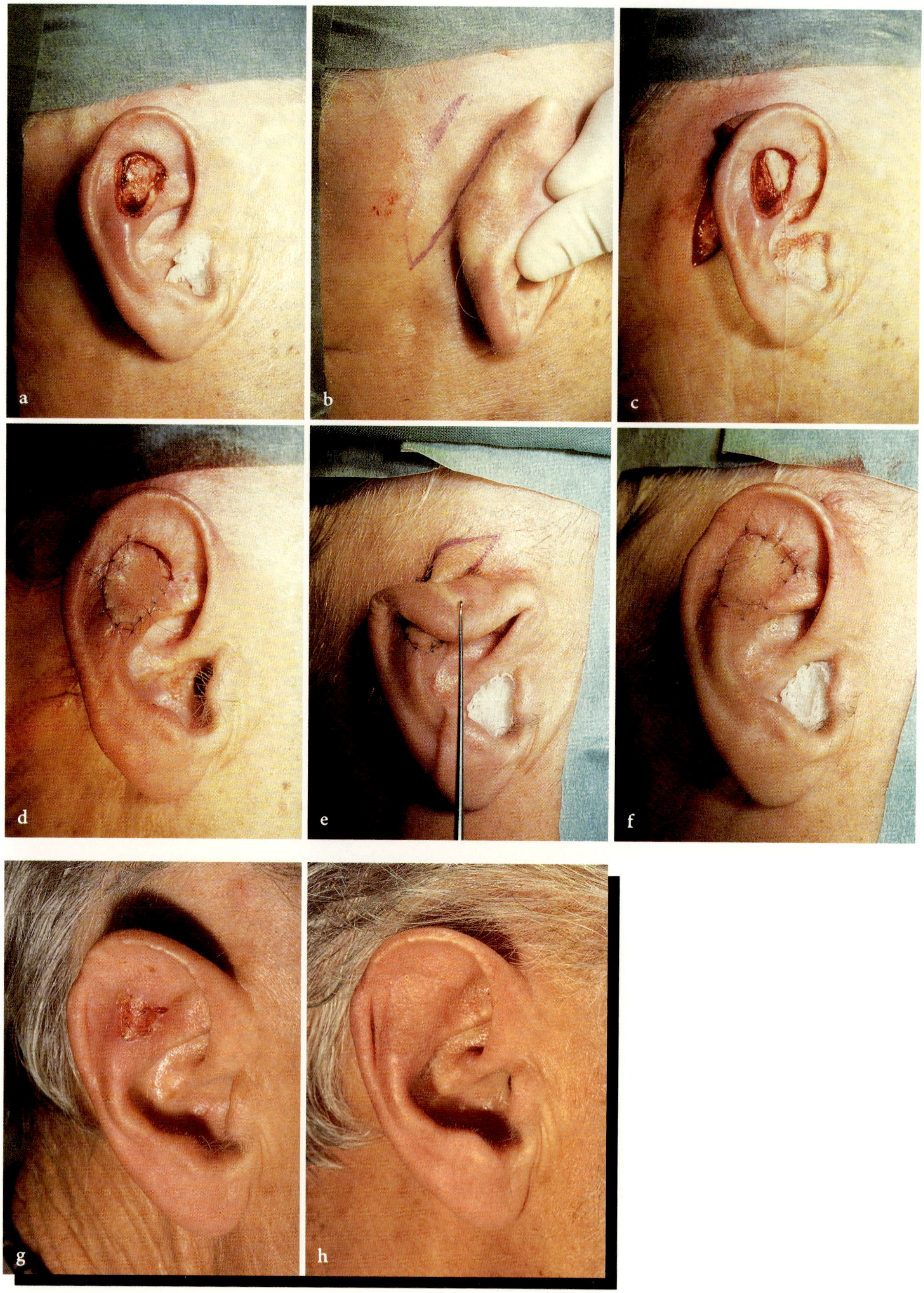

a
b
c
d
e
f
g
h

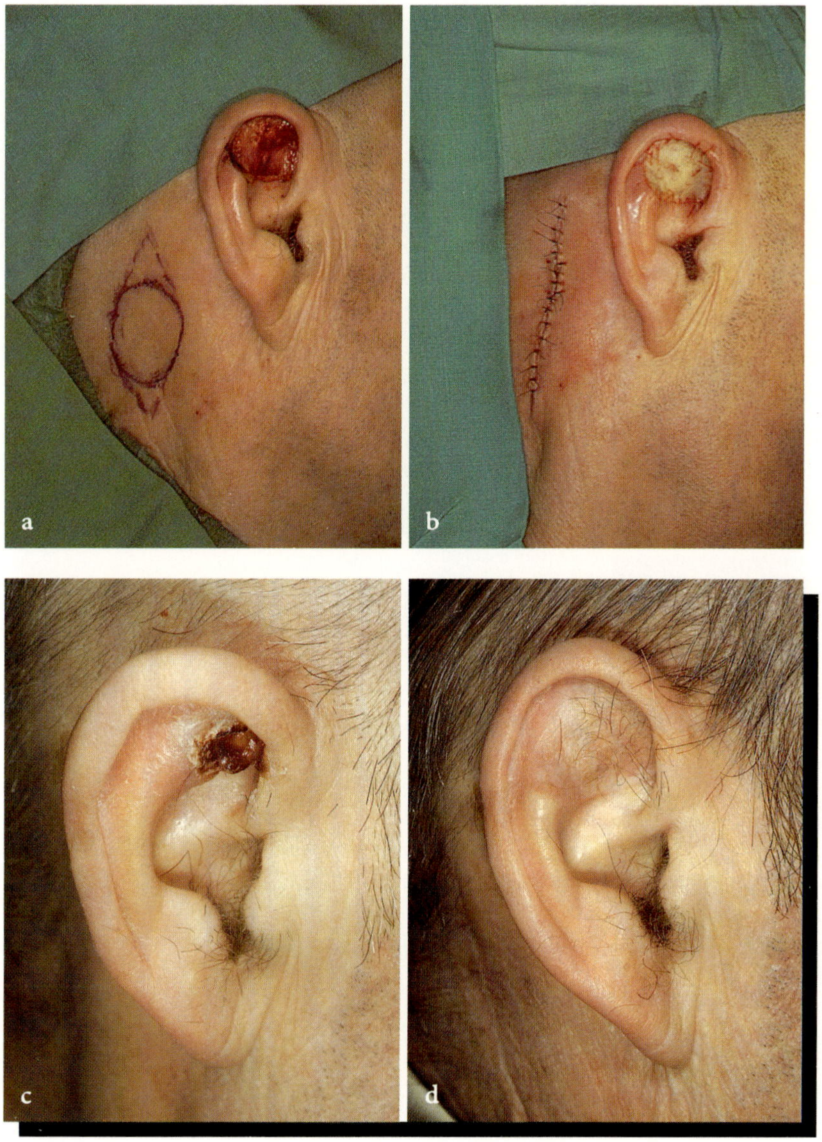

◁ **Abb. 331.** Zweizeitige transaurikuläre Schwenklappenplastik:
- a Defekt im Bereich der Crura anthelicis nach Exzision eines Plattenepithelkarzinoms,
- b Planung des Schwenklappens von retroaurikulär,
- c nach Fensterung erfolgt das Durchführen des Lappens,
- d Abschluß der ersten Operation unter Belassung des Lappenstiels,
- e nach zwei Wochen erfolgt die Durchtrennung des Lappenstiels und das endgültige Einpassen der Lappenspitze,
- f Abschluß der zweiten Operation,
- g Ausgangsbefund,
- h sechs Monate postoperativ

Abb. 332. Vollhauttransplantation:
- a Defekt im Bereich der Fossa triangularis nach Exzision eines Plattenepithelkarzinoms, Entnahme eines Vollhautlappens von retroaurikulär,
- b optimal eingepaßtes Vollhauttransplantat, primäre Naht der Donorstelle,
- c Ausgangsbefund,
- d neun Monate postoperativ

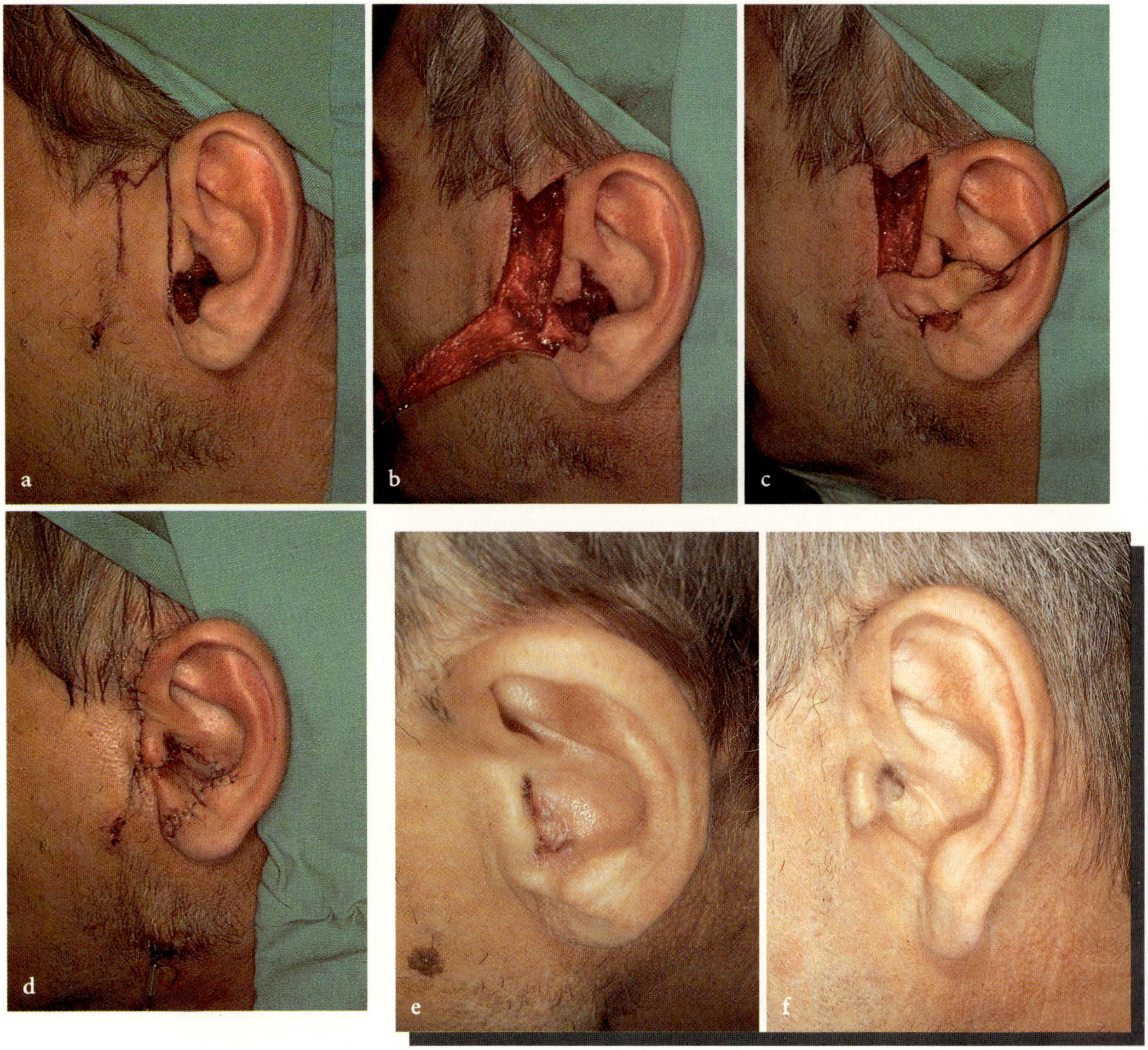

Abb. 333. Schwenklappenplastik:
a Defekt nach Exzision eines Basalioms, Operationsplanung,
b Präparation und Mobilisierung des kaudal gestielten präaurikulären Schwenklappens,
c Verlagerung des Lappens,
d Abschluß der Operation,
e Ausgangsbefund,
f zwei Jahre postoperativ

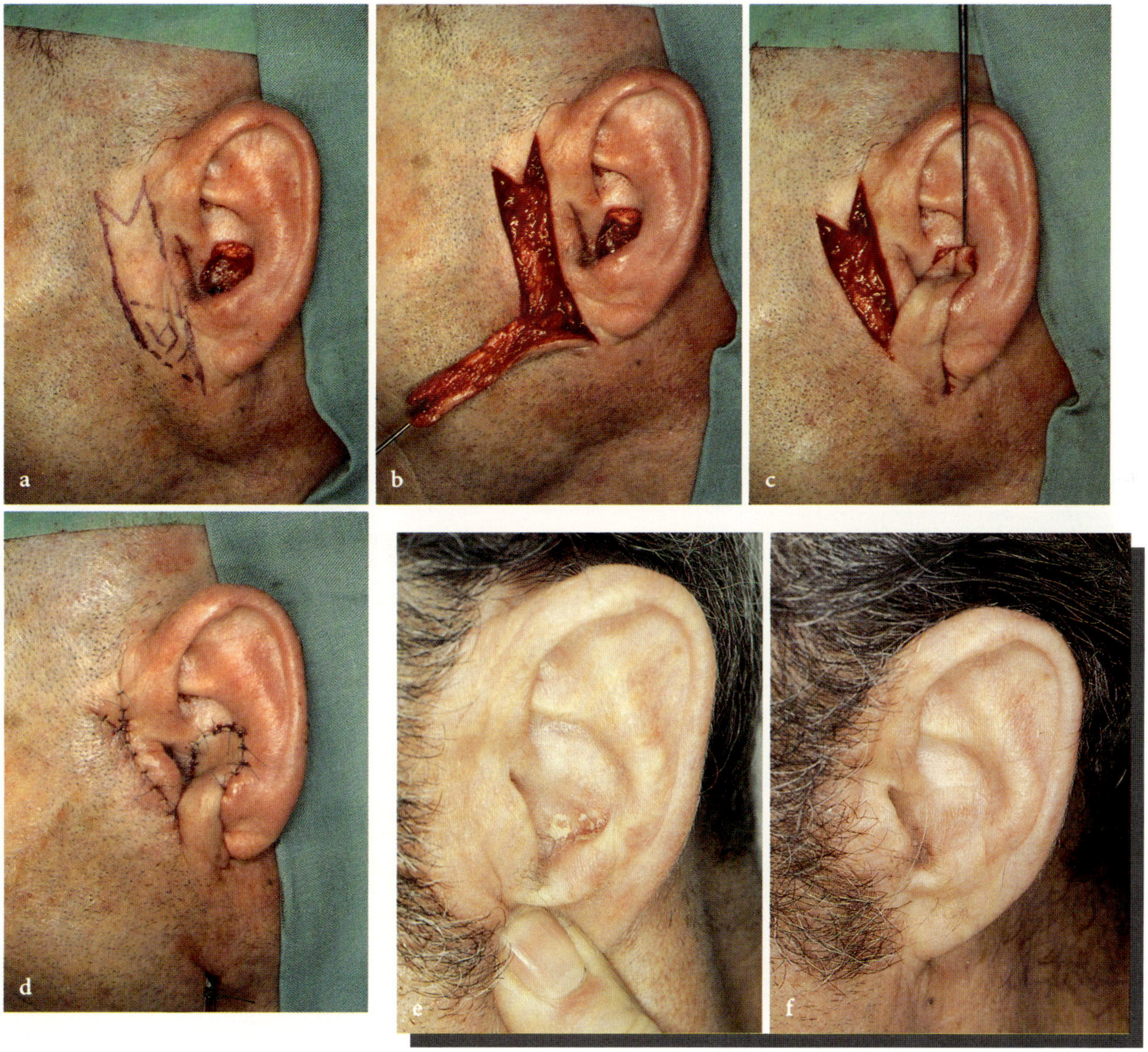

Abb. 334. Zweizeitige Schwenklappenplastik:
a Planung des Schwenklappens, der gestrichelte Anteil deutet den später zu resezierenden Lappenstiel an,
b Mobilisierung des Schwenklappens,
c Verlagerung des Lappens,
d Abschluß der ersten Operation, der Lappenstiel wird nach zweiwöchiger Einheilungszeit verworfen,
e Ausgangsbefund des Basalioms im Cavum conchae,
f neun Monate postoperativ

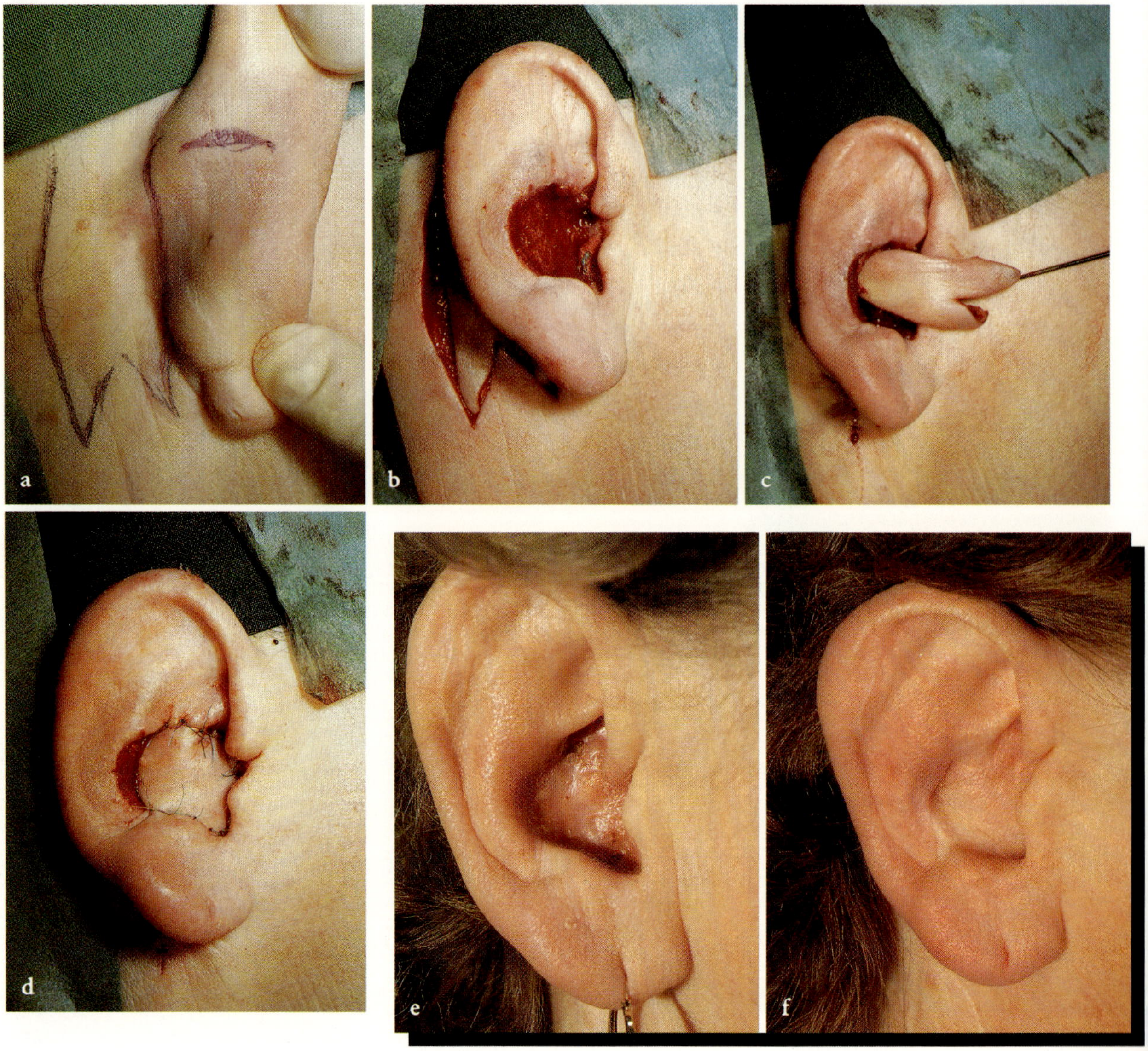

Abb. 335. Zweizeitige transaurikuläre Schwenklappenplastik:
a Operationsplanung des Schwenklappens aus der Retroaurikulärfalte und Planung der Fensterung zum Durchführen des Lappens,
b Defekt nach Tumorexzision einschließlich involviertem Knorpel,
c Durchführen und Verlagerung des Lappens in den primären Defekt,
d Abschluß der ersten Operation unter vorübergehender Belassung des Lappenstiels, der in einer zweiten Sitzung durchtrennt und verworfen wird, bei gleichzeitigem definitiven Einpassen der Lappenspitze,
e Ausgangsbefund des ausgedehnten Basalioms,
f zweieinhalb Jahre postoperativ

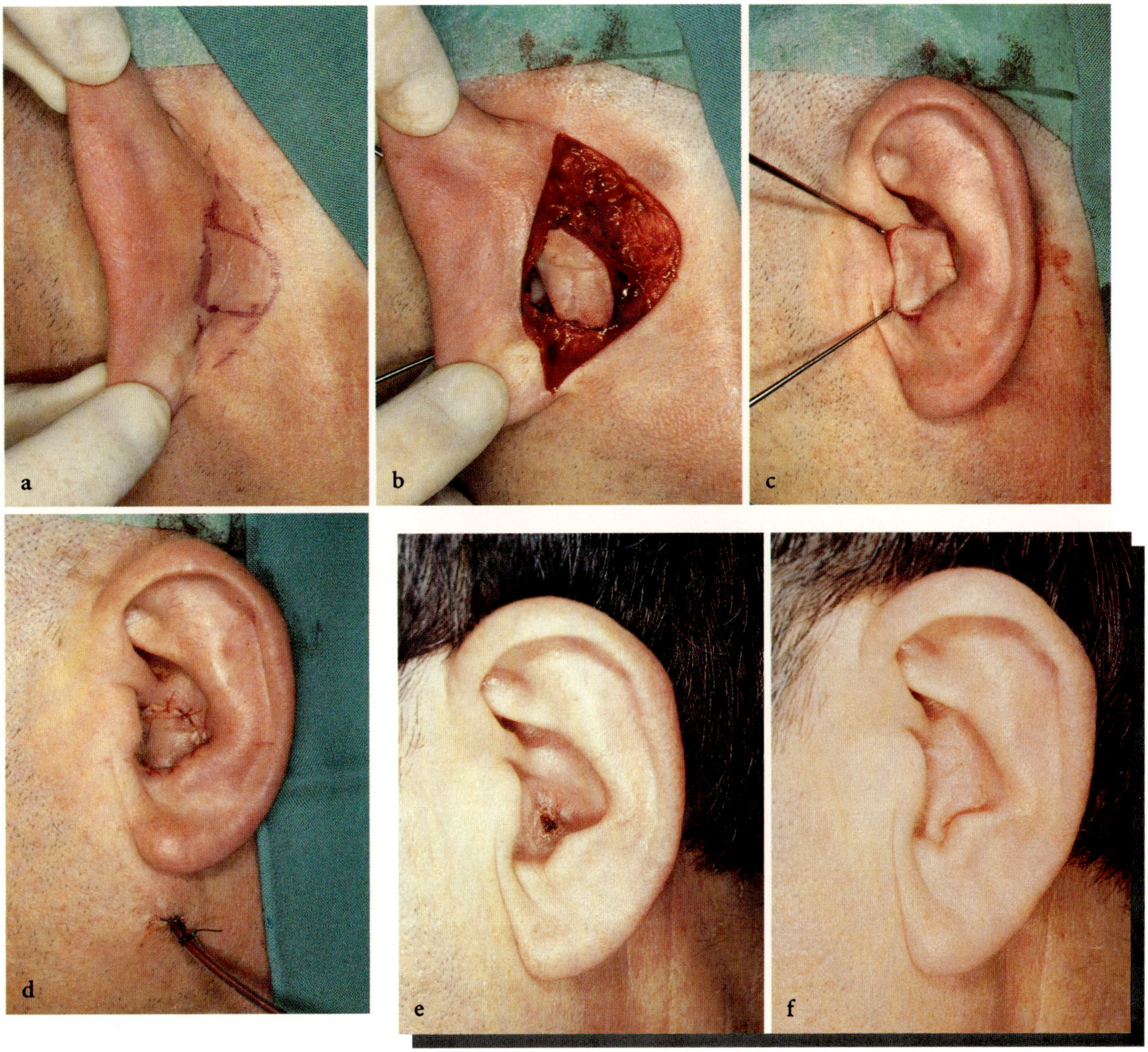

Abb. 336. Insellappenplastik:
a spindelförmige Planung der Inzision wobei oberer und unterer Teil der umschnittenen Haut verworfen werden,
b Durchführen des zentralen Insellappens in den Haut-Knorpel-Defekt des Cavum conchae,
c Plazierung des Lappens,
d Abschluß der Operation, die retroaurikuläre Donorstelle wurde primär verschlossen,
e Ausgangsbefund des Basalioms im Cavum conchae,
f ein Jahr postoperativ

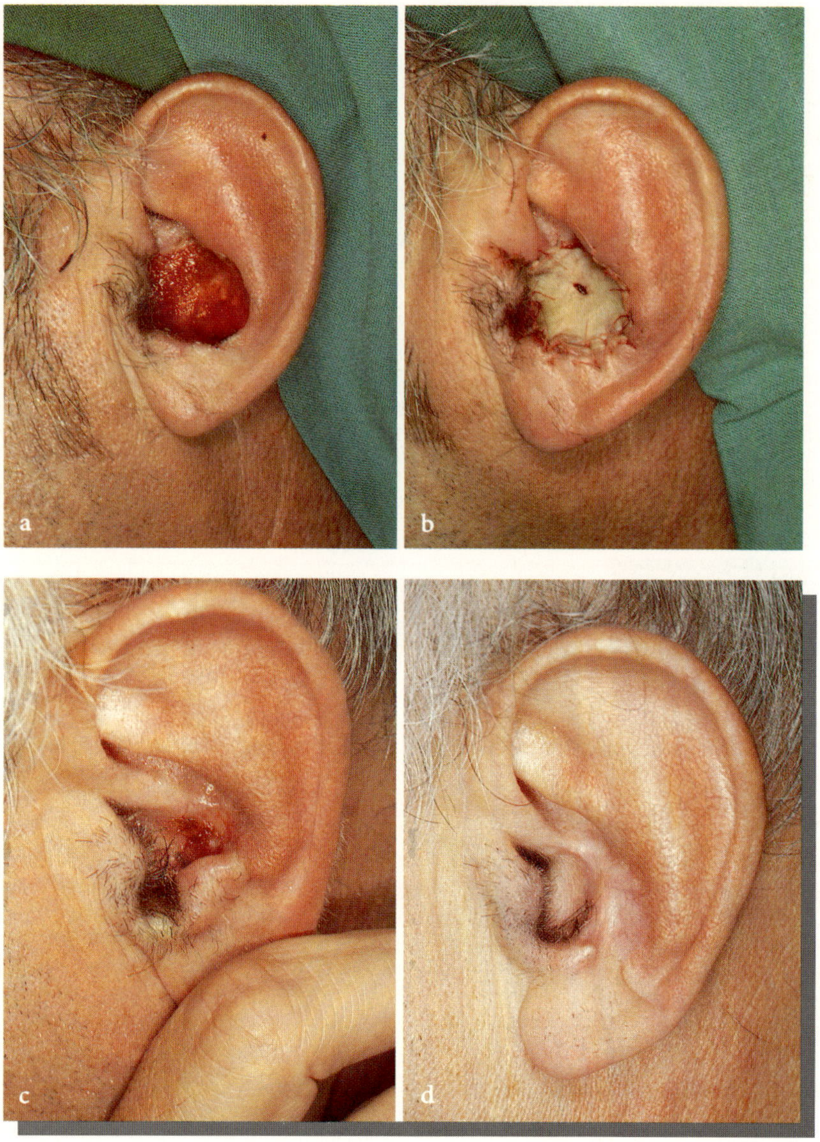

Abb. 337. Vollhauttransplantation:
a Defekt nach Exzision eines Basalioms im Cavum conchae mit partieller Involvierung des äußeren Gehörgangs,
b optimal eingepaßtes Vollhauttransplantat vom Hals,
c Ausgangsbefund,
d ein Jahr postoperativ

Abb. 338. Tunnelplastik (Insellappenplastik): ▷
a Defekt nach Exzision eines Basaliomrezidivs im Bereich des Tragus,
b Operationsplanung der Tunnelplastik aus der Retroaurikulärfalte,
c Präparation des subkutanen Tunnels,
d Deepithelisierung des Lappenstiels,
e Tunnelung des Lappens,
f Abschluß der Operation, primäre Naht der Donorstelle,
g Ausgangsbefund,
h sechs Monate postoperativ

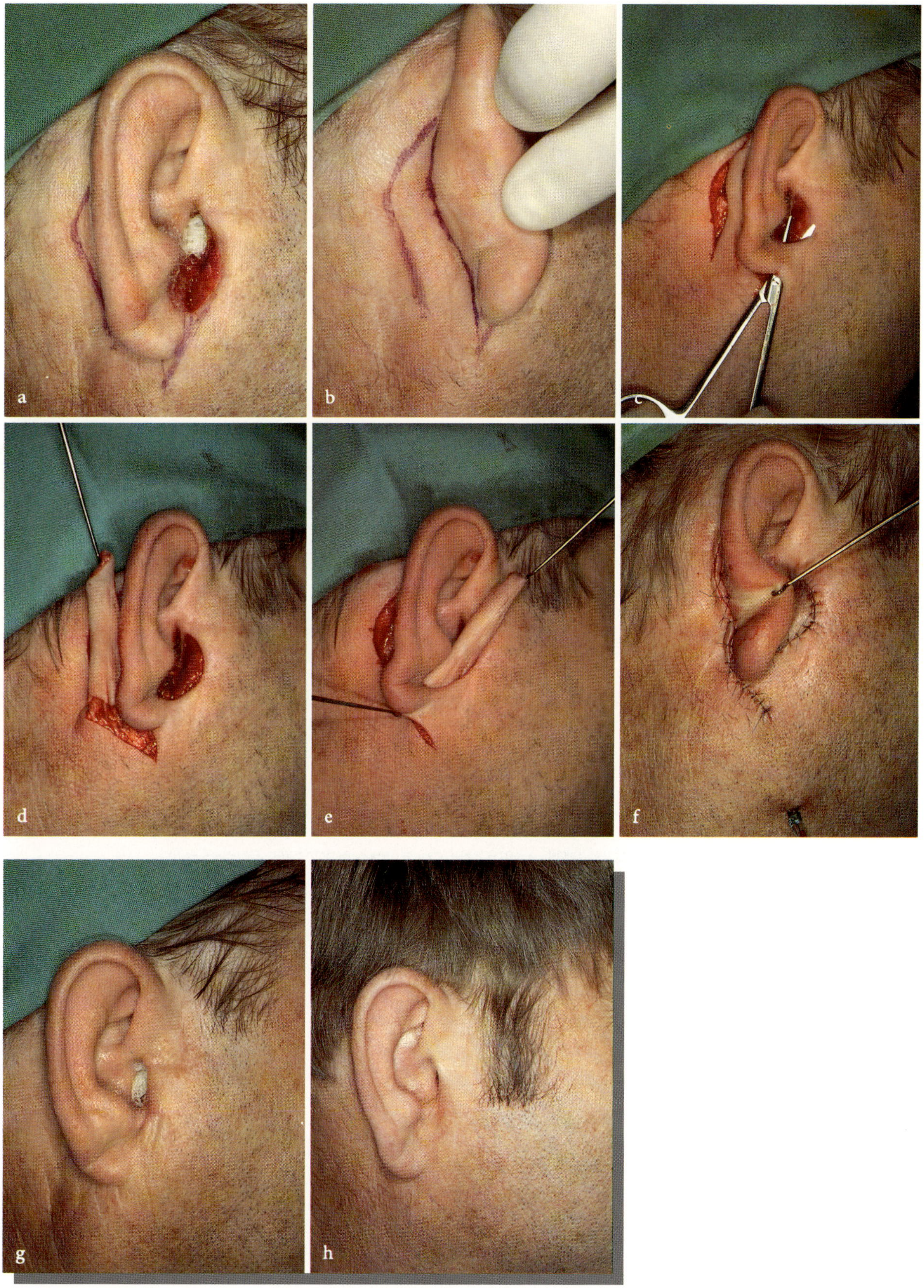
a
b
c
d
e
f
g
h

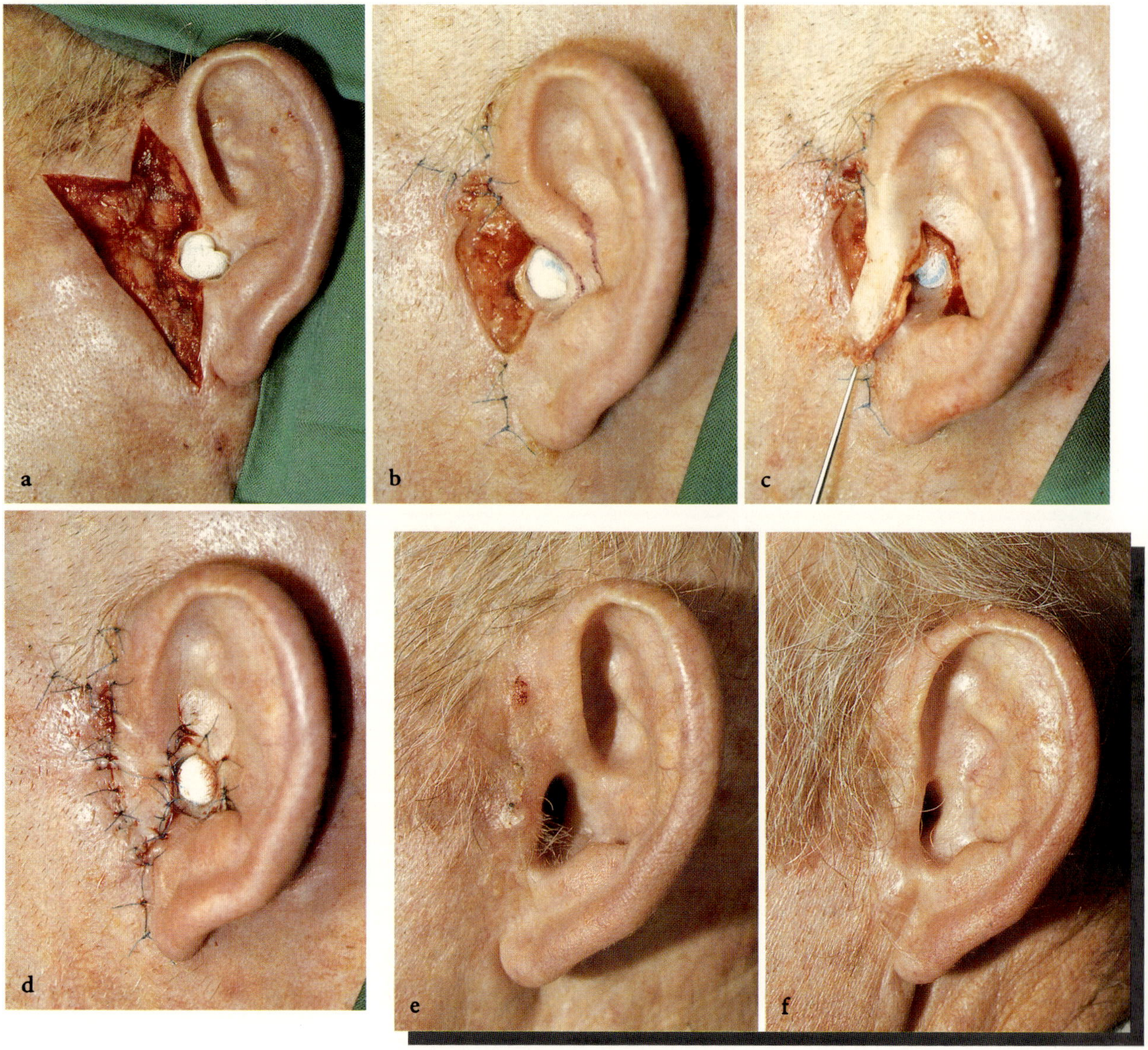

Abb. 339. VY-Plastik kombiniert mit einer Schwenklappenplastik:
a Defekt nach Exzision eines Basaliomrezidivs,
b nach Teiladaptation durch VY-Plastik Rekonstruktion des Tragus durch Schwenklappenplastik des Crus helicis,
c Verlagerung des Haut-Knorpel-Lappens in die Tragusregion,
d Abschluß der Operation,
e Ausgangsbefund,
f ein Jahr postoperativ

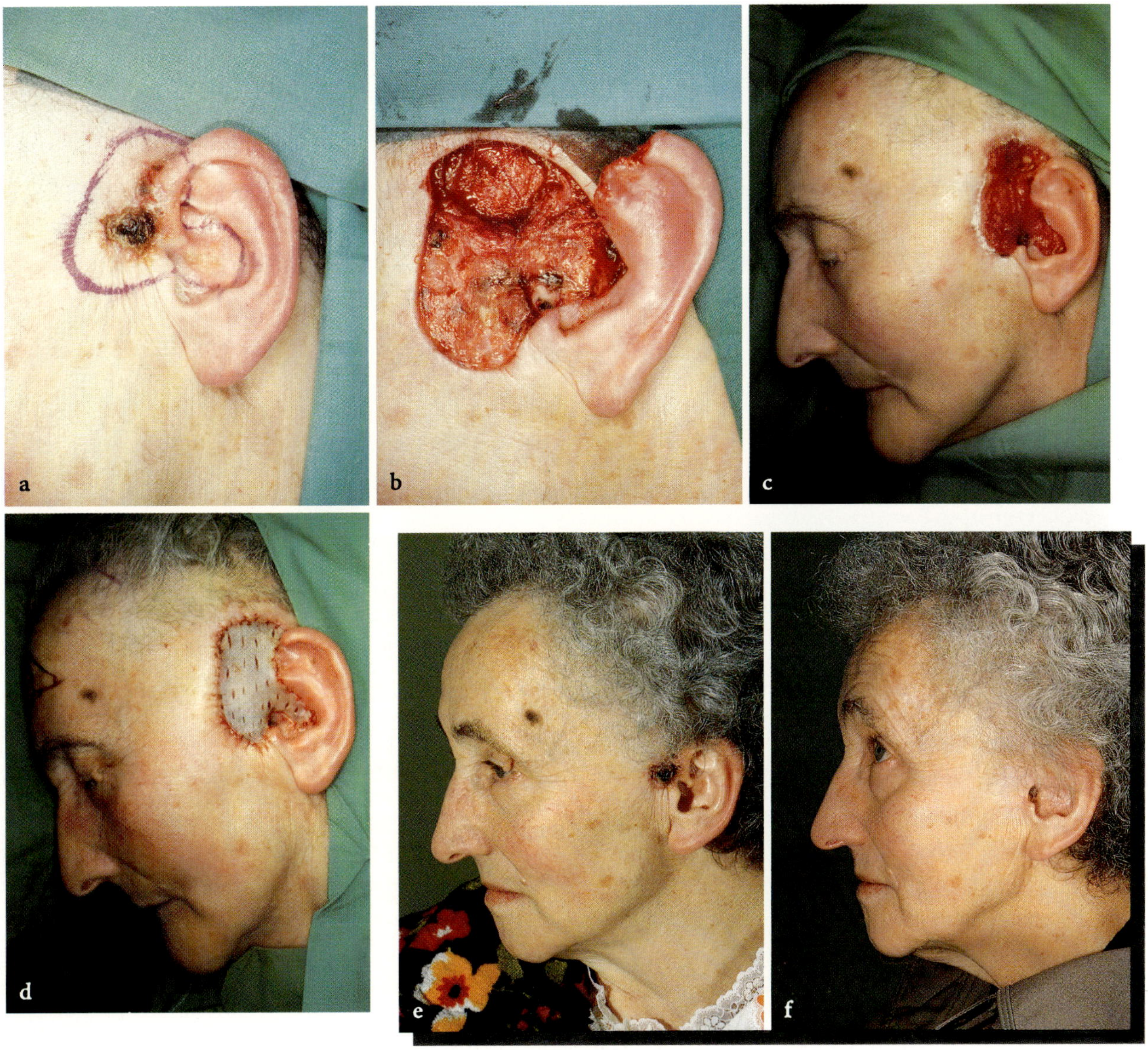

Abb. 340. Spalthauttransplantation:
a Operationsplanung zur Exzision eines ausgedehnten Rezidivs eines sklerodermiformen Basalioms mit Involvierung des Tragus, Cavum conchae und Helixansatz,
b Exzisionsdefekt vor primärer Readaptation des oberen Anteils der Ohrmuschel,
c Defekt nach Wundkonditionierung,
d optimal eingepaßtes Spalthauttransplantat,
e Ausgangsbefund,
f eineinhalb Jahre postoperativ

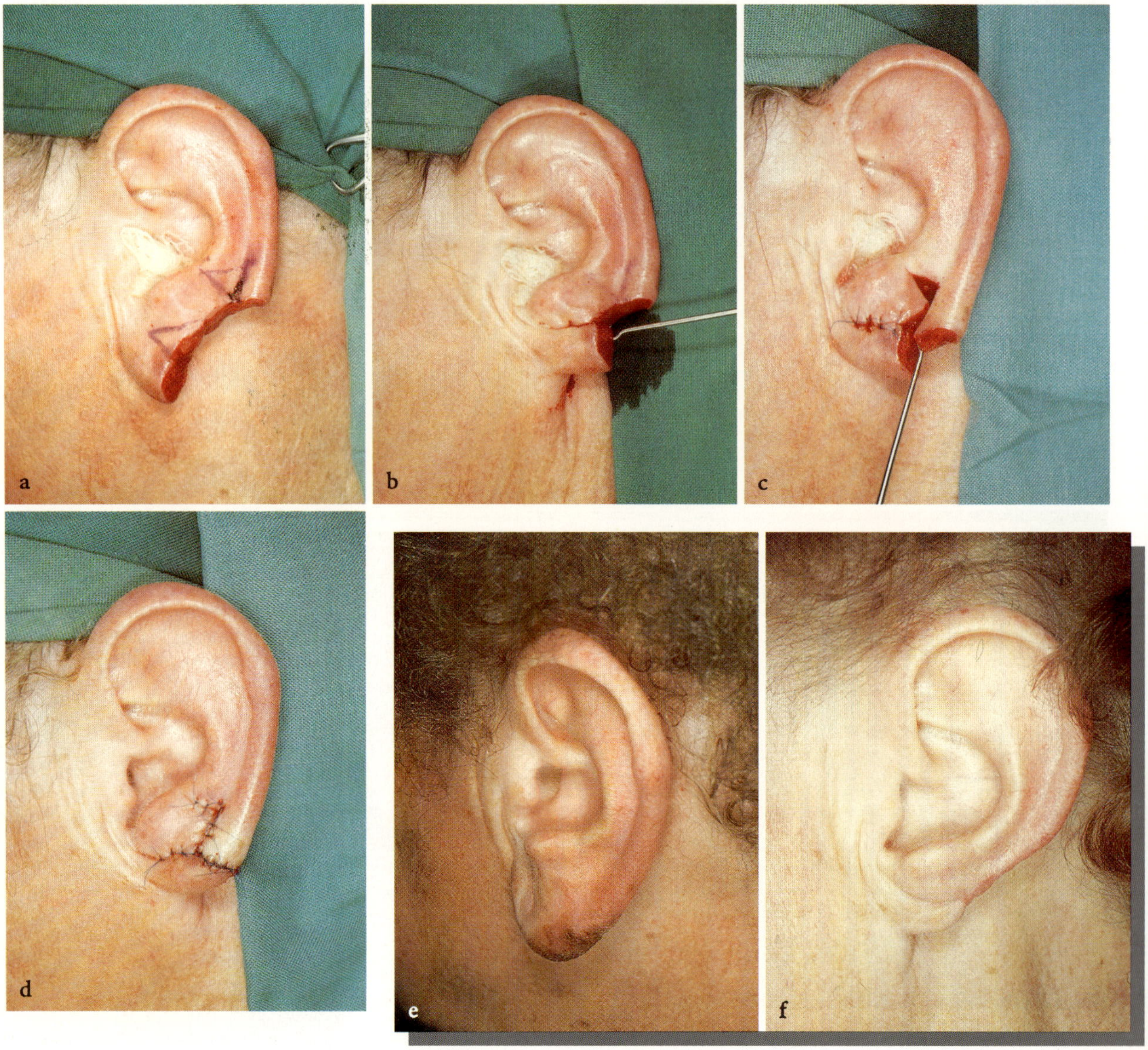

Abb. 341. Helixrandverschiebung:
a Defekt nach Exzision einer Lentigo maligna, Operationsplanung,
b Zustand nach Exzision des kaudalen Ausgleichsdreiecks,
c nach Exzision des zweiten Ausgleichsdreiecks Verlagerung des kranialen Verschiebelappens,
d Abschluß der Operation,
e Ausgangsbefund,
f fünf Jahre postoperativ

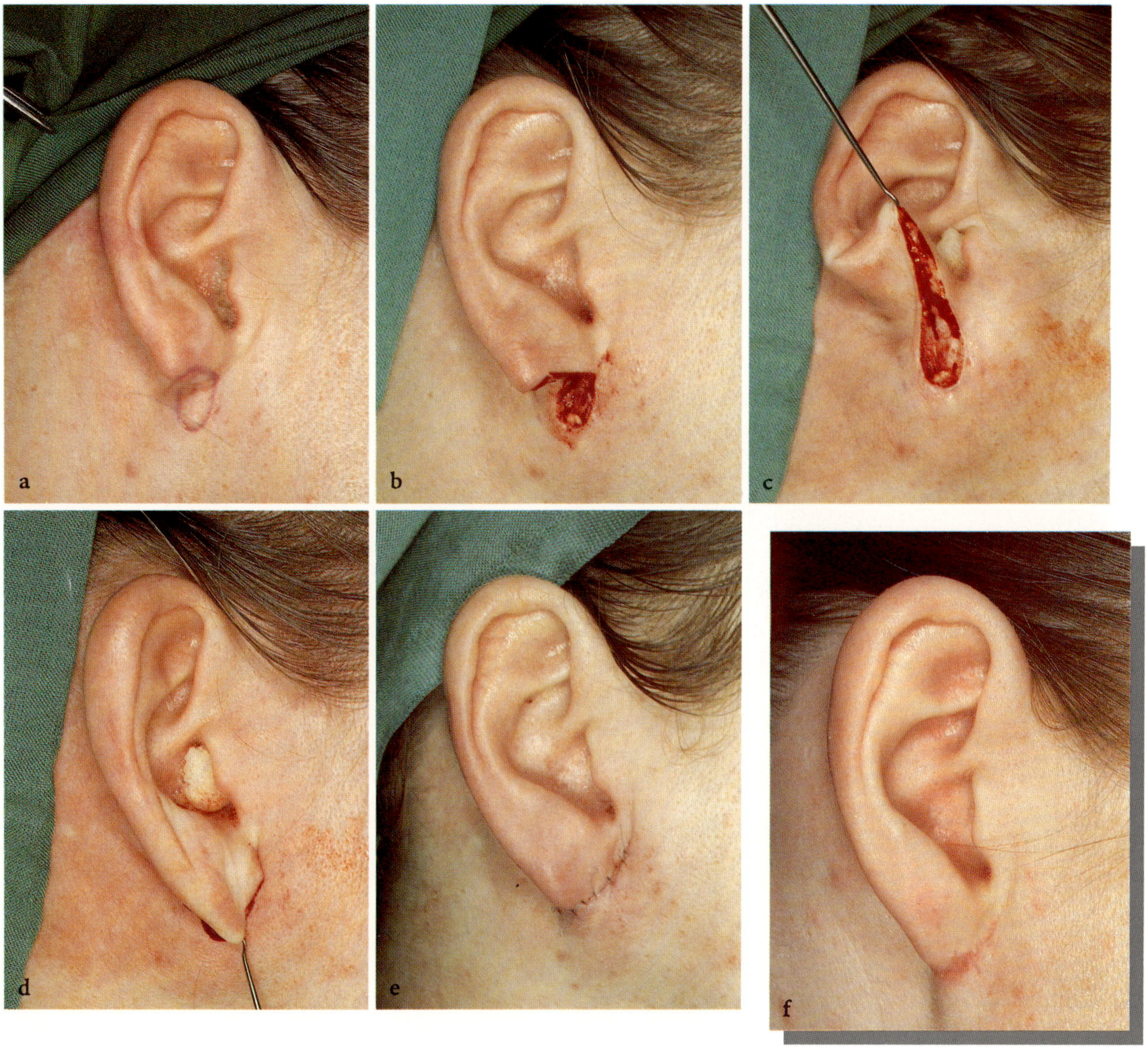

Abb. 342. Lobulusrevision:
a Zustand nach Exzision eines Atheroms mit partiellem Lobulusverlust,
b Exzision des narbigen Areals,
c Mobilisierung der Wundränder,
d Readaptation,
e Abschluß der Operation,
f drei Monate postoperativ

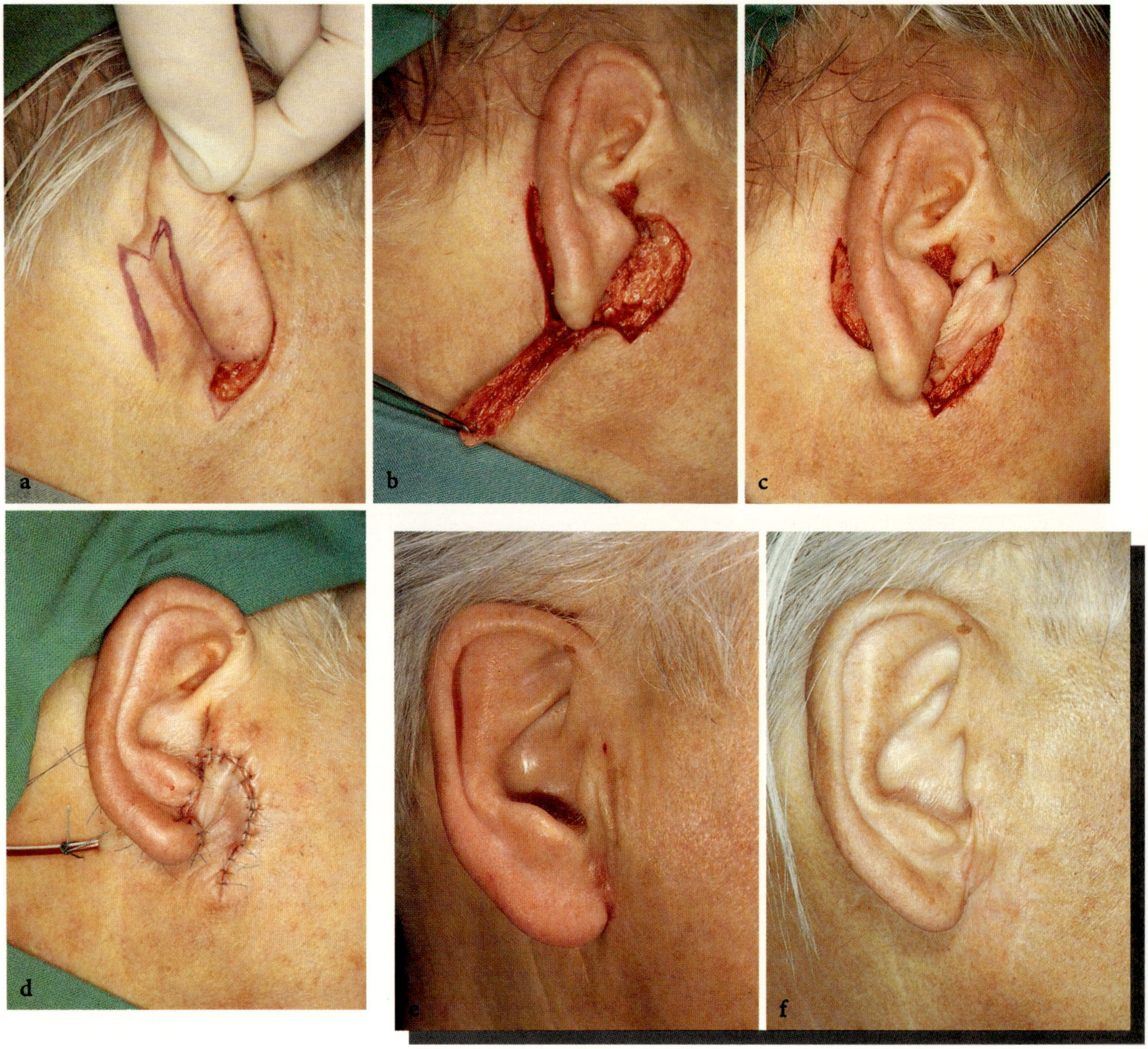

Abb. 343. Schwenklappenplastik:
a Operationsplanung zur Rekonstruktion des Defekts nach Exzision eines Basalioms am Ansatz des Ohrläppchens,
b Mobilisierung des Schwenklappens von retroaurikulär,
c Verlagerung in den Defekt,
d Abschluß der Operation,
e Ausgangsbefund,
f zweieinhalb Jahre postoperativ

19.10.5 Operationen bei Chondrodermatitis nodularis chronica helicis Winkler

Subkutane Chondrektomie

Die Technik der subkutanen Chondrektomie ist in kurativer Hinsicht der vielfach propagierten Keilexzision gleichwertig, dieser aber in bezug auf das ästhetische Ergebnis überlegen.

Operationstechnik

Über einen bogenförmigen retroaurikulären und ca. 1 cm vom Helixrand entfernten Hautschnitt wird die Haut vom Ohrknorpel unter Schonung des Perichondriums nach ventral über den Helixrand hinweg abpräpariert. Daraufhin können die involvierten Knorpelanteile tangential mit dem Skalpell oder einer spitzen Präparierschere abgetragen werden. Nach exakter Blutstillung wird der unterminierte Hautanteil in seine alte Position rückverlagert und die retroaurikuläre Inzisionswunde mittels Einzelknopfnaht verschlossen (Fadenstärke 6–0 bis 7–0). Bei der präparativen Darstellung des Helixrandes läßt sich gelegentlich eine Fensterung der mit dem Knorpel verbackenen Haut nicht vermeiden. Diese Defekte werden ebenfalls mittels primärer Hautnaht versorgt.

Sonstige Operationen bei Chondrodermatitis

Die seltenere Chondrodermatitis in atypischer Lokalisation erfordert die komplette Exzision von betroffener Haut einschließlich Knorpel mit nachfolgender Rekonstruktion in Abhängigkeit von der Subregion.

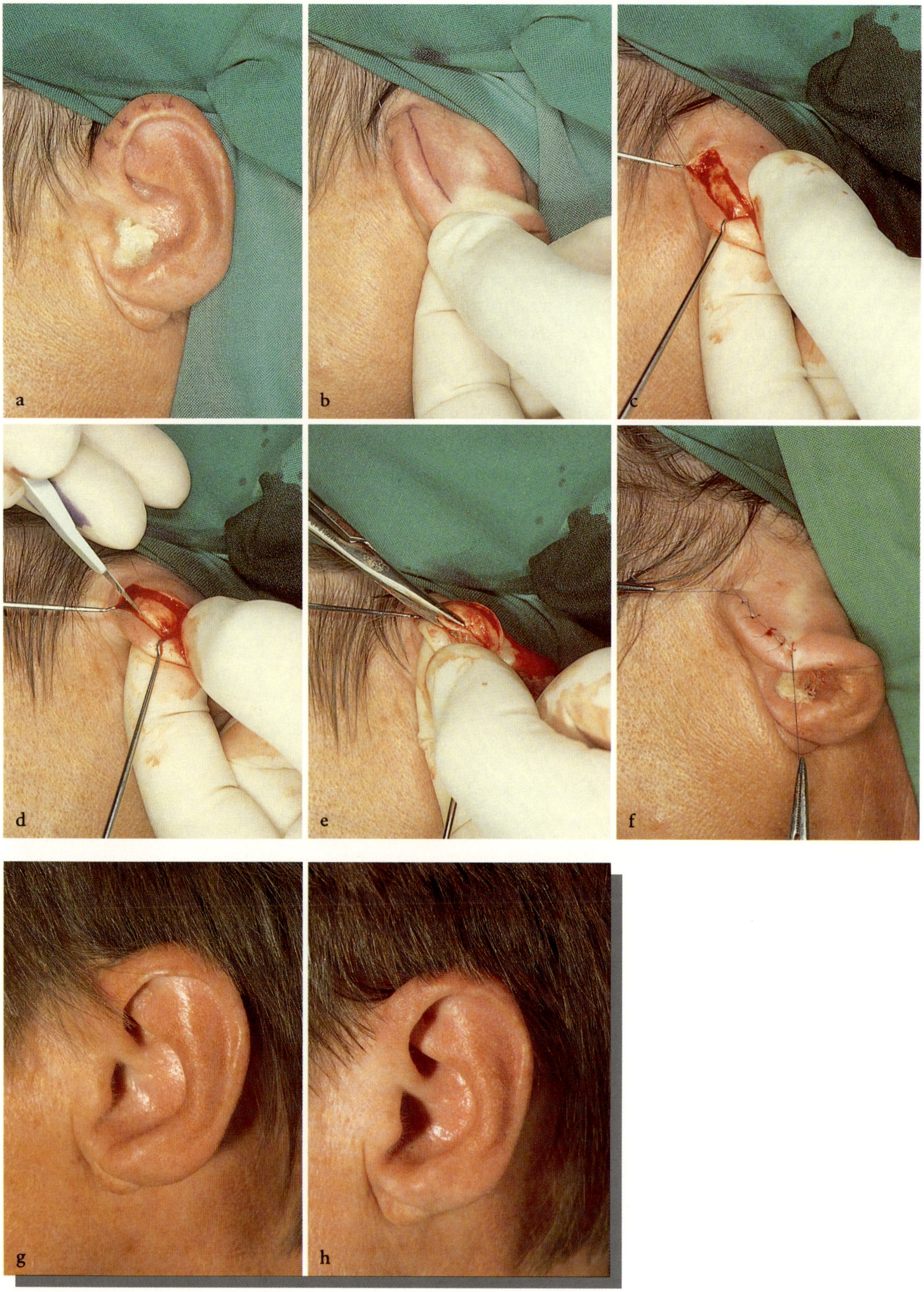
a
b
c
d
e
f
g
h

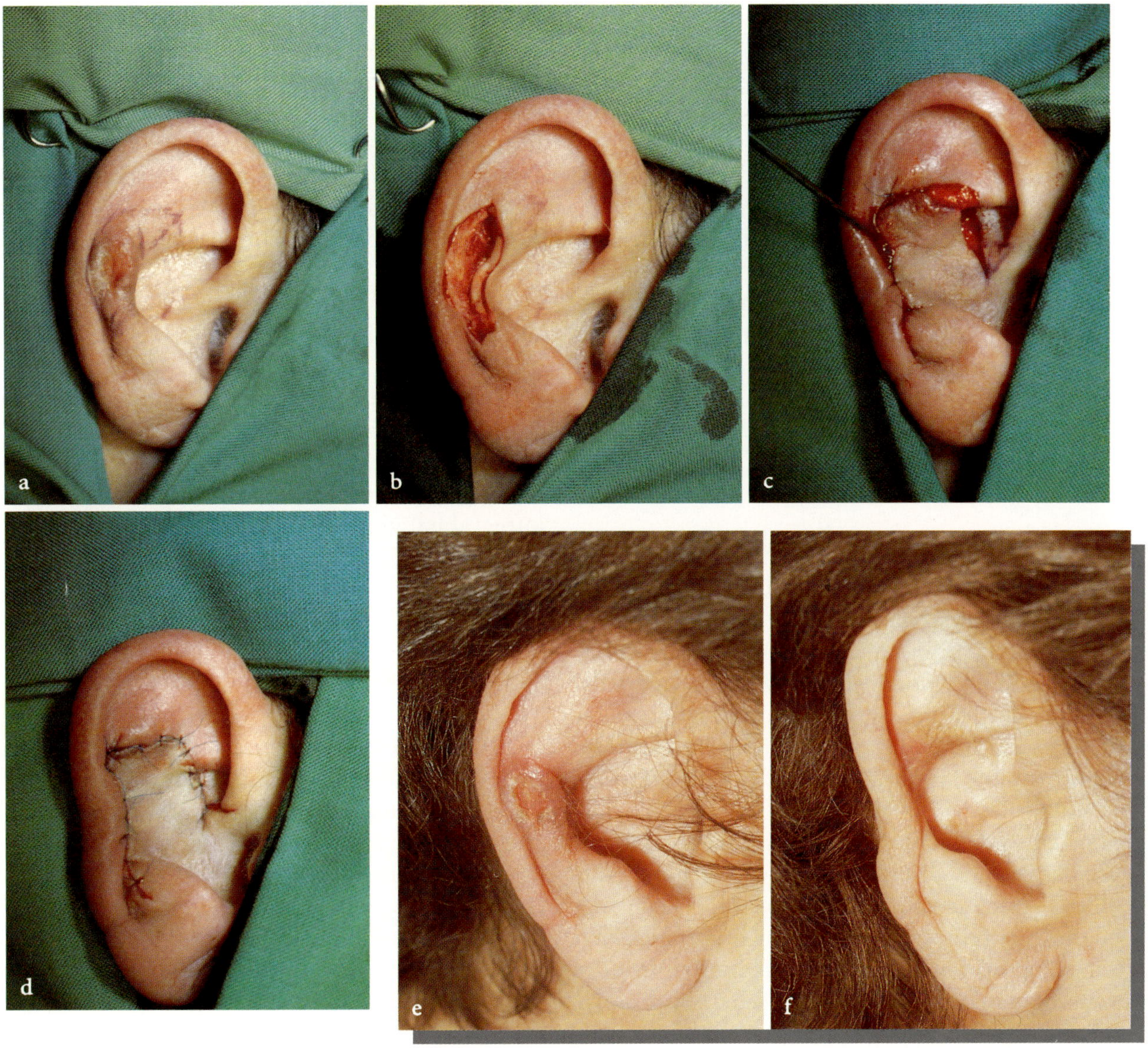

◁ **Abb. 344.** Subkutane Chondrektomie:
a Chondrodermatitis in loco typico,
b Operationsplanung zur Inzision im Bereich des retroaurikulären Helixrandes,
c Präparation nach anterior auf Höhe des Perichondriums,
d, e Inzision und Abtragen der involvierten Knorpelanteile,
f Abschluß der Operation nach Hautnaht,
g Ausgangsbefund,
h sechs Wochen postoperativ

Abb. 345. Rotationsplastik bei atypischer Lokalisation:
a Chondrodermatitis nodularis chronica helicis Winkler (Rezidiv) der Anthelix, Operationsplanung,
b Defekt nach Resektion von Haut und befallenem Knorpel,
c Verlagerung des Rotationslappens,
d Abschluß der Operation,
e Ausgangsbefund,
f acht Monate postoperativ

19.11 Hals und Nacken

Die im Prinzip vorhandene Möglichkeit selbst mittelgroße Defekte in dieser Region durch eine primäre Wundrandadaptation oder eine Dehnungsplastik zu versorgen, wird durch die speziellen topographischen Gegebenheiten und funktionellen Notwendigkeiten nicht unerheblich eingeschränkt. Es muß vor allem sichergestellt sein, daß weder Rotation noch Ante- und Retroflexion des Kopfes beeinträchtigt werden. Ebenso darf das Halsprofil keinesfalls durch Narbenzug deformiert werden.

19.11.1 Anatomie

Die spezielle topographische Anatomie der Regio colli anterior et lateralis ist für die optimale Planung operativer Eingriffe von besonderer Wichtigkeit (Abb. 346). Die Fascia cervicalis bildet den Sammelbegriff für die drei Bindegewebsblätter des Halses. Die Lamina superficialis als oberflächlichstes Blatt liegt unter dem Platysma und ist am Manubrium sterni und an der Clavicula befestigt. Lateral schließt sie den M. sternocleidomastoideus ein, dorsal davon überzieht es das Corpus adiposum und setzt sich dann als Fascia nuchae fort. Die Lamina superficialis ist damit ein Teil der allgemeinen Körperfaszie und ist somit als Grenze für Eingriffe im Rahmen der operativen Dermatologie anzusehen. Auf dieser Faszie liegt die V. jugularis externa, die im kranialen Anteil am Vorderrand des M. sternocleidomastoideus und im kaudalen Anteil dorsal von diesem verläuft. Kranioventral des M. sternocleidomastoideus liegt im Trigonum caroticum der Gefäßnervenstrang aus A. carotis communis, V. jugularis interna und N. vagus. Am oberen Rand des Trigonum caroticum verläuft der Ramus colli des N. facialis oberflächlich. Median ist der Schildknorpel sowie kranial davon das Os hyoideum direkt unterhalb der Lamina superficialis gelegen. Lateral wird der Schildknorpel von den Mm. sternohyoideus und sternothyroideus bedeckt. Kaudal liegt die Schilddrüse schmetterlingsförmig der Trachea auf, mit einem relativ oberflächlichen medianen Anteil.

Lateral des M. sternocleidomastoideus teilen sich die Äste des Plexus cervicalis auf. Der N. accessorius verläuft von hier in dorsolateraler Richtung.

Im Nackenbereich wird die meist wesentlich derbere Haut mit ihrem dicken Fettpolster wiederum durch die Lamina superficialis von der darunterliegenden Nackenmuskulatur getrennt.

19.11.2 Anästhesie

Da Leitungsanästhesien hier nicht möglich sind, ist die Entscheidung für oder gegen eine lokale Infiltrationsanästhesie von der zu erwartenden benötigten Gesamtmenge eines Lokalanästhetikums abhängig. Bei größeren Eingriffen ist in jedem Fall der Allgemeinanästhesie der Vorzug zu geben.

19.11.3 Operationsplanung

Die Haut im vorderen und lateralen Halsbereich ist im allgemeinen sehr gut dehnbar und bietet Reserven für lokale rekonstruktive Maßnahmen, auch für die angrenzenden Regionen. Das Hautspaltlinienmuster ist einheitlich horizontal gerichtet. Die Mobilisierung sollte nach Möglichkeit in der Subkutis erfolgen und nicht in Höhe der Faszie, um einerseits die Integrität des Platysmas zu erhalten, andererseits die V. jugularis externa und deren Äste zu schonen.

Im Bereich des Nackens muß bei der Operationsplanung die spezielle Struktur der wenig dehnbaren Haut berücksichtigt werden. Bei nävoiden oder narbigen Veränderungen an Hals und Nacken ist zu überlegen, ob nicht unter Zuhilfenahme der Hautexpander-Technik ausgedehnte Lappenplastiken zu vermeiden sind.

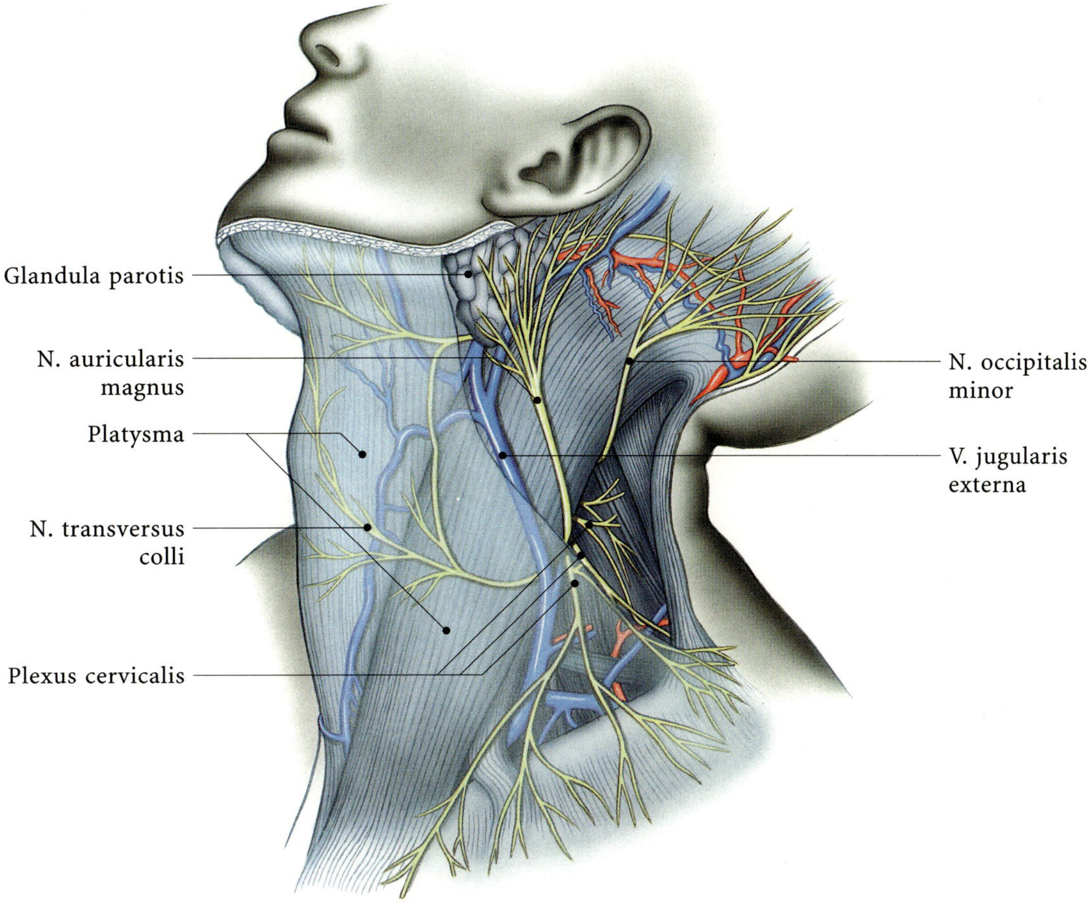

Abb. 346. Anatomie der Regio colli anterior et lateralis

19.11.4 Operationstechniken

Nach der Exzision maligner Hauttumoren sollte darauf geachtet werden, daß auch das mitentfernte subkutane Gewebe ästhetisch befriedigend ersetzt wird. Dazu eignen sich vor allem die einfache sowie die doppelte Rotationsplastik sowie der Lappen nach Limberg und Dufourmentel. Im seitlichen Halsbereich kann auch der "bilobed-flap" von lateral (Schulter) Anwendung finden.

Aufgrund zu erwartender ungenügender kosmetischer Ergebnisse sollte am Hals nach möglichkeit auf freie Hauttransplantate verzichtet werden.

Im Vergleich zur Halsregion sind im Nacken Operationsdefekte bis ca. 3 cm bei relativ weiter Unterminierung (Cave Blutung!) durch einfache Techniken wie z.B. Dehnungsplastik oder VY-Plastik zu decken. Größere Defekte erfordern hier z.T. aufwendige Lappenplastiken, können jedoch auch durch eine freie Transplantation gut versorgt werden.

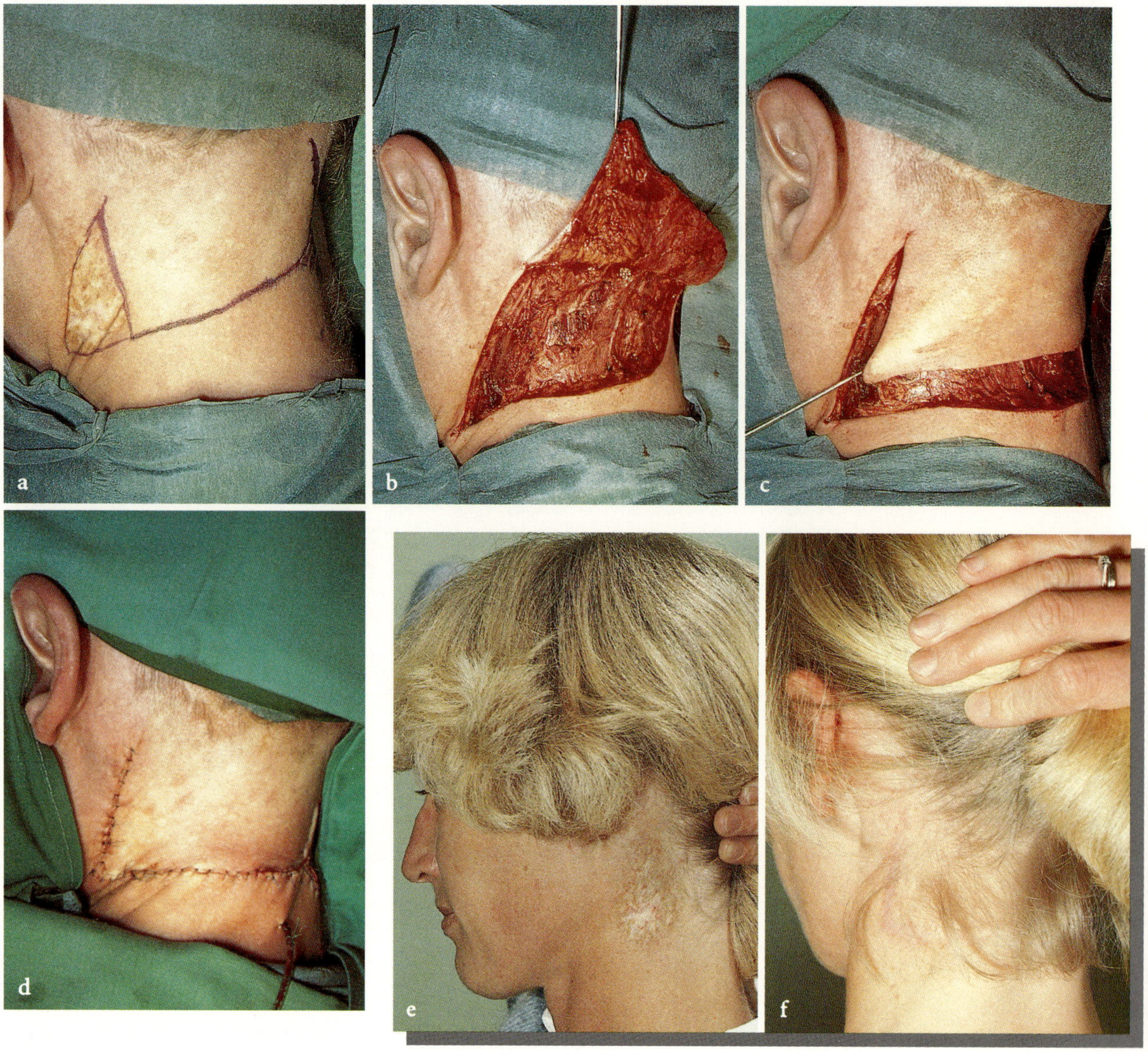

Abb. 347. Rotationsplastik:
a Operationsplanung bei Radioderm am Hals,
b nach Exzision des Radioderms Präparation und Mobilisation des Rotationslappens von dorsal,
c Verlagerung des Lappens in den primären Defekt,
d Abschluß der Operation,
e Ausgangsbefund,
f ein Jahr postoperativ

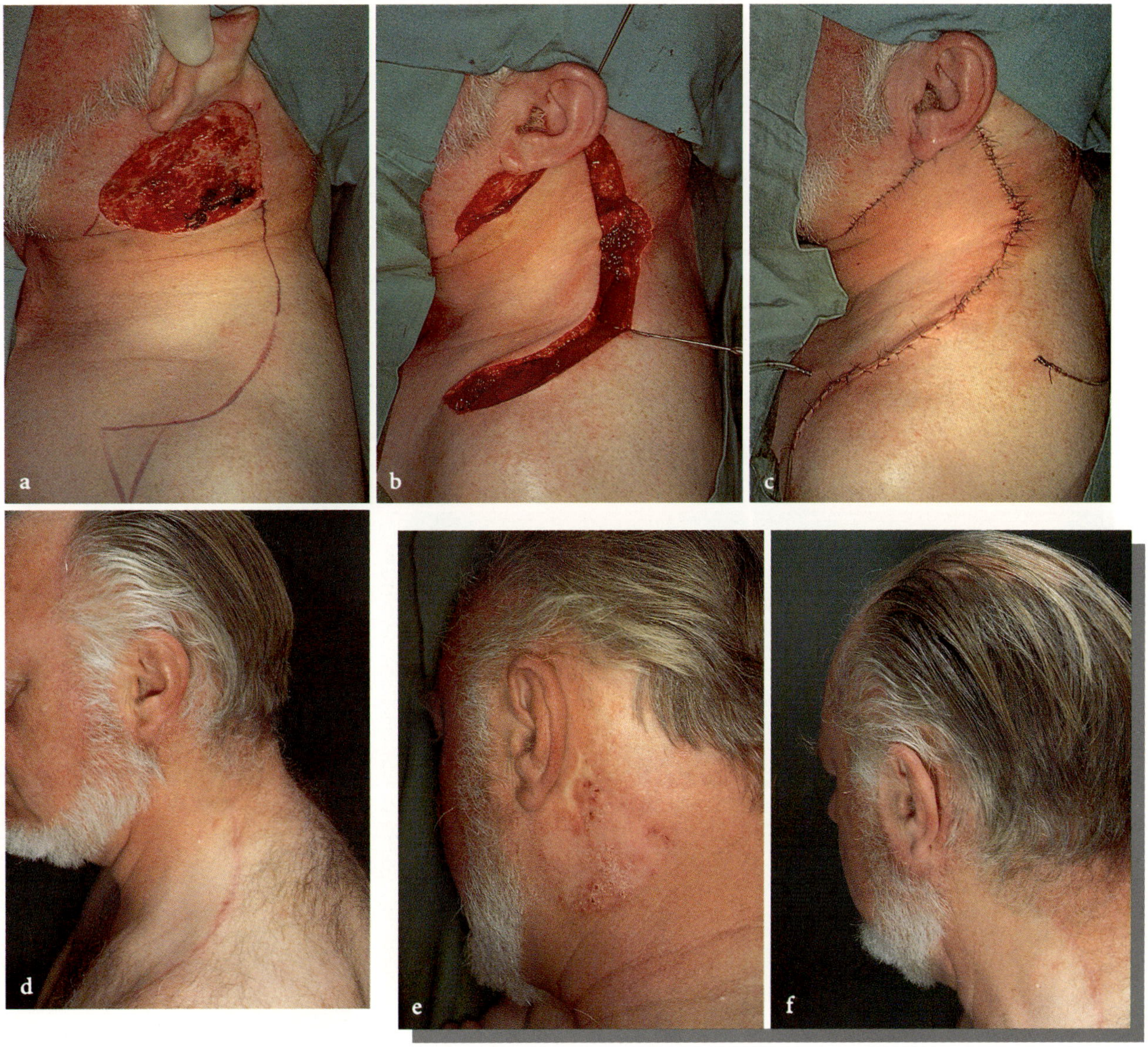

Abb. 348. Rotationsplastik:
- **a** Defekt nach Exzision eines ausgedehnten Basalioms, Operationsplanung,
- **b** Mobilisation und Verlagerung des Rotationslappens von lateral,
- **c** Abschluß der Operation,
- **d** vier Monate postoperativ,
- **e** Ausgangsbefund,
- **f** kosmetisch günstiges Endresultat ohne funktionelle Beeinträchtigung

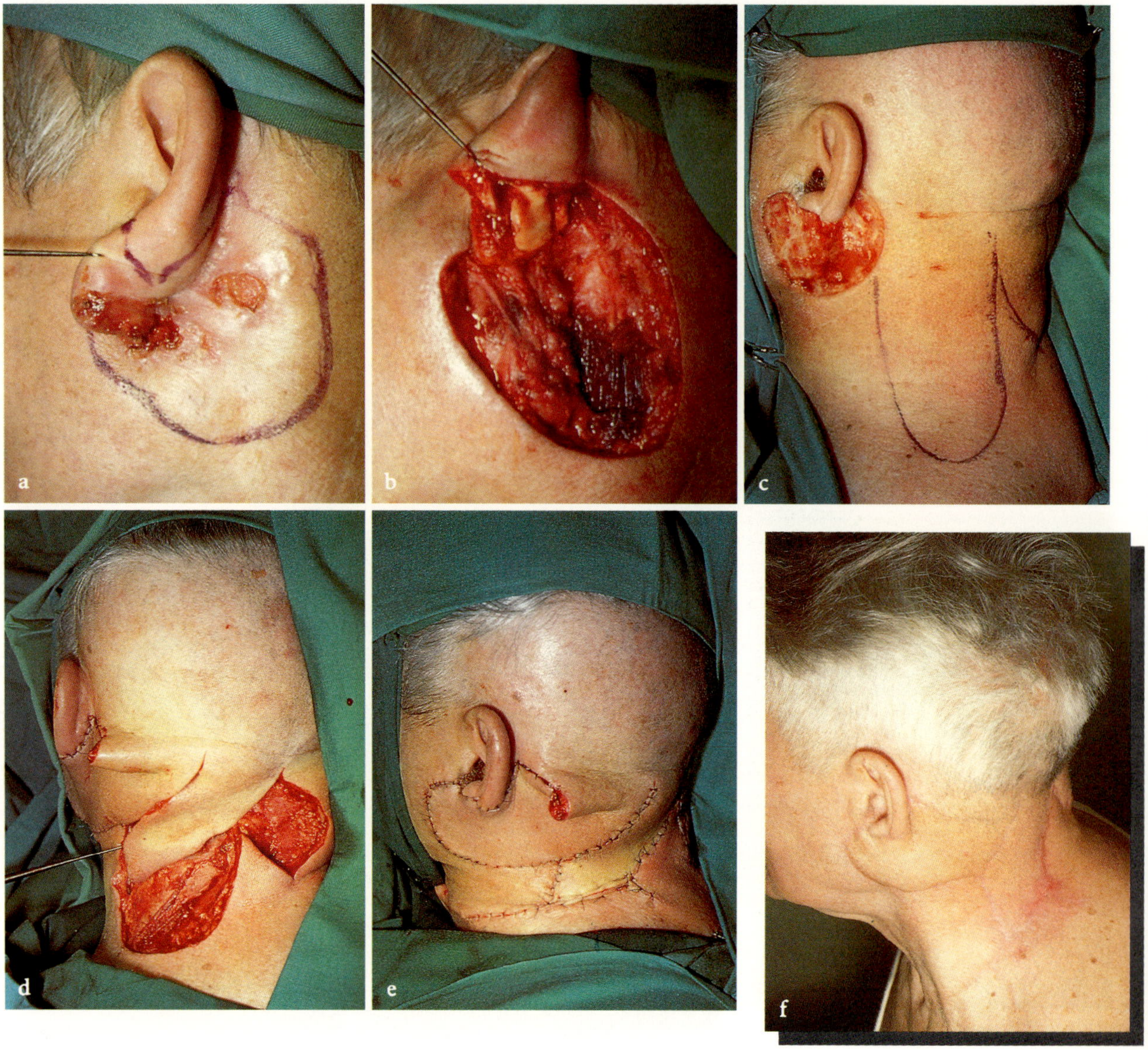

Abb. 349. Doppelte Schwenklappenplastik:

- a Operationsplanung zur Exzision eines ausgedehnten Basalioms,
- b Exzisionsdefekt,
- c Planung der doppelten Schwenklappenplastik,
- d sukzessive Verlagerung der Lappen,
- e Abschluß der Operation, die Wulstbildung im kranialen Anteil wurde aus Gründen der Lappenvaskularisation zunächst belassen und erst nach zwei Wochen in einer weiteren Sitzung entfernt,
- f drei Monate postoperativ

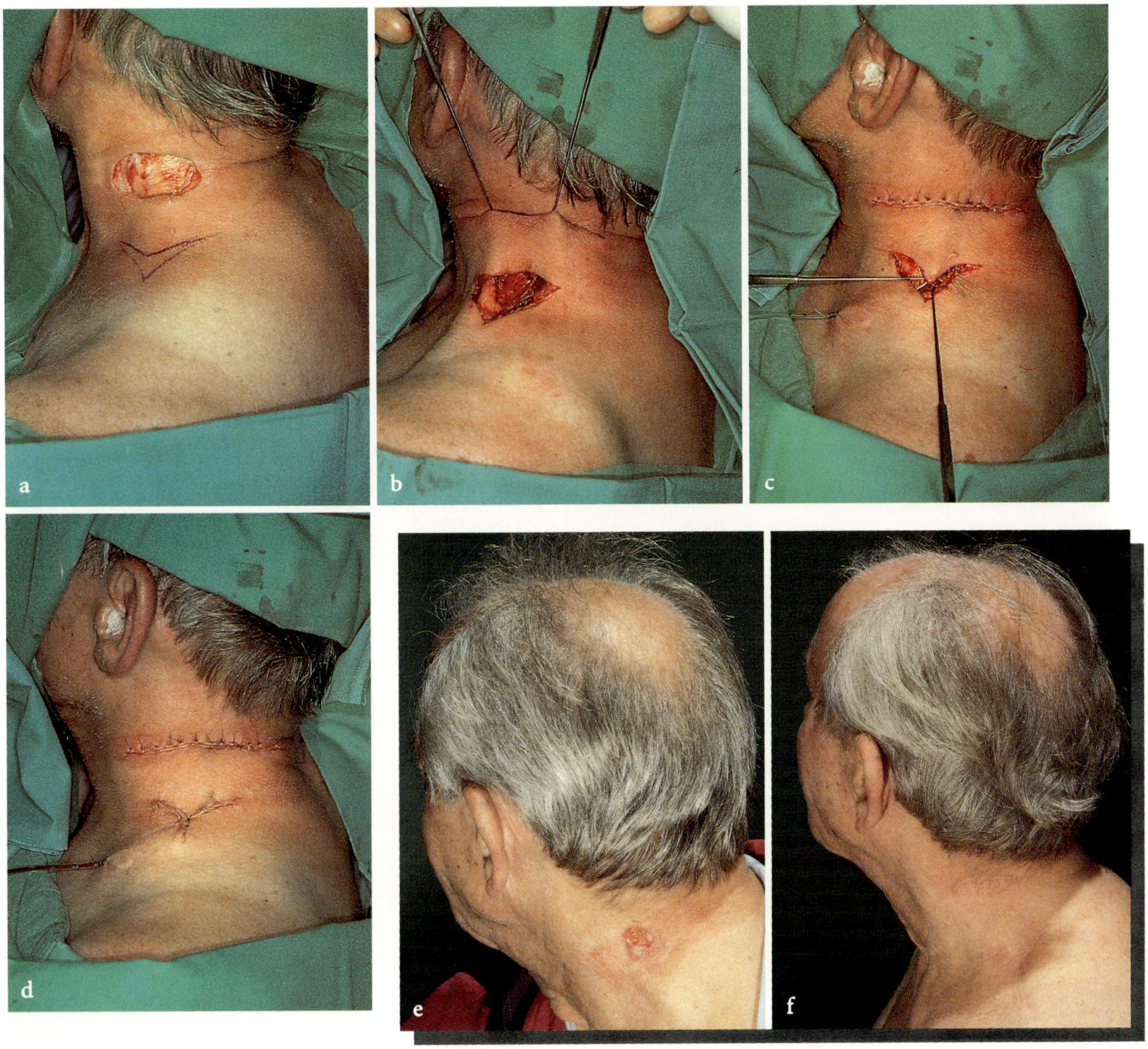

Abb. 350. Bilateral gestielte Lappenplastik (Brückenlappen):

a Defekt nach Exzision eines Basalioms, Planung der lateralen VY-Plastik zum zentralen Spannungsausgleich und Bildung eines bilateral gestielten Lappens,
b Lappenverlagerung,
c Y-förmiger Wundverschluß lateral,
d Abschluß der Operation,
e Ausgangsbefund,
f vier Monate postoperativ

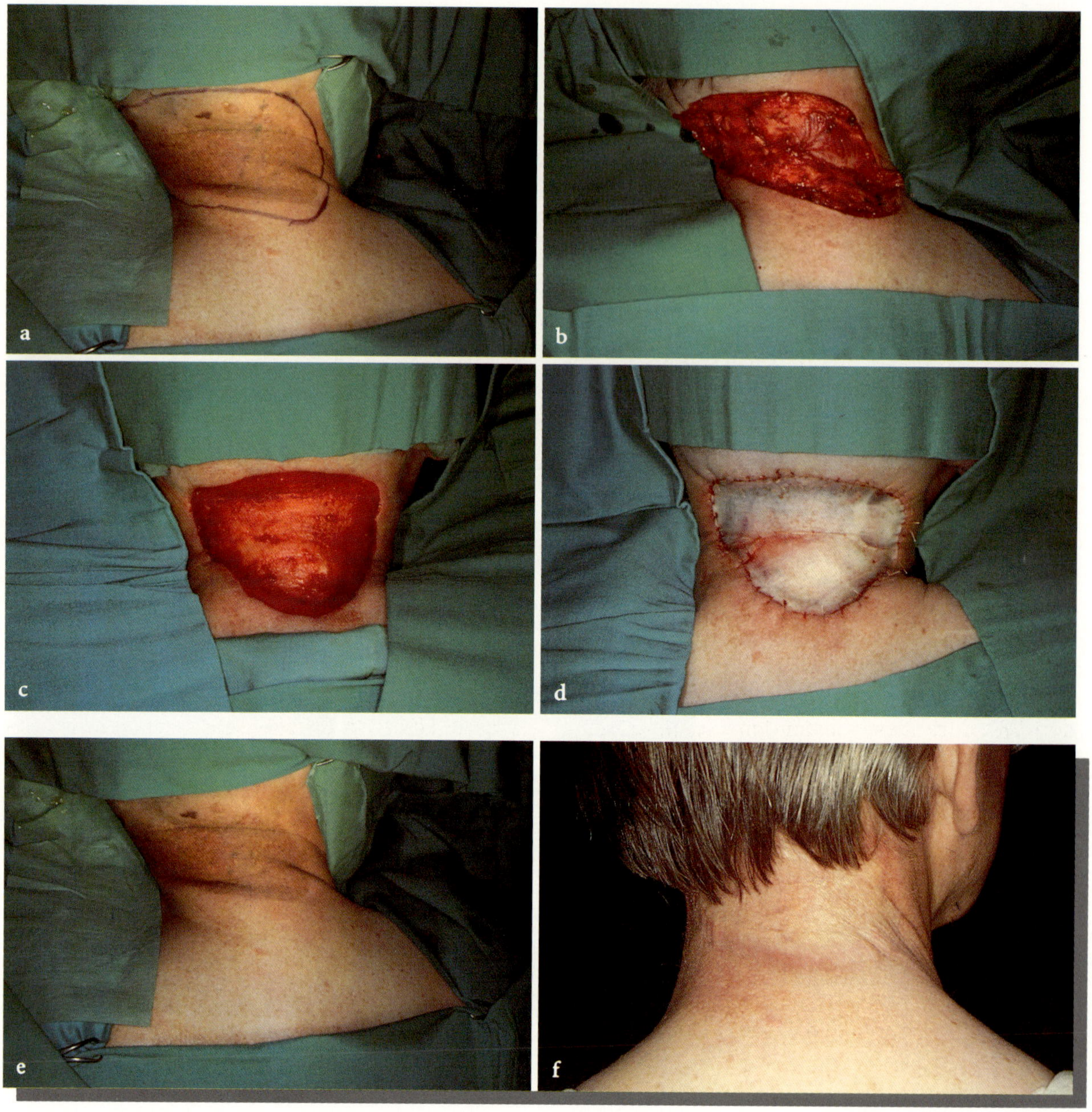

Abb. 351. Spalthauttransplantation:
a Operationsplanung zur Exzision eines konnatalen Nävuszellnävus,
b Exzisionsdefekt,
c homogenes Granulationsgewebe nach Wundkonditionierung,
d optimal eingepaßtes zweiteiliges Spalthauttransplantat,
e Ausgangsbefund,
f ein Jahr postoperativ

20 Stamm

20.1 Brust - Abdomen - Rücken - Gesäß

Die Mehrzahl der im Rahmen der operativen Dermatologie gesetzten iatrogenen Hautdefekte können in dieser Region nach lateraler Wundrandunterminierung primär verschlossen werden. Lediglich über der Wirbelsäule, dem Kreuzbein und dem Sternum wird dieses Vorgehen durch die ungenügende Verschieblichkeit und geringe Dehnbarkeit der Hautpartien eingeschränkt.

Generell läßt die Narbenqualität am Stamm, selbst bei optimalen Exzisions- und Nahttechniken, häufig zu wünschen übrig. Infolge des auf den Wundrändern lastenden Spannungszugs werden Narben dehiszent und zum Teil hypertroph. Auf diese möglichen Komplikationen sind die Patienten präoperativ hinzuweisen.

20.1.1 Anatomie

Haut und Subkutis des Rumpfes mit ihren innerhalb lockeren Bindegewebes eingebetteten vaskulären und neuralen Strukturen werden durch die allgemeine Köperfaszie von der Muskulatur des Stammes abgegrenzt. Diese ist im Rückenbereich mit den Dornfortsätzen der Wirbelsäule fest verbunden. Kaudal geht sie in die Crista iliaca und kranial in die Fascia nuchae über.

Da sowohl Gefäße als auch Nerven dieser Region eine ideale Quervernetzung aufweisen, sind Lappennekrosen nach Unterbindung auch mittelkalibriger Gefäße sowie langanhaltende Sensibilitätsstörungen selten. Defektrekonstruktionen, bei denen eine ausgedehnte Lappenmobilisierung notwendig wird, sind am günstigsten und schonendsten auf Höhe der Faszie durchzuführen.

20.1.2 Anästhesie

Während einfache Exzisionen und kleine plastische Defektdeckungen problemlos in lokaler Infiltrationsanästhesie durchführbar sind, bedürfen große und kombinierte Lappenplastiken sowie großflächige freie Hauttransplantationen der Allgemeinanästhesie.

20.1.3 Operationsplanung

Bereits bei der Operationsplanung ist darauf zu achten, daß tiefe, bis auf die Muskelfaszie reichende Haut-Unterhaut-Defekte primär zu versorgen sind, um mögliche funktionelle und ästhetische Beeinträchtigungen zu vermeiden. Sämtliche lokale Lappenplastiken kommen hier zur Anwendung.

Die endgültige Größe und Form eines Defekts kann z.B. in der Melanomchirurgie von der Lymphabflußszintigraphie abhängig sein, insbesondere wenn eine en-bloc-Dissektion von Primärtumor und regionärer Lymphknotenstation duchgeführt wird. Nicht selten wird durch die Schnitterweiterung in Richtung der Lymphknotenstation die Defektrekonstruktion im Bereich des Primärtumors erleichtert.

Subregionen wie z. B. das Abdomen, die seitlichen Rückenpartien und das Gesäß können als Donorareale für größere rekonstruktive Lappenplastiken in Frage kommen. Ästhetisch prominente Bereiche wie Brust und Dekolleté sind dabei möglichst zu umgehen.

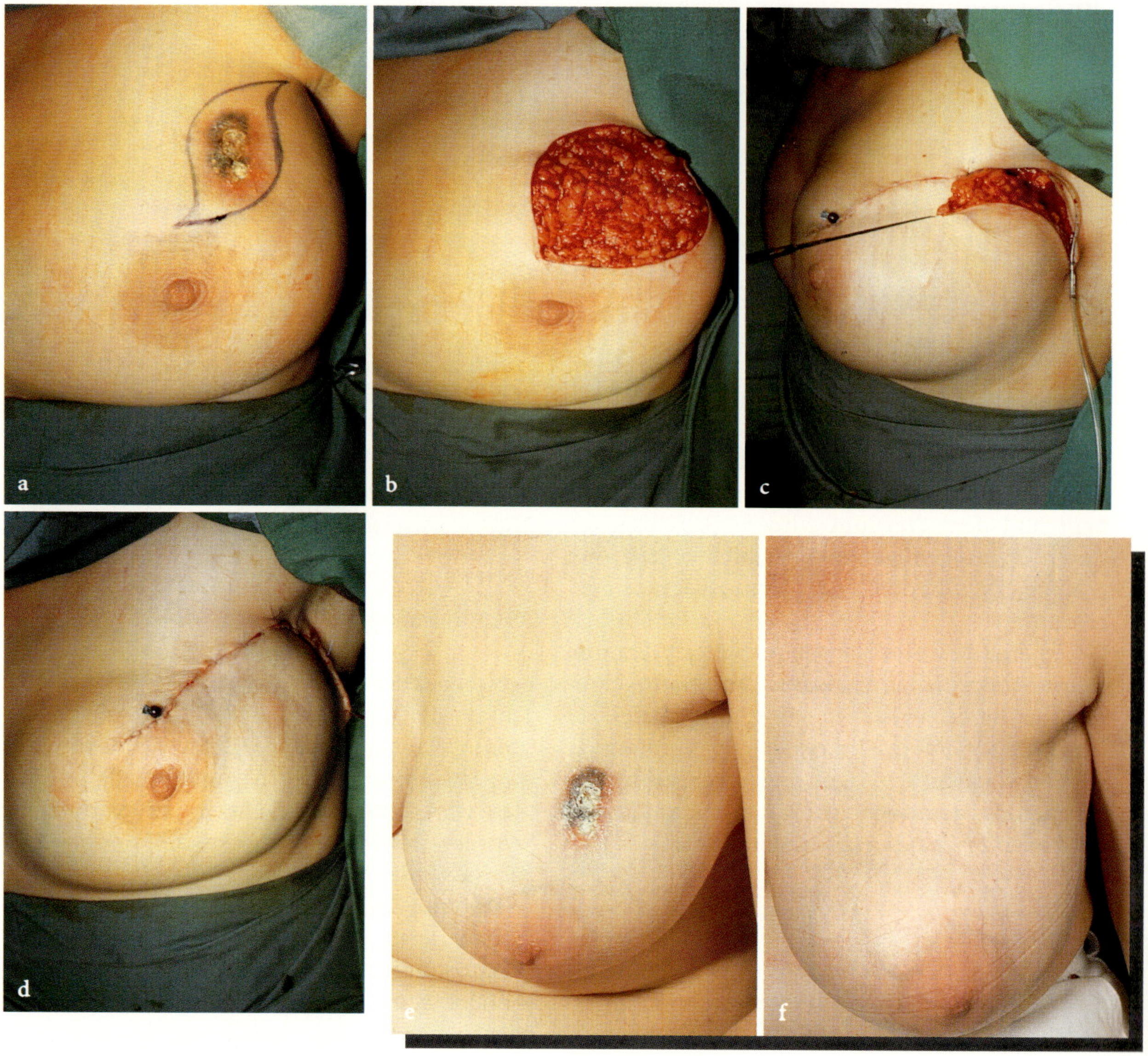

20.1.4 Operationstechniken

Bei größeren Dehnungsplastiken ist zur Vermeidung von Nahtdehiszenzen auf eine sorgfältige und feste Plazierung der Subkutan- und Hautnähte zu achten. Ist keine spannungsfreie Wundrandadaptation zu erwarten, sind entweder lokale Lappenplastiken oder freie Hauttransplantate zur Versorgung heranzuziehen. Diesen sollte eine Wundgrundkonditionierung vorausgehen, um ein Auffüllen muldenförmiger Operationswunden mit festem transplantationsfähigem Granulationsgewebe sicherzustellen.

Fistulierende Prozesse im Sakralbereich (z.B. Dermoidzysten, Acne inversa) werden nach intraoperativer Darstellung mit Methylviolett großzügig bis auf das Kreuzbein reseziert. Nach sorgfältiger Blutstillung kann die sofortige Defektdeckung durch eine lokale Lappenplastik vorgenommen werden. Dieses Vorgehen verkürzt die bei der gelegentlich als Standardmethode propagierten Sekundärheilung unvermeidliche lange Hospitalisationsphase nicht unerheblich und verspricht ein weitaus besseres kosmetisches Ergebnis. Unter Beachtung der unverzichtbaren Radikalität ist die Rezidivquote gering.

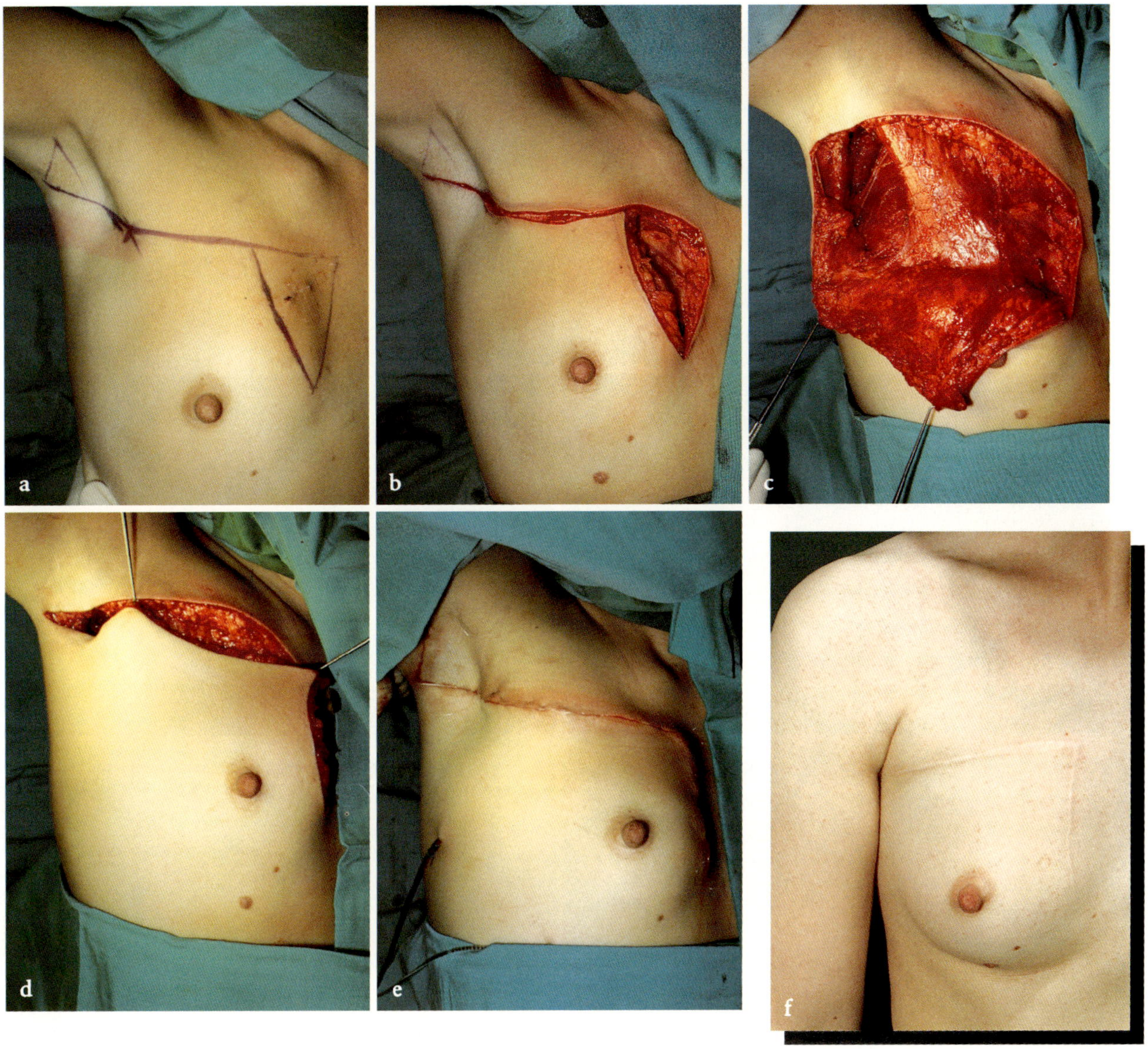

◁ **Abb. 352.** Dehnungsplastik:
a Operationsplanung zur bogenförmigen Exzision eines erodierten Radioderms,
b Exzisionsdefekt,
c sukzessive Adaptation und Schnitterweiterung nach lateral zur optimalen Anpassung,
d Abschluß der Operation,
e Ausgangsbefund,
f vier Jahre postoperativ

Abb. 353. Verschiebeplastik:
a Operationsplanung zur weiten lokalen Exzision eines voroperierten malignen Melanoms mit radikaler axillärer Lymphknotendissektion,
b keilförmiger Exzisionsdefekt im Brustbereich und horizontale Schnittführung nach lateral,
c Zustand nach radikaler Lymphknotendissektion und Mobilisierung des Verschiebelappens,
d Lappenverlagerung,
e Abschluß der Operation,
f eineinhalb Jahre postoperativ

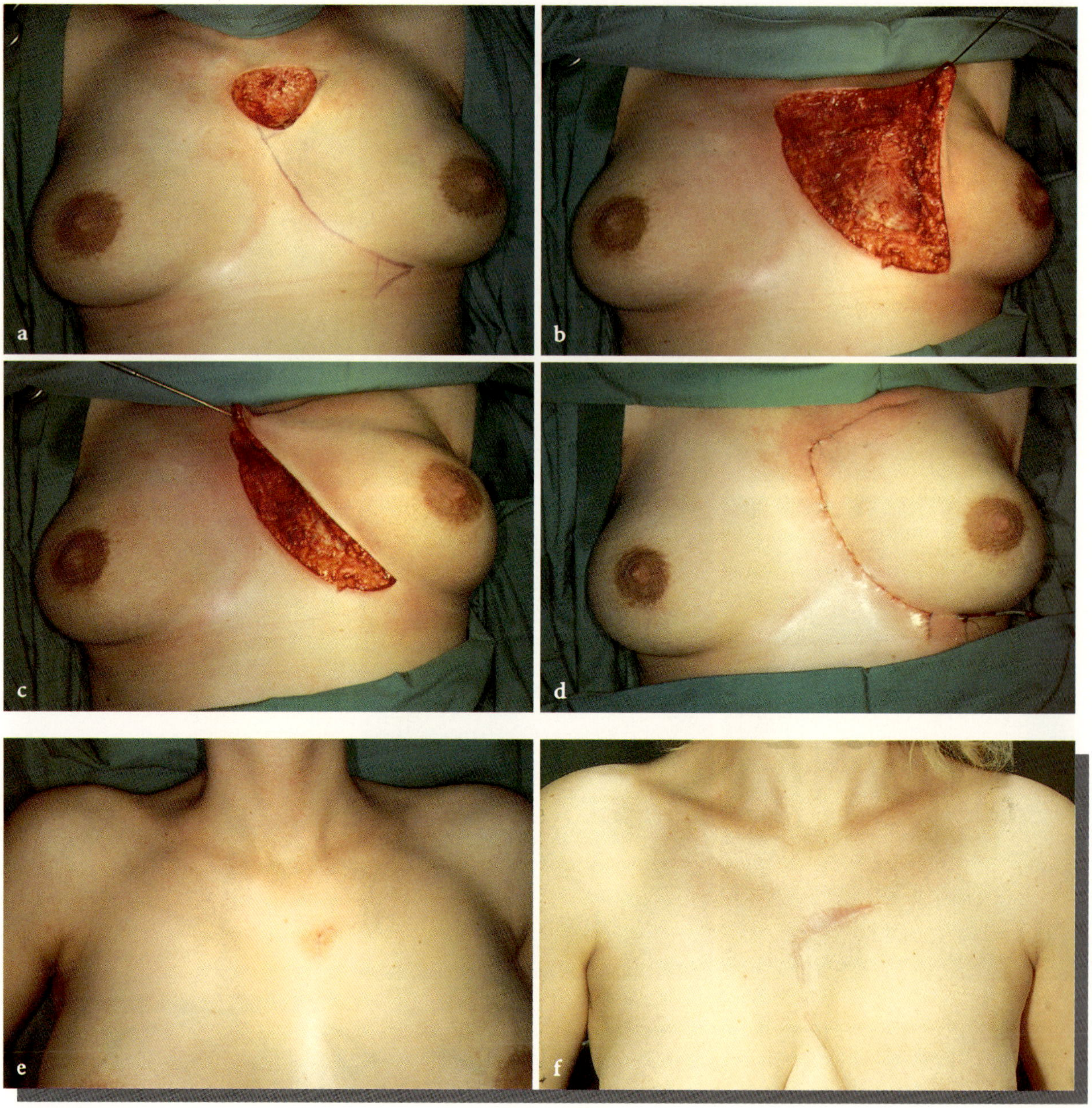

Abb. 354. Rotationsplastik:
- **a** Defekt nach Exzision eines undifferenzierten Karzinoms, Operationsplanung,
- **b** Mobilisierung des Rotationslappens,
- **c** Lappenverlagerung,
- **d** Abschluß der Operation,
- **e** Ausgangsbefund,
- **f** ein Jahr postoperativ

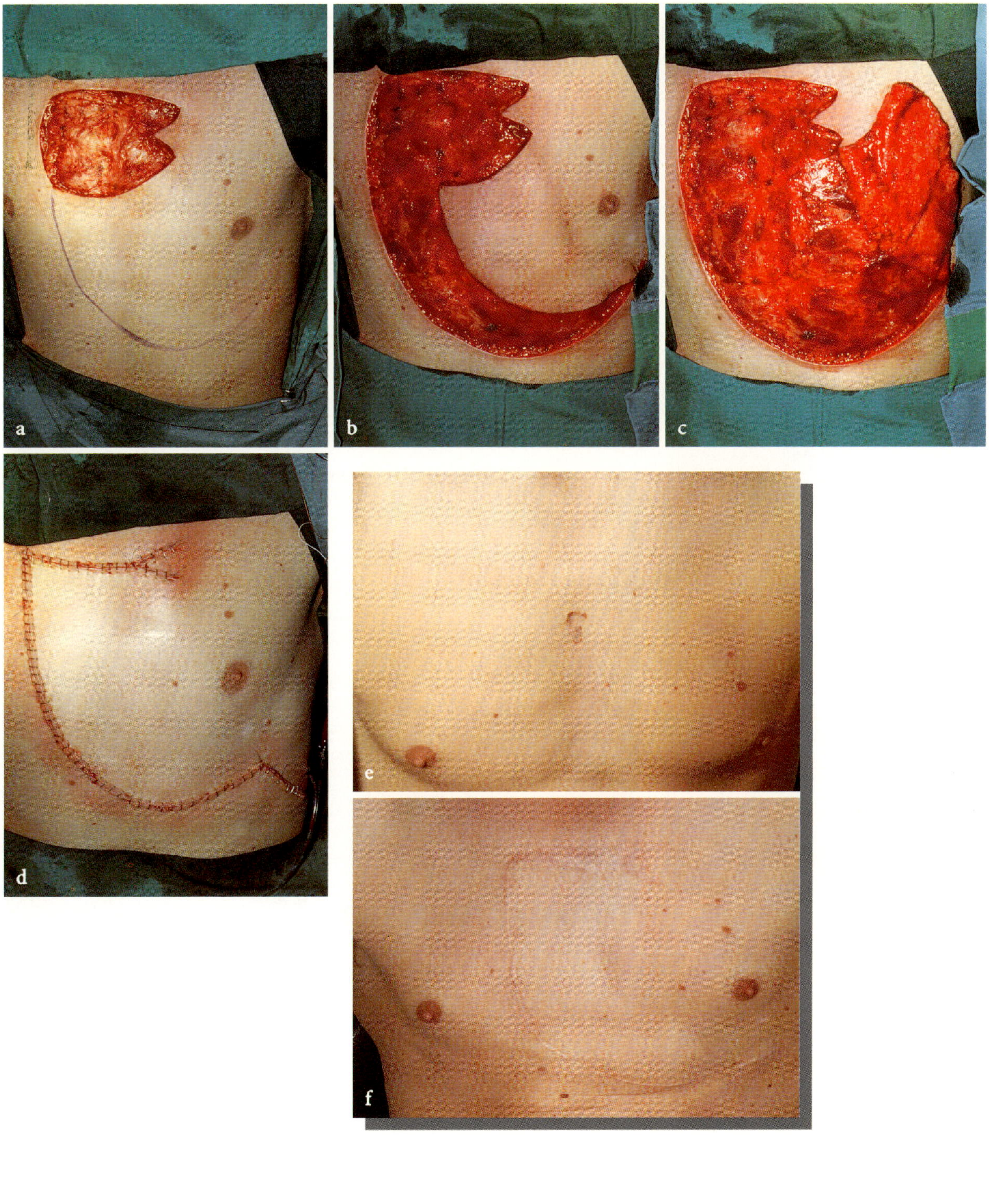

Abb. 355. Rotationsplastik kombiniert mit einer WY-Plastik:

a Defekt nach weiter lokaler Exzision eines Melanoms, Operationsplanung,
b Präparation des Rotationslappens,
c komplette Mobilisierung des Lappens,
d Abschluß der Operation, Zustand nach WY-Plastik am Primärdefekt,
e Ausgangsbefund,
f drei Jahre postoperativ

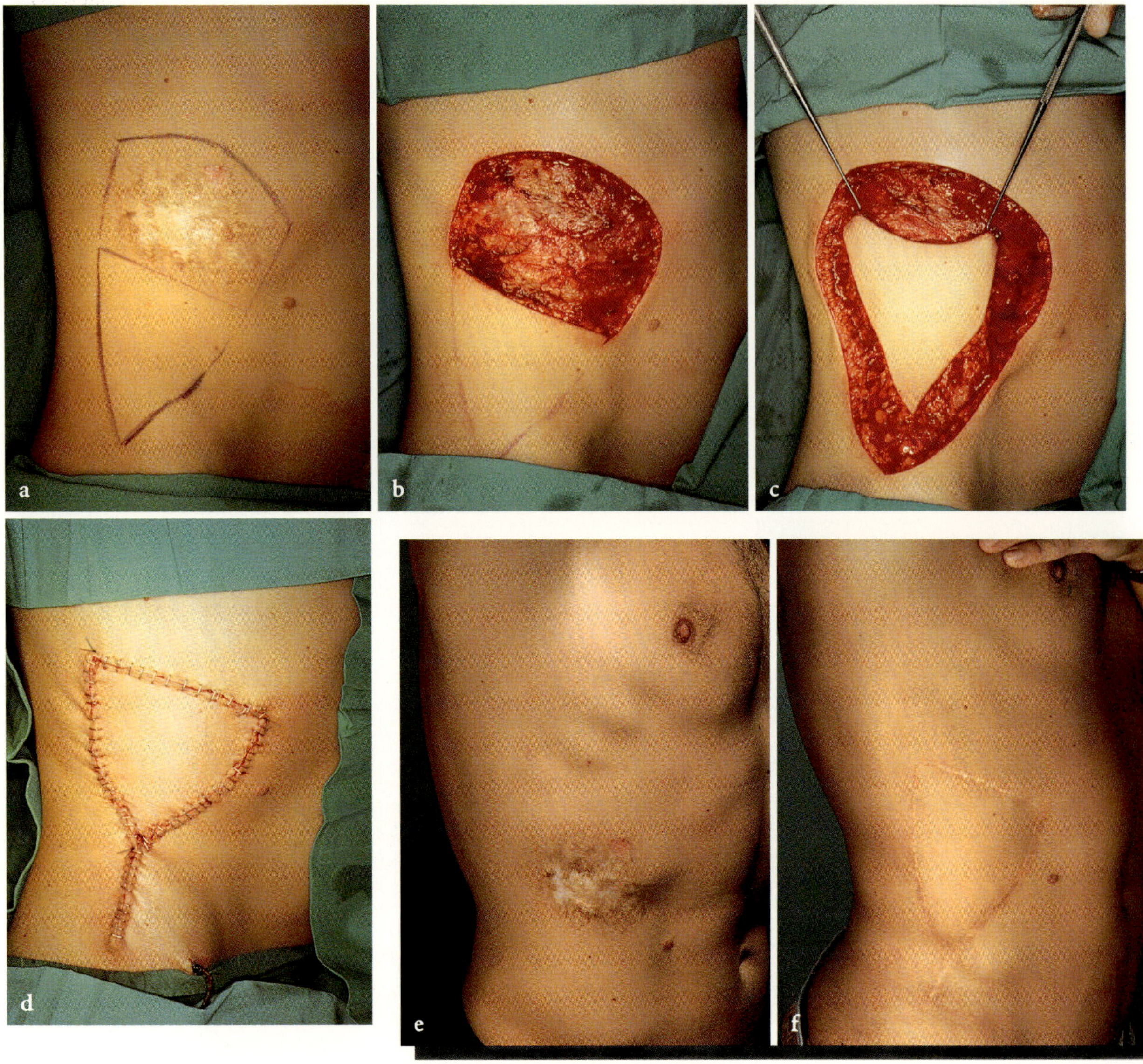

Abb. 356. Subkutan gestielte Lappenplastik:
- a Radioderm im Bereich der lateralen Brustwand, Operationsplanung zur Exzision und Rekonstruktion,
- b Exzisionsdefekt,
- c Präparation und Verlagerung des Lappens unter Schonung des subkutanen Gefäßstiels,
- d Abschluß der Operation,
- e Ausgangsbefund,
- f zweieinhalb Jahre postoperativ

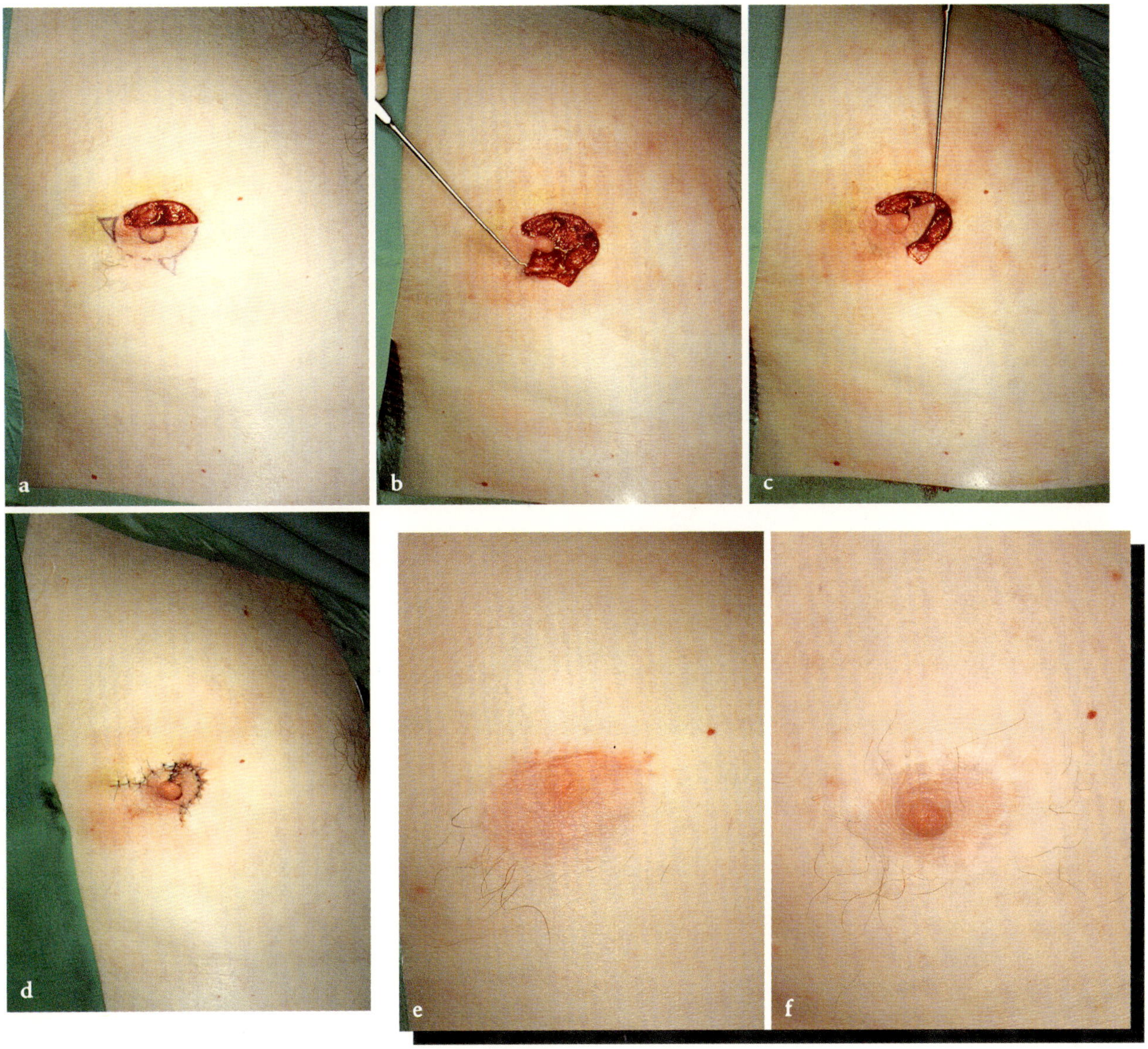

Abb. 357. Mamillenrotationsplastik:
a Defekt nach Exzision eines inkomplett voroperierten Basalioms, Operationsplanung,
b Exzision des ersten Ausgleichsdreiecks und Mobilisierung des Mammillenrotationslappens,
c Lappenverlagerung,
d Zustand nach Exzision des zweiten Ausgleichsdreiecks, Abschluß der Operation,
e Ausgangsbefund,
f eineinhalb Jahre postoperativ

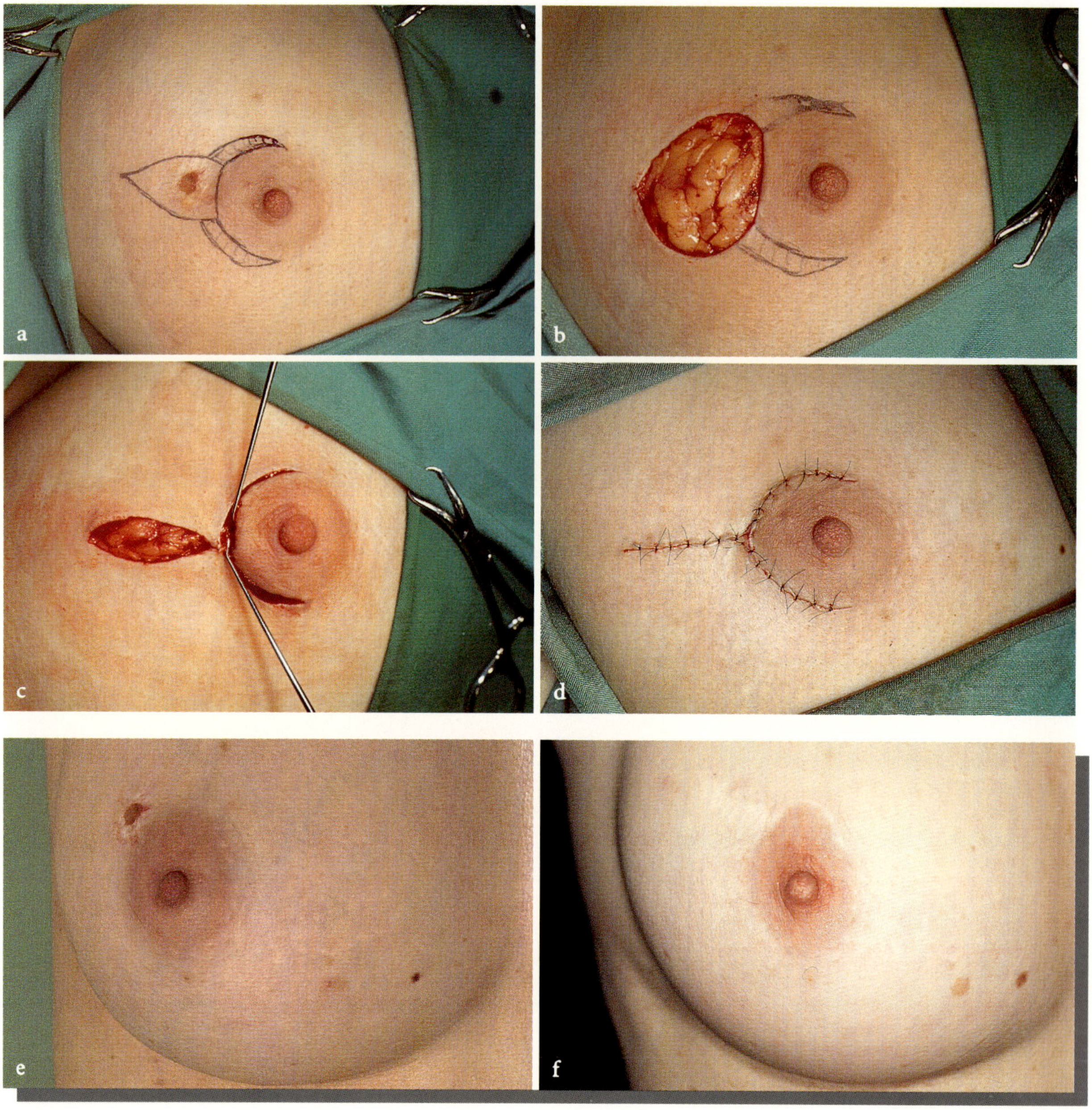

Abb. 358. Bilaterale Verschiebeplastik mit halbmondförmiger Ausgleichsexzision:
a Operationsplanung bei perimamillärem Rezidiv eines Nävuszellnävus nach Radiatio in der Kindheit,
b Exzisionsdefekt,
c Verlagerung der beiden Lappen,
d Abschluß der Operation,
e Ausgangsbefund,
f vier Jahre postoperativ

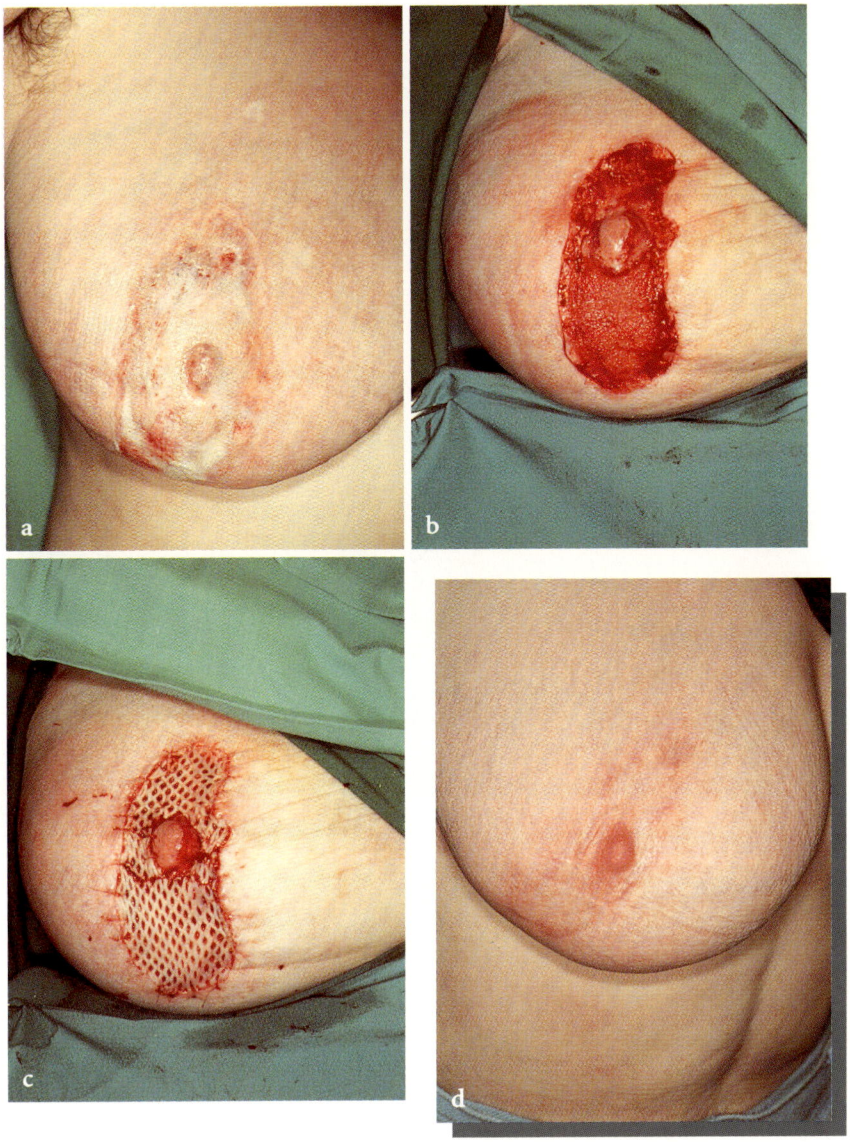

Abb. 359. Gittertransplantation:
a Zustand nach Verbrühung III. Grades,
b Zustand nach Nekrosenabtragung und Wundkonditionierung,
c optimal eingepaßtes Gittertransplantat,
d sechs Monate postoperativ

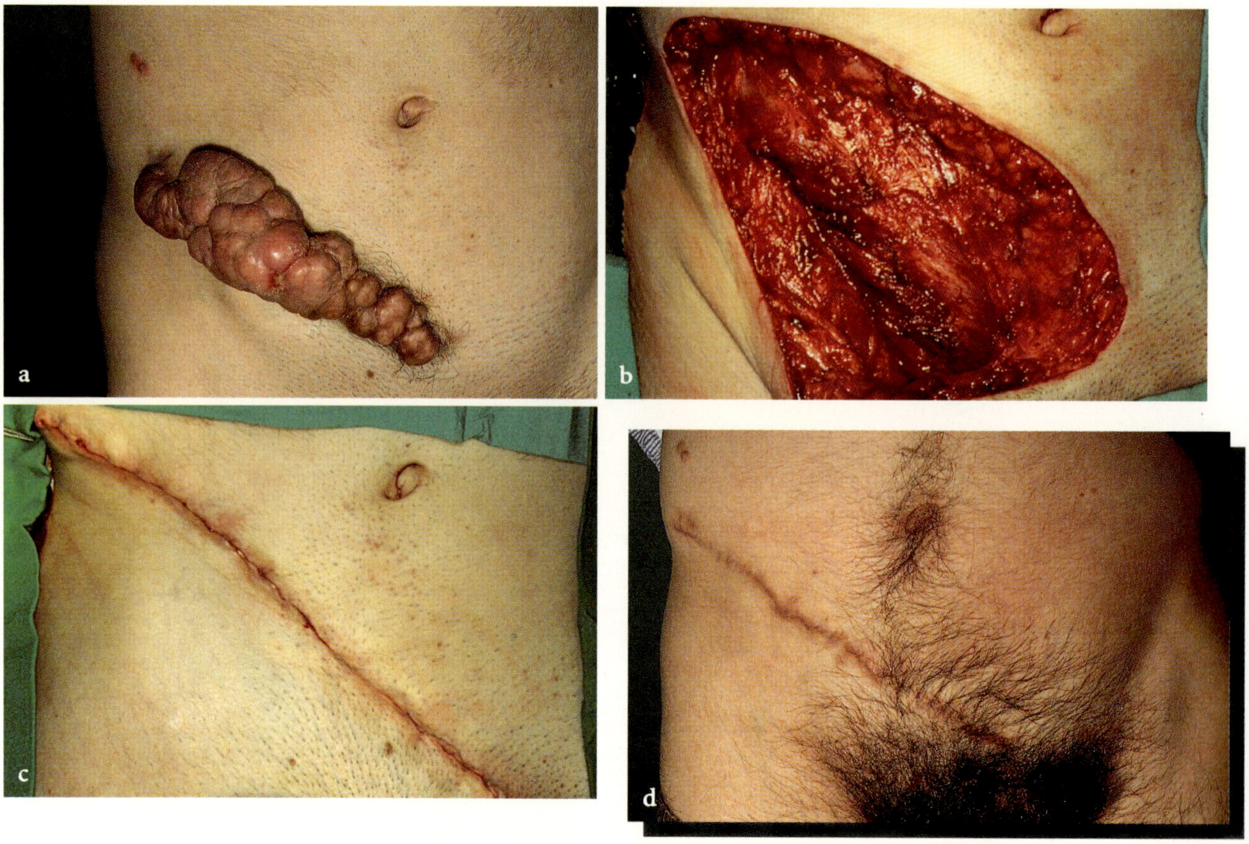

Abb. 360. Dehnungsplastik:
a abdominelle Fibromatose,
b Defekt nach Exzision des Herdes einschließlich befallenem Faszienanteil,
c Abschluß der Operation nach schichtweisem Wundverschluß,
d fünf Monate postoperativ

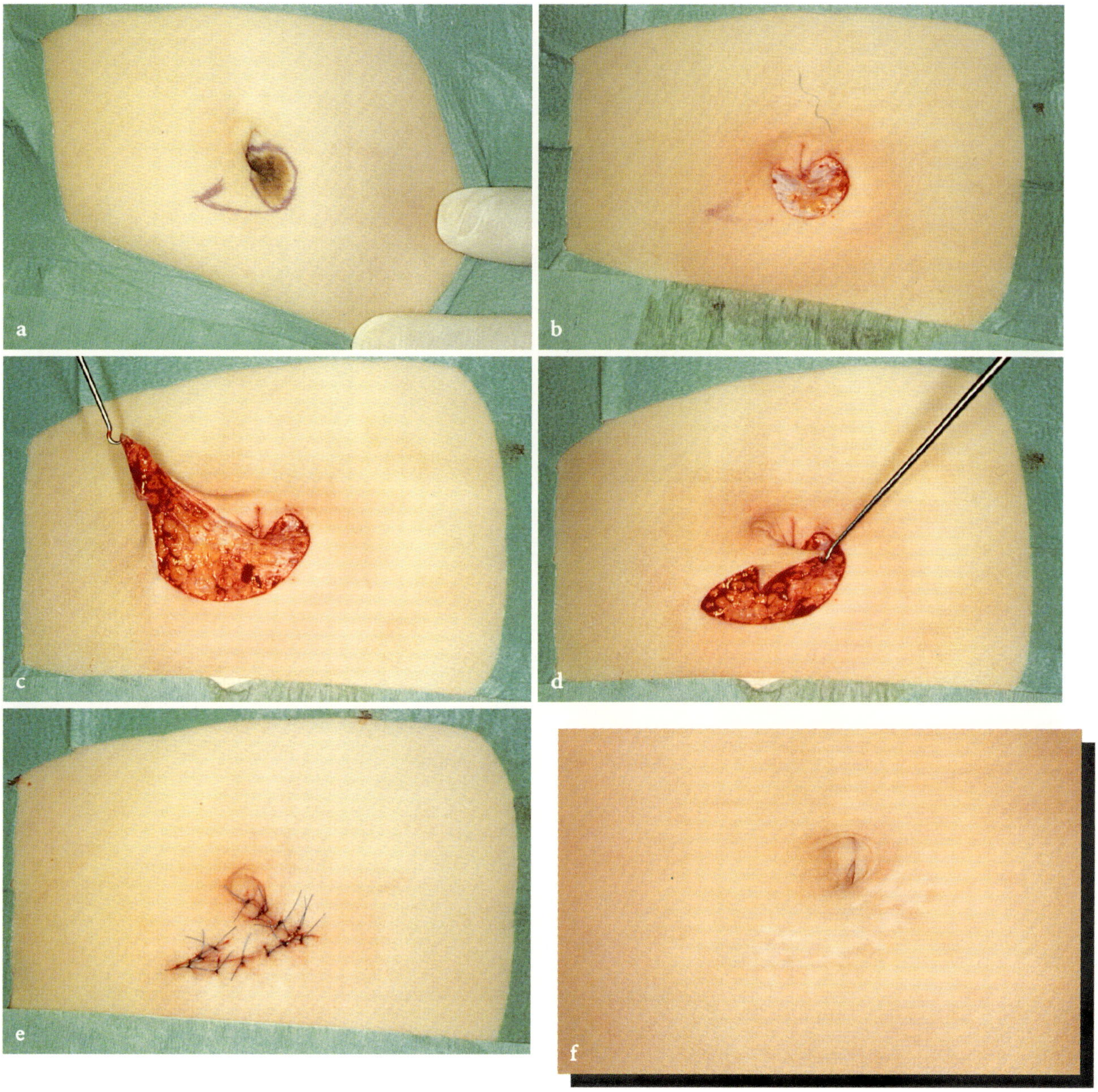

Abb. 361. Verschiebeplastik mit rückläufigem Ausgleichsschnitt:

a Operationsplanung zur Exzision eines konnatalen Nävuszellnävus,
b Exzisionsdefekt,
c komplette Mobilisierung des Lappens,
d Lappenverlagerung,
e Abschluß der Operation,
f eineinhalb Jahre postoperativ

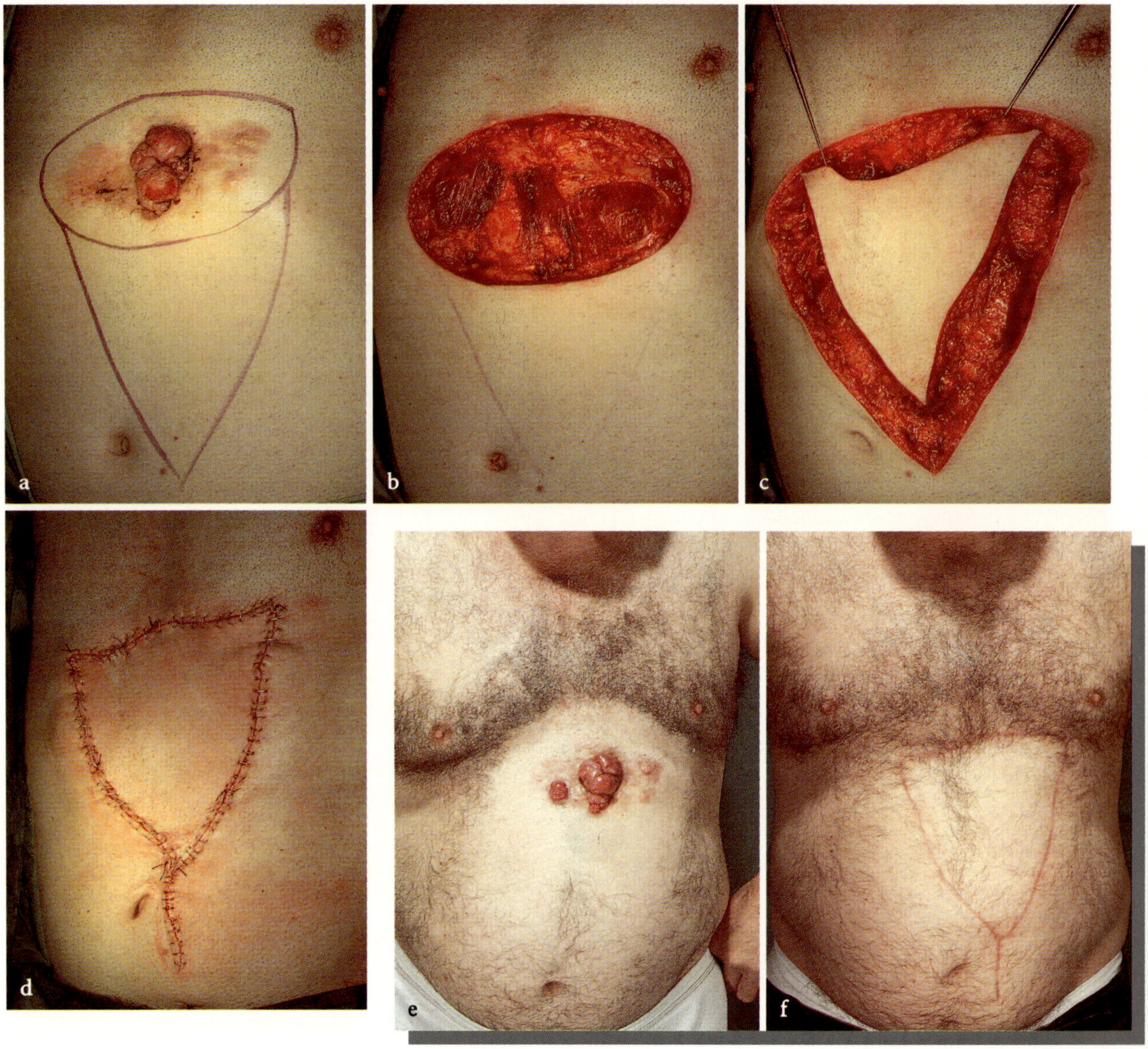

Abb. 362. Subkutan gestielte Lappenplastik:
- a Operationsplanung zur Exzision und Rekonstruktion bei einem Dermatofibrosarcoma protuberans,
- b Exzisionsdefekt,
- c Präparation und Lappenverlagerung unter Schonung des subkutanen Gefäßstiels,
- d Abschluß der Operation,
- e Ausgangsbefund,
- f vier Monate postoperativ

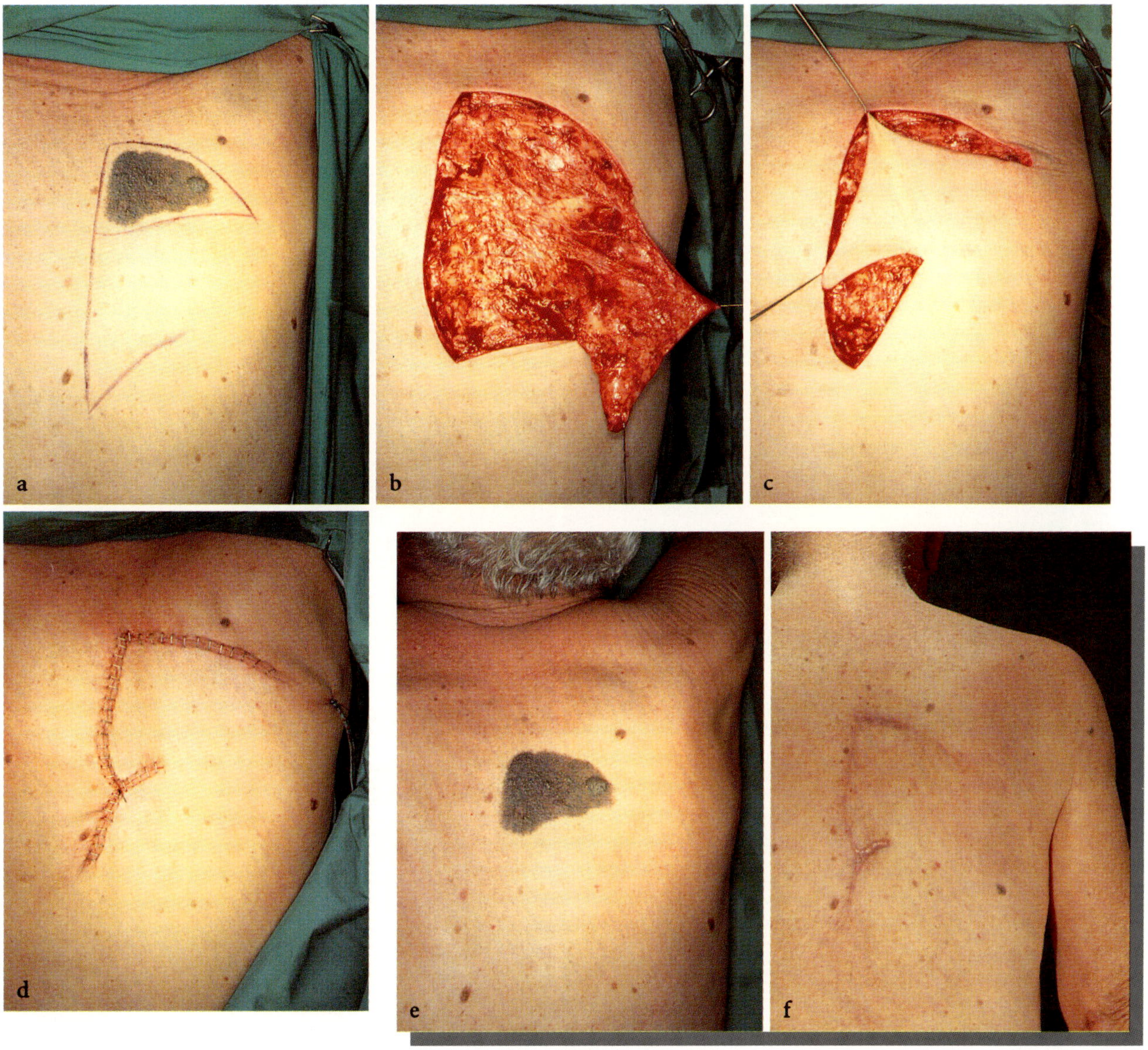

Abb. 363. Verschiebeplastik mit rückläufigem Ausgleichsschnitt:
- **a** Operationsplanung zur Exzision eines konnatalen Nävuszellnävus,
- **b** nach Exzision des Nävus komplette Mobilisierung des Lappens,
- **c** Lappenverlagerung,
- **d** Abschluß der Operation,
- **e** Ausgangsbefund,
- **f** sechs Monate postoperativ

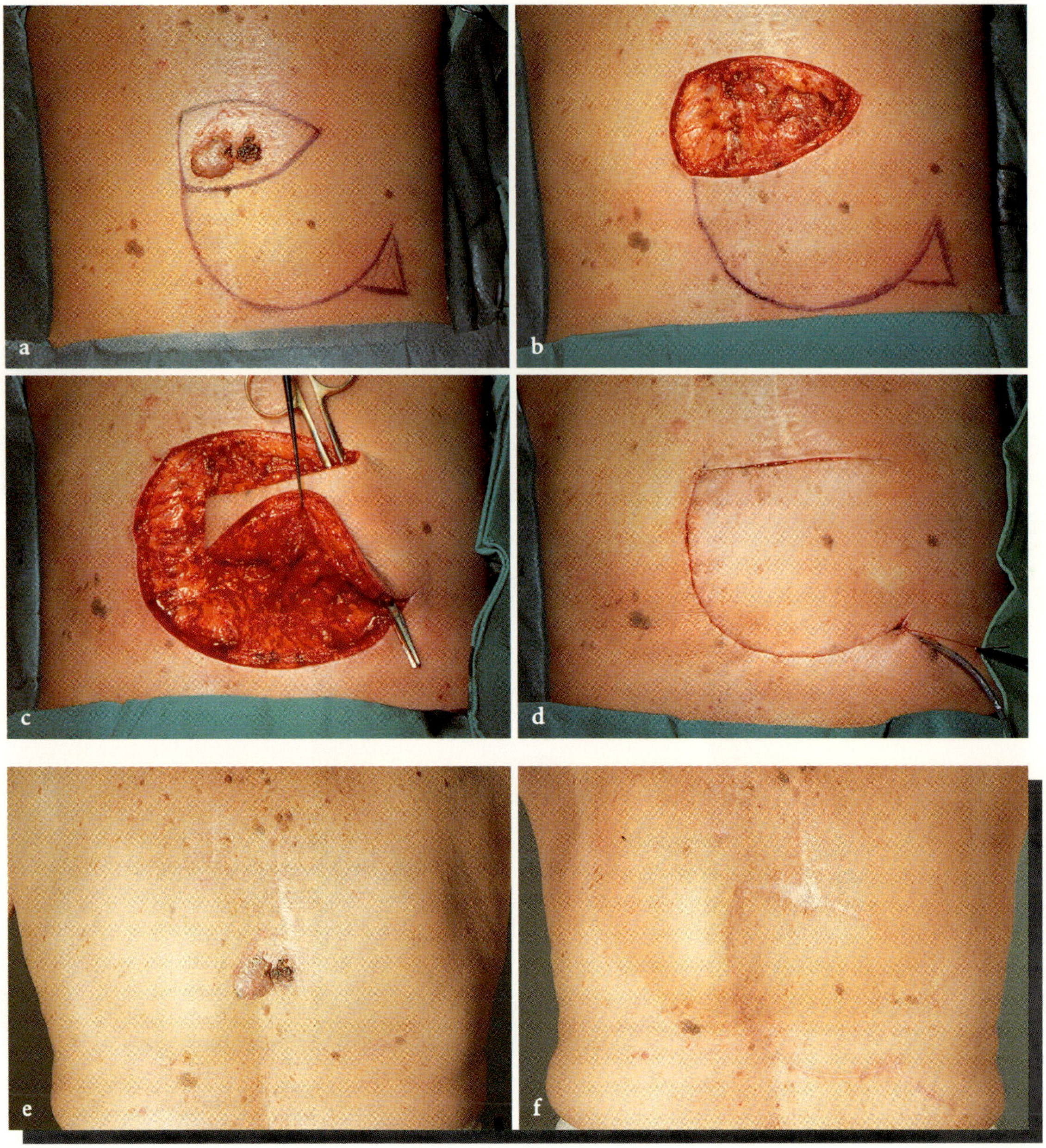

Abb. 364. Rotationsplastik:
a Operationsplanung bei einem Basaliomrezidiv am Rücken,
b Exzisionsdefekt,
c Mobilisierung des Lappens,
d Abschluß der Operation,
e Ausgangsbefund,
f eineinhalb Jahre postoperativ

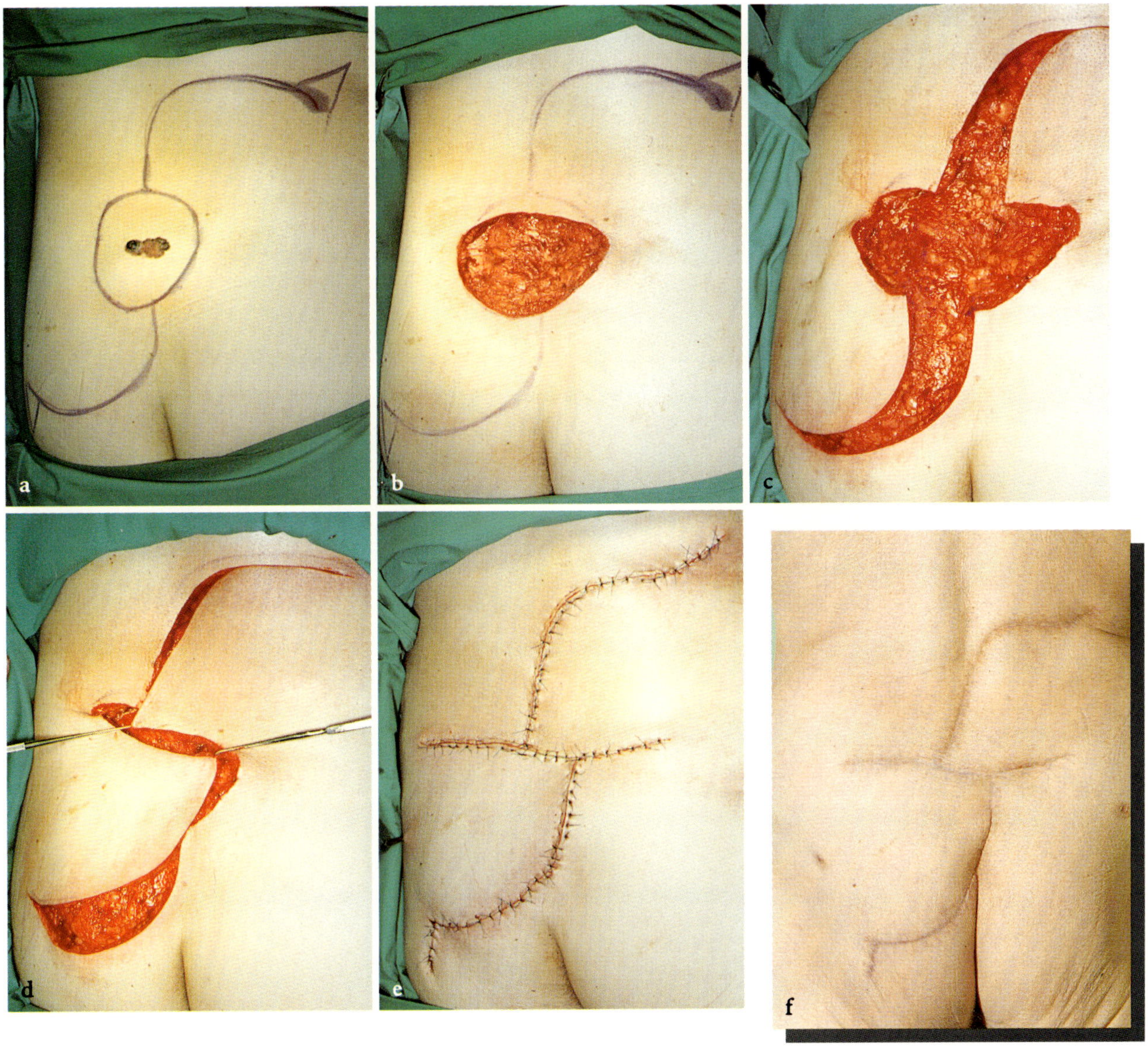

Abb. 365. Doppelte Rotationsplastik:
a Operationsplanung zur weiten lokalen Exzision eines malignen Melanoms mit nachfolgender Defektrekonstruktion,
b Exzisionsdefekt,
c Präparation und Mobilisierung der Lappen,
d Lappenverlagerung,
e Abschluß der Operation,
f sechs Monate postoperativ

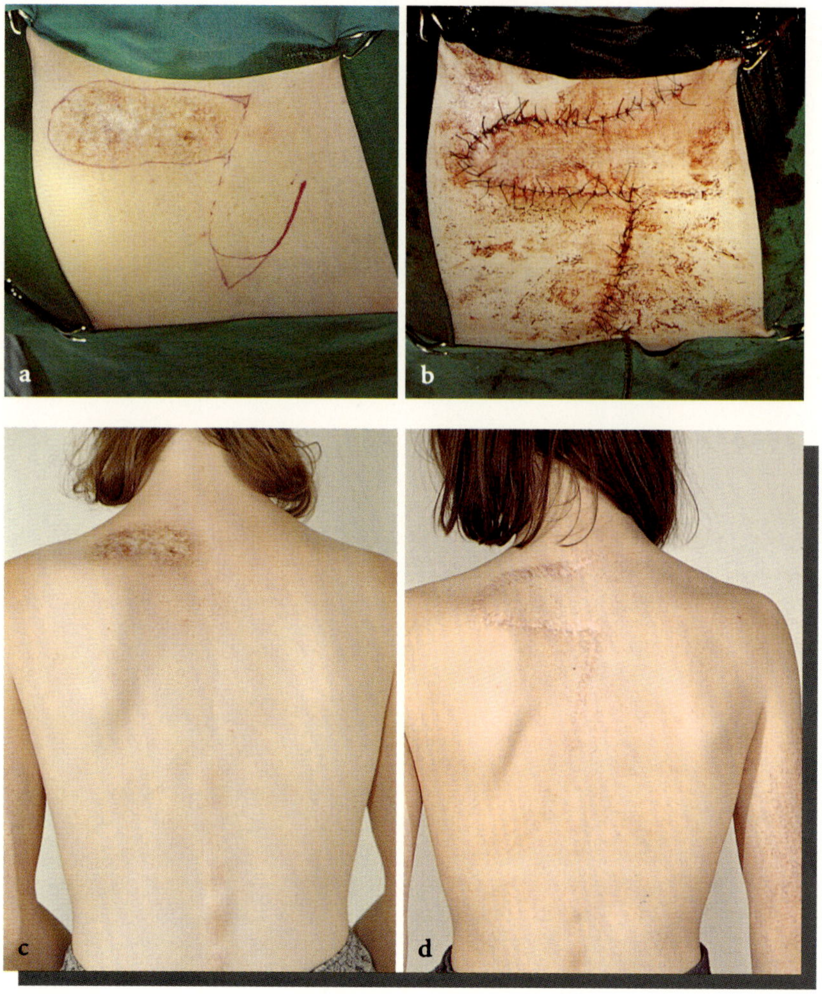

Abb. 366. Schwenklappenplastik:
a Operationsplanung zur Exzision und Rekonstruktion bei einem Radioderm am Rücken,
b Abschluß der Operation,
c Ausgangsbefund,
d zweieinhalb Jahre postoperativ

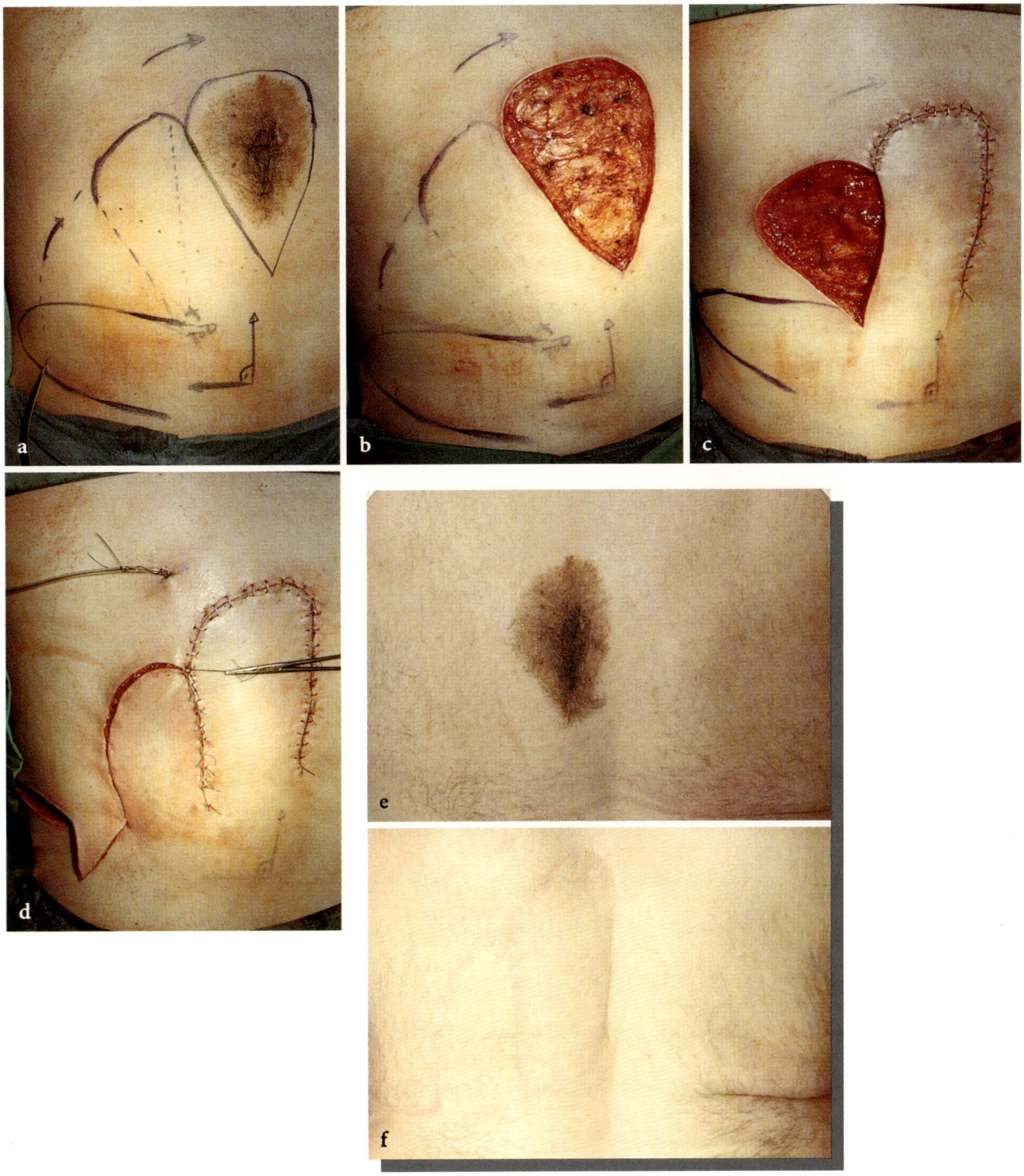

Abb. 367. Doppelte Schwenklappenplastik:

- a Operationsplanung zur Exzision eines konnatalen Nävuszellnävus,
- b Exzisionsdefekt,
- c Zustand nach Verlagerung des ersten Schwenklappens in den Primärdefekt,
- d Zustand nach Verlagerung des zweiten Schwenklappens in den Sekundärdefekt,
- e Ausgangsbefund,
- f drei Jahre postoperativ

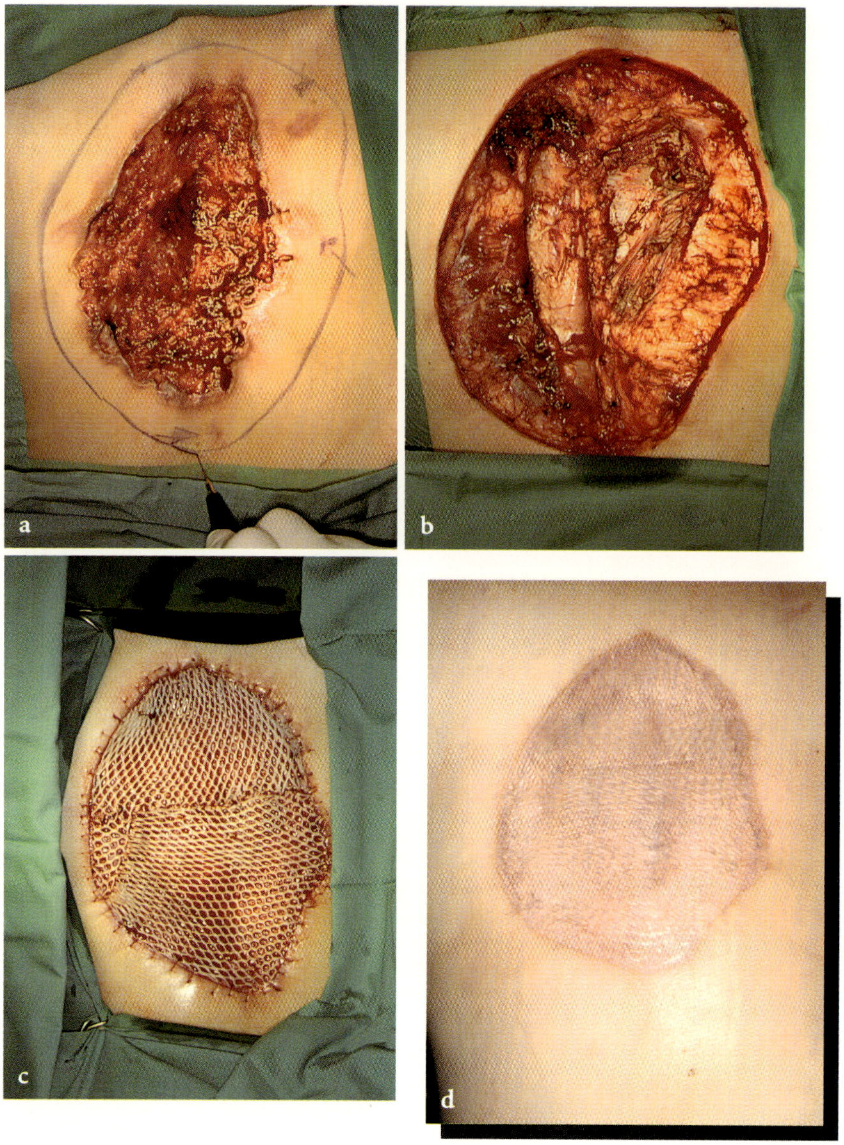

Abb. 368. Gittertransplantation:

a Operationsplanung zur Exzision eines Basalioma giganteum,
b Exzisionsdefekt,
c nach Wundkonditionierung Einpassen eines zweiteiligen Gittertransplantats,
d vier Monate postoperativ

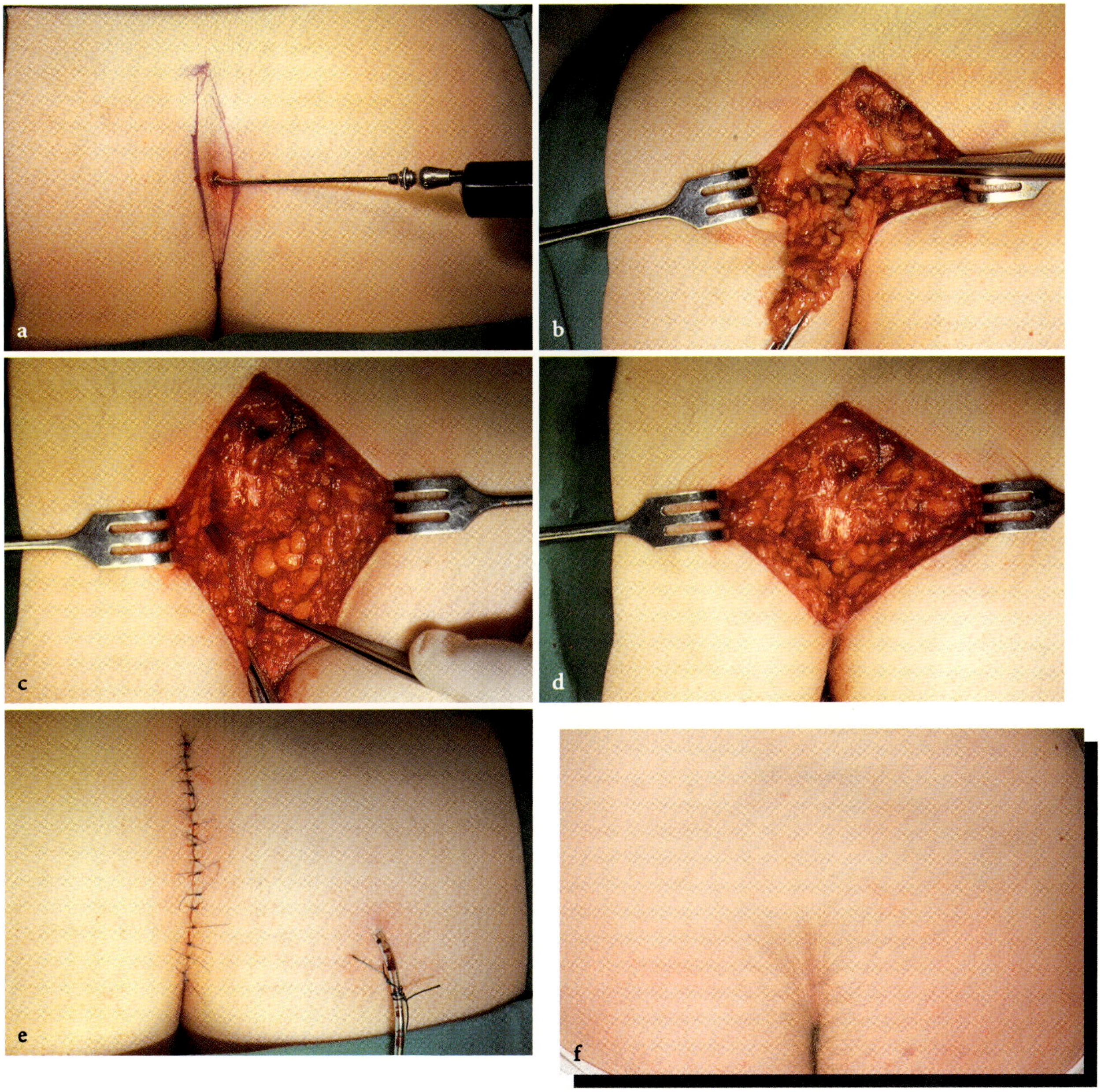

Abb. 369. Dehnungsplastik:
a Sondierung und Markierung des Gangsystems eines sakralen Pilonidalsinus mittels Methylviolettlösung,
b Exzision der blau markierten Areale,
c gegebenenfalls Nachexzision weiterer markierter Areale,
d Exzisionsdefekt,
e Abschluß der Operation,
f sechs Monate postoperativ

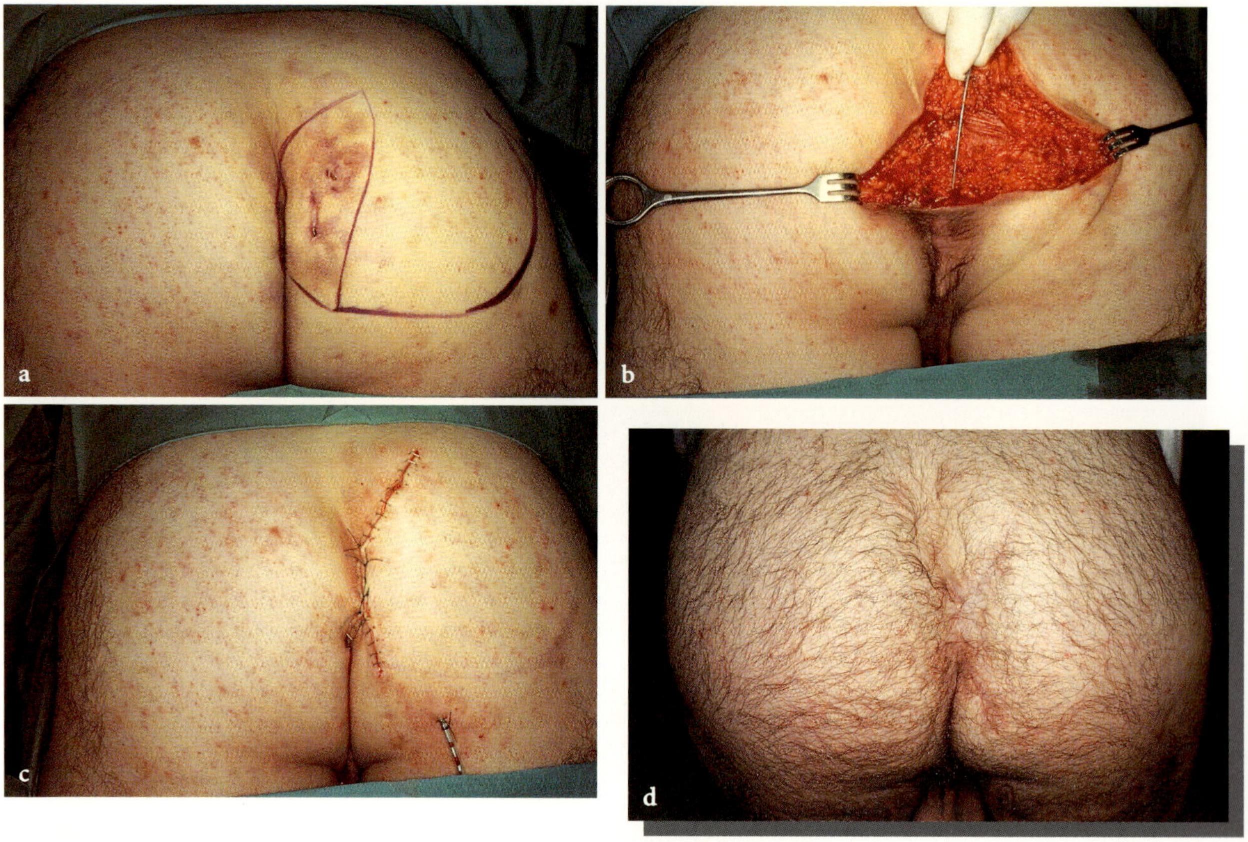

Abb. 370. VY-Plastik:

a Operationsplanung bei Acne inversa,
b Exzisionsdefekt sowie Sondierung und weitere Exzision eines Fistelgangs,
c Wundverschluß nach VY-Plastik, die initial geplante Rotationsplastik war hier nicht erforderlich,
d ein Jahr postoperativ

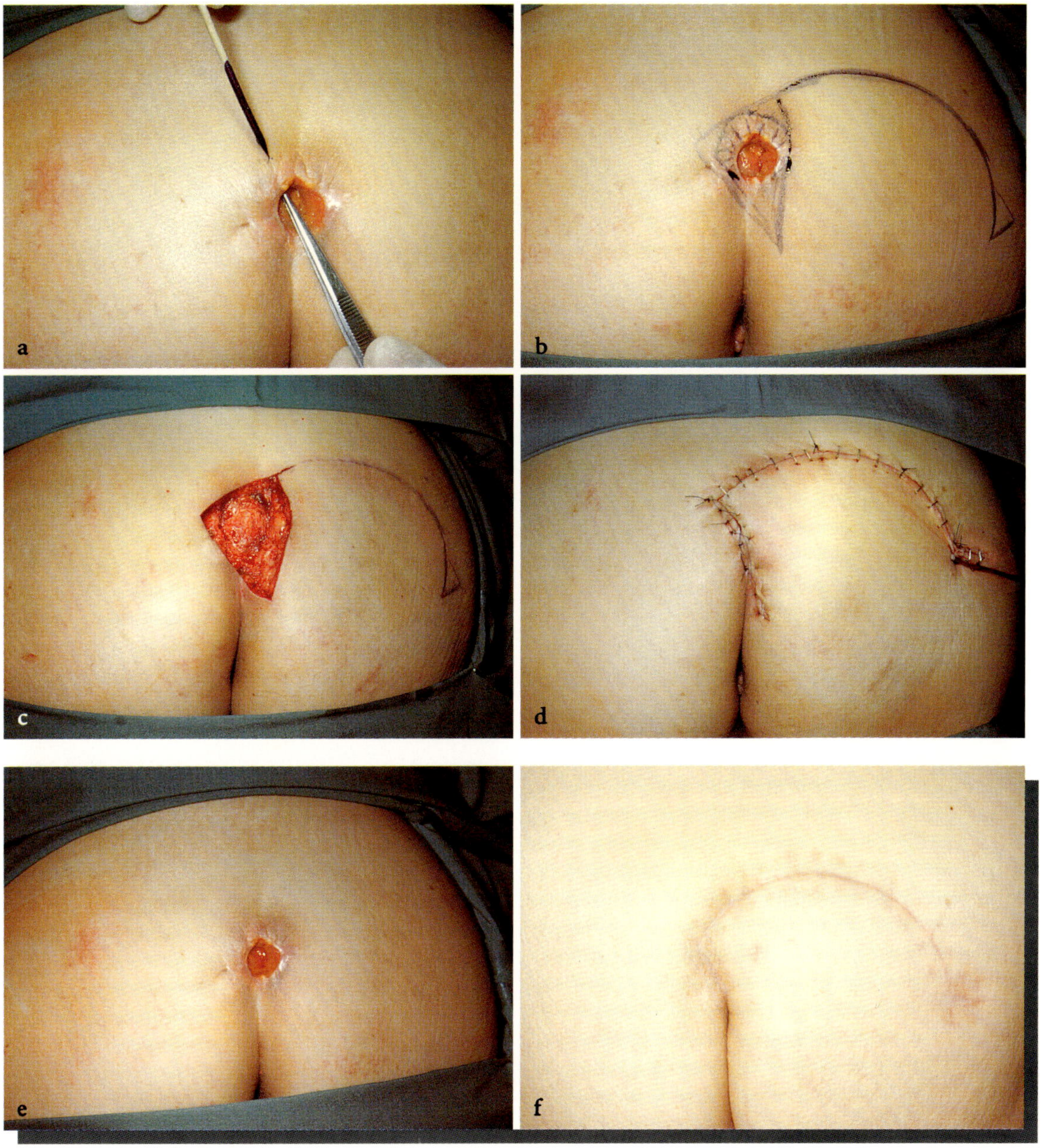

Abb. 371. Rotationsplastik:
a Dekubitalulkus mit unterminiertem Randwall,
b Operationsplanung,
c Exzisionsdefekt,
d Abschluß der Operation,
e Ausgangsbefund,
f drei Monate postoperativ

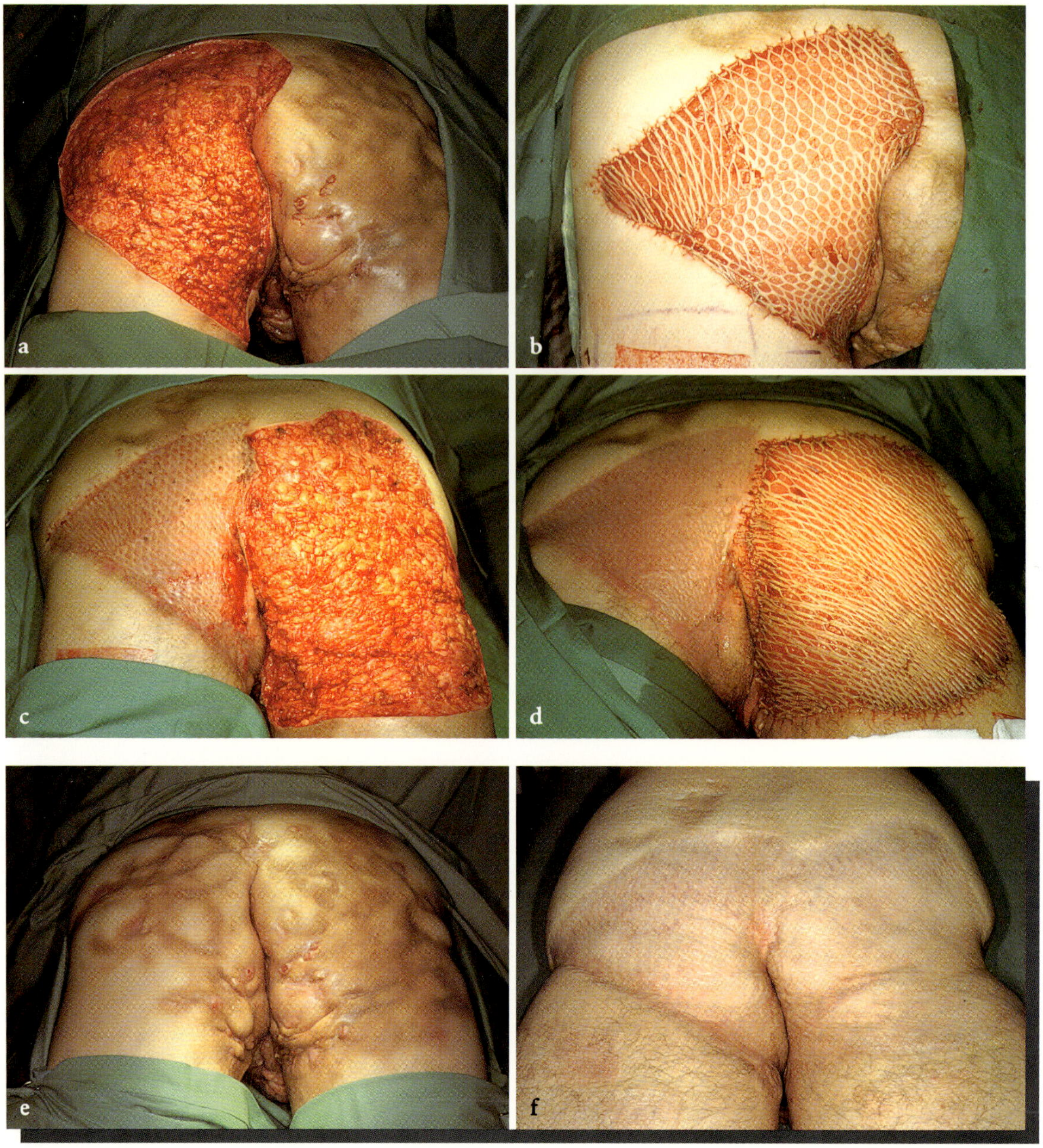

Abb. 372. Mehrfache Gittertransplantationen:
a ausgedehnte Acne inversa, Defekt nach zunächst einseitiger Exzision des fistulierenden inflammatorischen Areals,
b nach Wundkonditionierung erste Gittertransplantation,
c Defekt nach Exzision des kontralateralen Areals,
d nach Wundkonditionierung erneut Gittertransplantation,
e Ausgangsbefund,
f zweieinhalb Jahre nach dem letzten Eingriff

20.1.5 Bauchdeckenstraffung

Persistierende erschlaffte Bauchdecken werden gelegentlich nach Schwangerschaften oder auch nach extremen Gewichtsreduktionen bei Adipositas beobachtet. Sie stellen nicht nur eine ästhetische Beeinträchtigung der Patienten dar, sondern können auch Ursache chronischer intertriginöser Dermatitiden sein. In diesem Falle ist ihre operative Korrektur neben den augenscheinlichen kosmetischen Gründen auch medizinisch indiziert.

Operationstechnik
Günstige Resultate erbringt die modifizierte Technik einer Dehnungs- bzw. VY-Plastik nach Pitanguy. Dabei wird die schlaffe Bauchhautschürze annähernd triangulär bis auf die Muskelfaszie exzidiert, wobei die Schnittführung bogenförmig vom Nabel zu beiden Spinae iliacae anteriores superiores und von dort zum Mons pubis verläuft. Ausgehend vom oberen Resektionsrand wird die verbliebene Bauchhaut epifaszial mobilisiert und kann so nach kaudal verlagert werden. Der umschnittene Nabel verbleibt an seiner Position und wird durch Naht mit der dafür gefensterten und darübergezogenen Bauchhaut verbunden. Bei einer häufig begleitend zu beobachtenden Rektusdiastase müssen die Rektusscheiden mit langsam resorbierbarem Nahtmaterial (z. B. PDS 0–0) vernäht werden.

Die bei dem Eingriff erforderlichen ausgedehnten Hautunterminierungen sind mit einer großflächigen Traumatisation des subkutanen Fettgewebes verbunden und daher nicht ungefährlich. Zur Vermeidung von Fettembolien sind deshalb prophylaktische Maßnahmen (evtl. Gabe von Trasylol) vorzusehen.

Eine vertikale Schnittführung bei einer Bauchdeckenreduktionsplastik ist dem geschilderten Verfahren ästhetisch deutlich unterlegen.

Abb. 373. Bauchdeckenstraffung (s. Seite 394):
- a Dermatochalasis nach forcierter Gewichtsabnahme, Operationsplanung,
- b Defekt nach bogenförmiger Exzision,
- c exzidiertes Präparat,
- d Mobilisation der Bauchhaut nach kranial bis zum Rippenbogen unter Belassen des Nabels in situ,
- e Anpassen und Fensterung des kranialen Lappens und inselartiges Durchziehen des Bauchnabels,
- f Abschluß der Operation,
- g Ausgangsbefund,
- h vier Monate postoperativ

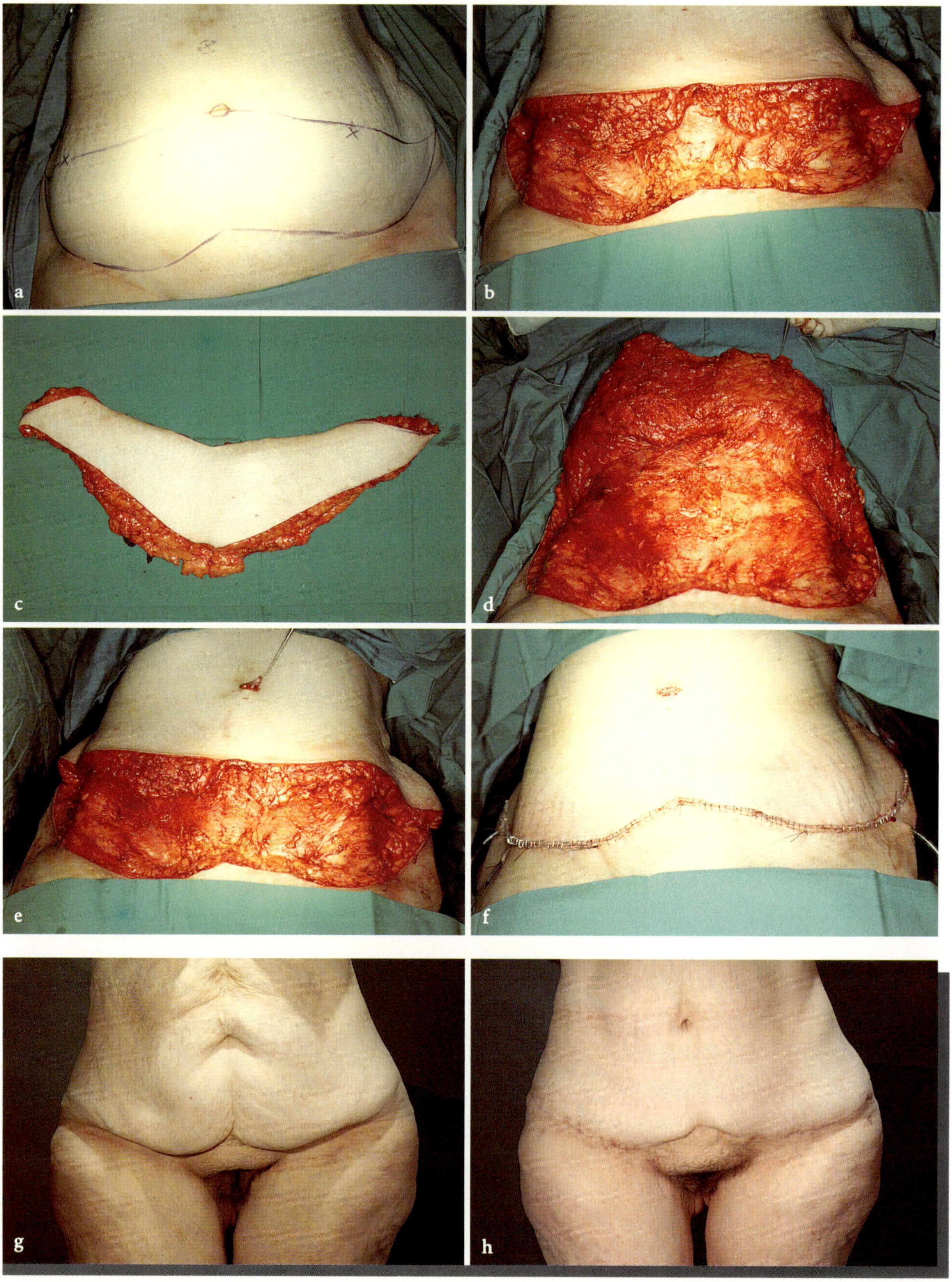
a
b
c
d
e
f
g
h

20.2 Axilläre Region

Operationstaktisch sind axillär die Bedingungen ähnlich zu werten wie an den übrigen Lokalisationen des Stammes. Problematisch gestaltet sich allerdings das operative Vorgehen, wenn das subkutane Gewebe z. B. nach einer Strahlentherapie narbig oder bei der Acne conglobata zusätzlich entzündlich verändert ist. Größere Eingriffe, bei denen auch ausgedehnte subkutane Gewebeverluste auftreten, müssen entweder durch lokale Lappenplastiken oder bei mehr oberflächlichen Läsionen durch freie Hauttransplantate versorgt werden. Sonderstellungen nehmen die radikale axilläre Lymphknotendissektion sowie die operativen Eingriffe bei der Hyperhidrosis axillaris ein.

20.2.1 Anatomie

Die axilläre Region ist ventral durch den M. pectoralis major und dorsal durch den M. latissimus dorsi begrenzt. In der Tiefe der Fossa axillaris entspringt der Gefäßnervenstrang zunächst unterhalb der Clavicula und verläuft dann dorsal des M. coracobrachialis. Die drei Faszikel des Plexus brachialis winden sich teilweise um die A. axillaris. Ventral der Arterie verläuft die V. axillaris. Die funktionell wichtigen motorischen Nn. thoracodorsalis und thoracicus longus verlaufen im Spalt zwischen M. subscapularis und M. serratus anterior nach kaudal (Abb. 374).

20.2.2 Anästhesie

Ausgedehnte und tiefgreifende Eingriffe in der axillären Region erfordern eine Allgemeinanästhesie.

20.2.3 Operationsplanung

Bereits durch eine sorgfältige Operationsplanung ist sicherzustellen, daß durch den Eingriff keine Einschränkung der Beweglichkeit des Schultergelenks resultiert. Nahlappenplastiken sind großzügig zu dimensionieren, um zu vermeiden, daß durch den Narbenzug eine Elevationshemmung entsteht.

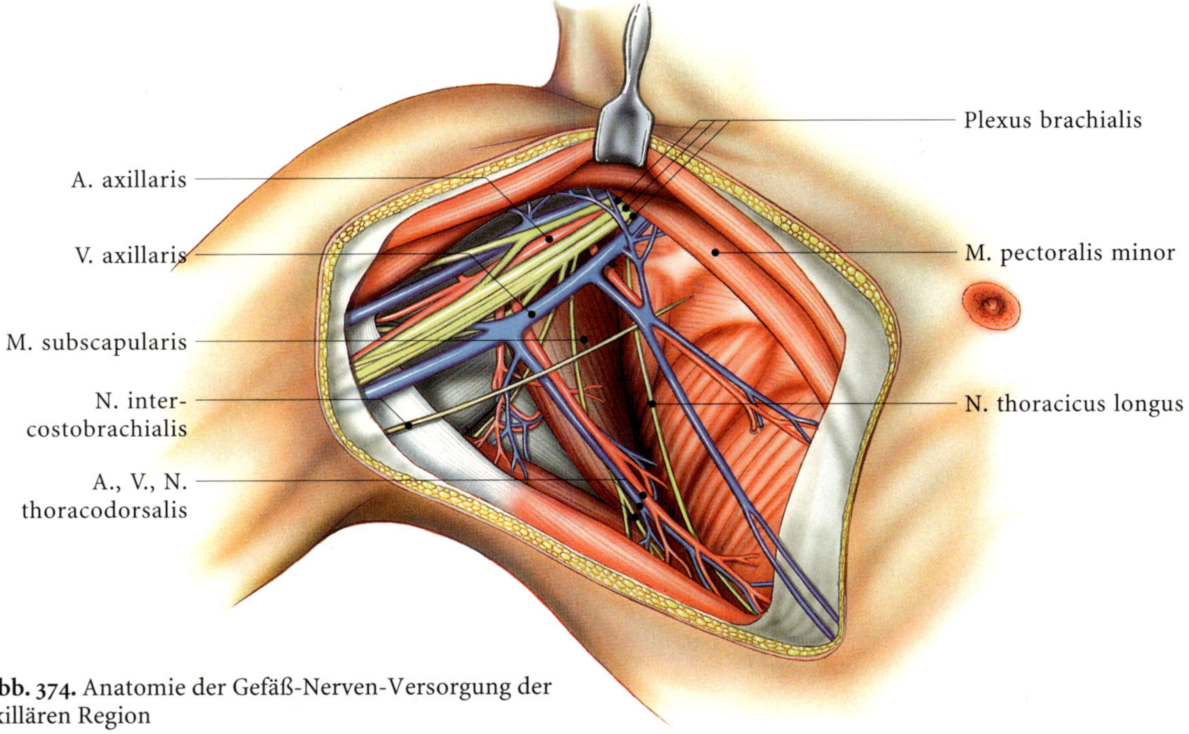

Abb. 374. Anatomie der Gefäß-Nerven-Versorgung der axillären Region

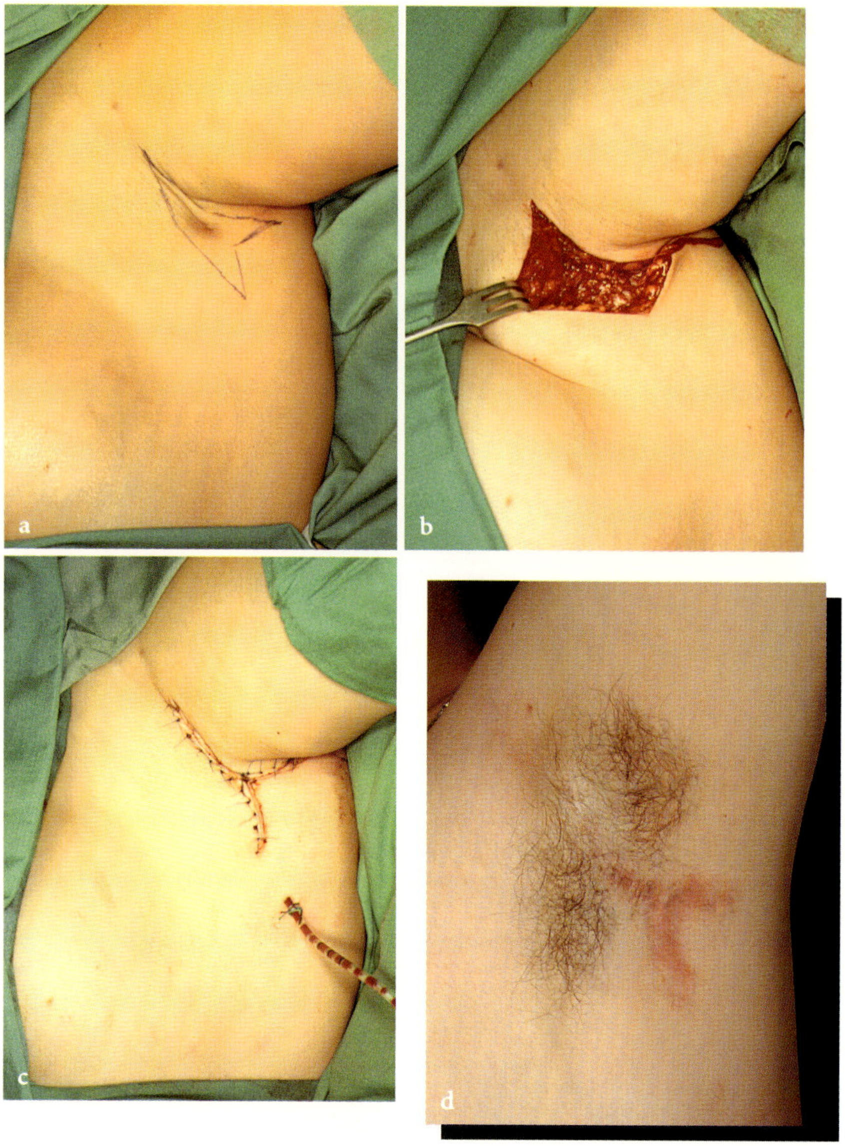

Abb. 375. VY-Plastik:
a Operationsplanung bei Hidradenitis suppurativa,
b Wundrandunterminierung nach kompletter Exzision,
c Y-förmiger Wundverschluß,
d sechs Monate postoperativ

20.2.4 Operationstechniken

Da kleine bis mittelgroße horizontale elliptoide Exzisionen im Achselbereich nur unter einer geringen Wundrandspannung stehen, sind Naht- und Narbendehiszenzen kaum zu erwarten. Bei großen Defekten bieten sich neben der dorsal am Rand des M. latissimus dorsi gestielten Rotationslappenplastik der ebenfalls dorsal gestielte Transpositionslappen und der Gleitlappen von kaudal zur Defektdeckung an.

Freie Transplantate werden bei abduziertem Arm eingepaßt, um den Schrumpfungsverlust des Transplantates auszugleichen. Der Arm wird auch in Abduktionsstellung post operationem über 8 Tage fixiert, damit eine ausreichende Beweglichkeit des Schultergelenks erhalten bleibt.

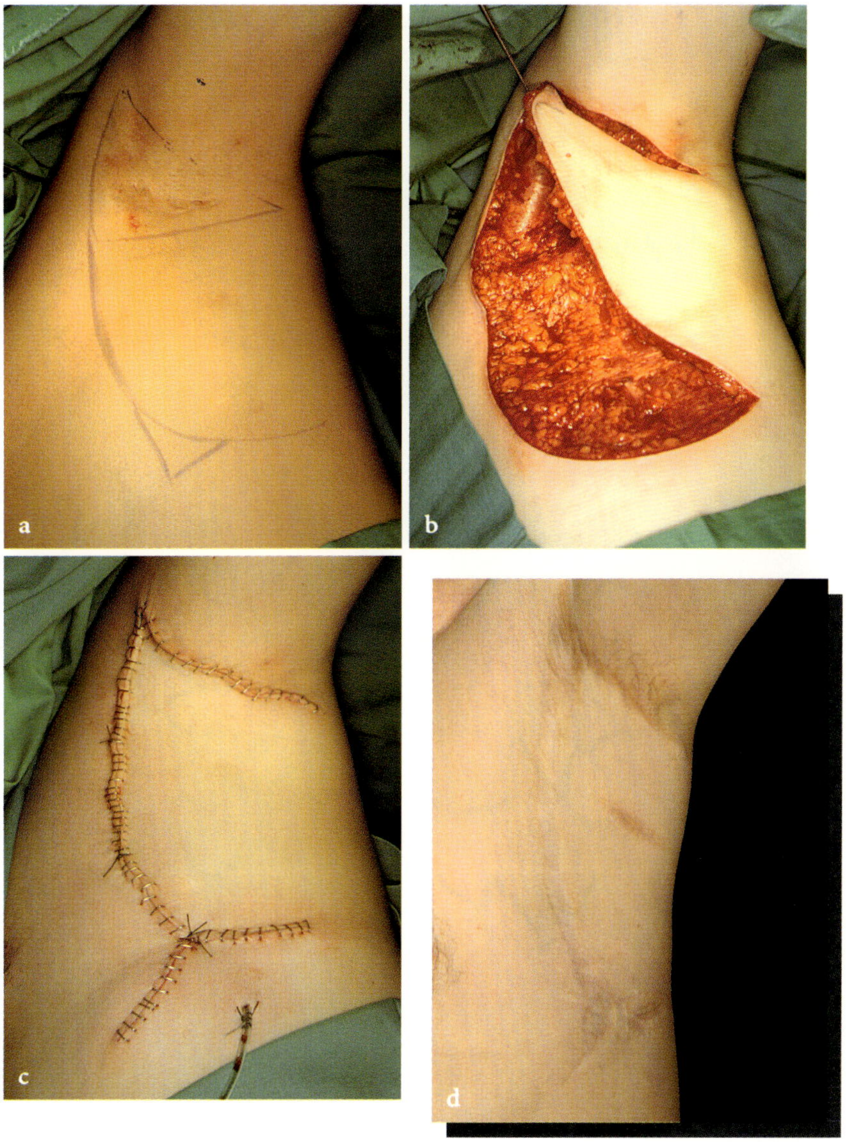

Abb. 376. Rotationsplastik.
a Operationsplanung bei Hidradenitis suppurativa,
b Präparation und Verlagerung des Rotationslappens von kaudal,
c Abschluß der Operation, Ausgleichsdreieck in der vorderen Axillarlinie,
d zwei Jahre postoperativ

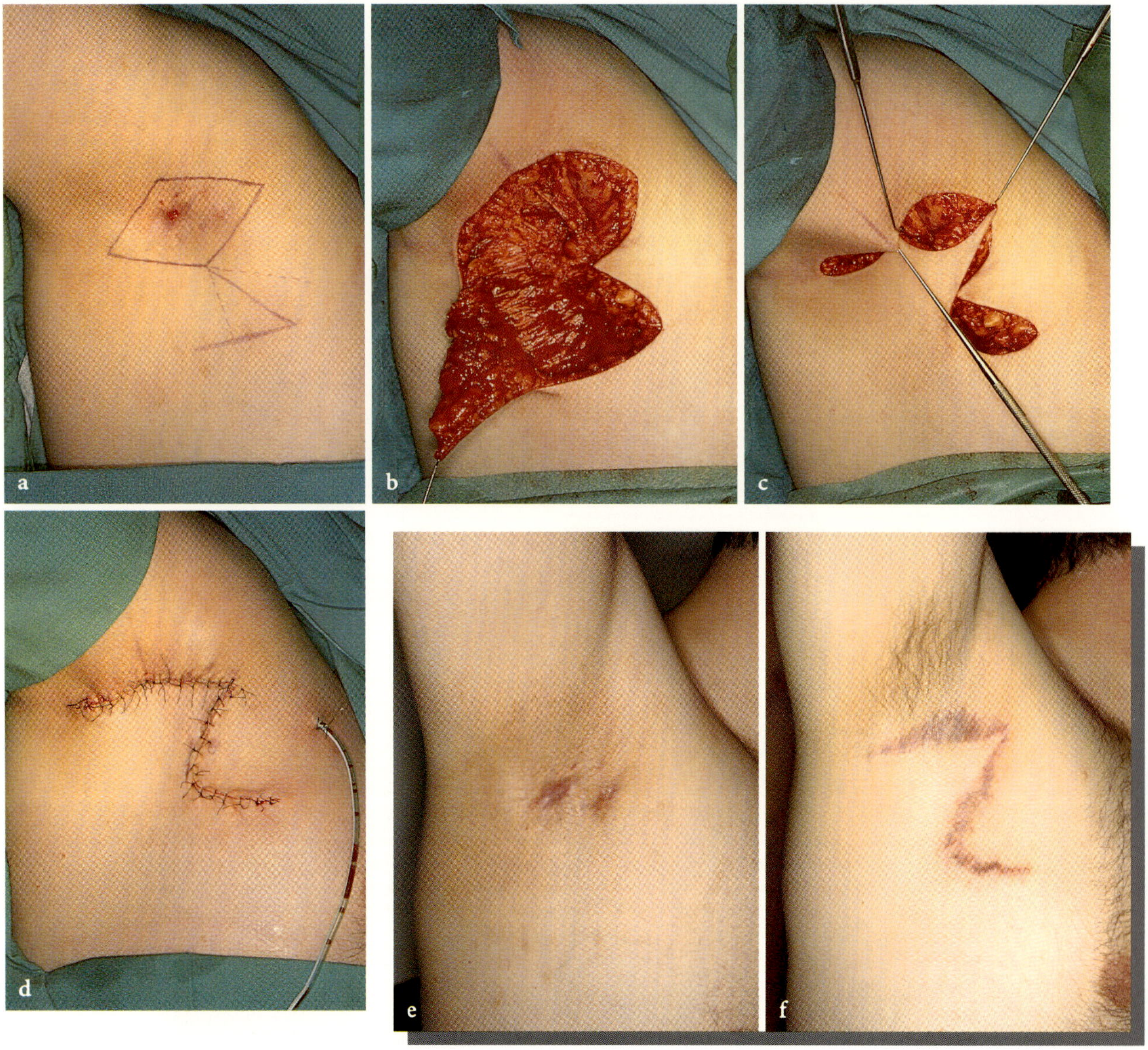

Abb. 377. Transpositionsplastik nach Dufourmentel:
- **a** Operationsplanung bei Hidradenitis suppurativa,
- **b** nach kompletter Exzision des sondierten und markierten Areals Mobilisation des Lappens,
- **c** spannungsfreie Lappenverlagerung,
- **d** Abschluß der Operation,
- **e** Ausgangsbefund,
- **f** 3 Monate postoperativ

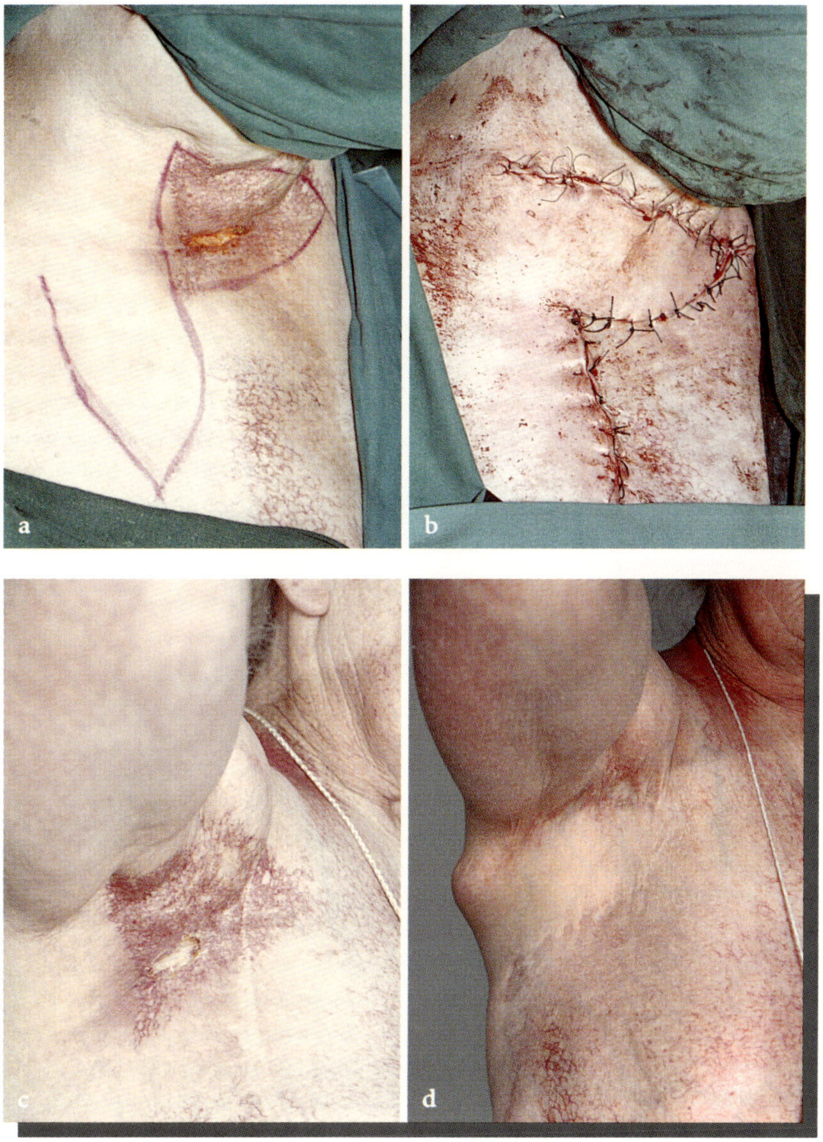

Abb. 378. Schwenklappenplastik:
- **a** Operationsplanung bei einem Radioderm mit zentralem Ulkus,
- **b** Abschluß der Operation,
- **c** Ausgangsbefund,
- **d** zwei Jahre postoperativ

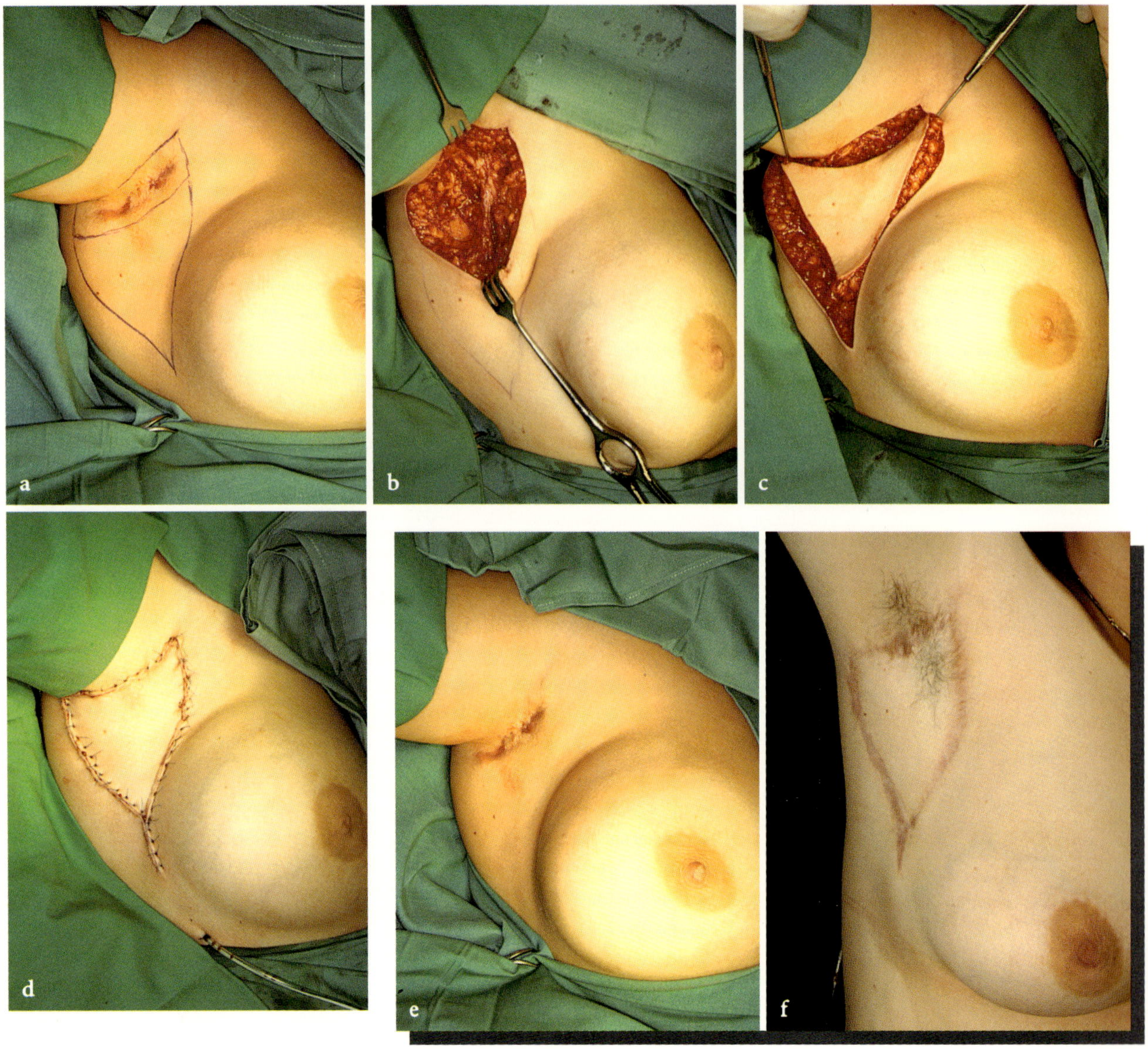

Abb. 379. Subkutan gestielte Lappenplastik:
- **a** Operationsplanung bei Hidradenitis suppurativa,
- **b** Defekt nach Sondierung, Markierung und Exzision des fistulierenden Areals,
- **c** Verlagerung des subkutan gestielten Lappens,
- **d** Abschluß der Operation,
- **e** Ausgangsbefund,
- **f** sechs Monate postoperativ

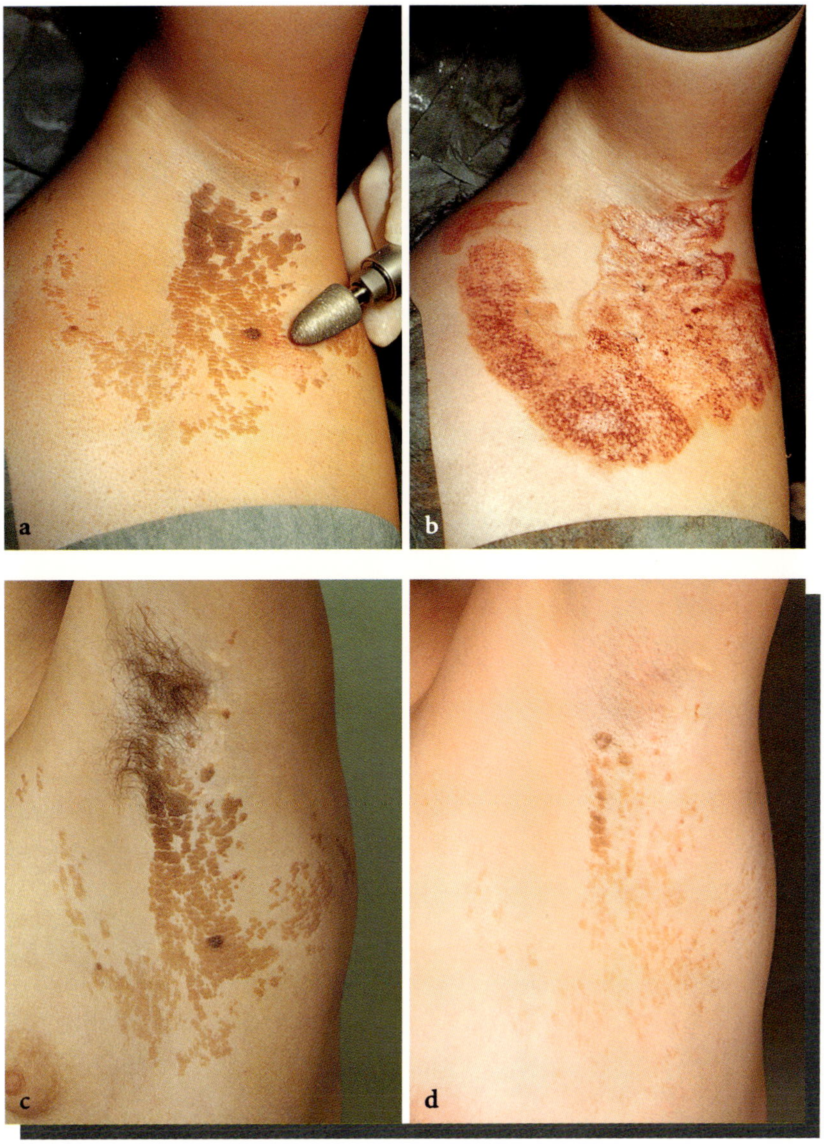

Abb. 380. Dermabrasion:
a hochtourige Dermabrasion bei einem epidermalen Nävus,
b Abschluß der Operation,
c Ausgangsbefund,
d sechs Jahre postoperativ, kosmetisch befriedigendes Ergebnis

20.2.5 Operationen bei Hyperhidrosis axillaris

Die Hyperhidrosis axillaris ist eine funktionelle Erkrankung der ekkrinen Schweißdrüsen, die auch in Ruhe mit einer massiven Schweißproduktion einhergeht. Da die genaue Ätiologie der Hyperhidrosis axillaris unbekannt ist, besteht keine Möglichkeit einer kausalen Therapie. Durch einen chirurgischen Eingriff, der die Anzahl der in den Axillen lokalisierten apokrinen und ekkrinen Schweißdrüsen reduziert, ist allerdings in den meisten Fällen sowohl eine subjektive als auch objektive Besserung bis Normalisierung des exzessiven Schwitzens zu erreichen.

Operationsplanung

Zahlreiche chirurgische Methoden zur Therapie der Hyperhidrosis axillaris sind in der Literatur beschrieben, von denen einige, wie z. B. die Sympathektomie, heute obsolet sind. Die modernen Methoden beruhen im wesentlichen auf 3 therapeutischen Prinzipien:

- subkutane Kürettage,
- offene Kürettage, ggf. mit Teilexzision,
- Exzision des betroffenen Areals mit nachfolgender plastischer Defektdeckung.

Jedem Eingriff geht der Minor-Schweißtest voran. Dabei werden die Axillen nach dem flächigen Auftragen von alkoholischer Jodlösung (Jodtinktur DAB 10) mit Weizenstärke überpudert. Die blauschwarz verfärbten Zonen entsprechen den zu behandelnden Schwitzarealen und werden markiert.

Operationstechniken

Subkutane Schweißdrüsenkürettage. Eine elegante und kosmetisch vorteilhafte Methode ist die subkutane Schweißdrüsenentfernung durch Kürettage. In Allgemeinnarkose wird ein 2–3 cm langer Hautschnitt kaudal des unteren Pols des hyperhidrotischen Areals in der Fossa axillaris gelegt und von dort aus zunächst mit einer großen Präparierschere das gesamte markierte Gebiet in der oberen Subkutis unterminiert. Anschließend erfolgt die intensive Kürettage der unterminierten Bezirke mit einer scharfen gynäkologischen Kürette sowohl zur Oberfläche als auch zur Tiefe hin. Obwohl infolge der Minderdurchblutung die Haut zunächst anämisch und anschließend livide erscheint, sind bei Beherrschung der Technik Nekrosen sehr selten. Revisionsbedürftige Blutungen oder Nervenläsionen sind ebenfalls selten. Nach Einlegen einer Saugdrainage (12–14 CH) wird die primäre Inzisionswunde durch Subkutan- und Hautnaht verschlossen.

Durch den Eingriff wird die sympathische nervale Versorgung des unterminierten Gebietes vollständig unterbrochen, die sich jedoch nach ca. 3 Monaten wieder regeneriert. Zu diesem Zeitpunkt nehmen die dort verbliebenen restlichen Schweißdrüsen ihre Funktion wieder auf, und es kommt zu einer normalisierten Schweißsekretion. Rezidive der Hyperhidrosis sind bei dieser Methode selten, jedoch häufiger als bei den radikalen Exzisionsverfahren.

Teilexzision und offene Schweißdrüsenkürettage. Die subtotale Exzision wesentlicher Teile der hyperhidrotischen Areale ist die radikalere Variante der operativen Hyperhidrosisbehandlung, da mit dem Exzidat ein Großteil des Schweißdrüsenareals entfernt wird. Von Gillespie und Kane sowie von Salfeld wird eine längselliptische Form der Exzision favorisiert. Ist diese nicht breiter als 3–4 cm, droht beim primären Defektverschluß keine Gefahr einer Bewegungseinschränkung des Arms. Die nicht mitentfernten Schweißdrüsenareale werden subkutan mobilisiert und umgeklappt. Die dem Korium anhängenden Schweißdrüsen können dann mit der gebogenen Präparierschere und der dermatologischen Kürette entfernt werden. Nach Einlegen einer Saugdrainage erfolgt der Wundverschluß durch Subkutan- und Hautnaht.

Exzision des Schweißdrüsenareals mit plastischer Deckung. Neben der geschilderten vertikalen elliptischen Schnittführung besteht die Möglichkeit, diese auch horizontal, jedoch mit einem geringeren Durchmesser, vorzunehmen. Darüber hinaus sind, je nach Form des hyperhidrotischen Areals, auch andere Exzisionsfiguren sowie Defektverschlüsse mittels lokaler Lappenplastiken wie z. B. Z-, Transpositions- oder VY-Plastik möglich.

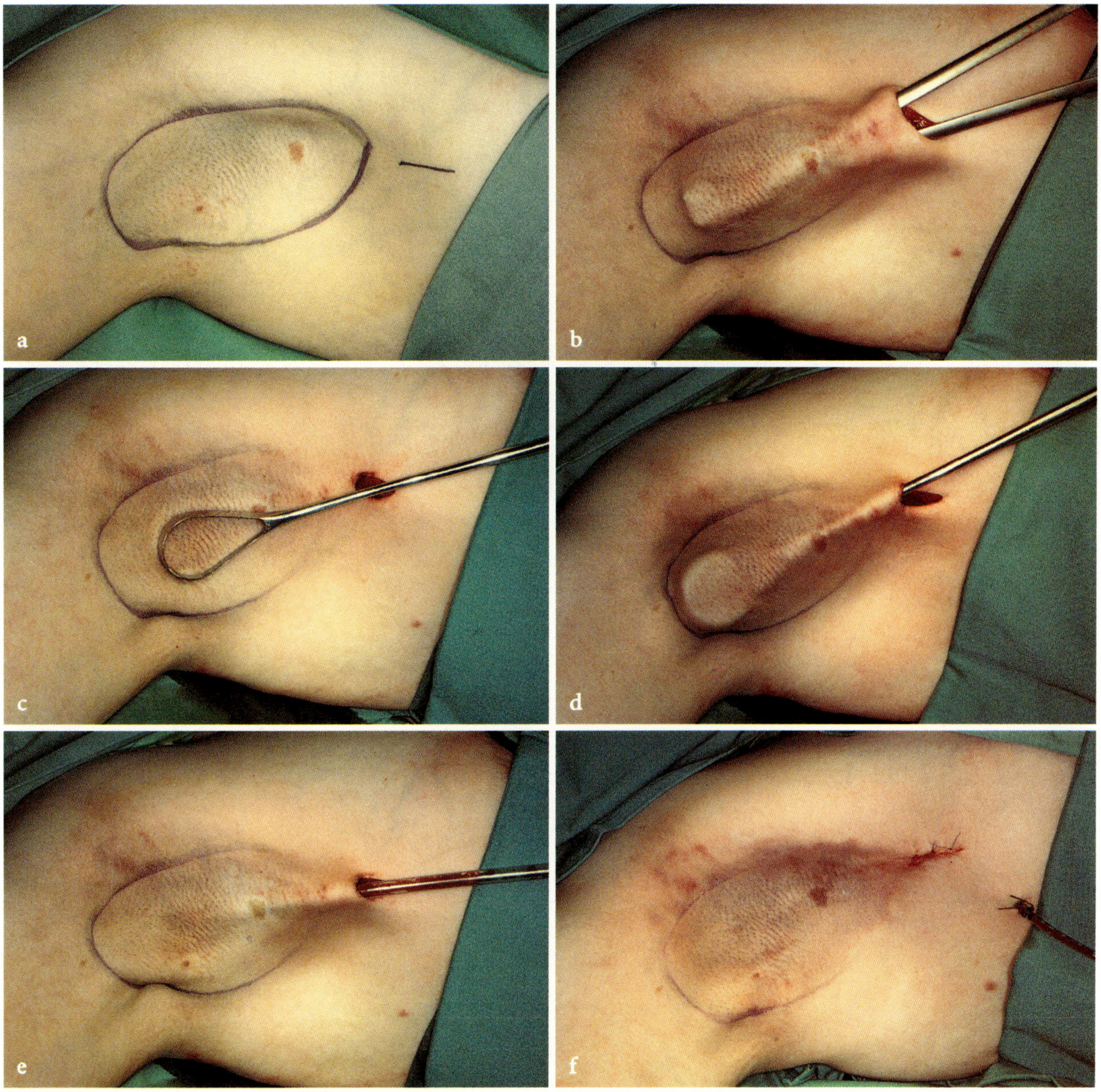

Abb. 381. Subkutane Schweißdrüsenkürettage:
a markiertes axilläres Schweißdrüsenareal nach Minorschem Schweißtest, ca. 3 cm langer Hautschnitt kaudal des markierten Areals,
b subkutane Mobilisierung mit der Präparierschere,
c Andeutung der subkutanen Kürettage mit der gynäkologischen Kürette,
d Abrasion des gesamten markierten Areals,
e Absaugen des kürettierten Schweißdrüsenabradats,
f Abschluß der Operation nach Einlegen einer Saugdrainage und Wundverschluß

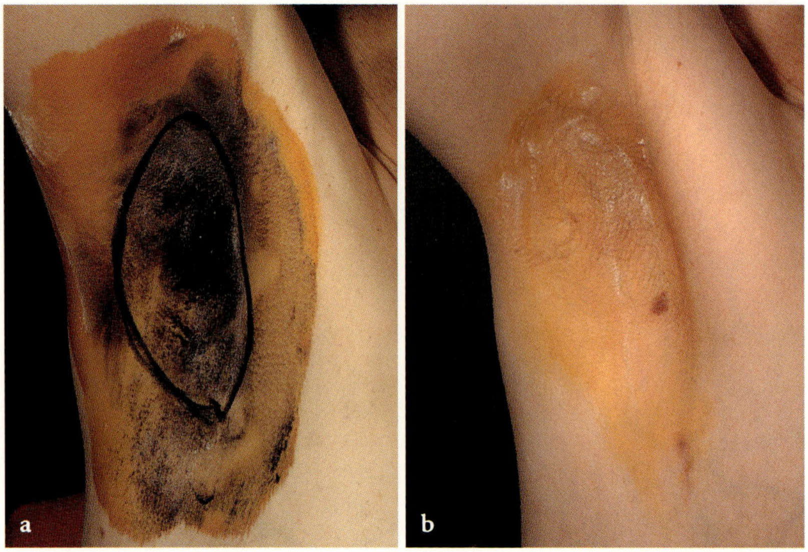

Abb. 382. Subkutane Schweißdrüsenkürettage:
a Minor-Schweißtest präoperativ,
b deutliche Reduktion der Schweißsekretion im Minorschen Test sechs Monate postoperativ

Abb. 383. Teilexzision und offene Schweißdrüsenkürettage: ▷
a Rezidiv nach vorausgegangener subkutaner Schweißdrüsenkürettage, markiertes Areal nach Minor-Schweißtest,
b Operationsplanung der VY-Plastik (schraffiertes Areal),
c V-förmige Inzision,
d subkutane Mobilisierung der lateralen Wundränder,
e offene Kürettage der lateralen Anteile,
f Defekt nach Exzision des medialen Areals,
g sukzessiver Wundverschluß,
h Y-förmiger Wundverschluß, Abschluß der Operation

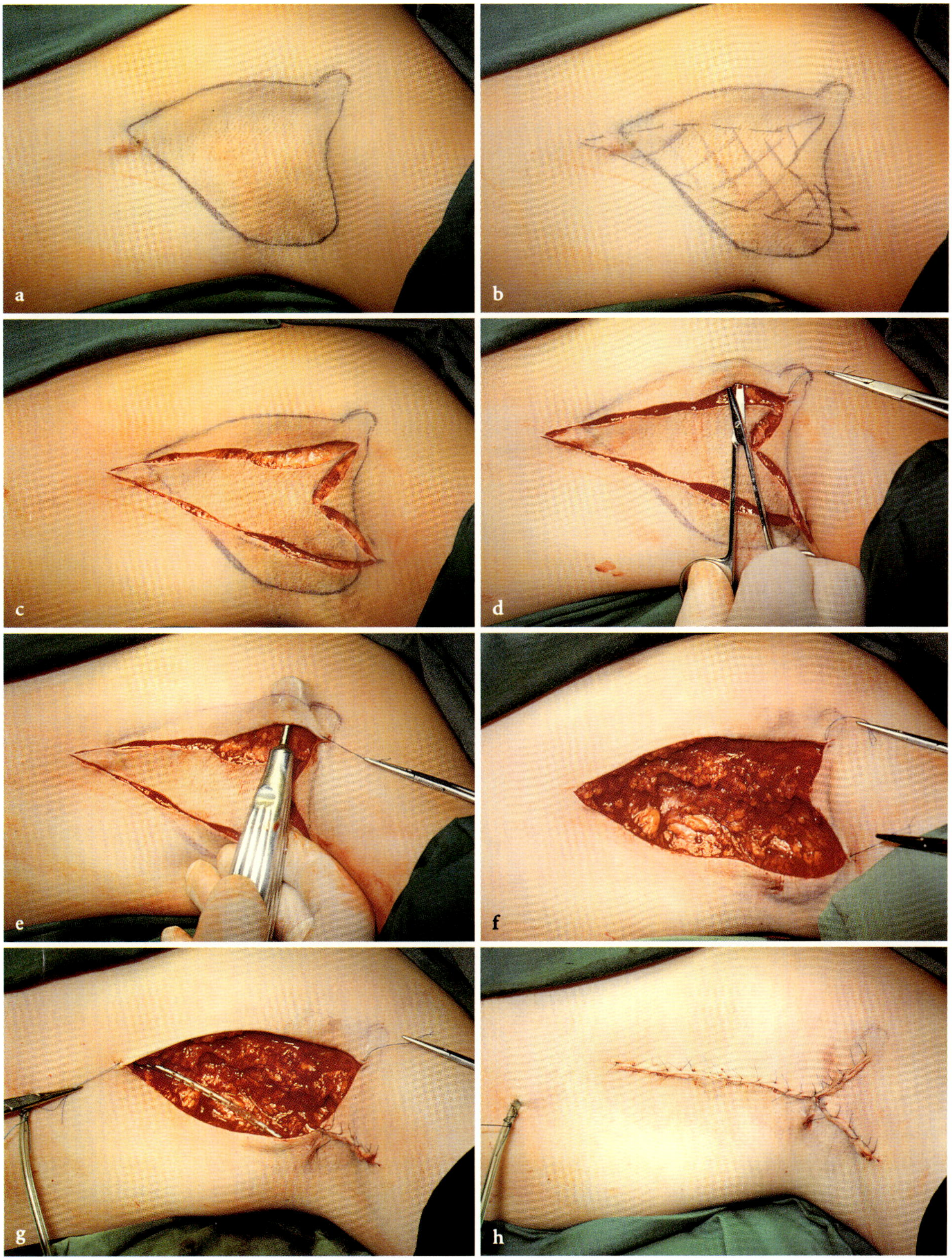
a
b
c
d
e
f
g
h

20.2.6 Axilläre Lymphknotendissektion

Die Bedeutung der elektiven Lymphknotendissektion in der Primärtherapie des malignen Melanoms wird nach wie vor kontrovers diskutiert. Der prognosebegünstigende Vorteil gründet sich auf zahlreiche retrospektive Studien, die höhere Überlebensraten vor allem bei den mittleren und höheren Tumordicken herausstellen konnten.

Heutzutage gehört die elektive Lymphknotendissektion in den USA und Australien zur Standardtherapie beim primären malignen Melanom mittlerer Tumordicke (1,5–4,0 mm). Auch im deutschsprachigen Raum setzt sich dieses Vorgehen zunehmend durch. Es zielt darauf ab, mögliche okkulte Lymphknotenmetastasen im Rahmen der chirurgischen Primärtherapie frühzeitig zu entfernen, bevor sie an Größe zunehmen und ihrerseits Ausgangspunkt einer weiteren Metastasierung werden können. Unabdingbar ist die Radikalität der Lymphknotendissektion, die alle Lymphknotengruppen der jeweiligen Abflußregion erfassen sollte. Als Richtmaß kann die Zahl der entfernten Lymphknoten gelten, die axillär etwa 15–25 und bei inguinaler Ausräumung etwa 10–20 betragen sollte.

Bei klinisch palpablen bzw. sonographisch nachweisbar suspekten Lymphknoten ist die radikale Lymphknotendissektion unstrittig indiziert. Dabei handelt es sich um eine therapeutische Lymphknotendissektion. Das Vorgehen ist dem der elektiven Lymphknotendissektion identisch. Da Metastasen häufig mit den Gefäß-Nerven-Bahnen verbacken sind, ist jedoch ein deutlich schwierigerer Operationssitus und eine höhere Komplikationsrate gegeben.

Neben dem malignen Melanom kommen als Indikationen für die radikale regionale Lymphknotendissektion weitere hochmaligne Tumoren der Haut in Frage, wie z. B. der Merkelzelltumor, verschiedene Sarkome, undifferenziert bzw. niedrig differenzierte Plattenepithel- oder Adnexkarzinome.

Anatomie

Der Lymphabfluß erfolgt von lateral zunächst über die Lnn. axillares laterales, die entlang der V. axillaris angeordnet sind. Die Lnn. axillares pectorales befinden sich entlang des Randes des M. pectoralis major und liegen z.T. auf den Zacken des M. serratus anterior. Eine weitere Gruppe bilden die Lnn. axillares subscapulares, welche die Vv. thoracodorsalis und subscapularis begleiten und auch Lymphe aufnehmen, die durch die Achsellücken von dorsal zufließt. Der weitere Abfluß geht über die Lnn. axillares centrales et subpectorales, wobei diese hinter dem M. pectoralis minor bis weit nach infraklavikulär reichen. Die dritte Station des axillären Lymphabflusses geht über die Lnn. axillares apicales medial der V. subclavia zwischen M. pectoralis minor und Clavicula. Zwischen den einzelnen Lymphknotengruppen bestehen zahlreiche Verbindungen, woraus sich die Notwendigkeit der kompletten Resektion sämtlicher Gruppen ableitet (Abb. 383).

Operationstechnik

Erste Voraussetzung für eine effiziente axilläre Lymphknotendissektion ist der großzügig dimensionierte Zugang zur Achselhöhle. Dadurch wird sichergestellt, daß sämtliche axillären Lymphknotengruppen erreicht und radikal disseziert werden können. Bei uns hat sich die von Harris, Gumport und Mitarbeitern angegebene Methode bewährt.

Die Öffnung der Achselhöhle erfolgt über einen bogenförmigen Schnitt vom oberen Lateralrand des M. latissimus dorsi bis zum oberen Lateralrand des M. pectoralis major und, diesem folgend, bis zur seitlichen Thoraxwand. Entlang dem M. pectoralis major wird die Achselhöhle eröffnet und zur Tiefe hin sorgfältig freipräpariert.

Das die axillären Lymphknoten enthaltende Gewebe wird anschließend entlang der Thoraxwand bis zum lateralen Rand des M. latissimus dorsi freigelegt. Nach kranial erstreckt sich die Präparation und Extraktion bis in die Tiefe der Achselhöhle, möglichst unter Schonung des M. pectoralis minor, nach ventral bis infraclaviculär und dorsal bis infrascapulär. Die Gefäßabgänge

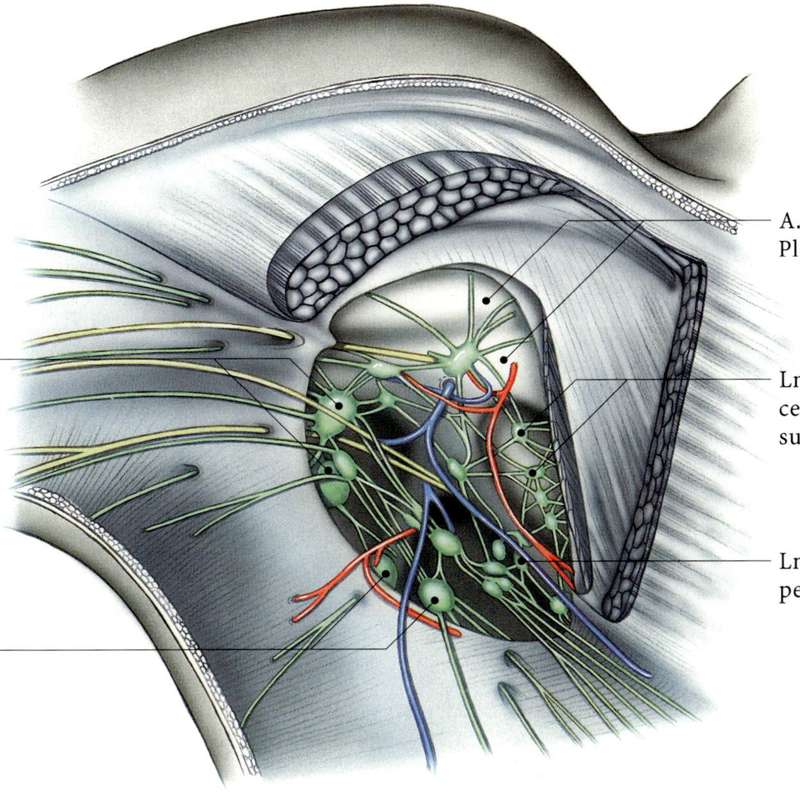

Abb. 384. Anatomie der regionären Lymphknoten der Axilla

von A. und V. axillaris sind durch Doppelligaturen zu sichern. Erst dann darf das abführende Gefäß durchtrennt werden. Generell ist auf eine subtile Hämostase zu achten. Bei der Präparation muß eine Irritation des Plexus brachialis vermieden werden. An der lateralen Thoraxwand verlaufen die Nn. thoracodorsalis und thoracicus longus, deren versehentliche Durchtrennung die Beweglichkeit des Arms stark beeinträchtigen würde.

Nach der Freilegung in der Tiefe wird das Fettgewebe-Lymphknoten-Präparat von dem umschnittenen Hautlappen abgetragen. Nach Einlegen einer Saugdrainage (CH 12–14) erfolgt der primäre schichtweise Wundverschluß.

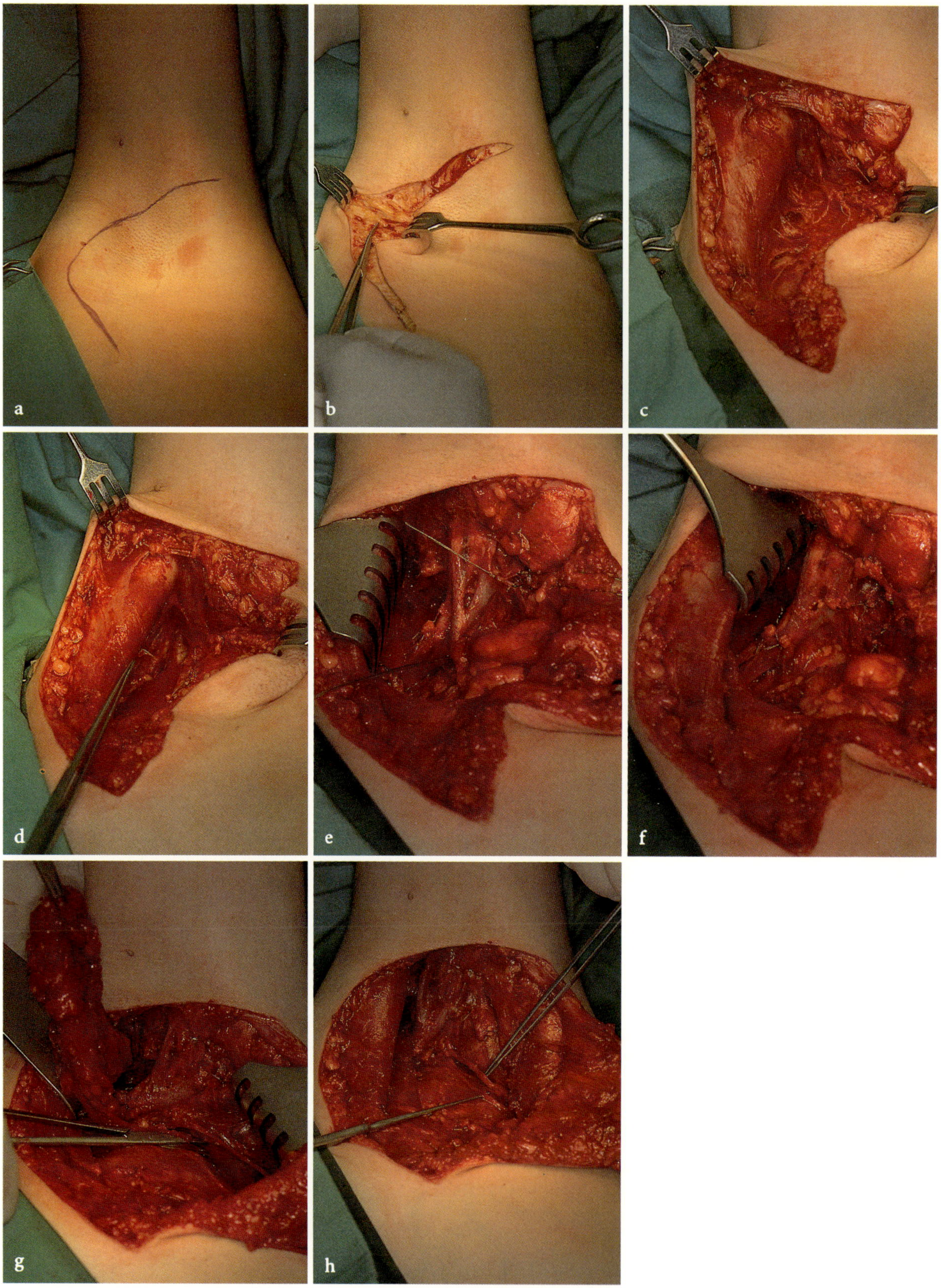
a
b
c
d
e
f
g
h

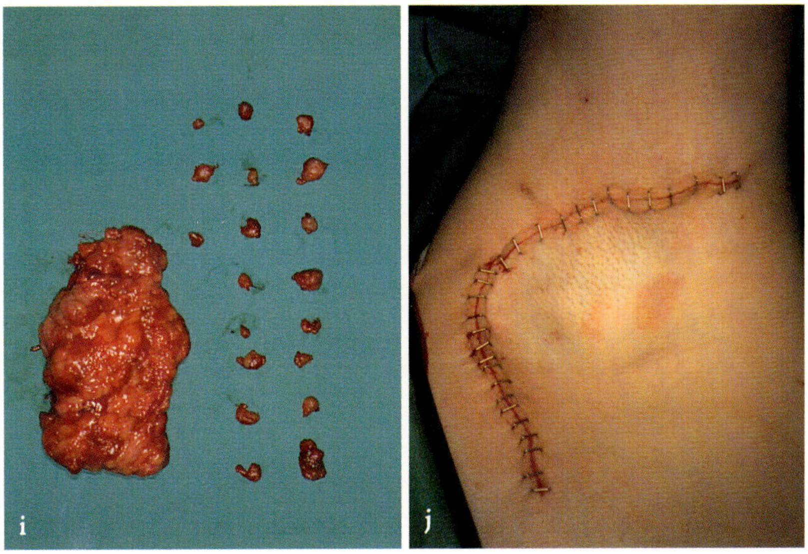

Abb. 385. Axilläre Lymphknotendissektion:
a bogenförmiger Zugang entlang der vorderen Axillarlinie bis zur Axillarfalte,
b subkutane Präparation bis zum lateralen Rand des M. pectoralis major,
c Darstellung des M. pectoralis major,
d Zustand nach Freipräparation des M. pectoralis minor,
e sukzessive Darstellung des Gefäßnervenstrangs und Zugang zu den infraclaviculären und subpectoralen Lymphknotengruppen,
f weitere Präparation nach dorsal zur Darstellung der Lnn. axillares centrales,
g Dissektion der dorsal gelegenen Lnn. axillares subscapulares,
h Operationssitus nach radikaler Dissektion aller Lymphknotengruppen unter Schonung des axillären Gefäß-Nerven-Strangs und der laterokaudalen Nn. thoracodorsalis und thoracicus longus,
i Exzidat mit separierten Lymphknoten,
j Abschluß der Operation nach Einlegen einer Saugdrainage

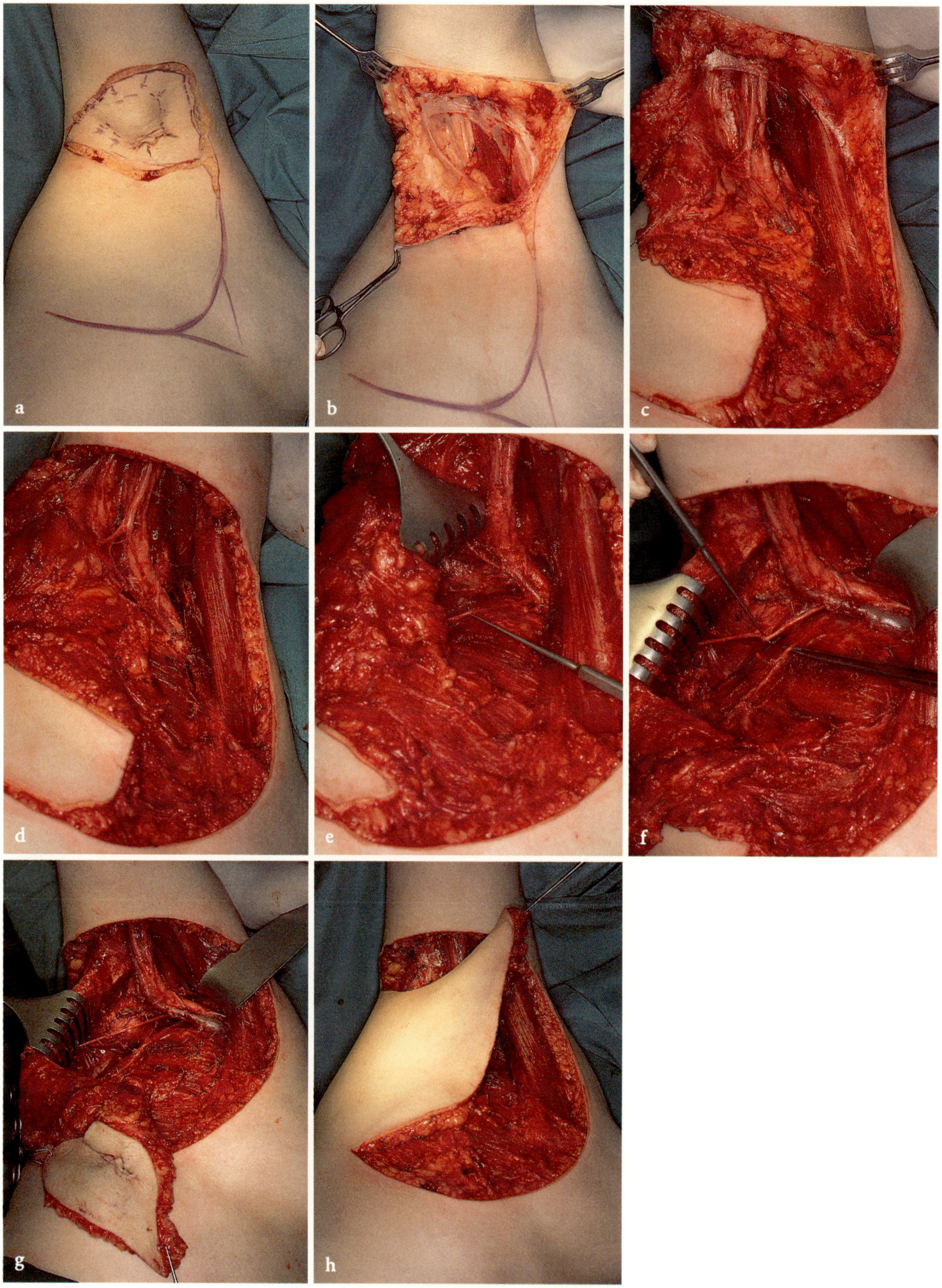

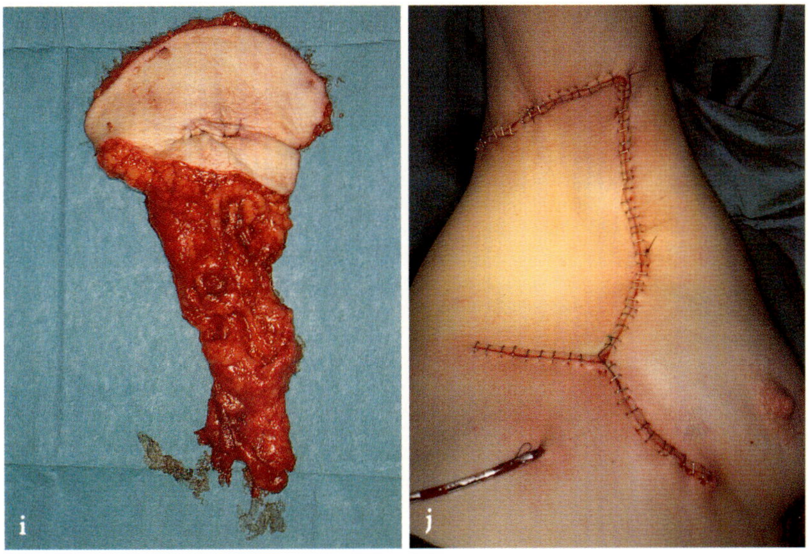

Abb. 386. Axilläre Lymphknotendissektion kombiniert mit einer Rotationsplastik:

- **a** Operationsplanung zur weiten Exzision eines Lokalrezidivs eines Schweißdrüsenkarzinoms einschließlich therapeutischer Lymphknotendissektion,
- **b** Präparation bis zum Plexus brachialis sowie ventral bis zum lateralen Rand des M. pectoralis major,
- **c** Präparation entlang dem M. pectoralis major,
- **d** Zustand nach Dissektion der subpectoralen und infraklavikulären Lymphknoten,
- **e** weitere Präparation nach dorsal und Skelettierung der Gefäßnervenbündel,
- **f** Zustand nach Dissektion der subskapulären und zentralen Lymphknotengruppen unter Schonung der Nn. thoracodorsalis et thoracicus longus,
- **g** das komplette Dissektionspräparat wird entnommen und der Operationssitus auf Blutstillung kontrolliert,
- **h** Rotation des Hautlappens zum Wundverschluß einschließlich der Deckung des lateralen Exzisionsdefekts,
- **i** komplettes Dissektionspräparat,
- **j** Abschluß der Operation nach Exzision eines Ausgleichsdreiecks, Einlegen einer Saugdrainage und Wundverschluß

20.3 Inguinalregion und Mons pubis

Eingriffe in der Inguinalregion und am Mons pubis sind bezüglich ihrer Rekonstruktionstechniken weitgehend unproblematisch und erstrecken sich auf meist relativ einfache Verfahren. Dennoch erfordert diese Region aufgrund ihrer diffizilen Anatomie eine besondere Beachtung.

20.3.1 Anatomie

Die Fascia lata überzieht die Regio inguinalis und ist kranial mit der Spina iliaca anterior superior, der Aponeurose des M. obliquus externus und dem Os pubis verwachsen. Unterhalb des Leistenbandes liegt der Hiatus saphenus, der lateral deutlich durch den Margo falciformis begrenzt wird. Die V. saphena magna mündet im medialen Anteil des Hiatus saphenus in die V. femoralis. Lateral der Vena femoralis sind die A. femoralis und der N. femoralis gelegen. Die oberflächlichen inguinalen Lymphknoten sind im Bereich des Hiatus saphenus angesiedelt, mit Ausdehnung nach kaudal entlang der V. saphena magna und nach kranial unterhalb des Leistenbandes entlang der V. circumflexa ilium superficialis.

20.3.2 Anästhesie

Bei ausgedehnten Eingriffen in dieser Region bietet sich als Alternative zur Allgemeinanästhesie die Spinalanästhesie an.

20.3.3 Operationsplanung

Das Vorgehen entspricht bei Eingriffen in dieser Region weitgehend dem operativen Spektrum, wie es für den Stammbereich aufgezeigt wurde, einschließlich der radikalen Exzisionsbehandlung bei Acne inversa.

Herauszuheben ist die inguinale Lymphknotendissektion, die bei Melanomen und Karzinomen im Rahmen der Primärtherapie als Elektiveingriff sowie bei klinisch palpablen Lymphknoten als therapeutische Lymphknotendissektion notwendig wird.

In der postoperativen Phase ist auf eine frühzeitige Mobilisierung vor allem älterer Patienten zu achten, um funktionellen Ausfällen des Bewegungsapparats vorzubeugen.

20.3.4 Operationstechniken

Vornehmlich kommen Dehnungsplastiken und VY-Plastiken zur Anwendung, die z. B. bei konnatalen Nävuszellnävi auch als Serienexzision ausgerichtet sein können.

Verschiedene Nahlappenplastiken können den individuell gegebenen Defekten entsprechend angelegt werden, wobei das untere Abdomen als Gewebereservoir für Transpositionen dienen kann.

Defekte nach radikaler Entfernung fistulierender Acne conglobata-Herde im Inguinal- und Mons pubis-Bereich ihrer spontanen Sekundärheilung zu überlassen, ist nicht unproblematisch, da hierdurch erhebliche Narbenzüge entstehen können. Dazu zählen Deviationen sowohl des männlichen als auch des weiblichen äußeren Genitale und eine Streckhemmung des Hüftgelenks.

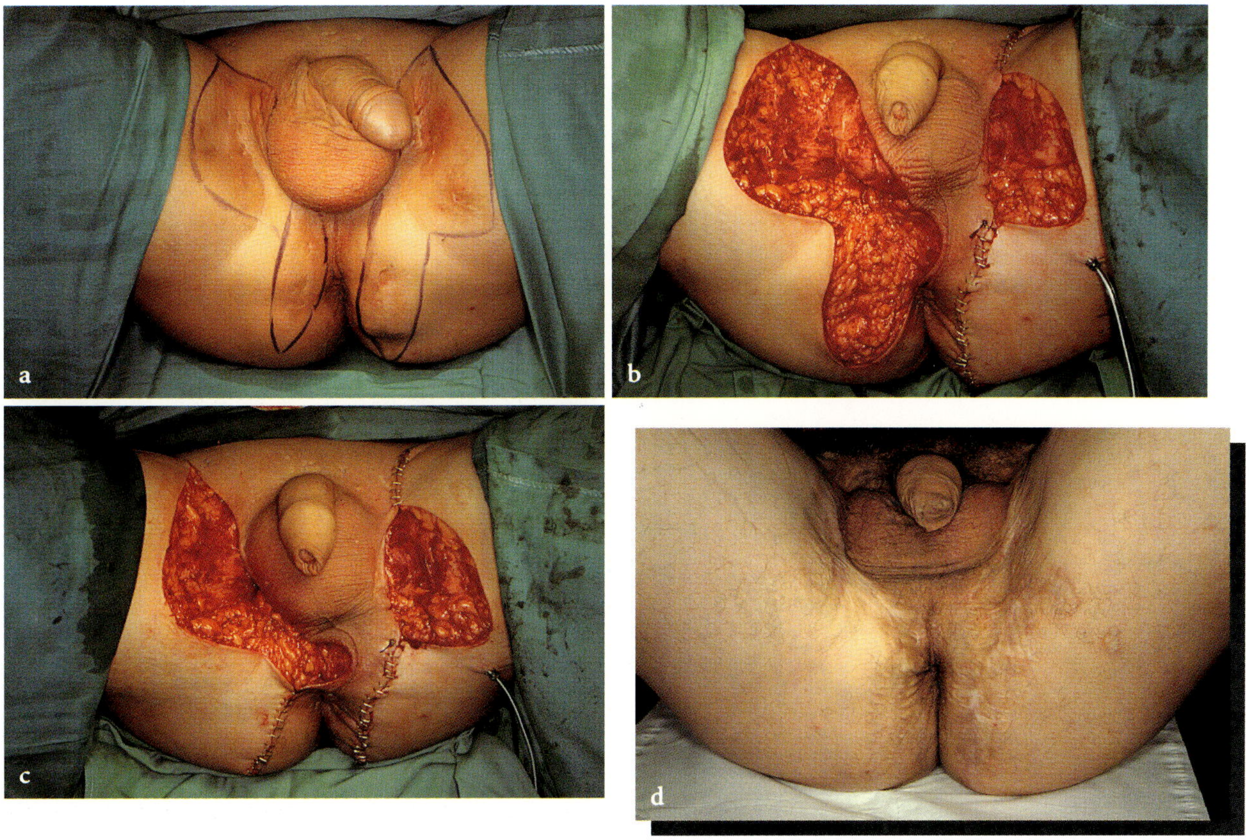

Abb. 387. Dehnungsplastik kombiniert mit sekundärer Wundheilung:
a Planung der ausgedehnten Exzision der betroffenen Areale bei Acne inversa,
b Exzisionsdefekt mit z. T. Defektverkleinerung durch Dehnungsplastik,
c weitere Dehnungsplastik zur Defektverkleinerung auf der kontralateralen Seite, Abschluß der Operation,
d überwiegend Heilung per secundam, zwei Jahre postoperativ

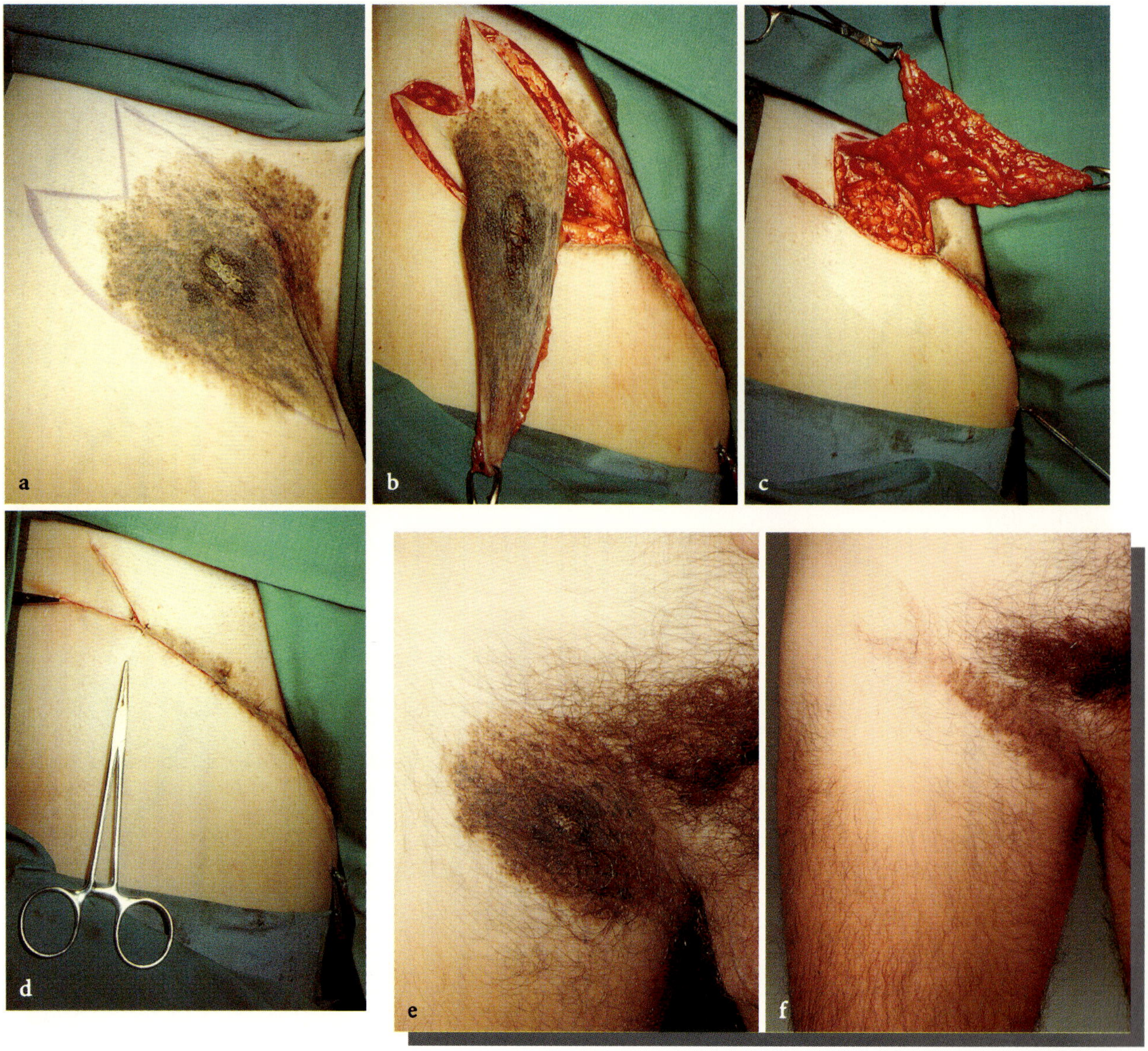

Abb. 388. VY-Plastik:
- a Operationsplanung zur Exzision des zentralen suspekten Anteils eines konnatalen Nävuszellnävus,
- b sukzessive Exzision und Wundverschluß,
- c Y-förmiger Wundverschluß,
- d Abschluß der Operation,
- e Ausgangsbefund,
- f 3 Jahre postoperativ. Da sich der Malignitätsverdacht histologisch nicht bestätigte, verzichtete der Patient auf eine mögliche Restexzision

Abb. 389. Serienexzision:
- a großer konnataler Nävuszellnävus im Bereich der Leiste und des Mons pubis,
- b Zustand nach doppelter WY-Plastik in erster Sitzung,
- c Operationsplanung der zweiten Sitzung,
- d Zustand nach VY-Plastik,
- e Restexzisionen durch Dehnungsplastik,
- f Abschluß der lezten Operation,
- g Ausgangsbefund,
- h ein Jahr nach der letzten Operation. Minimale Restherde wurden nachfolgend durch Dehnungsplastik exzidiert

▷

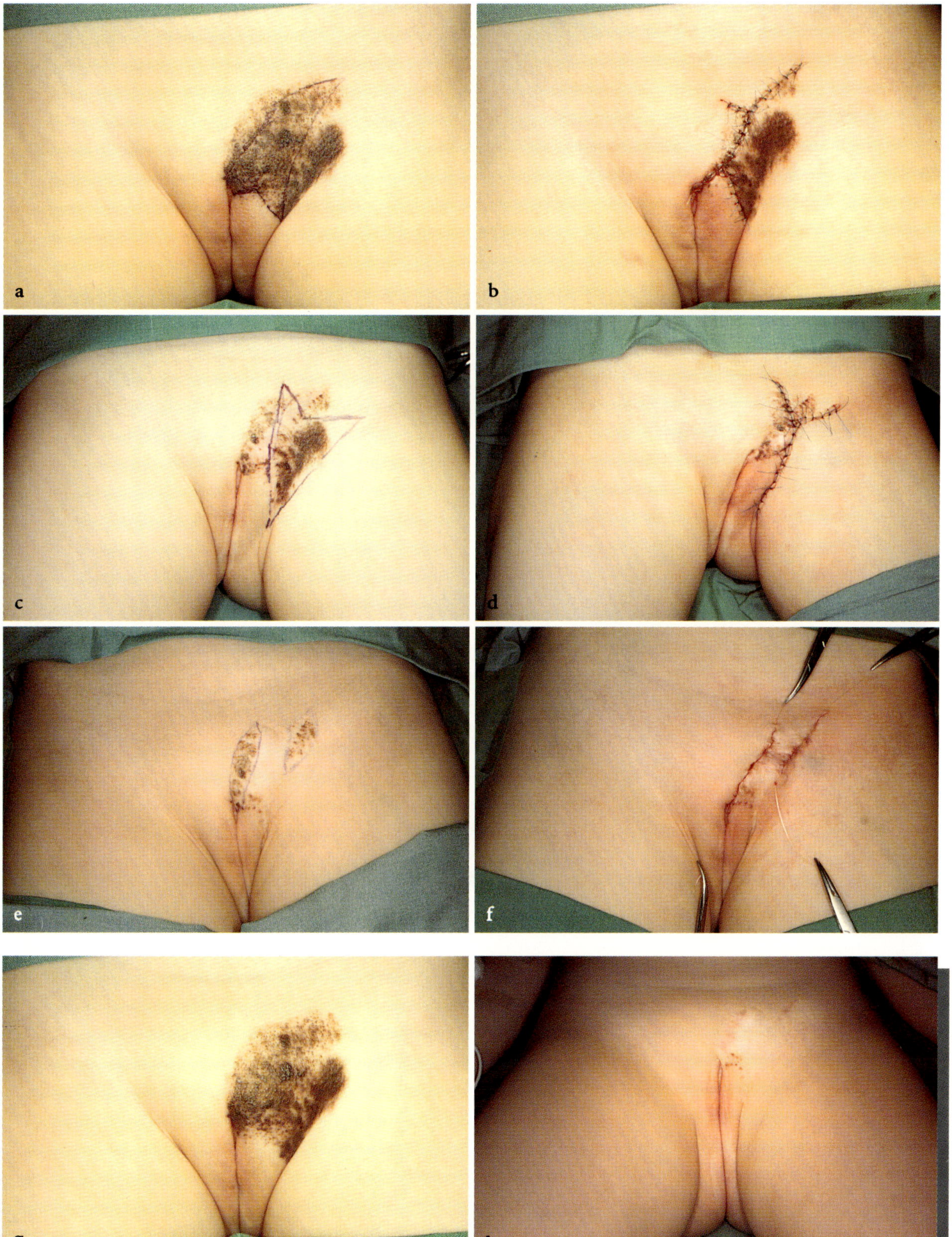
a
b
c
d
e
f
g
h

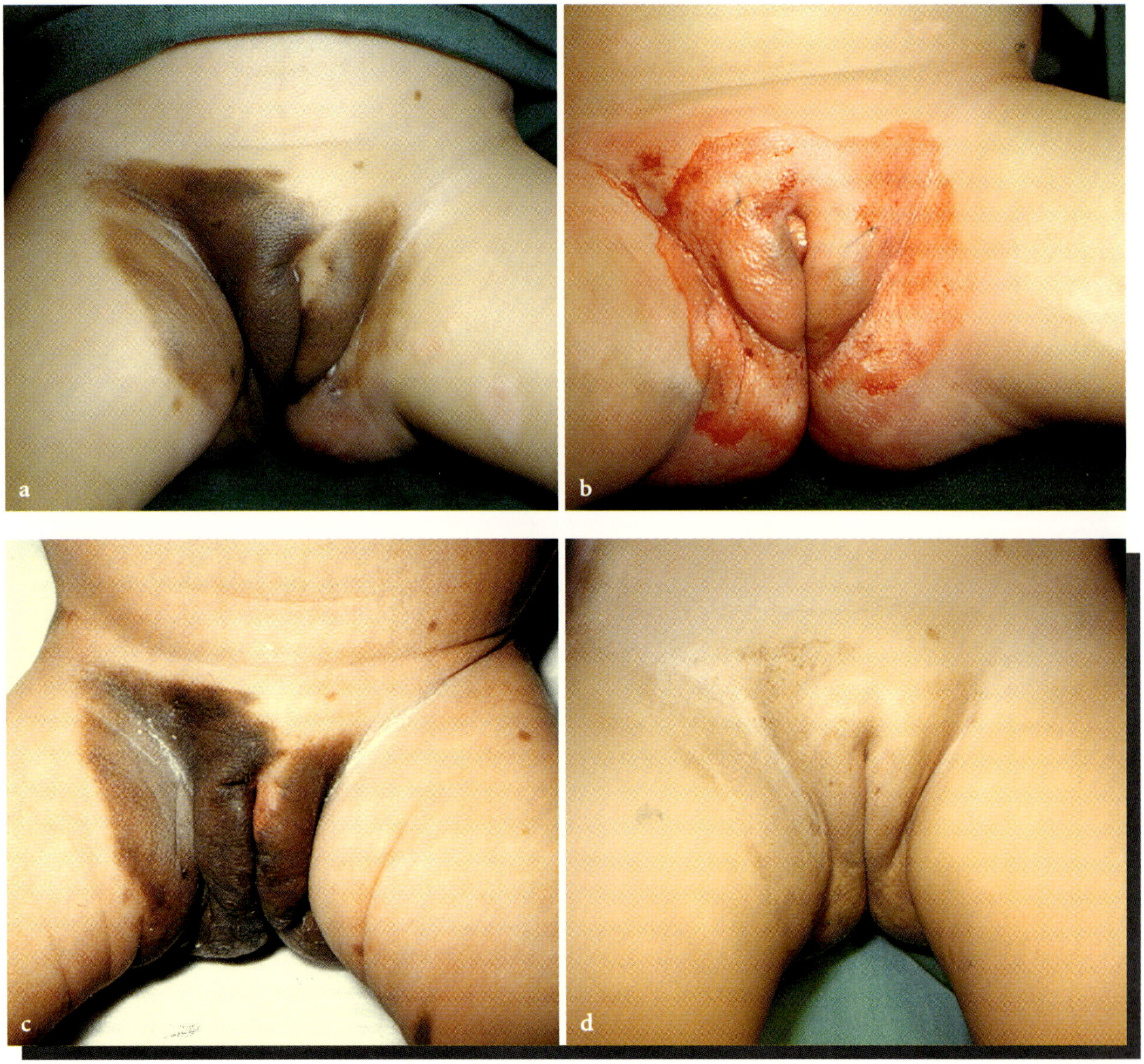

Abb. 390. Dermabrasion:
a konnataler Riesennävus im Bereich der Leisten und des Mons pubis,
b Zustand nach hochtouriger Dermabrasion der inguinalen und genitalen Nävusanteile,
c Ausgangsbefund,
d eineinhalb Jahre postoperativ

20.3.5 Inguinale Lymphknotendissektion

Die Indikationen zur elektiven bzw. therapeutischen inguinalen Lymphknotendissektion entsprechen den Ausführungen, die im Kapitel zur axillären Lymphknotendissektion abgehandelt wurden (s. S. 406). Wird bei einer inguinalen Metastasierung auch eine weitergehende iliakale Lymphadenektomie erforderlich, so sollte diese von den Fachkollegen der Abdominalchirurgie durchgeführt werden.

Anatomie

Während die Exstirpation einzelner oberflächlicher Lymphknoten und operative Eingriffe am Integument tieferliegende Strukturen wenig tangieren und relativ problemlos durchführbar sind, muß bei der Planung einer radikalen Entfernung der inguinalen Lymphknoten der topographischen Anatomie der Leistenregion besondere Beachtung geschenkt werden.

Das inguinale Lymphknotenpaket umfaßt den Tractus horizontalis und den Tractus verticalis der Lnn. inguinales superficiales, die sich entlang des Ligamentum inguinale bzw. entlang der V. saphena magna gruppieren. Die oberflächlichen Leistenlymphknoten geben die Lymphe durch die Fascia cribrosa in die Tiefe zu den Lnn. inguinales profundi ab (Abb. 391).

Operationstechnik

Zur radikalen inguinalen Lymphknotendissektion ist die von Tritsch vorgeschlagene Therapie zu bevorzugen. Um Hautnekrosen zu vermeiden, wird ein spindelförmiger Hautbezirk umschnitten, der von der Spina iliaca anterior superior bogenförmig bis zum Eingang des Adduktorenkanals im oberen Oberschenkeldrittel reicht. Von proximal nach distal wird das die Lymphknoten enthaltende Gewebepaket bis auf die Faszien der Bauch- bzw. Oberschenkelmuskulatur präpariert. Blutende Gefäße müssen abgeklemmt, ligiert oder umstochen werden. Besonders subtil hat die Präparation im Bereich des

Abb. 391. Anatomie der regionären inguinalen Lymphknoten

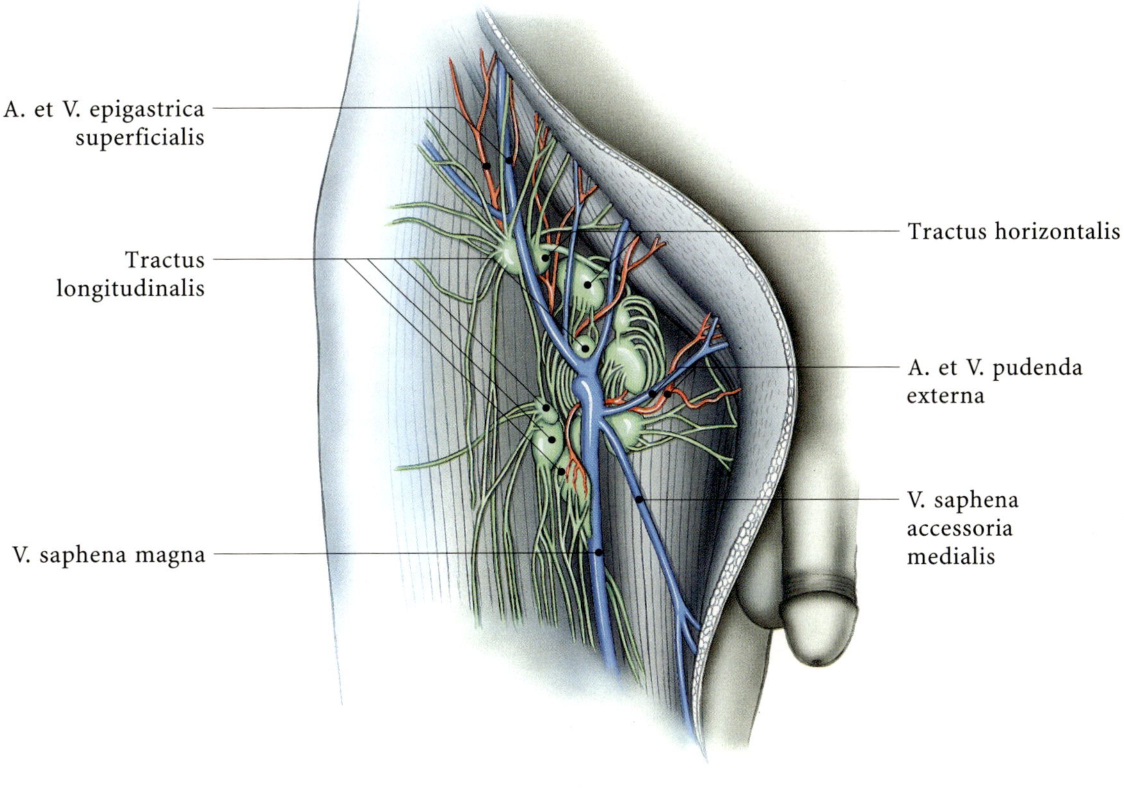

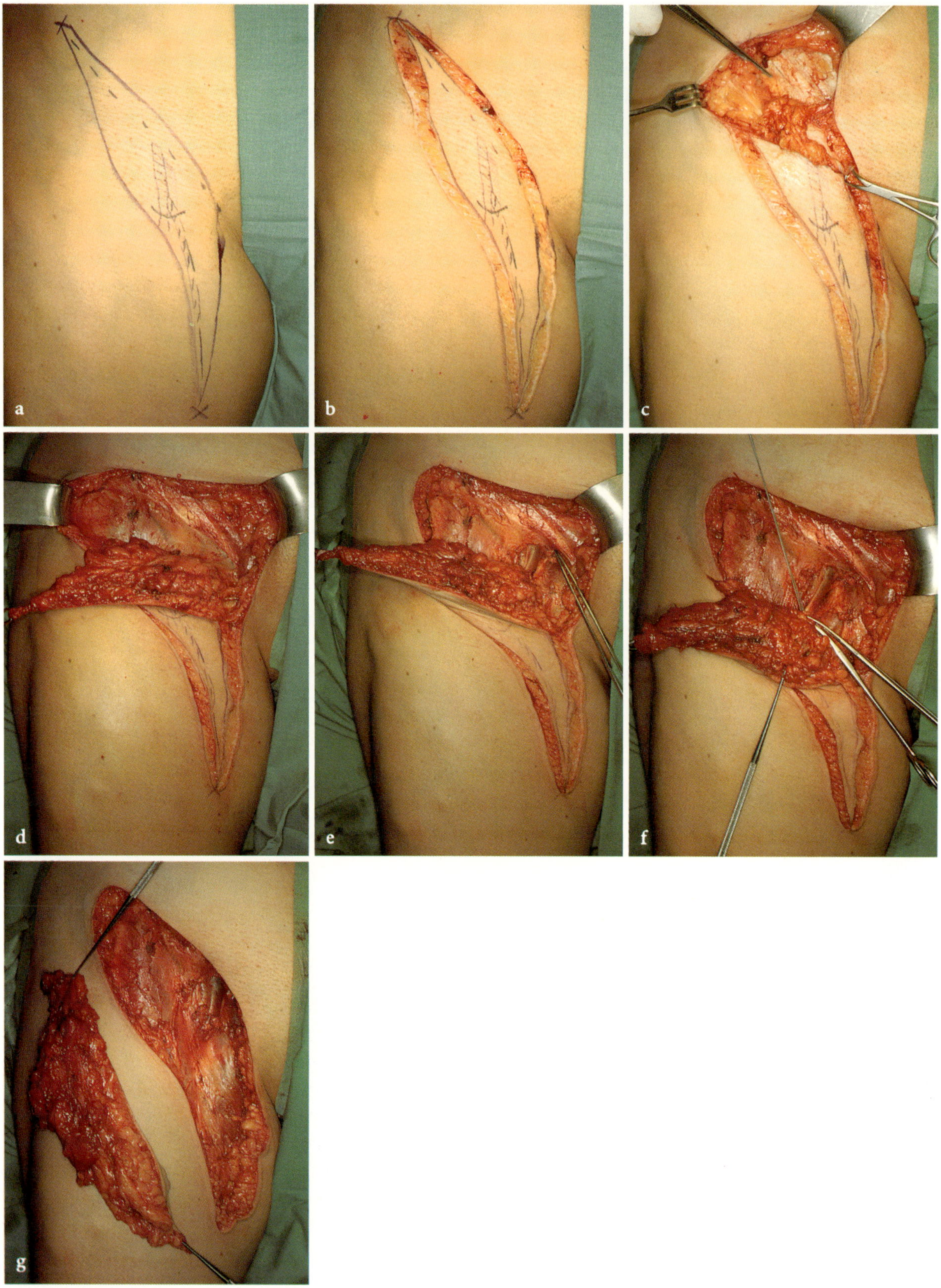
a
b
c
d
e
f
g

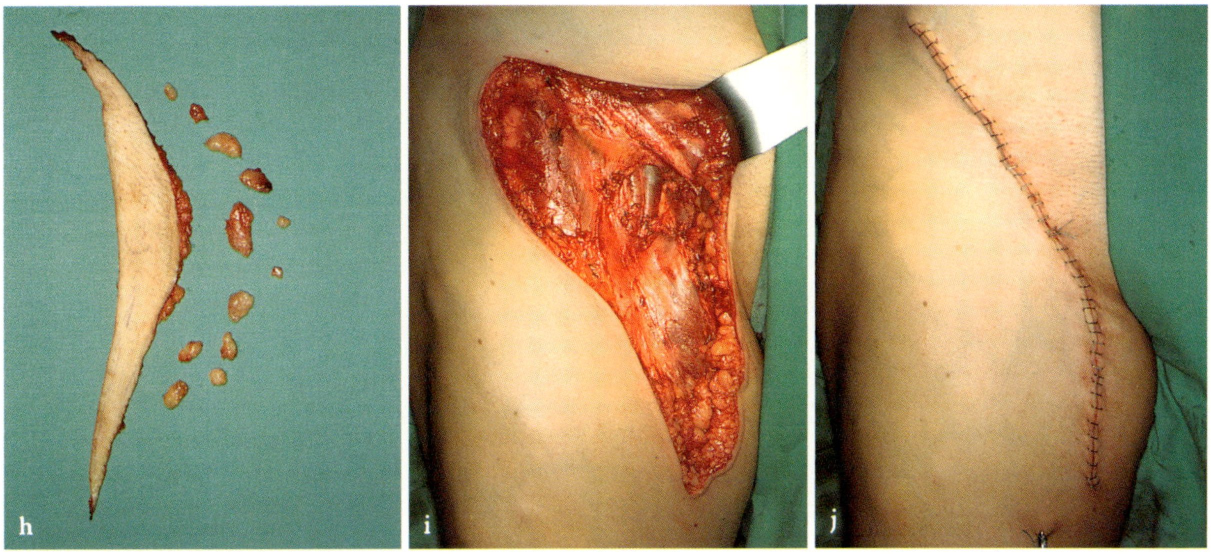

Abb. 392. Inguinale Lymphknotendissektion:
a Operationsplanung zur radikalen inguinalen Lymphknotendissektion, Markierung des Verlaufs von A. und V. femoralis und V. saphena magna, gestrichelte Linie = Leistenband,
b Hautschnitt durch Elektrotomie,
c kranialer Zugang auf Höhe des Leistenbands,
d Präparation entlang des Leistenbands,
e Präparation der Lymphknoten des Hiatus saphenus und der Lacuna vasorum, Darstellung der Gefäße,
f Krossektomie und niveaugleiche Ligatur der V. saphena magna,
g komplette Exzision des Präparats,
h präparierte Lymphknoten,
i sauber präparierte Region, Kontrolle auf Bluttrockenheit,
j Abschluß der Operation nach mehrschichtigem Wundverschluß

Leistenkanals zu erfolgen, um zu vermeiden, daß sich eine Blutungsquelle hinter das Ligamentum inguinale retrahiert und ein revisionsbedürftiges retroperitoneales Hämatom verursacht. Nach distal werden dann Arteria und Vena femoralis dargestellt und skelettiert sowie die Vena saphena magna an ihrer Einmündungsstelle in die Vena femoralis im Sinne einer Krossektomie doppelligiert und durchtrennt. Die weitere nach distal führende epifasziale Präparation des Lymphknotenpakets bis zum Adduktorenkanal gestaltet sich in der Regel problemlos. Nach Unterbindung des distalen Stumpfes der Vena saphena magna im Bereich des oberen Oberschenkeldrittels wird das gesamte Präparat entnommen und zur feingeweblichen Untersuchung gegeben. Eine Verlagerung des M. gracilis zum Schutz der inguinalen Gefäße ist in der Regel nicht erforderlich. Nach Einlegen einer Saugdrainage (CH 12–14) erfolgt der Wundverschluß direkt mittels Subkutan- und Hautnaht. Die Schnittführung im Bereich des Integuments kann variiert werden, insbesondere bei melanombedingten Kontinuitätsdissektionen.

20.4 Äußeres Genitale - Perineum

Neben virusbedingten Papillomen bedürfen entzündliche und zystische Veränderungen sowie benigne, prämaligne und maligne Neoplasien differenzierter operativer Maßnahmen, um den spezifischen Gegebenheiten der Genitalregion gerecht zu werden.

20.4.1 Anatomie

Die muskulären Strukturen der Perinealregion reichen nach vorne und nach hinten über deren Grenzen hinaus. Von besonderem Interesse ist die Topographie des M. sphincter ani externus und der Mm. ischiocavernosus und bulbospongiosus, da sie jeweils sehr oberflächlich liegen. Die superfizielle Innervation dieser Region erfolgt über den N. perinealis im mittleren Anteil sowie Äste des N. analis im dorsalen Anteil, während im ventralen Anteil die Rami perinei des N. cutaneus femoris posterior verlaufen. Arterielle und gleichnamige venöse Gefäße strahlen von dorsolateral ein und stellen Verzweigungen der A. et V. pudenda interna dar. Die Stämme setzen sich nach ventral weiter fort in die A. clitoridis bzw. A. dorsalis penis (Abb. 393).

Die Hauptinnervation des Penis erfolgt durch den sich stark verzweigenden N. dorsalis penis. Ventrale Anteile des Penis werden zusätzlich durch Äste des N. genitofemoralis und N. ilioinguinalis innerviert, die entlang des Funiculus spermaticus verlaufen und auch sensorische Funktionen des Skrotums erfüllen. Das Dorsum penis beinhaltet die median verlaufende unpaare V. dorsalis penis profunda sowie lateral davon zunächst die A. dorsalis penis und den N. dorsalis penis (Abb. 394).

Beim weiblichen Genitale ist die Lage der Glandulae vestibulares majores (Bartholin-Drüsen) und deren Ostien von besonderer topographischer Bedeutung. Sie liegen dorsolateral der Labia minora und münden am Übergang zum hinteren Drittel in das Vestibulum.

20.4.2 Anästhesie

Bei der elektrokaustischen Entfernung ausgedehnter Viruspapillome sollten die Eingriffe bei der Frau in Allgemeinanästhesie und beim Mann in Peniswurzelanästhesie erfolgen. Dieses Verfahren bietet sich auch bei den meisten Eingriffen im Bereich des Penis an. Kleinere Läsionen am Penis und Veränderungen im Skrotal- und Dammbereich sowie am äußeren weiblichen Genitale können in lokaler Infiltrationsanästhesie erfolgen. Die in der Geburtshilfe gebräuchliche Pudendusanästhesie ist bei Eingriffen im Rahmen der operativen Dermatologie unüblich.

20.4.3 Männliches Genitale

Operationsplanung
Die elektrokaustische Abtragung von Condylomata acuminata zählt sicherlich zu den häufigsten Eingriffen am männlichen Genitale. Hier ist auf die vollständige Entfernung der Neubildungen und auf einen eventuellen intraurethralen Befall zu achten. Das Prinzip des Verfahrens wurde in Teil A des Buches dargestellt (s.S. 87 ff).

Chronische Balanitiden oder eine vorbestehende inkomplette genuine Phimose können im Verlauf zu Synechien im Präputialraum, zu Strikturen im Frenulumbereich sowie zu Präputialstenosen mit der Gefahr einer Paraphimose führen.

Bei epithelialen Präkanzerosen und malignen Neoplasien des Penis ist durch eine rechtzeitige adäquate Therapie das fatale Fortschreiten dieser Neubildungen zu verhindern. Als fakultative Präkanzerosen des Penis können eine chronische Balanoposthitis sowie der Lichen sclerosus et atrophicus (= Balanitis sclerotica obliterans) angesehen werden. Zu den obligaten Präkanzerosen sind die Leukoplakie und die Erythroplasie Queyrat zu zählen, wobei letztere bereits ein Carcinoma in situ der Übergangsschleimhaut darstellt.

Das manifeste Peniskarzinom kann de novo oder auf einer Präkursorläsion entstehen. Lokalisation, Invasionsgrad und Differenzierungsgrad bestimmen die Prognose des Peniskarzinoms. Die weitgehende Organerhaltung bzw.

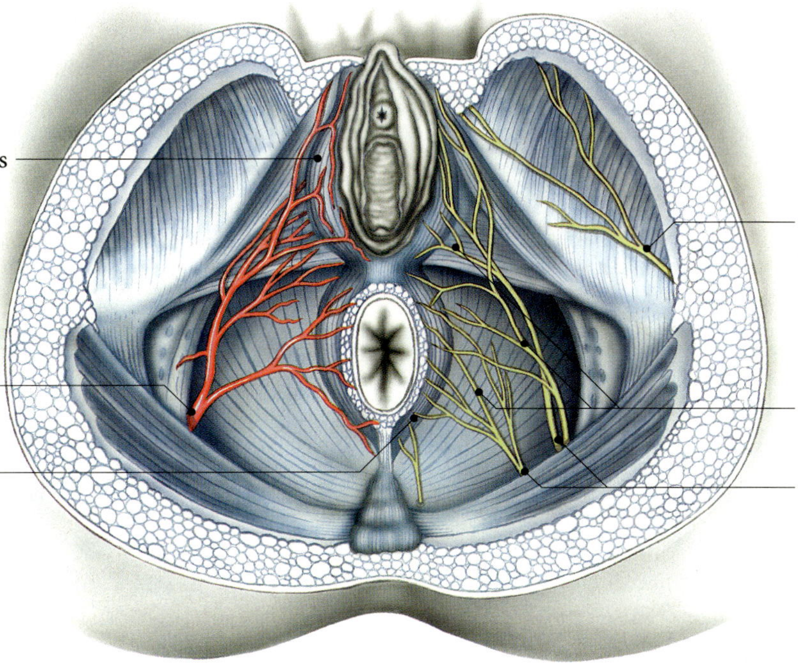

Abb. 393. Anatomie des Perineums und weiblichen Genitales

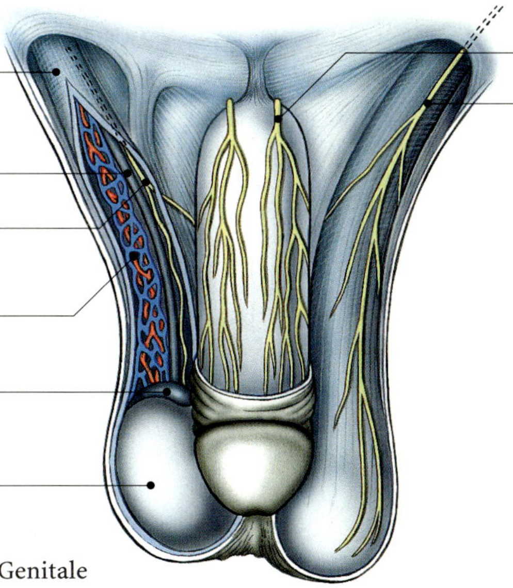

Abb. 394. Anatomie des männlichen Genitale

Teilerhaltung ist nur bei einer frühzeitigen Diagnosestellung möglich.

Operationstechniken

Die spindelförmige Exzision sowie die VY-Plastik sind an der Glans penis nur bei kleinen Läsionen sinnvoll anwendbar. Demgegenüber lassen sich im Bereich des Präputiums und des Penisschaftes auch größere Defekte mit diesen einfachen Techniken versorgen. Grundsätzlich werden benigne Neubildungen am Penisschaft horizontal exzidiert.

Synechien zwischen innerem Präputialblatt und Glans penis werden vorsichtig manuell oder mit der Sonde stumpf gelöst. Um Rezidive zu vermeiden, empfiehlt sich nachfolgend die Zirkumzision.

Die Frenulumplastik wird bei narbigen Strikturen des Frenulums oder Frenulum brevis erforderlich. Dabei wird das Frenulum horizontal durchtrennt und längs vernäht, wodurch ein Längengewinn erzielt wird.

Bei der Dorsalinzision einer Paraphimose ist der ca. 1–2 cm lange Schnitt streng senkrecht auf dem Schnürring durchzuführen. Nach dessen Durchtrennung ist die Reposition des Präputiums möglich. Bei zu tiefer Inzision besteht die Gefahr einer Verletzung der Corpora cavernosa. Um Rezidive zu vermeiden, ist nach Abklingen der akuten entzündlichen Phase eine spätere Zirkumzision in der Regel nicht zu umgehen.

Die Präputialplastik nach Rebreyoud zur Beseitigung einer genuinen oder erworbenen Phimose umfaßt die Entfernung des gesamten inneren Präputialblatts. Dabei wird bei anteponiertem aber straff gespanntem Präputium auf Höhe des Orificium urethrae externum zunächst das äußere Vorhautblatt parallel zum Sulcus coronarius inzidiert und anschließend stumpf vom inneren Blatt abpräpariert. Das Frenulum wird durchtrennt und das innere Vorhautblatt inzidiert und durch Präparation vom subkutanen Gewebe gelöst. Das äußere Präputialblatt wird nach Entfernung des inneren Blatts proximal des Sulcus coronarius readaptiert. Bei Präkanzerosen kann aus funktioneller Sicht möglichst viel subkutanes Gewebe erhalten werden, da es viele sensible Nervenfasern enthält. Im Falle eines invasiven Karzinoms im Bereich des inneren Präputialblattes, sollte aus Gründen der Tumorradikalität das subkutane Gewebe mit entfernt werden. Durch das Vorgehen nach Rebreyoud ist die Vorhaut lediglich verkürzt und die durch den Eingriff bedingte Narbe im Sulcus coronarius später kaum sichtbar.

Die Lappenplastik nach Happle wird zur Rekonstruktion von Defekten im Bereich der Glans angewandt, die nicht durch primäre Naht zu versorgen sind. Sie basiert auf dem Prinzip einer U-Plastik. Ähnlich der Zirkumzision nach Rebreyoud wird das innere Präputialblatt entfernt. Die Schnittführung auf dem äußeren Vorhautblatt erfolgt weiter proximal, jedoch wird hier ein dem Defekt an der Glans entsprechender gestielter Lappen belassen. Dieser gestielte Vorhautlappen wird in den Defekt an der Glans penis eingepaßt und der Stumpf des äußeren Präputialblatts mit dem Sulcus coronarius anastomosiert.

Bei Karzinomen im Bereich der Glans und im Übergang zum inneren Präputialblatt ist die lokale Exzision nicht mehr mit ausreichender Radikalität möglich, so daß eine Teilamputation erforderlich wird. Unter liegendem Katheter erfolgt die Teilamputation des distalen Penisdrittels bzw. der distalen Penishälfte durch sukzessive Durchtrennung aller Schichten. Anschließend erfolgt die schichtweise Naht der einzelnen Strukturen, zunächst Corpora cavernosa et spongiosa und der Faszien. Das Präputium wird mit dem Harnröhrenstumpf anastomosiert. Der Blasenkatheter sollte in der Primärphase der Wundheilung, d. h. für etwa 6–7 Tage belassen werden. Komplettiert wird die Teilamputation durch die radikale beidseitige inguinale Lymphknotendissektion. Dieser Eingriff wird in der Regel von den Fachkollegen der Urologie durchgeführt. Bei malignen Neoplasien im Bereich des Präputiums ist deren Entfernung entsprechend der Rebreyoud-Technik im Einzelfall (z. B. bei Carcinoma in situ oder T1-Tumoren) vertretbar.

Freie Haut- und Schleimhauttransplantate werden analog zur Transplantation am übrigen Integument durchgeführt.

Wenn entzündliche Veränderungen im Bereich der Glans zu einer Urethralstenose geführt haben, muß diese durch eine operative Erweiterung des Orificium urethrae externum beseitigt werden (Meatotomie oder Meatoplastik). Gelegentlich wird dieses Vorgehen bei einem entsprechend lokalisierten Lichen sclerosus et atrophicus notwendig.

Wegen der speziellen anatomischen Gegebenheiten können am Skrotum und im Dammbereich auch größere Operationsdefekte mittels primärer Wundnaht oder einer einfachen Lappenplastik (z. B. VY-Plastik) optimal versorgt werden. Nur selten muß eine Operationswunde durch eine Hauttransplantation oder eine lokale Lappenplastik gedeckt werden.

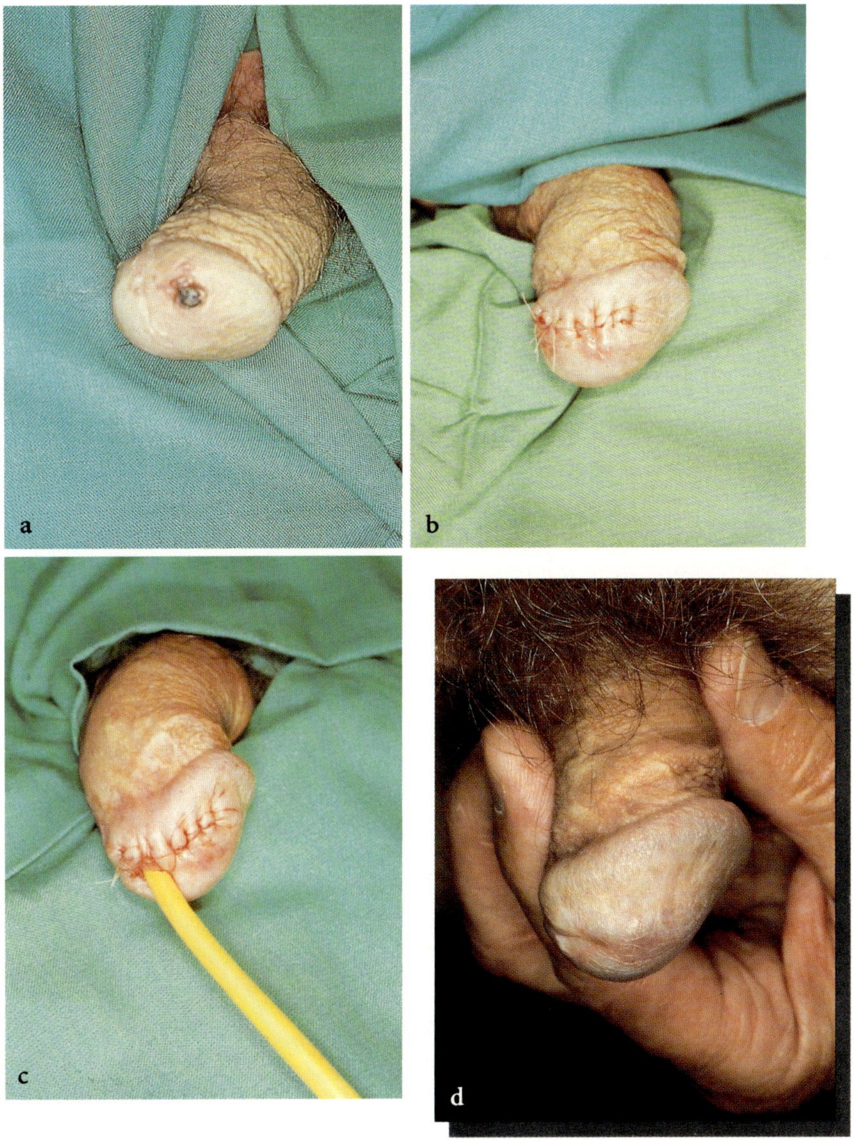

Abb. 395. Einfache Exzision:
a Hämangiom an der Glans penis,
b Zustand nach einfacher spindelförmiger Exzision,
c Dauerkatheter zur Vermeidung von Strikturen der Urethra,
d dreieinhalb Jahre postoperativ

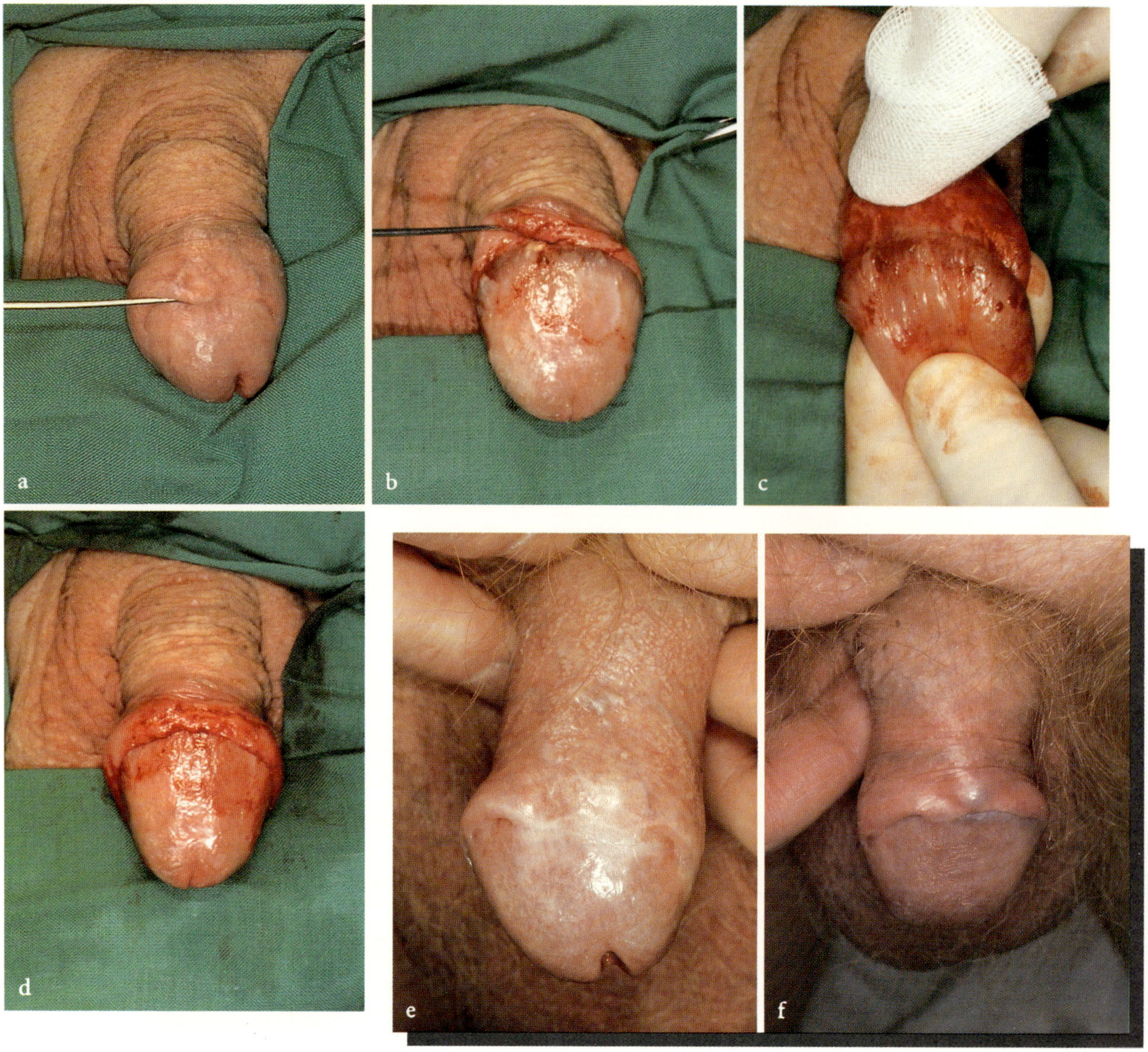

Abb. 396. Lösung von Synechien:
- **a** postinflammatorische Bildung von Synechien an Glans penis und innerem Präputialblatt,
- **b** vorsichtiges Lösen der Synechien mit der Knopfsonde,
- **c** manuelles Lösen der Synechien,
- **d** Abschluß der Operation,
- **e** Ausgangsbefund,
- **f** fünf Jahre postoperativ, partielles Rezidiv

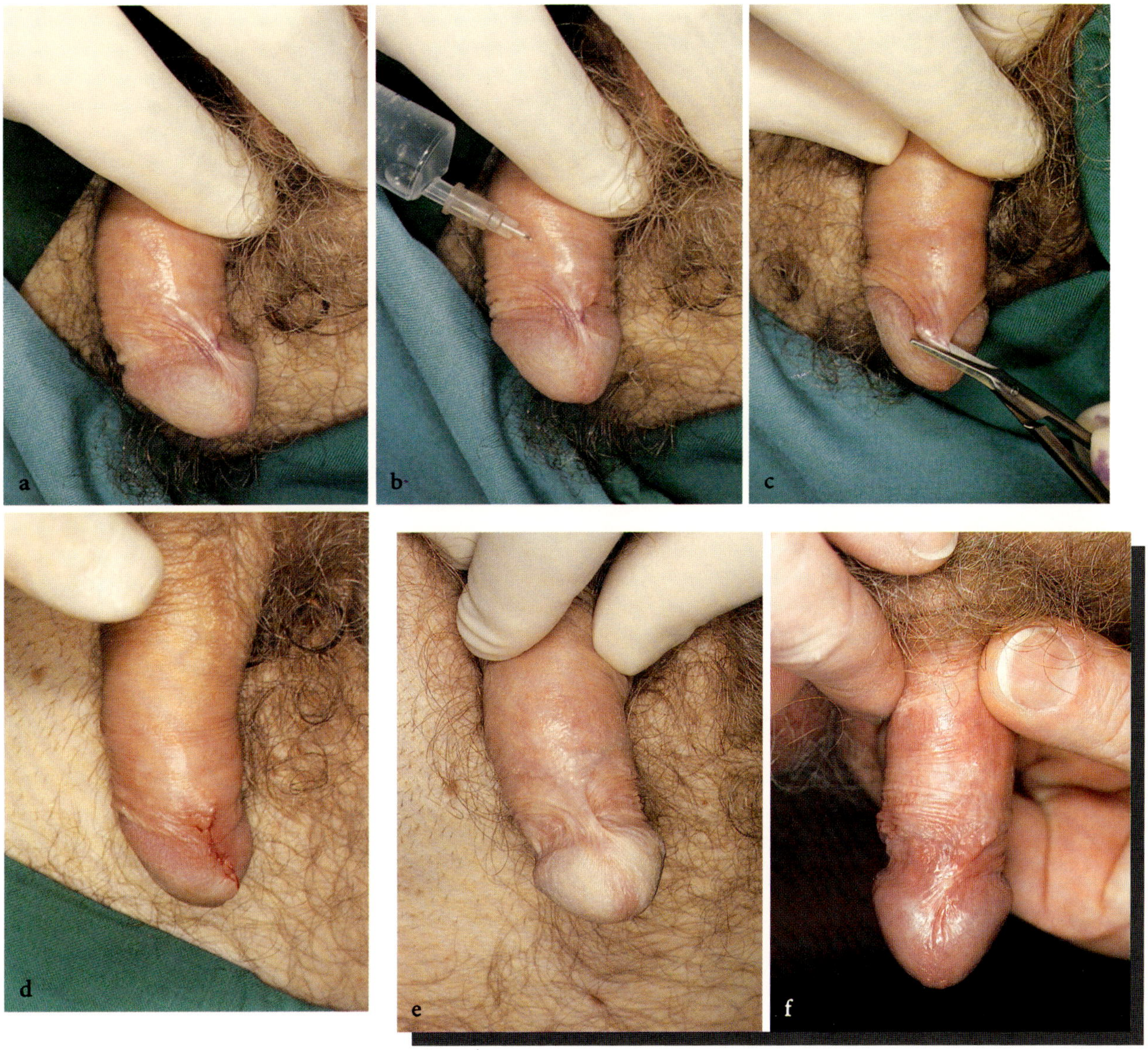

Abb. 397. Frenulumplastik:
a Frenulum brevis,
b lokale Infiltrationsanästhesie,
c horizontale Durchtrennung des Frenulums,
d longitudinale Naht,
e Ausgangsbefund,
f ein Jahr postoperativ

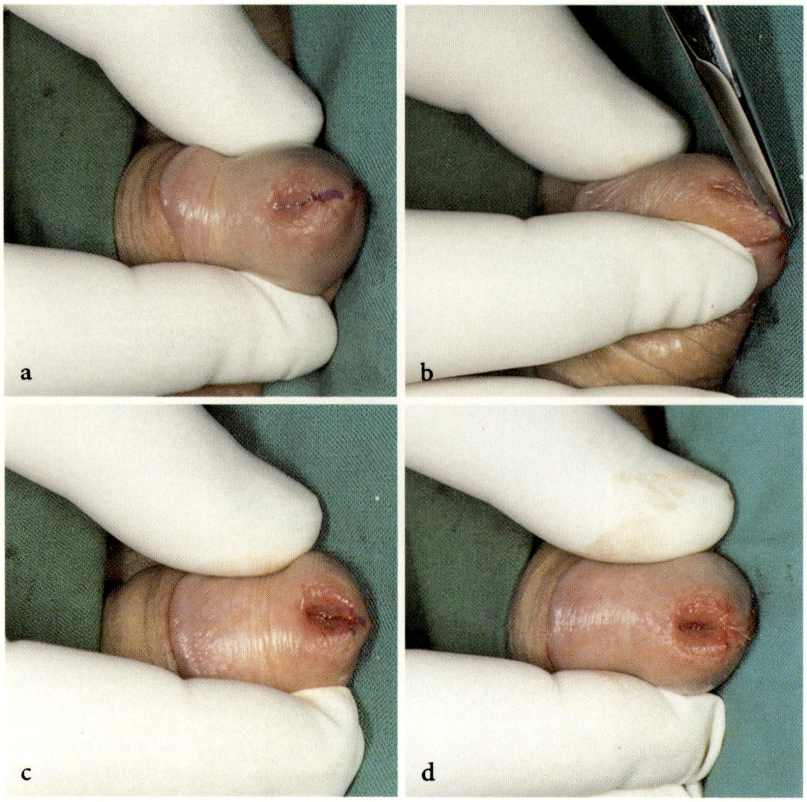

Abb. 398. Meatoplastik:
- a Operationsplanung der Meatoplastik bei Striktur der Harnröhrenmündung,
- b Längsschnitt mit der geraden Präparierschere,
- c Inzisionsdefekt,
- d lateral jeweils Adaptation der Harnröhre mit der äußeren Übergangsschleimhaut, Abschluß der Operation

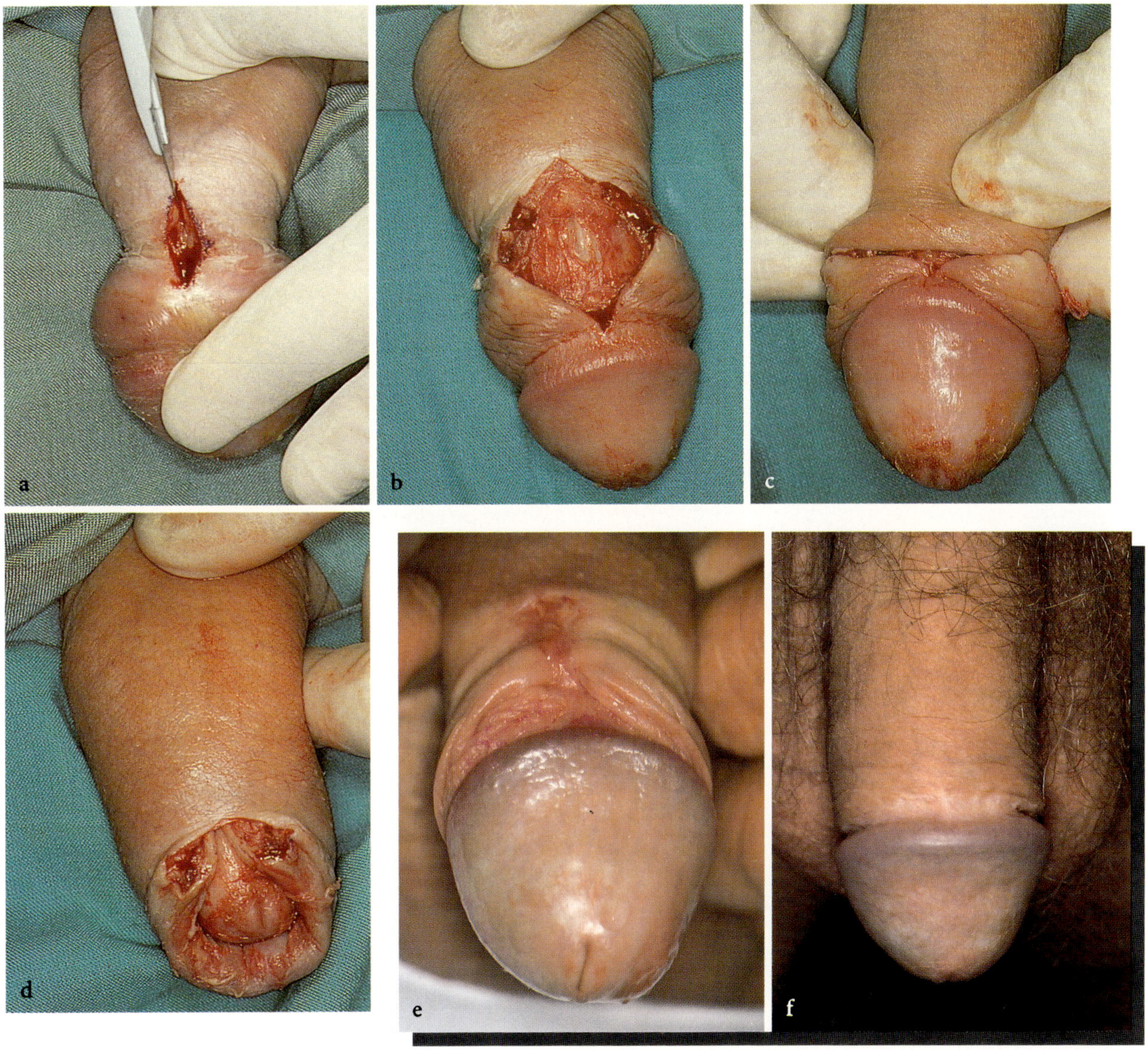

Abb. 399. Dorsalinzision bei Paraphimose:
a longitudinale Inzision des Schnürrings (Dorsalinzision) bei Lichen sclerosus et atrophicus,
b Spannungsausgleich nach der Inzision,
c das Präputium kann reponiert werden,
d Zustand nach Reposition,
e Zustand nach Sekundärheilung der Inzisionswunde,
f Endzustand nach späterer vollständiger Exzision des Lichen sclerosus et atrophicus im Sinne einer Präputialplastik nach Rebreyoud

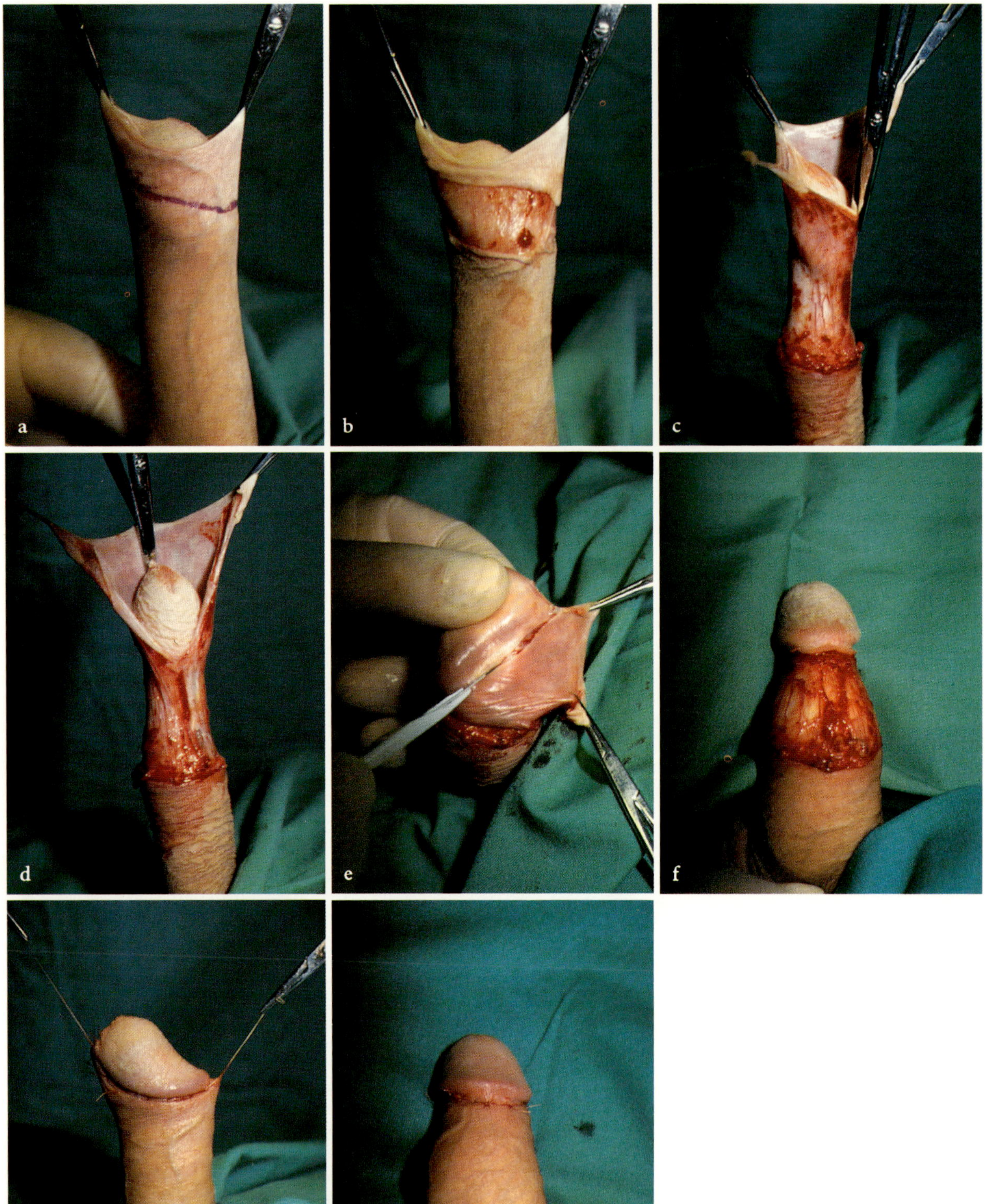

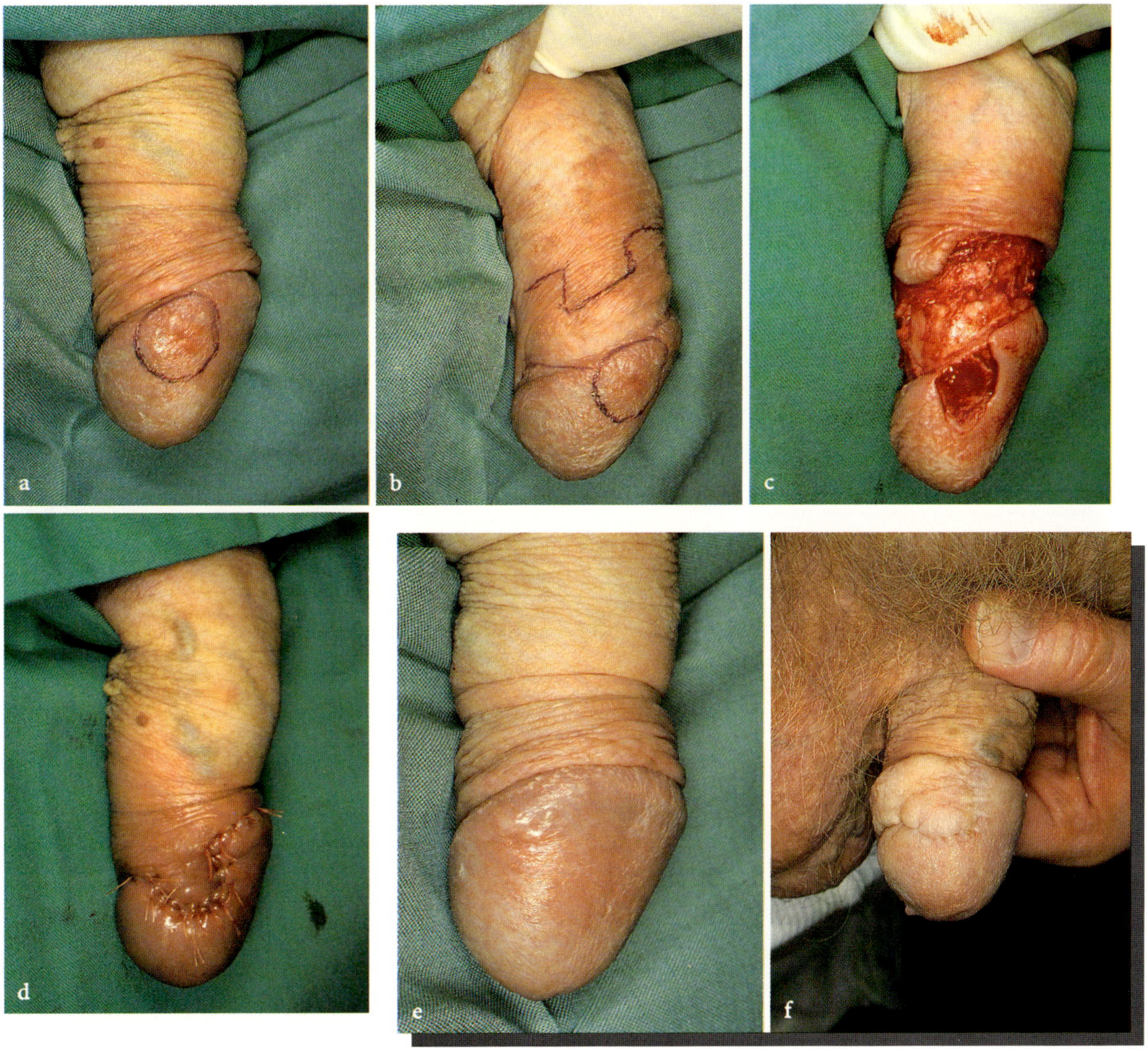

◁ **Abb. 400.** Präputialplastik nach Rebreyoud (Zirkumzision):
- a Anklemmen des Präputiums und Schnittführung unter geringerer Einbeziehung des äußeren Vorhautblattes parallel zum Sulcus coronarius,
- b Lösen und Zurückstreifen des äußeren Präputialblattes,
- c dorsale Durchtrennung des inneren Präputialblattes,
- d Durchtrennung des Frenulums,
- e Resektion des inneren Präputialblattes proximal des Sulcus coronarius,
- f sorgfältige Blutstillung,
- g Zustand nach Frenulumplastik, Readaptation des äußeren Präputialblattes proximal des Sulcus coronarius,
- h Abschluß der Operation

Abb. 401. U-Plastik nach Happle:
- a Operationsplanung zur Exzision einer Erythroplasia glandis (Queyrat),
- b Planung der U-Plastik,
- c Zustand nach Präputialplastik nach Rebreyoud unter Belassung eines U-förmigen Verschiebelappens des äußeren Präputialblatts,
- d Abschluß der Operation nach Einpassen des U-Lappens in den primären Defekt sowie Readaptation des äußeren Vorhautblattes proximal des Sulcus coronarius,
- e Ausgangsbefund,
- f eineinhalb Jahre postoperativ

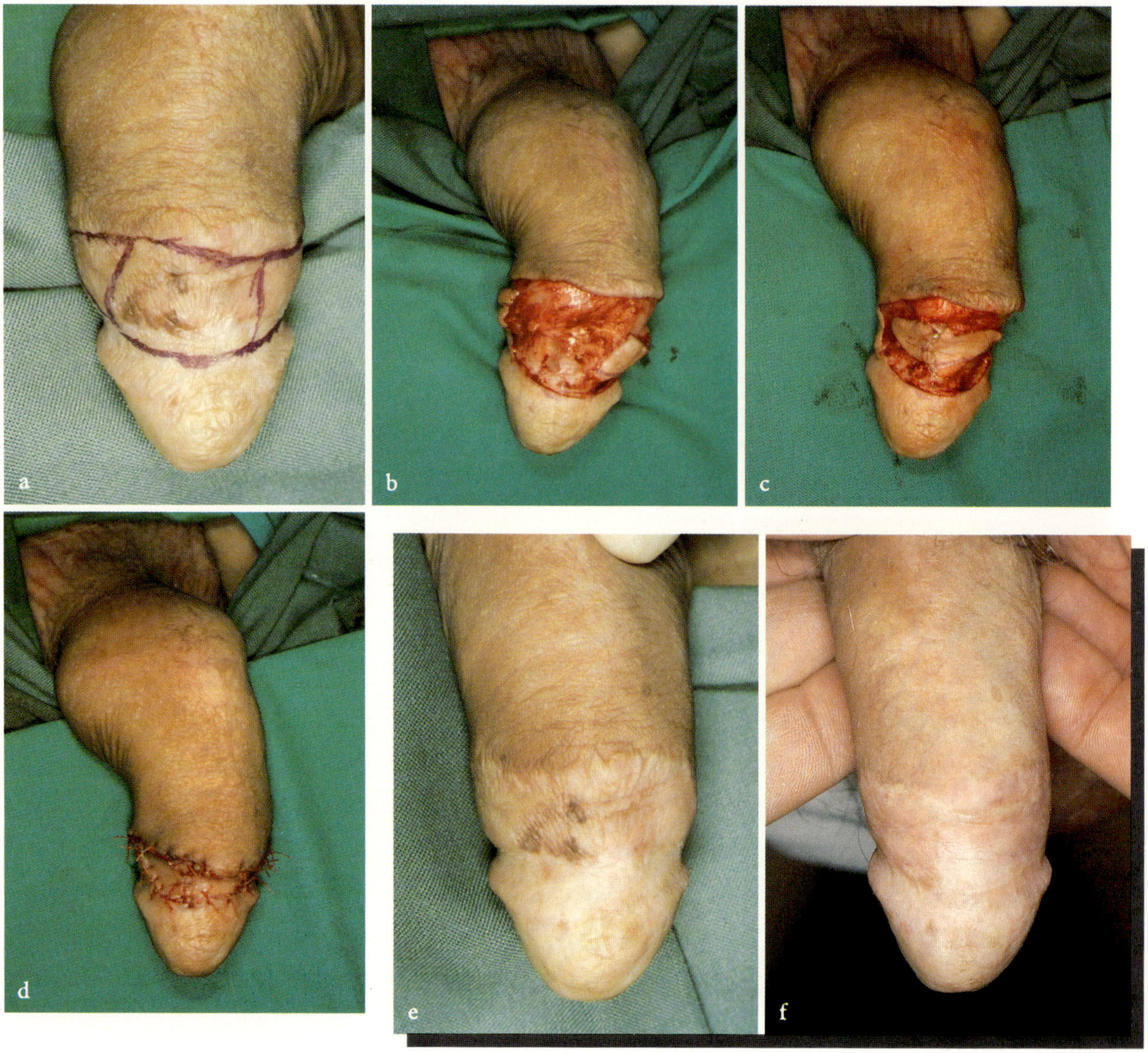

Abb. 402. Doppelte subkutan gestielte Lappenplastik:
- **a** Exzision einer Schleimhautmelanose und Rekonstruktion durch doppelte subkutan gestielte Lappenplastik von lateral,
- **b** Exzisionsdefekt und Präparation der Lappen,
- **c** Approximation der beiden Lappen,
- **d** Abschluß der Operation,
- **e** Ausgangsbefund bei Zustand nach Zirkumzision. Daher war in diesem Falle die gewebesparende Anwendung der doppelten subkutan gestielten Lappenplastik erforderlich.
- **f** fünf Jahre postoperativ

Abb. 403. Dreifache Transpositionsplastik nach Dufourmentel: ▷
- **a** ausgedehnter Exzisionsdefekt fast zirkulär am Penisschaft sowie auf das Skrotum übergreifend,
- **b** Präparation des ersten Transpositionslappens von kranial,
- **c** Zustand nach Einpassen des ersten Lappens und Planung des zweiten Transpositionslappens von rechts,
- **d** Mobilisierung des rechtsseitigen Lappens,
- **e** Verlagerung des rechtsseitigen Lappens und Präparation des dritten Transpositionslappens von der kontralateralen Seite,
- **f** Abschluß der Operation,
- **g** Ausgangsbefund des ausgedehnten extramammären Morbus Paget,
- **h** acht Monate postoperativ

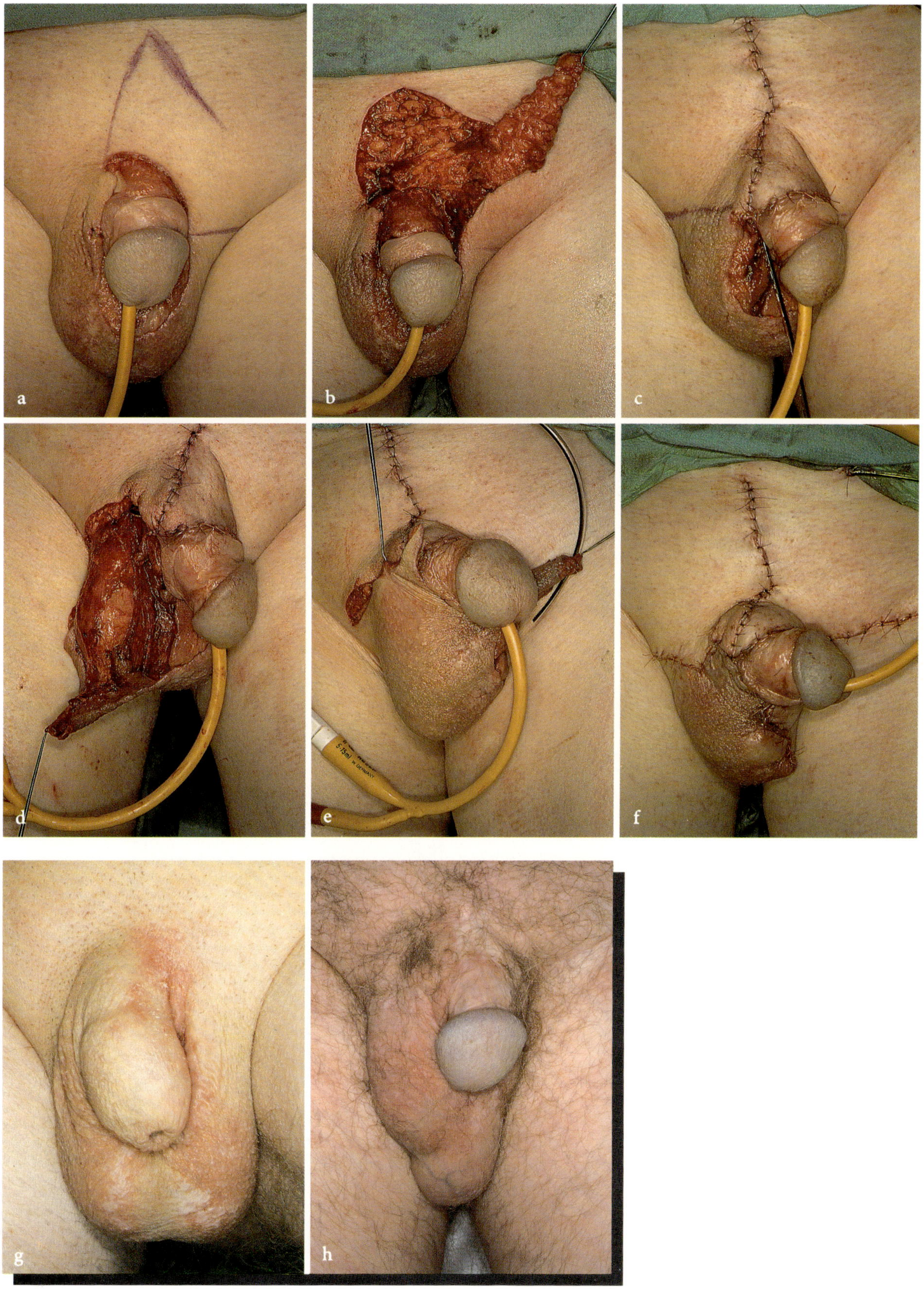
a
b
c
d
e
f
g
h

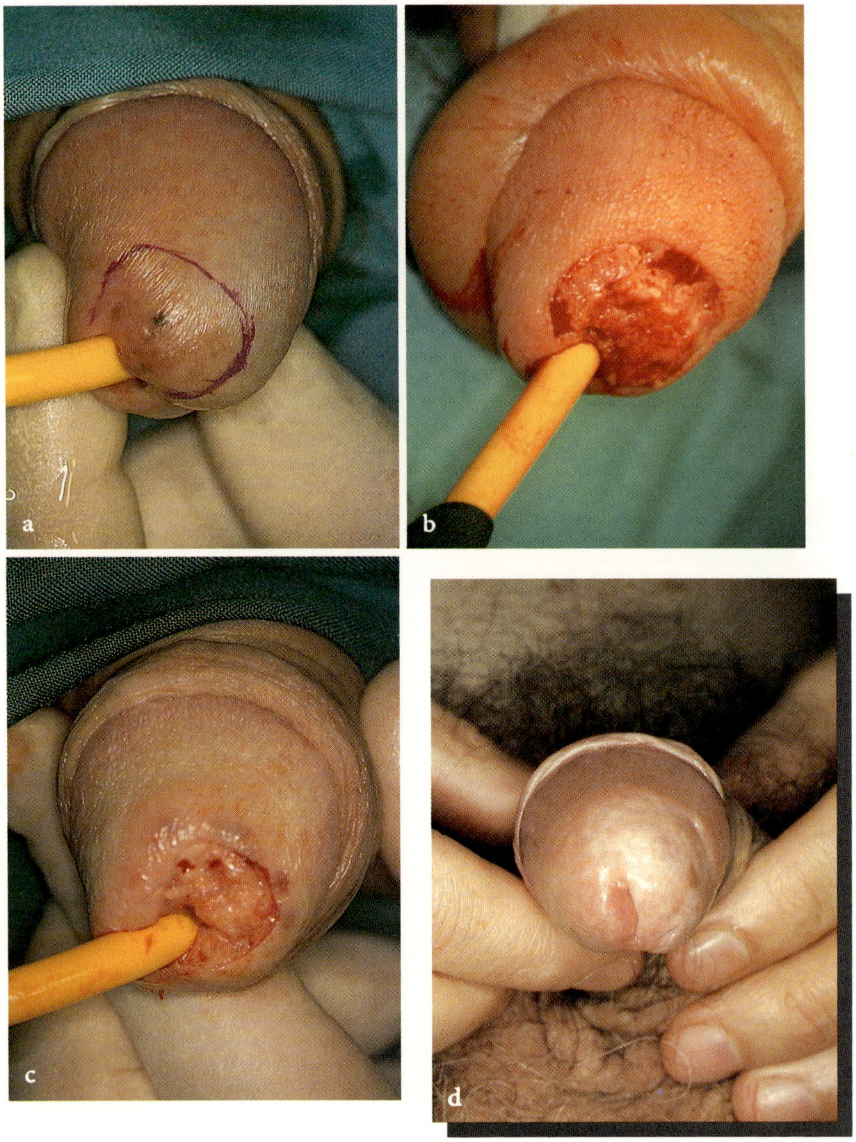

Abb. 404. Schleimhauttransplantation:
a Exzision eines initialen malignen Melanoms der Glans penis,
b Exzisionsdefekt,
c Zustand nach Wundkonditionierung, nachfolgend Defektdeckung durch freie Transplantation von Wangenschleimhaut,
d fünf Jahre postoperativ

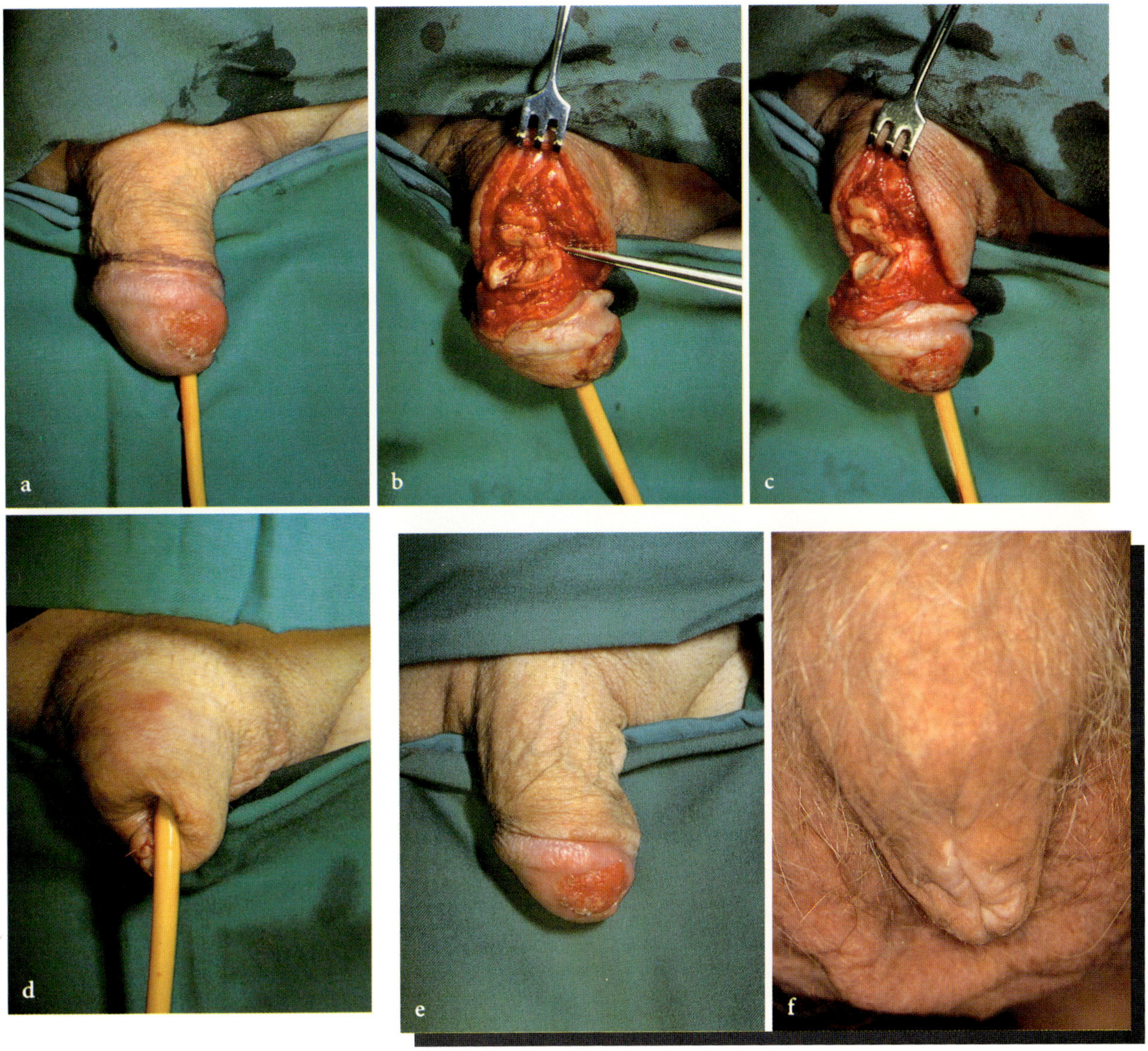

Abb. 405. Teilamputation:
a Peniskarzinom (T2) an der Glans,
b unter liegendem Katheter sukzessive Durchtrennung des Penisschafts,
c Naht der Faszien der Corpora cavernosa und nachfolgend Adaptation des Präputialstumpfes mit dem Harnröhrenstumpf,
d Abschluß der Operation,
e Ausgangsbefund,
f ein Jahr postoperativ

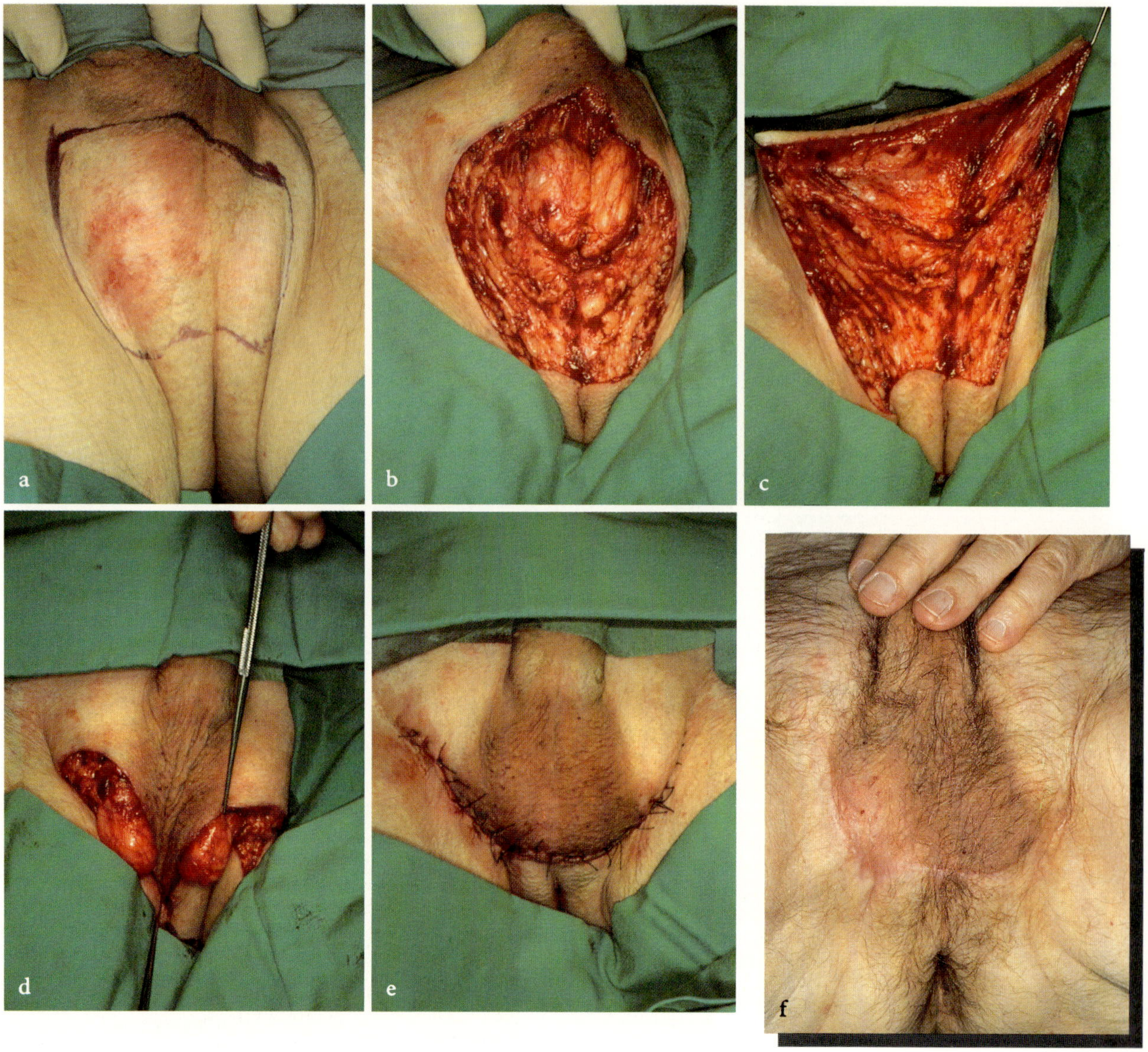

Abb. 406. Dehnungsplastik:
a weite Exzision eines extramammären Morbus Paget am Skrotum,
b Exzisionsdefekt,
c Wundrandunterminierung,
d Wundrandadaptation,
e Abschluß der Operation,
f eineinhalb Jahre postoperativ

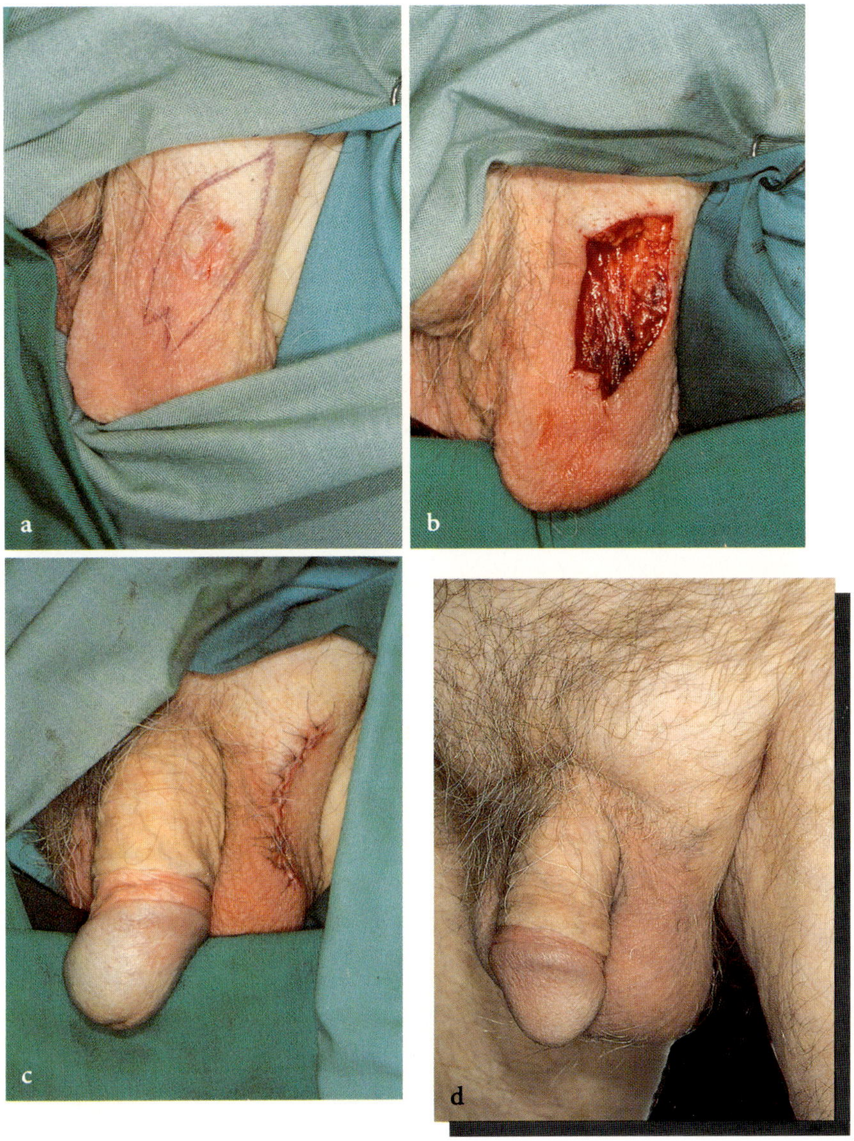

Abb. 407. VY-Plastik:
a Morbus Bowen am Skrotum,
b Exzisionsdefekt,
c Y-förmiger Wundverschluß,
d sechs Monate postoperativ

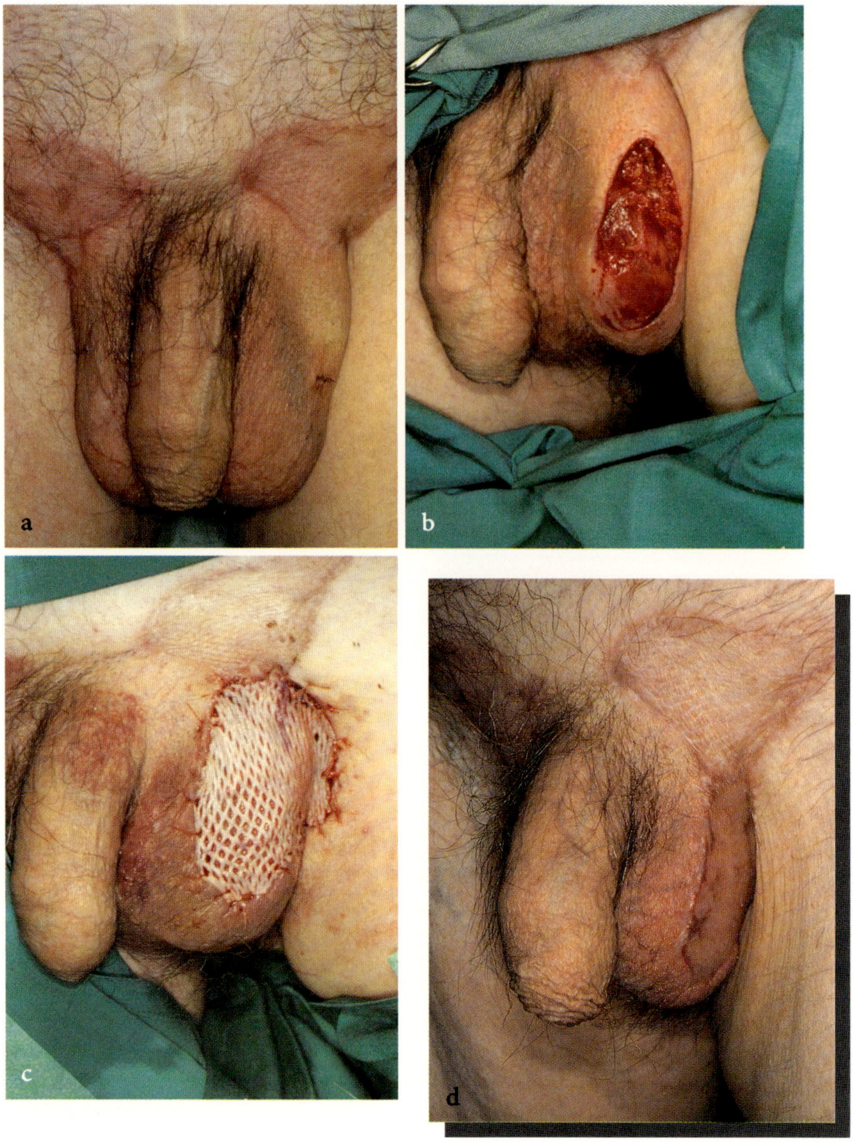

Abb. 408. Gittertransplantation:
a Multifokaler extramammärer Morbus Paget mit Zustand nach Exzision und Transplantation inguinal beidseits,
b Defekt nach Exzision eines weiteren Herdes am Skrotum,
c Defektversorgung durch Gittertransplantation,
d zwei Monate postoperativ

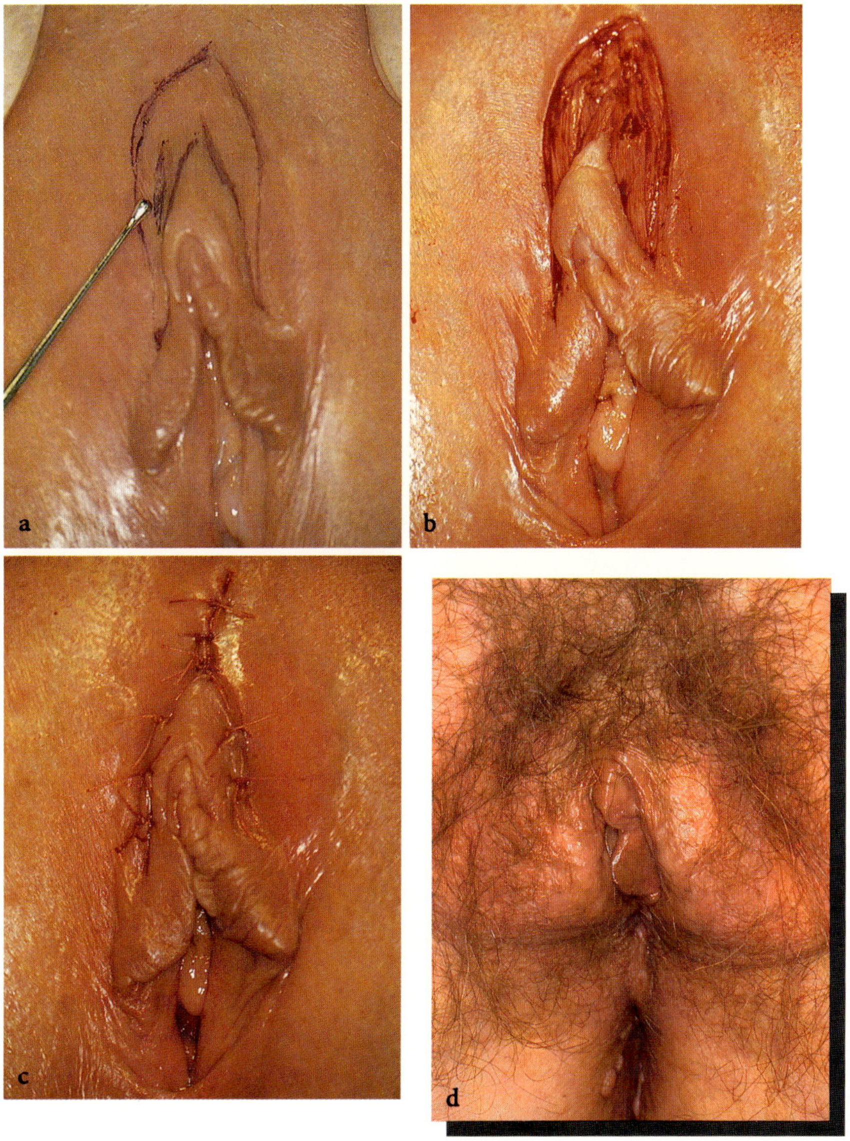

Abb. 409. VY-Plastik:
a Leukoplakie mit mikroinvasivem Plattenepithelkarzinom, Operationsplanung,
b V-förmige Exzision,
c Y-förmiger Wundverschluß,
d zwei Jahre postoperativ

20.4.4 Weibliches Genitale

Operationsplanung

Exzisionen benigner und prämaligner Neubildungen im Bereich des weiblichen Genitale werden von dem Dermatologen nur so weit durchgeführt, als die Defektdeckung mittels Wundrandadaptation im Sinne einer Dehnungsplastik oder durch eine einfache Nahlappenplastik möglich ist. Onkologische Indikationen, die z. B. eine Vulvektomie oder ähnlich ausgedehnte Resektionen erforderlich machen würden, bleiben dem Gynäkologen vorbehalten.

Operationstechniken

Häufige Techniken sind die Dehnungsplastik und die VY-Plastik, wobei sich letztere gerade im Klitorisbereich eignet. Im Bereich des Introitus vaginae können diese Methoden im Bedarfsfall tangential oder radiär angeordnet werden.

Nahlappenplastiken basieren im wesentlichen auf einer Verschiebung von lateral unter Einbeziehung der Labien, der Oberschenkelbeugefalten oder ggf. auch der dorsolateralen Anteile der Übergänge von Gesäß und Oberschenkel. Es kommen vor allem klassische Verschiebeplastiken, Rotationsplastiken und Schwenklappenplastiken zur Anwendung.

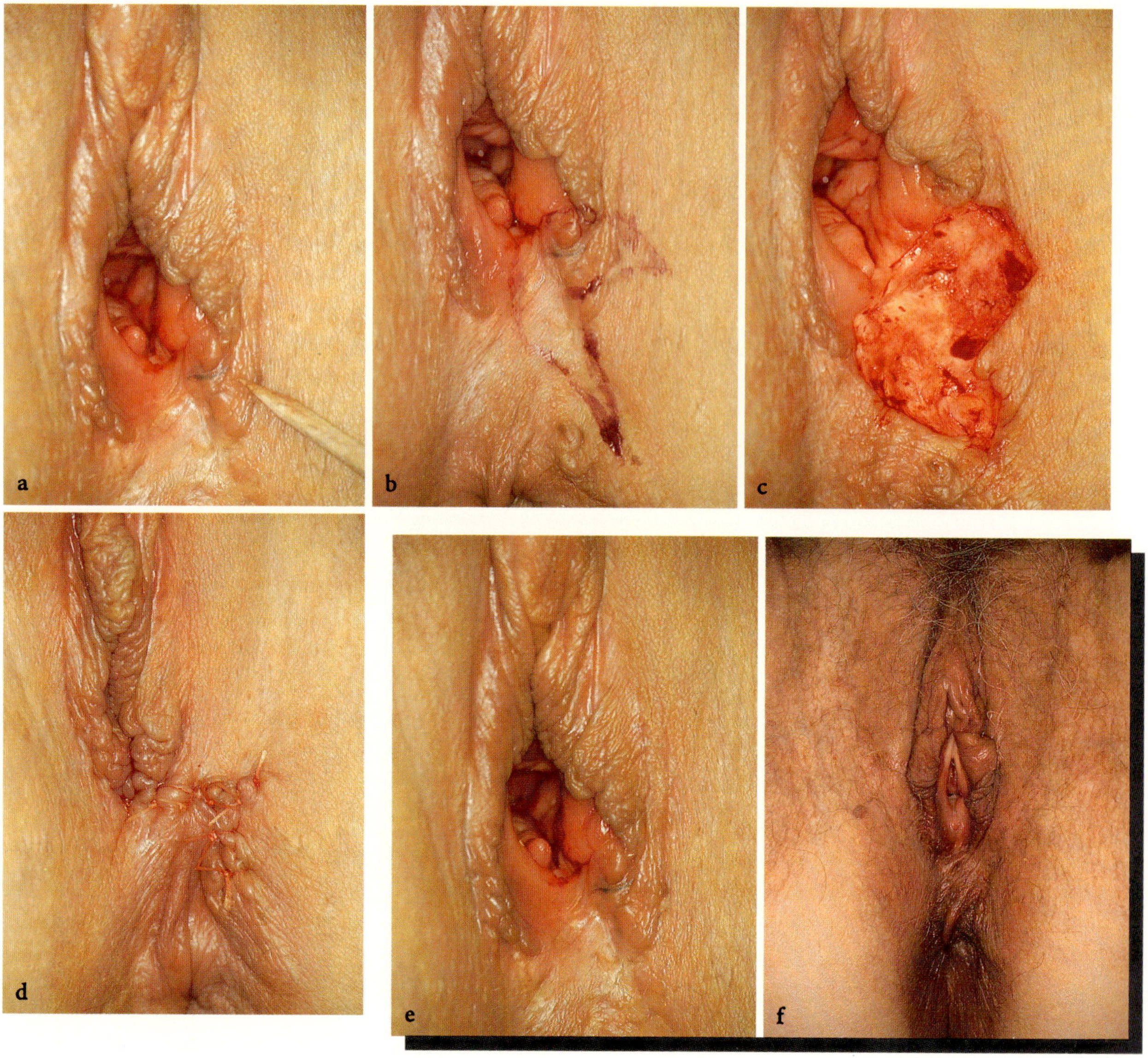

Abb. 410. VY-Plastik:

a Zustand nach unzureichend versorgter Episiotomie mit nachfolgend chronisch rezidivierender Vulvovaginitis,
b V-förmige Exzision,
c Exzisionsdefekt,
d schichtweiser Wundverschluß von M. bulbospongiosus, Subkutan- und Haut-Schleimhaut-Naht,
e Ausgangsbefund,
f zehn Jahre postoperativ

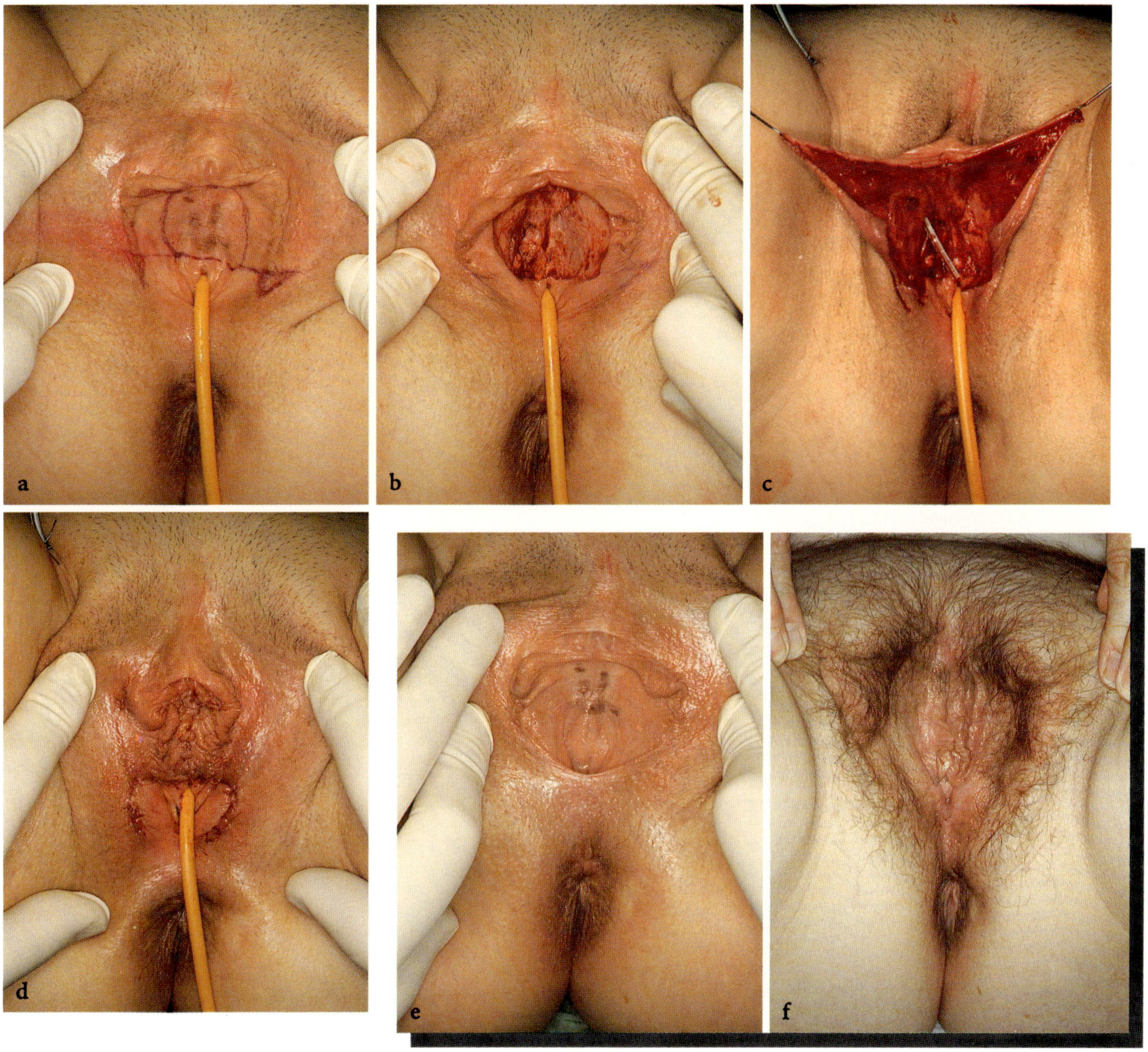

Abb. 411. Bilaterale Verschiebeplastik:
- a Operationsplanung zur Exzision einer Schleimhautmelanose und Rekonstruktion durch bilaterale Verschiebeplastik,
- b Exzisionsdefekt,
- c laterale Mobilisierung der Verschiebelappen,
- d Abschluß der Operation,
- e Ausgangsbefund,
- f sechs Monate postoperativ

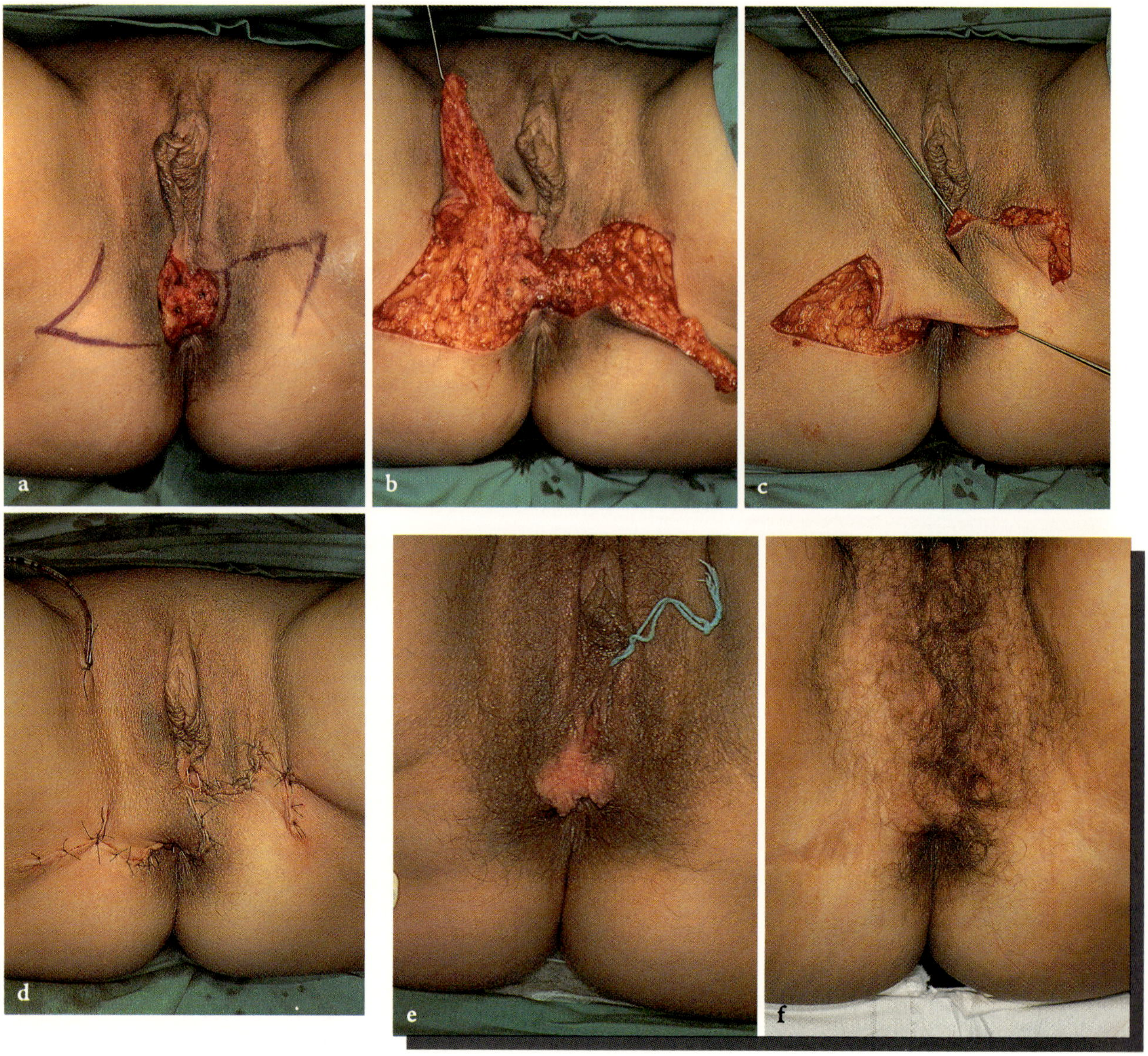

Abb. 412. Bilaterale Transpositionsplastik nach Dufourmentel:
a Defekt nach Exzision eines Morbus Bowen an der hinteren Kommissur, Operationsplanung,
b Präparation der beidseitigen Transpositionslappen,
c Verlagerung in den Defekt,
d Abschluß der Operation,
e Ausgangsbefund,
f fünfzehn Monate postoperativ

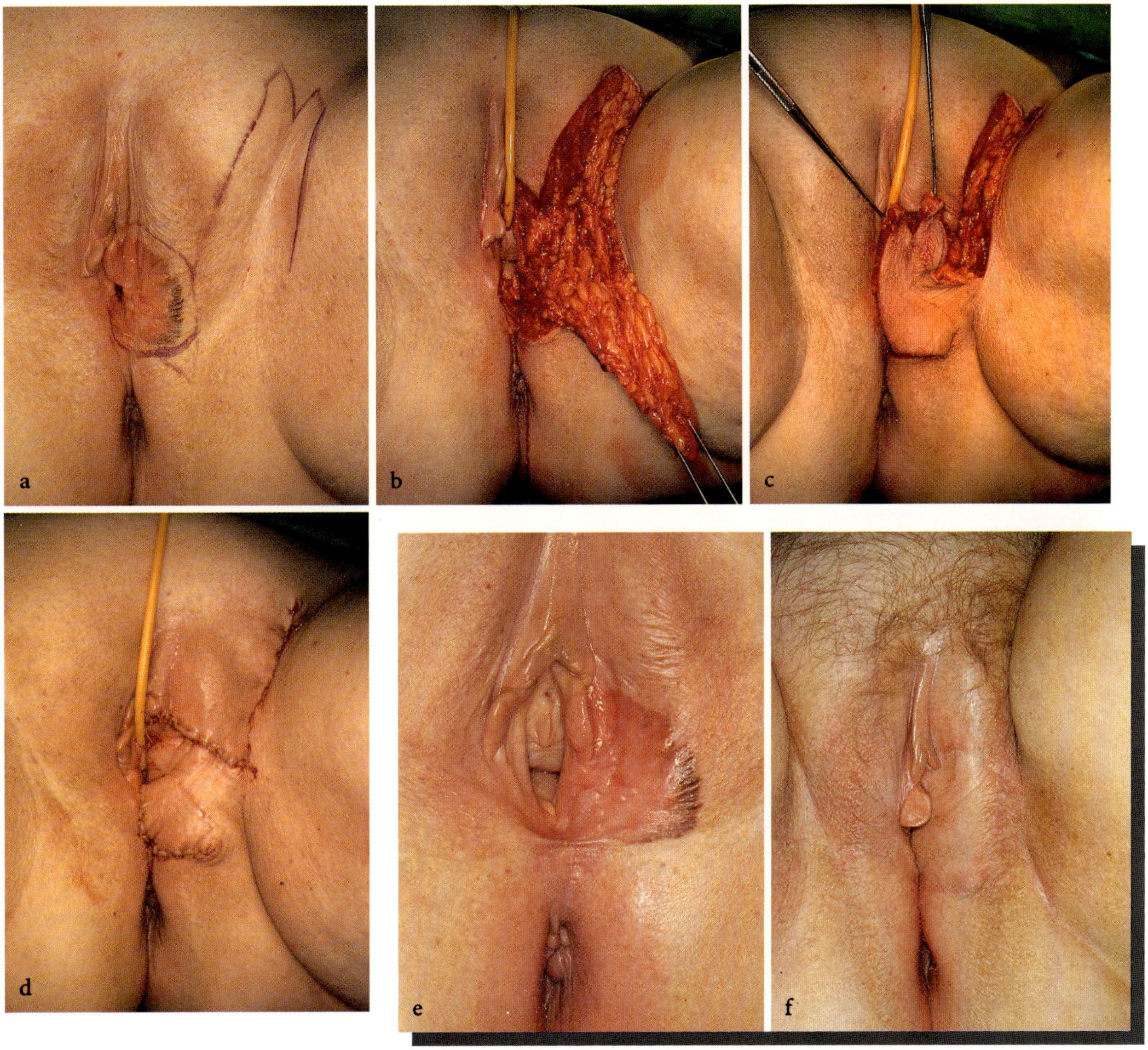

Abb. 413. Schwenklappenplastik:
- **a** Operationsplanung zur Exzision eines M. Bowen und Rekonstruktion mittels Schwenklappenplastik,
- **b** Exzisionsdefekt und Präparation des Schwenklappens,
- **c** Verlagerung in den Defekt,
- **d** Abschluß der Operation,
- **e** Ausgangsbefund,
- **f** sechs Monate postoperativ

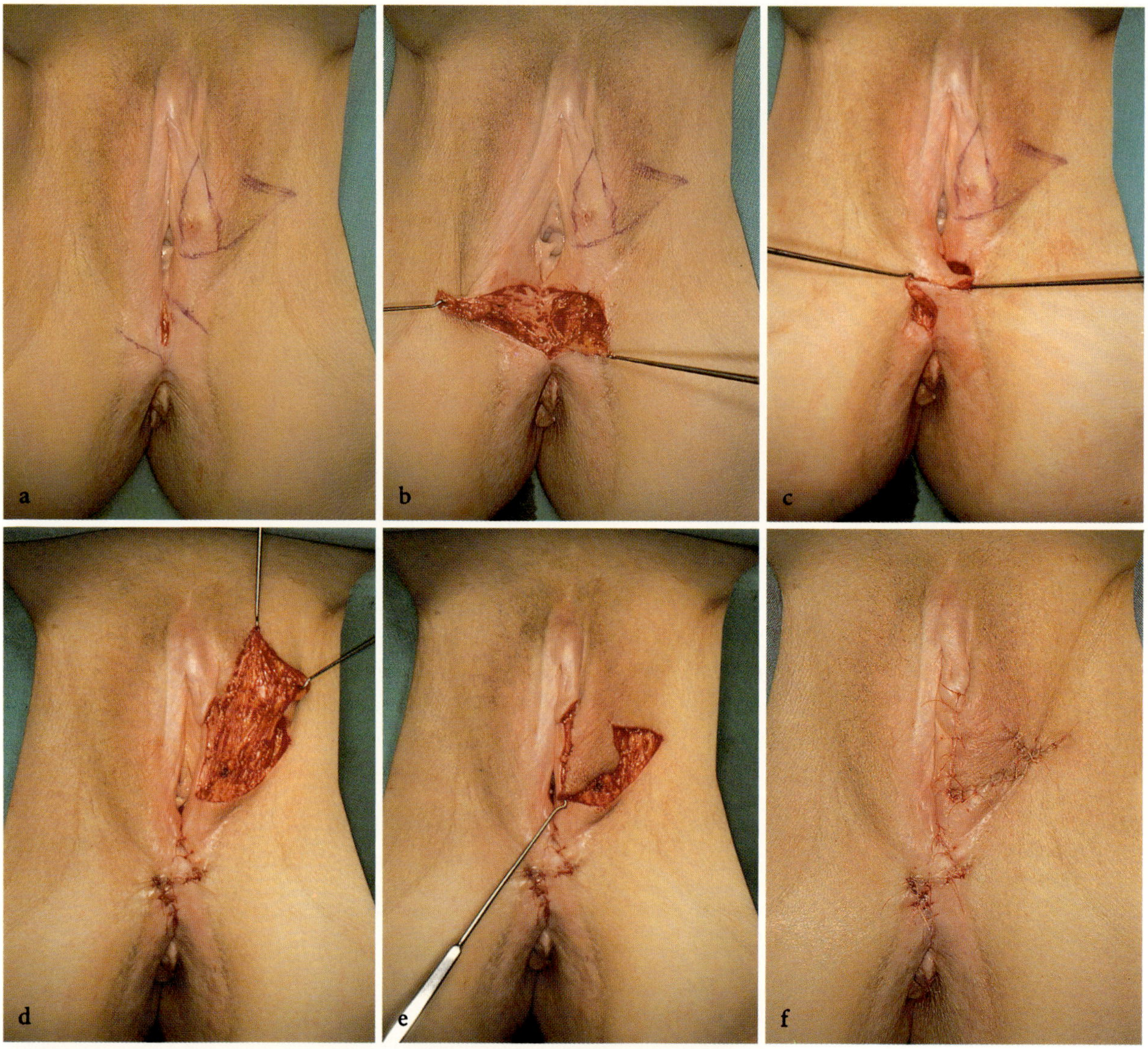

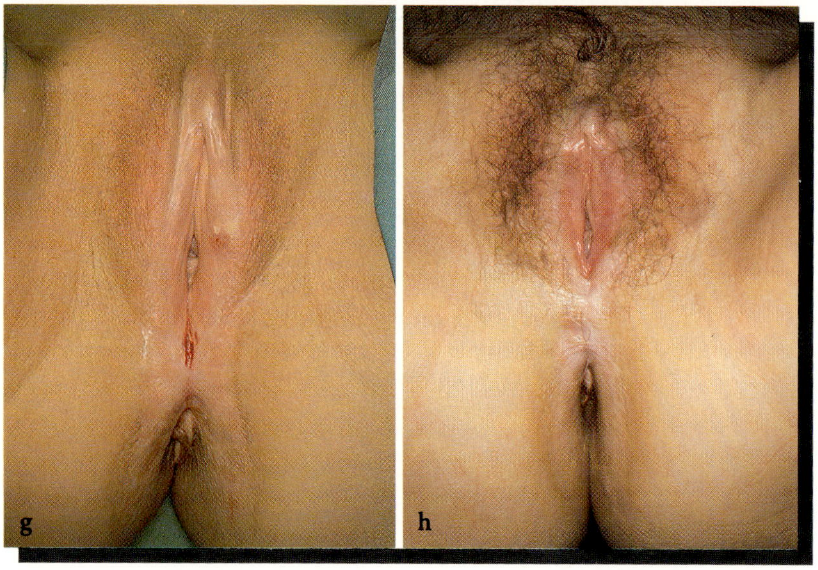

Abb. 414. Verschiebeplastik mit rückläufigem Ausgleichsschnitt und Z-Plastik:

a Kraurosis vulvae mit erosivem Herd am Perineum sowie einem mikroinvasiven Plattenepithelkarzinom der Innenseite der linken großen Labie,
b Z-Plastik zur Exzision und Rekonstruktion des Herdes perineal,
c Verlagerung der Z-Plastik,
d Verschiebeplastik mit rückläufigem Ausgleichsschnitt,
e Verlagerung des Verschiebelappens,
f Abschluß der Operation,
g Ausgangsbefund,
h ein Jahr postoperativ

20.5 Anal- und Perianalregion

Gegenüber dem übrigen Integument weist das Spektrum der operativ zu behandelnden Veränderungen in der Anal- und Perianalregion einige wesentliche Besonderheiten auf. Neben den lokalisationsspezifischen Folgen des Hämorrhoidalleidens (Marisken, perianale Thrombosen, Fissuren, hypertrophe Analpapillen etc.) sind dies sowohl chronische anorektale Fistel- und Abszeßleiden als auch Symptome anderer Darmkrankheiten, wie M. Crohn, Aknetetrade, bowenoide Papulose und seltene bzw. an dieser Körperlokalisation ungewöhnliche Neoplasien, wie z. B. der extramammäre M. Paget. Grundsätzlich sind bei einer analen Krankheitssymptomatik die rektale digitale Untersuchung und die endoskopische Inspektion des Enddarms (Prokto- bzw. Rektoskopie) unverzichtbar.

Bei Condylmata acuminata ist stets eine begleitende sexuell übertragbare Krankheit einschließlich einer HIV-Infektion auszuschließen. Betreffende Sexualpartner sind sinnvollerweise stets diagnostisch und therapeutisch mit zu erfassen. Bei Kindern sollte die Möglichkeit eines eventuell vorausgegangenen sexuellen Mißbrauchs bedacht werden.

20.5.1 Anatomie

Der Analkanal erstreckt sich über eine Länge von 2,5 bis 4,5 cm. Bei der inspektorischen Untersuchung erkennt man im oberen Anteil die Zona haemorrhoidalis mit den längsorientierten Sinus anales und den Columnae anales (sogenannte Morgan-Säulen). Dieser Bereich wird vom M. sphincter ani internus zirkulär unterlegt und vom Plexus venosus submucosus (Plexus haemorrhoidalis superior) durchsetzt. Kaudal enden die Sinus anales in der Linea pectinata (Linea dentata) unterhalb derer sich das Anoderm, eine Zone unverhornten Plattenepithels (Zona intermedia), befindet, das im weiteren Verlauf in der Linea anocutanea zum verhornten Plattenepithel des Anus (Zona cutanea) übergeht. Die

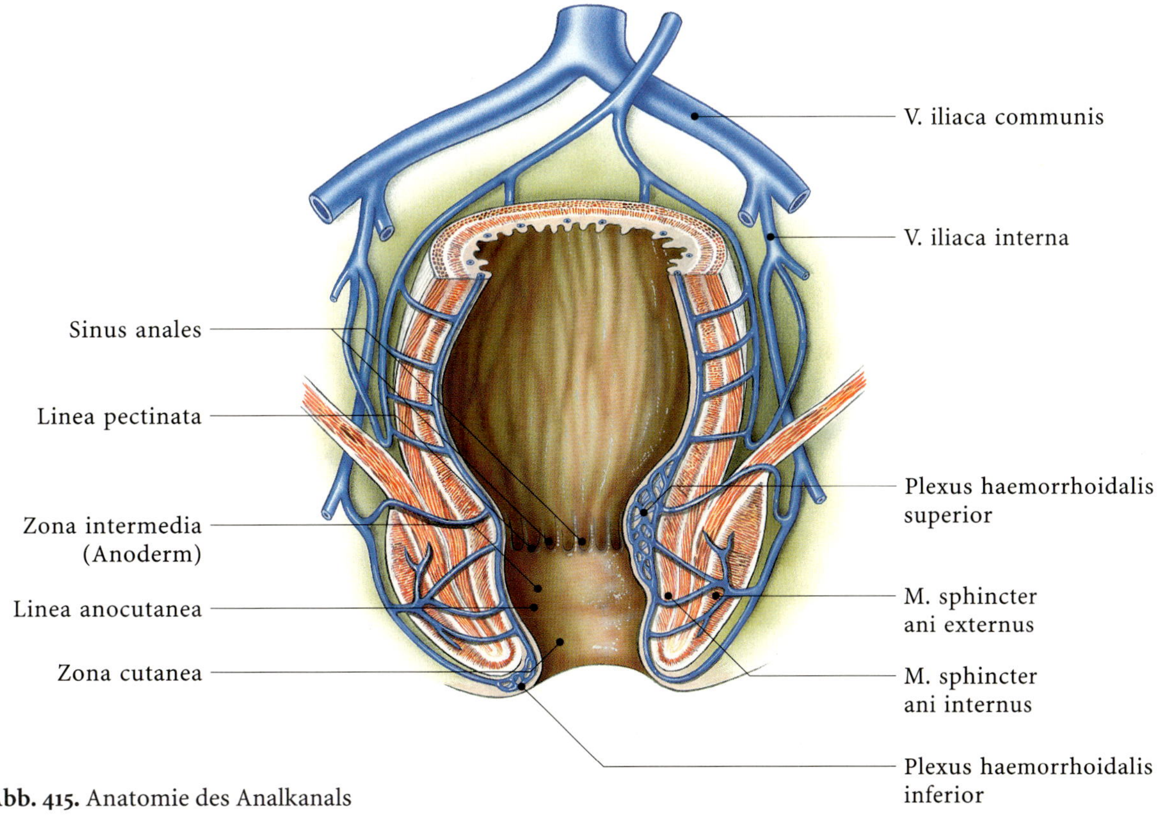

Abb. 415. Anatomie des Analkanals

Pars superficialis des M. sphincter ani externus ist hier relativ oberflächlich unterlagert (Abb. 415).

20.5.2 Anästhesie

Bei Eingriffen, die auf die Zona cutanea des Anus und/oder die Perinealregion beschränkt sind, ist nach Möglichkeit die lokale Infiltrationsanästhesie anzustreben. Länger dauernde und großflächige operative Interventionen sowie weiter intraanal reichende Veränderungen und tiefe periproktale Abszeßbildungen erfordern allerdings die Allgemeinanästhesie.

20.5.3 Operationsplanung

Der besseren Übersichtlichkeit wegen werden operative Eingriffe in der Region am günstigsten in Steinschnittlage durchgeführt, wobei die Befunddokumentation aus Sicht des Untersuchers entsprechend dem Uhrzeigersinn erfolgt.

Durch eine sorgfältige Operationsplanung ist sicherzustellen, daß eine postoperative Ektropionierung der Schleimhaut in jedem Fall vermieden wird, da sonst die Gefahr andauernder entzündlicher Irritationen mit permanenter Schleimabsonderung besteht. Elliptoide Exzisionen sollten deshalb radiär angelegt werden; tangential zum Anus sind sie nur als Kleinsteingriffe ausnahmsweise erlaubt. Nahlappenplastiken beinhalten die Gefahr einer direkten Zugwirkung auf die Analschleimhaut. Durch eine großzügige Dimensionierung der zu verlagernden Hautlappen kann dieser Negativeffekt vermieden werden.

Bei der proktochirurgischen Therapie perianaler Kondylome muß sichergestellt sein, daß dabei nicht selten eine bereits vorliegende intraanale Mitbeteiligung in einer Operationssitzung mitentfernt werden kann. Bei sämtlichen Eingriffen ist deshalb auch instrumentell für ein übersichtliches intraanales Operationsgebiet Sorge zu tragen. Wegen der hohen Rezidivquote bei ausgedehnten Condylomata acuminata, ist die Nachsorge und ggf. frühzeitige Behandlung von Rezidiven essentiell. Als chirurgische Maßnahmen stehen neben der elektrischen Schlinge der CO_2-Laser, die Exkochleation mit dem scharfen Löffel und anschließender Elektrokoagulation zur Verfügung; alternativ auch die Kryotherapie. Engmaschige Verlaufskontrollen sind ebenfalls unverzichtbar. Adjuvant kommt auch eine lokale und/oder systemische Therapie mit Interferonen in Frage.

20.5.4 Operationstechniken

Bei der äußerst schmerzhaften sogenannten akuten analen bzw. perianalen Thrombose handelt es sich um eine akute Thrombophlebitis im Bereich des Plexus hämorrhoidalis inferior. Eine sofortige Schmerzfreiheit wird durch eine radiäre Stichinzision sowie manuelles Exprimieren des Thrombus und Extraktion der kapselartigen Gefäßwandanteile erzielt. Die Wunden verheilen nach wenigen Tagen spontan ohne Nahtverschluß. Sofern weitere Nebenthrombosen vorhanden sind, die zu Rezidiven führen könnten, sind auch diese zu eröffnen und zu entleeren.

Bei Condylomata acuminata gigantea (Buschke-Löwenstein) stellt die radikale Exzision bzw. die elektrokaustische oder laserchirurgische Ablation erfahrungsgemäß die einzig effektive Behandlungsmaßnahme dar.

Neben Condylomata acuminata sind auch peri- und intraanale Fibrome, Papillome sowie kleinere Marisken an ihrer Basis elektrokaustisch abzutragen, wobei die Operationswunden einer Sekundärheilung überlassen bleiben.

Mittelgroße Marisken können an ihrer Basis entweder mit einer gebogenen Präparierschere scharf oder elektrochirurgisch exzidiert werden. Der Wundverschluß kann mittels einzelner Situationsnähte aus resorbierbaren Materialien erfolgen. Auch eine Heilung per secundam ist möglich. Es empfiehlt sich, nicht mehr als 3–4 Marisken in einer Sitzung abzutragen und zwischen den einzelnen Exzisionsstellen ausreichend sensible Haut zu belassen, da sonst die Gefahr narbiger Strikturen besteht.

Bei chronischer Ektropionierung der analen Haut bzw. Schleimhaut (z. B. partiellem Analprolaps) und bei größeren Hämorrhoidalknoten hat sich eine "Zipfelplastik" als Modifikation der Milligan-Morgan-Methode bewährt. Dabei wird die Läsion rautenförmig radiär exzidiert und ein dreieckiger Lappen aus dem distal angrenzenden nicht involvierten Gebiet präpariert und in den Defekt im Sinne einer VY-Plastik eingeschlagen. Die Fixierung erfolgt wiederum durch resorbierbare Situationsnähte. Dieses Verfahren ist auch bei größeren breitbasigen Marisken anwendbar.

Bei akuten bis subakuten Analfissuren, die nicht unter medikamentösen bzw. konservativen Therapiemaßnahmen abheilen, kann die digitale Spinkterdilatation versucht werden. Nach dem Einführen von 2–4 Fingern in den Analkanal wird dieser zur Seite hin mit zunehmender Intensität gespreizt. Wegen der Gefahr einer iatrogenen Ruptur sowohl des Sphincter ani internus als auch externus mit der nachfolgenden Inkontinenzproblematik sollte dieser Eingriff nur dem Geübten vorbehalten bleiben.

Chronische Analfissuren werden nach manueller Sphinkter-Dehnung komplett exzidiert. Da sie häufig hinter einer "Vorpostenfalte" lokalisiert sind, kann diese sinnvollerweise mitentfernt werden. Nach Kürettage des Fissurgrundes wird der Defekt der Sekundärheilung überlassen. Eine Alternative dazu bietet die laterale bzw. posteriore Sphinkterotomie ohne oder mit simultaner Fissurektomie.

Inkomplette und komplette submuköse bzw. subkutane Analfisteln werden durch Installation einer Methylviolett-Lsg. über eine Knopfkanüle dargestellt. Über einer eingeführten Metallsonde wird der Fistelkanal anschließend in seiner gesamten Länge scharf gespalten und das Fisteldach exzidiert. Als nächstes wird der Fistelgrund kürettiert und der Defekt anschließend der Sekundärheilung überlassen. Alternativ kann auch die Totalexzision der Fistel vorgenommen werden.

Die operative Behandlung der inter-, transsupra- sowie extrasphinktären Anorektalfisteln ist stets eine Domäne der Abdominalchirurgie. Gleiches gilt für die analog lokalisierten sogenannten periproktalen Abszesse. Im Rahmen der operativen Dermatologie werden in der Regel nur die mehr oberflächlich lokalisierten subkutanen perianalen und in Anusnähe lokalisierten marginalen Abszesse gesehen und therapiert. Um Rezidive zu vermeiden, müssen diese über eine ovaläre bis runde Hautexzision dauerhaft breit eröffnet werden. Erst die großzügige Resektion von Haut- und Unterhautgewebe ("Abdeckelung") garantiert die Abheilung der Abszesse. Nur so ist der Entwicklung eines chronischen Fistelleidens vorzubeugen.

Rekonstruktive Eingriffe nach Exzision von perianalen oder intraanalen Tumoren können als größer dimensionierte Verschiebe- oder Rotationsplastiken ausgerichtet sein.

Die postoperative Nachbehandlung sämtlicher Eingriffe in der Analregion erfolgt durch Salbenverbände und adstringierende Sitzbäder. Durch die orale Gabe von Antiphlogistika wird eine Rückbildung der nicht unerheblichen postoperativen Ödeme beschleunigt und durch Laxanzien schmerzhafte Defäkationen vermieden. Bei großen Eingriffen ist eine 3- bis 4tägige medikamentöse Ruhigstellung des Darms einzuplanen.

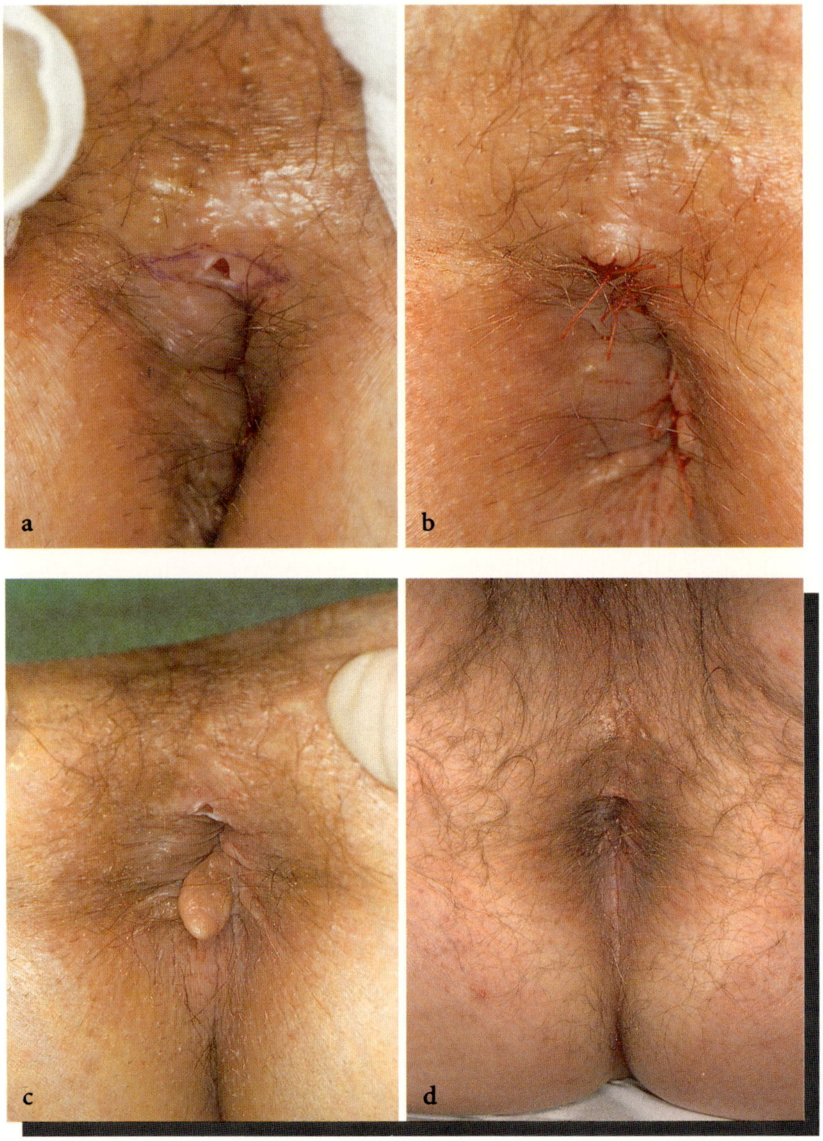

Abb. 416. Einfache radiäre bzw. tangentiale Exzision:
- **a** tangentiale Exzision einer erodierten Mariske bei zwölf Uhr,
- **b** radiäre Exzision eines Analpolypen bei fünf Uhr,
- **c** Ausgangsbefund,
- **d** fünf Jahre postoperativ

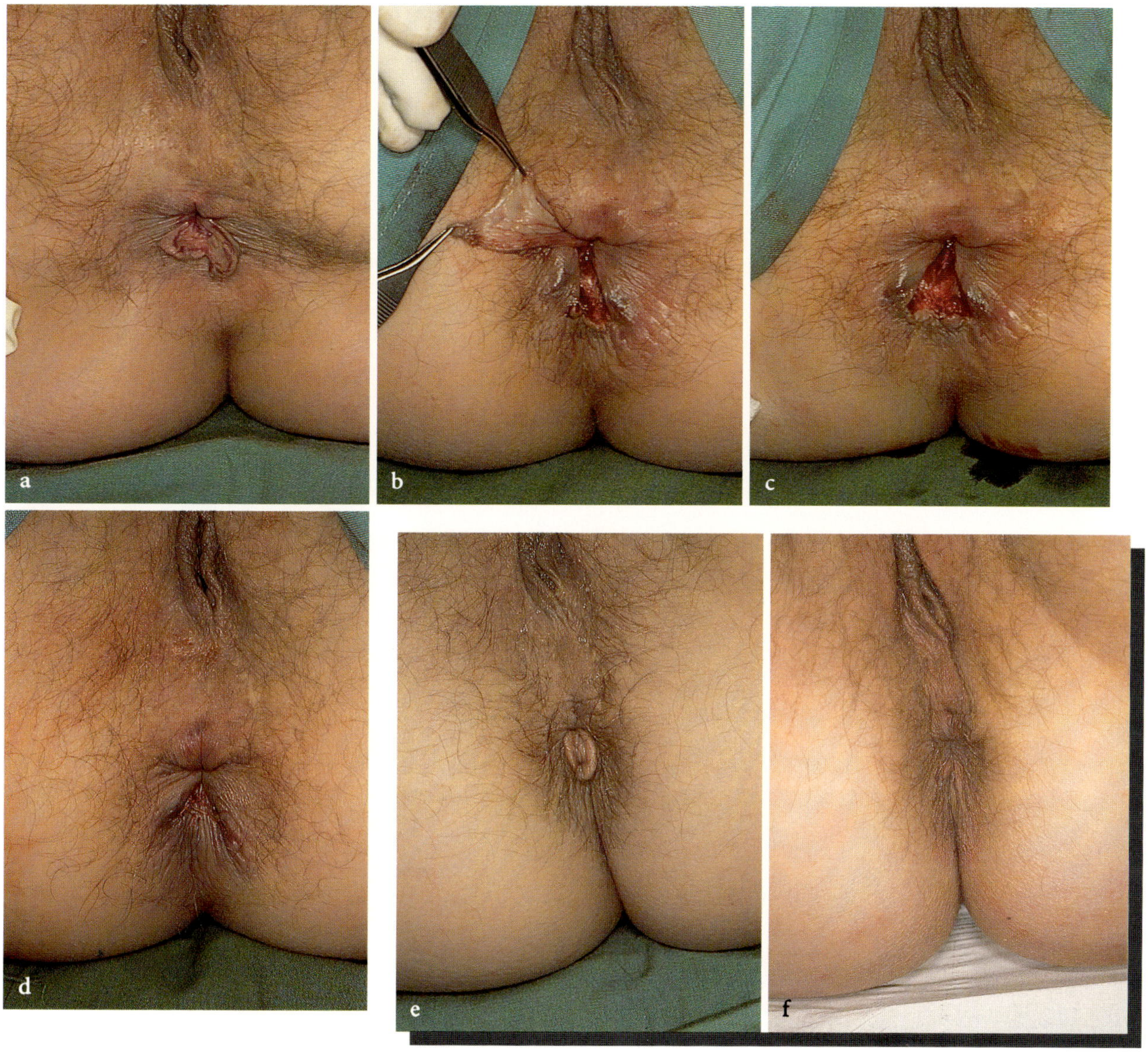

Abb. 417. "Zipfelplastik" bei partiellem Analprolaps:
a Operationsplanung,
b V-förmige Exzision der Schleimhaut,
c Exzisionsdefekt,
d Y-förmige Naht unter zipfelförmiger Einbeziehung der äußeren Haut in den Defekt des Anoderms,
e Ausgangsbefund,
f ein Jahr postoperativ

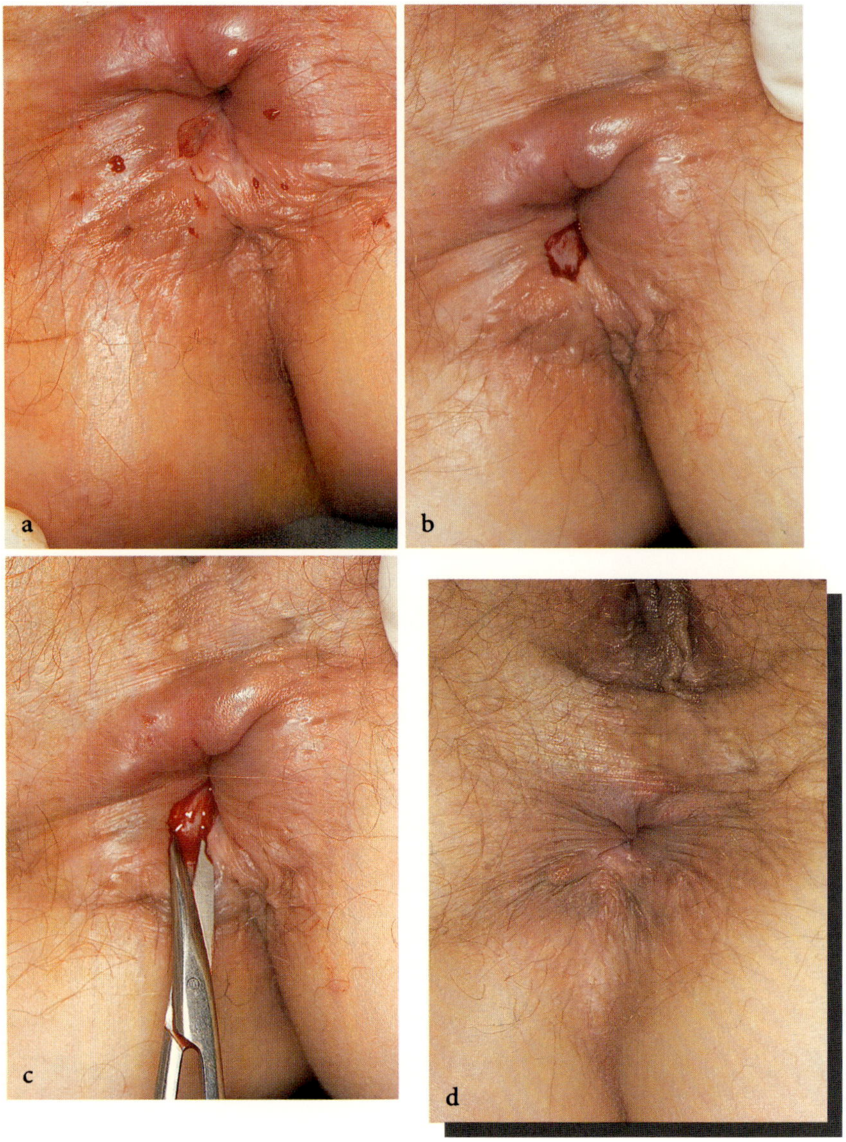

Abb. 418. Fissurektomie:
a Analfissur bei 7 Uhr,
b Inzision der Fissur,
c komplette Exzision des Fissurgrundes, nachfolgend Sekundärheilung,
d vier Wochen postoperativ

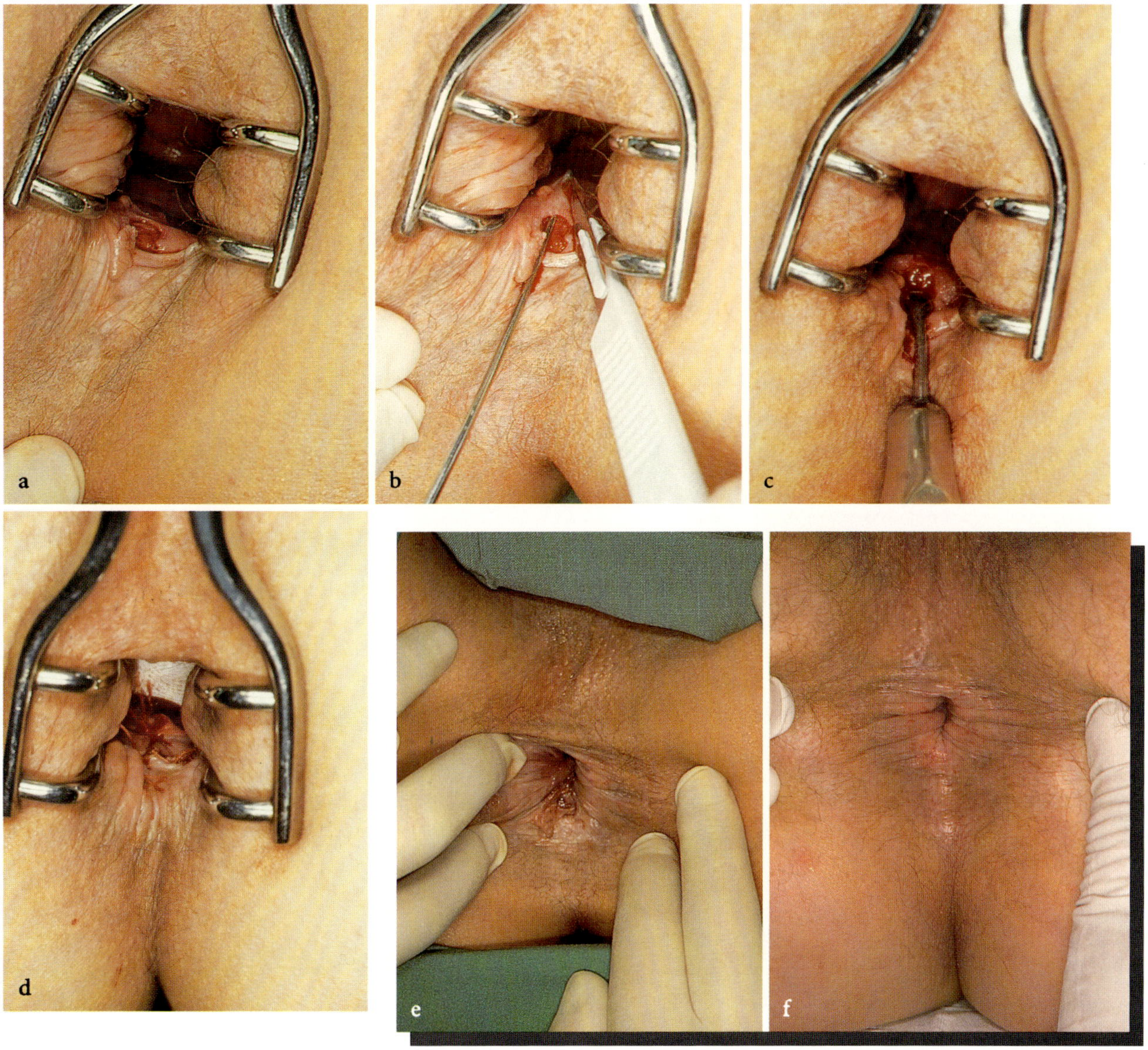

Abb. 419. Exzision einer Analfistel:
a inkomplette submuköse Analfistel bei sechs Uhr,
b Sondierung und Spaltung der Fistel,
c Kürettage des Fistelgrundes,
d adaptierende Situationsnähte, auch Sekundärheilung ohne Naht ist möglich,
e Ausgangsbefund,
f ein Jahr postoperativ

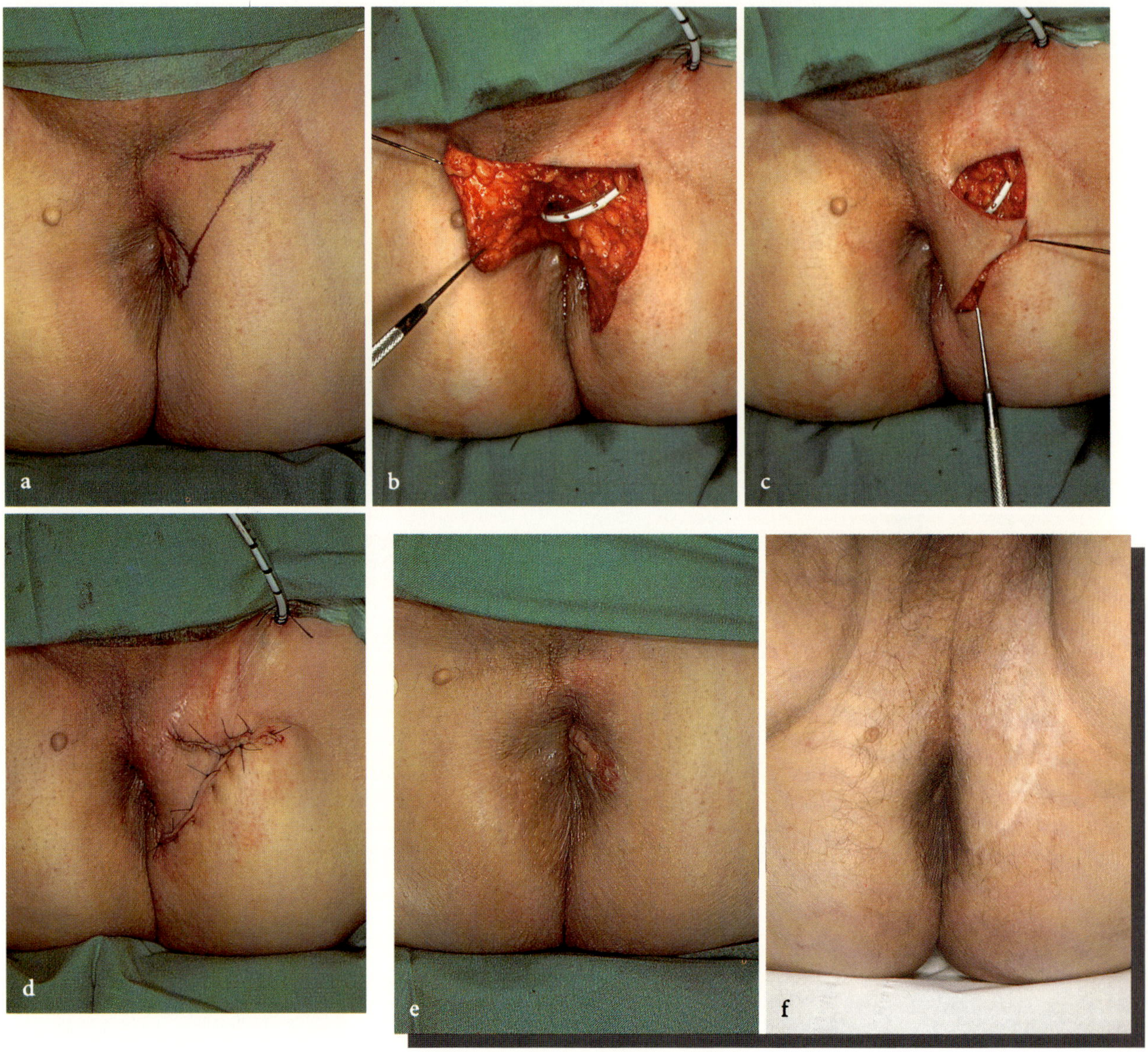

Abb. 420. Verschiebeplastik mit rückläufigem Ausgleichsschnitt:
a Operationsplanung bei perianalem Morbus Bowen,
b Mobilisierung des Verschiebelappens,
c Verlagerung in den Defekt,
d Abschluß der Operation,
e Ausgangsbefund,
f drei Jahre postoperativ

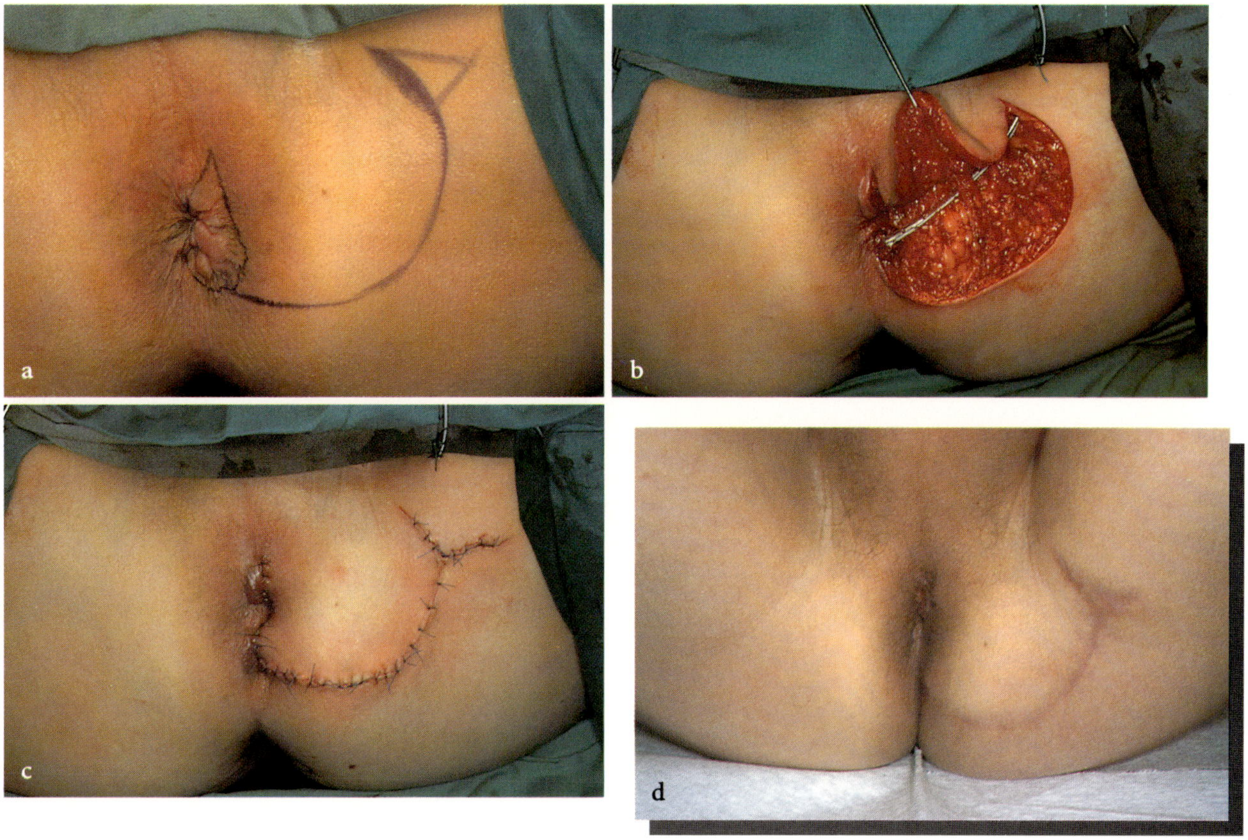

Abb. 421. Rotationsplastik:
- **a** Exzision eines Morbus Bowen und einfache Rotationsplastik zur Rekonstruktion,
- **b** Mobilisierung des Rotationslappens,
- **c** Abschluß der Operation,
- **d** sechs Monate postoperativ

21 Extremitäten

21.1 Arme und Beine

Da hier Haut und Unterhaut der Faszie relativ straff aufliegen und insbesondere über den Knie- und Ellbogengelenken nur wenig verschieblich sind, können lokale Lappenplastiken zur Defektdeckung häufig nicht herangezogen werden.

21.1.1 Anatomie

Eingriffe innerhalb des Spektrums der operativen Dermatologie sind aufgrund der relativ unkomplizierten topographischen Anatomie der Arme und Beine weitgehend unproblematisch. Die spezielle Situation des epifaszialen Venensystems wurde bereits im Kapitel zur operativen Phlebologie (s. S. 107 ff.) dargestellt.

21.1.2 Anästhesie

Die Mehrzahl aller in diesem Bereich erforderlichen operativen Maßnahmen kann in lokaler Infiltrationsanästhesie erfolgen. Lediglich großflächige plastische Eingriffe bedürfen einer Allgemeinanästhesie oder Regionalanästhesie.

21.1.3 Operationsplanung

Benigne und maligne Neubildungen sowie angeborene oder erworbene Malformationen des Hautorgans stellen, neben der Phlebochirurgie einschließlich operativer Therapie des Ulcus cruris, das wesentliche Indikationsspektrum operativer Eingriffe an den Extremitäten dar.

Dehnungsplastiken oder VY-Plastiken sollten zwar prinzipiell an den Hautspannungslinien ausgerichtet sein, im Falle von longitudinal angeordneten Herden können jedoch zweckmäßigerweise auch längsgerichtete oder bogige Schnittführungen gewählt werden. Im allgemeinen wird die laterale Wundrandunterminierung erleichtert, wenn die Mobilisierung nicht in der Subkutis sondern in Höhe der Faszie erfolgt.

Werden lokale Lappenplastiken zur Versorgung kleiner bis mittelgroßer Defekte geplant, sollten die Beugefalten möglichst ausgespart bleiben, um dermatogene Kontrakturen zu vermeiden. Im Zweifelsfalle sind freie Hauttransplantate zu bevorzugen, insbesondere zur Versorgung größerer Weichteildefekte.

Z-Plastiken, eventuell kombiniert mit einer freien Hauttransplantation, sind zur Narbenkorrektur insbesondere über Gelenken indiziert. Sie helfen, Bewegungseinschränkungen zu beheben.

21.1.4 Operationstechniken

Bei nävogenen Prozessen und bei Tätowierungen können Serienexzisionen mit jeweils primärem Wundverschluß oder VY-Plastiken erfolgversprechend Anwendung finden. Alternativ kommt auch die Hautexpander-Technik in Frage.

Lokale Lappenplastiken (z. B. Gleitlappen, Technik nach Limberg und Dufourmentel) sind unter Bewahrung einer ausreichenden Vaskularisation vorsichtig in die Operationsdefekte zu verlagern, wobei es gelegentlich unumgänglich ist, die Lappenentnahmestellen mittels freier Hauttransplantate sekundär zu decken.

Jeder freien Hauttransplantation sollte sinnvollerweise eine Wundkonditionierung des zu versorgenden Defekts vorausgehen.

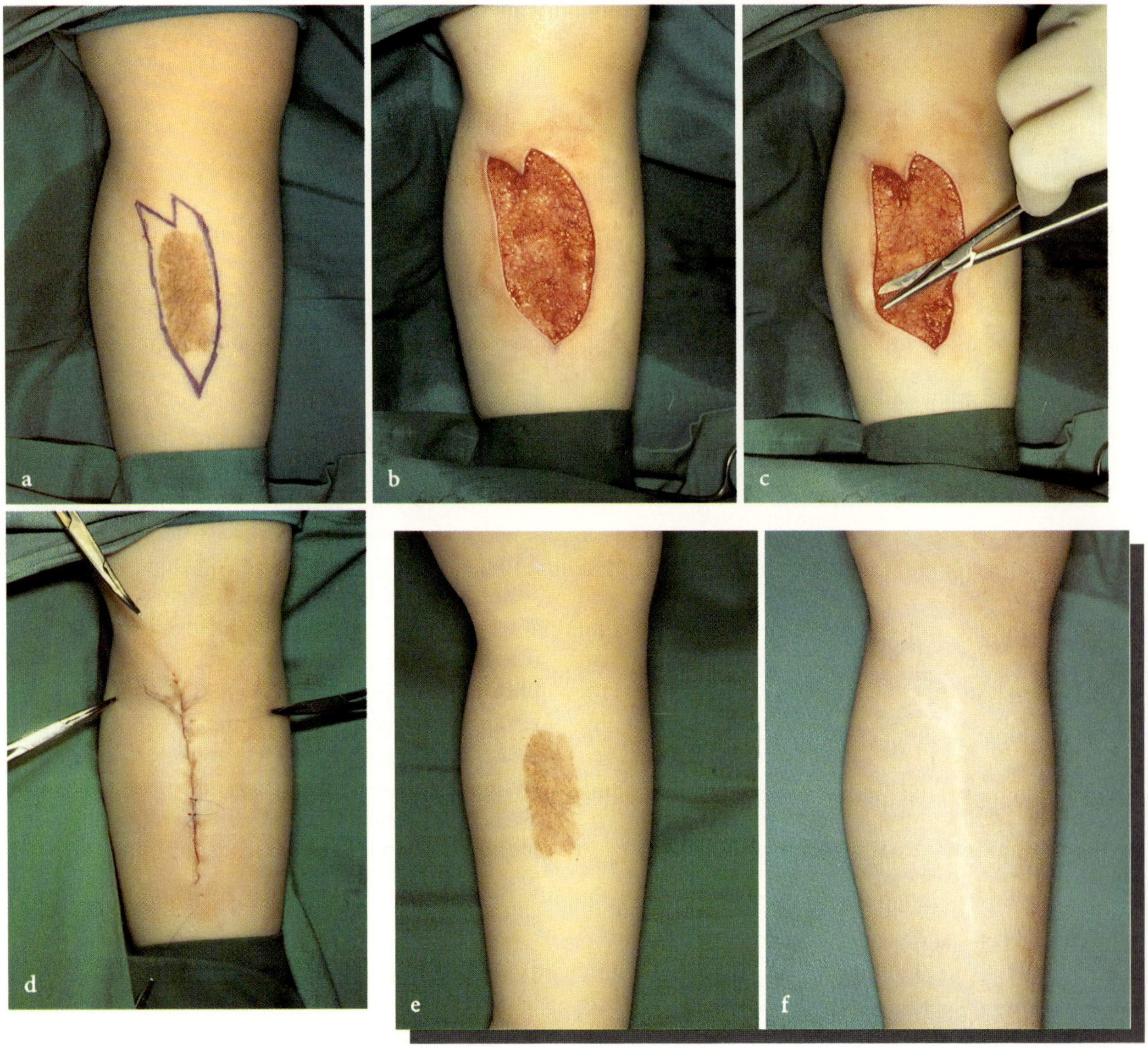

Abb. 422. VY-Plastik:
a V-förmige Exzision eines konnatalen Nävuszellnävus,
b Exzisionsdefekt,
c laterale Wundrandunterminierung,
d Abschluß der Operation, fortlaufende Intrakutannaht sowie einzelne transkutane Fixationsnähte,
e Ausgangsbefund,
f eineinhalb Jahre postoperativ

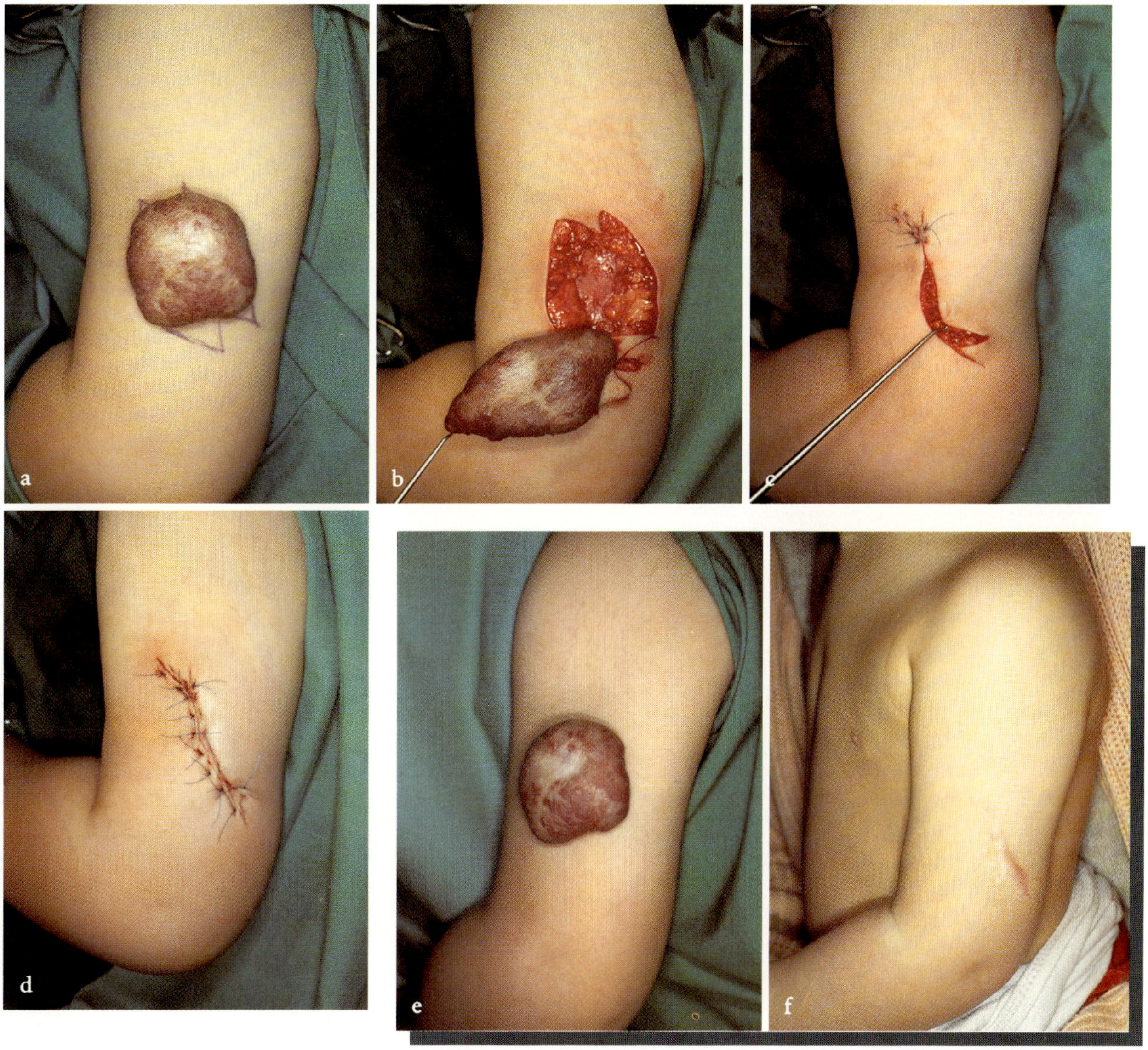

Abb. 423. Doppelte WY-Plastik:
a kavernöses Hämangiom,
b doppel-W-förmige Exzision,
c sukzessive Adaptation,
d Abschluß der Operation,
e Ausgangsbefund,
f sechs Monate postoperativ

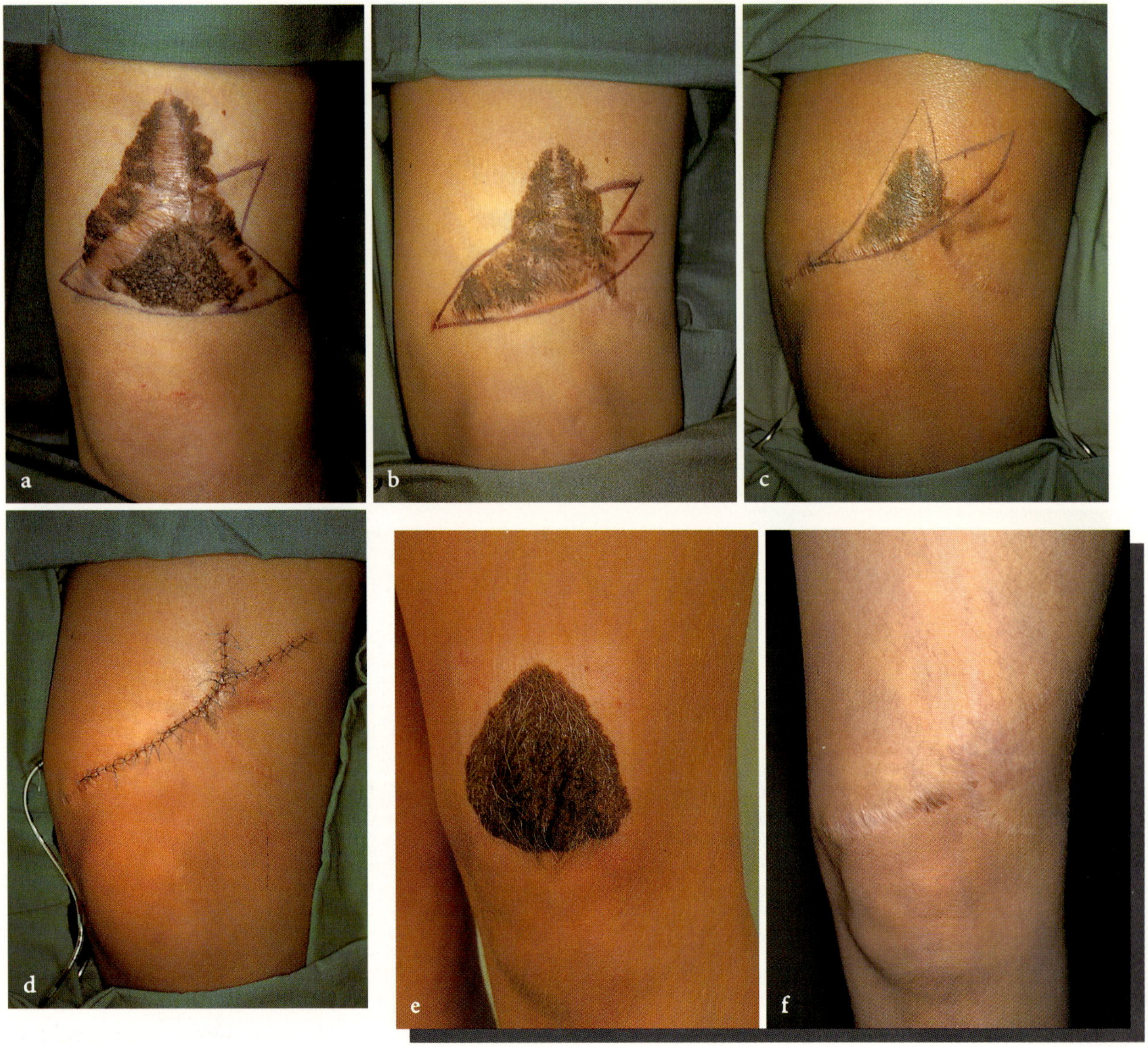

Abb. 424. Serienexzision:

- **a** Serienexzision (hier: VY-Plastik) bei einem konnatalen Nävuszellnävus,
- **b** weitere VY-Plastik,
- **c** Restexzision wiederum durch VY-Plastik,
- **d** Abschluß der letzten Operation,
- **e** Ausgangsbefund,
- **f** sechs Jahre nach der letzten Operation, die geringe Rezidivpigmentierung im zentralen Narbenbereich wurde nachfolgend noch exzidiert

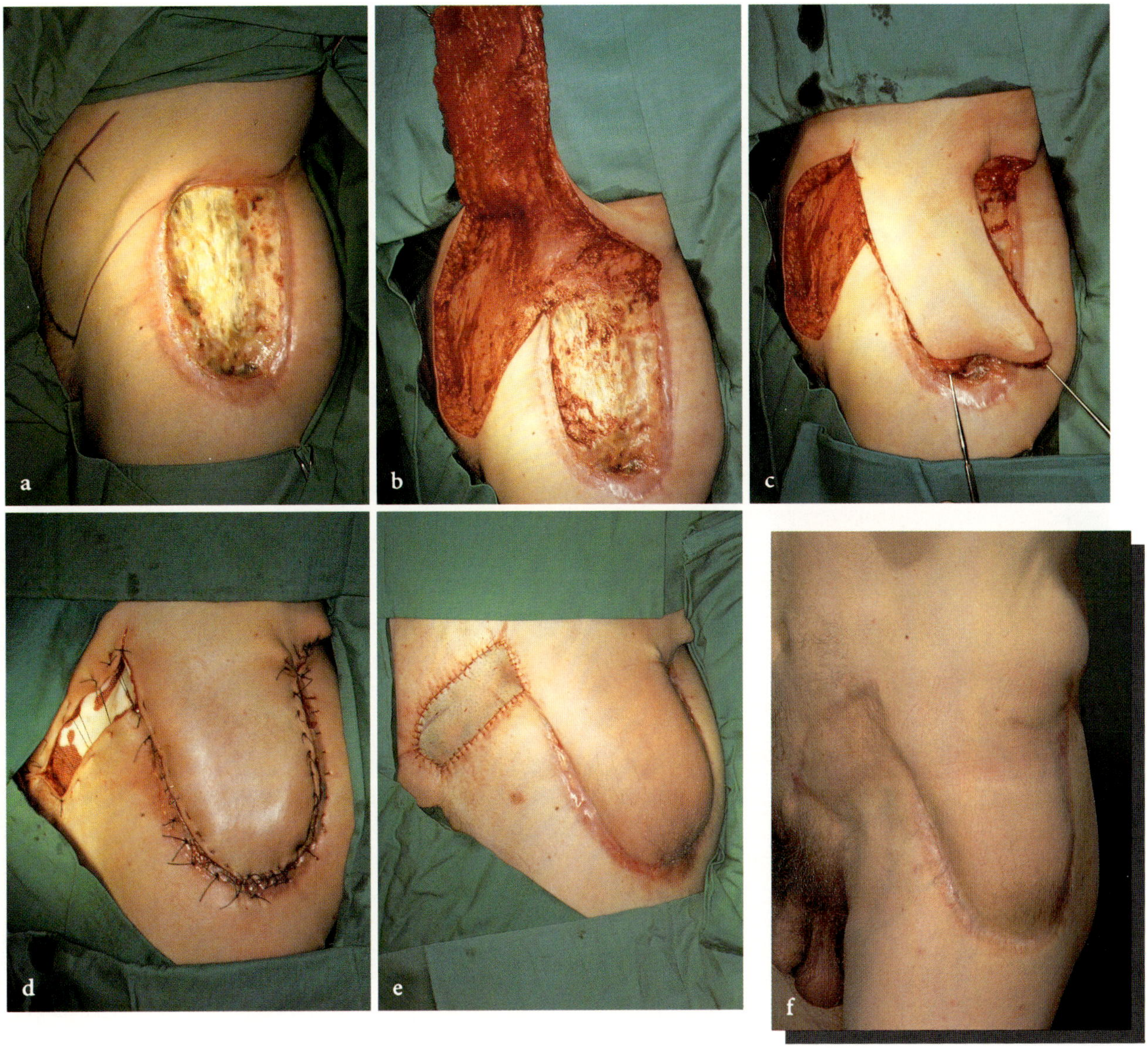

Abb. 425. Schwenklappenplastik:
a Operationsplanung bei ausgedehntem radiogenen Ulkus,
b Mobilisierung des Schwenklappens von inguinal,
c Verlagerung in den Defekt,
d Wundkonditionierung des Sekundärdefekts,
e Spalthauttransplantation des Sekundärdefekts nach Wundkonditionierung,
f neun Monate postoperativ

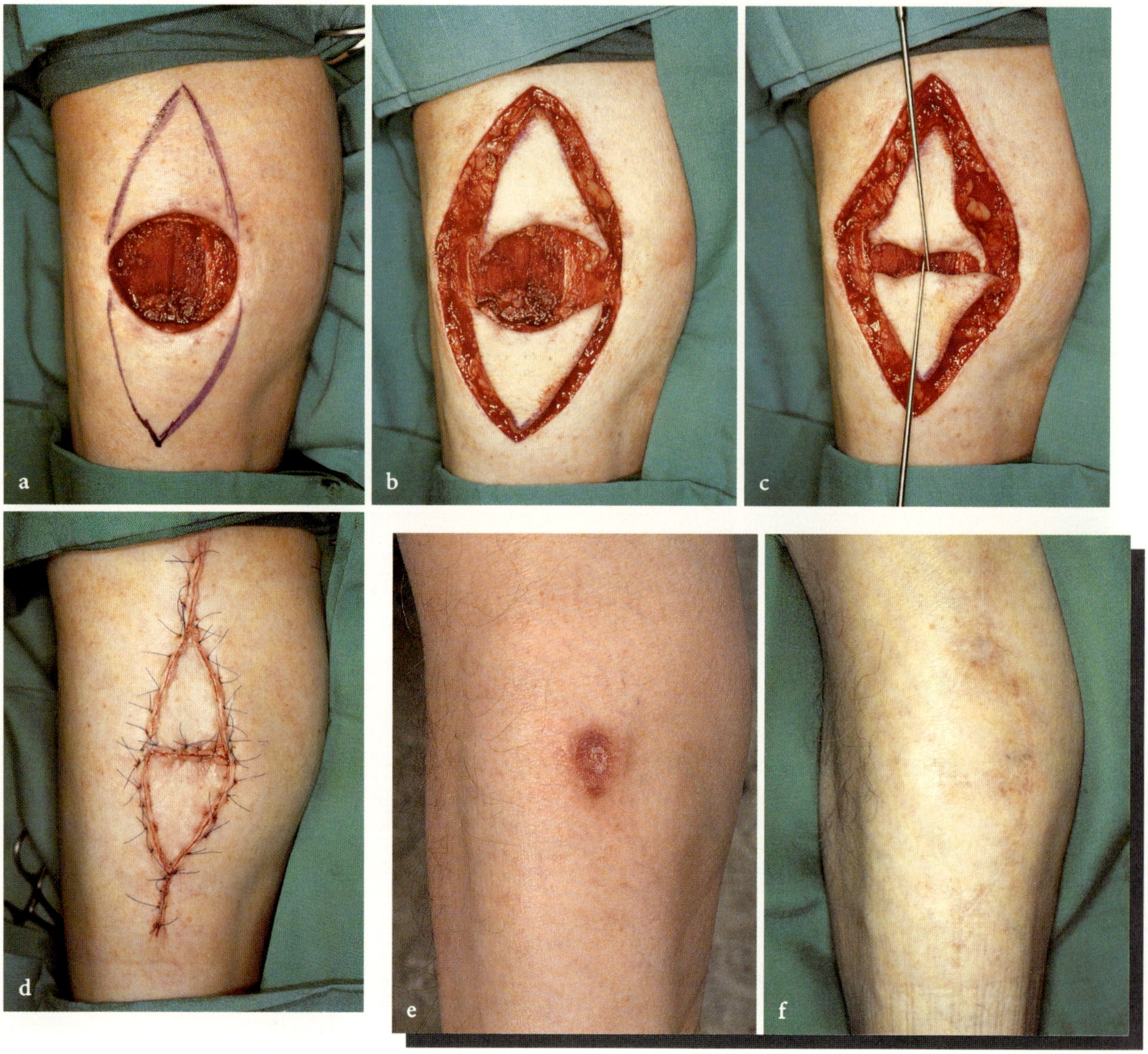

Abb. 426. Doppelte subkutan gestielte Lappenplastik:
- **a** Operationsplanung zur Rekonstruktion nach Exzision eines Basalioms,
- **b** Mobilisierung der Lappen unter Schonung des subkutanen Gefäßstiels,
- **c** Approximierung der Lappen,
- **d** Abschluß der Operation,
- **e** Ausgangsbefund,
- **f** eineinhalb Jahre postoperativ

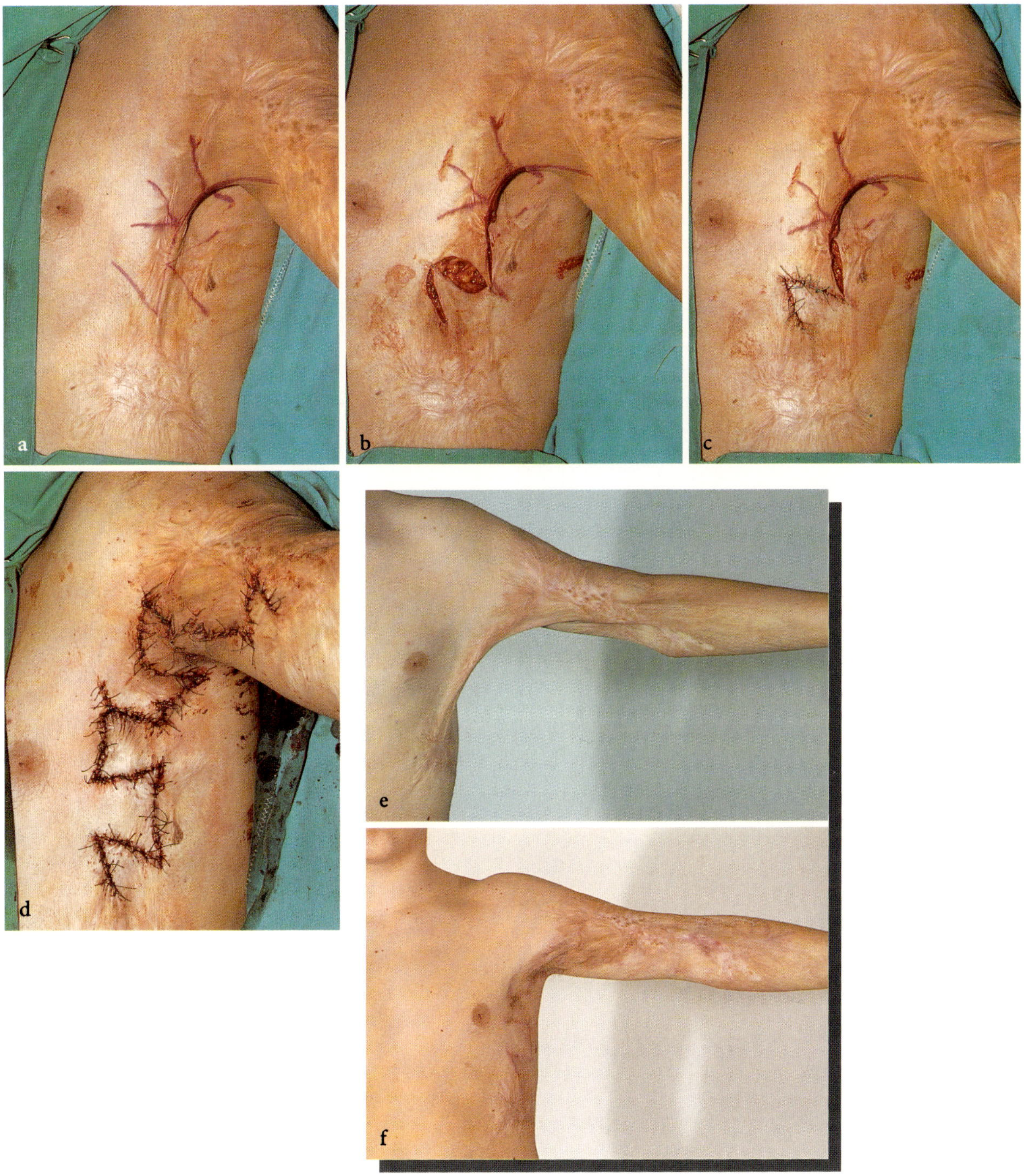

Abb. 427. Mehrfache Z-Plastik:
a Operationsplanung bei ausgeprägter Narbenkontraktur nach Verbrennung,
b Verlagerung der ersten Z-Plastik,
c sukzessive Adaptation der Z-Plastik und Weiterführen des Schnitts zum Oberarm mit nachfolgend entsprechenden Z-Plastiken,
d Abschluß der Operation,
e Ausgangsbefund,
f vier Monate postoperativ

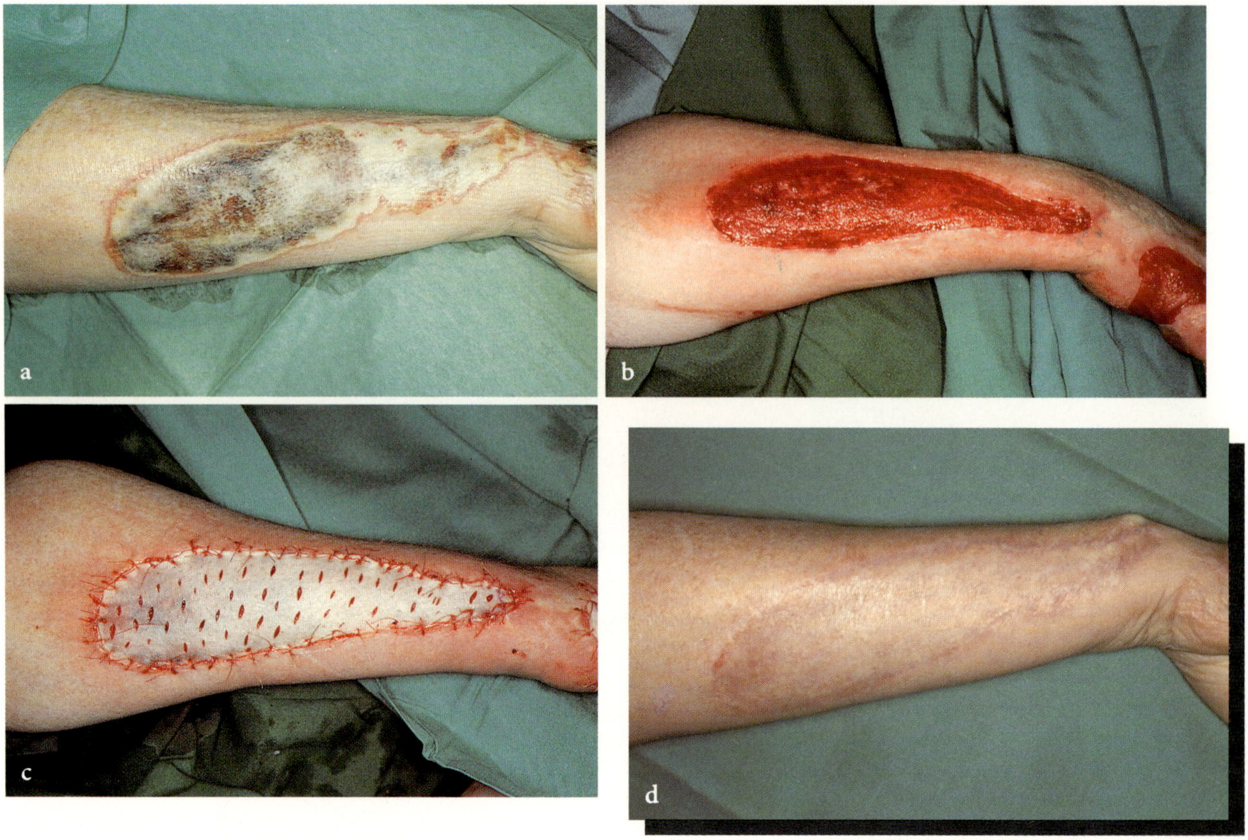

Abb. 428. Spalthauttransplantation:
a ausgedehnte Nekrose bei Verbrühung III. Grades,
b Zustand nach Exzision der Nekrosen und nachfolgender Wundkonditionierung,
c optimal eingepaßtes Spalthauttransplantat, Entlastungsschnitte zur Drainage bei möglicher Serom- bzw. Hämatombildung,
d sechs Monate postoperativ

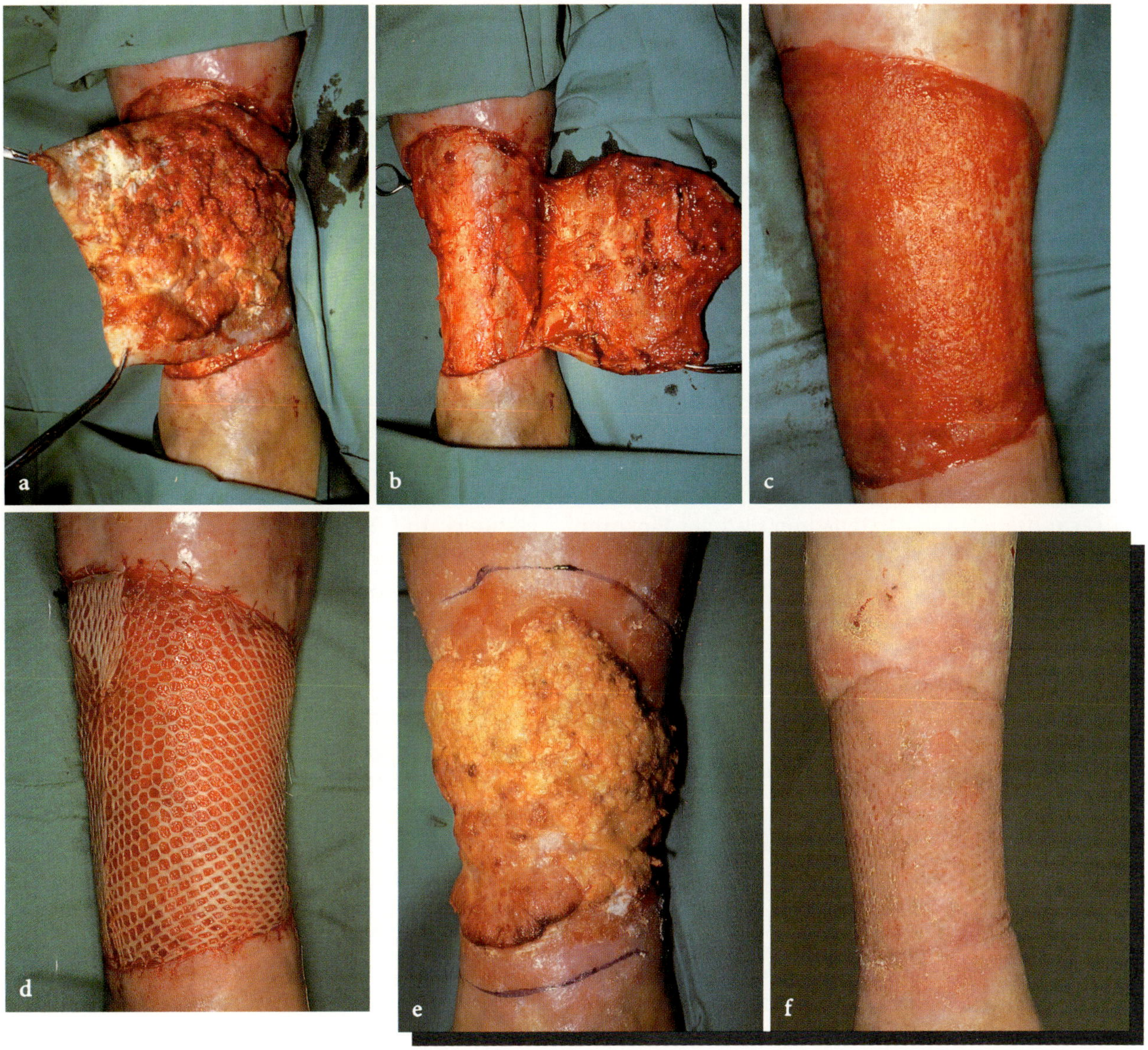

Abb. 429. Gittertransplantation:
a Exzision einer fast zirkulären Papillomatosis cutis carcinoides Gottron,
b Exzisionsdefekt,
c sauberes und gut vaskularisiertes Granulationsgewebe nach Wundkonditionierung,
d mehrteiliges Gittertransplantat,
e Ausgangsbefund,
f vier Monate postoperativ

21.2 Hände und Füße – Phalangen

Aufgrund der speziellen und diffizilen Topographie sind hier einem primären Wundverschluß - auch als Dehnungsplastik - aus anatomischen und funktionellen Gründen sehr enge Grenzen gesetzt.

21.2.1 Anatomie

Die Verläufe der sensiblen Nervenäste wurden z. T. im Kapitel Leitungsanästesie erläutert und sind topographisch in den Abbildungen 430 und 431 dargestellt. An Fingern und Zehen verschmilzt die allgemeine Körperfaszie mit den Insertionsstellen der Extensoren und der Flexoren. Im Bereich der Hände und Füße steht generell für den operativen Dermatologen die Beachtung der funktionellen Anatomie im Vordergrund, um z.B. Kontrakturen durch Narbenzug in jedem Falle zu vermeiden.

21.2.2 Anästhesie

Nahezu alle Eingriffe an Händen und Füßen sind in lokaler Anästhesie oder nach Anlegen einer Fuß- bzw. Handblockade in Regionalanästhesie möglich. Bei der operativen Therapie multipler vulgärer Warzen, ist es empfehlenswert, diese, vor allem im Kindesalter, in Allgemeinsanästhesie zu entfernen.

21.2.3 Operationsplanung

Das präoperative Anlegen einer artifiziellen Blutleere ist stets anzustreben. Um funktionelle Beeinträchtigungen zu vermeiden, sollte bei Defekten an Händen oder Füßen, die nicht durch eine Dehnungsplastik versorgt werden können, im Zweifelsfall der freien Hauttransplantation der Vorzug vor einer Lappenplastik gegeben werden.

21.2.4 Operationstechniken

Die Exkochleation vulgärer Warzen, auch wenn sie beetartig angeordnet sind, ist in der Regel problemlos mit der dermatologischen Kürette vorzunehmen. Als postoperatives Hämostyptikum und zur möglichen Rezidivprophylaxe empfiehlt sich unmittelbar nach der Warzenentfernung die lokale Applikation 10%iger Eisen-III-chloridlösung oder 25%iger alkoholischer Aluminiumchloridlösung. Unter einer lokalen Salbenbehandlung und der täglichen Applikation adstringierender Hand- bzw. Fußbäder heilen die Operationswunden in der Regel per secundam narbenlos ab.

Dehnungsplastiken und VY-Plastiken sind an Händen und Füßen sowie an den Phalangen, ähnlich dem Vorgehen an Armen und Beinen, z. T. bogenförmig auszurichten.

Sind Lappenplastiken in besonders gelagerten Fällen indiziert (z. B. im Handrückenbereich), können die Verschiebeplastik mit rückläufigem Ausgleichsschnitt, Rotationsplastik sowie das Verfahren nach Limberg-Dufourmentel bei mittelgroßen Operationsdefekten erfolgreich angewandt werden. Im Bereich der Phalangen sind in ausgewählten Fällen auch die Schwenklappenplastik von lateral auf die Dorsalseite sowie Rotationsplastiken möglich.

Eine besondere gestielte Lappenplastik im Bereich der Finger stellt der Cross-finger-flap dar. Dabei wird ein gestielter Lappen vom benachbarten Finger in den Primärdefekt verlagert und nach einer 2–3wöchigen Einheilungszeit der Lappenstiel durchtrennt, wobei die Donorstelle meist mit einer Dehnungsplastik verschlossen werden kann.

Wenn die Größe des Operationsdefektes es erfordert, ist in diesen Körperregionen, ähnlich wie in der Traumatologie, die Verwendung freier autologer Vollhauttransplantate die Methode der Wahl. Vollhaut besitzt gegenüber Spalthaut die bekannten Vorteile der günstigeren Kosmetik und der geringeren Schrumpfungsneigung sowie der größeren Belastbarkeit.

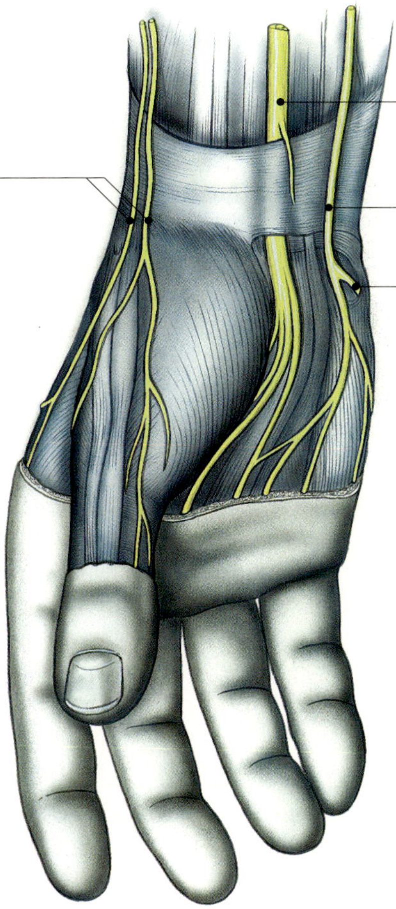

Abb. 430a, b. Anatomie der Handwurzel, Hand und Finger

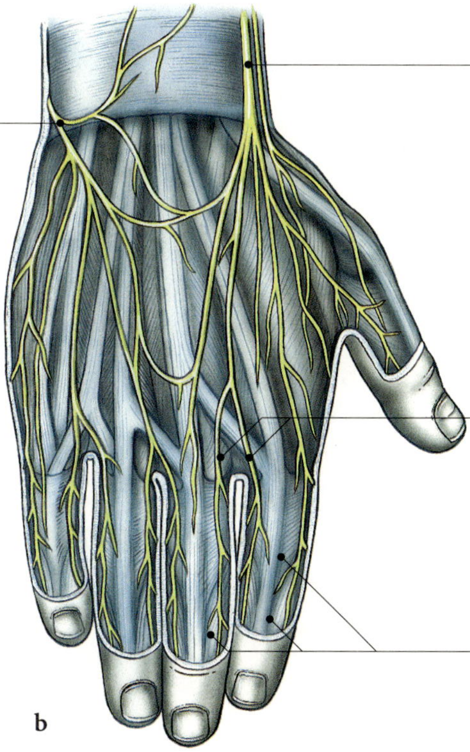

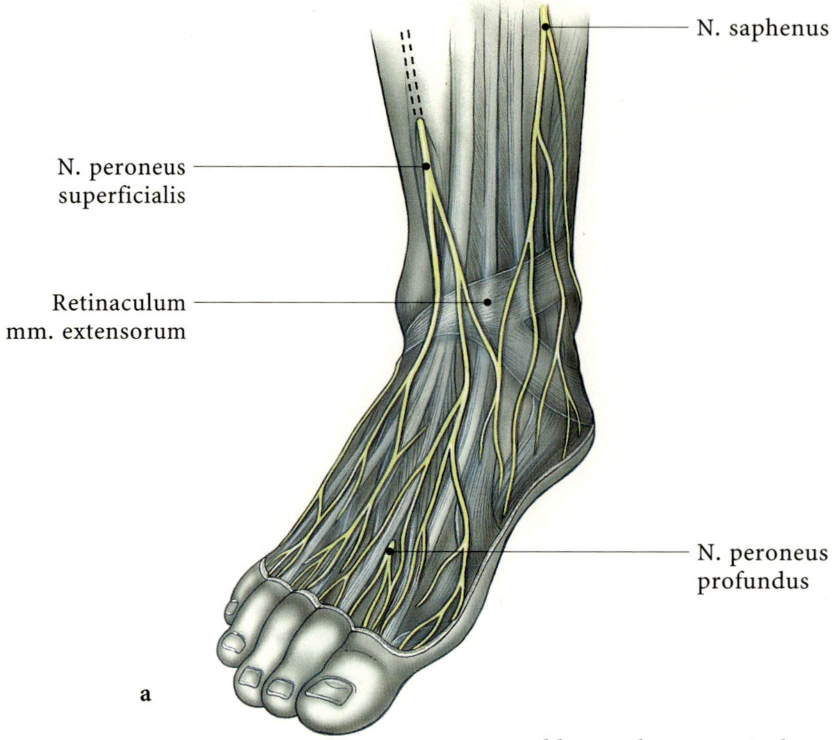

Abb. 431a, b. Anatomie des Knöchels, des Fußes und der Zehen

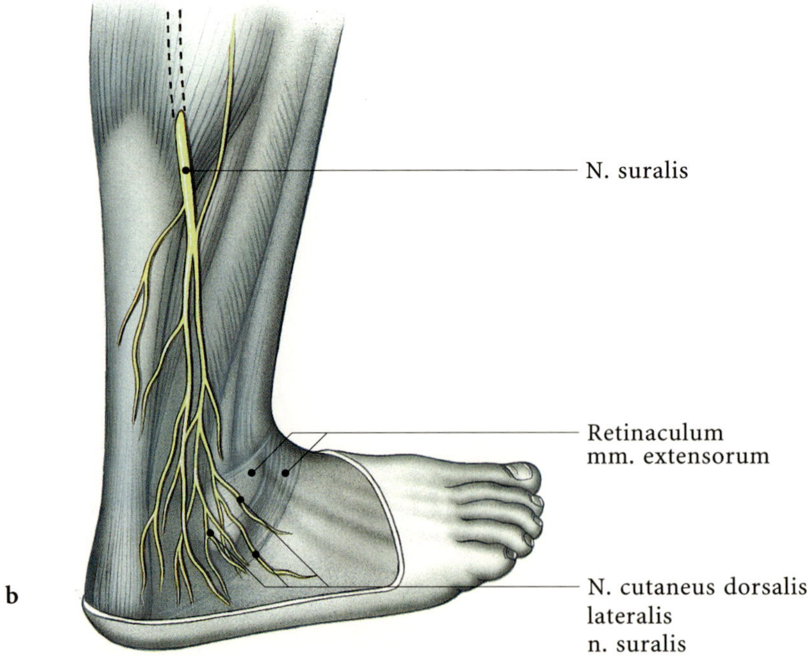

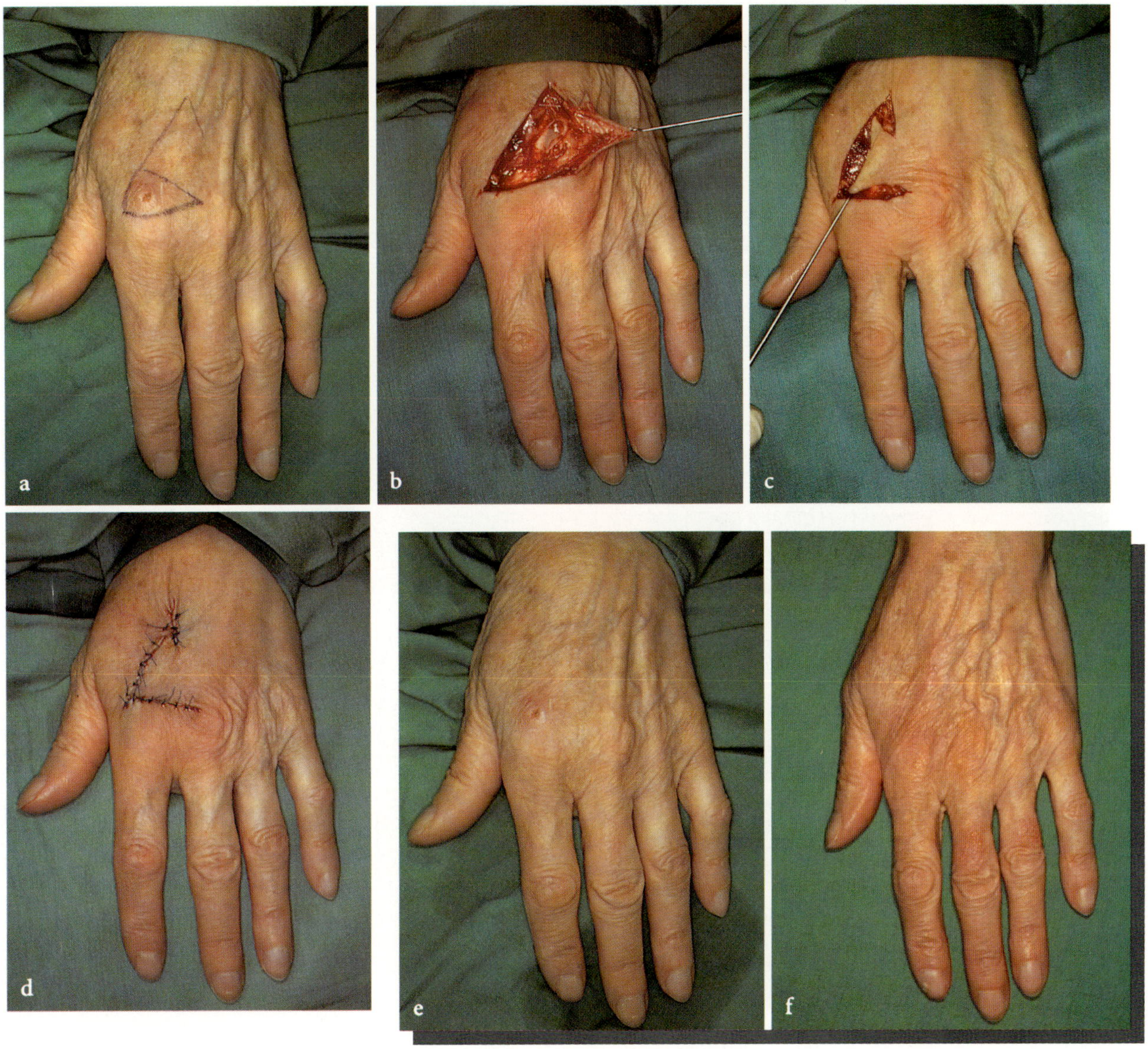

Abb. 432. Verschiebeplastik mit rückläufigem Ausgleichsschnitt:

a Exzision eines Plattenepithelkarzinoms und Rekonstruktion durch Verschiebeplastik mit rückläufigem Ausgleichsschnitt,
b komplette Mobilisierung des Lappens,
c spannungsfreie Verlagerung,
d Abschluß der Operation,
e Ausgangsbefund,
f vier Monate postoperativ

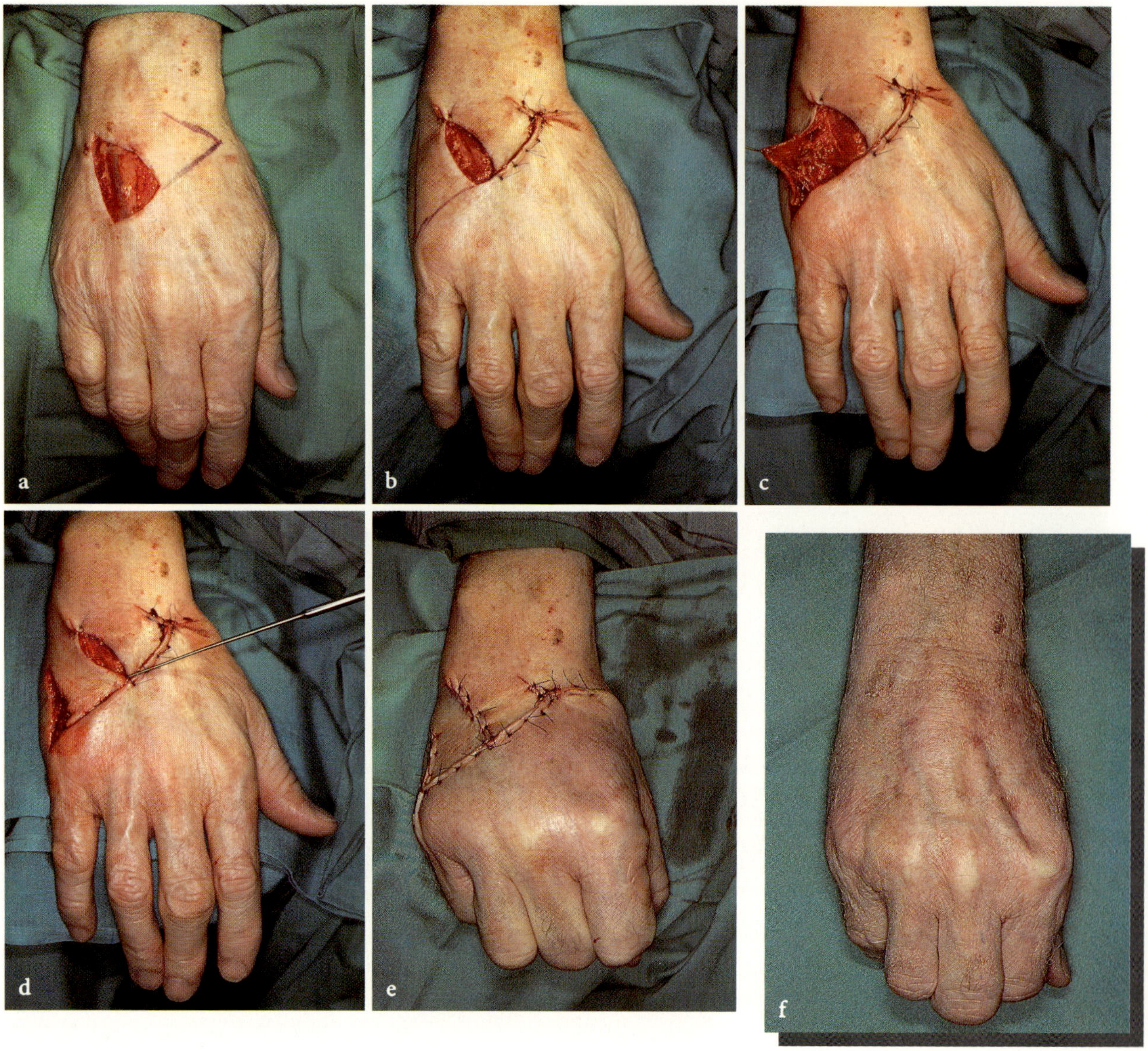

Abb. 433. Doppelte Verschiebeplastik mit rückläufigem Ausgleichsschnitt:

a Defekt nach Exzision eines Plattenepithelkarzinoms am Handrücken und Planung der ersten Verschiebeplastik von radial,
b Planung der ulnaren Verschiebeplastik zur Deckung des Restdefekts,
c Mobilisierung des Lappens,
d Verlagerung in den Restdefekt,
e Abschluß der Operation,
f zehn Monate postoperativ

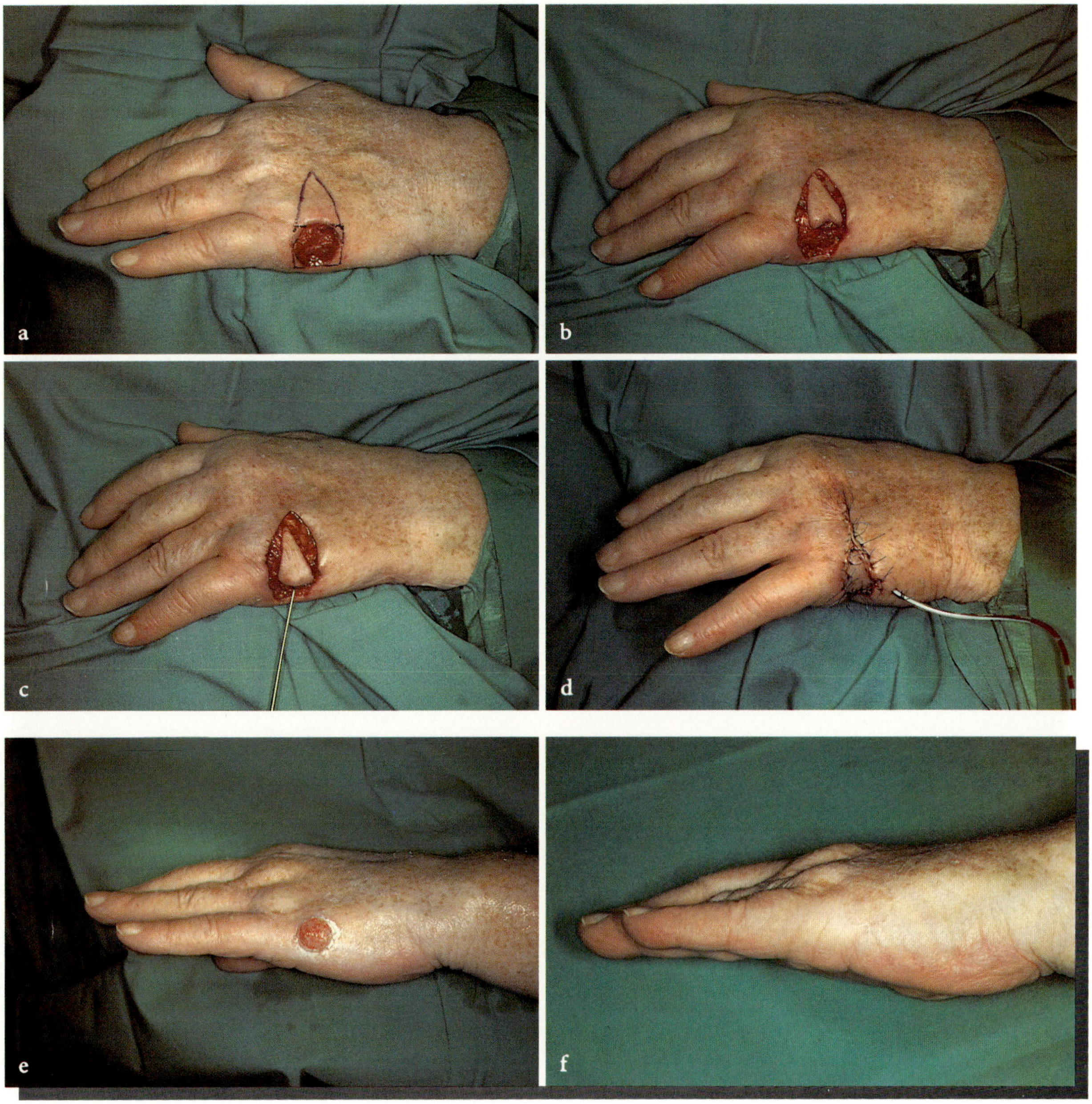

Abb. 434. Subkutan gestielte Lappenplastik:
- a Operationsplanung zur Rekonstruktion nach Exzision eines Plattenepithelkarzinoms,
- b Präparation des subkutan gestielten Lappens,
- c Verlagerung in den Defekt,
- d Abschluß der Operation,
- e Ausgangsbefund,
- f fünfzehn Monate postoperativ

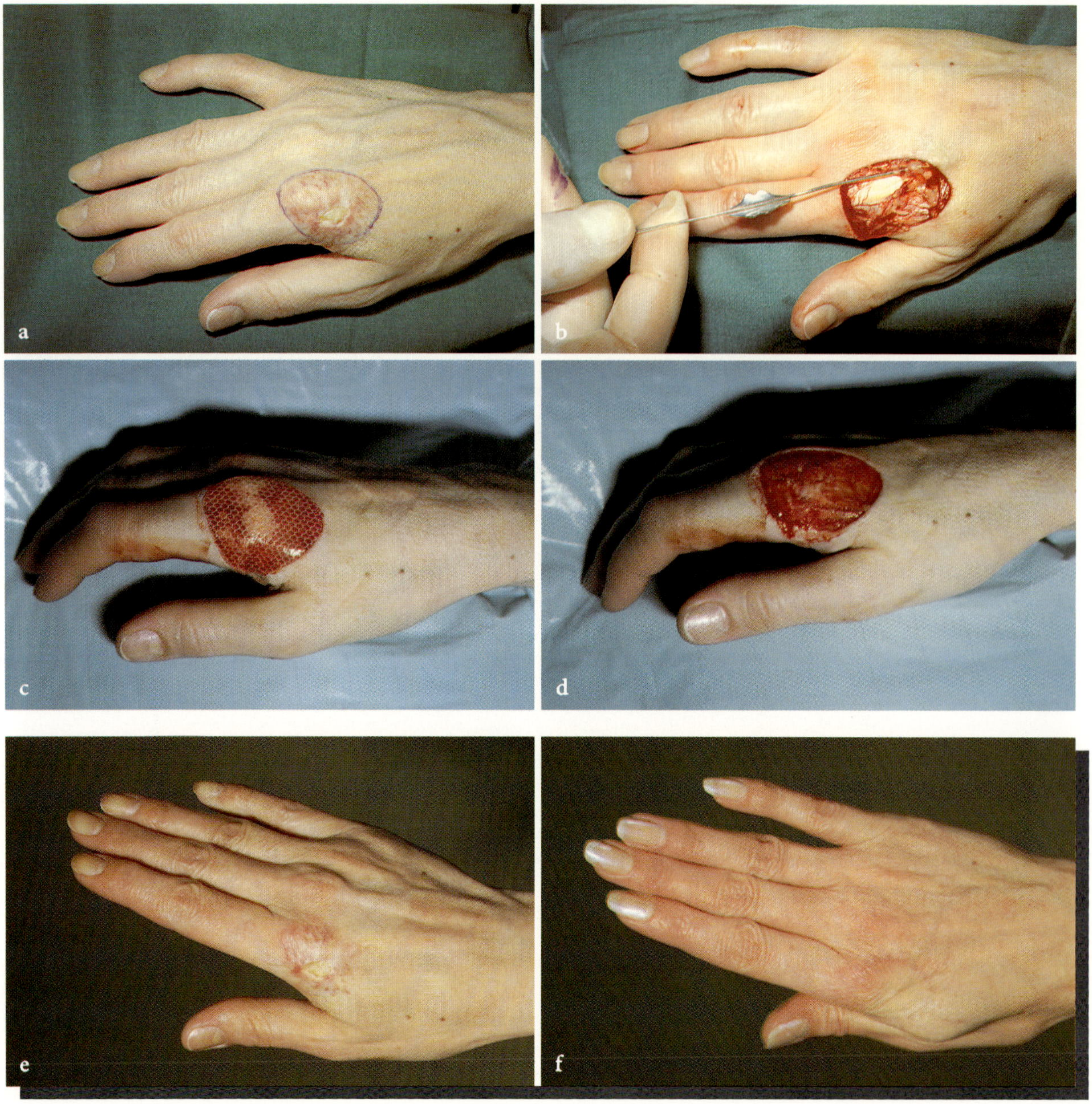

Abb. 435. Vollhauttransplantation:
- **a** Radioderm mit Funktionseinschränkung durch zentral freiliegende Sehne des M. extensor digitorum,
- **b** Exzisionsdefekt,
- **c** Wundkonditionierung mittels Polyurethanfolie,
- **d** nach Abschluß der Wundkonditionierung zeigt sich ein homogenes gut vaskularisiertes Granulationsgewebe, das den vorbestehenden Defekt komplett abdeckt,
- **e** Ausgangsbefund,
- **f** drei Jahre postoperativ nach der Transplantation

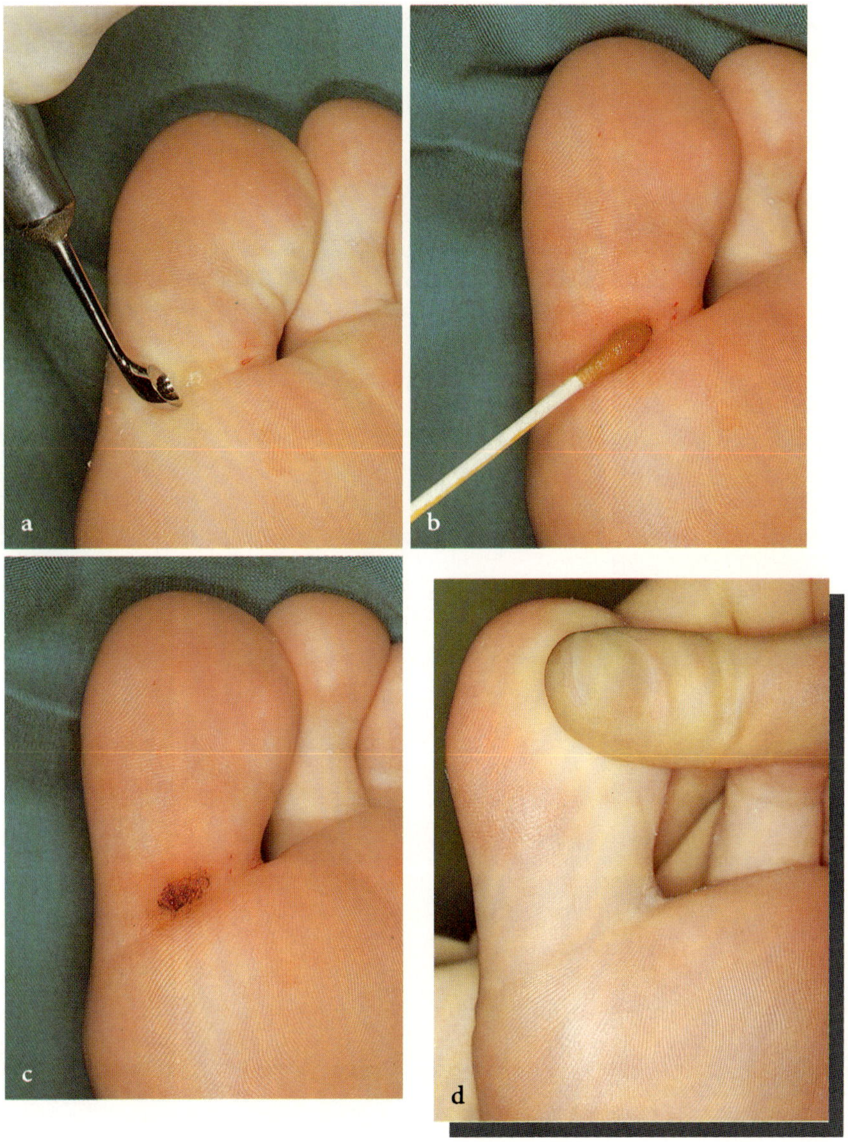

Abb. 436. Exkochleation:
a Exkochleation einer Verruca plantaris,
b Auftragen von $FeCl_3$-Lösung,
c Abschluß der Operation,
d sechs Monate postoperativ

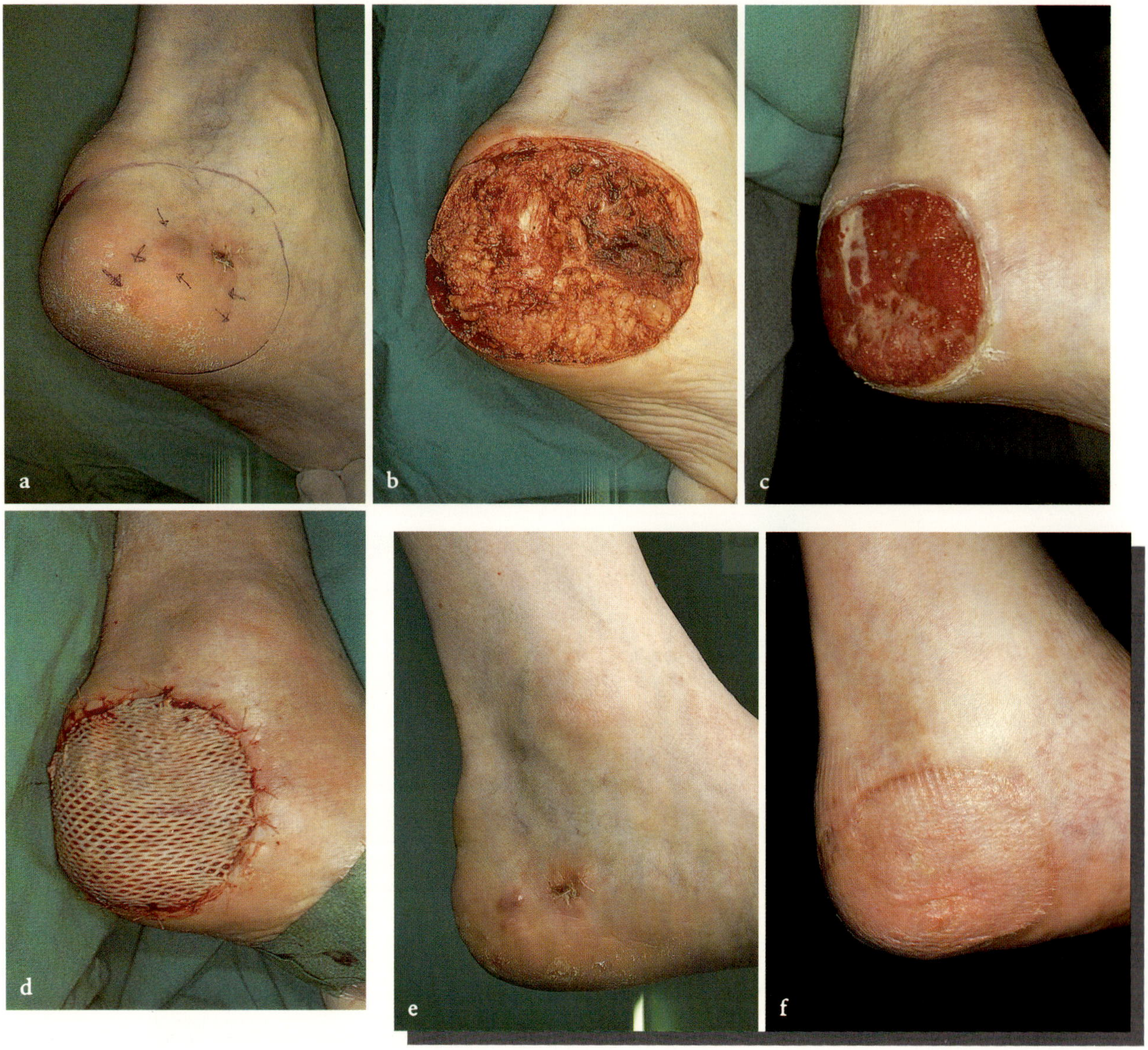

Abb. 437. Gittertransplantation:
a weite lokale Exzision bei auswärtig bioptiertem akrolentiginösen Melanom mit Satellitenmetastasen,
b Exzisionsdefekt,
c Granulationsgewebe nach Wundkonditionierung,
d optimal eingepaßtes Gittertransplantat,
e Ausgangsbefund,
f neun Monate postoperativ

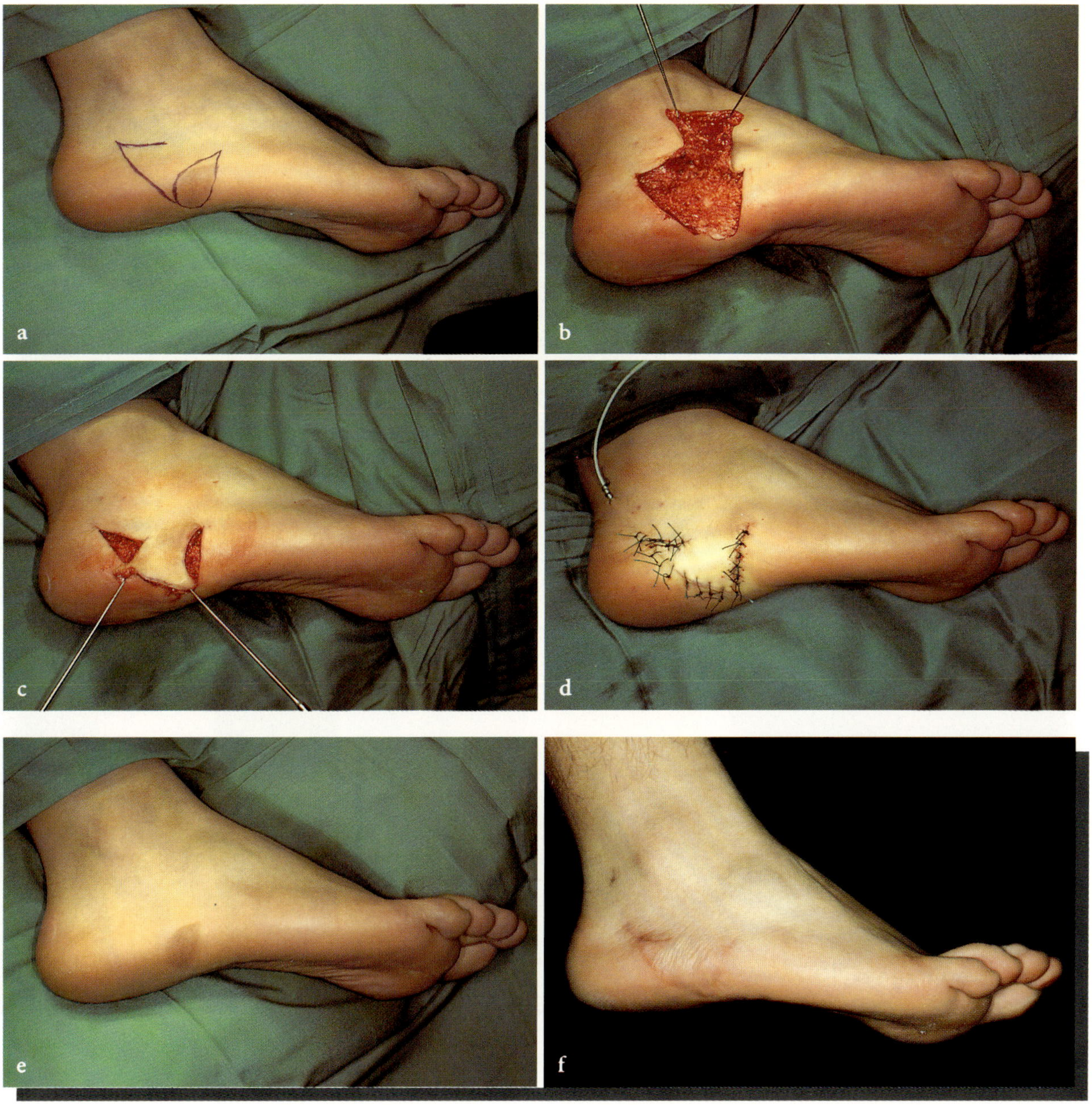

Abb. 438. Verschiebeplastik mit rückläufigem Ausgleichsschnitt:
a Exzision eines Nävuszellnävus und Planung der Rekonstruktion,
b komplette Mobilisierung des Verschiebelappens,
c spannungsfreie Verlagerung,
d Abschluß der Operation,
e Ausgangsbefund,
f neun Monate postoperativ

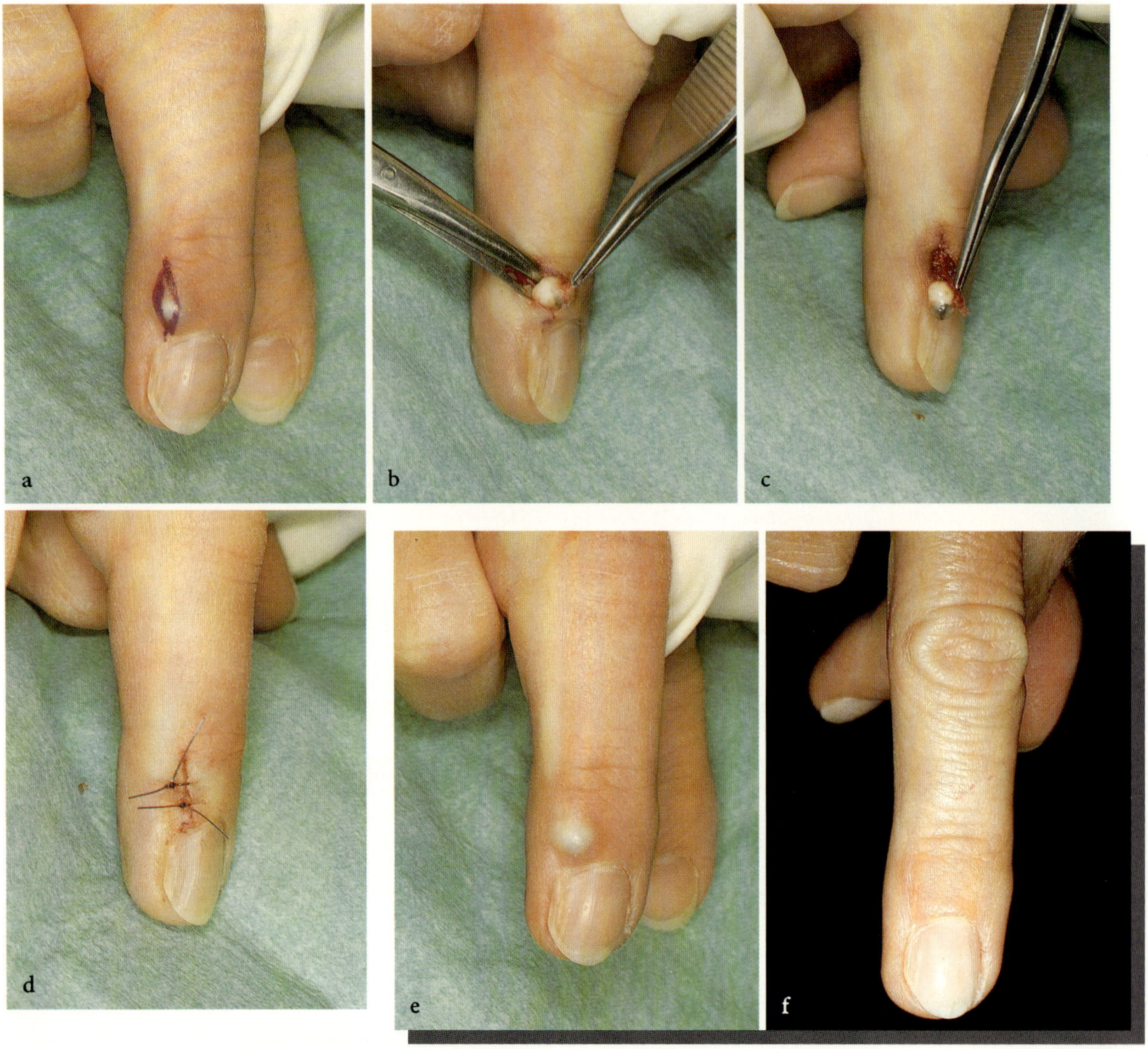

Abb. 439. Dehnungsplastik:
a spindelförmige Exzision einer Epidermoidzyste,
b Freilegung der Zyste mit der Präparierschere,
c Exstirpation der Zyste in toto,
d Hautnaht,
e Ausgangsbefund,
f sechs Monate postoperativ

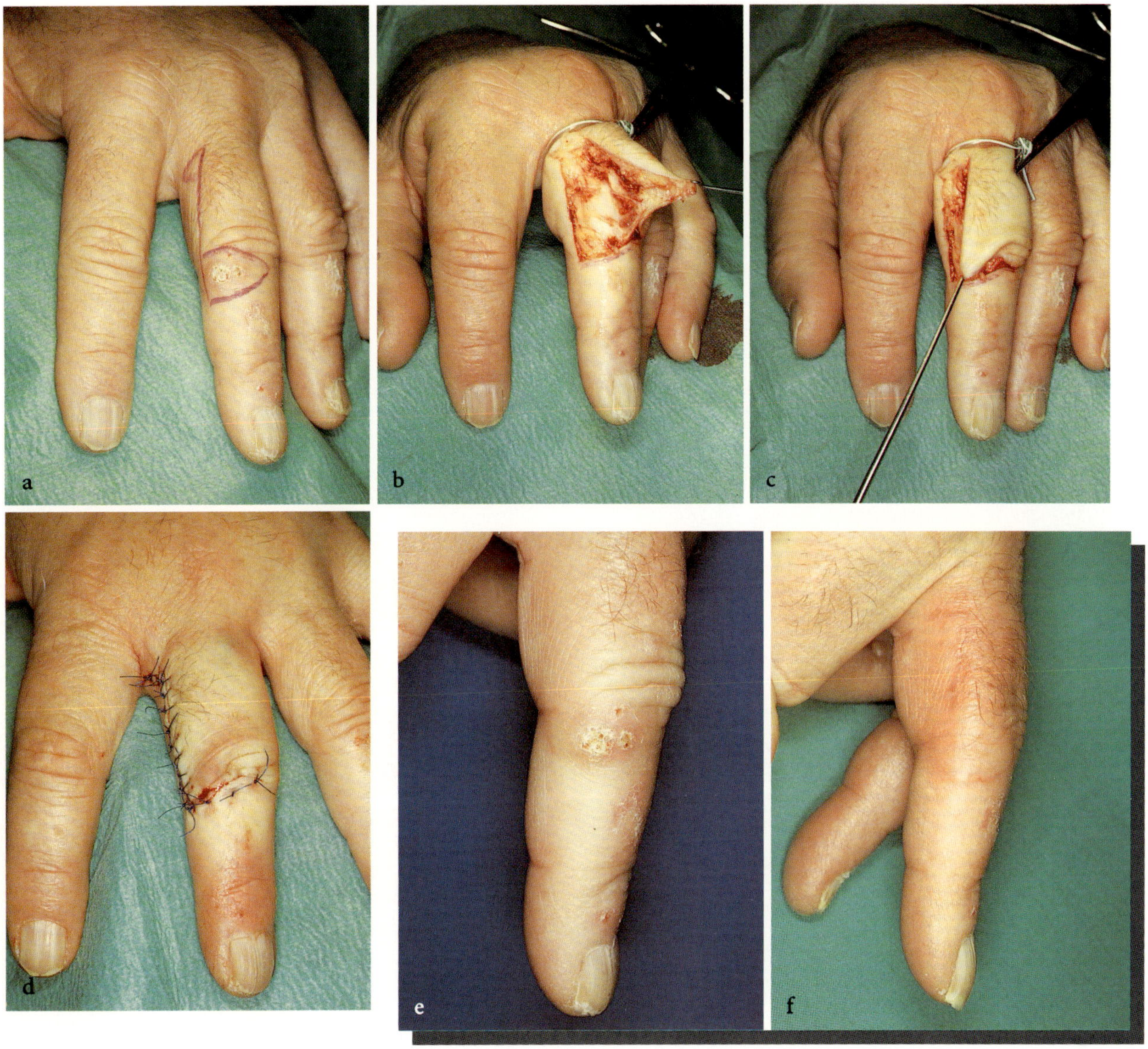

Abb. 440. Verschiebeplastik:
- **a** Exzision einer Röntgenkeratose und klassische Verschiebeplastik zur Rekonstruktion,
- **b** proximale Mobilisierung des Verschiebelappens,
- **c** spannungsfreie Verlagerung,
- **d** Abschluß der Operation,
- **e** Ausgangsbefund,
- **f** drei Monate postoperativ

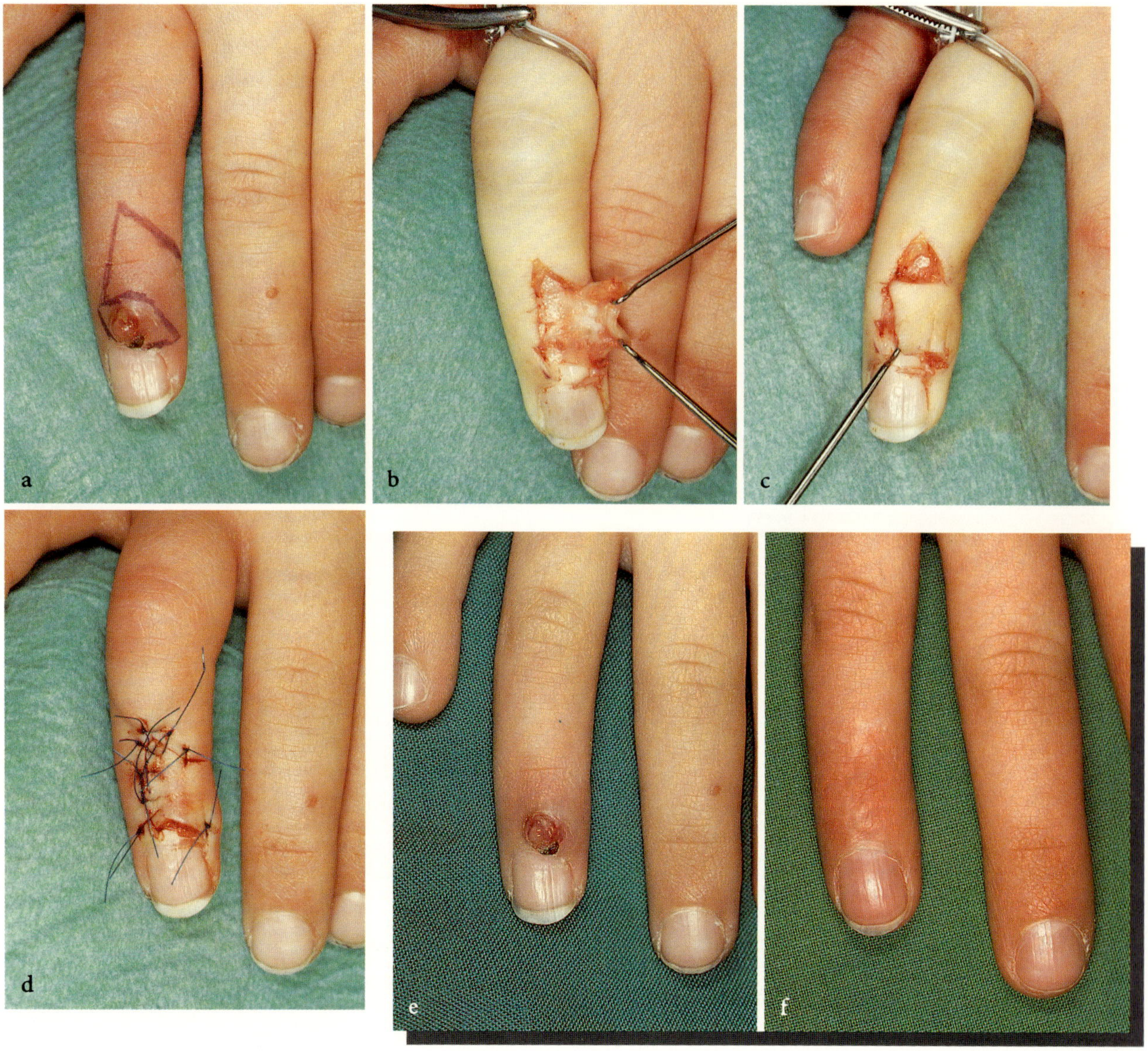

Abb. 441. Verschiebeplastik mit rückläufigem Ausgleichsschnitt:
a Exzision eines Granuloma teleangiectaticum und Rekonstruktion durch Verschiebeplastik mit rückläufigem Ausgleichsschnitt,
b Mobilisierung des Lappens,
c Verlagerung in den Defekt,
d Abschluß der Operation,
e Ausgangsbefund,
f zwei Jahre postoperativ

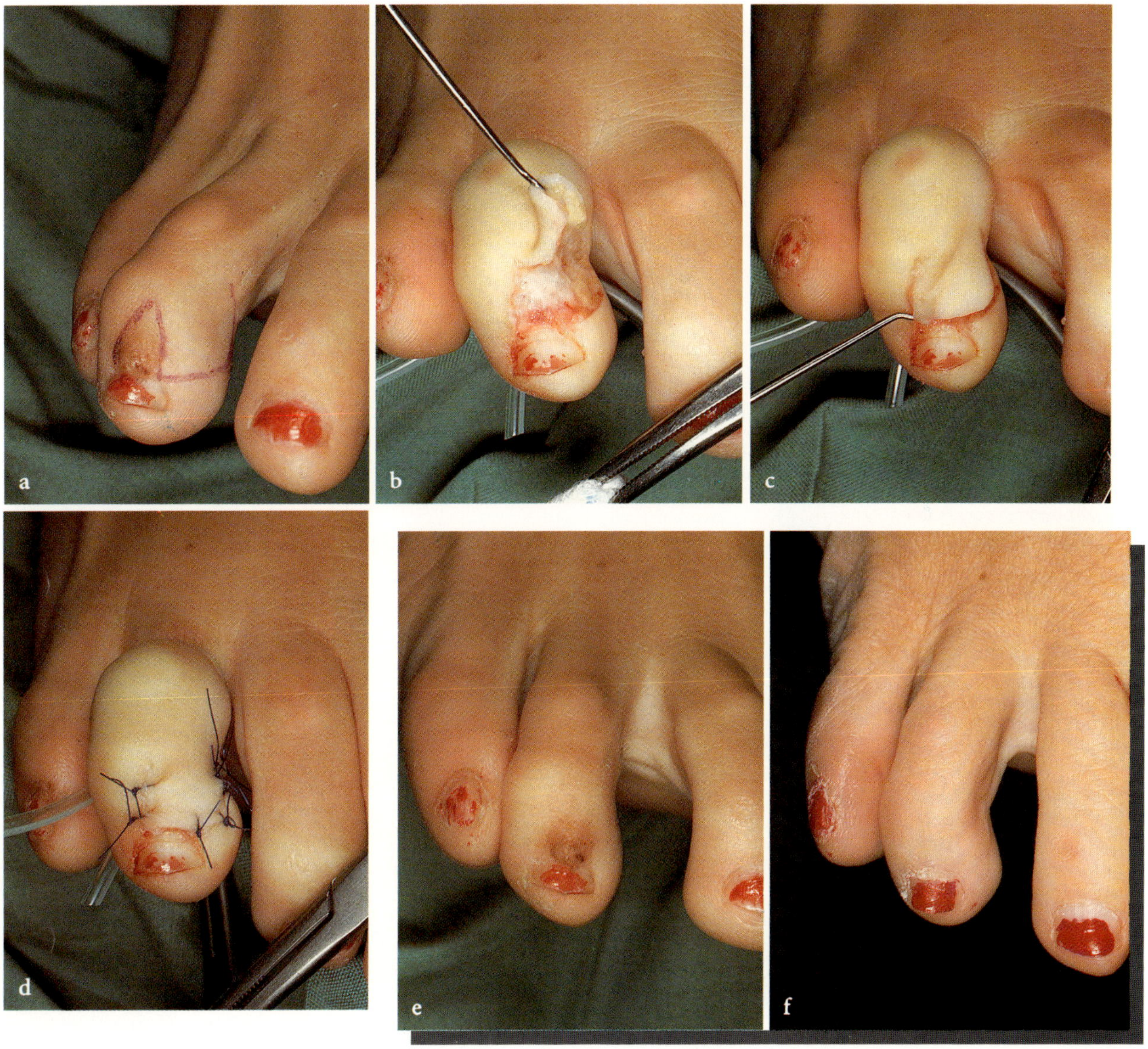

Abb. 442. Rotationsplastik:
a Exzision eines Nävuszellnävus und einfache Rotationsplastik,
b proximale Mobilisierung des Lappens,
c Verlagerung in den Defekt,
d Hautnaht,
e Ausgangsbefund,
f viereinhalb Jahre postoperativ

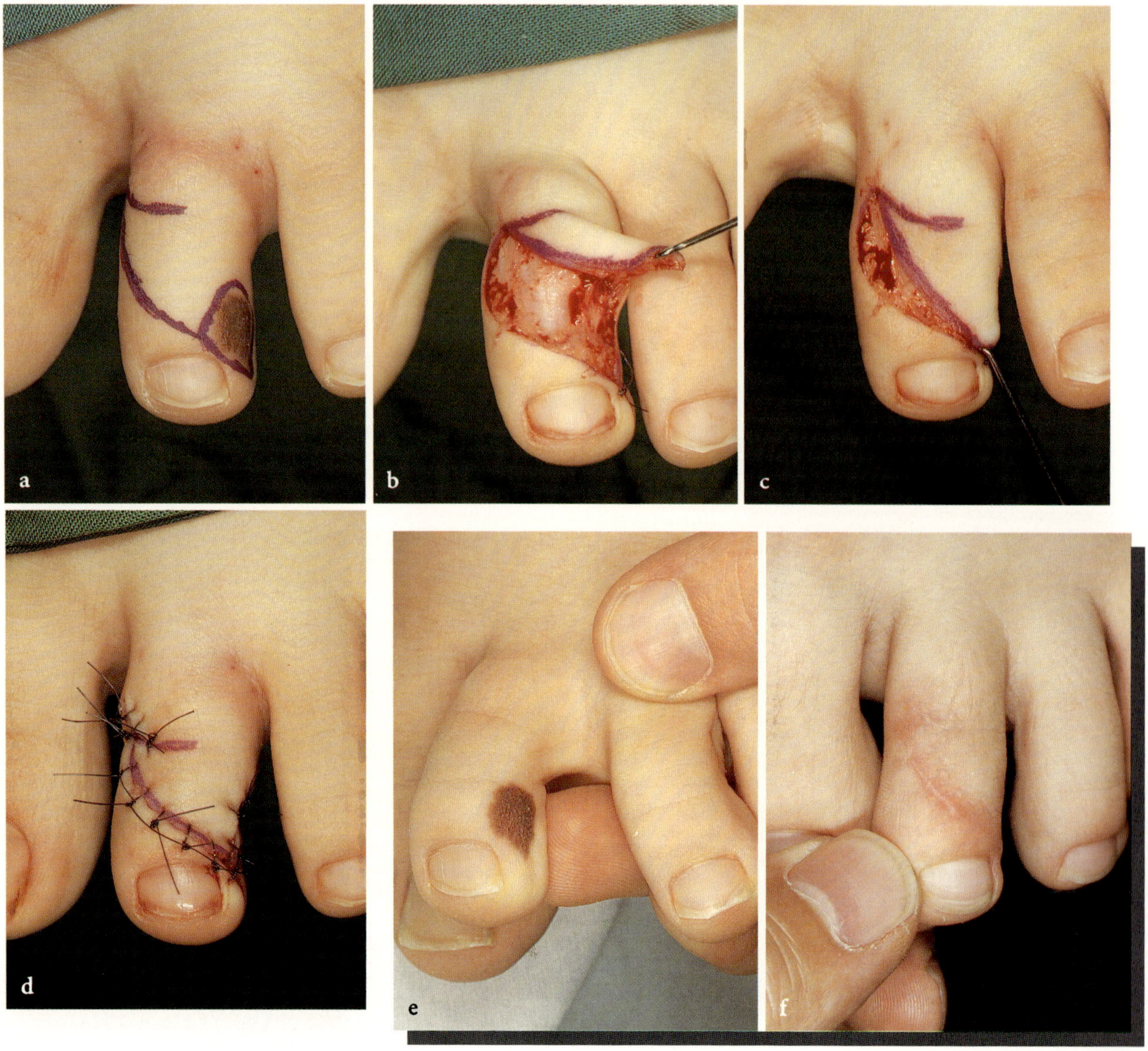

Abb. 443. Rotationsplastik mit rückläufigem Ausgleichsschnitt:
- **a** Exzision eines Nävuszellnävus und Rotationsplastik zur Rekonstruktion,
- **b** Präparation und Mobilisierung des Lappens,
- **c** nach Verlagerung erfolgt die endgültige Positionierung des rückläufigen Ausgleichsschnitts,
- **d** Abschluß der Operation,
- **e** Ausgangsbefund,
- **f** fünf Monate postoperativ

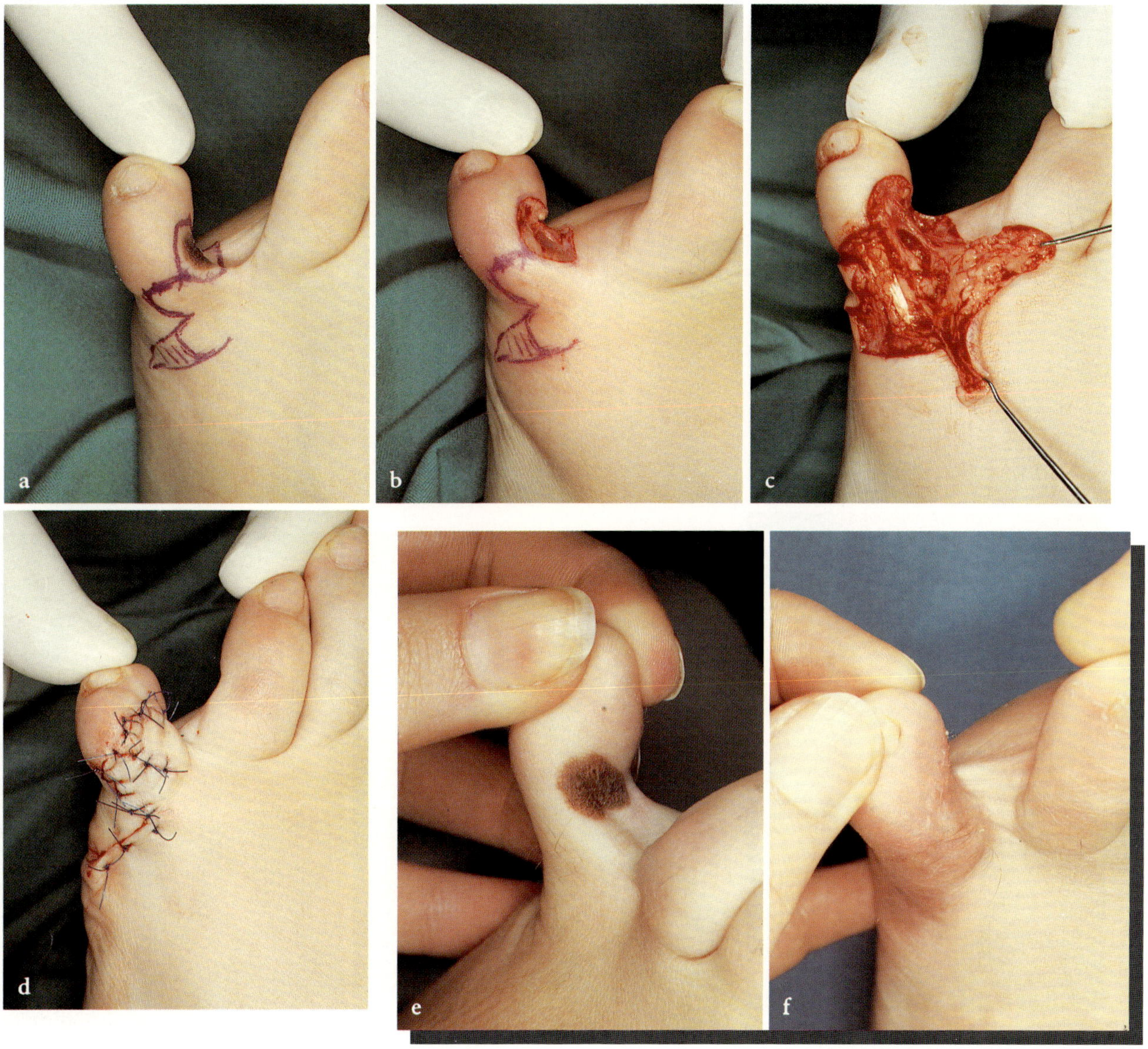

Abb. 444. Doppelte Schwenklappenplastik:
a Operationsplanung,
b Exzisionsdefekt,
c Präparation des doppelten Schwenklappens,
d Verlagerung des Lappens und Hautnaht,
e Ausgangsbefund,
f vier Monate postoperativ

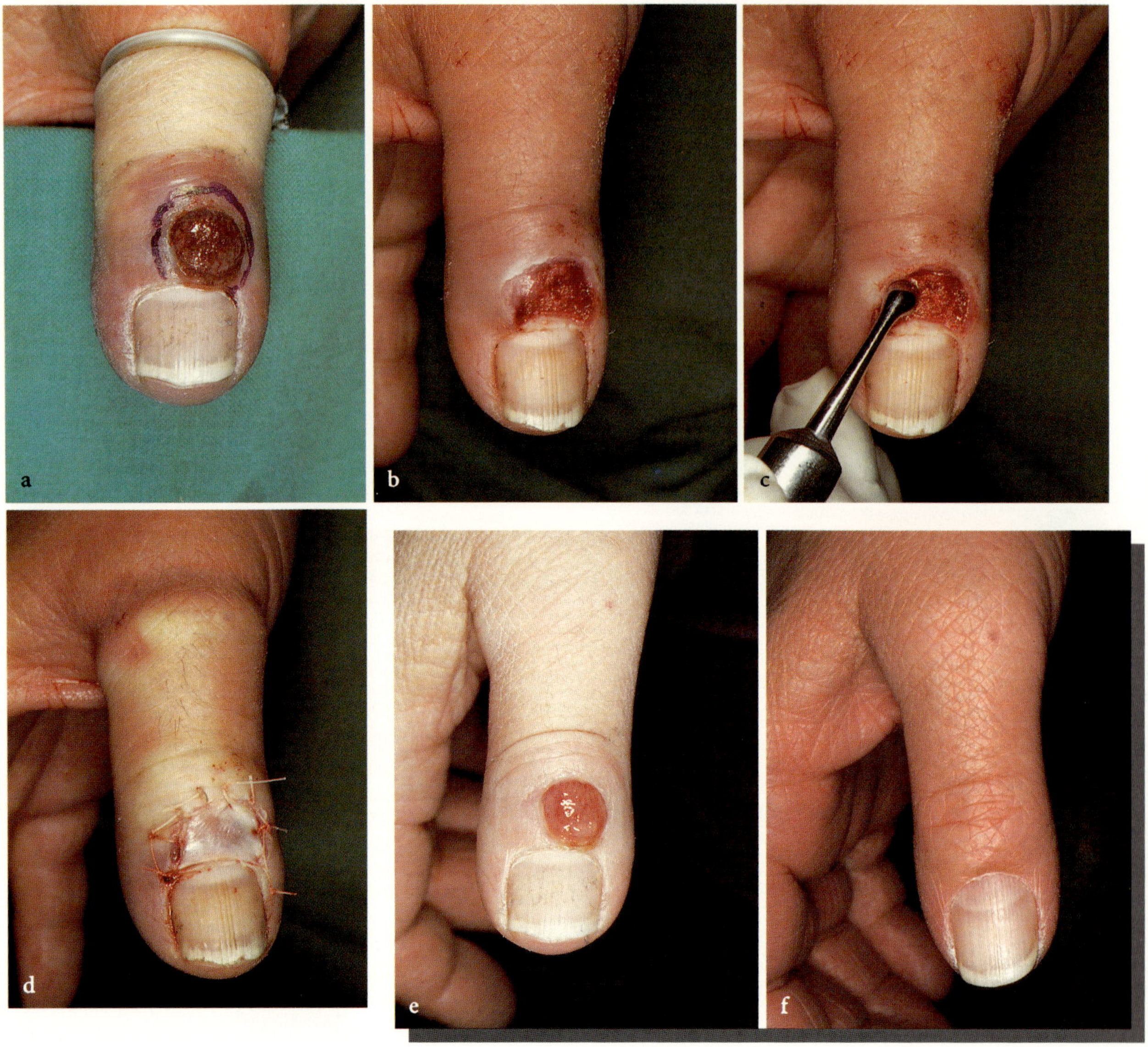

Abb. 445. Vollhauttransplantation:
a Exzision eines Granuloma teleangiectaticum,
b Exzisionsdefekt,
c nach Wundkonditionierung Anfrischen des Wundgrundes mit dem scharfen Löffel,
d optimal eingepaßtes Vollhauttransplantat von der Oberarminnenseite,
e Ausgangsbefund,
f zwei Jahre postoperativ

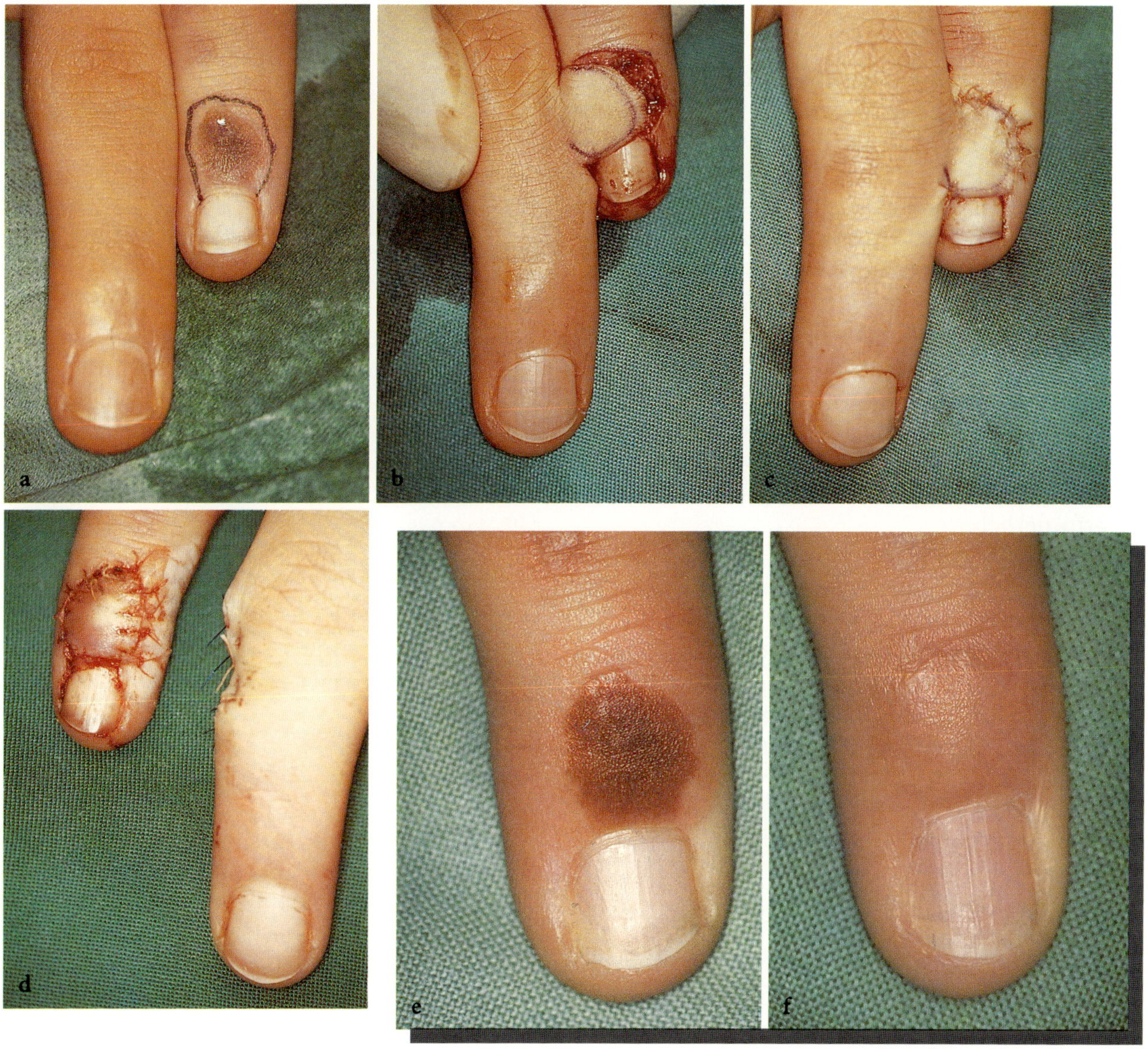

Abb. 446. Gestielte Lappenplastik (cross-finger-flap):
a Exzision eines Nävuszellnävus,
b Präparation und Verlagerung eines gestielten Lappens vom benachbarten Finger,
c Abschluß der Erstoperation,
d nach zweiwöchiger Einheilungszeit Durchtrennung des Lappenstiels, endgültiges Anpassen des Lappens und Dehnungsplastik des Sekundärdefekts der Donorstelle,
e Ausgangsbefund,
f sechs Monate postoperativ

21.3 Nägel

Die Nägel stellen sowohl einen mechanischen Schutz als auch ein Widerlager für die taktilen Bezirke der Endphalangen dar. Chirurgische Eingriffe am Nagelorgan müssen, der Diagnose angemessen, möglichst schonend erfolgen, um sowohl funktionellen als auch kosmetischen Gesichtspunkten gerecht zu werden.

Operationsindikationen sind neben schmerzhaften Deformierungen der Nagelplatte insbesondere Pigmentierungen des Nagelwalls oder der Nagelplatte sowie peri- und subunguale Tumoren. Bei Nagelpigmentierungen und bei dem Auftreten subungualer Neubildungen ist stets deren Freilegung und histologische Abklärung erforderlich.

Akute Entzündungen des Nagelwalls und des Nagelbetts (Paronychie) sind, falls sie nicht innerhalb von 1–2 Tagen unter lokaler antiseptischer und systemischer antibiotischer Therapie abklingen, operativ anzugehen. Andernfalls besteht die Gefahr, daß die Matrixanlage innerhalb weniger Tage vollständig zerstört wird. Außerdem ist eine Ausbreitung der Entzündung auf Weichteile, Knochen und Gelenke des Fingers bzw. der Zehen möglich.

21.3.1 Anatomie

Von besonderem anatomischen Interesse ist die Ausdehnung der Nagelmatrix mit ihren Ausläufern nach proximal und nach jeweils lateral (Abb. 447). Der Margo occultus des Nagelkörpers reicht unterhalb des Nagelwalls ca. 3–4 mm nach proximal. Die arterielle Versorgung des Nagelbetts erfolgt durch den gut verzweigten Arcus arteriosus.

21.3.2 Anästhesie

Alle Operationen am Nagelorgan können problemlos in Oberstscher Leitungsanästhesie durchgeführt werden.

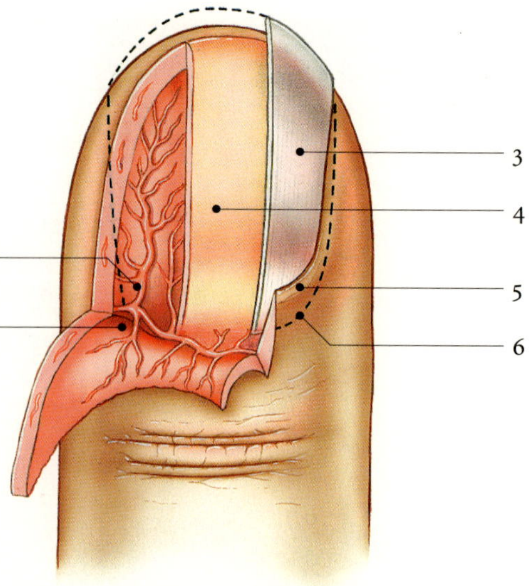

Abb. 447. Anatomie der Nagelregion: *1* Arcus arteriosus, *2* laterales Matrixhorn, *3* Nagelplatte, *4* Hyponychium, *5* Vallum unguis, *6* Margo occultus

21.3.3 Operationsplanung

Bei sämtlichen Eingriffen an den Nägeln empfiehlt sich die präoperative Anlage einer artifiziellen Blutleere.

Bei Planung und Durchführung der operativen Entfernung peri- und subungualer vulgärer Warzen muß dringend darauf geachtet werden, daß keine Verletzungen der Nagelmatrix erfolgen, da hierdurch bleibende Nagelwachstumsstörungen resultieren können. In diesem Bereich ist insbesondere vor elektrochirurgischen Eingriffen zu warnen.

Akute flukturierende Entzündungen im Bereich des Nagelfalzes werden über eine horizontale Stichinzision eröffnet und entleert. Bei subungualer Lokalisation ist die Nagelplattenentfernung und bei Entzündungen im Bereich des Nagelwalls die Exzision des proximalen Nagelanteils und des Hyponychiums nicht zu umgehen.

Auch bei der Onychogryposis, den Krallennägeln älterer Menschen, ist die Nagelplatte in der Regel im ganzen involviert, so daß eine Heilung bei Vorliegen dieser Nageldeformität nur durch die vollständige Matrixausrottung zu erreichen sein dürfte. Präoperativ muß eine arterielle Verschlußkrankheit unbedingt ausgeschlossen werden, andernfalls kann die Operationswunde Ausgangspunkt einer fortschreitenden Gangrän werden.

Beim Unguis incarnatus führt die auch heute noch teilweise praktizierte alleinige Nagelextraktion zwangsläufig zum Rezidiv, sobald die Nagelplatte entsprechend weit nachgewachsen ist. Die Nagelextraktion ist deshalb bei diesem Krankheitsbild zu vermeiden. Methoden der Wahl sind die modifizierte Emmert-Plastik sowie das Verfahren nach Haneke.

Die vollständige Entfernung eines subungualen Tumors setzt mitunter nicht nur die Extraktion der Nagelplatte voraus, sondern beinhaltet auch die Freilegung der knöchernen Endphalanx, insbesondere bei dem röntgenologischen Verdacht auf deren Mitbeteiligung. Bei malignen Tumoren kann die Exzision der gesamten Nagelmatrix notwendig werden oder sogar die Amputation der Phalanx.

21.3.4 Operationstechniken

Zur Abklärung suspekter Nagelpigmentierungen sind differenzierte Vorgehensweisen unter Berücksichtigung der jeweiligen Lokalisation möglich. Pigmentierungen, die in oder unterhalb der Nagelplatte lokalisiert sind, können durch die keilförmige Entfernung des befallenen Nagelanteils abgeklärt werden. Dieses Verfahren erlaubt auch die Inspektion des subungualen Nagelbetts. Dort ebenfalls vorliegende suspekte Pigmentierungen können dann gezielt mitexzidiert werden. Bei einer von der Nagelmatrix ausgehenden Pigmentierung wird lediglich die Matrixregion freigelegt und der Ursprung der Nagelpigmentierung durch Stanzbiopsie oder Skalpellexzision entnommen. Sind die Exzisionsdefekte mehr als 3 mm breit, können bleibende Spaltbildungen des Nagels entstehen. Deshalb ergeben sich für die lateralen Nagelanteile bessere kosmetische Ergebnisse, wenn der pigmentierte Nagelbezirk samt Matrixregion entsprechend einer Emmert-Keilexzision entfernt wird.

Zur operativen Korrektur seitlich eingewachsener Zehennägel, mit und ohne teleangiektatische Granulome (Unguis incarnatus), bietet sich eine modifizierte Form der klassischen Keilexzision nach Emmert an. Dabei wird über zwei im Bereich der Zehenkuppe und proximal des Hyponychiums bogenförmig zusammenlaufenden Inzisionen der laterale eingewachsene Nagelanteil samt Nagelbett, Nagelmatrix und eventuell vorhandenem Granulationsgewebe bis auf das Periost der Endphalanx entfernt. Die vollständige Exzision des lateralen Matrixhorns ist unbedingt erforderlich, um Lokalrezidive oder Spikula-Bildungen zu vermeiden. Deshalb wird dieser Bereich von uns zusätzlich mit Phenolum liqu. geätzt, bevor die Wundränder mit zwei bis drei Situationsnähten oder einem Klammerpflaster readaptiert werden.

Die Modifikation der Emmert-Technik durch Haneke beinhaltet, daß nach der unterminierenden Freipräparation lediglich die Exzision des lateralen Matrixhorns erfolgt. Der eingewachsene Nagelanteil wird nach Längsspaltung des Nagels extrahiert. Das Granulationsgewebe bildet sich spontan innerhalb weniger Wochen zurück. Alternativ kann nach Längsspaltung des betroffenen Nagels und Extraktion des eingewachsenen Nagelanteils die Nagelmatrix des entsprechenden Nagelbereichs mit Phenol liqu. über 1–2 Minuten geätzt werden. Die erfolgreiche Matrixausrottung mittels Phenolätzung setzt stets ein blutfreies Wundbett voraus, da die Substanz durch Blut und Eiweiß inaktiviert werden kann.

Lediglich bei chronischen und therapieresistenten Onychomykosen kann die Extraktion der Nagelplatte als Behandlungsmaßnahme in Erwägung gezogen werden. Falls der Nagel sich nach Unterminierung nicht primär extrahieren läßt, sind nach zentraler Längsspaltung mit einer kräftigen Schere die beiden Nagelhälften zu entfernen. Mögliche subunguale hyperkeratotische Veränderungen können anschließend exkochleiert werden. Postoperativ muß sich eine langfristige interne und externe Antimykotikatherapie bis zum vollständigen Nachwachsen des Nagels anschließen.

Relativ häufig treten subungual kartilaginäre Exostosen auf, die zur partiellen Abhebung der Nagelplatte führen und mit Schmerzen verbunden sind. Die Nagelplatte wird hier unter Belassung der Nagelmatrix entfernt, um nachfolgend

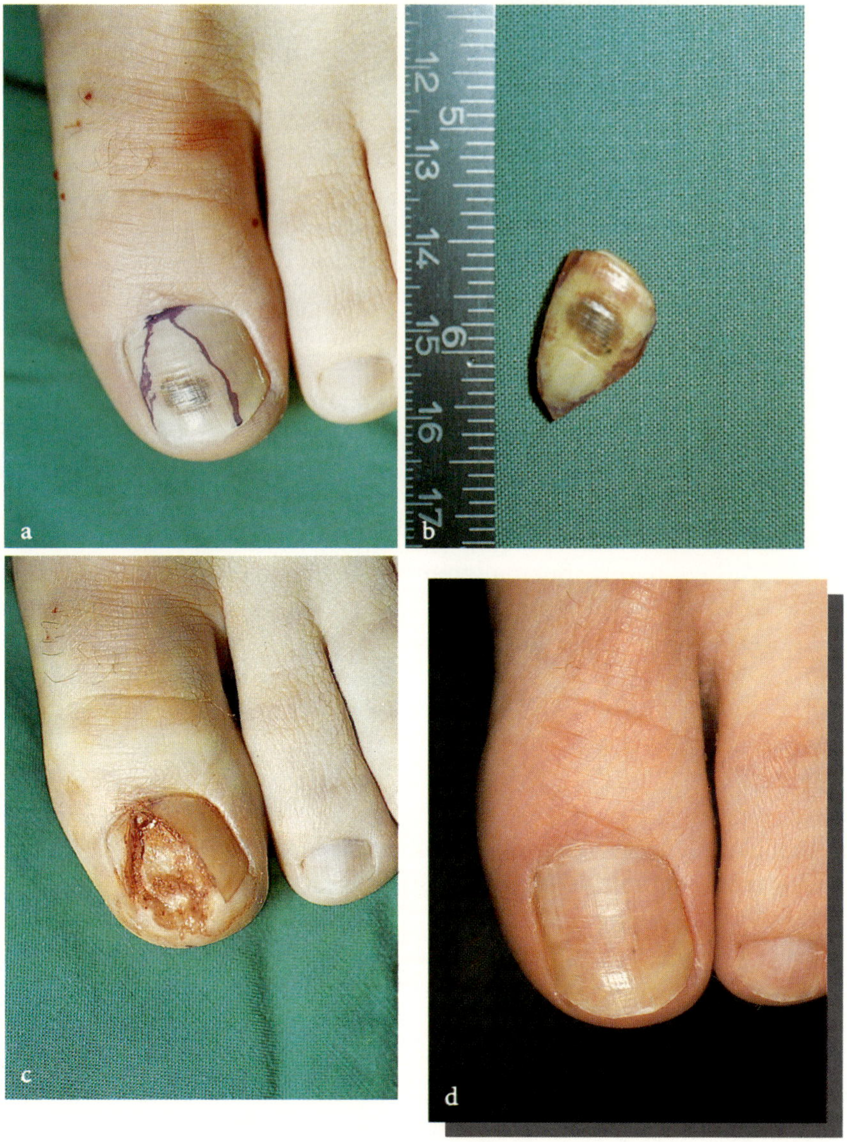

Abb. 448. Longitudinale Keilexzision der Nagelplatte:
a Operationsplanung bei Verdacht auf subunguales Melanom,
b Exzisionspräparat (histologisch: intra- und subunguales Hämatom),
c Abschluß der Operation, Heilung per secundam,
d normales Nagelwachstum fünf Jahre postoperativ

die exostotischen Anteile komplett zu resezieren. Nach Abheilung per secundam wächst der Nagel wieder normal geformt.

Zur teilweisen oder vollständigen Matrixausrottung wird die Matrixregion nach Inzision und Umklappen des proximalen Nagelfalzes in dem gewünschten Ausmaß exzidiert. Der proximale Hautlappen kann anschließend zurückverlagert und readaptiert werden.

Maligne Tumoren im subungualen oder periungualen Bereich sollten unter Entfernung der gesamten Nagelregion exzidiert werden. Nach Wundkonditionierung kann der Defekt weitgehend unproblematisch mit einem freien Transplantat versorgt werden. Allerdings ist die Amputation der Phalanx dann nicht zu umgehen, wenn ein invasiv bzw. destruierend wachsendes malignes Melanom, Karzinom oder Sarkom vorliegt.

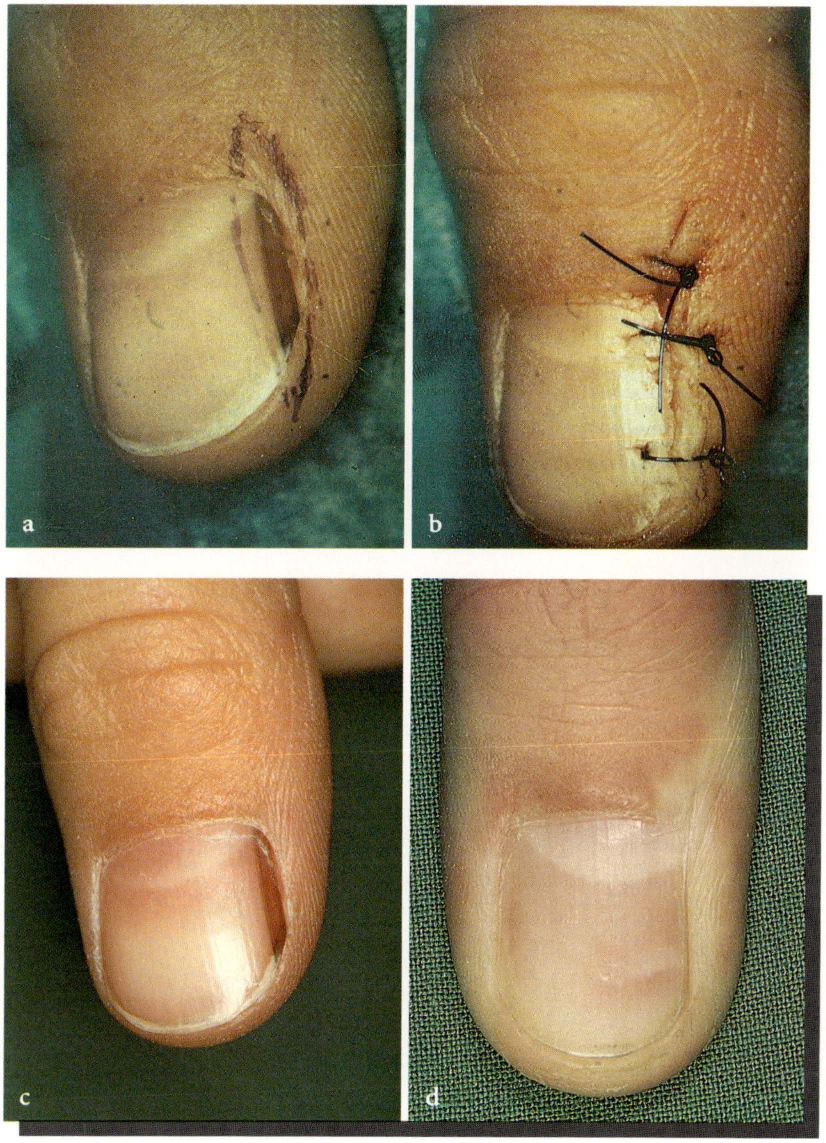

Abb. 449. Longitudinale Exzision:
a spindelförmige Exzision eines Nävuszellnävus der Nagelmatrix,
b Zustand nach longitudinaler Exzision des lateralen Nagelanteils einschließlich zugrundeliegender Nagelmatrix,
c Ausgangsbefund,
d zehn Jahre postoperativ

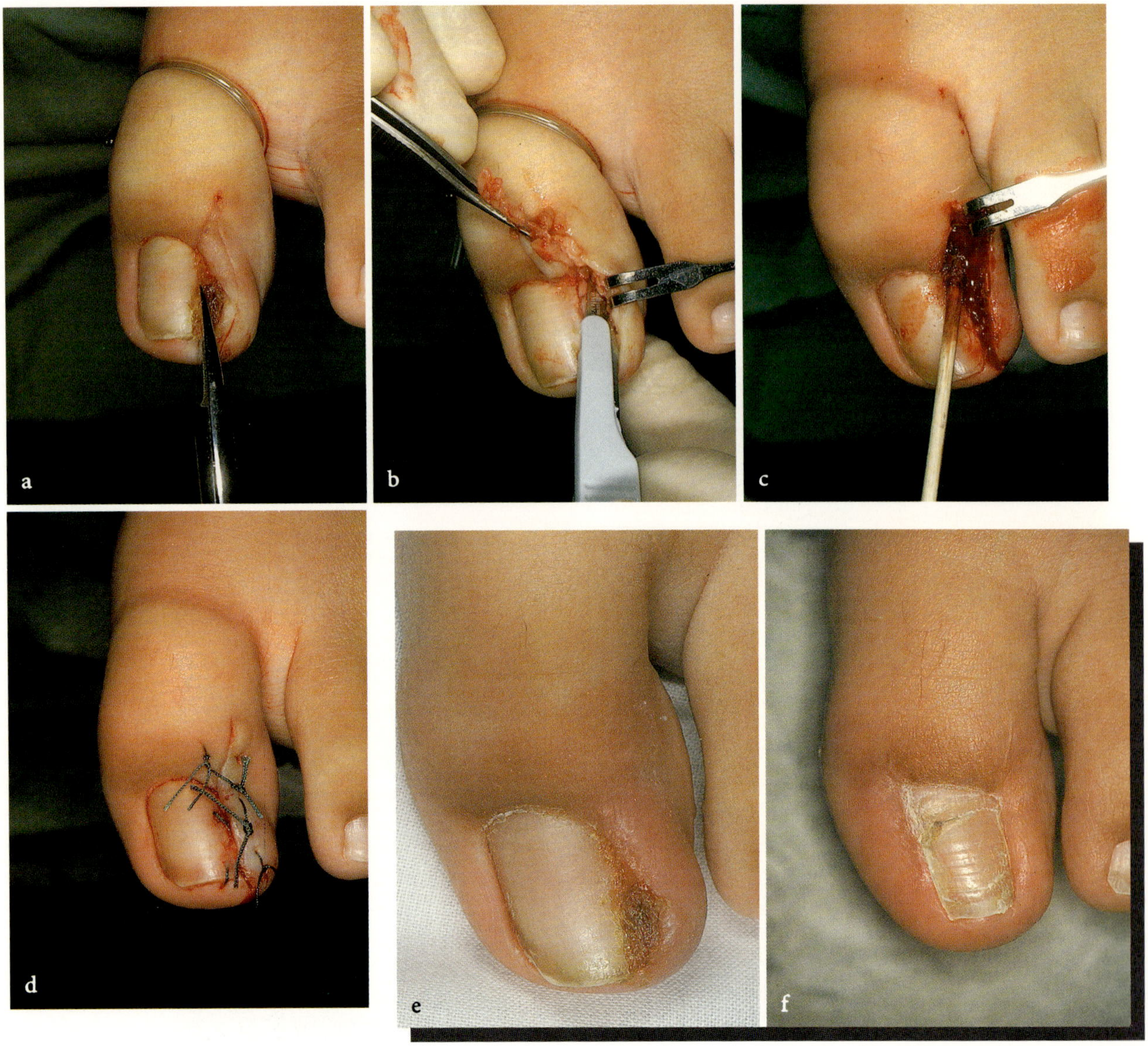

Abb. 450. Modifizierte Emmert-Plastik:
a spindelförmige Exzision des Unguis incarnatus einschließlich des lateralen Matrixhorns,
b komplette Ausrottung der betreffenden Nagelmatrix,
c Ätzung mit Phenolum liquefactum,
d durchgreifende Hautnähte,
e Ausgangsbefund,
f ein Jahr postoperativ. Zwischenzeitig wurde eine weitere Emmert-Plastik am medialen Nagelrand durchgeführt

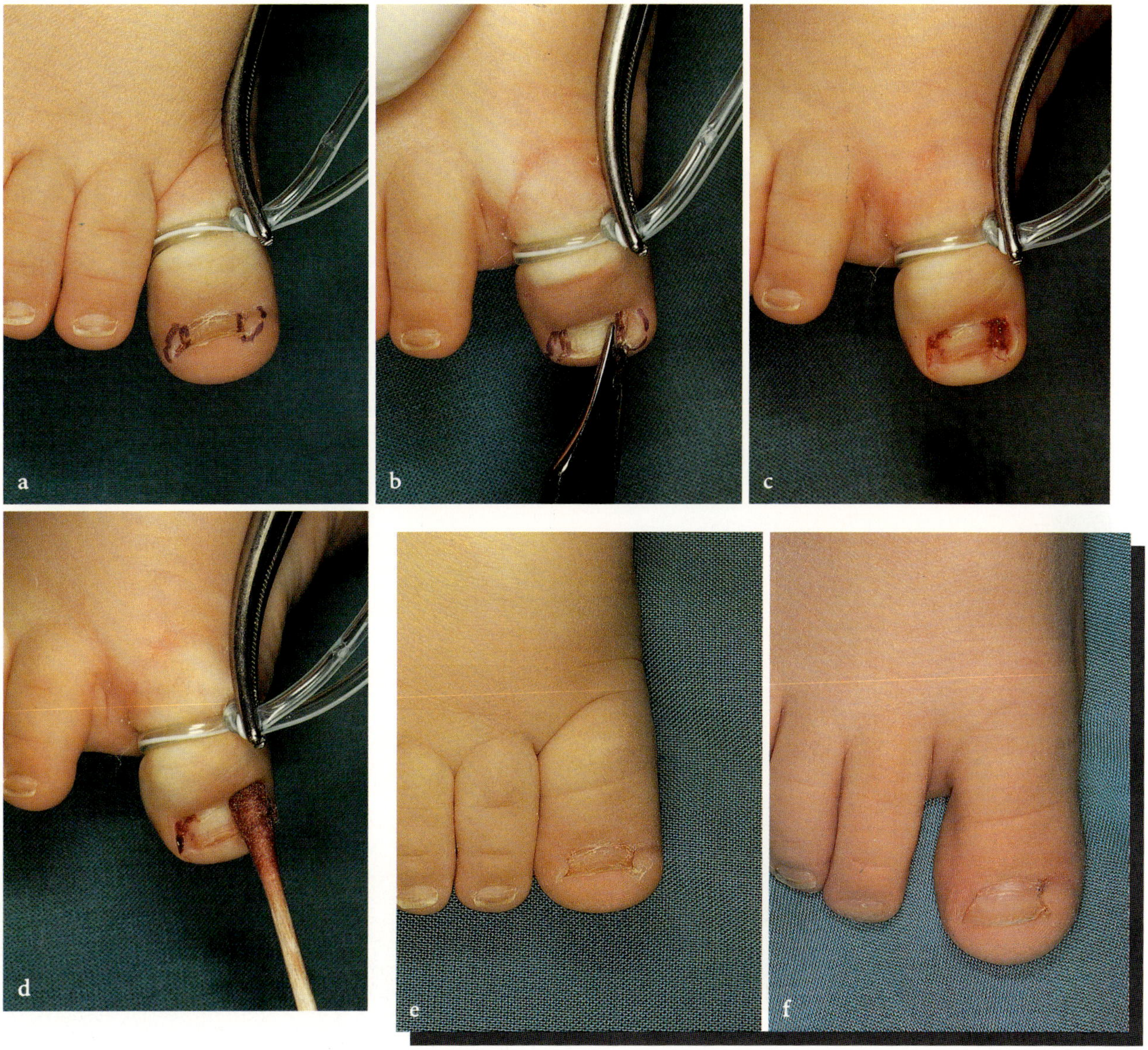

Abb. 451. Bilaterale Exzision des lateralen Matrixhorns nach Haneke:
a Operationsplanung bei chronischem Unguis incarnatus,
b Längsspaltung der seitlichen Nagelplattenanteile,
c Zustand nach Extraktion der seitlichen Nagelplattenanteile und bilateraler Kürettage der Matrixhörner,
d Ätzung der lateralen Matrixhörner mit Phenolum liquefactum,
e Ausgangsbefund,
f drei Jahre postoperativ

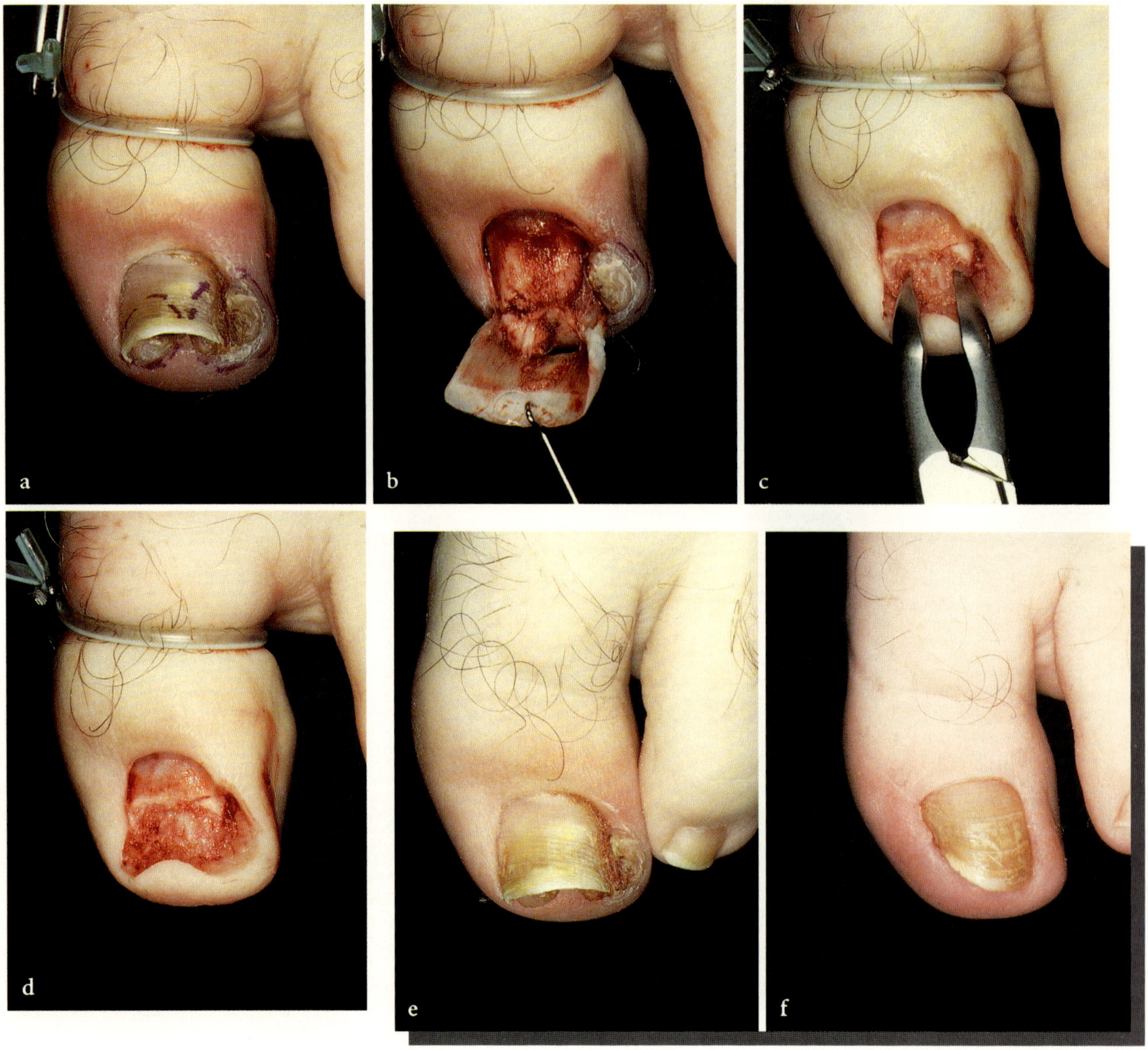

Abb. 452. Nagelextraktion:
a subunguale kartilaginäre Exostosen,
b Nagelextraktion einschließlich Exzision der Exostosen,
c komplette Entfernung des exostotischen Anteils einschließlich involvierter Knochenanteile,
d Abschluß der Operation, nachfolgend Heilung per secundam,
e Ausgangsbefund,
f normales Nagelwachstum vier Jahre postoperativ

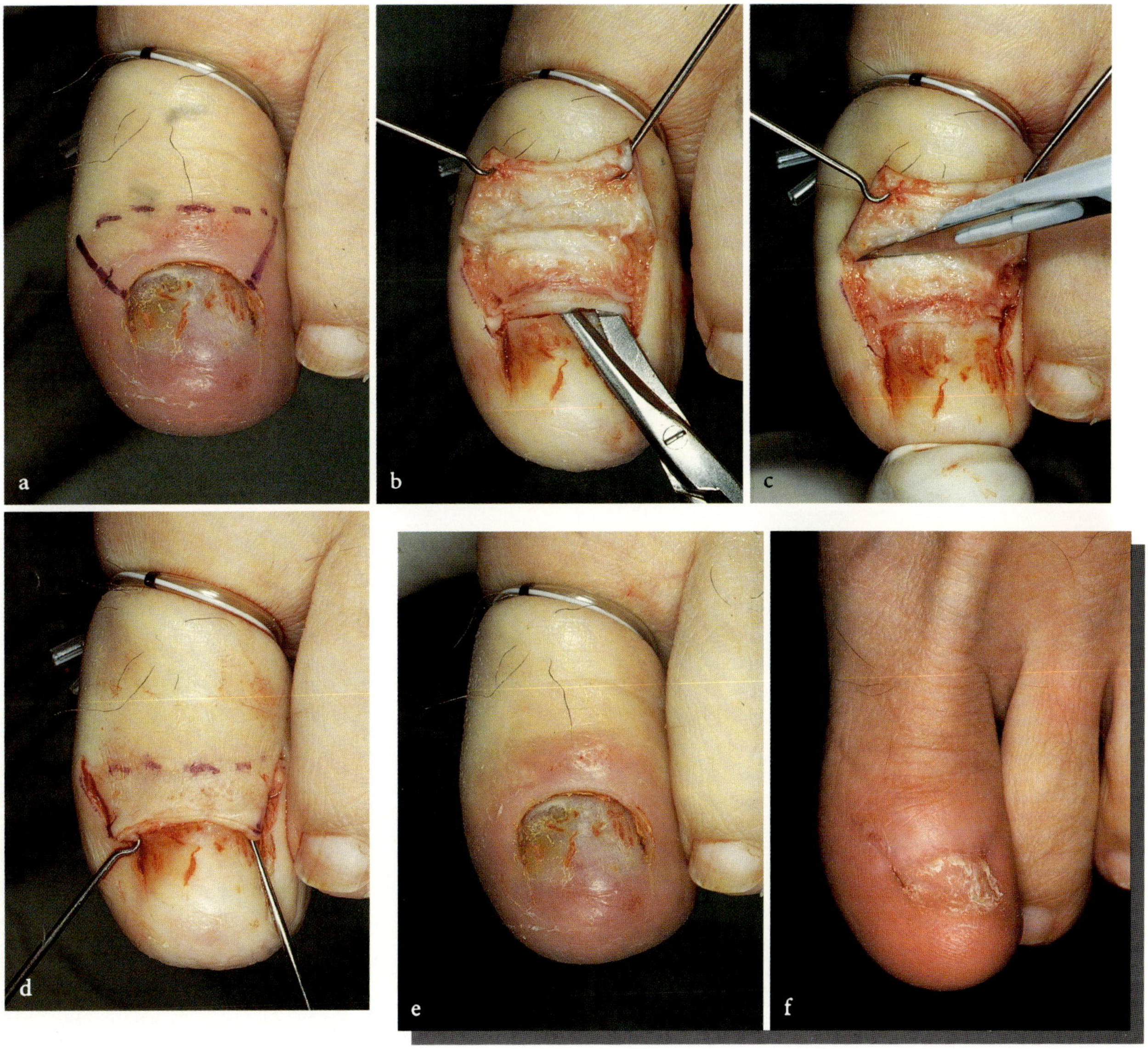

Abb. 453. Nagelextraktion einschließlich Ausrottung der Nagelmatrix:
a Operationsplanung bei Onychodystrophie bei chronisch rezidivierender Paronychie und Zustand nach wiederholten Nagelextraktionen,
b Extraktion des Restnagels und Präparation bis zur Nagelmatrix,
c komplette Exzision der Nagelmatrix einschließlich lateraler Matrixhörner,
d Defektdeckung durch Rückverlagerung des Hautlappens,
e Ausgangsbefund,
f zwei Jahre postoperativ

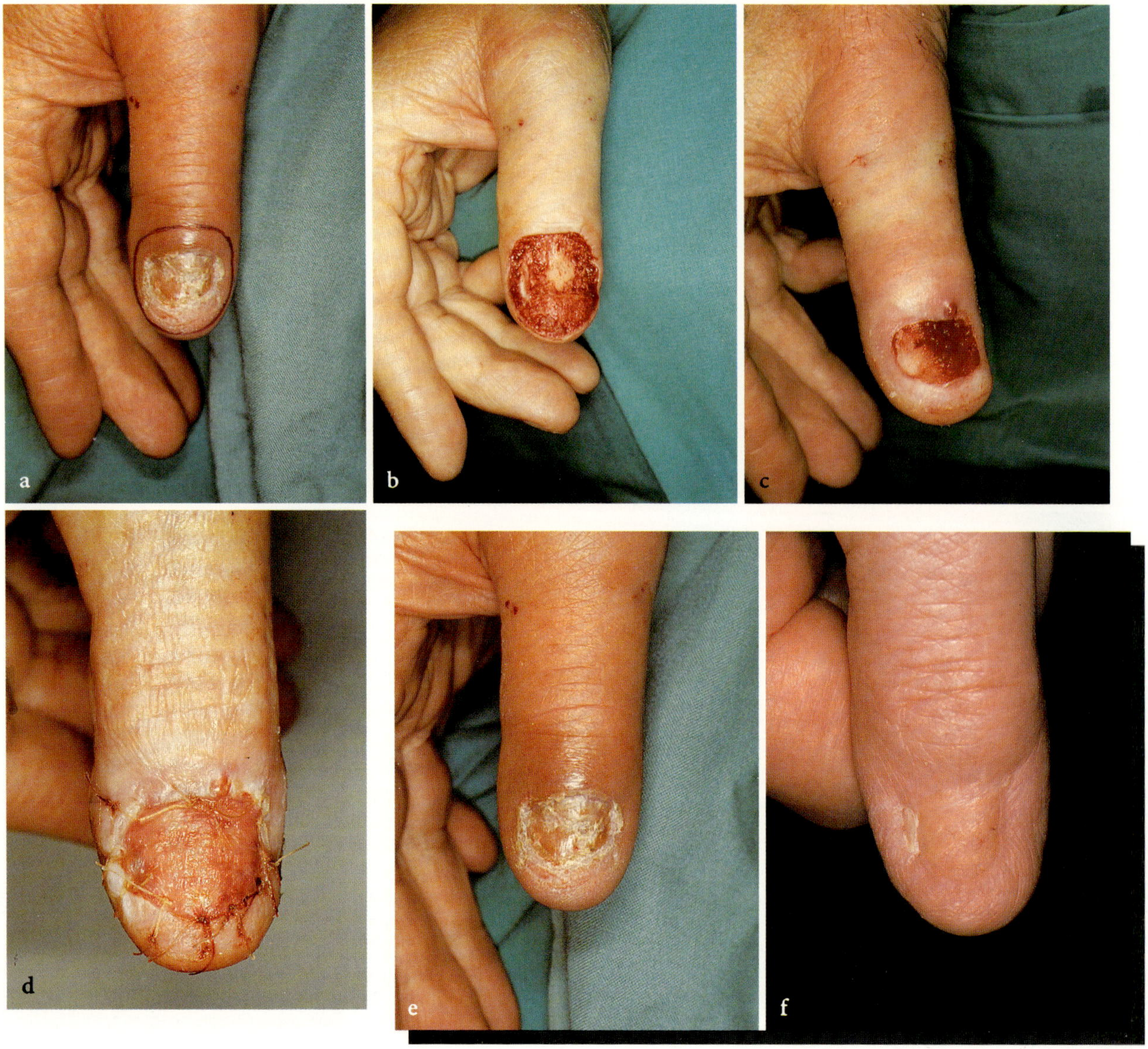

Abb. 454. Vollhauttransplantation:
- **a** Operationsplanung zur Exzision eines subungualen Morbus Bowen,
- **b** Exzisionsdefekt,
- **c** Zustand nach Wundkonditionierung,
- **d** acht Tage nach Vollhauttransplantation,
- **e** Ausgangsbefund,
- **f** zwei Jahre postoperativ

Literatur Teil A

1 Präoperative Maßnahmen

Albom M (1977) The management of recurrent basal-cell carcinomas. Please, no grafts or flaps at once. J Dermatol Surg Oncol 3: 382–384

Bart RS, Kopf AW, Gladstein AH (1977) Treatment of morphea-type basal cell carcinomas with radiation therapy. Arch Dermatol 113: 783–786

Bencini PL, Galimberti M, Signorini M, Crosti C (1991) Antibiotic prophylaxis of wound infections in skin surgery. Arch Dermatol 127: 1357–1360

Borges AF (1984) Relaxed skin tension lines (RSTL) versus other skin lines. Plast Reconstr Surg 73: 144–150

Brahams D (1988) Cosmetic surgery: greater duty to warn of risks. Lancet 2: 1434

Breuninger H (1984) Histologic control of excised tissue edges in the operative treatment of basal cell carcinomas. J Dermatol Surg Oncol 10: 724–727

Breuninger H, Schippert W, Black B, Rassner G (1989) Untersuchungen zum Sicherheitsabstand und zur Exzisionstiefe in der operativen Behandlung von Basaliomen. Hautarzt 40: 693–700

Brodland DG, Zitelli JA (1992) Surgical margins for excision of primary cutaneous squamous cell carcinoma. J Am Acad Dermatol 27: 241–248

Brown CD (1992) Drug interactions in dermatologic surgery. J Dermatol Surg Oncol 18: 512–516

Brown MD, Johnson TM, Swanson NA (1991) Changing trends in melanoma treatment and the expanding role of the dermatologist. Dermatol Clin 9: 657–667

Burnakis TG (1984) Surgical antimicrobial prophylaxis: principles and guidelines. Pharmacotherapy 4: 248–271

Diem E (1988) Perioperative Antibiotika-Prophylaxe in der operativen Dermatologie. In: Haneke E (Hrsg) Gegenwärtiger Stand der operativen Dermatologie. Springer, Berlin Heidelberg New York Tokyo (Fortschritte der operativen Dermatologie, Bd 4), S 51–54

Dzubow LM, Zack L (1990) The principle of cosmetic junctions as applied to reconstruction of defects following Mohs surgery. J Dermatol Surg Oncol 16: 353–355

Friederich HC (1961) Aesthetische Gesichtspunkte bei der Entfernung des Hautkarzinoms. Aesthet Med 10: 197–203

Friederich HC (1962) Korrektive Dermatologie. In: Riecke E (Hrsg) Lehrbuch der Haut- und Geschlechtskrankheiten. Fischer, Stuttgart

Galla TJ, Anton-Lamprecht I, Kieser M, Saetzler RK, Messmer K (1992) Comparative analysis of tissue fluorescence as related to capillary perfusion in random pattern skin flaps. Br J Plast Surg 45: 578–585

Goette DK (1986) The significance of transepithelial elimination in dermatologic surgery. J Dermatol Surg Oncol 12: 608–613

Goldsmith SM, Leshin B, Owen J (1993) Management of patients taking anticoagulants and platelet inhibitors prior to dermatologic surgery. J Dermatol Surg Oncol 19:578–581

Gormley DE (1990) Cutaneous surgery and the pregnant patient. J Am Acad Dermatol 23: 269–279

Gross DA (1981) On history-taking before surgery. J Dermatol Surg Oncol 7: 71–72

Guyuron B, Vaughan C (1992) A comparison of absorbable and nonabsorbable suture materials for skin repair. Plast Reconstr Surg 89: 234–236

Haas AF, Grekin RC (1995) Antibiotic prophylaxis in dermatologic surgery. J Am Acad Dermatol 32: 155–176

Haneke E (1984) Indikationsabwägung bei der operativen Therapie benigner Hautveränderungen. In: Konz B, Braun-Falco O (Hrsg) Komplikationen in der operativen Dermatologie. Springer, Berlin Heidelberg New York Tokyo, S 141–146

Hitzler W, Bauerfeind U, Schomig-Brekner J, Mathias D (1992) Autologe Transfusion - Organisation und Ergebnisse der präoperativen Eigenblutspende kardiochirurgischer Patienten. Anästhesiol Intensivmed Notfallmed Schmerzther 27:18–22

Jansen GT (1994) Dermatologic surgery. Its influence on dermatology. Arch Dermatol 130: 1122–1124

Keating HJ (1987) Preoperative considerations in the geriatric patient. Med Clin North Am 71: 569–583

Kleine-Natrop HE, Sebastian G (1979) Transplantationsvorbereitung alter Geschwüre und frischer Verbrennungswunden mit synthetischem Hautersatz. Dermatol Monatsschr 165: 331–336

Krieger G (1984) Komplikationen beim operativen Eingriff - Juristische Aspekte. In: Konz B, Braun-Falco O (Hrsg) Komplikationen in der operativen Dermatologie. Springer, Berlin Heidelberg New York Tokyo, S 61–66

Krieger G (1989) Juristische Fragen zur Operationsplanung. In: Breuninger H, Rassner G (Hrsg) Operationsplanung und Erfolgskontrolle. Springer, Berlin Heidelberg New York Tokyo (Fortschritte der operativen Dermatologie, Bd 5), S 9–18

Lerner SP (1985) The modified skin hook: a new instrument in cutaneous surgery. J Dermatol Surg Oncol 11: 586–588

Leshin B, Hess SP, White WL, Matthews BL, Koufman JA (1991) Unusual auricular complications in cutaneous oncology. J Dermatol Surg Oncol 17: 891–896
Leshin B, Whitaker DC, Swanson NA (1988) An approach to patient assessment and preparation in cutaneous oncology. J Am Acad Dermatol 19: 1081–1088
Macpherson DS (1993) Preoperative laboratory testing: should any tests be "routine" before surgery? Med Clin North Am 77: 289–308
Mansikka M, Kanto J, Kangas L, Allonen H (1979) Oral oxazepam as a premedicant in minor surgery. Anaesthesist 28: 36–38
Meirson D, Goldberg LH (1993) The influence of age and patient positioning on skin tension lines. J Dermatol Surg Oncol 19: 39–43
Merli GJ, Martinez J (1987) Prophylaxis for deep vein thrombosis and pulmonary embolism in the surgical patient. Med Clin North Am 71: 377–397
NIH Consensus Development Conference (1992) Diagnosis and treatment of early melanoma. Consens Statement 10: 1–25
Orfanos CE, Jung EG, Rassner G, Wolff HH, Garbe C (1994) Stellungnahme und Empfehlungen der Kommission malignes Melanom der Deutschen Dermatologischen Gesellschaft zur Diagnostik, Behandlung und Nachsorge des malignen Melanoms der Haut. Hautarzt 45: 285–291
Periti P, Mazzei T (1987) Principles of antimicrobial chemoprophylaxis in surgery. Chemioterapia 6: 196–201
Petres J, Hundeiker M (1978) Dermatosurgery. Springer, Berlin Heidelberg New York
Petres J, Rompel R (1993) Operative Dermatologie - heute. Med Report 17: 9
Petres J, Rompel R (1993) Operative Therapie des Basalioms - Erfahrungen und Ergebnisse. In: Petres J, Lohrisch I (Hrsg) Das Basaliom. Springer, Berlin Heidelberg New York Tokyo, S 133–144
Petres J, Rompel R (1994) Stellenwert der operativen Dermatologie in Klinik und Praxis. Hautarzt 45: 133–139
Petres J, Rompel R (1994) Surgical treatment of primary malignant melanoma. J Cancer Res Clin Oncol 120 [Suppl]: R129
Petres J, Rompel R (1995) Aktueller Stand und Perspektiven der operativen Dermatologie. In: Winter H, Bellmann KP (Hrsg) Operative Dermatologie - Standortbestimmung. Springer, Berlin Heidelberg New York Tokyo (Fortschritte der operativen Dermatologie, Bd 9), S 3–8
Petres J, Rompel R (1995) Möglichkeiten und Grenzen der klinischen Dermatochirurgie. In: Winter H, Bellmann KP (Hrsg) Operative Dermatologie - Standortbestimmung. Springer, Berlin Heidelberg New York Tokyo (Fortschritte der operativen Dermatologie, Bd 9), S 123–128
Rompel R, Petres J (1994) Maligne Tumoren der Altershaut. In: Platt D, Friederich HC (Hrsg) Dermatologie. Fischer, Stuttgart (Handbuch der Gerontologie, Bd 7), S 237–278
Rompel R, Pfeiffer M, Petres J (1993) Präoperative Ultraschalldiagnostik beim malignen Melanom. hautnah derm 4: 318–328
Sebben JE (1985) Prophylactic antibiotics in cutaneous surgery. J Dermatol Surg Oncol 11: 901–906
Sebben JE (1988) Sterile technique and the prevention of wound infection in office surgery - Part I. J Dermatol Surg Oncol 14: 1364–1371
Sebben JE (1989) Sterile technique and the prevention of wound infection in office surgery - Part II. J Dermatol Surg Oncol 15: 38–48
Silverman MK, Kopf AW, Grin CM, Bart RS, Levenstein MJ (1991) Recurrence rates of treated basal cell carcinomas. Part 1: Overview. J Dermatol Surg Oncol 17: 713–718
Valentin J, Leonhardt D, Perrin M (1988) Prevention of venous thromboses and cutaneous necroses using physical methods and pressure therapy in the surgery of chronic venous insufficiency of the lower limbs. Phlebologie 41: 690–696
Wagner JD, Moore DL (1991) Preoperative laboratory testing for the oral and maxillofacial surgery patient. J Oral Maxillofac Surg 49: 177–182
Wagner RF Jr (1994) Informed consent and risk management issues in cutaneous surgery. In: Wheeland RG (ed) Cutaneous surgery. Saunders, Philadelphia, pp 26–31
Weber PJ, Weber M, Dzubow LM (1989) Sedation for dermatologic surgery. J Am Acad Dermatol 20:815–826
Wheeland RG (1994) Cutaneous surgery. Saunders, Philadelphia
Williams PB, Hankins DB, Layton CT (1994) Long-term pretreatment with pentoxifylline increases random skin flap survival. Arch Otolaryngol Head Neck Surg 120: 65–71
Zöbe A (1988) Präoperative Sedierung. In: Haneke E (Hrsg) Gegenwärtiger Stand der operativen Dermatologie. Springer, Berlin Heidelberg New York Tokyo (Fortschritte der operativen Dermatologie, Bd 4, S 47–50)

2 Postoperative Maßnahmen

Agren MS, Franzen L, Chvapil M (1993) Effects on wound healing of zinc oxide in a hydrocolloid dressing. J Am Acad Dermatol 29:221–227
Asmussen PD, Söllner B (1993) Wundversorgung, Bd 1: Prinzipien der Wundheilung. Hippokrates, Stuttgart
Bencini PL, Galimberti M, Signorini M (1994) Utility of topical benzoyl peroxide for prevention of surgical skin wound infection. J Dermatol Surg Oncol 20: 538–540
Bernstein SC, Roenigk RK (1995) Surgical pearl: erythromycin ointment for topical antibiotic wound care. J Am Acad Dermatol 32: 659–660
Brown CD, Zitelli JA (1993) A review of topical agents for wounds and methods of wounding. Guidelines for wound management. J Dermatol Surg Oncol 19: 732–737
Chavoin JP (1989) Natural history of cutaneous scar formation. Soins Chir 99: 3–8
Dellinger EP (1991) Antibiotic prophylaxis of wound infections in skin surgery. Is 4 days too much? Arch Dermatol 127: 1394–1395

Eaglstein WH (1984) Clinics in dermatology - Wound healing. Lippincott, Philadelphia

Eaglstein WH (1989) Wound healing and aging. Clin Geriatr Med 5: 183–188

Eaglstein WH (1993) Occlusive dressings. J Dermatol Surg Oncol 19: 716–720

Epstein E (1989) Topical hemostatic agents for dermatologic surgery. J Dermatol Surg Oncol 15: 342–343

Falanga V (1993) Wound healing. An overview. J Dermatol Surg Oncol 19: 689–690

Feldman DL (1991) Which dressing for split-thickness skin graft donor sites? Ann Plast Surg 27: 288–291

Fewkes JL, Salasche SJ (1993) Surgical pearl: a user-friendly dressing. J Am Acad Dermatol 29: 633–635

Fletcher JP, Koutts J, Ockelford PA (1992) Deep vein thrombosis prophylaxis: a survey of current practice in Australia and New Zealand. Aust N Z J Surg 62: 601–605

Gette MT, Marks JG Jr, Maloney ME (1992) Frequency of postoperative allergic contact dermatitis to topical antibiotics. Arch Dermatol 128: 365–367

Giandoni MB, Grabski WJ (1994) Cutaneous candidiasis as a cause of delayed surgical wound healing. J Am Acad Dermatol 30: 981–984

Goslen JB (1988) Wound healing for the dermatologic surgeon. J Dermatol Surg Oncol 14: 959–972

Moy RL, Quan MB (1990) An evaluation of wound closure tapes. J Dermatol Surg Oncol 16: 721–723

Nemeth AJ, Eaglstein WH, Taylor JR, Peerson LJ, Falanga V (1991) Faster healing and less pain in skin biopsy sites treated with an occlusive dressing. Arch Dermatol 127: 1679–1683

Page CP, Bohnen JM, Fletcher JR, McManus AT, Solomkin JS, Wittmann DH (1993) Antimicrobial prophylaxis for surgical wounds. Guidelines for clinical care. Arch Surg 128: 79–88

Petres J (1988) Zur "feuchten Wundbehandlung" mittels Salbenkompressen bei oberflächlichen Hautdefekten. Z Hautkr 63 [Suppl 2]: 25–29

Petres J, Müller RPA (1985) Passagere Defektdeckung in der Tumorchirurgie der Haut. Z Hautkr 60: 185–196

Petres J, Rompel R (1993) Künstliche Wundkonditionierung. In: Braun-Falco O, Plewig G, Meurer M (Hrsg) Fortschritte der praktischen Dermatologie und Venerologie, Bd 13. Springer, Berlin Heidelberg New York Tokyo, S 384–390

Petres J, Rompel R (1993) Wundbehandlung unter semi-okklusiven Verbänden. Akt Dermatol 19: 114–117

Petres J, Rompel R (1994) Kortikoid-induzierte Ulzerationen. Lokale Wundbehandlung mit Hydrogel-Verbänden. TW Dermatologie 24: 95–97

Phillips TJ, Palko MJ, Bhawan J (1994) Histologic evaluation of chronic human wounds treated with hydrocolloid and nonhydrocolloid dressings. J Am Acad Dermatol 30:61–64

Rittmann WW, Schawalder K, Enzler M (1990) Stellenwert systemischer und lokaler Antibiotika-Anwendung bei Weichteil- und Knocheninfekten. Helv Chir Acta 56: 879–889

Rompel R, Petres J (1994) Wound healing in oncological dermatosurgery. In: Altmeyer P, Hoffmann K, el-Gammal S (eds) Wound healing and skin physiology. Springer, Berlin Heidelberg New York Tokyo, pp 551–559

Rompel R, Petres J (1994) High-resolution ultrasound imaging of various types of wounds. In: Altmeyer P, Hoffmann K, el-Gammal S (eds) Wound healing and skin physiology. Springer, Berlin Heidelberg New York Tokyo, pp 524–531

Roth RR, Winton GB (1989) A synthetic skin substitute as a temporary dressing in Mohs surgery. J Dermatol Surg Oncol 15: 670–672

Sebben JE (1989) Sterile technique and the prevention of wound infection in office surgery - part II. J Dermatol Surg Oncol 15: 38–48

Telfer NR, Moy RL (1993) Wound care after office procedures. J Dermatol Surg Oncol 19: 722–731

Wheeland RG (1987) The newer surgical dressings and wound healing. Dermatol Clin 5: 393–407

Winter H, Lehnert W (1984) Indikationen zur passageren Defektdeckung mit synthetischem Hautersatz nach Tumorentfernung im Kopf-Hals-Bereich. In: Müller RPA, Friederich HC, Petres J (Hrsg) Operative Dermatologie im Kopf-Hals-Bereich. Springer, Berlin Heidelberg New York Tokyo, S 226–232

Zitelli JA (1983) Wound healing by secondary intention. J Am Acad Dermatol 9: 407–415

3 Anästhesie

Ashinoff R, Geronemus RG (1990) Effect of the topical anesthetic EMLA on the efficacy of pulsed dye laser treatment of port-wine stains. J Dermatol Surg Oncol 16: 1008–1011

Bachmann MB, Biscoping J, Schurg R, Hempelmann G (1991) Pharmakokinetik und Pharmakodynamik von Lokalanästhetika. Anaesthesiol Reanim 16: 359–373

Bissinger U, Schorer R (1989) Anästhesiologisches Management in der operativen Dermatologie. In: Breuninger H, Rassner G (Hrsg) Operationsplanung und Erfolgskontrolle. Springer, Berlin Heidelberg New York Tokyo (Fortschritte der operativen Dermatologie, Bd 5), S 19–30

Chrisman BB, Watson MA, Macdonald DE (1988) Outpatient anesthesia. J Dermatol Surg Oncol 14: 939–946

Cohen SJ, Roenigk RK (1991) Nerve blocks for cutaneous surgery on the foot. J Dermatol Surg Oncol 17: 527–534

Covic D (1989) Blockaden peripherer Nerven im Handwurzelbereich. In: Regionalanästhesie. Fischer, Stuttgart, S 94–101

Dinehart SM (1994) Topical, local, and regional anesthesia. In: Wheeland RG (ed) Cutaneous surgery. Saunders, Philadelphia, pp 102–112

Fisher DA (1990) Local anesthesia in dermatologic surgery. J Am Acad Dermatol 22: 139–141

Fortner JG (1993) Inadvertent spread of cancer at surgery. J Surg Oncol 53: 191–196

Glinert RJ, Zachary CB (1991) Local anestetic allergy: Its recognition and avoidance. J Dermatol Surg Oncol 17: 491–496
Gotz H (1991) Regional- oder Allgemeinanästhesie bei pulmonalen Risikopatienten? Ther Umsch 48: 400–405
Grekin RC, Auletta MJ (1988) Local anesthesia in dermatologic surgery. J Am Acad Dermatol 19: 599–614
Hoerster W (1989) Blockaden im Bereich des Fußgelenkes (Fußblock). In: Regionalanästhesie. Fischer, Stuttgart, S 133–139
Howe NR, Williams JM (1994) Pain of injection and duration of anesthesia for intradermal infiltration of lidocaine, bupivacaine, and etidocaine. J Dermatol Surg Oncol 20: 459–464
Hutton KP, Podolsky A, Roenigk RK, Wood MB (1991) Regional anesthesia of the hand for dermatologic surgery. J Dermatol Surg Oncol 17: 881–888
Lewis-Smith PA (1986) Adjunctive use of hyaluronidase in local anaesthesia. Br J Plast Surg 39: 554–558
Lutz A (1989) Anästhesieplanung bei operativen Eingriffen an der Haut. In: Breuninger H, Rassner G (Hrsg) Operationsplanung und Erfolgskontrolle. Springer, Berlin Heidelberg New York Tokyo (Fortschritte der operativen Dermatologie, Bd 5), S 31–34
Meigel W, Lengen W (1988) Lokal- und Regionalanästhesie. Z Hautkr 63: 858–865
Michaelsen C, Breuninger H (1989) Periphere Nervenblockaden in der operativen Dermatologie. In: Breuninger H, Rassner G (Hrsg) Operationsplanung und Erfolgskontrolle. Springer, Berlin Heidelberg New York Tokyo (Fortschritte der operativen Dermatologie, Bd 5), S 35–40
Moore DC, Bridenbaugh DL, Thompson GE (1977) Factors determining dosage of amide-type local anesthetic drugs. Anesthesiology 47: 263–268
Murakami CS, Odland PB, Ross BK (1994) Buffered local anesthetics and epinephrine degradation. J Dermatol Surg Oncol 20: 192–195
Niesel HC, Kaiser H (1991) Grenzdosis für Lokalanaesthetika. Empfehlungen nach toxikologischen und pharmakokinetischen Daten. Reg Anaesth 14: 79–82
Nilsson A, Engberg G, Henneberg S, Danielson K, De Verdier CH (1990) Inverse relationship between age-dependent erythrocyte activity of methaemoglobin reductase and prilocaine-induced methaemoglobinaemia during infancy. Br J Anaesth 64: 72–76
Pertek JP, Junke E, Coissard A, Vagner JC, Haberer JP (1992) Penile block in adults. Ann Fr Anesth Reanim 11: 82–87
Randle HW (1994) Reducing the pain of local anesthesia. Cutis 53: 167–170
Robins P, Ashinoff R (1991) Prolongation of anesthesia in Mohs micrographic surgery with 2% lidocaine jelly. J Dermatol Surg Oncol 17: 649–652
Swinehart JM (1992) The ice-saline-Xylocaine technique. A simple method for minimizing pain in obtaining local anesthesia. J Dermatol Surg Oncol 18: 28–30
Vanscheidt W, Wokalek H, Niedner R, Schöpf E (1987) Beeinflußt das Anästhesieverfahren die Ergebnisse dermatochirurgischer Eingriffe an der Nase? Z Hautkr 62: 998–1004
Wagner G, Mensing H (1989) Perkutane Anästhesie durch Anwendung einer Lidocain-Prilocain-Creme (EMLA[R]-Creme 5%)–Erfahrungen bei der Therapie multipler Mollusca contagiosa im Kindesalter. Akt Dermatol 15: 44–46
Wagner RF Jr, Flores CA, Argo LF (1994) A double-blind placebo controlled study of a 5% lidocaine/prilocaine cream (EMLA) for topical anesthesia during thermolysis. J Dermatol Surg Oncol 20: 148–150
Woolfson AD, McCafferty DF (1989) Local anaesthesia of the skin. J Clin Pharm Ther 14: 103–109

4 Schnitt- und Naht-Techniken

Arpey CJ, O'Donnell MJ, Whitaker DC (1994) Surgical pearl: an alternative to adhesive strips after suture removal. J Am Acad Dermatol 31: 264–265
Breuninger H, Keilbach J, Haaf U (1993) Intracutaneous butterfly suture with absorbable synthetic suture material. Technique, tissue reactions, and results. J Dermatol Surg Oncol 19: 607– 610
Brodland DG (1994) Fundamentals of flap and graft wound closure in cutaneous surgery. Cutis 53: 192–200
Campbell JP, Swanson NA (1982) The use of staples in dermatologic surgery. J Dermatol Surg Oncol 8: 680–690
Fratila A, Berlich R, Kluess H, Kreysel HW (1994) Kosmetisch-funktionelle Wundnähte. In: Mahrle G, Schultz HJ, Krieg T (Hrsg) Wundheilung - Wundverschluß. Springer, Berlin Heidelberg New York Tokyo (Fortschritte der operativen und onkologischen Dermatologie, Bd 8), S 153–157
Ftaiha Z, Snow SN (1989) The buried running dermal subcutaneous suture technique. J Dermatol Surg Oncol 15: 264–266
Giandoni MB, Grabski WJ (1994) Surgical pearl: the dermal buried pulley suture. J Am Acad Dermatol 30: 1012–1013
Hill TG (1995) Dermal suturing technique. J Am Acad Dermatol 32: 535
Hundeiker M (1979) Techniken und Verfahrenswahl der Hautnaht. In: Salfeld K (Hrsg) Operative Dermatologie. Springer, Berlin Heidelberg New York, S 23–33
Kolbusz RV, Bielinski KB (1992) Running vertical mattress suture. J Dermatol Surg Oncol 18: 500–502
Konz B (1977) Möglichkeiten zum Wundverschluß im dermatochirurgischen Bereich. In: Konz B, Burg G (Hrsg) Dermatochirurgie in Klinik und Praxis. Springer, Berlin Heidelberg New York, S 20–40
Moy RL, Kaufman AJ (1991) Clinical comparison of polyglactic acid (Vicryl) and polytrimethylene carbonate (Maxon) suture material. J Dermatol Surg Oncol 17: 667–669
Moy RL, Waldman B, Hein DW (1992) A review of sutures and suturing techniques. J Dermatol Surg Oncol 18: 785–795
Namiki Y, Fukuta K, Alani H (1992) The directions of static skin tensions in the face: their roles in facial incisions. Ann Plast Surg 28: 147–151

Pham S, Rodeheaver GT, Dang MC, Foresman PA, Hwang JC, Edlich RF (1990) Ease of continuous dermal suture removal. J Emerg Med 8: 539–543
Sadick NS, D'Amelio DL, Weinstein C (1994) The modified buried vertical mattress suture. A new technique of buried absorbable wound closure associated with excellent cosmesis for wounds under tension. J Dermatol Surg Oncol 20: 735–739
Salasche SJ, Orengo I (1994) Surgical pearl: the retraction suture. J Am Acad Dermatol 30: 118–120
Snow SN, Dortzbach R, Moyer D (1991) Managing common suturing problems. J Dermatol Surg Oncol 17: 502–508
Stiff MA, Snow SN (1992) Running vertical mattress suturing technique. J Dermatol Surg Oncol 18: 916–917
Wong NL (1993) Review of continuous sutures in dermatologic surgery. J Dermatol Surg Oncol 19: 923–931
Wong NL (1993) The running locked intradermal suture. A cosmetically elegant continuous suture for wounds under light tension. J Dermatol Surg Oncol 19: 30–36
Zitelli JA, Moy RL (1989) Buried vertical mattress suture. J Dermatol Surg Oncol 15: 17–19
Zoltán J (1977) Atlas der chirurgischen Schnitt- und Nahttechnik. Karger, Basel

5 Diagnostische Gewebeentnahme

Cieslok CJ (1989) Muskelbiopsie - Entnahme und Präparation der Muskelfaserbündel. Psychiatr Neurol Med Psychol 41: 605–608
Ellner KN, Goldberg LM, Sperber J (1987) Comparison of cosmesis following healing by surgical closure and second intention. J Dermatol Surg Oncol 13: 1016–1020
Estruch R, Grau JM, Fernandez-Sola J, Casademont J, Monforte R, Urbano-Marquez A (1992) Microvascular changes in skeletal muscle in idiopathic inflammatory myopathy. Hum Pathol 23: 888–895
Falabella R, Arrunategui A, Barona MI, Alzate A (1995) The minigrafting test for vitiligo: detection of stable lesions for melanocyte transplantation. J Am Acad Dermatol 32: 228–232
Gross DA (1992) The vertical wedge biopsy. J Dermatol Surg Oncol 18: 630–632
Harahap M (1989) How to biopsy oral lesions. J Dermatol Surg Oncol 15: 1077–1080
Holmstrom H (1992) Surgical management of primary melanoma. Semin Surg Oncol 8: 366–369
Hundeiker M, Mulert Lv (1966) Vermeidbare Risiken bei der Hodenbiopsie. Hautarzt 17: 546–547
Kaufmann R (1991) Möglichkeiten von Stanztechniken im Rahmen der operativen Dermatologie. Z Hautkr 66 [Suppl 3]: 147–149
McWilliam LJ, Know F, Wilinson N, Oogara P (1991) Performance of skin biopsies by general practitioners. BMJ 303: 1177–1179
Panje WR, Bumstead RM, Ceilley RI (1980) Secondary intention healing as an adjunct to the reconstruction of mid-facial defects. Laryngoscope 7: 1148–1154
Rampen FH, Rumke P, Hart AA (1989) Patients' and doctors' delay in the diagnosis and treatment of cutaneous melanoma. Eur J Surg Oncol 15: 143–148
Robinson JK (1986) Fundamentals of skin biopsy. Year Book Medical, Chicago
Zitelli JA (1983) Wound healing by secondary intention. J Am Acad Dermatol 9: 407–415

6 Methoden der oberflächlichen Gewebeabtragung

Benedetto AV, Griffin TD, Benedetto EA, Humeniuk HM (1992) Dermabrasion: therapy and prophylaxis of the photoaged face. J Am Acad Dermatol 27: 439–447
Crittenden FM (1971) Salabrasion - removal of tattoos by superficial abrasion with table salt. Cutis 7: 295–300
Eichmann F, Blank AA, Schnyder UW (1984) Spätkomplikationen nach Dermabrasion. In: Konz B, Braun-Falco O (Hrsg) Komplikationen in der operativen Dermatologie. Springer, Berlin Heidelberg New York Tokyo, S 49–51
Friederich HC (1979) Operative Therapie der ausgebrannten Akne. In: Salfeld K (Hrsg) Operative Dermatologie. Springer, Berlin Heidelberg New York
Friederich HC (1981) Dermatomie, Dermashaving, Dermabrasion. In: Petres J, Müller R (Hrsg) Präkanzerosen und Papillomatosen der Haut. Springer, Berlin Heidelberg New York, S 231–238
Grabski WJ, Salasche SJ, Mulvaney MJ (1990) Razor-blade surgery. J Dermatol Surg Oncol 16: 1121–1126
Größer A, Konz B, Deschler M, Langehenke A (1984) Schmutztätowierungen: Therapie und Behandlungsergebnisse. In: Müller RPA, Friederich HC, Petres J (Hrsg) Operative Dermatologie im Kopf-Hals-Bereich. Springer, Berlin Heidelberg New York Tokyo (Fortschritte der operativen Dermatologie, Bd 1), S 303–306
Hamm H, Metze D, Brocker EB (1994) Hailey-Hailey disease. Eradication by dermabrasion. Arch Dermatol 130: 1143–1149
Johnson HA (1977) Permanent removal of pigmentation from giant nairy nevi by dermabrasion in early life. Br J Plast Surg 30: 321–323
Karge HJ (1978) Bürstenbehandlung von Schmutztätowierungen. Hautarzt 29: 281–282
Kaufmann R, Landes E (1992) Dermatologische Operationen, 2. Aufl. Thieme, Stuttgart
Kleine W (1987) Kürettage und Dermabrasion. In: Petres J (Hrsg) Aktuelle Behandlungsverfahren. Springer, Berlin Heidelberg New York Tokyo (Fortschritte der operativen Dermatologie, Bd 3), S 19–21
Kromayer E (1923) Die Behandlung der kosmetischen Hautleiden unter besonderer Berücksichtigung der physikalischen Heilmethoden und der narbenlosen Operationsweisen. Thieme, Leipzig
Landes E (1984) Dermabrasion, eine vielseitige Therapieform. In: Müller RPA, Friederich HC, Petres J (Hrsg) Operative Dermatologie im Kopf-Hals-Bereich. Springer, Berlin Heidelberg New York Tokyo (Fortschritte der operativen Dermatologie, Bd 1), S 295–302

Landes E (1984) Komplikationen und Risiken der Dermabrasion. In: Konz B, Braun-Falco O (Hrsg) Komplikationen in der operativen Dermatologie. Springer, Berlin Heidelberg New York Tokyo, S 39–47
Lindsay DG (1989) Tattoos. Dermatol Clin 7: 147–153
Long CC, Motley RJ, Holt PJA (1994) Curettage of small basal cell papillomas with the disposable ring curette is superior to conventional treatment. Br J Dermatol 131: 732–733
McCollough EG, Langsdon PR (1988) Dermabrasion and chemical peel. Thieme Medical , New York Stuttgart
McDaniel WE (1978) Surgical therapy for basal cell epitheliomas by curettage only. Arch Dermatol 114: 1491–1492
Petres J (1977) Dermabrasion. In: Konz B, Burg G (Hrsg) Dermatochirurgie in Klinik und Praxis. Springer, Berlin Heidelberg New York, S 211–213
Petres J, Müller RPA (1985) Angeborene Riesennävi: Prognose und Therapiemöglichkeit. In: Wolff HH, Schmeller W (Hrsg) Fehlbildungen, Naevi, Melanome. Springer, Berlin Heidelberg New York Tokyo (Fortschritte der operativen Dermatologie, Bd 2), S 110–118
Petres J, Rompel R (1992) Konnatale Nävuszellnävi. In: Burg G, Hartmann AA, Konz B (Hrsg) Onkologische Dermatologie. Neue Aspekte. Altersbedingte Besonderheiten. Springer, Berlin Heidelberg New York Tokyo, S 220–229
Petres J, Rompel R (1993) Dermabrasion bei konnatalem Pigmentnävus. Dermatologie im Bild 22: 5–11
Petres J, Rompel R (im Druck) Dermabrasion. In: Mang H (Hrsg) Plastische Chirurgie.
Reymann F (1975) Multiple basal cell carcinomas of the skin: Treatment with curettage. Arch Dermatol 111: 877–879
Roenigk HH Jr (1989) Dermabrasion. In: Roenigk RK, Roenigk HH Jr (eds) Dermatologic surgery. Principles and practice. Dekker, New York, pp 959–978
Schmeller W (1984) Narbenbildung nach Kürettage seborrhoischer Warzen. In: Konz B, Braun-Falco O (Hrsg) Komplikationen in der operativen Dermatologie. Springer, Berlin Heidelberg New York Tokyo, S 147–149
Schreus HT (1950) Hochtouriges Schleifen der Haut (Ein neues Behandlungsverfahren). Z Haut Geschlechtskr 8: 151–156
Shelley WB (1982) Razor blade surgery. In: Epstein E, Epstein E Jr (eds) Skin surgery. Thomas, Springfield, pp 320–330
Silverman MK, Kopf AW, Grin CM, Bart RS, Levenstein MJ (1991) Recurrence rates of treated basal cell carcinomas. Part 2: Curettage-electrodesiccation. J Dermatol Surg Oncol 17: 720–726
Sunde D, Apfelberg DB, Sergott T (1990) Traumatic tattoo removal: comparison of four treatment methods in an animal model with correlation to clinical experience. Lasers Surg Med 10: 158–164
Yarborough JM (1988) Ablation of facial scars by programmed dermabrasion. J Dermatol Surg Oncol 14: 292–294

7 Mikrographische Chirurgie

Becker FF (1992) Secondary healing after Mohs chemosurgery. Plast Reconstr Surg 90: 142–144
Braun M (1987) Being certain the tumor is out. J Dermatol Surg Oncol 13: 1058–1060
Breuninger H (1993) Mikrografische Chirurgie: Die Therapie, die dem lokalen Infiltrationsverhalten des Basalioms gerecht wird. In: Petres J, Lohrisch I (Hrsg) Das Basaliom. Klinik und Therapie. Springer, Berlin Heidelberg New York Tokyo, S 157–168
Breuninger H, Rassner G, Schaumburg-Lever G, Steitz A (1989) Langzeiterfahrungen mit der Technik der histologischen Schnittrandkontrolle (3-D-Histologie). Hautarzt 40: 14–18
Burg G (1991) Grundlagen, Planung, Durchführung und Ergebnisse der mikrografischen Chirurgie. Z Hautkr 66 [Suppl 3]: 120–122
Burg G, Braun-Falco O (1973) Chemochirurgie des Basalioms. Dtsch Ärztebl 70: 2303–2312
Burg G, Robins P (1972) Chemochirurgie. Chemochirurgische Entfernung chemisch fixierten Tumorgewebes mit mikroskopischer Kontrolle. Hautarzt 23: 16–20
Burg G, Hirsch R, Konz B, Braun-Falco O (1975) Histographic surgery: accuracy of visual assessment of the margins of basal-cell epithelioma. J Dermatol Surg 1: 21–24
Cataldo PA, Stoddard PB, Reed WP (1990) Use of frozen section analysis in the treatment of basal cell carcinoma. Am J Surg 159: 561–563
Clark D (1993) Cutaneous micrographic surgery. Otolaryngol Clin North Am 26: 185–202
Hruza GJ (1994) Mohs micrographic surgery local recurrences. J Dermatol Surg Oncol 20: 573–577
Jimenez FJ, Grichnik JM, Buchanan MD, Clark RE (1994) Immunohistochemical margin control applied to Mohs micrographic surgical excision of dermatofibrosarcoma protuberans. J Dermatol Surg Oncol 20: 687–689
Jimenez FJ, Grichnik JM, Buchanan MD, Clark RE (1995) Immunohistochemical techniques in Mohs micrographic surgery: their potential use in the detection of neoplastic cells masked by inflammation. J Am Acad Dermatol 32: 89–94
Kopke LFF, Konz B (1995) Mikrographische Chirurgie. Eine methodische Bestandsaufnahme. Hautarzt 46: 607–614
Mattox DE, Skouge JW (1989) Special ablative and reconstructive techniques for cutaneous cancers. Dermatol Clin 7: 825–831
McGillis ST, Wheeland RG, Sebben JE (1991) Current issues in the performance of Mohs micrographic surgery. J Dermatol Surg Oncol 17: 681–684
Mikhail GR (1991) Mohs micrographic surgery. Saunders, Philadelphia
Miller PK, Roenigk RK, Brodland DG, Randle HW (1992) Cutaneous micrographic surgery: Mohs procedure. Mayo Clin Proc 67: 971–980
Miller LJ, Argenyi ZB, Whitaker DC (1993) The preparation of frozen sections for micrographic surgery. A review of current methodology. J Dermatol Surg Oncol 19: 1023–1029

Mohs FE (1987) Chemosurgery: microscopically controlled surgery for skin cancer. Thomas, Springfield

Mohs FE (1987) Microcontrolled surgery for skin cancer. In: Epstein E, Epstein E Jr (eds) Skin surgery. Saunders, Philadelphia, pp 380-395

Mohs FE, Guyer MF (1941) Pre-excisional fixation of tissues in the treatment of cancer in rats. Cancer Res 1: 49–51

Mordick TG, Hamilton R, Dzubow LM (1990) Delayed reconstruction following Mohs' chemosurgery for skin cancers of the head and neck. Am J Surg 160: 447–449

Panje WR, Bumstead RM, Ceilley RI (1980) Secondary intention healing as an adjunct to the reconstruction of mid-facial defects. Laryngoscope 7: 1148–11154

Parker TL, Zitelli JA (1995) Surgical margins for excision of dermatofibrosarcoma protuberans. J Am Acad Dermatol 32: 233–236

Randle HW, Zitelli J, Brodland DG, Roenigk RK (1993) Histologic preparation for Mohs micrographic surgery. The single section method. J Dermatol Surg Oncol 19: 522–524

Rapini RP (1990) Pitfalls of Mohs micrographic surgery. J Am Acad Dermatol 22: 681–686

Rapini RP (1992) On the definition of Mohs surgery and how it determines appropriate surgical margins. Arch Dermatol 128: 673–678

Robins P, Albom MJ (1975) Mohs surgery – fresh tissue technique. J Dermatol Surg Oncol 1: 37–41

Robins P (1981) Chemosurgery: my 15 years of experience. J Dermatol Sug Oncol 7: 779–189

Robins P, Rodriguez-Sains R, Rabinovitz H, Riegel D (1985) Mohs surgery for periocular basal cell carcinoma. J Dermatol Surg Oncol 11: 1203–1207

Robins P, Dzubow LM, Rigel DS (1981) Squamous cell carcinoma treated by Mohs surgery. An experience with 414 cases in a period of 15 years. J Dermatol Surg Oncol 7: 800–801

Robinson JK (1994) Margin control for lentigo maligna. J Am Acad Dermatol 31: 79–85

Rowe DE, Carroll RJ, Day CL Jr (1989) Mohs surgery is the treatment of choice for recurrent (previously treated) basal cell carcinoma. J Dermatol Surg Oncol 15: 424–431

Salasche SA, Amonette RA (1981) Morpheaform basal-cell epitheliomas. A study of subclinical extensions in a series of 51 cases. J Dermatol Surg Oncol 7: 387–394

Schreus HT (1951) Chlorzinkschnellätzung des Epithelioms. Ein Beitrag zur Chemochirurgie. Hautarzt 2: 317–319

Steinman HK (1994) Micrographic surgery. J Dermatol Surg Oncol 20: 88–92

Tromovitch TA, Stegman SJ (1978) Microscopic-controlled excision of cutaneous tumors: chemosurgery, fresh tissue technique. Cancer 41: 653–658

Zitelli JA, Moy RL, Abell E (1991) The reliability of frozen sections in the evaluation of surgical margins for melanoma. J Am Acad Dermatol 24: 102–106

8 Einfache Exzisions- und Rekonstruktionstechniken

Arizpe SR, Candiani JO (1986) Giant epidermoid cyst: clinical aspect and surgical management. J Dermatol Surg Oncol 12: 734–736

Bennett RG (1988) Fundamentals of cutaneous surgery. Mosby, St. Louis

Borges AF (1989) Relaxed skin tension lines. Dermatol Clin 7: 169–177

Borges AF, Alexander JE (1962) Relaxed skin tension lines, Z-plasties on scars, and fusiform excision of lesions. Br J Plast Surg 15: 242–254

Caruthers LD, Griggs R, Snell GF (1986) Office management of epithelial cysts and cutaneous abscesses. Prim Care 13: 477–491

Epstein E Sr, Epstein E Jr (1987) Skin surgery, 6th edn. Saunders, Philadelphia

Fabri PJ, Adams JR (1987) Simplified excision of lipomas. Surg Gynecol Obstet 165: 173–174

Field LM (1990) Make your incision where you want your final scar line to be: a surgical philosophy. J Dermatol Surg Oncol 16: 1062–1063

Frumkin A, Cottel WI, Swanson NA (1989) Basic principles of dermatologic surgery. J Am Acad Dermatol 20: 808–814

Harrington AC, Adnot J, Chesser RS (1990) Infiltrating lipomas of the upper extremities. J Dermatol Surg Oncol 16: 834–837

Hudson-Peacock MJ, Lawrence CM (1995) Comparison of wound closure by means of dog ear repair and elliptical excision. J Am Acad Dermatol 32: 627–630

Kaneko T, Tokushige H, Kimura N, Moriya S, Toda K (1994) The treatment of multiple angiolipomas by liposuction surgery. J Dermatol Surg Oncol 20: 690–692

Lieblich LM, Geronemus RG, Gibbs RC (1982) Use of a biopsy punch for removal of epithelial cysts. J Dermatol Surg Oncol 8: 1059–1062

Olbricht SM (1993) Treatment of malignant cutaneous tumors. Clin Plast Surg 20: 167–180

Robertson DB (1994) Dogear repairs. In: Wheeland RG (ed) Cutaneous surgery. Saunders, Philadelphia, pp 295–303

Roenigk RK, Roenigk HH Jr (1989) Dermatologic surgery: principles and practice. Dekker, New York

Scholz A, Sebastian G, Hackert I, Jatzke M (1992) Wann ist die Serienexzision von Naevi indiziert? In: Burg G, Hartmann AA, Konz B (Hrsg) Onkologische Dermatologie. Neue Aspekte. Altersbedingte Besonderheiten. Springer, Berlin Heidelberg New York Tokyo (Fortschritte der operativen und onkologischen Dermatologie, Bd 7), S 238–242

Sharma PK, Janniger CK, Schwartz RA, Rauscher GE, Lambert WC (1991) The treatment of atypical lipoma with liposuction. J Dermatol Surg Oncol 17: 332–334

Thaller SR, Bauer BS (1987) Cysts and cyst-like lesions of the skin and subcutaneous tissue. Clin Plast Surg 14: 327–340

Vidimos AT (1994) Management of lipomas. In: Wheeland RG (ed) Cutaneous surgery. Saunders, Philadelphia, pp 675–682

Weckbecker J (1991) Schnittführung bei Exzisionen im Gesichtsbereich. Z Hautkr 66: 539–543

Wheeland RG (1994) Cutaneous surgery. Saunders, Philadelphia

Young L, Bartell T, Logan SE (1988) Ganglions of the hand and wrist. South Med J 81: 751–760

Zachary CB (1991) Basic cutaneous surgery. Churchill Livingstone, New York

Zalla MJ (1994) Basic cutaneous surgery. Cutis 53: 172–186

Zitelli JA (1990) TIPS for a better ellipse. J Am Acad Dermatol 22: 101–103

9 Plastische Operationsverfahren - Nah- und Regionalplastiken

Andrews EB (1964) Island flaps in facial reconstruction. Plast Reconstr Surg 44: 49–51

Argamaso RV (1974) V-Y-S-plasty for closure of a round defect. Plast Reconstr Surg 53: 99–101

Bailin PL (1987) Advanced dermatologic surgery. Saunders, Philadelphia

Baker SR (1994) Local cutaneous flaps. Otolaryngol Clin North Am 27: 139–159

Baker SR, Swanson NA (1990) Tissue expansion of the head and neck: indications, technique, and complications. Arch Otolaryngol Head Neck Surg 116: 1147–1153

Baker SR, Swanson NA (1994) Reconstruction of midfacial defects following surgical management of skin cancer. The role of tissue expansion. J Dermatol Surg Oncol 20: 133–140

Baron JL, Reynaud JP, Gary-Bobo A, Maya M (1990) Specificity of hatchet flaps in the laterofacial region. Ann Chir Plast Esthét 35: 47–52

Becker FF (1988) Local flaps in facial plastic surgery. J Dermatol Surg Oncol 14: 635–647

Bennett RG, Hirt M (1993) A history of tissue expansion. Concepts, controversies, and complications. J Dermatol Surg Oncol 19: 1066–1073

Betow C, Proikow J, Betow W (1993) Die Rhomboidplastik in der plastisch-ästhetischen Kopf- und Halschirurgie. In: Neumann HJ (Hrsg) Ästhetische und plastisch-rekonstruktive Gesichtschirurgie. Einhorn, Reinbek, S 152–159

Brown MD, Johnson TM (1993) Complications of tissue expansion. J Dermatol Surg Oncol 19: 1120–1122

Brown MD, Johnson TM (1994) Conventional and intraoperative tissue expansion. In: Wheeland RG (ed) Cutaneous surgery. Saunders, Philadelphia, pp 353–363

Bruns V von (1859) Die chirurgische Pathologie und Therapie des Kau- und Geschmacksorgans. In: Bruns V von (Hrsg) Die äußeren Weichteile. Laupp, Tübingen (Handbuch der praktischen Chirurgie, Bd 1, Teil 1)

Burow A von (1856) Beschreibung einer neuen Transplantationsmethode (Methode der seitlichen Dreiecke) zum Wiederersatz der seitlichen Teile des Gesichts. Berlin (zit. nach von Bruns)

Camacho-Martinez F (1987) International dermatosurgery: glabellar flap with geometric measurements - similarity to the Limberg and Dufourmentel flaps. J Dermatol Surg Oncol 13: 1066–1068

Collins SA, Swanson NA (1993) Chronic tissue expansion. J Dermatol Surg Oncol 19: 1090–1098

Davis WE, Boyd JH (1990) Z-plasty. Otolaryngol Clin North Am 23: 875–887

Davis WE, Renner GJ (1989) Z-plasty and scar revision. In: Thomas JR, Holt GR (eds) Facial scars: incision, revision, and camouflage. Mosby, St Louis, pp 137–149

Dieffenbach JF (1845) Operative Chirurgie, Bd I. FA Brockhaus, Leipzig

Dufourmentel C, Talaat SM (1971) The kite flap. Transactions fifth international Congress Plast Reconstr Surg. Butterworth, Melbourne, pp 1123–1134

Dzubow LM (1990) Facial flaps: biomechanics and regional application. Appleton and Lange, Norwalk

Dzubow LM, Miller SJ (1991) The dual rhombic flap. A technique to utilize distant tissue laxity for reconstructive surgery. Arch Dermatol 127: 1772–1774

Esser JFS (1918) Die Rotation der Wange und allgemeine Bemerkungen bei chirurgischer Gesichtsplastik. Leipzig, Vogel

Fewkes JL, Cheney ML, Pollack SV (1992) Illustrated atlas of cutaneous surgery. Mosby, St. Louis

Field LM (1985) The combination of a cheek advancement rotation flap with an M-plasty for upper preauricular excisions. J Dermatol Surg Oncol 11: 974–976

Friederich HC (1994) Operative Therapie von Erkrankungen der Haut im Alter. In: Platt D (Hrsg) Dermatologie. Fischer, Stuttgart (Handbuch der Gerontologie, Bd 7), S 310–355

Frodel JL Jr, Whitaker DC (1993) Primary reconstruction of congenital facial lesion defects with tissue expansion. J Dermatol Surg Oncol 19: 1110–1116

Greenbaum SS (1993) Intraoperative tissue expansion with the Foley catheter. J Dermatol Surg Oncol 19: 1079–1083

Greenbaum SS, Greenbaum CH (1990) Intraoperative tissue expansion using a Foley catheter following excision of a basal cell carcinoma. J Dermatol Surg Oncol 16: 45–48

Heller N (1991) Subcutaneous pedicle flaps in facial repair. Ann Plast Surg 27: 421–428

Holt PJA, Motley RJ (1991) A modified rhombic transposition flap and its application in dermatology. J Dermatol Surg Oncol 17: 287–292

Iconomou TG, Michlow BJ, Zuker RM (1993) Tissue expansion in the pediatric patient. Ann Plast Surg 31: 134–140

Imre J (1928) Lidplastik und plastische Operation anderer Weichteile des Gesichtes. Studium, Budapest

Jervis W, Salyer KE, Vargas Busquets A, Atkins RW (1974) Further applications of the Limberg and Dufourmentel flaps. Plast Reconstr Surg 54: 335–340

Johnson TM, Brown MD, Sullivan MJ, Swanson NA (1990) Immediate intraoperative tissue expansion. J Am Acad Dermatol 22: 283–287

Johnson TM, Lowe L, Brown MD, Sullivan MJ, Nelson BR (1993) Histology and physiology of tissue expansion. J Dermatol Surg Oncol 19: 1074–1078

Kerrigan CL, Wizman P, Hjortdal VE, Sampalis J (1994) Global flap ischemia: a comparison of arterial versus venous etiology. Plast Reconstr Surg 93: 1485–1497

Konz B (1984) Subkutan gestielte Lappen im Gesichtsbereich. In: Müller RPA, Friederich HC, Petres J (Hrsg) Operative Dermatologie im Kopf-Hals-Bereich. Springer, Berlin Heidelberg New York Tokyo (Fortschritte der operativen Dermatologie, Bd 1), S 233–238

Konz B (1991) Hautexpander: Erfahrungen in der operativen Dermatologie. Z Hautkr 66 [Suppl 3]: 61–64

Konz B, Strassl W (1991) Einsatz von Stirnlappen zur Nasenrekonstruktion nach Tumorextirpation. Z Hautkr 66 [Suppl 3]: 26–27

Limberg AA (1966) Design of local flaps. In: Gibson T (ed) Modern trends in plastic surgery. Butterworth, Washington

Limberg AA (1966) Design of local flaps. Mod Trends Plast Surg 2: 38–61

Mangold K, Lierse W, Pfeifer G (1980) Die Arterien der Stirn als Grundlage des Nasenersatzes mit Stirnlappen. Acta Anat (Basel) 107: 18–25

Marchac MD, Toth B (1985) The axial frontonasal flap revisited. Plast Reconstr Surg 76: 686–694

Marchac MD (1988) Surgery of basal cell carcinoma of the face. Springer, Berlin Heidelberg New York Tokyo

Marcus J, Horan DB, Robinson JK (1990) Tissue expansion: past, present, and future. J Am Acad Dermatol 23: 813–825

Nakajima H, Fujino T, Adachi S (1986) A new concept of vascular supply to the skin and classification of skin flaps according to their vascularization. Ann Plast Surg 16: 1–19

Marschall MA, Cohen M (1993) Forehead flap donor site closure. J Dermatol Surg Oncol 19: 172

Neale HW, Kurtzman LC, Goh KB, Billmire DA, Yakuboff KP, Warden G (1993) Tissue expanders in the lower face and anterior neck in pediatric burn patients: limitations and pitfalls. Plast Reconstr Surg 91: 624–631

Neumann CG (1957) The expansion of an area of skin by progressive distension of a subcutaneous ballon. Plast Reconstr Surg 19: 124–129

Petres J (1971) Hautverschiebungen in der Behandlung von Hauttumoren. Bruns Beitr Klin Chir 218: 667–669

Petres J (1972) Zur plastischen Defektdeckung nach Excision von Hauttumoren. Hautarzt 23: 271–274

Petres J (1977) Die Nahplastik in der dermatologischen Tumorchirurgie. Hautarzt 28 [Suppl 2]: 97–104

Petres J (1977) Dermatochirurgie. Hautarzt 28 [Suppl 2]: 351–352

Petres J (1988) Gestielte Lappenplastiken. Z Hautkr 63: 846–852

Petres J, Hundeiker M (1975) Korrektive Dermatologie. Springer, Berlin Heidelberg New York

Petres J, Hundeiker M (1978) Dermatosurgery. Springer, Berlin Heidelberg New York

Petres J, Rompel R (1994) Defektversorgung mittels lokaler und regionaler Lappenplastiken nach Tumorexzision im Gesicht. In: Mahrle G, Schultz HJ, Krieg T (Hrsg) Wundheilung - Wundverschluß. Springer, Berlin Heidelberg New York Tokyo (Fortschritte der operativen und onkologischen Dermatologie, Bd 8), S 69–74

Robinson JK (1993) Tissue expansion. A new way to achieve an old goal in dermatologic surgery. J Dermatol Surg Oncol 19: 1063–1064

Roenigk RK, Wheeland RG (1987) Tissue expansion in dermatologic surgery. Dermatol Clin 5: 429–436

Roenigk RK, Roenigk HH (1993) Surgical dermatology: advances in current practice. Mosby, St. Louis

Rompel R, Petres J (1993) Reconstructive techniques in oncologic dermatosurgery of the auricular region. FACE 2: 171–177

Salasche SJ, Grabski WJ (1991) Complications of flaps. J Dermatol Surg Oncol 17: 132–140

Salasche SJ, Grabski WJ, Mulvaney MJ (1990) Delayed grafting of midline forehead flap donor defect: utilization of residual flap tissue. J Dermatol Surg Oncol 16: 633–635

Schulz H (1988) Operative Dermatologie im Gesicht: Praxisfähige Eingriffe. Diesbach, Berlin

Snow SN, Mohs FE, Olanski DC (1990) Nasal tip reconstruction: the horizontal J rotation flap using skin from the lower lateral bridge and cheek. J Dermatol Surg Oncol 16: 727–732

Summers BK, Siegle RJ (1993) Facial cutaneous reconstructive surgery: facial flaps. J Am Acad Dermatol 29: 917–941

Summers BK, Siegle RJ (1993) Facial cutaneous reconstructive surgery: general aesthetic principles. J Am Acad Dermatol 29: 669–681

Swanson NA, Argenta LC (1988) Tissue expansion. Adv Dermatol 3: 243–258

Swanson NA, Argenta LC (1989) Tissue expansion. In: Roenigk RK, Roenigk HH Jr (eds) Dermatologic surgery. Principles and practice. Dekker, New York, pp 347–354

Tamir G, Van der Meulen JC, Robinpour M, Hauben DJ (1993) Double-opposed Z plasty for upper eyelid entropion correction. Ann Plast Surg 31: 271–274

Trevaskis AE, Rempel J, Okunski W, Rea M (1970) Sliding subcutaneous pedicle flaps to close a circular defect. Plast Reconstr Surg 46: 155–157

Walter C (1981) Verschiebeplastiken bei der Behandlung gutartiger und präkanzeröser Veränderungen der Haut. In: Petres J, Müller R (Hrsg) Präkanzerosen und Papillomatosen der Haut. Springer, Berlin Heidelberg New York, S 199–206

Wang TD (1988) Tissue expansion in head and neck reconstruction. In: Roenigk RK, Roenigk HH Jr (eds) Dermatologic surgery. Principles and practice. Dekker, New York, pp 1139–1156

Webster RC, Smith RC (1978) Cosmetic principles in surgery on the face. J Dermatol Surg Oncol 4: 397–402

Wheeland RG (1994) Cutaneous surgery. Saunders, Philadelphia

Whetzel TP, Mathes SJ (1992) Arterial anatomy of the face: an analysis of vascular territories and perforating cutaneous vessels. Plast Reconstr Surg 89: 591–605

Whitaker DC (1994) Random-pattern flaps. In: Wheeland RG (ed) Cutaneous surgery. Saunders, Philadelphia, pp 329–352

Winter H (1991) Transpositionslappenplastik. Z Hautkr 66 [Suppl 3]: 31–33

Zimany A (1953) The bilobed flap. Plast Reconstr Surg 11: 424–434

Zitelli JA (1989) The bilobed flap for nasal reconstruction. Arch Dermatol 125: 957–959
Zoltán J (1984) Atlas der Hautersatzverfahren, Akadémiai Kiadó, Budapest

10 Plastische Operationsverfahren – Fernplastiken

Asken S (1988) Liposuction surgery and autologous fat transplantation. Appleton and Lange, Norwalk
Asken S (1990) Microliposuction and autologous fat transplantation for aesthetic enhancement of the aging face. J Dermatol Surg Oncol 16: 965–972
Asmussen PD, Söllner B (1993) Wound care. Hippokrates, Stuttgart
Baek SM, Biller HF, Krespi YP, Lawson W (1979) The pectoralis major myocutaneous island flap for reconstruction of the head and neck. Head Neck Surg 1: 293–300
Bisaccia E, Scarborough DA, Swensen RD (1989) Fat transfer - a "pinch" technique for accurate placement of donor tissue. J Dermatol Surg Oncol 15: 1072–1073
Blanc JL, Lagier JP, Cheynet F, Lachard A, Lachard J (1987) The place of composite flaps in maxillofacial surgery. Rev Stomatol Chir Maxillofac 88: 201–207
Brandt KA (1984) Wiederherstellung bei Brandverletzungen. Langenbecks Arch Chir 364: 229–232
Brent B, Ott R (1978) Perichondro-cutaneous graft. Plast Reconstr Surg 62: 1–14
Chaijchir A, Benzaquen I, Wexler E, Arellano A (1990) Fat injection. Aesthetic Plast Surg 14: 127–136
Field LM (1980) The preauricular site for donor grafts of skin: advantages, disadvantages, and caveats. J Dermatol Surg Oncol 6: 40–44
Field LM (1994) Fat grafts from the periorbital region. J Dermatol Surg Oncol 20: 551–553
Fujitani RM, Cull DL, Dawson DL (1994) Vascular grafts in head and neck reconstructive surgery. Otolaryngol Clin North Am 27: 91–123
Grabski WJ, Giandoni MB, Anderson LL (1995) Surgical pearl: hydrocolloid dressings for full-thickness skin grafts. J Am Acad Dermatol 32: 273–274
Groth W (1984) Vollhauttransplantate im Gesichtsberreich. In: Müller RPA, Friederich HC, Petres J (Hrsg) Operative Dermatologie im Kopf-Hals-Bereich. Springer, Berlin Heidelberg New York Tokyo (Fortschritte der operativen Dermatologie, Bd 1), S 252–254
Groth W (1987) Freie Transplantate. In: Petres J (Hrsg) Aktuelle Behandlungsverfahren. Springer, Berlin Heidelberg New York Tokyo (Fortschritte der operativen Dermatologie, Bd 3), S 75–84
Hartmann M (1984) Freie Hauttransplantate in der dermatologischen Praxis. In: Müller RPA, Friederich HC, Petres J (Hrsg) Operative Dermatologie im Kopf-Hals-Bereich. Springer, Berlin Heidelberg New York Tokyo (Fortschritte der operativen Dermatologie, Bd 1), S 255–258
Hill TG (1994) Skin grafts. In: Wheeland RG (ed) Cutaneous surgery. Saunders, Philadelphia, pp 318–328
Hörl HW, Feller AM, Steinau HU, Biemer E (1991) Soft tissue contouring using autologous tissue for hemifacial atrophy. Eur J Plast Surg 14: 235–239
Johnson TM, Ratner D, Nelson BR (1992) Soft tissue reconstruction with skin grafting. J Am Acad Dermatol 27: 151–165
Kirsner RS, Falanga V, Eaglstein WH (1993) The biology of skin grafts. Skin grafts as pharmacologic agents. Arch Dermatol 129: 481–483
Maves MD, Yessenow RS (1988) The use of composite auricular grafts in nasal reconstruction. J Dermatol Surg Oncol 14: 994–999
Müller RPA, Petres J (1982) Die freien Hauttransplantate. Methodik zur Optimierung der Operationen. Fortschr Med 100: 1851–1860
Petres A, Wiemers S, Vanscheidt W, Schöpf E (1995) Das Dermatofibrosarcoma protuberans (DFSP). Schwierigkeiten in Diagnostik und Möglichkeiten der Therapie. In: Winter H, Bellmann KP (Hrsg) Operative Dermatologie - Standortbestimmung. Springer, Berlin Heidelberg New York Tokyo (Fortschritte der operativen Dermatologie, Bd 9), S 177–186
Petres J, Rompel R (1993) Künstliche Wundkonditionierung. In: Braun-Falco O, Plewig G, Meurer M (Hrsg) Fortschritte der praktischen Dermatologie und Venerologie, Bd 13. Springer, Berlin Heidelberg New York Tokyo, S 384–390
Petruzzelli GJ, Johnson JT (1994) Skin grafts. Otolaryngol Clin North Am 27: 25–37
Reverdin M (1870) Greffes épidermiques: Expérience faite dans le service de M. le docteur Guyon à l'hopital Necker. Bull Soc Imp Chir (Paris) 10: 2
Skouge JW (1991) Skin grafting. Churchill Livingstone, New York
Snow SN, Zweibel S (1991) Freehand skin grafts using the shave technique. Arch Dermatol 127: 633–635
Talavera J, Crespo C, Paya L, Gomez M, Domenech E (1993) Reconstructive results in 31 cases using a myocutaneous flap from pectoralis major. An Otorrinolaringol Ibero Am 20: 393–402
Tromovitch TA, Stegman SJ, Glogau RG (1989) Flaps and grafts in dermatologic surgery. Mosby, St. Louis
Zoltán J (1984) Atlas der Hautersatzverfahren, Akadémiai Kiadó, Budapest

11 Elektrochirurgie

Bergdahl B, Stenquist B (1993) An automatic computerized bipolar coagulator for dermatologic surgery. J Dermatol Surg Oncol 19: 225–227
Bottomley WW, Yip J, Knaggs H, Cunliffe WJ (1993) Treatment of closed comedones - comparisons of fulguration with topical tretinoin and electrocautery with fulguration. Dermatology 186: 253–257
Eichmann A (1987) Elektrochirurgische Techniken. In: Petres J (Hrsg) Aktuelle Behandlungsverfahren. Springer, Berlin Heidelberg New York Tokyo (Fortschritte der operativen Dermatologie, Bd 3), S 22–26

Eichmann A (1991) Elektrochirurgie - Indikationen, Technik, Fallstricke. Z Hautkr 66 [Suppl 3]: 92–93

Goldberg L, Robins P (1981) Hemostasis in cutaneous surgery. J Dermatol Surg Oncol 7: 464–465

Goodman MM (1994) Principles of electrosurgery. In: Wheeland RG (Hrsg) Cutaneous surgery. Saunders, Philadelphia, pp 206–219

Hacker SM, Browder JF, Ramos-Caro FA (1993) Basal cell carcinoma. Choosing the best method of treatment for a particular lesion. Postgrad Med 93: 101–111

Hainer BL (1991) Fundamentals of electrosurgery. J Am Board Fam Pract 4: 419–426

Reinhold RB, Lokich JJ (1979) Electrocoagulation: palliative surgery to control metastatic cutaneous malignancy. J Surg Oncol 11: 207–212

Sebben JE (1988) Electrosurgery principles: cutting current and cutaneous surgery–part I. J Dermatol Surg Oncol 14: 29–31

Sebben JE (1988) Electrosurgery principles: cutting current and cutaneous surgery–part II. J Dermatol Surg Oncol 14: 147–150

Sebben JE (1989) Blood vessel coagulation for incisional surgery. J Dermatol Surg Oncol 15: 1050–1053

Taylor KW, Desmond J (1970) Electrical hazards in the operating room, with special reference to electrosurgery. Can J Surg 13: 362–364

Tromovitch TA, Glogau RG, Stegman SJ (1983) The Shaw scalpel. J Dermatol Surg Oncol 9:316–319

12 Lasertherapie

Achauer BM, Vander Kam VM, Miller SR (1990) Clinical experience with the pulsed-dye laser in the treatment of capillary malformations (port-wine stains): a preliminary report. Ann Plast Surg 25: 344–352

Ashinoff R (1994) Introduction to lasers. Semin Dermatol 13: 48–59

Ashinoff R, Geronemus RG (1990) Effect of the topical anestetic EMLA on the efficacy of pulsed dye laser treatment of port-wine stains. J Dermatol Surg Oncol 16: 1008–1011

Bahmer FA, Tang DE, Alzin HH (1984) Der Neodym-YAG-Laser in der Therapie von Tumoren des Kopf-Hals-Bereiches. In: Müller RPA, Friederich HC, Petres J (Hrsg) Operative Dermatologie im Kopf-Hals-Bereich. Springer, Berlin Heidelberg New York Tokyo (Fortschritte der operativen Dermatologie, Bd 1), S 278–280

Bailin PL, Ratz JL, Wheeland RG (1990) Laser therapy of the skin. A review of principles and applications. Otolaryngol Clin North Am 23: 123–164

Bonafé JL, Lafitte F, Chavoin JP, Pierraggi MT, Francoulon D, Grob C (1985) Hyperpigmentation induced by argon laser therapy of hemangiomas. Optical and electron microscopy studies. Dermatologica 170: 225–230

Broska P, Martinho E, Goodman MM (1994) Comparison of the argon tunable dye laser with the flashlamp pulsed dye laser in treatment of facial telangiectasia. J Dermatol Surg Oncol 20: 749–753

Dover JS, Kilmer SL, Anderson RR (1993) What's new in cutaneous laser surgery. J Dermatol Surg Oncol 19: 295–298

Dunsche A, Fleiner B, Hoffmeister B (1994) Die Exzision von Mundschleimhautveränderungen mit dem CO_2-Laser. Dtsch Zahnärztl Z 49: 148–150

Fairhurst MV, Roenigk RK, Brodland DG (1992) Carbon dioxide laser surgery for skin disease. Mayo Clin Proc 67: 49–58

Fitzpatrick RE, Goldman MP, Ruiz-Esparza J (1994) Clinical advantage of the CO_2 laser superpulsed mode. Treatment of verruca vulgaris, seborrheic keratoses, lentigines, and actinic cheilitis. J Dermatol Surg Oncol 20: 449–456

Garden JM, Geronemus RG (1990) Dermatologic laser surgery. J Dermatol Surg Oncol 16: 156–168

Goldman MP, Fitzpatrick RE (1994) Cutaneous laser surgery. Mosby, St. Louis

Goldman MP, Weiss RA, Brody HJ, Coleman WP, Fitzpatrick RE (1993) Treatment of facial telangiectasia with sclerotherapy, laser surgery, and/or electrodesiccation: a review. J Dermatol Surg Oncol 19: 899–906

Gordon KB, Robinson J (1994) Carbon dioxide laser vaporization for Bowen's disease of the finger. Arch Dermatol 130: 1250–1252

Goyal S, Dover JS, Arndt KA (1995) Lasers. J Am Acad Dermatol 32: 262–272

Grekin RC, Shelton RM, Geisse JK, Frieden I (1993) 510-nm pigmented lesion dye laser. Its characteristics and clinical uses. J Dermatol Surg Oncol 19: 380–387

Haas A, Wheeland RG (1990) Treatment of massive rhinophyma with the carbon dioxide laser. J Dermatol Surg Oncol 16: 645–649

Haina D, Landthaler M, Waidelich, Braun-Falco O (1984) Grundlagen zur Laseranwendung in der Dermatologie. In: Konz B, Braun-Falco O (Hrsg) Komplikationen in der operativen Dermatologie. Springer, Berlin Heidelberg New York Tokyo, S 195–201

Hohenleutner U, Landthaler M (1993) Laser therapy of verrucous epidermal naevi. Clin Exp Dermatol 18: 124–127

Hruza GJ, Geronemus RG, Dover JS, Arndt KA (1993) Lasers in dermatology - 1993. Arch Dermatol 129: 1026–1035

Johnson TM, Sebastien TS, Lowe L, Nelson BR (1992) Carbon dioxide laser treatment of actinic cheilitis. Clinicohistopathologic correlation to determine the optimal depth of destruction. J Am Acad Dermatol 27: 737–740

Kaufmann R, Hartmann A, Hibst R (1994) Cutting and skin-ablative properties of pulsed mid-infrared laser surgery. J Dermatol Surg Oncol 20: 112–118

Kaufmann R, Hibst R (1990) Pulsed 2.94-microns erbium-YAG laser skin ablation - experimental results and first clinical application. Clin Exp Dermatol 15: 389–393

Kirschner RA (1984) Cutaneous plastic surgery with the CO_2 laser. Surg Clin North Am 64: 871–883

Landthaler M (1993) Argonlaser im Sommer kontraindiziert? Hautarzt 44: 248

Landthaler M (1993) Argonlaser bei Rosacea. Hautarzt 44: 328

Landthaler M, Hohenleutner U (1993) Lasertherapie. Angebot und Anwendung. Hautarzt 44: 413–425

Landthaler M, Haina D, Waidelich W, Braun-Falco O (1984) Der Argonlaser in der Dermatologie. In: Konz B, Braun-Falco O (Hrsg) Komplikationen in der operativen Dermatologie. Springer, Berlin Heidelberg New York Tokyo, S 203–210

Landthaler M, Haina D, Waidelich W, Braun-Falco O (1988) Anwendungen des Argon-Lasers in der Dermatotherapie. In: Haneke E (Hrsg) Gegenwärtiger Stand der operativen Dermatologie. Springer, Berlin Heidelberg New York Tokyo (Fortschritte der operativen Dermatologie, Bd 4), S 38–42

Lim JT, Goh CL (1994) Lasers used in dermatology. Ann Acad Med Singapore 23: 52–59

Lowe NJ, Luftman D, Sawcer D (1994) Q-switched ruby laser. Further observations on treatment of professional tattoos. J Dermatol Surg Oncol 20: 307–311

McBurney EI (1990) Dermatologic laser surgery. Otolaryngol Clin North Am 23: 77–97

Nelson JS (1993) Lasers: state of the art in dermatology. Dermatol Clin 11: 15–26

Olbricht SM (1993) Use of the carbon dioxide laser in dermatologic surgery. A clinically relevant update for 1993. J Dermatol Surg Oncol 19: 364–369

Olbricht SM, Stern RS, Tang SV, Noe JM, Arndt KA (1987) Complications of cutaneous laser surgery. A survey. Arch Dermatol 123: 345–349

Rabbin PE, Baldwin HE (1993) Treatment of porokeratosis of Mibelli with CO2 laser vaporization versus surgical excision with split-thickness skin graft. A comparison. J Dermatol Surg Oncol 19: 199–202

Renfro L, Geronemus R (1993) Anatomical differences of port-wine stains in response to treatment with the pulsed dye laser. Arch Dermatol 128: 182–188

Roenigk RK (1994) Laser: when is it helpful, unequivocal, or simply a marketing tool. Cutis 53: 201–210

Rothenberger K, Hofstetter A, Pensel J, Keiditsch E (1984) Der Neodym-YAG-Laser in der Behandlung von Penistumoren. In: Konz B, Braun-Falco O (Hrsg) Komplikationen in der operativen Dermatologie. Springer, Berlin Heidelberg New York, S 215–222

Seipp W, Haina D, Seipp V, Waidelich W (1984) Lasertherapie bei Naevus flammeus und Angiomen im Kopf-Hals-Bereich. In: Müller RPA, Friederich HC, Petres J (Hrsg) Operative Dermatologie im Kopf-Hals-Bereich. Springer, Berlin Heidelberg New York Tokyo (Fortschritte der operativen Dermatologie, Bd 1), S 274–277

Sheehan-Dare RA, Cotterill JA (1993) Lasers in dermatology. Br J Dermatol 129: 1–8

Sinclair RJ, Sinclair PJ (1991) Carbon dioxide laser in the treatment of cutaneous disorders. Australas J Dermatol 32: 165–171

Wheeland RG (1990) Cutaneous laser surgery. An update. Otolaryngol Clin North Am 23: 165–169

Wheeland RG (1993) Treatment of port-wine stains for the 1990s. J Dermatol Surg Oncol 19: 348–356

13 Kryochirurgie

Blume-Peytavi U, Zouboulis CC, Jacobi H, Scholz A, Bisson S, Orfanos CE (1994) Successful outcome of cryosurgery in patients with granuloma annulare. Br J Dermatol 130: 494–497

Breitbart EW (1983) Kryochirurgie: Methodik und Ergebnisse. Hautarzt 34: 612–619

Buchner SA (1993) Kryochirurgie bei malignen Tumoren der Haut. Ther Umsch 50: 848–851

Cajacob A (1982) Dermatologische Kryotherapie. Dermatologica 165: 369–383

Dachow-Siwiec E (1985) Technique of cryotherapy. Clin Dermatol 3: 185–188

Dachow-Siwiec E (1990) Treatment of cryosurgery in the premalignant and benign lesions of the skin. Clin Dermatol 8: 69–79

Damstra RJ, van Vloten WA (1991) Cryotherapy in the treatment of condylomata acuminata: a controlled study of 64 patients. J Dermatol Surg Oncol 17: 273–276

Dawber RP (1990) Cryosurgery: complications and contraindications. Clin Dermatol 8: 108–114

Ernst K, Hundeiker M (1988) Neue Aspekte der Kryochirurgie in der Dermatologie. In: Haneke E (Hrsg) Gegenwärtiger Stand der operativen Dermatologie. Springer, Berlin Heidelberg New York Tokyo (Fortschritte der operativen Dermatologie, Bd 4), pp 69–77

Field LM (1995) Cryosurgery for lentigo maligna. J Am Acad Dermatol 32: 686–687

Graham GF (1993) Advances in cryosurgery during the past decade. Cutis 52: 365–372

Graham GF (1993) Cryosurgery. Clin Plast Surg 20: 131–147

Holt PJ (1988) Cryotherapy for skin cancer: results over a 5-year period using liquid nitrogen spray cryosurgery. Br J Dermatol 119: 231–240

Kuflik EG (1994) Cryosurgery updated. J Am Acad Dermatol 31: 925–944

Kuflik EG, Gage AA (1994) Cryosurgery for lentigo maligna. J Am Acad Dermatol 31: 75–78

Layton AM, Yip J, Cunliffe WJ (1994) A comparison of intralesional triamcinolone and cryosurgery in the treatment of acne keloids. Br J Dermatol 130: 498–501

Lubritz RR (1987) Cryosurgery. Clin Dermatol 5: 120–127

Lubritz RR, Smolewski SA (1982) Cryosurgery cure rate of actinic keratoses. J Am Acad Dermatol 7: 631–632

Sebastian G, Scholz A (1983) Histopathologie der Basaliom-Kryoläsion. Dermatol Monatsschr 169: 9–17

Stern RS, Dover JS, Levin JA, Arndt KA (1994) Laser therapy versus cryotherapy of lentigines: a comparative trial. J Am Acad Dermatol 30: 985–987

Stücker M, Hoffmann K, Spang V, Dirschka T, Luther H, Altmeyer P (1995) Möglichkeiten und Grenzen der Kryochirurgie des Basalioms. Akt Dermatol 21: 36–39

Tilkorn H, Ernst K, Osterhaus A, Schubert A, Schwipper V (1995) Treatment of keloids and hypertrophic scars with cryosurgery and silicon gel sheeting. In: Altmeyer P, Hoffmann K, el Gammal S, Hutchinson J (eds) Wound healing and skin physiology. Springer, Berlin Heidelberg New York Tokyo, pp 561–570

Torre D (1986) Cryosurgery of basal cell carcinoma. J Am Acad Dermatol 15: 917–929
Weshahy AH (1993) Intralesional cryosurgery. A new technique using cryoneedles. J Dermatol Surg Oncol 19: 123–126
Zouboulis CC, Blume U, Büttner P, Orfanos CE (1993) Outcomes of cryosurgery in keloids and hypertrophic scars. A prospective consecutive trial of case series. Arch Dermatol 129: 1146–1151

14 Operative Therapie der primären Varikosis

Bihari I (1990) Can varicectomy be performed if deep veins are occluded? J Dermatol Surg Oncol 16: 806–807
Cockett FB (1955) The pathology and treatment of venous ulcers of the leg. Br J Surg 43: 260–267
Dodd H (1959) The varicose tributaries of the superficial femoral vein passing into Hunters's canal. Postgrad Med 35: 18–30
Dodd HR, Cockett FB (1956) The pathology and surgery of the veins of the lower limb. Livingstone, Edinburgh
Fratila A, Rabe E, Kreysel HW (1993) Percutaneous minisurgical phlebectomy. Semin Dermatol 12: 117–122
Gallagher PG (1992) Varicose veins - primary treatment with sclerotherapy. A personal appraisal. J Dermatol Surg Oncol 18: 39–42
Georgiev M, Ricci S, Carbone D, Antignani P, Moliterno C (1993) Stab avulsion of the short saphenous vein. Technique and duplex evaluation. J Dermatol Surg Oncol 19: 456–464
Goldman MP, Weiss RA, Bergan JJ (1994) Diagnosis and treatment of varicose veins: A review. J Am Acad Dermatol 31: 393–413
de Groot WP (1991) Practical phlebology. Sclerotherapy of large veins. J Dermatol Surg Oncol 17: 589–595
Hach W (1981) Die Erhaltung eines transplantationswürdigen Venensegments bei der partiellen Saphena-Resektion als Operationsmethode der Stammvarikose. Phlebol Proktol 10: 171–173
Hach W (1985) Phlebographie der Bein- und Beckenvenen, 3. Aufl. Schnetztor, Konstanz
Hach W (1985) Die Varikose der Profunda-Perforans - ein typisches phlebologisches Krankheitsbild. VASA 14: 155–157
Hach W (1986) Zur Operationstechnik der proximalen Versorgung einer Stammvarikose der V. saphena magna. Angio 8: 377–383
Hach W (1988) Primäre Varicosis - Moderne Aspekte der chirurgischen Therapie. Dtsch Ärztebl 85: 2075–2082
Hartmann M, Petres J (1980) Indikation und Technik der Krossektomie. Ergeb Angiologie 20: 393–397
Hesse G (1991) Die Bedeutung der Duplexsonographie für die ambulante operative Phlebologie. Z Hautkr 66 [Suppl 3]: 98–99
Holme JB, Holme K, Sorensen LS (1988) The anatomic relationship between the long saphenous vein and the saphenous nerve: relevance for radical varicose vein surgery. Acta Chir Scand 154: 631–633
Hübner K (1991) The out-patient therapy of trunk varicosis of the greater saphenous vein by means of ligation and sclerotherapy. A contribution from a German phlebology practice. J Dermatol Surg Oncol 17: 818–823
Kaufmann R (1989) Die Bedeutung funktionsdiagnostischer Möglichkeiten in der Planung selektiver phlebochirurgischer Eingriffe. In: Breuninger H, Rassner G (Hrsg) Operationsplanung und Erfolgskontrolle. Springer, Berlin Heidelberg New York Tokyo (Fortschritte der operativen Dermatologie, Bd 5), S 165–174
Kaufmann R, Landes E (1983) Die Phlebektomie - eine Alternative zur Varizensklerosierung? Phlebol Proktol 12: 101–104
May R (1977) Die chirurgische Behandlung der Varizen. Ergeb Angiol 16: 127–132
Muller R (1978) La phlébéctomie ambulatoire. Phlébologie 31: 273–278
Neumann HA (1992) Ambulant minisurgical phlebectomy. J Dermatol Surg Oncol 18: 53–54
Ramelet AA (1991) La phlébéctomie ambulatoire selon Muller: technique, avantages, desavantages. J Mal Vasc 16: 119–122
Ricci S, Georgiev M (1992) Office varicose vein surgery under local anesthesia. J Dermatol Surg Oncol 18: 55–58
Salfeld K (1986) Varizenoperationen beim älteren Menschen. Z Hautkr 62: 103–107
Salfeld K (1988) Dermatologisch-kosmetische Gesichtspunkte einer modernen Varizenchirurgie - eigener Beitrag zur Weiterentwicklung und Optimierung der Operationsmethode. In: Haneke E (Hrsg) Gegenwärtiger Stand der operativen Dermatologie. Springer, Berlin Heidelberg New York Tokyo (Fortschritte der operativen Dermatologie, Bd 5), S 175–182
Samuels PB (1981) Technique of varicose vein surgery. Am J Surg 142: 239–244
Sarkany I, Dodd HJ, Gaylarde PM (1989) Surgical correction of venous incompetence restores normal skin blood flow and abolishes skin hypoxia during exercise. Arch Dermatol 125: 223–226
Trempe J (1991) Long-term results of sclerotherapy and surgical treatment of the varicose short saphenous vein. J Dermatol Surg Oncol 17: 597–600
Tritsch H (1987) Operative Phlebologie. In: Petres J (Hrsg) Aktuelle Behandlungsverfahren. Springer, Berlin Heidelberg New York Tokyo (Fortschritte der operativen Dermatologie, Bd 3), S 183–186
Weiss RA (1993) Evaluation of the venous system by Doppler ultrasound and photoplethysmography of light reflection rheography before sclerotherapy. Semin Dermatol 12: 78–87

15 Operative Therapie des Ulcus cruris venosum

Basso A, Pardes J, Helfman T, Peerson LJ, Falanga V (1994) Adaptation of a pressure relief dressing for the treatment of leg ulcers. J Am Acad Dermatol 30: 779–780
Bramann D (1991) Zur Indikation und Durchführung der paratibialen Fasziotomie. In: Meigel W, Lengen W, Schwenzer G (Hrsg) Diagnostik und Therapie maligner Melanome. Diesbach, Berlin, S 98–99

Butler CM, Coleridge Smith PD (1994) Microcirculatory aspects of venous ulceration. J Dermatol Surg Oncol 20: 474–480
Falanga V (1993) Venous ulceration. J Dermatol Surg Oncol 19: 764–771
Hach W, Vanderpuye R (1985) Operationstechnik der paratibialen Fasziotomie. Med Welt 36: 1616–1618
Kaufmann R (1988) Ulcus cruris - Therapeutische Möglichkeiten in der operativen Dermatologie. In: Haneke E (Hrsg) Gegenwärtiger Stand der operativen Dermatologie. Springer, Berlin Heidelberg New York Tokyo (Fortschritte der operativen Dermatologie, Bd 4), S 186–191
Kirsner RS, Falanga V (1993) Techniques of split-thickness skin grafting for lower extremity ulcerations. J Dermatol Surg Oncol 19: 779–783
Kluess HG, Fratila A, Rabe E, Kreysel HW (1994) Sanierung des Ulcus cruris venusom durch die paratibiale Fasziotomie. In: Mahrle G, Schulze H-J, Krieg T (Hrsg) Wundheilung - Wundverschluß. Springer, Berlin Heidelberg New York Tokyo (Fortschritte der operativen und onkologischen Dermatologie, Bd 8), S 219–224
Linton RR (1938) The communicating veins of the lower leg and the operative technique for their ligation. Ann Surg 107: 582–595
Pardes JB, Carson PA, Eaglstein WH, Falanga V (1993) Mupirocin treatment of exudative venous ulcers. J Am Acad Dermatol 29: 497–498
Sattler G, Mössler K, Hagedorn M (1994) Prophylaxe und Therapie des Ulcus cruris: endoskopische Perforansvenendiszision und antegrade paratibiale Fasziotomie. In: Mahrle G, Schultz HJ, Krieg T (Hrsg) Wundheilung - Wundverschluß. Springer, Berlin Heidelberg New York Tokyo (Fortschritte der operativen und onkologischen Dermatologie, Bd 8), S 225–229
Stieler W, Stadler R (1994) Phlebochirurgische Maßnahmen bei venösen Ulcera cruris. In: Mahrle G, Schultz HJ, Krieg T (Hrsg) Wundheilung - Wundverschluß. Springer, Berlin Heidelberg New York Tokyo (Fortschritte der operativen und onkologischen Dermatologie, Bd 8), S 208–214
Stranzenbach W, Fratila A, Kreysel HW (1991) Die paratibiale Fasziotomie: Ein einfaches Operationsverfahren bei chronisch venöser Insuffizienz. Z Hautkr 66 [Suppl 3]: 103
The Alexander House Group (1992) Consensus paper on venous leg ulcer. J Dermatol Surg Oncol 18: 592–602
Vanscheidt W (1995) Surgery of venous leg ulcers. In: Altmeyer P, Hoffmann K, el Gammal S, Hutchinson J (eds) Wound healing and skin physiology. Springer, Berlin Heidelberg New York Tokyo, pp 571–580
Vanscheidt W, Niedner R, Wokalek HF, Glatt E, Schöpf E (1989) Paratibiale Fasziotomie bei therapieresistenten Ulcera cruris venosa. In: Breuninger H, Rassner G (Hrsg) Operationsplanung und Erfolgskontrolle. Springer, Berlin Heidelberg New York Tokyo (Fortschritte der operativen Dermatologie, Bd 5), S 195–198

16 Revision von postinflammatorischen und posttraumatischen Narben

Arbogast R (1984) Problematik der optimalen Erstversorgung von Unfallverletzungen im Gesichtsbereich. In: Müller RPA, Friederich HC, Petres J (Hrsg) Operative Dermatologie im Kopf-Hals-Bereich. Springer, Berlin Heidelberg New York Tokyo, S 283–291
Banerjee AK (1992) Surgical treatment of hidradenitis suppurativa. Br J Surg 79: 863–866
Borges AF, Alexander JE (1962) Relaxed skin tension lines, Z-plasties on scars, and fusiform excision of lesions. Br J Plast Surg 15: 242–254
Borges AF (1990) Timing of scar revision techniques. Clin Plast Surg 17: 71–76
Coleman WP (1991) Surgical notes. Dermabrasion and hypertrophic scars. Int J Dermatol 30: 629–631
Coleman WP, Alt TH (1990) Dermatologic cosmetic surgery. J Dermatol Surg Oncol 16: 170–176
Coleman WP, Hanke CQ, Alt TH, Asken S (1991) Cosmetic surgery of the skin. Decker, Philadelphia
Dixon JL (1991) Scar revision and dermabrasion. J Med Assoc Ga 80: 603–605
Drepper H (1979) Narbenkontrakturen und Narbenhypertrophien nach Verbrennungen an Gesicht, Hals und Brust. Behandlung und Nachsorge. In: Salfeld K (Hrsg) Operative Dermatologie. Springer, Berlin Heidelberg New York, S 92–105
Furnas DW (1985) Z-plasties and related procedures for the hand and upper limb. Hand Clin 1: 649–665
Gahhos FN, Simmons RI (1987) Immediate Z-plasty for semicircular wounds. Plast Reconstr Surg 80: 416–419
Katz BE, Oca AG (1991) A controlled study of the effectiveness of spot dermabrasion ('scarabrasion') on the appearance of surgical scars. J Am Acad Dermatol 24: 462–466
Kaufer C, Axnick E (1988) Operative Therapie der Aknetetrade. Z Hautkr 63: 597–609
Mancuso A, Farber GA (1991) The abraded punch graft for pitted facial scars. J Dermatol Surg Oncol 17: 32–34
Matsuoka LY (1993) Acne and related disorders. Clin Plast Surg 20: 35–41
Moritz DL (1992) Surgical corrections of acne scars. Dermatol Nurs 4: 291–299
Neligan PC, Peters WJ (1989) Advances in burn scar reconstruction: the use of tissue expansion. Ann Plast Surg 22: 203–210
Nemeth AJ (1993) Keloids and hypertrophic scars. J Dermatol Surg Oncol 19: 738–746
Olbrisch RR (1991) Running Y-V plasty. Ann Plast Surg 26: 52–56
Orentreich D, Orentreich N (1987) Acne scar revision update. Dermatol Clin 5: 359–368
Rodder-Wehrmann O, Küster W, Plewig G (1991) Acne inversa. Diagnose und Therapie. Hautarzt 42: 5–8
Rudolph R (1987) Widespread scars, hypertrophic scars, and keloids. Clin Plast Surg 14: 253–260
Sebastian G, Jatzke M (1994) Wann erfordern hypertrophe Narben und Keloide rekonstruktive Eingriffe? In: Mahr-

le G, Schultz HJ, Krieg T (Hrsg) Wundheilung - Wundverschluß. Springer, Berlin Heidelberg New York Tokyo (Fortschritte der operativen und onkologischen Dermatologie, Bd 8), S 239–242
Snow SN, Stiff MA, Lambert DR (1994) Scalpel sculpturing techniques for graft revision and dermatologic surgery. J Dermatol Surg Oncol 20: 120–126
Stal S, Hamilton S, Spira M (1987) Surgical treatment of acne scars. Clin Plast Surg 14: 261–276
Suzuki S, Isshiki N, Ishikawa K, Ogawa Y (1987) The use of subcutaneous pedicle flaps in the treatment of postburn scar contractures. Plast Reconstr Surg 80: 792–798
Wolfe D, Davidson TM (1991) Scar revision. Arch Otolaryngol Head Neck Surg 117: 200–204
Yanai A, Okabe K, Hirabayashi S (1986) Direction of suture lines in Z-plasty scar revision. Aesthetic Plast Surg 10: 97–99

17 Kollagen-Implantate

Barr RJ, Stegman SJ (1984) Delayed skin test reaction to injectable collagen implant (Zyderm). The histopathologic comparative study. J Am Acad Dermatol 10: 652–658
Clark DP, Hanke CW, Swanson NA (1989) Dermal implants: safety of products injected for soft tissue augmentation. J Am Acad Dermatol 21: 992–998
Cooperman L, Michaeli D (1984) The immunogenicity of injectable collagen. II. A retrospective review of seventy-two tested and treated patients. J Am Acad Dermatol 10: 647–651
Ellingsworth LR, De Lustro F, Brennan JE, Sawamura S, McPherson J (1986) The human immune response to reconstituted bovine collagen. J Immunol 136: 877–882
Elson ML (1988) Clinical assessment of Zyplast implant: a year of experience for soft tissue contour correction. J Am Acad Dermatol 18: 707–713
Elson ML (1992) Soft tissue augmentation of periorbital fine lines and the orbital groove with Zyderm-I and fine-gauge needles. J Dermatol Surg Oncol 18: 779–782
Elson ML (1993) Dermal filler materials. Dermatol Clin 11: 361–367
Gormley DE, Eremia S (1990) Quantitative assessment of augmentation therapy. J Dermatol Surg Oncol 16: 1147–1151
Greenbaum SS (1991) The treatment of chondrodermatitis nodularis chronica helicis with injectable collagen. Int J Dermatol 30: 291–294
Hanke CW, Higley HR, Jolivette DM, Swanson NA, Stegman SJ (1991) Abscess formation and local necrosis after treatment with Zyderm or Zyplast collagen implant. J Am Acad Dermatol 25: 319–326
Klein AW, Rish DC (1984) Injectable collagen update. J Dermatol Surg Oncol 10: 519–522
Knapp TR, Luck E, Daniels JR (1977) Behaviour of solubilized collagen as a bioimplant. J Surg Res 233: 96–105
Landes E (1985) Die Anwendung von und Erfahrung mit Collagen bei der Behandlung von Falten und Narben. Z Hautkr 60: 1255–1269
Moscona RR, Bergman R, Friedman-Birnbaum R (1993) An unusual late reaction to Zyderm I injections: a challenge for treatment. Plast Reconstr Surg 92: 331–334
Petres J, Konz B, Landes E (1987) Injizierbares Kollagen. In: Petres J (Hrsg) Aktuelle Behandlungsverfahren. Springer, Berlin Heidelberg New York Tokyo (Fortschritte der operativen Dermatologie, Bd 3), S 170–180
Petres J, Müller RPA (1988) Indikationen und Grenzen von Kollagen-Implantationen in der Dermatologie. In: Haneke E (Hrsg) Gegenwärtiger Stand der operativen Dermatolgie. Springer, Berlin Heidelberg New York Tokyo (Fortschritte der operativen Dermatologie, Bd 4), S 295–302)
Pollack SV (1990) Silicone, fibrel, and collagen implantation for facial lines and wrinkles. J Dermatol Surg Oncol 16: 957–961
Siegle RJ, McCoy JP Jr, Schade W, Swanson NA (1984) Intradermal implantation of bovine collagen. Humoral immune responses associated with clinical reactions. Arch Dermatol 120: 183–187
Soo C, Rahbar G, Moy RL (1993) The immunogenicity of bovine collagen implants. J Dermatol Surg Oncol 19: 431–434
Spira M, Liu B, Xu Z, Harrell R, Chahadeh H (1994) Human amnion collagen for soft tissue augmentation - biochemical characterizations and animal observations. J Biomed Mater Res 28: 91–96
Stegman SJ, Tromovitch TA (1980) Implantation of collagen for depressed scars. J Dermatol Surg Oncol 6: 450–453
Stoner JG, Swanson NA, Siegle RJ (1984) Treatment of localized morphea with Zyderm collagen implant. J Dermatol Surg Oncol 10: 626–627
Swanson NA, Stoner JG, Siegle RJ, Solomon AR (1983) Treatment site reactions to Zyderm Collagen Implantation. J Dermatol Surg Oncol 9: 377–380
Trautinger F, Kokoschka EM, Menzel EJ (1991) Antibody formation against human collagen and C1q in response to a bovine collagen implant. Arch Dermatol Res 283: 395–359
Tromovitch TA, Stegman SJ, Glogau RG (1984) Zyderm collagen: implantation technics. J Am Acad Dermatol 10: 273–278
Varnavides CK, Forster RA, Cunliffe WJ (1987) The role of bovine collagen in the treatment of acne scars. Br J Dermatol 116: 199–206

18 Komplikationen bei operativen Eingriffen an der Haut

Campbell SP, Moss ML, Hugo NE (1992) When does a random flap die? Plast Reconstr Surg 89: 718–721
Diem E (1984) Fehler und Komplikationen bei freien Hauttransplantationen. In: Konz B, Braun-Falco O (Hrsg) Komplikationen in der operativen Dermatologie. Springer, Berlin Heidelberg New York Tokyo, S 83–86
Elson ML (1993) Collagen implantation. In: Harahap M (Hrsg) Complications of dermatologic surgery. Springer, Berlin Heidelberg New York Tokyo, S 92–100

Friederich HC, Vogt E (1984) Aktuelle Probleme und Grenzen korrektiv-dermatologischer Operationen. In: Konz B, Braun-Falco O (Hrsg) Komplikationen in der operativen Dermatologie. Springer, Berlin Heidelberg New York Tokyo, S 53–60

Fulton JE (1993) Dermabrasion. In: Harahap M (ed) Complications of dermatologic surgery. Springer, Berlin Heidelberg New York Tokyo, pp 31–40

Goldminz D, Bennett RG (1991) Cigarette smoking and flap and full-thickness graft necrosis. Arch Dermatol 127: 1012–1015

Haas AF, Wheeland RG (1993) Skin grafts. In: Harahap M (ed) Complications of dermatologic surgery. Springer, Berlin Heidelberg New York Tokyo, pp 181–195

Harahap M (1993) Fusiform excision with primary closure. In: Harahap M (ed) Complications of dermatologic surgery. Springer, Berlin Heidelberg New York Tokyo, pp 137–159

Kaufman AJ, Kiene KL, Moy RL (1993) Role of tissue undermining in the trapdoor effect of transposition flaps. J Dermatol Surg Oncol 19: 128–132

Konz B (1984) Lappenplastiken: Vermeidbare Fehler und Komplikationen. In: Konz B, Braun-Falco O (Hrsg) Komplikationen in der operativen Dermatologie. Springer, Berlin Heidelberg New York Tokyo, S 93–102

Koranda FC, Webster RC (1985) Trapdoor effect in nasolabial flaps. Arch Otolaryngol 111: 421–424

Krieger G (1984) Komplikationen beim operativen Eingriff - Juristische Aspekte. In: Konz B, Braun-Falco O (Hrsg) Komplikationen in der operativen Dermatologie. Springer, Berlin Heidelberg New York Tokyo, S 61–66

Landes E (1984) Komplikationen und Risiken der Dermabrasion. In: Konz B, Braun-Falco O (Hrsg) Komplikationen in der operativen Dermatologie. Springer, Berlin Heidelberg New York Tokyo, S 39–48

Lawrence C, Sakuntabhai A, Tiling-Grosse S (1994) Effect of aspirin and nonsteroidal antiinflammatory drug therapy on bleeding complications in dermatologic surgical patients. J Am Acad Dermatol 31: 988–992

Petres J, Müller RPA (1984) Indikation und Risiko operativer Eingriffe beim Basaliom und spinozellulären Karzinom. In: Konz B, Braun-Falco O (Hrsg) Komplikationen in der operativen Dermatologie. Springer, Berlin Heidelberg New York Tokyo, S 151–156

Popp JC (1992) Complications of blepharoplasty and their management. J Dermatol Surg Oncol 18: 1122–1126

Rompel R, Petres J (1993) Vermeidung von Komplikationen bei dermatochirurgischen Tumoreingriffen in der periorbitalen Region. In: Neumann HJ (Hrsg) Ästhetische und plastisch-rekonstruktive Gesichtschirurgie. Einhorn, Reinbek, S 160–169

Rompel R, Petres J (1994) Wound healing in oncological dermatosurgery. In: Altmeyer P, Hoffmann K, el-Gammal S (eds) Wound healing and skin physiology. Springer, Berlin Heidelberg New York Tokyo, pp 551–559

Salasche SJ (1986) Acute surgical complications: cause, prevention, and treatment. J Am Acad Dermatol 15: 1163–1185

Scheflan M (1984) Complications of skin grafting. In: Greenfield LJ (ed) The unfavorable result in plastic surgery - avoidance and treatment. Little Brown, Boston, pp 143–149

Telfer NR, Tong A, Moy RL (1993) Skin flaps. In: Harahap M (ed) Complications of dermatologic surgery. Springer, Berlin Heidelberg New York Tokyo, pp 195–203

Literatur Teil B

19.1 Kapillitium

Brandy DA (1992) Extensive scalp lifting as a reconstructive tool for a large scalp defect. J Dermatol Surg Oncol 18: 806–811

Field LM (1991) Scalp flaps. J Dermatol Surg Oncol 17: 190–199

Freeman JL, Noyek AM (1984) Hair-bearing flaps in head and neck reconstructive surgery. J Otolaryngol 13: 105–108

Goldberg DJ, Kim YA (1993) Angiosarcoma of the scalp treated with Mohs micrographic surgery. J Dermatol Surg Oncol 19: 156–158

Jensen F, Petersen NC (1976) Repair of denuded cranial bone by bone splitting and free-skin grafting. J Neurosurg 44: 728–731

Kroll SS, Margolis R (1993) Scalp flap rotation with primary donor site closure. Ann Plast Surg 30: 452–455

Lai CS, Lin SD, Chou CK, Tsai CW (1993) The subgalea-periosteal turnover flap for reconstruction of scalp defects. Ann Plast Surg 30: 267–271

Landsman L, Mandy SH (1991) Adjuncts to scalp reduction surgery. Intraoperative tissue expanders and hyaluronidase. J Dermatol Surg Oncol 17: 670–672

Latenser J, Snow SN, Mohs FE, Waltman R, Hruza G (1991) Power drills to fenestrate exposed bone to stimulate wound healing. J Dermatol Surg Oncol 17: 265–270

Lesavoy MA, Dubrow TJ, Schwartz RJ, Wackym PA, Eisenhauer DM, McGuire M (1993) Management of large scalp defects with local pedicle flaps. Plast Reconstr Surg 91: 783–790

Mayer TG, Fleming RW (1989) Reconstructive surgery of the scalp. Facial Plast Surg 6: 224–250

Minor LB, Panje WR (1993) Malignant neoplasms of the scalp. Etiology, resection, and reconstruction. Otolaryngol Clin North Am 26: 279–293

Moscona R, Ullmann Y, Bergman R, Friedman-Birnbaum R (1989) Postirradiation extensive cicatricial scalp alopecia treated by tissue expansion. J Dermatol Surg Oncol 15: 337–341

Rosselli D (1983) Scalp flaps and flaps from distant sites in the restoration of osteo-cutaneous defects in the cranial region. Minerva Chir 38: 433–442

Salasche SJ (1994) Surgical pearl: tips for scalp surgery. J Am Acad Dermatol 31: 791–792

Salasche SJ, Bernstein G, Senkarik M (1988) Surgical anatomy of the skin. Appleton & Lange, Norwalk

Schulz H (1984) Vermeidung von funktionell und ästhetisch störenden Komplikationen bei dermatochirurgischen Eingriffen am Kopf. In: Konz B, Braun-Falco O (Hrsg) Komplikationen in der operativen Dermatologie. Springer, Berlin Heidelberg New York Tokyo, S 157–161

Snow SN, Stiff MA, Bullen R, Mohs FE, Chao WH (1994) Second-intention healing of exposed facial-scalp bone after Mohs surgery for skin cancer: review of ninety-one cases. J Am Acad Dermatol 31: 450–454

Steinau HU, Peter FW, Buttemeyer R, Vogt P (1993) Rekonstruktive Sekundäreingriffe bei Skalpdefekten. Chirurg 64: 953–957

Tolhurst DE, Carstens MH, Greco RJ, Hurwitz DJ (1991) The surgical anatomy of the scalp. Plast Reconstr Surg 87: 603–614

19.2 Stirn

Borah GL, Chick LR (1990) Island scalp flap for superior forehead reconstruction. Plast Reconstr Surg 85: 606–610

Eiseman G (1978) Bitemporal flap reconstruction of forehead. J Trauma 18: 355–359

Fatah MF (1991) Innervation and functional reconstruction of the forehead. Br J Plast Surg 44: 351–358

Field LM (1986) The forehead V-to-T plasty (Dieffenbach's winged V-plasty). J Dermatol Surg Oncol 12: 560–562

Iwahira Y, Maruyama Y (1993) Expanded unilateral forehead flap (sail flap) for coverage of opposite forehead defect. Plast Reconstr Surg 92: 1052–1056

Kisner WH (1991) Forehead tissue expander. J Miss State Med Assoc 32: 49–51

Mangold U, Lierse W, Pfeifer G (1980) Die Arterien der Stirn als Grundlage des Nasenersatzes mit Stirnlappen. Acta Anat (Basel) 107: 18–25

Pagani WA, Capozzi O (1982) Excision of a malignant lesion from the forehead and reconstruction by bilateral rotation skin-muscle flaps. J Dermatol Surg Oncol 8: 357–362

Runne U, Bloch PH, Tritsch H (1981) Nahplastiken im Stirnbereich. In: Petres J, Müller R (Hrsg) Präkanzerosen und Papillomatosen der Haut. Springer, Berlin Heidelberg New York, S 207–211

Schaefer SD, Byrd HS, Holmes RE (1980) Forehead and scalp reconstruction after wide-field resection of skin carcinoma. Arch Otolaryngol 106: 680–684

Seccia A, Farallo E, Bracaglia R (1979) Use of a temporo-biparietal skin flap for reconstruction after excision of an epithelioma of the forehead. Chir Patol Sper 27: 171–182

Siegle RJ (1991) Forehead reconstruction. J Dermatol Surg Oncol 17: 200–204

Stoner JG, Swanson NA (1984) Use of the bipedicled scalp flap for forehead reconstruction. J Dermatol Surg Oncol 10: 213–215

Terranova W (1990) The use of periosteal flaps in scalp and forehead reconstruction. Ann Plast Surg 25: 450–456

Voy ED, Eichhorn W (1993) Die ästhetische Rehabilitation bei großen Defekten im Bereich der behaarten Kopfhaut. In: Neumann HJ (Hrsg) Ästhetische und plastisch-rekonstruktive Gesichtschirurgie. Einhorn, Reinbek, S 134–143

19.3 Schläfen

Abdel-Fattah AM (1982) Local skin flaps in reconstruction following excision of basal cell carcinomas of the cheek and temple. J Surg Oncol 21: 223–229

Corwin TR, Klein AW, Habal MB (1982) The aesthetics of the preauricular graft in facial reconstruction. Ann Plast Surg 9: 312–315

Grekin RC, Schaler RE, Crumley RL (1989) Cancer of the forehead and temple regions. Dermatol Clin 7: 699–710

Katz AE, Grande DJ (1986) Cheek-neck advancement-rotation flaps following Mohs excision of skin malignancies. J Dermatol Surg Oncol 12: 949–955

Sutton AE, Quatela VC (1992) Bilobed flap reconstruction of the temporal forehead. Arch Otolaryngol Head Neck Surg 118: 978–984

19.4 Lider und Augenbrauen

Auletta MJ, Grekin RC (1991) Local anesthesia for dermatologic surgery. Churchill Livingstone, New York

Aust W (1984) Lidtumoren - Probleme und operative Behandlung. In: Müller RPA, Friederich HC, Petres J (Hrsg) Operative Dermatologie im Kopf-Hals-Bereich. Springer, Berlin Heidelberg New York Tokyo (Fortschritte der operativen Dermatologie, Bd 1), S 182–192

Baran R, Maibach HI (1994) Cosmetic dermatology. Dunitz, London

Becker BB, Berry FD (1992) Eyelid level after lower lid blepharoplasty with skin excision. The relationship of intraoperative and postoperative lid levels. Arch Otolaryngol Head Neck Surg 118: 959–962

Beran V (1990) The free full thickness lid graft in the eyelid margin reconstruction. Acta Chir Plast 32: 172–177

Blomqvist G, Alberius P (1991) Correction of ectropion of the lower lid by upper eyelid skin transposition. Scand J Plast Reconstr Surg Hand Surg 25: 57–61

Ceilley RI, Anderson RL (1978) Microscopically controlled excision of malignant neoplasms on and around eyelids followed by immediate surgical reconstruction. J Dermatol Surg Oncol 4: 55–62

Chrisman BB (1994) Blepharoplasty and brow lift. In: Wheeland RG (ed) Cutaneous surgery. Saunders, Philadelphia, pp 568–586

Coleman WP, Alt TH (1990) Dermatologic cosmetic surgery. J Dermatol Surg Oncol 16: 170–176

Dailey RA, Wobig JL (1992) Eyelid anatomy. J Dermatol Surg Oncol 18: 1023–1027

Fratila A, Stranzenbach W, Bertlich R, Kreysel HW (1991) Wiederherstellung der Lidkante nach Tumorentfernung im Lidbereich. Z Hautkr 66 [Suppl 3]: 28–29

Gelbke H (1968) Wiederherstellende und plastische Chirurgie, Bd 1–3. Stuttgart, Thieme

Gormley DE (1978) Cutaneous surgery in the infraocular area and ectropion avoidance. Cutis 21: 391–395

Gruber RP (1987) Blepharoplasty. In: Epstein E, Epstein E Jr (eds) Skin surgery. Saunders, Philadelphia, pp 492–499

Hagedorn M, Petres J (1976) Möglichkeiten und Grenzen der Blepharoplastik bei schlaffen Lidern. Acta Chir Maxill Fac 2: 37–41

Heywood A, Quaba AA (1991) A cheek island flap for the lower eyelid. Br J Plast Surg 44: 183–186

Imre J (1928) Lidplastik und plastische Operation anderer Weichteile des Gesichtes. Studium-Verlag, Budapest

Jordan DR, Anderson RL, Holds JB (1992) Modifications to the semicircular flap technique in eyelid reconstruction. Can J Ophthalmol 27: 130–136

Loeb R (1971) Esthetic blepharoplasty based on the degree of wrinkling. Plast Reconstr Surg 47: 33–36

Mehta H (1979) Surgical management of carcinoma of eyelids and periorbital skin. Br J Ophthalmol 63: 578–585

Moy RL, Ashjian AA (1991) Periorbital reconstruction. J Dermatol Surg Oncol 17: 153–159

Mustardé JC (1980) Repair and reconstruction in the orbital region. Churchill Livingstone, Edinburgh

Neuhaus RW (1992) Lower eyelid blepharoplasty. J Dermatol Surg Oncol 18: 1100–1109

Perman KI (1992) Upper eyelid blepharoplasty. J Dermatol Surg Oncol 18: 1096–1099

Petres J (1969) Operative Behandlung von Lidtumoren. Z Haut Geschlechtskrankht 44: 29–36

Petres J, Hartmann M, Müller R (1979) Dermatochirurgie am Augenlid. In: Salfeld K (Hrsg) Dermatochirurgie in Klinik und Praxis. Springer, Berlin Heidelberg New York, S 132–139

Press B (1992) Reconstruction of the upper lid with flap versus skin graft. Plast Reconstr Surg 89: 763–764

Rompel R, Petres J (1993) Vermeidung von Komplikationen bei dermatochirurgischen Tumoreingriffen in der periorbitalen Region. In: Neumann HJ (Hrsg) Ästhetische und plastisch-rekonstruktive Gesichtschirurgie. Einhorn, Reinbek, S 160–169

Ross JJ, Pham R (1992) Closure of eyelid defects. J Dermatol Surg Oncol 18: 1061–1064

Shorr N, Enzer YR (1992) Considerations in aesthetic eyelid surgery. J Dermatol Surg Oncol 18: 1081–1095

Spector JG (1985) Surgical management of cutaneous carcinomas at the inner canthus. Laryngoscope 95: 601–607

Stades FC (1987) Reconstructive eyelid surgery. Tijdschr Diergeneeskd 112 [Suppl 1]: 58S-63S

Weber PJ (1992) Nuances in ophthalmic plastic surgery. A dermatologic surgeon's perspective. J Dermatol Surg Oncol 18: 1117–1121

Welge-Lüßen L (1981) Bemerkungen zur operativen Therapie von Lidtumoren. In: Petres J, Müller R (Hrsg) Prä-

kanzerosen und Papillomatosen der Haut. Springer, Berlin Heidelberg New York, S 213–221
Wiggs EO (1992) Periocular flaps. J Dermatol Surg Oncol 18: 1069–1073
Wulc AE (1992) Oculoplastic surgery. An overview. J Dermatol Surg Oncol 18: 1033–1038

19.5 Wange

Bennett RG (1991) Local skin flaps on the cheeks. J Dermatol Surg Oncol 17: 161–165
Bernstein L, Nelson RH (1984) Surgical anatomy of the extraparotid distribution of the facial nerve. Arch Otolaryngol 110: 177–183
Borges AF (1984) Relaxed skin tension lines (RSTL) versus other skin lines. Plast Reconstr Surg 73: 144–150
Esser JFS (1918) Die Rotation der Wange und allgemeine Bemerkungen bei chirurgischer Gesichtsplastik. Vogel, Leipzig
Field LM (1990) The nasolabial flap - a defensive reappraisal. J Dermatol Surg Oncol 16: 429–436
Liebermann B (1993) Ästhetische Aspekte bei plastisch-rekonstruktiven Eingriffen der Gesichtshaut. In: Neumann HJ (Hrsg) Ästhetische und plastisch-rekonstruktive Gesichtschirurgie. Einhorn, Reinbek, S 144–151
May M, Sobol SM, Mester SJ (1990) Managing segmental facial nerve injuries by surgical repair. Laryngoscope 100: 177–183
Moy RL (1990) Atlas of cutaneous facial flaps and grafts: A differential diagnosis of wound closures. Lea & Febiger, Philadelphia
Petres J, Haasters J (1969) Zur Defektdeckung nach Tumorentfernung im Wangenbereich. Aesthet Med 18: 49–54
Petres J, Hagedorn M (1976) Die Wangenrotation nach Imre. Aktuel Dermatol 2: 203–207
Petres J, Hundeiker M (1978) Dermatosurgery. Springer, New York Heidelberg Berlin
Pitanguy J (1981) Aesthetic plastic surgery of head and body. Springer, Berlin Heidelberg New York

19.6 Nase

Auletta MJ, Grekin RC (1991) Local anesthesia for dermatologic surgery. Churchill Livingstone, New York
Baker SR, Swanson NA, Grekin RC (1987) Mohs' surgical treatment and reconstruction of cutaneous malignancies of the nose. Facial Plast Surg 5: 29–47
Barton FE Jr (1982) Principles of nasal reconstruction. J Dermatol Surg Oncol 8: 568–574
Bellmann KP, Winter H (1993) Operative Behandlungsmöglichkeiten beim Rhinophym. In: Neumann HJ (Hrsg) Ästhetische und plastisch-rekonstruktive Gesichtschirurgie. Einhorn, Reinbek, S 84–86
Bertlich R, Fratila A, Weckbecker J, Kreysel HW (1991) Lokoregionale Nahlappenplastiken in der rekonstruktiven Chirurgie der Nasenflanke. Z Hautkr 66 [Suppl 3]: 40–43
Booth SA, Zalla MJ, Roenigk RK, Phillips PK (1993) The nasolabial fold donor site for full-thickness skin grafts of nasal tip defects. J Dermatol Surg Oncol 19: 553–559
Burget GC (1985) Aesthetic restoration of the nose. Clin Plast Surg 12: 463–480
Burget GC, Menick FJ (1985) The subunit principle in nasal reconstruction. Plast Reconstr Surg 76: 239–247
Cameron RR, Latham WD, Dowling JA (1973) Reconstructions of the nose and upper lip with nasolabial flaps. Plast Reconstr Surg 52: 145–150
Chmelizek-Feurstein C, Staindl O (1984) Konzepte der Defektrekonstruktion nach Basaliomen im Nasenbereich. In: Müller RPA, Friederich HC, Petres J (Hrsg) Operative Dermatologie im Kopf-Hals-Bereich. Springer, Berlin Heidelberg New York Tokyo (Fortschritte der operativen Dermatologie, Bd 1), S 171–178
Constantine VS (1991) Nasalis myocutaneous sliding flap: Repair of nasal supratip defects. J Dermatol Surg Oncol 17: 439–444
Dinehart SM (1994) Topical, local, and regional anesthesia. In: Wheeland RG (ed) Cutaneous surgery. Saunders, Philadelphia, pp 102–112
Dzubow LM, Zack L (1990) The principle of cosmetic junctions as applied to reconstruction of defects following Mohs' surgery. J Dermatol Oncol 16: 353–355
Field LM (1989) Peri-alar rim flap movements. J Dermatol Surg Oncol 15: 1125–1126
Field LM (1991) Alar rim reconstruction utilizing a perinasal transposition flap overlying a hinged "turn-down" flap. J Dermatol Surg Oncol 17: 281–284
Field LM (1993) Two-stage correction of depressed glabella and nasal root scar contracture utilizing subcutaneous tissue advancement flaps and a layered soft tissue/procerus muscle transposition flap. J Dermatol Surg Oncol 19: 962–966
Fratila A, Biltz H, Kreysel HW (1989) Dermatologische Konzepte nach radikaler Exstirpation von Hautmalignomen an der Nase. In: Breuninger H, Rassner G (Hrsg) Operationsplanung und Erfolgskontrolle. Springer, Berlin Heidelberg New York Tokyo (Fortschritte der operativen Dermatologie, Bd 5), S 217–222
Friederich HC (1967) Zur Therapie des Rhinophyms. Aesthet Med 16: 169–182
Greenbaum SS, Greenbaum CH (1991) An alternative for nasal tip reconstruction: the bilateral rotation flap. J Dermatol Surg Oncol 17: 455–459
Hagedorn M, Hartmann M, Petres J (1977) Möglichkeiten der Dermatochirurgie bei Neoplasien im Nasenbereich. In: Konz B, Burg G (Hrsg) Dermatochirurgie in Klinik und Praxis. Springer, Berlin Heidelberg New York Tokyo, S 114–122
Hagedorn M, Müller R, Hartmann M, Petres J (1979) Ausgedehnte Lappenplastiken im Nasenbereich. In: Salfeld K (Hrsg) Operative Dermatologie. Springer, Berlin Heidelberg New York Tokyo, S 123–131
Hill TG (1989) The perialar arc rotation skin flap J Dermatol Surg Oncol 15: 78–83
Jackson IT (1985) Local flaps in head and neck reconstruction. Mosby, St. Louis

Johnson TM, Baker S, Brown MD, Nelson BR (1994) Utility of the subcutaneous hinge flap in nasal reconstruction. J Am Acad Dermatol 30: 459–466

Kazanjian VH, Converse JM (1959) The surgical treatment of facial injuries. Williams & Wilkins, Baltimore

Kolbusz RV, Goldberg LH (1994) The labial-ala transposition flap. Arch Dermatol 130: 162–164

Lloyd KM (1990) Surgical correction of rhinophyma. Arch Dermatol 126: 721–723

Marchac D, Toth B (1985) The axial frontonasal flap revisited. Plast Reconstr Surg 76: 686–694

Mendelson BC, Masson JK, Arnold PG, Erich JB (1979) Flaps used for nasal reconstruction: a perspective based on 180 cases. Mayo Clin Proc 54: 91–96

Moy RL (1990) Atlas of cutaneous facial flaps and grafts: A differential diagnosis of wound closures. Lea & Febiger, Philadelphia

Müller RPA, Petres J (1979) Dermabrasion beim Rhinophym. In: Salfeld K (Hrsg) Operative Dermatologie. Springer, Berlin Heidelberg New York, S 241–244

Panje WR, Ceilley RI (1979) The influence of embryology of the mid-face on the spread of epithelial malignancies. Laryngoscope 89: 1914–1920

Petres J (1969) Defektdeckung nach operativer Entfernung von karzinomatösen und präblastomatösen Prozessen im Nasenbereich. Aesthet Med 18: 3–8

Petres J (1985) Therapie des Rhinophyms. Hautarzt 36: 433–435

Petres J, Hagedorn M (1978) The nasolabial flap for reconstruction of the alae nasi. J Dermatol Surg Oncol 4: 764–767

Petres J, Müller RPA (1984) Dermatochirurgische Möglichkeiten bei epithelialen Tumoren im Nasenbereich. In: Müller RPA, Friederich HC, Petres J (Hrsg) Operative Dermatologie im Kopf-Hals-Bereich. Springer, Berlin Heidelberg, New York, Tokyo (Fortschritte der operativen Dermatologie, Bd 1), S 160–169

Petres J, Rompel R (1993) Operative Therapie des Basalioms - Erfahrungen und Ergebnisse. In: Petres J, Lohrisch I (Hrsg) Das Basaliom. Springer, Berlin Heidelberg New York Tokyo, S 133–144

Petres J, Hartmann M, Hagedorn M (1976) Tumor-Rezidive an der Haut und deren operative Behandlung. Fortschr Med 94: 633–637

Rieger RA (1967) A local flap for repair of the nasal tip. Plast Reconstr Surg 40: 147–149

Robinson JK, Horan DB (1990) Modified nasolabial transposition flap provides vestibular lining and cover of alar defect with intact rim. Arch Dermatol 126: 1425–1427

Roenigk HH Jr (1985) Dermabrasion. State of the art. J Dermatol Surg Oncol 11: 306–314

Schulz H, Päuser P, Rebling W (1984) Defektdeckung nach operativer Entfernung epithelialer Tumoren der Nase. In: Müller RPA, Friederich HC, Petres J (Hrsg) Operative Dermatologie im Kopf-Hals-Bereich. Springer, Berlin Heidelberg New York Tokyo (Fortschritte der operativen Dermatologie, Bd 1), S 179–181

Staindl O (1993) Regionale Lappen und freie Transplantate zur Defekt-Rekonstruktion der Nase nach Basaliomresektion. In: Petres J, Lohrisch I (Hrsg) Das Basaliom. Klinik und Therapie. Springer, Berlin Heidelberg New York Tokyo, S 145–156

Summers BK, Siegle RJ (1993) Facial cutaneous reconstructive surgery: General aesthetic principles. J Am Acad Dermatol 29: 669–681

Summers BK, Siegle RJ (1993) Facial cutaneous reconstructive surgery: Facial flaps. J Am Acad Dermatol 29: 917–941

Töndury G (1981) Angewandte und topographische Anatomie. Thieme, Stuttgart

Whitaker DC, Goldstein GD (1988) Lateral nose and perinasal defects: options in management following Mohs micrographic surgery for cutaneous carcinoma. J Dermatol Surg Oncol 14: 177–183

Zitelli JA (1990) The nasolabial flap as a single-stage procedure. Arch Dermatol 126: 1445–1448

Zitelli JA, Fazio MJ (1991) Reconstruction of the nose with local flaps. J Dermatol Surg Oncol 17: 184–189

Zitelli JA (1994) Repair of the soft triangle of the nose. J Dermatol Surg Oncol 20: 839–841

19.7 Lippenregion

Abbé R (1898) A new plastic operation for the relief of deformity due to double harelip. Med Rec (NY) 53: 477

Baker SR (1990) Current management of cancer of the lip. Oncology Williston Park 4: 107–124

Bernard C (1852) Cancer de la lèvre inférieure: restauration à l'aide de lambeaux quadrataires latéraux. Scapel 5: 162–165

Blomgren I, Blomqvist G, Lauritzen C, Lilja J, Peterson LE, Holmstrom H (1988) The step technique for the reconstruction of lower lip defects after cancer resection. A follow-up study of 165 cases. Scand J Plast Reconstr Surg Hand Surg 22: 103–111

Bruns V von (1859) Die chirurgische Pathologie und Therapie des Kau- und Geschmacksorgans. In: Bruns V von (Hrsg) Die äußeren Weichteile. Laupp, Tübingen (Handbuch der praktischen Chirurgie, Bd 1, Teil 1)

Burow A von (1856) Beschreibung einer neuen Transplantationsmethode (Methode der seitlichen Dreiecke) zum Wiederersatz verlorengegangener Teile des Gesichts. (zit. nach von Bruns)

Camacho F, Moreno JC, Conejo-Mir JS (1992) Total upper lip reconstruction with bilateral fan flaps. J Dermatol Surg Oncol 18: 627–628

Dado DV, Angelats J (1985) Upper and lower lip reconstruction using the step technique. Ann Plast Surg 15: 204–211

Dieffenbach JF (1845) Operative Chirurgie, Bd I. Brockhaus, Leipzig

Estlander JA (1872) Eine Methode, aus der einen Lippe Substanzverluste der anderen zu ersetzen. Arch Klin Chir 14: 622–631

Field LM (1992) Sequential infravermilion and supravermilion lip reconstruction. A new concept. J Dermatol Surg Oncol 18: 209–214

Fries R (1962) Über eine neue Methode der primären Wiederherstellung des Mundwinkels nach Karzinomexstirpation. Österr Z Stomat 59: 366–369

Galetti R, Balli R, Monzani D (1989) The therapy of cervical adenopathies in tumors of the lip and oropharynx. Minerva Stomatol 38: 1129–1136

Gillies HD, Millard DR Jr (1957) Principles and art of plastic surgery. Little Brown, Boston

Haneke E (1984) Klinik und Therapie benigner und semimaligner Tumoren im Lippenbereich. In: Müller RPA, Friederich HC, Petres J (Hrsg) Operative Dermatologie im Kopf-Hals-Bereich. Springer, Berlin Heidelberg New York Tokyo, S 143–149

Härle F (1993) Atlas der Hauttumoren im Gesicht. Hanser, München

Knabel MR, Koranda FC, Olejko TD (1982) Surgical management of primary carcinomas of the lower lip. J Dermatol Surg Oncol 8: 979–983

Knowles RW (1976) Wedge resection of the lower lip. J Dermatol Surg 2: 141–142

Langenbeck B von (1855) Neues Verfahren zur Cheiloplastic durch Ablösung und Verziehung des Lippensaumes. Dtsch Klinik 7: 1–3

Mouly R (1970) Correction of hypertrophy of the upper lip. Plast Reconstr Surg 46: 262–264

Petres J, Hartmann M, Hagedorn M (1977) Unterlippen-Karzinome und deren operative Behandlung. In: Konz B, Burg G (Hrsg) Dermatochirurgie in Klinik und Praxis. Springer, Berlin Heidelberg New York, S 137–144

Petres J, Rompel R (1993) Surgical management of lip cancer. FACE 2: 129–135

Rompel R, Petres J (1992) Operation nach Langenbeck-von Bruns in Kombination mit einer subkutan gestielten Lappenplastik bei Cheilitis praecancerosa der Unterlippe. Z Hautkr 67: 535–537

Rompel R, Petres J (1992) Surgical treatment of lip cancer. Asian J Oral Maxillofac Surg 4: 63–71

Rompel R, Petres J (1994) Operative Therapie des Lippenkarzinoms: Übersicht und Analyse von 136 Fällen. In: Mahrle G, Schultz HJ, Krieg T (Hrsg) Wundheilung - Wundverschluß. Springer, Berlin Heidelberg New York Tokyo (Fortschritte der operativen und onkologischen Dermatologie, Bd 8), S 82–89

Sebastian G (1988) Spätergebnisse nach operativer Behandlung von Unterlippentumoren. In: Haneke E (Hrsg) Gegenwärtiger Stand der operativen Dermatologie. Springer, Berlin Heidelberg New York Tokyo (Fortschritte der operativen Dermatologie, Bd 4), S 108–121

Sebastian G, Horn K, Hackert I (1986) Der Treppen-Verschiebelappen zur Wiederherstellung der Unterlippe nach Spinaliomresektion. Dermatol Monatsschr 172: 145–152

Skouge JW (1990) Upper lip repair - the subcutaneous island pedicle flap. J Dermatol Surg Oncol 16: 63–68

Spinowitz AL, Stegman SJ (1991) Partial-thickness wedge and advancement flap for upper lip repair. J Dermatol Surg Oncol 17: 581–586

Wheeland RG (1991) Reconstruction of the lower lip and chin using local and random pattern flaps. J Dermatol Surg Oncol 17: 605–615

Zitelli JA, Brodland DG (1991) A regional approach to reconstruction of the upper lip. J Dermatol Surg Oncol 17: 143–148

19.8 Mundhöhle

Baker SR, Swanson NA (1989) Cancer of the oral cavity and Mohs surgery. Dermatol Clin 7: 815–824

Dunsche A, Kreusch T, Sauer M (1992) Die Leukoplakie der Mundschleimhaut - eine retrospektive Studie an 161 Patienten. Dtsch Zahnärztl Z 47: 869–871

Eisen D (1992) The oral mucosal punch biopsy. A report of 140 cases. Arch Dermatol 128: 815–817

Eisen D, Voorhees JJ (1991) Oral melanoma and other pigmented lesions of the oral cavity. J Am Acad Dermatol 24: 527–537

Field LM, Geiss JK, Chrisman H (1993) Full-thickness mucous membrane grafts from the vestibular (oral labial) mucosa of the lip. J Dermatol Surg Oncol 19: 140–144

Flynn MB, White M, Tabah RJ (1988) Use of carbon dioxide laser for the treatment of premalignant lesions of the oral mucosa. J Surg Oncol 37: 232–234

Härle F, Ewers R (1981) Operative und kryochirurgische Therapie der oralen Leukoplakien. In: Petres J, Müller R (Hrsg) Präkanzerosen und Papillomatosen der Haut. Springer, Berlin Heidelberg New York, S 67–72

Krull EA, Wolford GA (1987) Surgical approaches to oral lesions. Dermatol Clin 5: 723–731

Mittermayer C, Riede UN, Härle F (1980) Präkanzerosen der Mundhöhle. Hoechst AG, Frankfurt-Hoechst

Schuller DE (1990) Use of the laser in the oral cavity. Otolaryngol Clin North Am 23: 31–42

19.9 Kinn

Hamra ST (1994) Surgery of the aging chin. Plast Reconstr Surg 94: 388–393

Haneke E (1981) Ulzeriertes Radioderm - eine einfache Methode zum Ersatz der Kinnhaut. In: Petres J, Müller R (Hrsg) Präkanzerosen und Papillomatosen der Haut. Springer, Berlin Heidelberg New York, S 223–226

Martin D, Pascal JF, Baudet J et al. (1993) The submental island flap: a new donor site. Anatomy and clinical applications as a free or pedicled flap. Plast Reconstr Surg 92: 867–873

Posnick JC, McCraw JB (1988) Reconstruction of the chin-lower cheek complex with a platysma myocutaneous flap. J Oral Maxillofac Surg 46: 152–155

Turkula LD, Jackson IT (1990) Functional support for flap reconstruction of the lower lip and mandible. Plast Reconstr Surg 85: 611–614

Wheeland RG (1991) Reconstruction of the lower lip and chin using local and random-pattern flaps. J Dermatol Surg Oncol 17: 605–615

19.10 Äußeres Ohr

Coldiron BM (1991) The surgical management of chondrodermatitis nodularis chronica helicis. J Dermatol Surg Oncol 17: 902–904

Field LM (1989) The preauricular tubed pedicle flap. J Dermatol Surg Oncol 15: 614–618

Field LM (1990) Facilitating surgical ablation of lesions in the conchal cavum and around the external auditory meatus, with subsequent 2-stage flap reconstruction. J Dermatol Surg Oncol 16: 244–246

Friederich HC, Seib H (1969) Ergebnisse der Keilexzision aus der Ohrmuschel mit Knorpelentnahme bei der Behandlung der Chondrodermatitis nodularis chronica helicis. Aesthet Med 18: 141–148

Haneke E (1977) Ohrerhaltende operative Therapie. In: Konz B, Burg G (Hrsg) Dermatochirurgie in Klinik und Praxis. Springer, Berlin Heidelberg New York, S 145–148

Larson PO, Ragi G, Mohs FE, Snow SN (1991) Excision of exposed cartilage for management of Mohs surgery defects of the ear. J Dermatol Surg Oncol 17: 749–752

Lawrence CM (1991) The treatment of chondrodermatitis nodularis with cartilage removal alone. Arch Dermatol 127: 530–535

Levine HL, Kinney SE, Bailin PL, Roberts JK (1989) Cancer of the periauricular region. Dermatol Clin 7: 781–795

Mellette JR (1991) Ear reconstruction with local flaps. J Dermatol Surg Oncol 17: 176–182

Mellette JR Jr, Swinehart JM (1990) Cartilage removal prior to skin grafting in the triangular fossa, antihelix, and concha of the ear. J Dermatol Surg Oncol 16: 1102–1105

Petres J, Hartmann M, Müller R (1981) Die subkutane Chondrektomie bei Chondrodermatitis nodularis chronica helicis. In: Petres J, Müller R (Hrsg) Präkanzerosen und Papillomatosen der Haut. Springer, Berlin Heidelberg New York, S 227–230

Rompel R, Petres J (1993) Reconstructive techniques in oncologic dermatosurgery of the auricular region. FACE 2: 171–177

Weerda H (1984) Probleme der operativen Therapie der Ohrmuschel-Malignome. In: Müller RPA, Friederich HC, Petres J (Hrsg) Operative Dermatologie im Kopf-Hals-Bereich. Springer, Berlin Heidelberg New York Tokyo (Fortschritte der operativen Dermatologie, Bd 1), S 197–204

19.11 Hals und Nacken

Cadenat H, Combelles R, Clouet M, Fabert G (1978) Cervical and cervicodorsal flaps. Vascularisation. Surgical applications. Rev Stomatol Chir Maxillofac 79: 227–236

Field LM (1992) Restoration of curved earlobe configuration with scar tissue advancement flap combined with second-intention wound healing. J Dermatol Surg Oncol 18: 867–869

Katz AE, Grande DJ (1986) Cheek-neck advancement-rotation flaps following Mohs excision of skin malignancies. J Dermatol Surg Oncol 12: 949–955

Kroll SS, Reece GP, Robb G, Black J (1994) Deep-plane cervicofacial rotation-advancement flap for reconstruction of large cheek defects. Plast Reconstr Surg 94: 88–93

Neale HW, Kurtzman LC, Goh KB, Billmire DA, Yakuboff KP, Warden G (1993) Tissue expanders in the lower face and anterior neck in pediatric burn patients: limitations and pitfalls. Plast Reconstr Surg 91: 624–631

Schuller DE (1981) Cervical skin flaps in head and neck reconstruction. Am J Otolaryngol 2: 62–66

Spence RJ (1992) Experience with novel uses of tissue expanders in burn reconstruction of the face and neck. Ann Plast Surg 28: 453–464

Vaughan TK, Sperling LC (1991) Diagnosis and surgical treatment of congenital cartilaginous rests of the neck. Arch Dermatol 127: 1309–1310

20.1 Brust – Abdomen – Rücken – Gesäß

Blank AA (1987) Die operative Therapie der Akne. In: Petres J (Hrsg) Aktuelle Behandlungsverfahren. Springer, Berlin Heidelberg New York Tokyo (Fortschritte der operativen Dermatologie, Bd 3), S 155–163

Brabant B, Revol M, Vergote T (1993) Dermatofibrosarcoma protuberans of the chest and the shoulder: Wide and deep excisions with immediate reconstruction. Plast Reconstr Surg 92: 459–462

Cormack GC, Lamberty BG (1984) Fasciocutaneous vessels. Their distribution on the trunk and limbs, and their clinical application in tissue transfer. Anat Clin 6: 121–131

Elliot D, Kangesu L, Bainbridge C, Venkataramakrishnan V (1992) Reconstruction of the axilla with a posterior arm fasciocutaneous flap. Br J Plast Surg 45: 101–104

Grazer FM (1973) Abdominoplasty. Plast Reconstr Surg 51: 617–623

Grösser A (1982) Surgical treatment of chronic axillary and genitocrural acne conglobata by split-thickness skin grafting. J Dermatol Surg Oncol 8: 391–398

Hagedorn M, Petres J (1976) Nahplastik am Rücken (Indikation und Technik). Acta Chir Maxill Fac 2: 137–141

Jemec GBE (1988) Effect of localized surgical excisions in hidradenitis suppurativa. J Am Acad Dermatol 19: 1103–1107

Marchac D (1977) Cutaneo-lipectomy of the buttocks for correction of the "riding-breeches". Nouv Presse Med 6: 1387–1389

Morselli P, Tosti A, Guerra L et al. (1993) Recurrent basal cell carcinoma of the back infiltrating the spine. Recurrent basal cell carcinoma. J Dermatol Surg Oncol 19: 917–922

Petres J, Hagedorn M (1974) Zur operativen Therapie ausgedehnter Hauttumoren des Stammes. Hautarzt 25: 566–571

Petres J, Vibrans U (1972) Zur operativen Therapie der axillären Hidradenitis suppurativa. Hautarzt 23: 160–163

Pitanguy V (1967) Abdominal lipectomy: An approach to it through an analysis of 300 consecutive cases. Plast Reconstr Surg 40: 384–391

Pleier R, Hundhammer KJ, Balda BR (1991) Der Rotationslappen zur Deckung großer Defekte nach Melanomexzision. Z Hautkr 66 [Suppl 3]: 50–51

20.2 Axilläre Region

Blanc D, Tropet Y, Balmat P (1990) Surgical treatment of suppurative axillary hidradenitis: value of a musculocutaneous island flap of the latissimus dorsi. Apropos of 3 cases. Ann Dermatol Venereol 117: 277–281

Gillespie JA, Kane SP (1970) Evaluation of a simple surgical treatment of axillary hyperhidrosis. Br J Dermatol 83: 684–689

Gumport SL, Harris MN (1974) Results of regional lymph node dissection in melanoma. Ann Surg 179: 105–108

Harris MN, Gumport SL, Maiwandi H (1972) Axillary lymph node dissection for melanoma. Surg Gynecol Obstet 135: 936–940

Hartmann M, Petres J (1978) Operative Therapie der Hyperhidrosis axillaris. Hautarzt 29: 82–85

Hartmann M, Petres J (1979) Die subcutane Schweißdrüsenresektion bei Hyperhidrosis axillaris mittels Curettage. In: Salfeld K (Hrsg) Dermatochirurgie in Klinik und Praxis. Springer, Berlin Heidelberg New York, S 214–219

Hill TG (1983) Radical excision and reconstruction of axillary skin. J Dermatol Surg Oncol 9: 299–303

Jemec B (1975) Abrasio axillae in hyperhidrosis. Scand J Plast Reconstr Surg 9: 44–46

Jemec B, Holm Hansen B (1978) Follow-up of patients operated on for axillary hyperhidrosis by subcutaneous curettage. Scand J Plast Reconstr Surg 12: 65–67

Landes E, Kappesser HJ (1979) Zur operativen Behandlung der Hyperhidrosis axillaris. Fortschr Med 97: 2169–2171

Masters A, Rennie JA (1992) Endoscopic transthoracic sympathectomy for idiopathic upper limb hyperhidrosis. Clin Auton Res 2: 349–352

Morgan WP, Harding KG, Hughes LE (1983) A comparison of skin grafting and healing by granulation following axillary excision for hidradenitis suppurativa. Ann R Coll Surg Engl 65: 235–236

Petres J, Vibrans U (1972) Zur operativen Therapie der axillären Hidradenitis suppurativa. Hautarzt 23: 160–163

Rompel R, Garbe C, Büttner P, Teichelmann K, Petres J (1995) Elective lymph node dissection in primary cutaneous melanoma: a matched pair analysis. Melanoma Res 5: 189–194

Rompel R, Peros I, Petres J (1994) Langzeitergebnisse nach subkutaner Schweißdrüsenkürettage bei Hyperhidrosis axillaris. Zentralblatt Haut Geschlechtskr 164: 169

Salfeld K (1978) Operative Behandlung der Hyperhidrosis axillaris. Ther Ggw 117: 183–190

20.3 Inguinalregion und Mons pubis

Charwat-Pessler B, Mischer P (1988) Zur operativen Behandlung der ausgedehnten Hidradenitis suppurativa. In: Haneke E (Hrsg) Gegenwärtiger Stand der operativen Dermatologie. Springer, Berlin Heidelberg New York Tokyo (Fortschritte der operativen Dermatologie, Bd 4), S 268–272

Feller AM, Hettich R (1986) Perianale Acne conglobata sinifica. Phlebol Proktol 15: 156–158

Hilker O (1988) Die klinischen Eigenschaften und die effektive operative Therapie der Pyodermia fistulans sinifica. In: Haneke E (Hrsg) Gegenwärtiger Stand der operativen Dermatologie. Springer, Berlin Heidelberg New York Tokyo (Fortschritte der operativen Dermatologie, Bd 4), S 255–261

Petres J, Lohrisch I, Rezazada MA (1991) Extremitäten-Melanom und seine operative Therapie. In: Meigel W, Lengen W, Schwenzer G (Hrsg) Diagnostik und Therapie maligner Melanome. Diesbach, Berlin

Petres J, Rompel R (1993) Operative Behandlung des malignen Melanoms. In: Meigel W (Hrsg) Malignes Melanom. Therapiestrategien und Nachsorgekonzepte. Editiones Roche, Basel, S3–20

Rompel R, Garbe C, Büttner P, Teichelmann K, Petres J (1995) The role of elective lymph node dissection in stage I malignant melanoma. Evaluation by matched pair analysis. Recent Results Cancer Res 139: 323–336

Tritsch H (1976) Hautschnittführung zur Ektomie der Leistenlymphknoten. Hautarzt 29: 531–535

Tritsch H (1981) Die Kontinuitätsdissektion beim malignen Melanom der Haut. Hautarzt 32: 84–90

Sattler G, Grimm I (1988) Behandlung der Pyodermia fistulans sinifica. In: Haneke E (Hrsg) Gegenwärtiger Stand der operativen Dermatologie. Springer, Berlin Heidelberg New York Tokyo (Fortschritte der operativen Dermatologie, Bd 4), S 262–267

Silverberg B, Smoot CE, Landa SJF, Parsons RW (1987) Hidradenitis suppurativa: Patient satisfaction with wound healing by secondary intention. Plast Reconstr Surg 79: 555–559

20.4 Äußeres Genitale - Perineum

Borowka S, Petres J (1987) Dermatologische Operationen am männlichen Genitale. In: Aktuelle Behandlungsverfahren. Fortschritte der operativen Dermatologie. Springer, Berlin Heidelberg New York Tokyo (Fortschritte der operativen Dermatologie, Bd 3), S 140–147

Campus GV, Ena P, Sanderi N (1984) Surgical treatment of balanitis xerotica obliterans. Plast Reconstr Surg 73: 652–655

Grossman JA, Caldamone A, Khouri R, Kenna DM (1989) Cutaneous blood supply of the penis. Plast Reconstr Surg 83: 213–216

Haneke E (1984) Basaliome und Karzinome im Genitalbereich. In: Petres J, Kunze J, Müller RPA (Hrsg) Onkologie der Haut. Grosse, Berlin, S 77–93

Happle R (1972) Zur operativen Behandlung des Morbus Bowen an der Glans penis. Hautarzt 23: 125–128

Happle R (1984) Fehler und Komplikationen bei Eingriffen im Genitalbereich. In: Konz B, Braun-Falco O (Hrsg) Komplikationen in der operativen Dermatologie. Springer, Berlin Heidelberg New York Toyko, S 135–139

Ilsemann C, Hagedorn M (1993) V-Y-Plasty - a way of surgical management for malignant tumours in the clitoris region. Melanoma Research 3 [Suppl 2]: 21

Leal-Khouri S, Hruza GJ (1994) Squamous cell carcinoma developing within lichen planus of the penis. Treatment with Mohs micrographic surgery. J Dermatol Surg Oncol 20: 272–276

Meigel W, Schmidt M, Knüdel JM (1988) Die Zirkumzision bei entzündlichen und infektiösen Erkrankungen des Präputialraumes. In: Haneke E (Hrsg) Gegenwärtiger Stand der operativen Dermatologie. Springer, Berlin Heidelberg New York Toyko (Fortschritte der operativen Dermatologie, Bd 4), S 273–277

Moritz DL, Lynch WS (1991) Extensive Bowen's disease of the penile shaft treated with fresh tissue Mohs micrographic surgery in two separate operations. J Dermatol Surg Oncol 17: 374–378

Petres J, Hartmann M, Müller R (1981) Zur operativen Therapie der epidermalen Präkanzerosen im männlichen Genitalbereich. In: Petres J, Müller R (Hrsg) Präkanzerosen und Papillomatosen der Haut. Springer, Berlin Heidelberg New York, S 107–114

Rebreyoud, zit. nach Scherber G (1927) Phimose und Paraphimose. In: Jadassohn J (Hrsg) Handbuch der Haut- und Geschlechtskrankheiten, Bd 21. Springer, Berlin

Rompel R, Petres J (1993) Operative Therapie bei Präkanzerosen und malignen Neoplasien des Penis. Zentralbl Haut Geschlechtskr 162: 6

Rompel R, Rezazada MA, Petres J (1995) Operative Therapie bei Präkanzerosen und malignen Neoplasien des Penis. In: Winter H, Bellmann KP (Hrsg) Operative Dermatologie - Standortbestimmung. Springer, Berlin Heidelberg New York Tokyo (Fortschritte der operativen Dermatologie, Bd 9), S 191–198

Scherber G (1927) Phimose und Paraphimose. In: Jadassohn J (Hrsg) Handbuch der Haut- und Geschlechtskrankheiten, Bd 21. Berlin, Springer

Stern JL, Lacey CG (1987) Vulvovaginal reconstruction following radical surgery. Baillieres Clin Obstet Gynaecol 1: 277–292

Williams N, Kapila L (1993) Complications of circumcision. Br J Surg 80: 1231–1236

20.5 Anal- und Perianalregion

Dufourmentel C, Petoin DS (1984) Reconstructive surgery of the anoperineal region. Ann Gastroenterol Hepatol 20: 249–257

Hagedorn M (1984) Dermatologische Proktologie. Dtsch Dermatol 32: 262–264

Hagedorn M (1987) Operative Proktologie. In: Petres J (Hrsg) Aktuelle Behandlungsverfahren. Springer, Berlin Heidelberg New York Tokyo (Fortschritte der operativen Dermatologie, Bd 3), S 190–195

Milligan ETC, Morgan CN, Jones LE, Officer R (1937) Surgical anatomy of the anal canal and the operative treatment of haemorrhoids. Lancet II: 119

Mohr T, Götze KJ (1976) Ergebnisse der Analfistelbehandlung. Zentralbl Chir 101: 485–488

Stein E (1983) Die Analfissur. Hautarzt 34 [Suppl 6]: 182–184

Stein E (1990) Proktologie. Lehrbuch und Atlas. Springer, Berlin Heidelberg New York Tokyo

Stelzner F (1981) Die anorectalen Fisteln. Springer, Berlin Heidelberg New York

Succi L (1988) Ambulante chirurgische Behandlung von Analfissuren. Colo-Proctology 3: 142–146

Winkler R (1981) Analfissuren und Fisteln. Therapiewoche 31: 3779–3784

21.1 Arme und Beine

Hallock GG (1989) Local fasciocutaneous flaps for cutaneous coverage of lower extremity wounds. J Trauma 29: 1240–1244

Hallock GG (1992) The random fasciocutaneous flap for upper extremity coverage. J Hand Surg 17: 93–101

Hurwitz DJ (1990) Extending the reach of island cutaneous flaps. Ann Plast Surg 25: 263–270

Masquelet AC, Romana MC (1988) Vascularization of the skin of the limbs and surgical applications. Rev Chir Orthop 74: 669–676

Motley RJ, Holt PJ (1990) The use of meshed advancement flaps in the treatment of lesions of the lower leg. J Dermatol Surg Oncol 16: 346–348

Revol M (1991) Repair of complex wounds of the lower limb. Presse Med 20: 1335–1339

Yousif NJ, Ye Z (1991) Analysis of cutaneous perfusion: an aid to lower extremity reconstruction. Clin Plast Surg 18: 559–570

21.2 Hände und Füße

Armijo M (1981) Mucoid cysts of the fingers. Differential diagnosis, ultrastructure, and surgical treatment. J Dermatol Surg Oncol 7: 317–322

Bellmann KP, Lehnert W, Winter H (1994) Defektdeckung der Problemzone Fußsohle. In: Mahrle G, Schultz HJ, Krieg T (Hrsg) Wundheilung - Wundverschluß. Springer, Berlin Heidelberg New York Tokyo (Fortschritte der operativen und onkologischen Dermatologie, Bd 8), S 117–120

Greenway HT Jr, Hockstein ES (1991) Superficial foot and ankle surgery. Adv Dermatol 6: 85–111

Mack GR (1992) Superficial anatomy and cutaneous surgery of the hand. Adv Dermatol 7: 315–352

Olszewsky EM (1989) Dermatochirurgie der Hand. In: Breuninger H, Rassner G (Hrsg) Operationsplanung und Erfolgskontrolle. Springer, Berlin Heidelberg New York Tokyo (Fortschritte der operativen Dermatologie, Bd 5), S 231–235

Petres J, Hagedorn M (1974) Möglichkeiten der Dermatochirurgie bei Neoplasien im Handbereich. Fortschr Med 92: 1054–1058

Rohrer TE, Leslie B, Grande DJ (1994) Dermatologic surgery of the hand. General principles and avoiding complications. J Dermatol Surg Oncol 20: 19–34

Roth JH, Urbaniak JR, Koman LA, Goldner JL (1982) Free flap coverage of deep tissue defects of the foot. Foot Ankle 3: 150–157

Tilkorn H, Drepper H, Hundeiker M (1990) Problems in surgery of the sole of the foot. Z Hautkr 65: 550–555

21.3 Nägel

Baran R, Dawber RPR (1984) Diseases of the nails and their management. Blackwell, Oxford

Baran R, Haneke E (1987) Surgery of the nail. In: Epstein E, Epstein E Jr (eds) Skin surgery. Saunders, Philadelphia, pp 534–547

Ceilley RI, Collison DW (1992) Matricectomy. J Dermatol Surg Oncol 18: 728–734

Cohen PR, Scher RK (1994) Topical and surgical treatment of onychomycosis. J Am Acad Dermatol 31: 74–77

Ditre CM, Howe NR (1992) Surgical anatomy of the nail unit. J Dermatol Surg Oncol 18: 665–671

Goldminz D, Bennett RG (1992) Mohs micrographic surgery of the nail unit. J Dermatol Surg Oncol 18: 721–726

Greig JD, Anderson JH, Ireland AJ, Anderson JR (1991) The surgical treatment of ingrowing toenails. J Bone Joint Surg 73: 131–133

Ham AC van der, Hackeng CAH, Yo TI (1990) The treatment of ingrowing toenails: A randomised comparison of wedge excision and phenol cauterisation. J Bone Joint Surg 72: 507–509

Haneke E (1979) Chirurgische Behandlung des Unguis incarnatus. In: Salfeld K (Hrsg) Operative Dermatologie. Springer, Berlin Heidelberg New York, S 185–188

Haneke E (1984) Segmentale Matrixverschmälerung zur Behandlung des eingewachsenen Zehennagels. Dtsch Med Wochenschr 109: 1451–1453

Haneke E (1991) Operationen am Nagelorgan - Planung, Durchführung, Fehlermöglichkeiten und ihre Vermeidung. Z Hautkr 66 [Suppl 3]: 132–133

Haneke E (1992) Pathogenese-orientierte Behandlung eingewachsener Zehennägel und des angeborenen Nagelschiefstandes bei Kindern. In: Burg G, Hartmann AA, Konz B (Hrsg) Onkologische Dermatologie. Neue Aspekte. Altersbedingte Besonderheiten. Springer, Berlin Heidelberg New York Tokyo (Fortschritte der operativen und onkologischen Dermatologie, Bd 7), S 243–245

Haneke E, Baran R, Bureau H (1981) Chirurgie der Nagelregion. Z Hautkr 57: 1107–1112

Kirchhoff A, Petres J (1990) Operative Eingriffe am Nagelorgan. Z Hautkr 65: 890–895

Miller PK, Roenigk RK (1991) Diagnostic and therapeutic nail surgery. J Dermatol Surg Oncol 17: 674–680

Rich P (1992) Nail biopsy. Indications and methods. J Dermatol Surg Oncol 18: 673–682

Salasche SJ, Orengo IF (1992) Tumors of the nail unit. J Dermatol Surg Oncol 18: 691–700

Sau P, McMarlin SL, Sperling LC, Katz R (1994) Bowen's disease of the nail bed and periungual area. A clinicopathologic analysis of seven cases. Arch Dermatol 130: 204–209

Scher RK, Daniel OR (1990) Nails: Therapy, diagnosis, surgery. Saunders, Philadelphia

Siegle RJ, Stewart R (1992) Recalcitrant ingrowing nails. Surgical approaches. J Dermatol Surg Oncol 18: 744–752

Sachverzeichnis